妇科影像学

主　编　强金伟　复旦大学附属金山医院影像科
副主编　张国福　复旦大学附属妇产科医院放射科
　　　　马凤华　复旦大学附属妇产科医院放射科
　　　　李若坤　复旦大学附属金山医院影像科

人民卫生出版社

图书在版编目（CIP）数据

妇科影像学/强金伟主编. —北京：人民卫生出
版社,2016

ISBN 978-7-117-23688-1

Ⅰ.①妇…　Ⅱ.①强…　Ⅲ.①妇科病-影象诊断

Ⅳ.①R711.04

中国版本图书馆 CIP 数据核字（2016）第 270901 号

| 人卫智网　www. ipmph. com | 医学教育、学术、考试、健康，购书智慧智能综合服务平台 |
| 人卫官网　www. pmph. com | 人卫官方资讯发布平台 |

妇科影像学

主　　编：强金伟

出版发行：人民卫生出版社（中继线 010-59780011）

地　　址：北京市朝阳区潘家园南里 19 号

邮　　编：100021

E － mail: pmph @ pmph. com

购书热线：010-59787592　010-59787584　010-65264830

印　　刷：北京盛通印刷股份有限公司

经　　销：新华书店

开　　本：787×1092　1/16　　印张：53

字　　数：1290 千字

版　　次：2016 年 12 月第 1 版　2020 年 3 月第 1 版第 2 次印刷

标准书号：ISBN 978-7-117-23688-1/R · 23689

定　　价：228. 00 元

打击盗版举报电话:**010-59787491**　E -mail:WQ @ pmph. com

（凡属印装质量问题请与本社市场营销中心联系退换）

编 委 (按姓氏笔画排序)

王士甲　复旦大学附属妇产科医院放射科
王长梅　复旦大学附属金山医院影像科
王添平　复旦大学附属妇产科医院放射科
尹　璇　复旦大学附属妇产科医院放射科
邓　林　复旦大学附属金山医院影像科
乔中伟　复旦大学附属儿科医院放射科
庄　严　复旦大学附属妇产科医院放射科
刘　佳　复旦大学附属妇产科医院放射科
李　新　复旦大学附属金山医院影像科
李勇爱　复旦大学附属金山医院影像科
李海明　复旦大学附属金山医院影像科
杨　蔚　复旦大学附属金山医院影像科/宁夏医科大学总医院放射科
邱海英　复旦大学附属金山医院影像科
张　鹤　复旦大学附属妇产科医院放射科
张大千　复旦大学附属浦东医院放射科
陆　娜　复旦大学附属金山医院影像科
尚鸣异　上海交通大学医学院附属同仁医院放射科
金文涛　复旦大学附属妇产科医院放射科
赵书会　上海交通大学医学院附属新华医院放射科
胡培安　复旦大学附属儿科医院放射科
钱慧君　复旦大学附属妇产科医院放射科
谢洁林　复旦大学附属妇产科医院放射科
蔡宋琪　复旦大学附属金山医院影像科

秘书　李勇爱　复旦大学附属金山医院影像科

3

主编简介

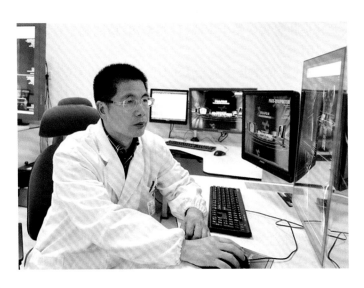

　　强金伟,医学博士、主任医师、教授、博士研究生导师。复旦大学"优秀教师"、"优秀研究生导师"、上海市金山区"领军人才"。复旦大学附属金山医院副院长兼影像科主任。中国研究型医院感染放射学专业委员会常务委员,中国医疗保健国际交流促进会放射学分会全国委员,上海市放射专科委员会委员、上海市肿瘤影像专业委员会委员兼盆腔学组组长。上海市医学重点建设专科(影像医学)负责人,"上海市住院医师规范化培养基地"(影像医学)主任,上海市医疗事故技术鉴定专家,国家自然科学基金评审专家,《复旦学报(医学版)》、《中国临床医学》、《诊断学理论与实践》杂志编委,《中国医学计算机成像》、《磁共振成像》、《中国肿瘤临床》及 *J Magn Reson Imaging*、*Acad Radiol*、*Eur J Obstet Gyncol Rep Bio*、*Acta Biomaterialia*、*BMJ Open* 等 SCI 杂志审稿专家。从事影像诊断工作 32 年,在妇科疾病、甲状腺和肺部肿瘤以及磁共振成像新技术的临床和科研方面有较深造诣。主持国家自然科学基金 2 项,上海市科委和上海市卫计委重点项目等科研课题十多项;在核心期刊上发表论文160 余篇,其中中华系列杂志 17 篇,在 *Eur Radiol*、*J Magn Reson Imaging*、*AJR*、*Lung Cancer*、*PLoS One* 等 SCI 收录期刊 34 篇。(副)主编专著 3 部。获上海市科学技术三等奖和金山区科技进步一等、二等奖各一项。(在)培养硕士 32 名,博士生 13 名。

序 一

妇科盆腔疾病尤其是肿瘤病变发生率高,种类繁多,检测和定性有一定难度,对综合性医院的影像科医生略显陌生。

较之传统影像学,现代影像学技术包括 US、CT、MRI、PET/CT 和 PET/MRI 在妇科领域进展神速,对妇科疾病的普查、术前诊断、分期,术后随访和疗效评估,发挥至关重要的作用。

欧美国家妇科疾病的现代影像学研究起步早,发展快,不乏好的专著,而国内除大型专科医院外,一般综合性医院水平参差不齐。案头备有一部专业性强且系统全面的专著显得十分重要和迫切。

鉴于此,复旦大学附属金山医院副院长兼影像科主任、博士生导师强金伟教授,面对挑战,率领团队经过多年的潜心研究,并和复旦大学附属妇产科医院影像科合作,终于修成正果,完成了《妇科影像学》的编著工作。同时,也培养了不少人才,对影像学无疑是一大贡献。

全书共二十三章,从女性盆腔解剖、胚胎发育、发育异常到临床,系统而全面,且特色鲜明。肿瘤分类详尽,包含许多罕少见病;肿瘤分类和分期采用国际上最新版,深受临床欢迎;多种影像学新技术如 DWI、MRS、动态增强曲线等贯穿于章节中;常见病、少见病以及典型、不典型影像学表现的描述繁简有序。最后两章为儿童妇科病变和妇产科介入影像学,也为本书增添特色。

全书 46 万余字,配以 2550 幅精美图片,加深读者理解。本人从事影像诊断工作 50 余年,接触妇科专业影像也近 4 载,有幸翻阅本书,用受益匪浅来形容实不为过。

在本书出版之际,应邀作序,乃有感而发,愿向广大影像科和妇产科专业的临床医生推荐并分享之。值此,谨向强金伟教授和本书所有作者为之付出的辛勤劳动表示感谢!

周康荣

教授 博士生导师
复旦大学中山医院放射科前主任
上海市影像医学研究所前所长
2016 年 4 月

序　二

　　母亲是伟大的。作为医生能尽力照顾好母亲,照顾好女性是我们光荣的使命。但是女性生殖系统的胚胎发育和疾病表现又非常复杂,尤其对非妇产科专业的影像科医师来说,妇科疾病的影像诊断和鉴别诊断一直是个重大挑战。临床迫切需要一部介绍妇科疾病影像诊断和鉴别诊断的专业著作。

　　强金伟教授长期从事妇科疾病的影像学研究,他经过近十年的准备,由他的团队和他们医院同仁为主编写出版了《妇科影像学》一书,该书广泛参阅了国内外的文献资料和先进经验,依据最新版 WHO 妇科肿瘤组织学分类和国际妇产科联合会(FIGO)肿瘤分期系统,从女性生殖系统的解剖,胚胎发育开始,介绍了各种各类妇科疾病的影像诊断和鉴别诊断方法。同时还介绍了影像新技术在妇科系统疾病的临床应用和最新研究成果,期望对解决日常工作中遇到的疑难病例诊断有所帮助。

　　强金伟教授是我认识的影像学界杰出中青年才俊,他是复旦大学附属金山医院副院长兼影像科主任,同时任中国医疗保健国际交流促进会放射学分会全国委员,上海市放射专科委员会委员兼质控与安全学组副组长、心胸学组委员。上海市肿瘤影像专业委员会委员兼盆腔学组组长,上海市医学重点建设专科(影像医学)负责人,受聘多本医学和影像医学杂志的编委和审稿专家。他在影像医学方面的造诣较高,尤其是对腹部及妇科系统疾病的分析诊断有自己独到的见解,本书的编辑出版就是一个很好的例证。希望本书的出版能对影像科的医生和临床各科医生在了解妇科疾病的影像诊断和鉴别诊断,解决妇科疑难病例时有所帮助。

教授　博士生导师
第十三届中华医学会放射学分会主任委员
《中华放射学杂志》总编辑

序 三

在过去的数十年中,伴随着 CT 和 MRI 成像技术的日益精进,以及这些技术在临床妇科疾病诊断工作中的广泛应用,妇科影像学得到了长足的进步和飞速的发展。如今妇科影像学在南加州大学凯克医学院放射科已成为一个独立的部门,诸多美国医疗机构都在追随这一趋势,同时众多中国医疗机构也将顺应这一潮流。衷心的祝贺强金伟博士主编的佳作《妇科影像学》的出版。这本书籍包含女性盆腔的正常解剖结构、影像学新技术、输卵管疾病,以及卵巢和子宫的先天变异和良恶性疾病等丰富内容。由于妇科影像学发展迅速,仅凭个人难以掌握这一领域的所有先进技术,故这本书籍汇聚了多位学者的知识及经验。强金伟博士于2006—2007 学年以访问学者身份在南加州大学凯克医学院放射科完成了医学影像的博士后工作。其间,他的职业素养以及坚持不懈追求完美的精神给我留下了深刻印象。任何事情都难以浇灭他锐意进取获得新知识的热情。对于南加州大学凯克医学院放射科来说,强金伟博士是一位杰出的访问学者。自强金伟博士归国之后,他取得了许多成就并被授予诸多嘉奖,其中包括在核心期刊发表 140 余篇论文、主持国家自然科学基金项目、担任住院医师规范化培养基地主任、荣获复旦大学"优秀教师"称号、获得上海市政府科技奖励,当然这些仅是众多成就及奖项的一部分。十年之后,他的辛勤工作开始收获丰硕的果实,这部佳作仅是强金伟博士在医学影像领域作出更多贡献的开端。

在当今中国,CT、MRI 以及 PET/CT 等现代影像设备不仅在大城市得以广泛应用,同时在二、三线城市也被广泛使用,可以说这本书籍的出版显得十分及时。满足中国日益增长的医疗需求,需要大量掌握崭新妇科影像知识的专科医师,这本专著一定可以作为他们的参考书,也可以作为年轻住院医师学习妇科影像的教科书。

Chi-Shing Zee(徐志成) 医学博士

放射和神经外科教授

南加州大学凯克医学院

Foreword 3

Women's imaging has evolved tremendously and rapidly over the past years. With the advancement of computed tomography and magnetic resonance imaging and their clinical applications in the evaluation of diseases related to women, this subspecialty (Women's imaging) is now a division in the Department of Radiology (Medical Imaging) at Keck School of Medicine, University of Southern California. This trend is now widespread in many medical institutions in the United States and it will be for sure to take its roots in various medical institutions in China as well. My heartiest congratulations to Dr. Qiang for the publication of this excellent book entitled " Women's Imaging", which included normal anatomy of the female pelvis, modern imaging techniques, diseases of the fallopian tube, congenital anomalies, and benign as well as malignant diseases of the ovaries and uterus and so on. Due to the rapid pace of advance in women's imaging, a multi-authored approach was taken in this book as it would be impossible for any single individual to keep pace with all the advances and novel techniques in women's imaging.

Dr. Qiang has completed his post-doctoral work in medical imaging as a visiting scholar at Department of Radiology, Keck School of Medicine, University of Southern California during the 2006-7 academic year. During his stay at USC, I was impressed by his work ethic and relentless pursue for perfection. His thirst for new knowledge was seldom quenched. Dr. Qiang was one of the outstanding visiting Chinese scholars in medical imaging at Keck School of Medicine, USC. Upon his return to China, Dr. Qiang has accomplished numerous achievements and been bestowed many awards, including over 140 publications in the scientific journals, research fundings from National Natural Science Foundation of China, the best teacher's award from Fudan University, Director for special residency training program, scientific award from Shanghai Government, just to name a few. Ten years later, his hard work is now beginning to pay its dividend. This book is just the beginning of many contributions that Dr. Qiang will offer to the field of medical imaging in the future.

This book is published in a timely fashion, as the modern imaging modalities, such as CT, MRI and PET/CT are now becoming widely available in China, not only in the hospitals in large cities, but also in second and third tier cities. A large number of imaging specialists equipped with the current knowledge of women's imaging will be needed to meet the ever increasing demand for medical services in China. This book can certainly serve as a reference book for practicing radiologists as well as a textbook for young residents in the field of women's imaging.

Professor of Radiology and Neurosurgery
Keck school of Medicine
University of Southern California

前　言

女性生殖系统胚胎发育和组织病理学复杂,并且随月经周期和行经状态发生变化,故妇科疾病种类繁多,形态学类型多变。并且由于国内多数育龄期妇女放置宫内节育器避孕,限制了磁共振成像在该领域的应用,导致了该领域与国外不小的差距。对影像科医师来说,妇科疾病的诊断和鉴别诊断是一大挑战。

记得还是十六年前,在复旦大学附属中山医院研究生学习期间,导师周康荣教授指导我发表了第一篇妇科影像论文,随后参加了周老师主编的《腹部 CT 诊断学》妇科相关章节的编写,由此产生了对妇科影像的浓厚兴趣。在复旦大学附属华山医院和美国南加州大学学习期间,导师冯晓源教授和徐志成(Chi-Shing Zee)教授的言传身教同样深深地影响了我。三位老师在医疗和学术上的不懈追求,著书立说中的严谨求实、精益求精作风为我们后辈树立了光辉的榜样。在他们的指导和鼓励下,陆续申请了数个国家自然科学基金和省部级课题,在国内外核心期刊上发表了数十篇研究论文,在妇科影像方面做一点工作,积累了一点经验。

经过十年的准备,由复旦大学附属金山医院和妇产科医院影像科同仁为主组成的编委会历时两年多时间的编写,本书终于成稿。全书分二十三章,46 万余字,图片 2550 幅。编者遵循普及与提高的原则,在广泛参阅近年来国内外文献资料和先进经验的基础上,依据最新版 WHO 妇科肿瘤组织学分类和国际妇产科联合会(FIGO)肿瘤分期系统,全面详细地阐述了妇科疾病的组织病理、临床表现及影像学知识,并介绍了影像新技术的临床应用和最新研究成果,使读者对疾病有一个完整概念和印象。另外还设立专门章,对附件区不同形态学类型的肿块,从鉴别诊断的角度简明扼要地归纳和总结疾病的特点,期望对解决日常工作中遇到的疑难病例诊断有所帮助。

衷心感谢我的三位老师周康荣教授、冯晓源教授、徐志成教授对我的悉心培养,长期以来给我的无私帮助和大力支持,并在百忙中为本书作序。

衷心感谢各位编委的辛勤劳动;感谢科室全体同仁的支持;感谢我的研究生李瀛、张玉、肖时满、陈天佑、陆海迪、王静、曹蓉、皮姗、郭亚慧、蒋璟璇、钟玉凤、张迪敏、陈新、刘巧遇等在资料收集、图片编辑、文字校对工作中的协助。

本书受下列基金项目资助:国家自然科学基金(81471628,81501439)、上海市卫生系统重要疾病联合攻关项目（2013ZYJB0201）、上海市卫生系统先进适宜技术推广项目（2013SY075）、上海市医学重点建设专科计划项目（ZK2015A05）。

　　由于编写时间有限,加之我们经验和水平有限,对有些疾病的认识不足,疏漏和错误在所难免,恳请读者批评指正。

复旦大学附属金山医院

2016 年 5 月

目　录

第一章
女性盆腔解剖和正常影像学表现

　　女性盆腔根据脏器功能区和临床应用分为前、中、后三大间隙。男性与女性的前后间隙结构相似。中间间隙只存在于女性盆腔中。

　　盆腔前间隙的前下侧缘分别是耻骨联合,侧肛提肌以及会阴部。前、中间隙之间无明确的边界。前间隙内的脏器是膀胱与尿道。膀胱颈和后壁覆盖脂肪组织。前间隙内膀胱和尿道周围的支撑结构多为吊床样。这些结构在胚胎时期易于显示,在成人中不易显示。间接将膀胱固定于耻骨的吊床样结构,被称为耻骨膀胱韧带。

　　中间间隙侧下方由侧肛提肌和会阴部的膜性结构构成,与前间隙无明确边界,直肠会阴腔隙构成了背部边界。中间腔隙的主要脏器是女性生殖系统,包括卵巢,输卵管,子宫,阴道,它们处于一个冠状位上。两侧固定子宫、宫颈或阴道至盆腔侧壁的韧带将前后间隙与中间间隙分开。阔韧带是直肠子宫陷凹和膀胱子宫陷凹腹膜皱褶的一部分,覆盖于子宫前、后壁[1]。除了致密的腹膜连接组织覆盖直肠子宫陷凹,直肠子宫陷凹内的支撑结构主要是由胶原纤维组成。胚胎时,子宫周围无支撑韧带。成人后,这部分结构转化成了子宫骶韧带。这些厚度不等的半弧形束带状结构,起自与宫颈和阴道穹窿,连接盆壁筋膜,覆盖骶棘韧带和骶骨,可以在解剖时或 MRI 图像中辨认出来。作为直肠子宫韧带的一部分,他们从两侧覆盖直肠周围组织。中间间隙腹侧毗邻前间隙背侧,两部分依靠致密韧带连接膀胱背侧壁和阴道前壁。中间间隙背侧毗邻后间隙,两部分以直肠阴道隔为界,直肠阴道隔主要由弹性纤维和直肠壁纵肌层的肌细胞组成[2]。输卵管间质部位于子宫两侧,阔韧带上缘,连接下表面的双层腹膜称为输卵管系膜。侧前方是壶腹部,连接漏斗部,其伞部开口于腹膜孔。卵巢位于卵巢窝,邻近盆腔侧壁,由双层腹膜折叠包裹悬浮形成卵巢系膜,连于阔韧带后方。卵巢窝后方是腹膜外结构,包括输尿管、髂内血管和子宫动脉起始部。

　　盆腔后间隙由骶尾骨的骨性结构、肛门底部、两侧及底部肛提肌围成。直肠阴道间隙组成了中、后间隙的边界。其内唯一的脏器是直肠肛门结构。盆腔后间隙又可分为两个亚间隙,一个位于骶尾骨前方,以脊柱骶尾段和骶盆壁筋膜为边界。其内主要是疏松的结缔组织和盆壁静脉丛。另一个较大的潜在间隙容纳后间隙内最主要的器官:直肠肛门及相关组织。直肠旁组织可以通过直肠系膜辨认[3,4],在这个间隙里,直肠周围结构体系是完整的,包括:直肠血管,神经和淋巴。这部分的淋巴与其他后间隙淋巴结不同,不与髂血管伴行(图1-0-1)。

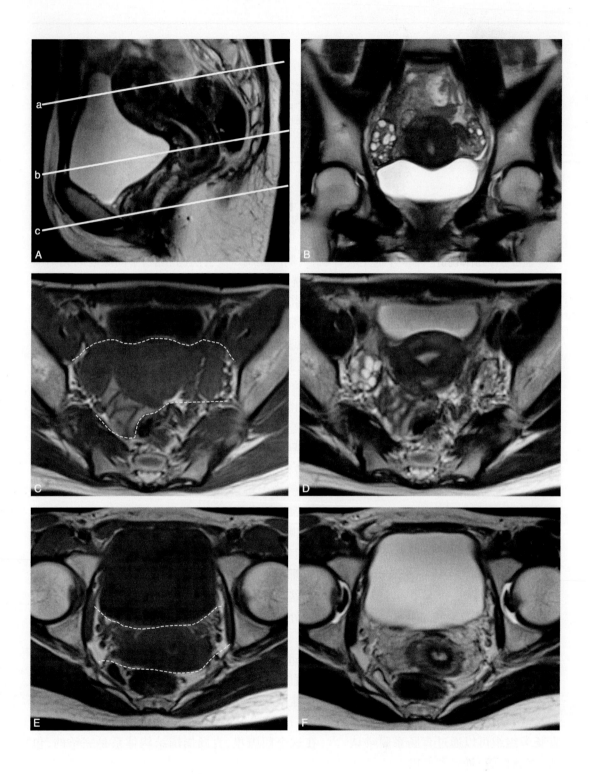

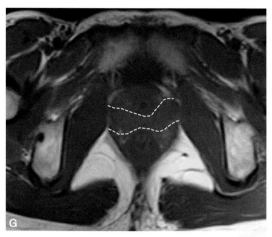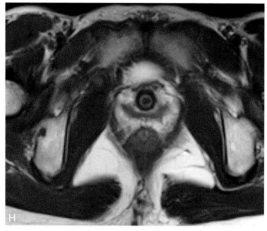

图 1-0-1　女性盆腔前中后间隙示意图

图 A 为矢状位 T2WI，a、b、c 三条形代表分别截取的宫体，宫颈和阴道三个横断位层面；图 C，E，G 分别为宫体，宫颈和阴道三个横断位 T1WI 层面，两条虚线为前、中、后三间隙的分界；图 D，F，H 分别为宫体，宫颈和阴道三个横断位 T2WI 层面，前间隙内的主要脏器为膀胱、尿道，中间间隙内的主要脏器为包括卵巢、输卵管、子宫、阴道在内的女性生殖器官，后间隙内的主要脏器为包括直肠和肛门；图 B 为冠状位 T2WI，显示两侧卵巢和子宫位于同一冠状面内

第一节　子　宫

一、子宫解剖

胚胎时期中胚层来源的两侧缪勒管汇合形成了子宫体、子宫峡部、子宫颈和阴道上 1/3[5]。子宫位于盆腔中央，膀胱与直肠之间，下端接阴道，两侧有输卵管和卵巢。成年人的子宫呈前后略扁平倒置的梨形，上端宽而圆突的部分为子宫底，位于小骨盆入口平面以下，朝向前上方。宫底两侧为子宫角，下端长而狭窄的部分为子宫。子宫由三部分组成，分别为子宫体，子宫峡部和子宫颈。子宫正常姿势是前倾前屈位，随着膀胱的充盈，前倾角逐渐减小。少数可呈上下位甚至后屈位（图 1-1-1）。一般在盆腔中央，也可偏向盆腔一侧。成年人子宫长径为 7~8cm，宽为 4~5cm，厚为 2~3cm。大小依年龄不同变化很大[6]。婴儿期子宫颈较子宫体长而粗，为 2:1，性成熟前期子宫壁增厚，成年妇女子宫颈与子宫体比例为 1:2，经产妇子宫各径和内腔均增大，绝经后子宫萎缩变小，壁变薄。

子宫肌层由大量的梭形平滑肌细胞和备用于妊娠期的储备细胞构成，非孕时厚为 1.0~1.2cm。宫腔由内膜包绕，内膜由单层柱状上皮和固有层组成。上皮内含较多分泌细胞和纤毛细胞。固有层较厚，血管丰富，并有大量分化较低的梭形或星状细胞，称为基质细胞。内膜上皮向固有层内深陷形成子宫腺。子宫底部及体部的固有层分为基层和功能层。基层较薄，位于内膜深部与肌层相邻，无周期性脱落变化，帮助内膜修复。功能层含有较多分泌细胞和纤毛细胞。功能层浅、厚，自青春期起在卵巢激素的作用下发生周期性变化、剥脱和出血。妊娠时，胚泡植入功能层并在其中生长发育。

内膜周期性变化可分为三期，即增生期、分泌期和月经期。增生期又称卵泡期，为周期

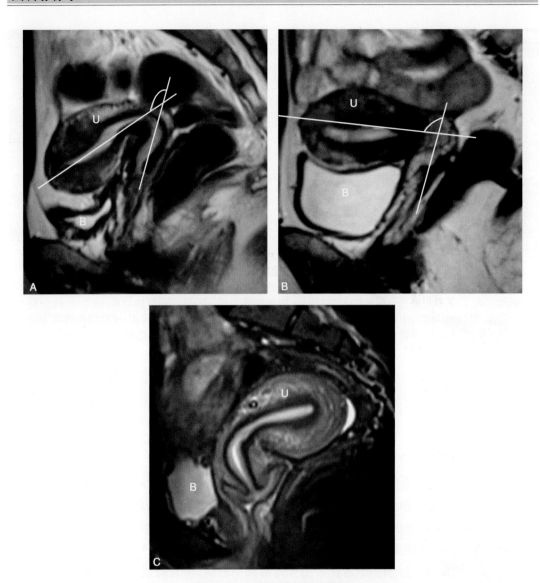

图 1-1-1　正常子宫位置示意图

矢状位 T2WI(A)显示子宫(U)前屈位,子宫前倾角较大;随着膀胱(B)的充盈,子宫前倾角减小;
图 C 为子宫(U)后屈位

的第 5~14 天。卵巢内卵泡开始生长发育,在生长卵泡分泌的雌激素作用下,子宫内膜发生增生期变化。剥脱的子宫内膜由基底层增生修补,至月经期末内膜完全修复。固有层内的基质细胞分裂增殖,产生大量的纤维和基质。增生早期的子宫腺短,直而细,较稀疏。增生中期的子宫腺增多、增长并稍弯曲,腺细胞胞质内核糖体、粗面内质网、高尔基复合体增多,线粒体增大,胞质内出现糖原等。至增生晚期,子宫内膜厚 2~3mm,子宫腺继续增长且更弯曲,腺腔扩大。腺细胞顶部有分泌颗粒,核下开始有糖原聚集。当卵巢内的一个卵泡发育成熟并排卵,子宫内膜由增生期转入分泌期。分泌期又称黄体期,为周期的第 15~28 天。此时卵巢内黄体形成,在黄体分泌的孕激素和雌激素共同作用下,子宫内膜继续增厚,可达 5~6mm。此时的子宫腺进一步变长,弯曲,腺腔扩大。腺细胞的核下区聚积大量糖原,在切片中糖原被溶解而呈核下区空泡状,进而糖原由核下区转移到细胞顶部核上区,并以顶浆分泌方式排入腺腔,腺腔内充满含有糖原等营养物质的嗜酸性分泌物。固有层内组织液增多呈水肿状态。螺旋动脉继续增长变得更弯曲并伸入内膜浅层。基质细胞继续分裂增殖,胞质内充满糖原和脂滴,称前蜕膜细胞。妊娠时,细胞继续发育增大变为蜕膜细胞。如未妊娠,卵巢内的月经黄体退化,孕激素和雌激素水平下降,内膜功能层脱落,转入月经期。月经期为周期的第 1~4 天。由于卵巢黄体退化,雌激素和孕激素骤然下降,引起子宫内膜功能层的螺旋动脉收缩,从而使内膜缺血,功能层坏死。继而螺旋动脉又突然短暂的扩张,血液溢入结缔组织,并与内膜一起剥落经阴道排出。子宫内膜含有一种激活剂,它可使经血中的纤溶酶原转变为纤溶酶,使纤维蛋白溶解,因此,月经血是不凝固的。在月经期末,内膜基底层残留的子宫腺上皮就开始增生,使子宫内膜表面上皮逐渐修复并转入增生期(图 1-1-2)。

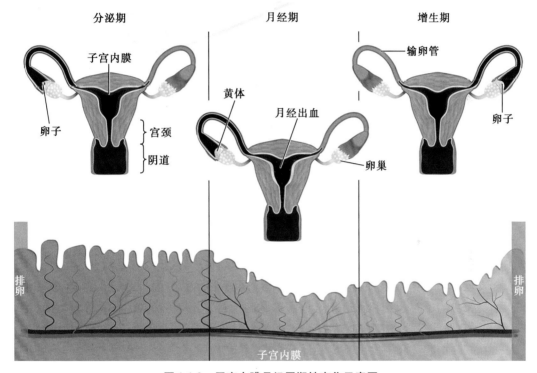

图 1-1-2　子宫内膜月经周期性变化示意图

卵巢排卵后,子宫内膜进入分泌期,子宫腺进一步增长,螺旋动脉继续增长、弯曲。随着孕激素和雌激素水平下降,进入月经期,功能层的螺旋动脉收缩,使内膜缺血,功能层坏死。继而螺旋动脉又突然短暂的扩张,血液溢入结缔组织,并与内膜一起剥落经阴道排出。固有层内的基质细胞分裂增殖,进入增生期,子宫腺从短、直且稀疏逐渐增多、增长并稍弯曲

子宫峡部连接宫体与宫颈,其内膜由单层圆柱状上皮构成,不会发生周期性脱落。非妊娠期峡部厚仅 5mm,肌肉组织较宫体少,但在妊娠期可以极度延伸,作为储备为胎儿成长提供除宫体以外的生长空间。

子宫颈以阴道为界分为两部分:阴道上方的子宫颈(约占 2/3)和插入阴道部分的 1/3 宫颈,称为子宫颈阴道部。子宫颈管腔细窄,管壁由外向内为外膜、肌层和内膜。外膜为纤维膜,肌层平滑肌少且分散,肌肉成分少于 10%,这些肌肉多数是环状排列的平滑肌。内膜

形成许多纵行和斜行皱襞,皱襞之间的裂隙形成腺样隐窝,内表面被覆圆柱状黏液上皮,由少量纤毛细胞,大量分泌细胞以及柱状细胞和基膜之间的储备细胞组成,储备细胞分化程度低,有增殖修复功能,慢性炎症刺激易癌变。上皮纤毛向阴道摆动,可促使细胞的分泌物排出并流向阴道。子宫颈外口处圆柱状上皮移行为非角化鳞状上皮,为宫颈癌高发部位(图1-1-3)。宫颈黏膜不发生周期性剥落,但其分泌物性质也随卵巢周期发生变化。排卵时,雌激素作用下,分泌增多,分泌物黏稠度降低,有利于精子穿过。黄体形成时,孕激素抑制宫颈上皮细胞分泌,分泌物黏稠呈凝胶状,使精子及微生物难以通过,起屏障作用。绝经后,宫颈变小,质硬,黏膜萎缩,腺样隐窝及分泌减少。

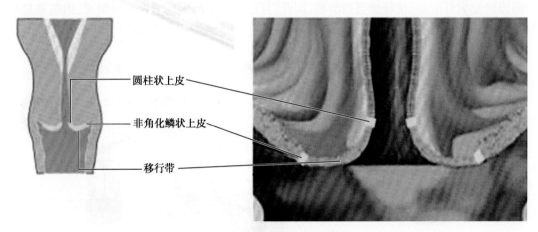

图 1-1-3　子宫颈外口上皮示意图

子宫颈外口处圆柱状上皮移行为非角化鳞状上皮,为移行带,是宫颈癌高发部位

子宫由子宫和卵巢动脉供血,子宫动脉从髂内动脉发出,在腹膜后沿盆腔侧壁向前内下方走行进入阔韧带基底部,距子宫颈外侧约2cm处跨越输尿管达子宫侧缘,分为上升支和下行支,上支较粗为子宫体支,沿子宫侧缘迂曲上行,至子宫角处分为子宫底支、卵巢支和输卵管支;下支又分为子宫颈支和阴道支。子宫动脉向子宫发出螺旋动脉,后者分布均匀,排列整齐进入子宫肌层。子宫内膜血管来自子宫动脉,从外膜穿入子宫肌层,呈放射状分支,垂直穿入内膜,在内膜基底层发出基底动脉,呈螺旋状在内膜浅层形成毛细血管网,毛细血管汇入小静脉,穿越肌层回流至子宫静脉,螺旋动脉对卵巢激素敏感。子宫静脉及其属支与其同名动脉伴行,并在相应器官及其周围形成互相吻合的静脉丛,引流入髂内静脉。CT 和MRI 动脉期增强可显示子宫动脉及其分支,甚至螺旋动脉;静脉期可见较多位于子宫边缘、迂曲增粗的静脉血管,CT 常显示静脉石(图1-1-4)。宫体的淋巴管引流经阔韧带至主动脉旁淋巴结,宫颈的淋巴直接引流至子宫旁及髂动脉旁淋巴结(图1-1-5)。

子宫周围的韧带将其固定于盆腔内,主要包括:阔韧带、圆韧带、主韧带和骶子宫韧带,此外还有膀胱子宫韧带等。子宫阔韧带为子宫前后面的腹膜自子宫侧缘向两侧延伸形成,维持子宫正中位;圆韧带在阔韧带前叶的覆盖下向前外侧弯行,主要维持子宫前倾位。阔韧带、圆韧带及其内的输卵管、血管索、神经、淋巴及大量疏松结缔组织,称为宫旁组织,表现为子宫角向盆壁伸展的索带状结构,内粗外细,CT 平扫和增强扫描密度均与子宫相仿,T1WI呈等低信号,增强后可见其内的血管。子宫动静脉和输尿管均从阔韧带基底部穿过。子宫

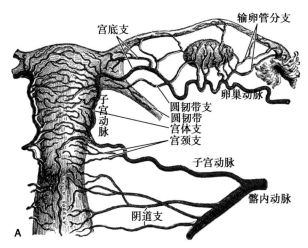
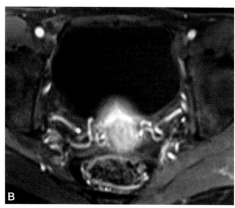

图 1-1-4　子宫动脉和卵巢动脉分布示意图和 MRI 图

图 A 示子宫供血主要来源于起自髂内动脉的子宫动脉和起自腹主动脉的卵巢动脉;卵巢供血主要来源于卵巢动脉。图 B 为横断位 T1WI 脂肪抑制增强扫描显示宫颈旁大量弯曲强化的子宫动脉

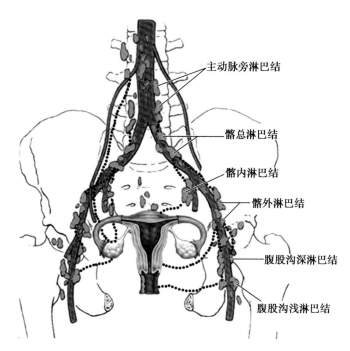

图 1-1-5　女性盆腔淋巴引流示意图

宫体的淋巴管引流经阔韧带至主动脉旁淋巴结,宫颈的淋巴直接引流至子宫旁及髂动脉旁淋巴结;卵巢引流淋巴管,走行于腰大肌前,流入腹主动脉旁淋巴结,一些侧支经过阔韧带流入髂内和髂总动脉、腹主动脉淋巴结,也可沿着圆韧带进入髂外血管和腹股沟淋巴结

主韧带亦称子宫颈旁组织,是维持子宫颈正常位置的重要结构,与斑点状宫旁静脉丛混杂。骶子宫韧带从骶骨前方弓状绕过直肠至子宫峡部向后上牵引子宫,间接维持子宫前倾位。此外,膀胱子宫韧带连接宫颈至膀胱后壁,对子宫的支撑作用很小,但它与骶子宫韧带在评估宫颈癌的累及范围中起到非常重要的作用(图1-1-6)。

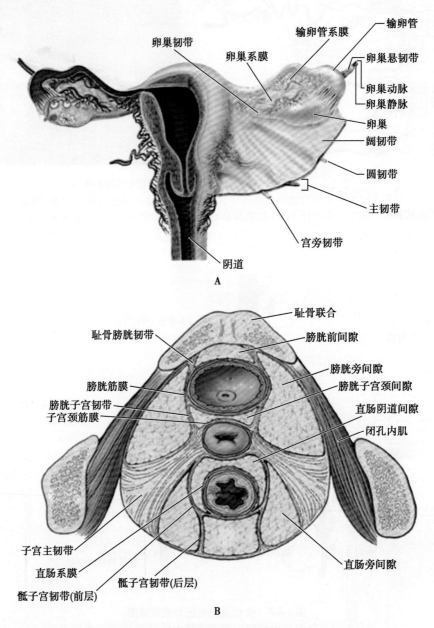

图1-1-6 盆腔韧带结构示意图(A,B)

子宫与直肠间及直肠与骶骨间有脂肪层相隔。膀胱上面的腹膜向后转折到子宫前面,形成膀胱子宫窝;子宫后面的腹膜向下转至阴道,返折至直肠前面,形成子宫直肠窝,是腹膜腔最低的部位(图1-1-7)。正常情况下,盆腔内特别是子宫直肠窝可有少量生理性液体,液体有无、量的多少可随月经周期发生变化。我们的 MRI 研究显示[7]：在排卵后，生理性积液量最明显，出现率最高，可见于 87% 的健康育龄女性，经期前后出现率略多于半数。但在 CT 图上这种少量生理性积液不易分辨，在窝内常见肠祥占据。

二、子宫影像学表现

子宫壁分外膜、肌层和内膜。子宫体、底部外膜为浆膜层。肌层由梭形平滑肌细胞和未分化的间充质细胞组成，非孕时厚为 1.0 ~ 1.2cm，可分为外层和内层；外肌层呈纵形排列或围绕血管交叉排列，内肌层肌纤维排列致密，称为结合带。内膜分基层和功能层，子宫底和体部的功能层内膜随着月经期、增殖期及分泌期发生周期性增生和脱落，经前期明显增厚，经后变薄（图 1-1-8）。

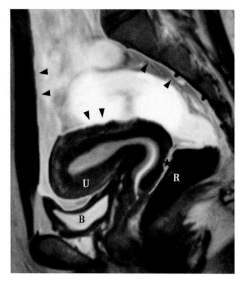

图 1-1-7　腹膜解剖示意图

正常了宫矢状位 T2WI 显示灰线（黑箭头）代表腹膜覆盖的区域，子宫（U）前下方的为膀胱（B），两者之间为膀胱子宫陷凹，后方为直肠（R），两者形成的子宫直肠陷凹（五角星）为盆腔最低点

子宫体的影像学表现随年龄及激素水平的不同变化很大。CT 平扫子宫呈纺锤形或椭圆形，边缘光滑，密度均匀，平扫 CT 无法分辨子宫壁的层次，增强后动脉早期，外肌层明显强化，结合带及内膜密度较低。子宫周围的静脉丛增强后显著强化，有时难与子宫肌层相鉴别，但是子宫周围的脂肪可将两者区分出来（图 1-1-9）。子宫体 T1WI 呈与盆腔肌肉与骨骼

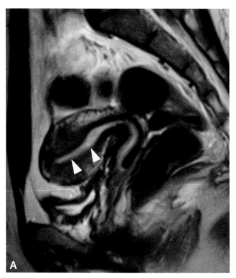
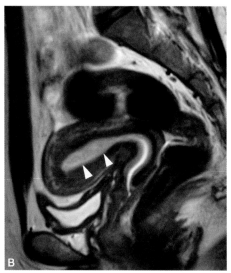

图 1-1-8　正常育龄期女性月经周期子宫变化

矢状位 T2WI 显示增殖期（A 图）和分泌期（B 图），从增殖期到分泌期子宫内膜增厚（白箭头），并可见宫颈管内少量黏液，呈明显高信号

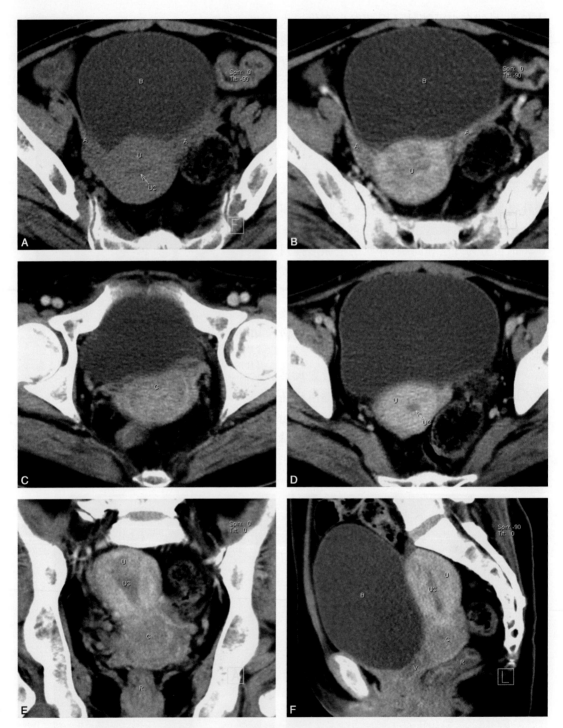

图 1-1-9　育龄期女性正常子宫 CT 图

图 A 和 B 为宫底层面平扫和增强,见子宫(U)呈椭圆形,密度均匀,强化明显,宫腔(UC)呈略低密度,输卵管与阔韧带、圆韧带和其内的血管索(A)呈索带状结构,沿子宫角向盆壁伸展;图 C 为宫体层面,图 D 为宫颈层面,宫颈(C)呈扁圆形,强化略低于宫体;图 E 和图 F 分别为冠状位和矢状位,内膜和宫腔(UC)分别呈倒三角形和条状低密度区,宫颈(C)呈管状,强化低于宫体(U),两旁见条索状和结节状静脉丛;V 为阴道,R 为直肠肌一致的均匀低信号,无法分辨各层结构。T2WI 可清晰辨别出育龄期妇女的内膜层、结合带和子宫肌层三层结构(图 1-1-10)。内膜呈高信号,其厚度随着内分泌状况及年龄的变化而改变:增生期为 1~3mm,分泌期为 5~10mm,在雌激素作用下分泌早期达到最厚,随后由于孕激素的作用,内膜停止增厚,但内膜内的腺体和血管增多。内膜下是结合带,即子宫内肌层,其肌纤维核浆比大、肌细胞密集、细胞外基质及水分少,T2WI 上呈明显低信号,随经期周期变化结合带厚度也发生变化,分泌晚期最厚,但各期差异不大,最厚不超过 5mm,局限性厚度大于 12mm,被认为是病理性增厚,但是子宫收缩也会造成结合带局部增厚,可通过间隔几分钟后的 T2WI 复查鉴别[8-10]。有学者认为结合带可能在调节子宫收缩、运输精子及维持早期妊娠中具有一定作用[10,12]。外肌层为中等信号,分泌期时因含水量增加、血管增生而信号轻度增高,此时,结合带信号最低,两者界限最清楚,对比最鲜明。增强后外肌层明显强化,结合带由于组织致密、细胞外空间少所含造影剂较少,强化程度可较外肌层低,也可与之相同,内膜强化较弱。绝经后宫体缩小,而宫颈体积变化不大,CT 呈等密度,MRI T1WI 呈等信号,T2WI 见子宫腔内高信号的内膜层,低信号的结合带不明显,与外肌层信号差别不大。增强后子宫肌层呈明显强化,但强化程度不如育龄期(图 1-1-11)。动态增强扫描变化随年龄及月经周期而不同。Ymashita 等[13]将正常子宫的动态增强特点分为以下三种类型:Ⅰ型:首先出现内膜和肌层之间的薄层强化,即内膜下强化带,接着为子宫肌层的强化;Ⅱ型:快速出现结合带的明显强化;Ⅲ型:全肌层强化,主要是外肌层的显著强化。育龄期妇女Ⅰ型、Ⅱ型和Ⅲ型强化分别为 39%、15% 和 46%;绝经后比例分别为 86%、0 和 14%。Ⅰ型多见于增生期,后两种类型多见于分泌期或经期子宫(图 1-1-12)。

成年人子宫颈长约 2.5cm,直径 3cm,上端与子宫体相连,下端深入阴道。阴道顶端的穹窿又将子宫颈分为两部分:宫颈突入阴道的部分称宫颈阴道部,在穹窿以上的部分称宫颈阴道上部。宫颈中央的长梭形管腔称宫颈管,其上端通过宫颈内口与子宫腔相连,下端通过宫颈外口开口于阴道。宫颈壁由黏膜、肌层和外膜组成。黏膜即子宫颈内膜,由覆盖表面、分

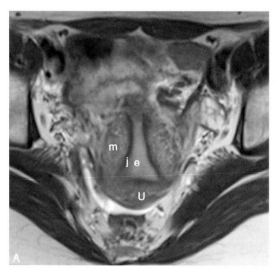 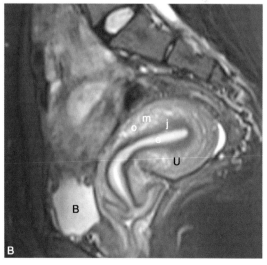

图 1-1-10 育龄期女性正常子宫 MRI 图

横断位(A)和矢状位(B)T2WI 显示,子宫(U)前方为膀胱(B),子宫肌层(m)呈等高信号,结合带(j)呈低信号,内膜及宫腔内液体(e)呈高信号

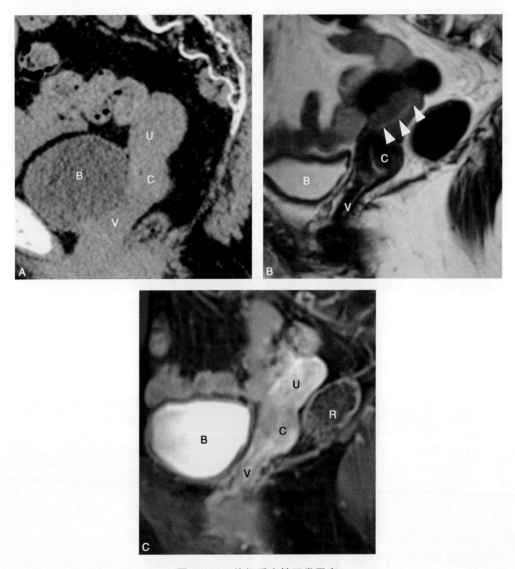

图 1-1-11　绝经后女性正常子宫

矢状位多平面重建 CT 图(A)显示子宫体(U)体积缩小,宫颈(C)体积变化不大,子宫呈等密度;
MRI 子宫矢状位 T2WI(B)显示子宫腔内见高信号的线状内膜层(箭头);矢状位 T1WI 增强(C)显
示子宫肌层明显强化;B 为膀胱,V 为阴道,R 为直肠

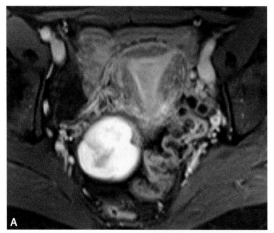
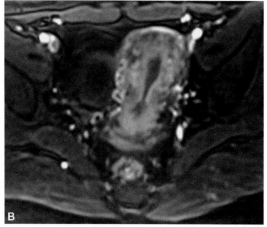
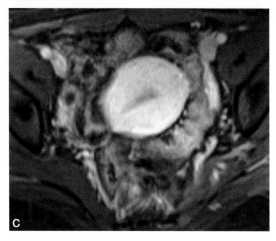

图 1-1-12　正常子宫动态增强 MRI

增强方式可分成三种类型:图 A 为 Ⅰ 型,见内膜下强化带,右侧附件区为内膜异位囊肿;图 B 为 Ⅱ型,见早期结合带的明显强化;图 C 为 Ⅲ 型,见全肌层明显强化

泌黏液的单层柱状上皮和其下的固有层组成,上皮在固有层下陷成腺样隐窝,即为子宫颈腺,能分泌黏液,腺口堵塞分泌液潴留致腺腔扩大即形成子宫颈腺潴留囊肿,又称纳博特囊肿(Nabothian cyst)。而宫颈外口到阴道穹窿为复层鳞状上皮覆盖;黏膜下为宫颈间质,由连接纤维构成;肌层由平滑肌(占 10% ～ 15%)和丰富弹性纤维的结缔组织构成(占 85% ～90%);外膜为结缔组织构成的纤维膜,被覆非角化复层鳞状上皮。与子宫体不同,子宫颈的三层结构随激素水平、年龄增长变化不大[14]。

　　横断位子宫颈呈圆柱状,在相当于股骨头水平、耻骨上方 3cm 层面,长轴位宫颈的形态表现不一。CT 和 T1WI 均无法分辨子宫颈的分层结构。T2WI 可分辨宫颈的三层结构:内层为高信号黏膜层,中间为极低信号的宫颈间质,外层为较松散的肌肉组织,呈中等信号,少数人不易显示。增强后宫颈黏膜层明显强化,易与轻度强化的宫颈基质相区别。有时可见中央极高信号的宫颈管内黏液,易因宫颈管阻塞导致黏液堆积形成纳氏囊肿,T2WI 显示为边界清晰的类圆形水样结构。宫旁两侧脂肪中斑点状影为输尿管及子宫静脉丛,也包含动脉、神经、淋巴和纤维组织,T2WI 较 CT 及增强更易区分宫颈与子宫旁组织[10,14](图 1-1-13)。

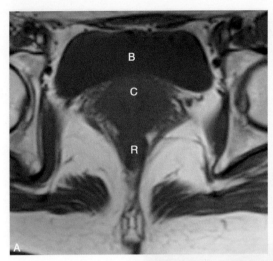
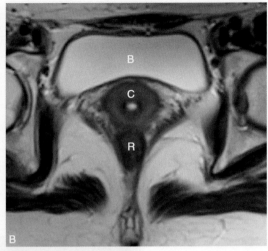

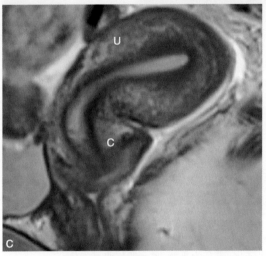

图 1-1-13　育龄期女性宫颈 MRI 图

横断位 T1WI(A)显示宫颈 C 呈等低信号,与宫旁组织分界不清;横断位(B)和矢状位(C)T2WI 显示宫颈外层为等信号肌层,中间层为低信号的纤维成分,中央为高信号黏膜及黏液。B 为膀胱,R 为直肠,U 为宫体

第二节　卵　巢

一、卵巢解剖

卵巢胚胎发育时位于后腹壁,尾部有中胚层形成的索状结构,即卵巢引带,下端与阴唇阴囊隆起相连。随着胚体长大,卵巢下降至子宫旁的卵巢窝内,即髂内外动脉分叉处[1](图 1-2-1,图 1-2-2)。卵巢亦可位于一些不典型部位,如:宫体旁,宫底的上方或后方,盆腔后间隙的腔隙内。性成熟时,正常卵巢为一对扁卵圆形的性腺,分内外侧面,前后缘和上下端。外侧面贴靠盆腔侧壁;内侧面朝向盆腔,与小肠相邻;上端与输卵管末端相连,并借卵巢悬韧带附着于骨盆缘;下端借卵巢固有韧带连于子宫;前缘借卵巢系膜与子宫阔韧带后层相连,

该部位称为卵巢门,有平滑肌束及门细胞,为卵巢动静脉、神经及淋巴的出入口。除非有大量腹腔积液,阔韧带及卵巢系膜在横断位常无法显示,但是可以通过它们连接的器官追踪。追踪卵巢血管从后腹膜至盆腔,可找到卵巢悬韧带。卵巢悬韧带是定位卵巢的标志,呈扇形,近卵巢时加宽,有时呈斜形,较卵巢静脉粗(见图1-1-6A)。由于有血管做标志较其他韧带易定位。

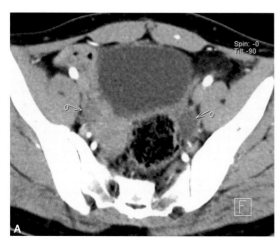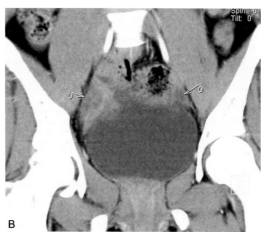

图 1-2-1　育龄期女性正常卵巢 CT 解剖
横断面(A)和冠状面重建(B)显示双侧卵巢窝区卵圆形低密度(箭)为正常卵巢

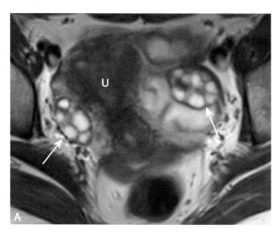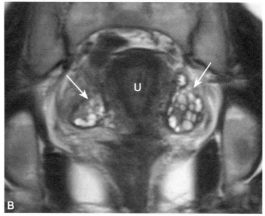

图 1-2-2　育龄期女性正常卵巢 MRI
横断位(A)及冠状位(B)T2WI 显示卵巢(箭)位于子宫(U)两侧的卵巢窝内,卵巢内见多个大小不等高信号卵泡

卵巢表面覆盖一层单层扁平或立方的表面上皮,上皮下方为薄层致密结缔组织构成的白膜。外周为皮质,较厚,含不同发育阶段卵泡及黄体和退化的闭锁卵泡,卵泡间为结缔组织含网状纤维和梭形基质细胞;中央为髓质,由疏松结缔组织构成,与皮质无明显分界,髓质内含血管、淋巴等。近卵巢门处有平滑肌束及门细胞,血管、淋巴管和神经由此出入。

　　卵泡由卵母细胞和周围卵泡细胞(颗粒细胞)组成,出生时,双侧约有100万个原始卵泡,之后陆续闭锁,至青春期仅余4万个。从青春期开始,卵巢在垂体周期性分泌的促性腺激素影响下,每28天左右有一个卵泡发育成熟,并排出一个卵子。性成熟后有400~500个卵泡发育成熟并排卵,其余大部分卵泡均在不同发育阶段退化为闭锁卵泡。

　　卵泡发育分三阶段:原始卵泡,生长卵泡和成熟卵泡。原始卵泡位于皮质浅层,数量多,体积小,呈球形。中央有一个大而圆的初级卵母细胞,周围为一层扁平的卵泡细胞,又称颗粒细胞。初级卵母细胞是由胚胎时期的卵原细胞分裂分化而成,细胞进入第1次减数分裂,并停留在分裂前期,直至排卵前才完成第1次减数分裂。生长卵泡可分为初级卵泡和次级卵泡。卵泡细胞增殖增大,原始卵泡发育为初级卵泡,细胞间出现Call-Exner小体,其内含有卵泡细胞分泌的物质,周围环绕紧密排列的卵泡细胞,后期卵母细胞及卵泡颗粒细胞间出现透明带;卵泡腔的出现称为次级卵泡,卵泡腔扩大,逐渐将卵母细胞及其周围卵泡细胞突向一侧并突向卵泡腔,形成卵丘,卵泡腔周围的卵泡细胞较小,密集排列形成颗粒层。在生长过程中,卵泡膜分为内、外两层。成熟卵泡:初级卵泡发育到最后阶段即为成熟卵泡,此时体积很大,可达2cm,突向卵巢表面。卵泡腔变大,卵泡细胞停止增殖,颗粒细胞相应变薄。排卵前36~48小时,初级卵母细胞完成第1次减数分裂,形成一个较大的次级卵母细胞。次级卵母细胞接着进入第2次减数分裂,并停留在分裂中期。每个月经周期内,有多个原始卵泡生长发育,但通常只有一个卵泡发育成熟并排卵。从初级卵泡到成熟卵泡需85天。囊状卵泡包括后期的初级卵泡(有大卵泡腔)及成熟卵泡,他们都有内分泌功能,在垂体促性腺激素卵泡刺激素(follicle-stimulating hormone,FSH)和黄体生成素(luteinizing hormone,LH)协同作用下,膜细胞和颗粒细胞合成的雌激素大部分进入血液调节子宫内膜。垂体LH骤增,成熟卵泡液剧增,卵泡体积增大,突出于卵巢表面,使隆起的卵泡壁及卵巢的表面上皮和白膜变薄,局部缺血形成透明卵泡斑。小斑处的胶原被胶原酶、透明质酸酶等分解,卵泡膜外层的平滑肌收缩,导致卵泡破裂。成熟卵泡破裂,卵母细胞及其外周的透明带和放射冠自卵巢排出。生育期女性一般28天排卵一次,一次只排一个卵,两侧卵巢交替,偶尔可以左右同时排卵,甚至排出两个以上卵泡。

　　排卵后,卵泡壁塌陷,结缔组织伸入。LH让颗粒细胞和卵泡膜细胞体积增大,形成一个大体积富血供的内分泌细胞团,新鲜时呈黄色。绝大多数由颗粒细胞构成,亦称颗粒黄体细胞,分泌孕激素和松弛素。膜细胞衍化为膜黄体细胞。两种黄体细胞协同分泌雌激素。黄体的发育取决于排出的卵子是否受精。如未受精,黄体仅维持两周左右,称为月经黄体。如卵子受精,在胎盘分泌的人绒毛膜促性腺激素的作用下,黄体继续发育增大,直径可达4~5cm,称妊娠黄体,可维持6个月甚至更长时间。两种黄体最终都退化消失,细胞逐渐变小,空泡增多,继而自溶,被结缔组织取代,称白体。妊娠黄体分泌的松弛素可使子宫平滑肌松弛以维持妊娠。退化的卵泡称闭锁卵泡。卵泡的闭锁可发生在卵泡发育的任何阶段,其形态结构的变化与卵泡发育阶段有关。大多数卵泡的退化发生在原始卵泡阶段,卵泡变性皱缩而逐渐消失。初级卵泡和早期次级卵泡退化中可见残留的皱缩透明带,卵泡腔内有中性粒细胞及巨噬细胞浸润。晚期次级卵泡闭锁时卵泡壁塌陷,卵泡膜的血管和结缔组织伸入颗粒层及卵丘,卵泡膜细胞增大,形成多边形上皮样细胞,胞质内充满脂滴,形似黄体细胞,并常被结缔组织和血管分隔成散在的细胞图案锁(图1-2-3)。

　　卵巢动脉起自肾动脉稍下的腹主动脉,与后腹膜中的卵巢静脉及腰大肌前方的输尿管

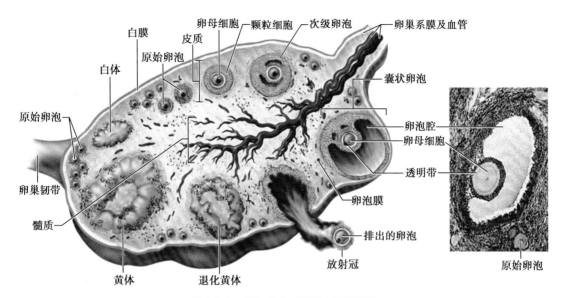

图 1-2-3　卵泡发育、闭锁过程示意图

位于皮质浅层的原始卵泡,增殖增大,发育成初级卵泡和次级卵泡。卵泡腔扩大,逐渐将卵母细胞及其周围卵泡突向一侧并突向卵泡腔,发展到最后阶段成为囊状卵泡。成熟卵泡破裂,卵母细胞及其外周的透明带和放射冠自卵巢排出。排卵后,卵泡壁塌陷,结缔组织伸入,形成一个大体积富血供的内分泌细胞团,新鲜时呈黄色,即黄体。最终退化消失,被结缔组织取代,称白体

伴行,随后卵巢动静脉穿过输尿管和盆壁边缘的髂血管进入卵巢悬韧带,走行于阔韧带前后层之间,最后通过卵巢系膜进入卵巢门,并在输卵管系膜内与子宫动脉的卵巢支相吻合。卵巢静脉出卵巢门后形成静脉丛,与同名动脉伴行,左侧卵巢静脉汇入肾静脉,右侧卵巢静脉汇入下腔静脉(图 1-2-4)。肾下极以下的卵巢淋巴管与卵巢血管伴行,走行于腰大肌前,流入腹主动脉旁淋巴结。一些侧支经过阔韧带流入髂内和髂总动脉、腹主动脉淋巴结,也可沿着圆韧带进入髂外血管和腹股沟淋巴结(见图 1-1-5)。

二、育龄期卵巢影像学表现

成年女子的卵巢约 4cm×3cm×1cm,重为 5~6g,其形状、大小随内分泌状况、月经周期、卵泡情况而异。卵巢表面覆盖致密结缔组织,称卵巢白膜;实质分为浅层的皮质、深层的髓质和门部。皮质内含不同发育阶段卵泡、黄体以及退化的闭锁卵泡,卵泡间为结缔组织,含网状纤维和梭形基质细胞。髓质内无卵泡,主要由致密的结缔组织及丰富的血管、神经和淋巴构成。随着月经周期的变化,卵巢内卵泡发育,卵泡破裂,排卵,黄体形成与退化,白体形成。每个月经周期有一些卵泡开始成熟,但只有一个卵泡能够完全发育并排出。在排卵前期,有一个薄壁的优势卵泡直径可达 17~25mm。黄体形成后,卵巢壁开始内卷,变得不规则。黄体可以是囊性、复杂囊性或非囊性的,由于血供丰富,易出血[15-18]。

在 CT 图像上,卵巢呈卵圆形软组织密度影,两侧大小可以略不对称,以增强扫描显示清晰,强化较弱,幅度明显低于子宫,CT 无法分辨皮质和髓质结构,当卵泡大于 1cm 时常可辨别。出血性的黄体囊肿在 CT 呈高密度,偶尔可见液-液平面。MRI 上,卵巢呈 T1WI 低至中度信号,T2WI 上高信号髓质与低信号皮质的清晰分界,可见于 70% 女性。95% 的育龄期女性卵巢因卵泡而易于辨别:在 T1WI 表现为等信号,T1WI 抑脂隐约可见内部多个低信号小

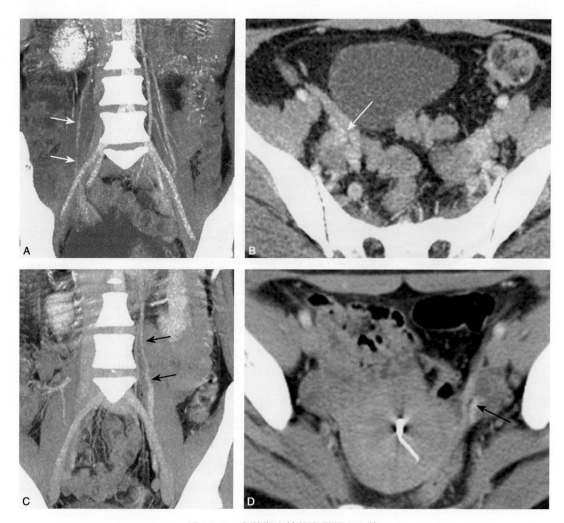

图 1-2-4　育龄期女性的卵巢供血血管
冠状位(A)显示起源于腹主动脉的卵巢供血动脉(白箭);横断位(B)显示卵巢动脉(白箭)从卵巢门进入卵巢实质;冠状位(C)显示左侧卵巢静脉(黑箭)向上回流至左肾静脉;横断位(D)显示卵巢静脉从卵巢门流出(黑箭)

囊样结构;由于皮质由致密间质细胞组成,细胞外基质很少,呈等低信号,T2WI 可清晰显示高信号卵泡,常呈多个、串珠样排列在周围皮质内。正常情况下,卵巢平均有 9 ~ 11 个囊性卵泡[7,19,20](图 1-2-5,图 1-2-6)。

三、绝经后卵巢影像学表现

40 岁后卵巢开始缩小,绝经后卵巢多数为梨形,部分保留光滑的外观,体积萎缩为原大小的一半,以皮质萎缩为主,卵巢间质增多,髓质常有轻度增生,卵巢呈纤维化表现,可见未退化的黄体[21]。因为卵泡的活动常在绝经后 4 ~ 5 年完全消失,绝经后尚有零星的排卵和卵泡形成。绝经后卵巢常可见到表皮包涵囊肿。随着年龄的增长,卵巢血管钙化及透明变,45 岁以后因卵巢萎缩常无法显示。少数可通过追踪髂腰肌旁的血管找到,表现为三角形或带状软组织结构,呈低至中度强化(图 1-2-7)。

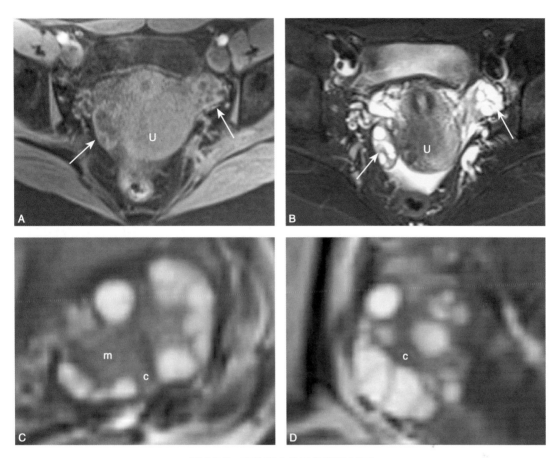

图 1-2-5　育龄期女性正常卵巢 MRI

横断位 T1WI 脂肪抑制（A）、T2WI 脂肪抑制（B）显示卵圆形卵巢（箭）位于子宫（U）两侧卵巢窝内，卵泡大小不等、呈串珠状排列于皮质内，呈 T1WI 低、T2WI 水样高信号；同一卵巢 T2WI 不同切面放大像（C,D）显示卵巢皮质（c）为低信号，髓质（m）为等高信号

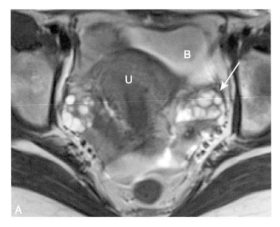

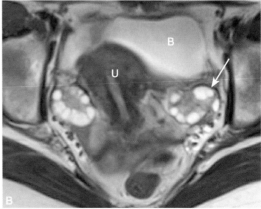

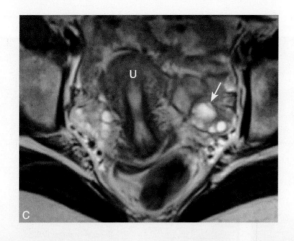

图 1-2-6　育龄期女性月经周期的卵巢变化
图 A、B、C 分别为月经期、增殖期、分泌期,横断位 T2WI 显示左侧卵巢优势卵泡(箭)逐渐增大至 1.9cm。U 为子宫,B 为膀胱

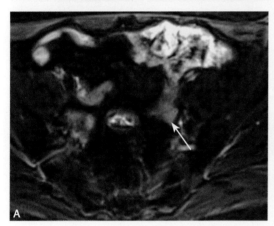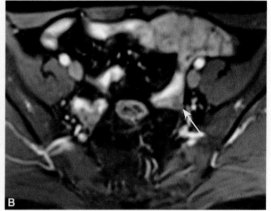

图 1-2-7　绝经后女性卵巢 MRI
左侧卵巢窝内见萎缩卵巢组织呈三角形,横断位 T2WI(A)为等信号,同层面 T1WI 脂肪抑制增强(B)示卵巢轻度强化呈相对低信号

　　尽管绝经后卵巢体积缩小,且相对于子宫位置并不固定,但是 MRI 以较高的软组织分辨率可显示绝大多数的绝经后卵巢。卵巢皮质萎缩不易显示,髓质由包含血管的疏松结缔组织组成,MRI 表现为中等信号略高于皮质,可夹杂类似于皮质的低信号区,组织学上该区域为类似于组成皮质的间皮细胞和(或)白体。当卵巢内含有囊状滤泡时,CT 增强可表现为边缘光滑的圆形低密度区,周围有强化环,MRI 显示为 T1WI 低信号、T2WI 高信号的囊状结构,增强可见到强化的囊壁[17,18]。

第三节　输　卵　管

　　输卵管是输送卵子的管道,走行于两层阔韧带之间,连接子宫与卵巢。长度 8~15cm,呈圆柱形细长弯曲的管状结构,左右各一,近端与子宫角连通。输卵管由内向外分为 4 个部分:①子宫部(间质部),为 1~2cm 的子宫壁内段,与子宫内膜及结合带相连,管腔直径最细;②峡部,与间质部毗连,管腔略变大,肌层逐渐变薄,子宫端的肌层可达 2cm,

水平向外移行为壶腹部;③壶腹部,粗而长,为管腔最大部分,约占输卵管全长的2/3,长5~8cm;④伞部或漏斗部,直径为0.4~1.5cm不等,为输卵管末端膨大的部分,覆盖在卵巢后缘和内侧面,末端中央有输卵管腹腔口,卵巢排出的卵子由此进入输卵管。正常的输卵管黏膜呈皱褶状,输卵管腔内含有微量液体,分散于多重黏膜皱褶间,MRI或CT上无法显示,也无法分辨正常输卵管结构,仅能显示与其伴行的子宫阔韧带、圆韧带和其内的血管索(图1-3-1,图1-3-2)。当输卵管结扎后或被腹腔大量积液衬托时,可于MRI上显示[22]。输卵管的淋巴回流至骶骨前淋巴结,少部分从伞端回流至臀部淋巴结。

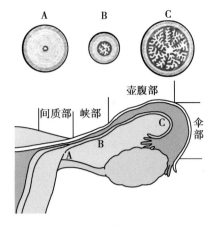

图1-3-1 输卵管解剖示意图
显示间质部、峡部、壶腹部及伞部的横截面解剖图,黏膜在腔内形成多重皱褶

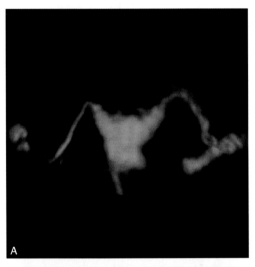

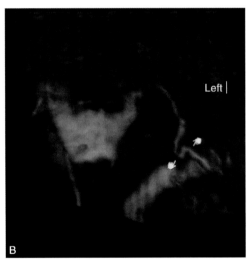

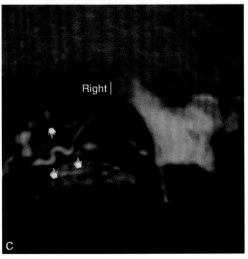

图1-3-2 超声输卵管造影图
A~C显示两侧输卵管间质部、峡部、壶腹部均通畅

第四节 阴 道

阴道上 1/3 由两侧缪勒管汇合形成,下 2/3 阴道起源于尿生殖窦背侧。阴道上皮来源于尿生殖窦的上皮细胞。阴道位于真骨盆下部中央,上接子宫,下连外生殖器,上 1/3 在阴道穹窿处,中 1/3 在膀胱背侧,下 1/3 在尿道背侧。前壁长 7 ~ 9cm,与膀胱和尿道相邻,后壁长 10 ~ 12cm,与直肠贴近。环绕宫颈周围的部分称阴道穹窿,分为前、后、左、右 4 部位,其中后穹窿最深。阴道表面覆盖有非角化鳞状上皮,对激素敏感,育龄期鳞状细胞可以达到 30层,但在儿童及绝经后仅有几层。受周围软组织挤压,正常时阴道闭合,保证其功能性关闭,横断位呈 H 形。阴道由下行子宫动脉供血,上 2/3 淋巴回流至髂血管旁、主动脉旁淋巴结,下 1/3 至腹股沟及骶骨前淋巴结(见图 1-1-4,图 1-1-5)。

CT 表现为软组织密度,难以区别阴道和尿道,阴道黏膜层和肌层。阴道腔内含少量分泌液时可表现为线状低密度(图 1-4-1)。T1WI 抑脂阴道呈中低信号,无法区分黏膜层与肌层。T2WI 及 T1WI 增强可较好显示阴道各层结构(图 1-4-2)。T2WI 可分辨高信号阴道腔分泌物及黏膜层和低信号的肌层(图 1-4-3)。阴道壁内富含静脉丛,T2WI 呈高信号,增强后强化显著。后穹窿较深,易与宫颈和前直肠壁区分,前穹窿较小,难与宫颈区分。阴道与前上方的膀胱和后方的直肠以脂肪相隔。

激素不仅影响阴道上皮及黏膜的厚度,也会改变其信号。育龄期妇女在月经早期,阴道腔内的分泌物及黏膜呈 T2WI 高信号,肌层呈 T2WI 低信号,两者对比最鲜明;分泌期,黏膜层信号降低呈中等信号,同时伴有阴道壁的信号增高,这让两者难以区分。绝经后妇女,阴道肌层呈低信号,中间为细带状高信号的黏膜层。

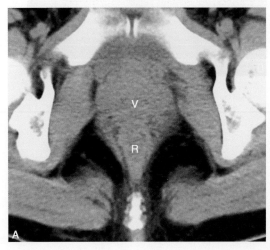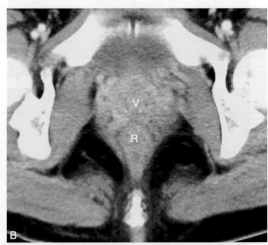

图 1-4-1 正常育龄期女性阴道 CT 图

平扫(A)显示阴道(V)呈软组织密度,与后方直肠(R)以脂肪间隙相隔,前方与尿道分界不清;增强后(B)阴道(V)周围可见明显强化血管束

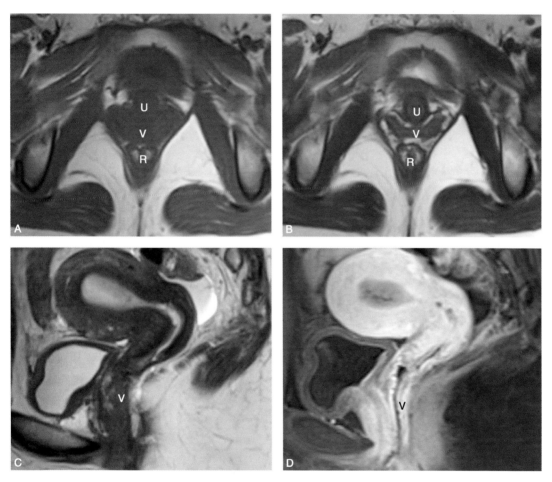

图 1-4-2　正常育龄期女性阴道 MRI 图

横断位 T1WI(A)显示阴道(V)与肌肉等信号,与阴道旁软组织分界不清;横断位 T2WI(B)示阴道(V)呈"H"形,与前方的尿道(U)及后方的直肠(R)分界清楚;矢状位 T2WI(C)示阴道腔呈闭合状态;增强后(D)示阴道壁(V)强化显著,阴道腔呈无强化的线状

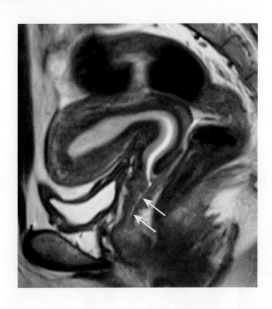

图1-4-3　矢状位 T2WI 显示阴道液呈线状高信号(箭)

（强金伟　蔡宋琪　李新）

参 考 文 献

1. Fritsch H. The connective tissue sheath of uterus and vagina in the human female fetus. Ann Anat,1992,174 (3):261-266.

2. Richardson AC. The rectovaginal septum revisited:Its relationship to rectocele and its importance in rectocele repair. Clin Obstet Ggynecol,1993,36(4):976-983.

3. Fritsch H. Development of the rectal fascia. Anat Anz,1990,170(3-4):273-280.

4. Fritsch H,Lienemann A,Brenner E,et al. Clinical anatomy of the pelvic floor. Adv Anat Embryol Cell Biol, 2004,175:1-64.

5. 成令忠,王一飞,钟翠平. 组织胚胎学-人体发育和功能组织学. 上海:上海科学技术出版社,2003: 303-315.

6. Hauth E A,Jaeger H J,Libera H,et al. MR imaging of the uterus and cervix in healthy women:determination of normal values. Eur Radiol,2007,17(3):734-742.

7. 强金伟,邱海英,李若坤,等. 正常女性子宫和卵巢周期性变化的 MRI 研究. 实用放射学杂志,2009,25 (2):207-211.

8. Scoutt L M,Flynn S D,Luthringer D J,et al. Junctional zone of the uterus:correlation of MR imaging and histologic examination of hysterectomy specimens. Radiology,1991,179(2):403-407.

9. Brown H K,Stoll B S,Nicosia S V,et al. Uterine junctional zone:correlation between histologic findings and MR imaging. Radiology,1991,179(2):409-413.

10. Masui T,Katayama M,Kobayashi S,et al. Changes in myometrial and junctional zone thickness and signal intensity:demonstration with kinematic T2-weighted MR imaging. Radiology,2001,221(1):75-85.

11. Bartoli JM,Moulin G,Delannoy L,et al. The normal uterus on magnetic resonance imaging and variations associated with the hormonal state. Surg Radiol Anat,1991,13(3):213-220.

12. Brosens JJ,de Souza NM,Barker FG. Uterine junctional zone:function and disease. Lancet,1995,346(8974): 558-560.

13. Yamashita Y,Torashima M,Takahashi M,et al. Hyperintense uterine leiomyoma at T2-weighted MR imaging:

differentiation with dynamic enhanced MR imaging and clinical implications. Radiology, 1993, 189（3）:721-725.

14. Scoutt LM, McCauley TR, Flynn SD, et al. Zonal anatomy of the cervix: correlation of MR imaging and histologic examination of hysterectomy specimens. Radiology, 1993, 186（1）:159-162.

15. 曹泽毅. 中华妇产科学. 北京:人民卫生出版社,1999.

16. 丰有吉,沈铿. 妇产科学. 北京:人民卫生出版社,2010:6-11.

17. Baert AL, Knauth M, Sartor K. MRI and CT of the female pelvis,2007.

18. 周康荣,腹部CT诊断学. 上海:复旦大学出版社,2011:851-855.

19. Togashi K, Nakai A, Sugimura K. Anatomy and physiology of the female pelvis: MR imaging revisited. J Magn Reson Imaging,2001,13（6）:842-849.

20. Outwater EK, Mitchell DG. Normal ovaries and functional cysts: MR appearance. Radiology, 1996, 198（2）:397-402.

21. Hauth EA, Jaeger HJ, Libera H, et al. Magnetic resonance imaging of the ovaries of healthy women: determination of normal values. Acta Radiol,2006,47（9）:986-992.

22. Outwater EK, Talerman A, Dunton C. Normal adnexa uteri specimens: anatomic basis of MR imaging features. Radiology,1996,201（3）:751-755.

第二章
女性盆腔影像检查技术

第一节 子宫输卵管造影术

随着生殖医学的发展与进步,子宫输卵管造影术(hysterosalpingography)已成为妇科检查的一种常用手段,尤其是对不孕症的女性患者。子宫输卵管造影术在评价子宫和输卵管的相关病变中起重要作用。子宫输卵管造影术可以发现许多子宫和输卵管的异常,常见的子宫异常包括先天性发育畸形、子宫息肉、子宫肌瘤、术后改变、粘连和子宫内膜异位等病变;常见的输卵管异常包括输卵管闭塞、输卵管炎症、息肉、输卵管积水和输卵管周围粘连等病变[1]。然而,我们也需要意识到子宫输卵管造影术的并发症,最常见的是出血和感染。尽管如此,子宫输卵管造影术还是评价子宫和输卵管病变的一种有效手段,影像科医生应熟知其检查技术。

1. 术前准备 选择月经周期的第 7~12 天或月经结束的第 3~7 天进行,由于此时的子宫内膜处于增殖期有利于图像的显示。妊娠和盆腔急性炎症患者禁行检查。患者本次月经结束后至造影前禁止性生活以防潜在的妊娠。如果患者月经周期不规律,有妊娠的可能,应行血 HCG 检测。临床上,可使用红细胞沉降率(ESR)来检测盆腔有无急性感染性病变,需要注意的是,一般同时伴身体其他炎症(如关节炎、结节病及胶原血管病等)的患者,也可出现 ESR 升高。对于有盆腔炎症史的患者,一般不建议预防性给予抗生素治疗。

2. 对比剂 目前国内外均使用碘对比剂,分油溶性和水溶性两种。①碘油(40% 碘化油)密度大,显影效果好,过敏少,但检查时间长,吸收慢,易引起异物反应,形成肉芽肿或油栓。②碘水(76% 泛影葡胺、碘海醇)吸收快,刺激性小,不产生异物反应,逆流入淋巴系统和血管的机会少,逆流后副作用小,不必做特殊处理。显示子宫、输卵管细微结构明显优于碘油,有利于发现较小病变。

3. 手术步骤

(1) 传统方法:患者检查前排空膀胱,取膀胱截石位仰卧于 X 线机检查床上。常规消毒外阴及阴道,铺无菌巾,再次检查子宫位置及大小。用窥器扩张阴道,暴露宫颈,用碘伏消毒宫颈和穹窿部,用子宫颈钳固定子宫颈前唇,探查宫腔。用橡胶双腔导管放置在宫颈管口,固定后,即可注入对比剂,注入对比剂的压力不能太大,需缓慢注入,使气囊处于完全充盈状态(或者患者可以忍受的状态,因为这个操作可引起痉挛)。操作时,一般需要放置一个金属夹于患者骨盆一侧来标记左、右。在缓慢注入对比剂的同时,在电视屏幕上动态观察对比剂进入宫腔、输卵管的过程,并对合适图像进行摄片。一般对比剂早期充盈的图像可用于评价子宫充盈缺损和轮廓异常,尤其是小的充盈缺损在此时显示最清晰。对比剂完全充盈时的图像是评价子宫形态的最佳时期,但会掩盖一些小的充盈缺损。待双侧输卵管间质部、峡部、壶腹部及伞部完全显示后摄片观察双侧输卵管。必要时,还可进行输卵管斜位的摄片,这样可"拉长"输卵管或去除重叠的影像以便更直观的显影。最后,气囊放气阶段常可清晰显示子宫下段的影像,这是由于操作开始时或操作过程中气囊可能会遮挡住子宫下段。24 小时后常规拍摄盆腔正位片,观察碘油在盆腔弥散情况(图 2-1-1)。

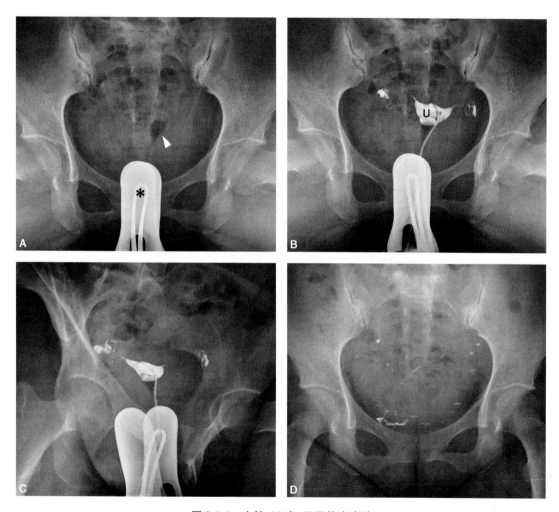

图 2-1-1　女性,38 岁,不孕待查来诊
子宫输卵管碘油造影。导管(箭头)通过扩阴器(星号)伸入子宫后摄正位盆腔 X 线片(A);通过导管向子宫内注入碘油后摄正位和右前斜位(B,C)可见子宫(U)呈后倾位,宫腔呈倒置三角形,未见明显充盈缺损;两侧输卵管走形正常,未见明显局限性狭窄或扩张。24h 后摄盆腔正位片(D),可见盆腔内碘油弥散均匀,未见局限性碘油积聚

(2) 改良法:目前国内部分医院采用此法。造影前常规拍摄一张盆腔正位片。外阴消毒铺巾,扩张器暴露宫颈,阴道内纱布消毒。将塑料软管与注射器连接(注射器内已抽取适

量碘水),将软管内空气排出,左手持造影头金属杆将其尖端轻轻顶住宫颈外口,使其与宫颈外口贴合,右手持注射器,向宫腔缓缓注入碘水 4~6ml,或待患者诉轻微腹胀后停止注射。停止注射后用 Alice 钳夹闭塑料软管,防止宫腔内碘水回流。随后将造影头金属杆置于重锤上固定。拍摄宫腔形态(包括双侧宫角、子宫下段)及双侧输卵管。20 分钟后复查,根据输卵管内碘水残留的情况来判断输卵管的通畅程度(图 2-1-2)。

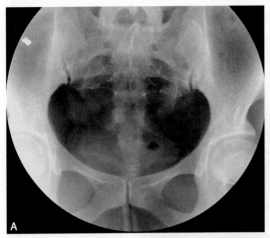
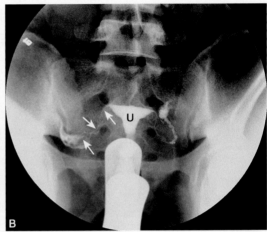

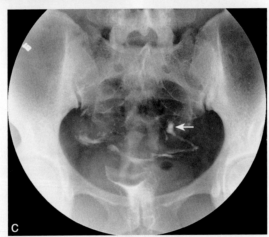

图 2-1-2　子宫输卵管碘水造影

A 为盆腔正位片,盆腔未见明显异常密度影;B 为造影片,示宫腔(U)充盈良好,双侧输卵管各段显示清晰,从左至右的三个白箭头分别示右侧输卵管间质部、峡部及壶腹部和伞端移行处;C 为 20 分钟后复查片,示左侧输卵管内造影剂聚集(白箭)

4. 适应证

(1) 不孕症患者;

(2) 曾有下腹部手术史或盆腔炎史;

(3) 怀疑输卵管有阻塞者;

(4) 观察子宫形态,确定有无子宫畸形、宫腔粘连、黏膜下肌瘤等;

(5) 拟作输卵管整形手术的术前评估;

（6）反复自发性流产。

5. 禁忌证

（1）急性或亚急性内外生殖器炎症；

（2）严重的全身性疾病；

（3）妊娠、经期、宫腔手术后6周内；

（4）碘过敏。

6. 并发症 最常见的是出血和感染。其他如对比剂反应、子宫和输卵管穿孔都很少见。

第二节 CT

CT（computed tomography）检查的辐射剂量高,不宜作为女性生殖系统的初查和常规影像学检查方法,尤其是育龄期女性,孕妇当属禁忌。然而,绝经后妇女或腹盆腔有较大包块时,可选用CT进行评估,为临床诊断和治疗提供更多有价值的信息。另外,不少临床怀疑腹盆部非生殖系统疾病常需进行CT检查,这类疾病的CT表现可能与生殖系统疾病类似,故有必要熟悉并掌握女性生殖系统疾病的CT表现和相关鉴别诊断。

1. 检查前准备 扫描前一般不需肠道清洁准备,检查前禁食4~6小时。扫描前分三次每隔半小时饮水500ml,共1500ml充盈肠道。水对比剂容易获取,口感好,可大量饮服,一般不会产生任何不适,并可获得满意的肠腔和肠壁对比。由于多层螺旋CT的普及,薄层扫描和多平面重组图像已成为常规,使不同器官、组织或结构间的界面,以及病变的范围和分界更易辨认,故除特殊情况外,口服含碘阳性对比剂充盈肠道和置入阴道塞已无必要,前者反而可能干扰钙化性病变的显示,后者不仅操作麻烦,还可造成伪影,影响宫颈病变的观察。保持膀胱适度充盈,可使小肠肠袢自然推出盆腔,减少重叠,并有助于辨别其他盆腔器官或病灶。

2. 检查方法 推荐16层或以上多层螺旋CT扫描仪,常规横断面平扫和增强扫描。扫描范围由耻骨联合平面向上至髂骨上缘,病变较大或疑恶性病变时应扩大扫描范围,如卵巢恶性肿瘤应扫描至肾门水平,疑腹腔种植转移时应扩大扫描范围至膈面,以明确膈下有无转移灶。扫描层厚≤1.0mm,螺距≤1.5,FOV为（24cm×24cm）~（26cm×26cm）,矩阵512×512。注意患者性腺的放射防护,严格控制辐射剂量,一般不建议使用多期增强扫描方案[5,6]。推荐使用智能剂量模式扫描,或固定电压120kV,电流120mAs。增强扫描使用压力注射器经肘前静脉注入非离子型对比剂,剂量90~100ml,速率2.5~3.0ml/s,延迟时间70~90秒。使用软组织算法重建,重建层厚5~8mm,层间距5~8mm。根据需要进行二维或三维图像后处理,包括多平面重建（MPR）、容积重建（VR）和最大密度投影（MIP）等（图2-2-1）。后处理重组使用薄层图像,层厚等于采集层厚,层间距等于采集层厚的50%。图像显示窗宽250~350HU,窗位35~50HU。

3. CT在女性盆腔中的临床应用

（1）良、恶性肿瘤的诊断和鉴别诊断；

（2）妇科急腹症如急性盆腔炎、黄体破裂、异位妊娠等,以及容易混淆的胃肠道急腹症如急性阑尾炎、憩室炎、缺血性肠病和肠道炎性病变；

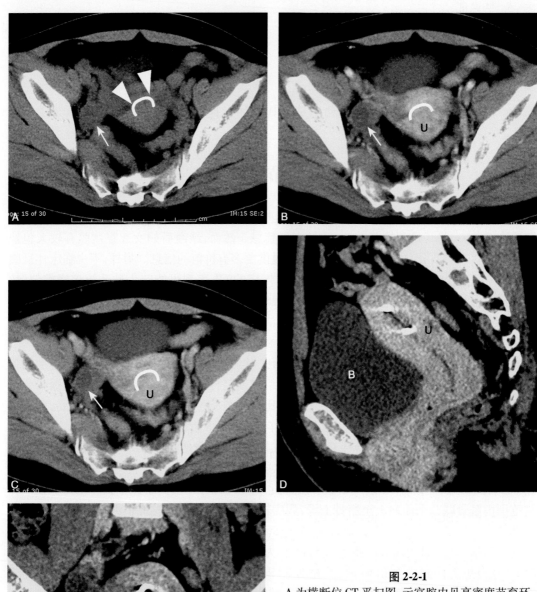

图 2-2-1

A 为横断位 CT 平扫图,示宫腔内见高密度节育环影(白箭头),同时可见右侧卵巢内稍低密度影(白箭);B 和 C 分别为横断位增强动脉期和静脉期,示子宫肌层显著强化(U),右侧卵巢生理性小囊肿显示清晰,未见强化(白箭);D 和 E 分别为CT 矢状位、冠状位增强三维重建图,显著强化的子宫肌层(U),右侧卵巢生理性囊肿(白箭)及充盈良好的膀胱(B)

（3）寻找隐匿性病变如脓肿、血肿、肿大淋巴结和腹膜种植灶；

（4）手术及放化疗后随访观察；

（5）生殖道先天性畸形；

（6）活检或放疗靶区的定位；

（7）子宫内避孕装置的观察和定位。

4. CT 检查的优缺点

优点：

（1）具有较高的密度分辨率；

（2）能够快速、连续获得盆腔横断位图像，并可根据需要进行三维冠状位、矢状位重建，更好的显示病变与正常组织的关系；

（3）CT 值计算简单、方便，为诊断提供参考价值；

（4）增强扫描能够获得病变的血供情况。

缺点：

（1）图像组织分辨率不高；

（2）在肿瘤病变的分期中具有一定局限性；

（3）增强扫描有碘过敏的风险；

（4）具有 X 线辐射影响。

第三节　磁共振成像

磁共振成像（magnetic resonance imaging, MRI）无 X 线辐射且组织分辨率高，能够多平面、多参数成像，有利于女性生殖系统检查及病变的检出和诊断，其临床应用价值愈来愈受到重视，已逐步成为一些疾病如先天性子宫发育畸形和子宫、附件肿瘤及肿瘤样病变的首选和主要影像检查技术。近年来，随着 MR 硬件的更新换代和软件的不断发展，MRI 新技术如扩散加权成像（diffusion-weighted imaging, DWI）、动态对比增强 MRI（dynamic contrast-enhanced MRI, DCE-MRI）和磁共振波谱成像（magnetic resonance spectroscopy, MRS）等功能成像技术在妇产科疾病的应用逐渐增多，这些新技术的临床价值也在不断显现，通过评估组织、器官和疾病的功能性变化，在肿瘤的检出、定性、分级、疗效监测等方面显示很好的应用前景。

（一）常规 MRI

1. 检查前准备　确认患者没有禁忌证，如装有心脏起搏器、人工瓣膜、动脉瘤术后金属夹、血管内滤器或栓塞钢圈、植入体内的任何电子装置或药物灌注装置等。体内其他植入物经手术医生确认为非磁性物体者可行磁共振检查。放置国产宫内节育器的患者检查前应取出，否则将产生明显伪影影响图像观察。临床常用的进口宫内节育器伪影小，一般不会影响图像质量。膀胱需适度充盈状态。急症或危重症患者，应有临床医生陪同。

2. 检查方法

（1）平扫检查：使用相控阵体线圈。患者仰卧位，平静呼吸。扫描范围从耻骨联合下缘到髂动脉分叉处，病灶巨大时扩大扫描范围，疑恶性肿瘤应扩大至肾门水平，肿瘤分期应扫描全腹部。采用自旋回波（SE）序列或快速自旋回波（FSE）序列，扫描序列如下：矢状位 T2 加权（T2-weighted imaging，T2WI）或 T2WI 脂肪抑制；横断位 T1 加权（T1-weighted imaging，T1WI）；横断位 T2WI 或 T2WI 脂肪抑制；冠状位 T2WI；横断位 T1WI 脂肪抑制（图 2-3-1）。

（2）增强扫描：T1WI 脂肪抑制平扫序列完成后行动态增强扫描，常用的对比剂为钆喷替酸葡甲胺（Gd-DTPA，马根维显），剂量 0.2mmol/kg，注射速率 2～3ml/s，手推或高压注射器自动注射。于对比剂注射结束即刻、40 秒、80 秒和 2 分钟 10 秒、4 分钟 10 秒分别进行横断位 T1WI 脂肪抑制动态增强扫描和矢状位、横断位延迟扫描。

（3）扫描参数根据不同的 MRI 机型而定，其中 1.5T 机型（Avanto，Siemens）扫描参数如下：重复时间（time of repetition，TR）/回波时间（time of echo，TE）：矢状位 T2WI 脂肪抑制，4000/83ms；横断位 T1WI，761/10ms；横断位 T2WI 脂肪抑制，8000/83ms；冠状位 T2WI，4000/98ms；横断位 T1WI 脂肪抑制，4.89/2.38ms。FOV 300～380×320～400mm；矩阵 256×256 或 320×320；层厚 4.0～8.0mm，层距 1.2～1.5mm；激励次数 4。增强后扫描参数同平扫。3.0T 机型（Verio，Siemens）扫描参数如下：矢状位 T2WI，4500/96ms；横断位 T2WI，

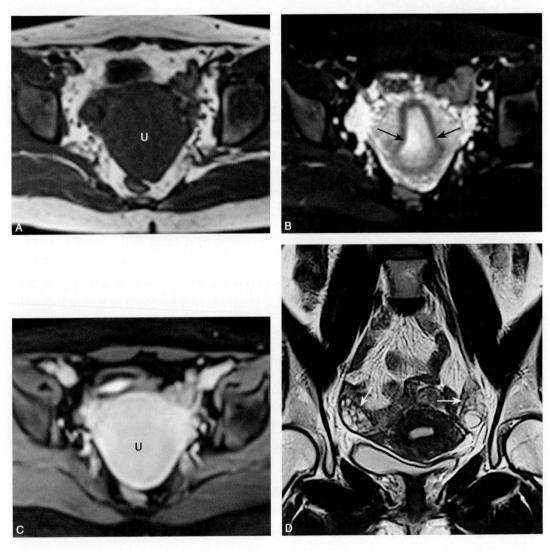

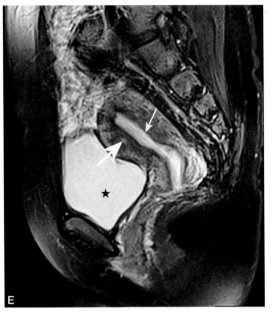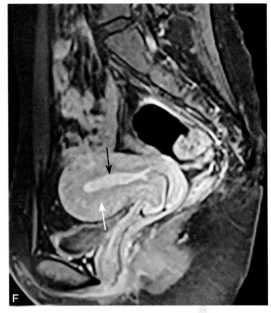

图 2-3-1

A 为横断位 T1WI 序列,显示子宫呈等信号(U);B 为横断位 T2WI 脂肪抑制序列,示均匀高信号的子宫内膜(黑箭)和低信号的结合带;C 为横断位 T1WI 脂肪抑制增强序列,示明显强化的子宫(U);D 为冠状位 T2WI 序列,示双侧卵巢,内可见大小不等的卵泡(白箭);E 为矢状位 T2WI 脂肪抑制序列,示高信号的子宫内膜(细白箭)、低信号的结合带(粗白箭)和等信号的子宫外肌层;F 为矢状位 T1WI 脂肪抑制增强序列,示明显强化的子宫内膜(黑箭)和均匀强化的子宫肌层(白箭)

5500/96ms;横断位 T2WI 脂肪抑制,3000/64ms;横断位 T1WI,455/10ms;横断位 T1WI 脂肪抑制,3.9/1.89ms。FOV 300 ~ 380×320 ~ 400mm;矩阵 320×320;层厚 3 ~ 5mm,层距 0.6 ~ 1mm;激励次数 1 ~ 2。增强后扫描参数同平扫。

3. 常规 MRI 在女性盆腔中的临床应用

（1）内外生殖器官的良恶性肿瘤和肿瘤样病变的诊断和鉴别诊断[2-4];

（2）子宫内膜异位症的诊断;

（3）盆腔炎性病变的诊断和鉴别诊断;

（4）生殖道畸形和损伤。

4. MRI 检查的优缺点

优点:

（1）无辐射损伤;

（2）多参数、多平面成像;

（3）图像对比度较高;

（4）在女性生殖系统畸形、肿瘤的诊断与临床分期方面有很大优势;

（5）造影剂过敏现象罕见,尤其适用于碘过敏或肝肾功能不全者。

缺点:

（1）扫描时间长,不适合危重患者检查;

（2）较易产生伪影,国产节育环需取环后才能检查;

（3）对含钙化的病变显示不佳；

（4）幽闭恐惧；

（5）安装起搏器、动脉瘤夹患者禁忌。

（二）磁共振功能成像

1. 扩散加权成像（diffusion-weighted imaging，DWI）

（1）单指数模型

1）原理：DWI 评价组织内微观水分子扩散运动（布朗运动），它是在常规 MRI 的 SE 序列中 180°脉冲两侧对称地各施加一个长度、幅度和位置均相同的对扩散敏感的梯度脉冲，第一个梯度脉冲引起所有质子自旋从而引起相位变化，而后一个梯度脉冲使其相位重聚，当质子沿梯度场进行扩散运动时，其自旋频率将发生改变，结果在回波时间内相位分散不能完全重聚，进而导致信号下降。信号衰减（signal decay，SD）的程度可用公式表示：$SD = exp^{bb}$，D 为扩散系数，b 值为扩散梯度因子。D 值反映水分子的扩散运动能力，是指水分子在单位时间内自由随机扩散运动的范围，单位为 mm^2/s。D 值越大，水分子的扩散能力越强，信号下降越多。在活体组织中，扩散是多种因素的综合作用，因此所测 D 值不完全代表真实的扩散，所以用表观扩散系数（apparent diffusion coefficient，ADC）来表示，描述每个体素内分子的综合微观运动。$ADC = ln(S_{低}/S_{高})/(b_{高}-b_{低})$，$S_{低}$ 与 $S_{高}$ 分别为低 b 值及高 b 值所测得的DWI 信号强度。

影响 ADC 值的因素有组织灌注状态、细胞外水分子运动、细胞内水分子运动和细胞内外（跨膜）水分子运动，其中以组织灌注状态、细胞外水分子运动影响最大。DWI 上的信号强度不仅与受检组织 ADC 值有关系，而且与组织的 T2 值相关，即 DWI 的信号正比于 T2 值。当受检组织的 T2 值较高，在 DWI 上有明显的 T2 图像对比存在时，称之为 T2 穿透效应（T2 shine-through effect）。由于 T2 穿透效应的影响，可能造成扩散受限的假阳性表现，即 DWI 高信号包含 T2 穿透效应，而并非仅仅是 ADC 降低或扩散受限的结果。因此，在肿瘤等疾病的DWI 诊断中，消除 T2 穿透效应是十分重要的。常用的消除 T2 穿透效应的方法有两种，即指数图像（exponential image）和 ADC 图（图 2-3-2，图 2-3-3）。

2）扫描序列及参数：最常用采用单次激发自旋回波-回波平面（EPI）序列进行 DWI 扫描，扫描参数如下：TR 为无穷大，TE 一般 50 ~ 100 毫秒；b 值 $0s/mm^2$，$1000s/mm^2$；层厚5mm；矩阵 128×128；FOV 220 ~ 240mm。

3）后处理：DWI 原始数据发送至后处理工作站。手动制作 ADC 图（b 值 = 0，$1000s/mm^2$），肿瘤实性部分 ADC 值的测量，采用最大圆形 ROI，或根据需要采用固定大小 ROI，参考常规 T2WI 和 DWI 放置 ROI，避开出血、坏死或囊性区。囊性部分 ADC 值的测量根据需要进行，ROI 放置在 T2WI 水样高信号区，或分别放置在水样高信号区、中等高信号或低信号区。一般测量三次取平均值以减少测量误差。

4）b 值的选择：b 值的选择对 DWI 有重要意义。b 值<$200s/mm^2$时，DWI 序列主要反映水分子的快运动和长距离运动，即反映血管内间隙的水分子运动；b 值>$200s/mm^2$时，DWI 序列主要反映水分子的慢运动和小距离运动，即反映细胞内和细胞外间隙的水分子运动[5,6]。b 值越大，越偏重于扩散像；b 值越小，偏重于 T2 像。临床上不同脏器组织的 b 值选择是不同的，主要取决于组织的 TE 时间。应用高 b 值有两方面优势：①减小微循环灌注对组织扩散的影响，使 ADC 值更能真正反映组织内水分子的扩散；②减小 T2 透过效应，使 DWI 信号

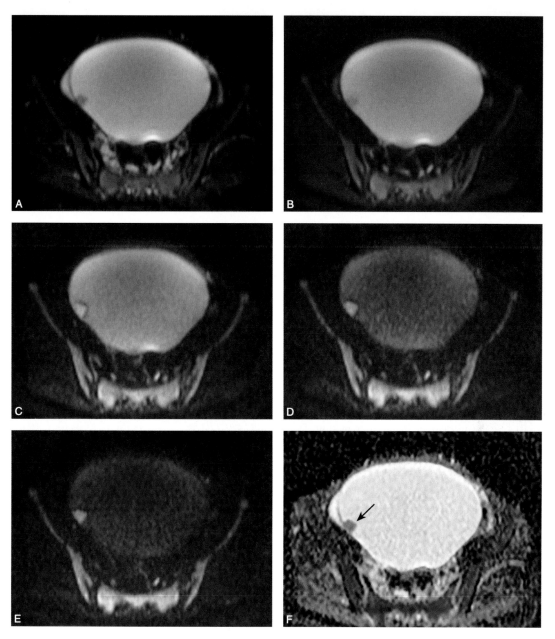

图 2-3-2

图 A ~ E 分别为 b 值取 0,150,500,800,1000s/mm² 的 DWI 图像,随着 b 值增大图像信噪比下降,囊性成分信号下降,壁结节信号上升,与囊性成分信号对比增加,在 b 值为 1000s/mm²,信号对比最大;图 F 为 b 值 = 1000s/mm² 时的 ADC 图,清晰显示囊壁结节(箭)呈相对低信号,囊液呈高信号

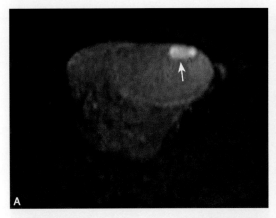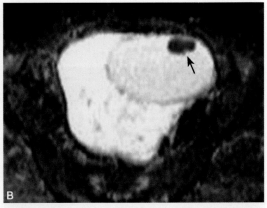

图 2-3-3　卵巢混合性腺癌

A 为 b 值 1000s/mm² 的 DWI 图,示囊内壁见一壁结节,呈显著高信号(白箭);B 为相应 ADC 图,示壁结节呈显著低信号(黑箭)

强度更能真正反映组织扩散状况。但也会带来以下问题:①显著降低 DWI 图像信噪比;②延长 TE 时间,使信号进一步降低;③对周围神经的刺激加重,限制其应用[7]。我们的经验是 b 值在 1000s/mm² 时能够兼顾图像信噪比,有利于病灶的检出与定性。

5)DWI 在女性盆腔中的临床应用:DWI 在女性盆腔病变中已普遍应用,主要用于良、恶性病变的鉴别,恶性肿瘤的分期,淋巴结的检出和性质判断,恶性肿瘤疗效评价,以及鉴别疾病复发与治疗后改变[8-10]。

(2)双指数模型

1)原理:单指数模型计算出来的 ADC 值混合了活体组织中扩散和灌注的信息,因此其定量准确性受到活体组织中血管内微循环的影响。1986 年 Le Bihan 等提出了基于体素内不相干运动(intravoxel incoherent motion,IVIM)的双指数模型[11,12]。IVIM 模型假设人体内微血管网络在空间上是随机分布,并且各向同性,因此血液中的水分子的运动也可以看作是随机的自由运动,但速率明显快于常规水分子弥散。IVIM 模型可以同时显示灌注和弥散的信息,其将弥散的贡献分为快弥散和慢弥散两个部分,快速部分与血流运动的速率相关,反映了灌注方面的信息,而慢速弥散则是我们常规理解的弥散效应,与细胞间水分子的弥散速率相关,反映了细胞密度与结构。

2)定量参数:IVIM 成像通过定量参数分别评价其中的扩散运动成分和血流灌注成分,其信号变化与所用 b 值间的关系可用下面公式来表示:$S_b/S_0 = (1-f) \cdot exp(-b \cdot D) + f \cdot exp(-b \cdot D^*)$,其中 S_0、S_b 分别为没有施加扩散梯度和施加了扩散梯度时的信号强度。常用评价指标有:D 值(代表纯粹的血管外的水分子扩散,由 b 值>200s/mm² 测量得出,也称慢弥散,单位为 mm²/s);D^* 值(假扩散系数或灌注相关扩散系数,代表毛细血管微循环,由 b 值<200s/mm² 测量得出,也称快弥散,单位为 mm²/s);f 值(灌注分数,代表感兴趣区局部微循环的灌注效应占总体的扩散效应的容积比率,大小介于 0~1)[11-14]。该模型的计算是基于多个 b 值(通常 7~15 个 b 值,亦可称为多 b 值研究)下的信号变化,一般来说低 b 值(0~200s/mm²)越多越好。

3.0T 机型(Verio,Siemens)IVIM 扫描参数如下:扩散编码施加于 3 个垂直方向,采用单次激发 EPI 技术行横断面成像,扫描参数如下:TR/TE,3200ms/83ms;0~1000s/mm²(0,50,100,150,200,400,600,1000)之间的 8 个 b 值;层厚 5mm,层距 1.2mm;矩阵 320×256;FOV 238mm×280mm;激励次数 4;扫描时间 6 分钟;SPAIR 方法脂肪抑制;患者自由呼吸。

3)后处理:采用 Matlab 软件,测量 f 值、D 值及 D* 值。生成 IVIM-D 图、IVIM-D* 图和 IVIM-f 图。参照常规图像,选取实性区域作为感兴趣区,测量 D 值、D* 值及 f 值(图 2-3-4)。

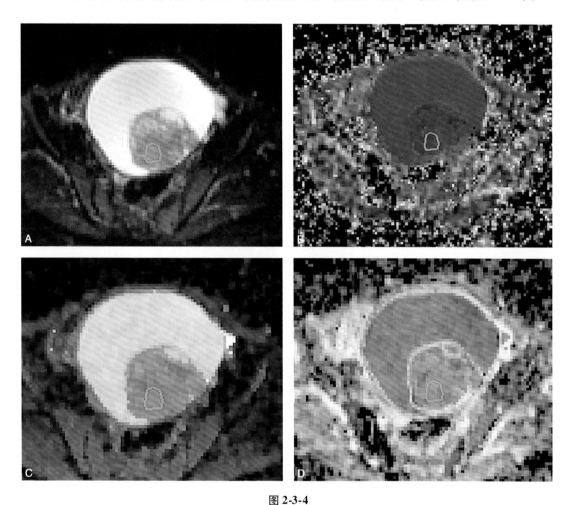

图 2-3-4

图 A~D 分别为 IVIM-b₀ 图和 IVIM-D* 值、IVIM-D、IVIM-f 值参数图。图中绿色不规则圆为感兴趣区的勾画

(3)扩散峰度成像(diffusion kurtosis imaging,DKI)

1)原理:DKI 模型是在磁共振扩散张量成像(diffusion tensor imaging,DTI)理论上的进一步延伸,由 Jensen 等[15,16]在 2005 年创立用来研究水分子的非高斯分布特性。DTI 模型预先假设组织内的水分子扩散呈高斯分布,然而,生物组织中存在着细胞膜、细胞器、神经轴突、髓鞘等复杂的细微结构,水分子的扩散受到各种限制,因此生物组织内的水分子扩散更加符合非高斯分布。

2)定量参数:DKI 模型包含了两个主要的参数,表观弥散系数 ADC 和表观峰度系数

（apparent kurtosis coefficient，AKC），ADC 和 AKC 沿着各个方向通过最小二乘法将 DWI 信号拟合成：$S_b = S_0 \cdot exp(-b \cdot D + 1/6 * b^2 \cdot D^2 \cdot K)$，公式中的 D 值和 K 值分别代表 ADC 和 AKC。该模型的计算理论上需要至少 3 个 b 值（最大 b 值需>2000s/mm²）。D 值代表非高斯分布下的 ADC 值，K 值为一个无量纲的值，反映水分子扩散偏离理想的高斯分布的程度，代表组织中水分子扩散运动的复杂程度和受限程度，值越高说明组织结构越复杂[14,17]。

3.0T 机型（Verio，Siemens）DKI 扫描参数如下：扩散编码施加于 15 个方向，采用单次激发 EPI 技术行横断面成像，扫描参数如下：TR/TE，3200ms/83ms；b 值 0，700，1400，2100s/mm²；层厚 5mm，层距 1.2mm；矩阵 320×256；FOV 238mm×280mm；激励次数 4；扫描时间 6 分钟；SPAIR 方法脂肪抑制；患者自由呼吸。

3）后处理：采用 Matlab 软件，生成 DKI-D 图、DKI-DWI 图和 DKI-K 图。参照常规图像，选取 Kmap 高、Dmap 低、DWI 高的实性区域作为感兴趣区（图 2-3-5）。

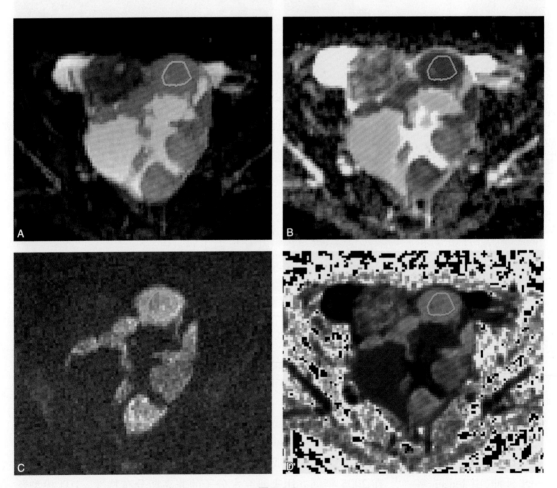

图 2-3-5

图 A～D 分别为 DKI-b₀图和 DKI-D 值、DKI-DWI、DKI-K 值参数图。图中绿色不规则圆为感兴趣区的勾画

2. 磁共振波谱成像（magnetic resonance spectroscopy，MRS）

（1）原理：MRS 技术是利用高场磁共振仪检测活体组织内生化物质结构及含量的一

种完全无创的成像方法,其基本原理是基于化学位移现象。在均匀磁场中,同种元素的同种原子由于其化学结构的差异,进动频率也不相同,这种频率差异称为化学位移。在 MRS 频率轴上,不同化合物中相同原子的进动频率不同形成不同位置不同的峰。又由于原子核的进动频率与外加磁场有关,同一原子核在不同的外加磁场下其进动频率不同,原子核进动频率与外加磁场强度两者间有规律的关系,因此,化学位移以外加磁场进动频率的百万分之比数(parts per million,ppm)为单位,不同化合物可以根据其在 MRS 频率轴上的共振峰的不同加以区别。故 MRS 实际上就是某种原子的化学位移分布图,其横轴表示化学位移,通常以 ppm 为单位表示。纵轴表示各种具有不同化学位移的原子的相对含量。医学上能用于 MRS 研究的原子核有:^{1}H、^{31}P、^{23}Na、^{13}C、^{19}F、^{7}Li 等,其中临床应用最多的是 ^{1}H、^{31}P,尤其是氢质子磁共振波谱,即 ^{1}H-MRS[18]。由于很多疾病的代谢改变早于形态学异常,因此 MRS 检查有助于疾病的早期诊断,但其临床应用还不成熟,处于研究探索阶段。

(2) 扫描方法:目前,临床上 ^{1}H-MRS 多用激励回波采集模式(stimulated echo acquisition mode,STEAM)和点解析波谱(point-resolved spectroscopy,PRESS)两种技术。PRESS 序列由 1 个 90° RF 和 2 个 180° RF 产生 1 个自旋回波,采用长 TE(135 毫秒)和长 TR(1500~2000 毫秒)。采用长 TE 主要为降低脂质(Lip)峰和水峰的幅度以减少小幅度代谢物的检测,乳酸(Lac)峰在 1.33ppm 处呈倒置双峰。与 PRESS 序列不同,STEAM 序列则是有三个相互垂直的 90° RF 组成,采用短 TE(35 毫秒),主要利于短 T2 值的物质如脑组织中谷氨酸的检测。附件病变中,由于呼吸和肠蠕动伪影,获得高质量的在体 ^{1}H-MRS 非常难。并且由于 STEAM 序列信噪比低,其数据采集和后处理更加困难。目前用于卵巢肿瘤的 ^{1}H-MRS 多为 PRESS 序列[19]。根据体素选择的不同,^{1}H-MRS 可分为单体素波谱成像(single-voxel spectroscopy,SVS)和多体素 3D 化学位移成像(chemical shift imaging,CSI)。MRS 扫描在常规 MRI 平扫完成后、增强扫描前进行。在矢状位、横断位或冠状位 T2WI 图像上进行波谱定位,感兴趣区容积(volume of interest,VOI)尽量选择病灶中心、信号均匀一致区,尽量远离肠管、膀胱及骶椎,以避免周围组织的运动干扰和磁敏感差异带来的容积效应的影响。SVS 扫描用 PRESS 序列,VOI 为(2~4)cm×(2~4)cm×2cm;多体素 CSI 扫描 VOI 为(4~10)cm×(4~10)cm×2cm。TR/TE:1500/135ms,自动匀场,匀场后自动波谱采集,平均采集 192 次。SVS 扫描时间约 5 分钟(图 2-3-6)。多体素 CSI 扫描时间为 7.12 分钟(图 2-3-7)。由于卵巢肿瘤常较大并且成分复杂,推荐使用多体素 CSI 扫描(图 2-3-8)。

(3) ^{1}H-MRS 数据分析:采用 MR 机自带的后处理软件对波谱数据进行编辑,包括水参考(water reference processing)、Hanning 过滤(Hanning filter)、零填充(zero-filling)、傅里叶转换(Fourier transformation)、频率漂移校正(frequency shift correction)、基线校正(baseline correction)、相位矫正(phase correction)、体素特异性波谱曲线拟合(voxel-specific curve fitting),自动分析常见代谢物如下:氮-乙酰天门冬氨酸(N-aceytl-aspartic-acid,NAA,2.06ppm)、胆碱(choline,Cho,3.20ppm)、肌酸(Cretine,Cr,3.04ppm)、脂质(lipid,Lip,1.33ppm)、乳酸(lactate,Lac,1.44ppm)(见图 2-3-8)。MRS 各代谢物参数选择范围见表 2-3-1,根据各代谢物的幅度(smplitude)及宽度(width),波谱软件自动生成各代谢物的波峰下面积峰值积分(integral),①记录各代谢物 Integral 值;②以峰值较稳定的 Cr 峰为内参照,计算 NAA、Cho、Lac 及 Lip 峰与 Cr 峰的 Integral 比值。

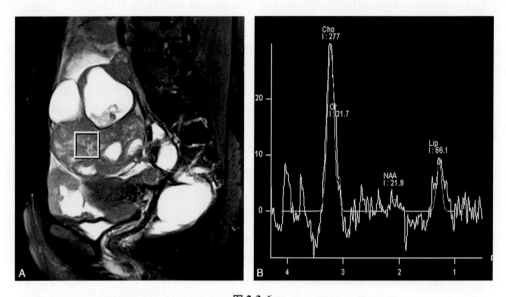

图 2-3-6

A,B 分别为单体素波谱定位图及波谱图,谱线比较平稳,可见明显升高 Cho 峰及中度升高 Lip 峰

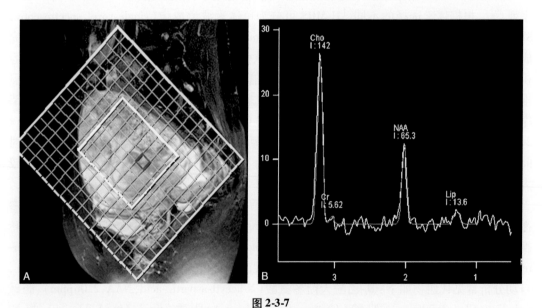

图 2-3-7

A,B 分别为多体素波谱定位图及波谱图,谱线非常平稳,各代谢物显示清晰,可见明显升高 Cho 峰及中度升高 NAA 峰

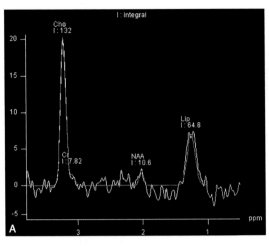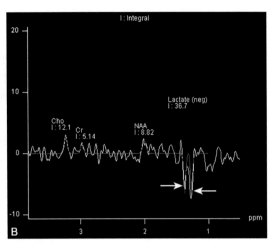

图 2-3-8

A,B 分别为一卵巢透明细胞癌实性区和囊性区的多体素波谱图,示谱线非常平稳,各代谢物显示清晰(Cho,Cr,NAA,Lip,Lac),可见明显升高 Cho 峰、中度升高 Lip 峰及倒置的双峰-Lac 峰(白箭)

表 2-3-1 　¹H-MRS 各代谢物参数选择

代谢物	常规位置 (ppm)	位置范围 (ppm)	幅度 (amplitude)	宽度 (width)
NAA	2.06	1.8 ~ 2.2	0 ~ 50	0 ~ 20
Cho	3.20	3.14 ~ 3.34	0 ~ 100	0 ~ 20
Cr	3.08	2.94 ~ 3.14	0 ~ 50	0 ~ 20
Lip	1.33	0.9 ~ 1.3	0 ~ 100	0 ~ 20
Lac	1.33	1.33 ~ 1.35	0 ~ (-50)	0 ~ 20

(4) 常见代谢物的共振峰及其意义:NAA:氮-乙酰天门冬氨酸峰,主峰位于 2.06ppm 处,主要位于神经元及其轴索上,公认为神经元的标志。但其他肿瘤,如乳腺、宫颈、前列腺和卵巢等也可在 2.0 ~ 2.1ppm 处见一明显共振峰,多数研究认为这种峰来自唾液酸的-CH3 或者糖蛋白的 N-乙酰[20,21]。Cr+PCr:肌酸、磷酸肌酸峰,共振峰位于 3.04 及 3.94ppm,主峰位于 3.04ppm,作为高能磷酸盐的储备形式及 ATP、AGP 的缓冲剂,因其含量在各种病理状态下较稳定,故常用作参考值比较其他代谢产物的变化。Cho:含胆碱类化合物,共振峰位于 3.20ppm,胆碱与细胞膜磷脂的分解和合成有关,参与细胞膜的构成,还是神经递质乙酰胆碱的前体。mI:肌醇峰,共振峰位于 3.56、4.06ppm,其主要作用为调节渗透压、营养细胞、抗氧化及生成表面活性物质等。Lac:乳酸峰,共振峰位于 1.44ppm,来源于葡萄糖的无氧代谢产物乳酸。当机体缺血、缺氧时,常可观察到此峰。一般认为,Lac 峰升高与恶性或侵袭性很高的肿瘤有关,亦有可能与含有坏死组织有关。Lip 峰:脂质峰,正常脑组织脂质峰可出现于 0.8、1.2、1.5、及 6.0ppm 等处,采用 PRESS 序列后均被抑制,脑肿瘤在 1.33ppm 处出现一个正置的脂质峰。在体¹H-MRS 难以对代谢物进行绝对含量测定,由于在各种病理状态下组织器官 Cr 含量较稳定,计算代谢物与 Cr 的比值,可对代谢物进行半定量[22-24]。

(5) MRS 在女性盆腔中的应用

1) 盆腔肿瘤良恶性的鉴别[25];

2）肿瘤治疗后复发与肉芽组织的鉴别；

3）肿瘤疗效的早期评估和监测。

3. 动态对比增强 MRI(dynamic contrast-enhanced MRI, DCE-MRI)

（1）原理：DCE-MRI 是指静脉注射对比剂后，对检查区域所感兴趣的层面进行连续、快速的采集，并绘制出时间-信号强度曲线，利用后处理软件从中获得感兴趣区域的功能数据。数据获得有两种方法，一种可通过对组织微血管灌注、血管通透性和细胞外间隙敏感的 T1 方法，即正性强化；另一种可通过对组织灌注和血容量敏感的 T2 方法，即负性强化。

临床上多采用 T1WI DCE-MRI 研究卵巢肿瘤，通过多种方法进行定性及定量分析。定性分析是对时间-信号强度曲线(time-signal intensity curve, TIC)的形态进行分析，常用于肿瘤的定性诊断和评估肿瘤对治疗的反应。TIC 曲线可分为三种类型[26]：I 型：增强后缓慢逐渐上升型；II 型：增强后中等度上升（相对于子宫肌层）后达平台；III 型：增强后呈速升平台或速升缓降型。I 型 TIC 多见于良性肿瘤，III 型多为恶性肿瘤，II 型可见于良性和恶性肿瘤（图 2-3-9 ~ 图 2-3-13）。DCE-MR 的 T1WI 量化分析方法有半定量和定量分析[27]，半定量方法主要通过对 TIC 进行分析，较简便易行，常用参数为：增强幅度(enhancement amplitude, EA)、最大斜率(maximal slope, MS)及达峰值一半时间(time of half rising, THR)等。半定量分析具有相应的量化值，可直观的反映对比剂的流入情况，但却不能准确反映组织中的对比剂浓度。定量方法则通过信号强度的变化计算出对比剂浓度的变化，其应用二室药代动力学模型对 TIC 进行相关数学计算分析，能够对肿瘤的血流信息进行定量分析，获得更多肿瘤灌注参数：如容积转移常数(volume transfer constant, Ktrans)，指对比剂从血管进入血管外细胞外间隙(extravascular extracellular space, EES)的速率，用来描述血管的通透性；血管外细胞外容积分数(fractional volume of EES, Ve)，描述间质容量；速率常数(rate contant, Kep)描述从 EES 到血浆的回流，以及血浆容积分数(vascular plasma volume, Vp)描述血浆容量。3 个参数满足以下关系：Kep＝Ktrans/Ve，目前应用最成熟的是 Tofts 模型（图 2-3-14）。

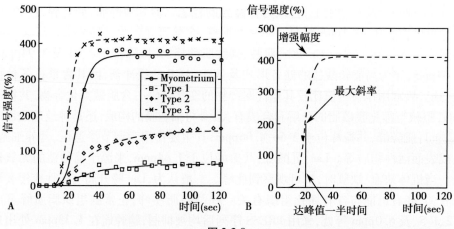

图 2-3-9

A 为动态增强-MRI 增强曲线模式图，Type 1：增强后曲线缓慢上升，无明显的峰值，一般代表良性肿瘤；Type 2：增强后曲线中等度上升（与子宫肌层强化曲线相比），良恶性肿瘤均可出现；Type 3：增强后曲线快速上升，多见于恶性肿瘤。B 为各半定量参数示意图。（引自 Thomassin-Naggara I, et al. J Magn Reson Imaging, 2008, 28(1):111-120.）

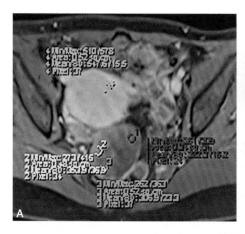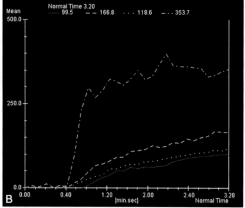

图 2-3-10　卵巢卵泡膜纤维瘤

图 A 为动态增强图,示肿块不均匀轻度强化(红色,黄色,绿色感兴趣区),子宫肌层显著强化(蓝色感兴趣区);图 B 为 TIC 曲线图,显示增强后肿瘤强化曲线呈 I 型

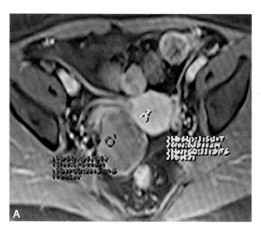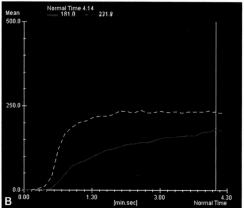

图 2-3-11　卵巢卵泡膜细胞瘤

图 A 为动态增强图,与子宫肌层(黄色感兴趣区)相比,肿块呈轻-中度不均匀强化(红色感兴趣区);
图 B 为 TIC 曲线图,显示增强后肿瘤强化曲线呈 II 型

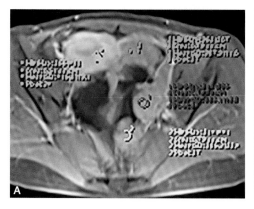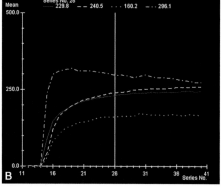

图 2-3-12　卵巢高级别浆液性腺癌

图 A 为动态增强图,示肿块不均匀中度强化(红色,黄色,绿色感兴趣区),子宫肌层显著强化(蓝色感兴趣区);图 B 为 TIC 曲线图,显示增强后肿瘤强化曲线呈 II 型

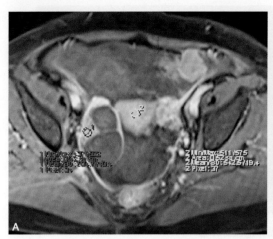
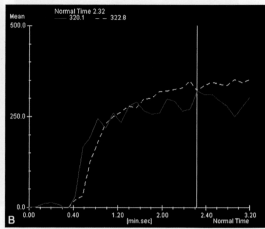

图 2-3-13　卵巢高级别浆液性腺癌

图 A 为动态增强图,示肿块呈囊性为主伴壁结节,壁结节显著强化(红色感兴趣区),子宫肌层亦显著强化(黄色感兴趣区);图 B 为 TIC 曲线图,显示增强后强化曲线呈Ⅲ型

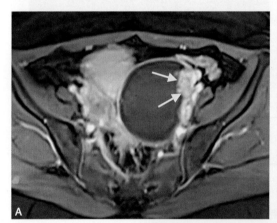
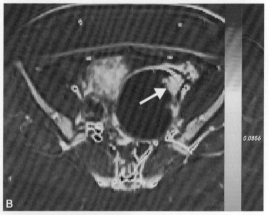

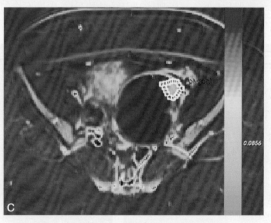

图 2-3-14　卵巢交界性浆液性囊腺瘤

图 A 为动态增强图,示肿块呈囊性为主伴壁结节,壁结节呈明显强化(白箭);图 B 为 Ktrans 图,示壁结节呈蓝色,灌注相对较低;图 C 为 ROI 勾画图,采用不规则圆形,尽量大的 ROI

（2）DCE-MRI 在女性盆腔中的应用

1）肿瘤的良恶性定性及其与其他病变的鉴别；

2）肿瘤微血管生成的评价；

3）指导抗血管生成药物的应用；

4）肿瘤疗效的评估和监测[28]。

第四节 PET-CT

1. 原理　人体正常组织细胞的结构完整性和生理功能主要是通过糖、蛋白质、脂肪及核酸的不断合成和分解来维持的。在疾病早期，即在形态结构发生改变之前，首先会发生代谢调控的异常。肿瘤组织具有无限增殖性，对 DNA 合成底物过度消耗，葡萄糖、蛋白质及核酸代谢明显加快，与正常组织细胞代谢之间形成明显差异，这些变化正是肿瘤代谢显像的基础。代谢显像就是应用放射性核素标记参与正常代谢的生理性物质（如葡萄糖、氨基酸、脂肪酸等），制成与肿瘤发展各个阶段相关的特异性示踪剂，如 ^{18}F-脱氧葡萄糖（^{18}F-FDG）、^{11}C-脂肪酸、^{11}C-氨基酸等，引入体内后能参与细胞代谢，在体外通过 PET-CT 显像仪以图像形式直观地显示出来，能够精确、动态反映肿瘤组织与机体正常组织细胞代谢的差异。

2. 受检查准备及注意事项

（1）注射 ^{18}F-FDG 前禁食至少 4~6 小时，不禁水；

（2）显像前 24 小时避免剧烈运动；

（3）检查前血糖原则上应低于 11.1mmol/L（200mg/dl），注射胰岛素的患者应在胰岛素注射 2 小时后注射 ^{18}F-FDG；

（4）检查前避免服用或静脉输入含糖液体；

（5）妊娠妇女和哺乳期妇女原则上避免 PET-CT 检查。

3. 显像剂与定量分析　PET-CT 肿瘤显像剂很多，其中最为成熟而常用的是 ^{18}F-FDG。在 PET-CT 的图像分析中，多采用标准化摄取值（standard uptake value，SUV），SUV 描述的是 FDG 在肿瘤组织中摄取的最大值与全身正常组织的倍数。SUV 值作为 PET 显像中的定量分析参数，在诊断各种疾病，尤其是恶性肿瘤的诊断、分期、疗效评价及判断预后方面具有重要价值。Tanizaki 等[29]研究发现利用 SUV_{max} 可以鉴别卵巢恶性与交界性和良性肿瘤，具有较高的特异性和阳性预测值；当 $SUV_{max} \geqslant 2.9$ 时，诊断卵巢恶性肿瘤的敏感性、特异性、阳性预测值和阴性预测值分别为 81%、95%、92% 和 87%；其中 90% 的浆液性腺癌和 92% 的卵巢内膜样腺癌中可见 $SUV_{max} \geqslant 2.9$；而仅 55% 的卵巢透明细胞癌、67% 的黏液性腺癌和 67% 的转移性癌可见 $SUV_{max} \geqslant 2.9$，两者间具有统计学差异。Kim 等[30]研究发现 $SUV_{max} = 3.7$ 为鉴别卵巢交界性肿瘤与 I 期卵巢癌的阈值，敏感性和特异性分别为 83% 和 86%；此外，仅 14% 的卵巢交界性肿瘤可见 FDG 的浓聚。PET-CT 还应用于子宫内膜癌和宫颈癌的术前分期，判断淋巴结的性质，诊断宫颈癌淋巴结转移的敏感性和特异性分别 72%~75% 和 96%~100%，诊断子宫内膜癌淋巴结转移的敏感性和特异性为 74%~77% 和 93%~100%，敏感性和特异性均高于常规 MRI 和 CT[31]（图 2-4-1，图 2-4-2）。

4. PET-CT 在女性盆腔中的应用

（1）肿瘤良恶性的诊断和鉴别诊断；

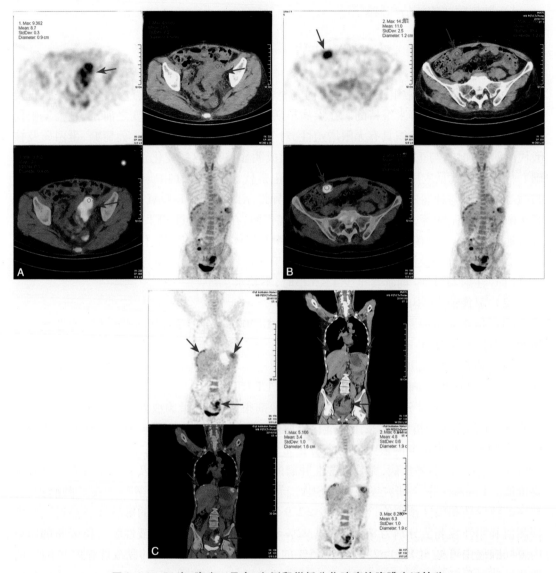

图2-4-1　56岁,腹痛一月余,左侧卵巢低分化腺癌伴腹膜广泛转移

左上、右上、左下及右下四幅图分别为PET图,常规CT解剖图,PET-CT融合图及3D-PET图。A为盆腔横断位+3D-PET图,示左侧附件区不规则形肿块(红箭),^{18}F-FDG摄取显著增高(红ROI),SUVmax为9.362;B为下腹盆部横断位+3D-PET图,示腹膜结节影,^{18}F-FDG摄取显著增高(红ROI),SUVmax为14.287;C为冠状位+3D-PET图,示膈下肝脾周围腹膜多发结节影及左侧附件区占位(红箭),^{18}F-FDG摄取显著增高(红ROI),SUVmax为分别为5.166,6.911及8.280

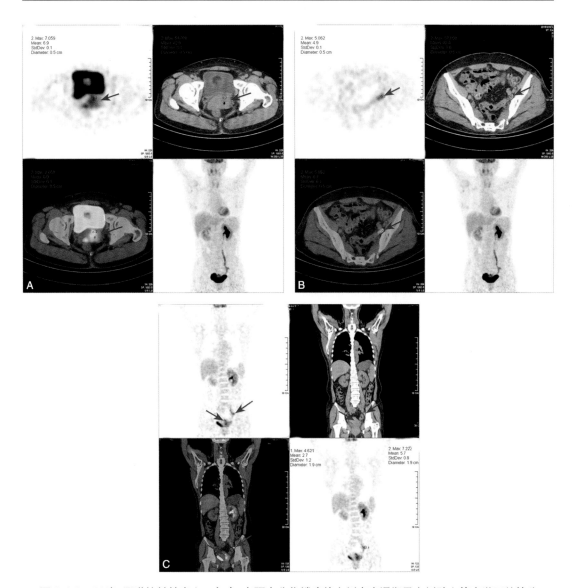

图 2-4-2　54 岁,阴道接触性出血一年余,宫颈中分化鳞癌伴左侧宫旁浸润及左侧髂血管旁淋巴结转移
左上、右上、左下及右下四幅图分别为 PET 图、常规 CT 解剖图、PET-CT 融合图及 3D-PET 图。A 为横断位+3D-PET 图,示宫颈体积增大,形态不规则,内见不规则形软组织肿块(红箭),[18]F-FDG 摄取显著增高(红 ROI),SUVmax 为 7.059;B 为横断位+3D-PET 图,示左侧髂血管旁肿大淋巴结(红箭),[18]F-FDG 摄取显著增高(红 ROI),SUVmax 为 5.062;C 为冠状位+3D-PET 图,示左侧髂血管旁淋巴结肿大及宫颈内占位(红箭),[18]F-FDG 摄取显著增高(红 ROI),SUVmax 为分别为 4.621 及 7.222

（2）恶性肿瘤的临床全面分期;

（3）肿瘤复发与放射性纤维化、坏死的鉴别;

（4）治疗后疗效的早期评估和监测;

（5）引导肿瘤放射治疗计划制订与肿瘤穿刺活检;

（6）评估预后;

（7）评价和预测靶向治疗效果。

5. PET-CT 检查的优缺点

优点：

（1）有助于女性生殖系统肿瘤的全面分期,避免无效或不必要的治疗;

（2）能够较早发现 CT、MRI 不能显示的小病灶。

缺点：

（1）价格昂贵;

（2）具有一定辐射性;

（3）存在一定假阳性或假阴性。

（强金伟　李海明　邱海英）

参 考 文 献

1. Simpson WL Jr,Beitia LG,Mester J. Hysterosalpingography:a reemerging study. Radiographics,2006,26(2): 419-431.

2. Li HM,Qiang JW,Xia GL,et al. MRI for differentiating ovarian endometrioid adenocarcinoma from high-grade serous adenocarcinoma. J Ovarian Res,2015,8:26. doi:10. 1186/s13048-015-0154-2.

3. Ma FH,Zhao SH,Qiang JW,et al. MRI appearances of mucinous borderline ovarian tumors:pathological correlation. J Magn Reson Imaging,2014,40(3):745-751.

4. Zhao SH,Qiang JW,Zhang GF,et al. MRI in differentiating ovarian borderline from benign mucinous cystadenoma:pathological correlation. J Magn Reson Imaging,2014,39(1):162-166.

5. Bammer R. Basic principles of diffusion-weighted imaging. Eur J Radiol,2003,45(3):169-184.

6. Luypaert R,Boujraf S,Sourbron S,et al. Diffusion and perfusion MRI:basic physics. Eur J Radiol,2001,38(1): 19-27.

7. 李坤成. 全国医用设备使用人员(MRI 医师)上岗考试指南. 北京:军事医学科学出版社,2009.

8. Whittaker CS,Coady A,Culver L,et al. Diffusion-weighted MR imaging of female pelvic tumors:a pictorial review. Radiographics,2009,29(3):759-774.

9. Zhao SH, Qiang JW, Zhang GF, et al. Diffusion-weighted MR imaging for differentiating borderline from malignant epithelial tumors of the ovary:pathological correlation. Eur Radiol. 2014,24(9):2292-2299.

10. Li HM,Qiang JW,Xia GL,et al. Primary ovarian endometrioid adenocarcinoma:MR imaging findings including a preliminary observation on diffusion-weighted imaging. J Comput Assist Tomogr,2015,39(3):401-405.

11. LeBihan D,Breton E,Lallemand D,et al. MR imaging of intravoxel incoherent motions:application to diffusion and perfusion in neurologic disorder. Radiology,1986,16(2):401-407.

12. LeBihan D,Breton E,Lallemand D,et al. Separation of diffusion and perfusion in intravoxel incoherent motion MR imaging. Radiology,1988,168(2):497-505.

13. LeBihan D. Intravoxel incoherent motion perfusion MR imaging:a wake-up call. Radiology,2008,249(3): 748-752.

14. 党玉雪,王晓明. 磁共振新技术 DKI 和 IVIM 在中枢神经系统的研究现状. 磁共振成像,2015,6(2): 145-150.

15. Jensen JH,Helpern JA,Ramani A,et al. Diffusion kurtosis imaging:the quantification of non-Gaussian water diffusion by means of magnetic resonance imaging. Magn Reson Med,2005,53(6):1432-1440.

16. Jensen JH,Helpern JA. MRI quantification of non-Gaussian water diffusion by kurtosis analysis. NMR biomed, 2010,23(7):836-848.

17. Sun K,Chen X,Chai W,et al. Breast cancer:diffusion kurtosis MR imaging-diagnostic accuracy and correlation

with clinical-pathologic factors. Radiology,2015,277(1):36-55.

18. McLean MA,Cross JJ. Magnetic resonance spectroscopy:principles and applications in neurosurgery. Br J Neurosurg,2009,23(1):5-13.

19. Booth SJ,Pickles MD,Turnbull LW. In vivo magnetic resonance spectroscopy of gynecological tumors at 3.0 Tesla. BJOG,2009,116(2):300-303.

20. Stanwell P,Russell P,Carter J,et al. Evaluation of ovarian tumors by proton magnetic resonance spectroscopy at three Tesla. InvestRadiol,2008,43(10):745-751.

21. Kolwijck E,Engelke UF,van der Graaf M,et al. N-acetyl resonances in in vivo and in vitro NMR spectroscopy of cystic ovarian tumors. NMR Biomed,2009,22(10):1093-1099.

22. Fan G. Comments and controversies:magnetic resonance spectroscopy andgliomas. Cancer Imaging,2006,6:113-115.

23. Mountford C,Lean C,Malycha P,et al. Proton spectroscopy provides accurate pathology on biopsy and in vivo. J Magn Reson Imaging,2006,24(3):459-477.

24. Elias AE,Carlos RC,Smith EA,et al. MR spectroscopy using normalized and non-normalized metabolite ratios for differentiating recurrent brain tumor from radiation injury. Acad Radiol,2011,18(9):1101-1108.

25. Ma FH,Qiang JW,Cai SQ,et al. MR spectroscopy for differentiating benign from malignant solid adnexal tumors. Am J Roentgenol,2015,204(6):W724-730.

26. Thomassin-Naggara I,Daraï E,Cuenod CA,et al. Dynamic contrast-enhanced magnetic resonance imaging:a useful tool for characterizing ovarian epithelial tumors. J Magn Reson Imaging,2008,28(1):111-120.

27. Franiel T,Hamm B,Hricak H. Dynamic contrast-enhanced magnetic resonance imaging and pharmacokinetic models in prostate cancer. Eur Radiol,2011,21(3):616-626.

28. 李海明,强金伟. 动态增强 MRI 在卵巢肿瘤的研究进展. 放射学实践,2013,28(9):987-989.

29. Tanizaki Y,Kobayashi A,Shiro M,et al. Diagnostic value of preoperative SUVmax on FDG-PET/CT for the detection of ovarian cancer. Int J Gynecol Cancer,2014,24(3):454-460.

30. Kim C,Chung HH,Oh SW,et al. Differential diagnosis of borderline ovarian tumors from stage I malignant ovarian tumors using FDG PET/CT. Nucl Med Mol Imaging,2013,47(2):81-88.

31. Lee SI,Catalano OA,Dehdashti F. Evaluation of gynecologic cancer with MR imaging,18F-FDG PET/CT,and PET/MR imaging. J Nucl Med,2015,56(3):436-443.

第三章
子宫输卵管病变的造影诊断

第一节　子宫输卵管造影的正常表现

子宫位于盆腔中央,育龄期未生产过的妇女子宫长为7~8cm,宽为4~5cm,厚为2~3cm,宫腔容积4~6ml。造影可见宫腔位于盆腔中央,呈三角形或倒置三角形,宫壁光滑,宫腔内对比剂填充均匀致密,无充盈缺损。两侧输卵管开口之间部分称为宫底,宫底平坦无凹陷,宫腔的两侧上端与输卵管相通处,称为子宫角,两侧宫角之间的宽度约为4cm。

成年妇女的子宫颈呈圆柱状,宫颈腔呈梭形,称宫颈管,上与宫腔相通,即宫颈内口,下与阴道相通,即宫颈外口。宫颈管长度为2.5~3cm,宽度为3~5mm,由于宫颈黏膜皱襞呈棕榈叶状,造影可见宫颈边缘呈不规则毛刺状。子宫峡部是宫体与宫颈之间的狭窄部分,长约1cm,宽3~5mm。

输卵管左右各一条,全长8~14cm,其内侧分别开口于双侧宫角,远端游离呈伞状,开口于腹腔,与卵巢相近。输卵管按形态可分为四个部分:①间质部:为输卵管在子宫角肌层内的部分,长为1~1.5cm,管径为0.5~1mm;②峡部:为间质部外侧延伸部分,长为2~4cm,管径为2~3mm;③壶腹部:为峡部外侧延伸膨大部分,长约5~8cm,与峡部相连处管径为5~6mm,向远端管径逐渐扩大,可达10~15mm;④伞端:为输卵管末端扩大呈漏斗状部分,长为1~1.5cm。对比剂充盈相可见双侧输卵管分别从两侧子宫角发出,走行自然,形态柔软,管壁光滑,黏膜皱襞完整。输卵管通畅时,可见对比剂从输卵管伞端弥散入盆腔。在对比剂弥散相,图像上可见大部分对比剂从输卵管弥散入盆腔,有时宫腔内对比剂可排出蓄积于阴道穹窿处,输卵管内及宫腔内无对比剂残留,盆腔内对比剂弥散均匀(图3-1-1)。

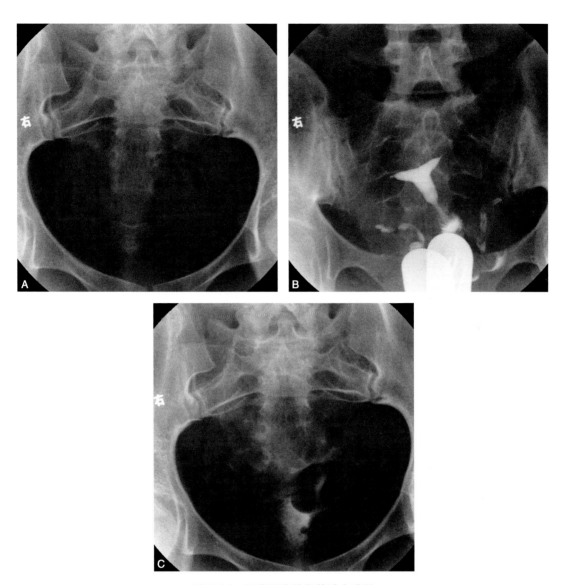

图 3-1-1 正常子宫输卵管碘水造影

造影前盆腔摄片(A):盆腔内未见异常密度影;子宫输卵管充盈相摄片(B):宫腔呈倒置三角形,宫壁光滑,无充盈缺损,两侧宫角清晰可见,双侧输卵管全程显影,形态柔软,可见部分对比剂从输卵管伞端弥散入盆腔;20分钟后弥散相复查摄片(C):盆腔内对比剂弥散均匀,无聚集,宫腔及双侧输卵管内未见对比剂残留,另有部分对比剂聚集于阴道顶端

第二节 伪影和非病理表现

1. 气泡 造影时若未事先排空导管内气体,可使空气随对比剂一起进入宫腔以及输卵管,造影表现为宫腔或输卵管内单发或多发的圆形透亮影,单次摄片时,往往无法将气泡与宫腔或输卵管内占位相鉴别,但通过连续动态观察或者加压注入对比剂以及患者变换体位后摄片,气泡大小和位置均可发生变化。若气泡刚好位于子宫角处,由于表面张力关系,可

阻碍对比剂进入输卵管,造成输卵管阻塞假象。所以,造影前务必排尽导管内空气,减少气泡伪影发生(图3-2-1)。

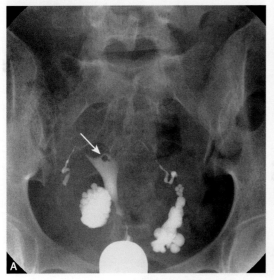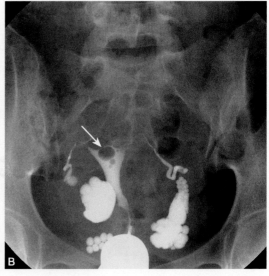

图3-2-1　气泡伪影

子宫输卵管造影(A)见宫腔底部类圆形透亮影(箭),边缘清晰光滑;动态摄片(B)可见气泡大小变化(箭)

2. 宫颈棕榈皱襞　通常情况下,子宫颈管呈圆柱形,子宫颈管内膜基本结构是一种有腺窝或沟的错综复杂的系统。成年人的黏膜皱褶类似棕榈树的复叶,前后壁黏膜皱襞增粗加深,称为棕榈皱襞。造影表现宫颈边缘可呈棕榈叶状,也可表现为不规则毛刺状或者羽毛状(图3-2-2)。

3. 子宫腔黏液　宫腔内分泌的黏液组织较多,可聚集成团,造影表现为形态不规则,密度不均匀的充盈缺损,较易误诊为宫腔占位。加压造影或将分泌物排出宫腔后再次造影,可见充盈缺损可减少或消失,有助于鉴别(图3-2-3)。

4. 静脉和淋巴回流　造成对比剂静脉淋巴回流的原因有多种,常见原因有结核、炎症以及插管造成的机械性损伤等。以上原因均可造成子宫内膜血管损伤,对比剂可沿着损伤的血管进入静脉和淋巴管。另外,未严格掌握子宫输卵管造影检查时间,若在月经结束后过早进行造影检查,此期间子宫内膜尚未完全修复,也可造成静脉淋巴回流。造影表现为子宫周围出现网格状及迂曲蚯蚓

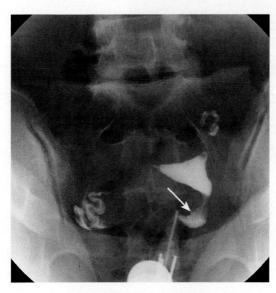

图3-2-2　子宫颈棕榈皱襞

子宫输卵管造影可见宫颈边缘呈不规则羽毛状(箭)

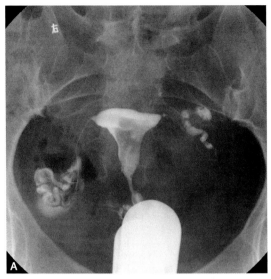
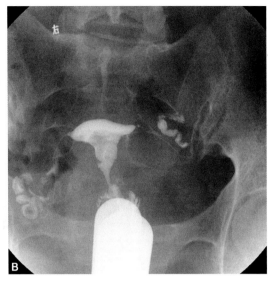

图 3-2-3　子宫腔黏液

对比剂充盈相(A)见宫腔下端对比剂充盈不均匀,呈边缘分叶状的充盈缺损;加压注入对比剂后(B)见充盈缺损范围变小

状的高密度影,对比剂进入盆腔两侧较大的静脉可呈自下而上走行的高密度影。如子宫腔正常,逆流首先从输卵管区开始,而伴有输卵管不规则、积水、粗细不均等征象时,多为结核。子宫腔不规则,逆流从子宫间质开始,输卵管显示正常,多为一般炎症。而子宫腔、输卵管均有病变,伴明显逆流,结核和炎症均有可能。确诊需依赖子宫内膜的诊刮活检[1](图 3-2-4)。

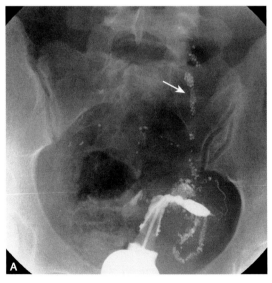
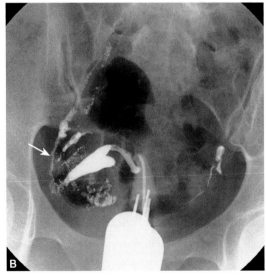

图 3-2-4　静脉淋巴回流

图 A 和 B 为两个不同病例,子宫输卵管碘油造影可见部分对比剂逆流入盆腔静脉及淋巴管,碘油呈油珠状排列(箭)

5. 子宫肌收缩 宫颈钳夹住宫颈以及对比剂进入宫腔,均可引起子宫肌肉收缩,导致宫腔容积减小。造影表现为宫腔大小形态大致正常,宫壁光滑,局部对比剂减少,密度降低,双侧子宫壁肌肉收缩可呈对称性分布(图 3-2-5)。另外,由于子宫肌收缩,对比剂可大量排出宫腔。

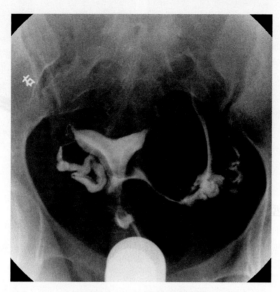

图 3-2-5 子宫肌收缩
造影表现为宫底及两侧宫壁肌肉收缩,对比剂充盈减少,密度降低,左右大致对称

第三节 先天性子宫异常

先天性子宫畸形是反复性自然流产、不孕的常见原因之一。不同类型的子宫畸形有不同的临床表现和妊娠结局,需要采取不同的处理方法。因此准确地诊断子宫畸形的类型有重要的临床意义。子宫畸形的分类及诊断标准:参照美国生殖学会(American Fertility Society,AFS)1988 年和 Buttran 和 Glbbons 分类方法和诊断标准,将子宫畸形分为以下七种:Ⅰ型:子宫未发育或发育不全(幼稚子宫);Ⅱ型:单角或残角子宫;Ⅲ型:双子宫;Ⅳ型:双角子宫;Ⅴ型:纵隔子宫;Ⅵ型:弓状子宫(鞍型子宫);Ⅶ型:T 形子宫。HSG 诊断子宫畸形的符合率较高,误诊率为 18%,其中单角子宫、双角子宫和纵隔子宫的误诊率较高[2]。

一、子宫未发育或发育不全

1. 组织病理学 先天性无子宫是由于双侧副中肾管形成的子宫段未融合、退化所致,常合并无阴道。若两侧副中肾管融合不久即停止发育,子宫极小,则为始基子宫,多数始基子宫为一实体性器官,部分患者有宫腔和内膜。若两侧副中肾管融合形成子宫后发育停滞,则为幼稚子宫。卵巢发育正常。

2. 临床表现 先天性无子宫或实体性的始基子宫患者卵巢发育正常,无特殊临床表现,常于青春期因原发性闭经就诊;有宫腔和内膜的始基子宫可出现月经血潴留,周期性腹痛。幼稚型子宫可表现为月经量稀少、初潮延迟。体检可见宫体较小,前后径长径均小于正常值,宫颈相对较长。

3. 造影表现 子宫输卵管造影无法准确诊断先天性无子宫及始基子宫,需借助 MRI 诊断。对于幼稚型子宫,造影表现为宫腔小于正常值,宫颈管长度大于宫腔长度,宫体与宫颈比例为1:1或者2:3。输卵管相对细长(图3-3-1)。

二、单角或残角子宫

1. 组织病理学　单角子宫为一侧的副中肾管发育完全,另一侧的副中肾管未发育或者未形成管道,未发育侧卵巢、输卵管和肾脏往往缺如。若一侧的副中肾管发育完全,另一侧的副中肾管可发育不全或者不发育,则形成残角子宫。残角子宫分三型:Ⅰ型:残角子宫有宫腔,且与单角子宫的宫腔相通;Ⅱ型:残角子有宫腔,但与单角子宫的宫腔不相同;Ⅲ型:残角子宫仅仅为一实体,无宫腔。

2. 临床表现　单角子宫、Ⅰ型残角

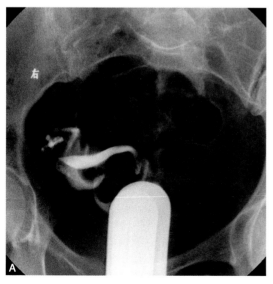

图 3-3-1　幼稚型子宫
造影表现为宫腔小于正常,宫颈(白箭)长度大于宫腔(黑箭)长度,两侧输卵管全程显影

子宫以及Ⅲ型残角子宫可无特殊临床表现,Ⅱ型残角子宫若内膜具有功能,则随月经周期性出血,经血潴留宫腔或者逆流盆腔可出现痛经以及盆腔子宫内膜异位症。

3. 造影表现　单角子宫造影表现为偏于盆腔一侧的梭形宫腔,宫壁光滑,同侧输卵管可全程显影,对侧输卵管缺如(图3-3-2A)。Ⅰ型残角子宫造影表现为一侧宫腔为梭形,另一侧宫腔呈盲端,明显小于正常侧宫腔大小,残角侧输卵管可不显示(图3-3-2B)。Ⅱ型及Ⅲ型

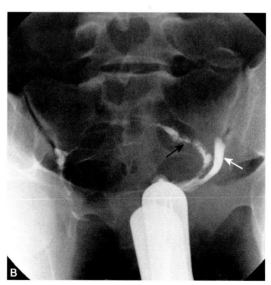

图 3-3-2　单角子宫
造影(A)可见宫腔呈梭形,偏于盆腔右侧,宫壁光滑,右侧输卵管全程显影。另一病例为右侧单角子宫伴左侧残角子宫Ⅰ型(B),造影可见右侧宫腔呈一梭形(黑箭),右侧输卵管显影;左侧宫腔呈盲端(白箭),左侧输卵管未见显示

残角子宫造影表现同单角子宫,无法与单角子宫鉴别,往往需要结合 B 超或者 MR 检查才可明确诊断。

三、双子宫

1. 组织病理学　双子宫为两侧副中肾管发育完全,但是未能融合,各自发育成两个宫腔及宫颈,两个宫颈可分开或者相连,宫颈之间也可由交通,也可表现为一侧宫颈发育不良而成盲端。

2. 临床表现　双子宫可无特殊临床表现,若合并双阴道或阴道闭锁,月经血可潴留于阴道内造成相应临床症状。

3. 造影表现　双子宫做子宫输卵管造影时可见左右两侧彼此独立的宫颈管及宫腔(图3-3-3A)。若见两个宫颈外口,需分别对两个宫腔单独造影(图 3-3-3B),往往不能在一张图片上同时显示两侧宫腔,可造成盆腔内两侧单角子宫假象。

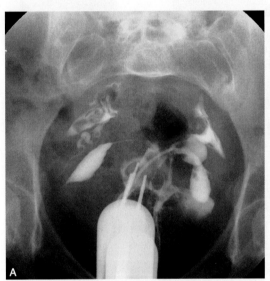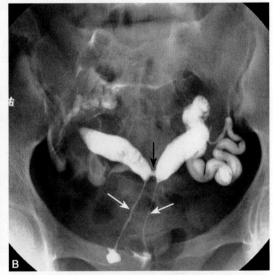

图 3-3-3　双子宫畸形

图 A 为双子宫单宫颈,造影显示盆腔两侧可见单独的两个宫腔,两宫颈下端融合形成单宫颈,两侧输卵管全程显影。图 B 为双子宫双宫颈,造影见盆腔内两个单独的子宫腔和两个宫颈(白箭),彼此独立不相通,两宫腔下端有瘘管相通(黑箭),两侧输卵管全程显影

四、双角子宫

1. 组织病理学　双角子宫为两侧副中肾管融合不良所致,两侧副中肾管中段(相当于子宫体部)未融合,而下段融合良好,形成两个宫腔、一个宫颈、一个阴道。双角子宫分两类:完全双角子宫(从宫颈内口处分开)和不全双角子宫(从宫颈内口以上分开)。

2. 临床表现　双角子宫临床症状无特殊,部分患者可因为反复流产就诊时发现。

3. 造影表现　双角子宫造影表现为一个宫颈管上方连接两个梭形宫腔,两梭形宫腔顶端连接同侧输卵管,两侧宫角之间的距离一般较宽,一般大于4cm。完全性双角子宫的两个宫腔在宫颈内口处相通(图3-3-4A),部分性双角子宫的两个宫腔在宫颈内口以上相通(图3-3-4B)。

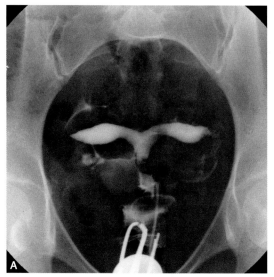
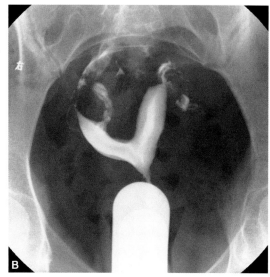

图 3-3-4

完全性双角子宫(A),两侧宫腔自宫颈内口处分开,两宫角间距较远,两侧输卵管全程显影。部分性双角子宫(B),两侧宫腔自宫颈内口以上分开,两宫角间距较远,两侧输卵管全程显影

五、纵隔子宫

1. 组织病理学　纵隔子宫为两侧副中肾管合并后,其间隔未吸收,形成纵隔,根据纵隔吸收程度分为完全纵隔子宫(纵隔到达宫颈内口以下)和不全纵隔子宫(纵隔尚未到达宫颈内口)。

2. 临床表现　纵隔子宫临床表现无特殊,部分患者可因为反复流产就诊时发现。

3. 造影表现　完全性纵隔子宫造影表现为宫颈管上方两个彼此独立的宫腔(图 3-3-5A),

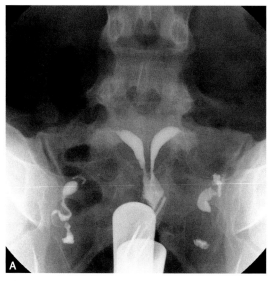
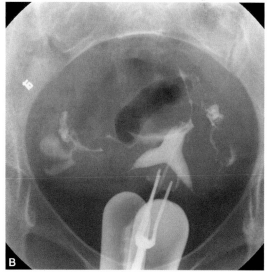

图 3-3-5　纵隔子宫畸形

图 A 为完全性纵隔子宫,造影见纵隔位于宫腔中线水平,下缘达宫颈内口处,两侧宫角间距正常,两侧输卵管全程显影;图 B 为部分性纵隔子宫,造影见纵隔未达到宫颈内口,宫腔下段相通

与双角子宫的鉴别要点为:纵隔子宫的两侧宫角之间距离一般小于4cm,而双角子宫两侧宫角间距离大于4cm。不全纵隔子宫造影表现为宫腔呈 Y 形,宫腔大部分被纵隔一分为二(图3-3-5B)。

六、弓形子宫

1. 组织病理学　弓形子宫是一种程度最轻的子宫畸形,两侧副中肾管相当于宫底部分的一小段未能完全融合,子宫底部发育不全,中间凹陷,宫底略向宫腔突出。

2. 临床表现　弓形子宫无特殊临床表现。

3. 造影表现　弓形子宫造影表现为宫底轻度凹陷呈马鞍状,宫腔形态大致正常(图3-3-6)。

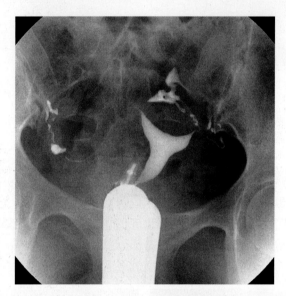

图 3-3-6　弓形子宫畸形
造影可见宫腔呈倒置三角形,宫底略向宫腔凹陷,宫壁光滑,两侧输卵管全程显影

第四节　子宫病变

一、子宫肌瘤

1. 组织病理学　子宫肌瘤为女性生殖系统最常见的良性肿瘤,由平滑肌及结缔组织组成,常见于 30～50 岁妇女。根据子宫肌瘤和子宫肌层的关系可分为三类:①肌壁间肌瘤:子宫肌瘤位于子宫肌层中间;②浆膜下肌瘤:子宫肌瘤向子宫浆膜面生长,突出于子宫表面,若肌瘤继续向浆膜面生长,仅有一蒂与子宫相连,则为带蒂浆膜下肌瘤;③黏膜下肌瘤:子宫肌瘤向宫腔生长,突出于宫腔,表面仅为黏膜层覆盖,黏膜下肌瘤常可形成带蒂黏膜下肌瘤,可凸出于宫颈口之外。

2. 临床表现　子宫肌瘤多无明显症状。症状主要与肌瘤的部位及有无变性相关,与肌瘤的大小、数目关系不大。大的肌壁间肌瘤及黏膜下肌瘤可压迫宫腔造成月经量增多、经期延长、白带增多等。肌瘤压迫邻近器官可引相应的压迫症状。前壁肌瘤压迫膀胱可引起尿频、尿急、尿潴留等。后壁肌瘤压迫直肠可引起下腹坠胀、便秘等。肌瘤较大时可于下腹部触及包块,若为带蒂浆膜下肌瘤则活动度好。

3. 造影表现　小的肌壁间肌瘤,造影可无异常表现,较大的肌瘤压迫宫腔,可造成宫腔壁的局部突起。当肌瘤在子宫前后壁时候,造影表现为宫腔中央充盈缺损,边缘密度可由深到浅慢慢过渡(图3-4-1)。当肌瘤位于宫底时,可见宫底局部新月形充盈缺损(图3-4-2A)。当肌瘤在子宫侧壁时,造影表现为宫腔扩大,宫壁拉长,肌瘤压迫宫壁形成弧形压迹(图3-4-2B)。

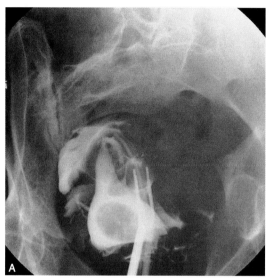 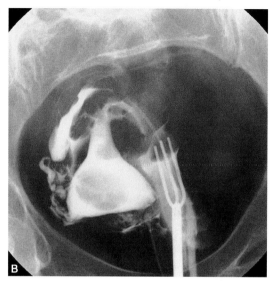

图 3-4-1　子宫肌壁间肌瘤
造影可见宫腔中部类圆形充盈缺损,边界清楚光滑(A);加压推注对比剂后,肌瘤边界模糊(B)

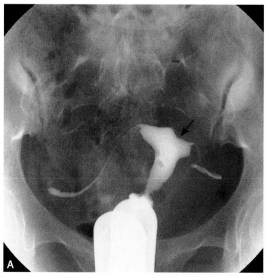 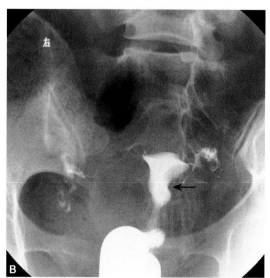

图 3-4-2　子宫肌壁间肌瘤
图 A 子宫输卵管造影可见宫底左侧弧形充盈缺损(箭),为宫底肌壁间肌瘤压迫所致。图 B 造影可见子宫左侧壁圆弧形充盈缺损(箭),为肌壁间肌瘤压迫宫腔所致

位于宫腔下段的肌瘤,可使宫腔下段拉长变大,使宫腔呈上小下大的花瓶状。浆膜下肌瘤,即使较大,也不会对宫腔大小和形态造成改变,所以造影时可无异常。黏膜下肌瘤,在造影时可看到宫腔内充盈缺损,当对比剂较少时,充盈缺损边缘较清晰;随着对比剂增多,部分对比剂与黏膜下肌瘤重叠时,可使肌瘤的边界模糊。较大的黏膜下肌瘤还可使宫腔扩大,特别是子宫底和两侧宫壁可向外膨出(图3-4-3)。

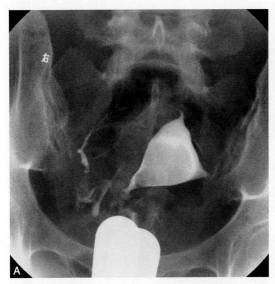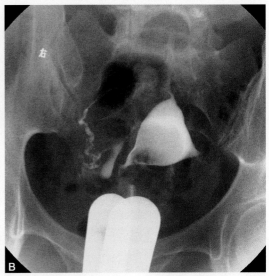

图3-4-3 子宫黏膜下肌瘤
造影(A和B)可见宫腔中部类圆形充盈缺损,肌瘤较大,向宫腔左侧壁圆弧形突出

二、子宫腺肌病

1. 组织病理学 子宫腺肌病是指子宫内膜组织异位至子宫肌层内,伴有周围肌层细胞的代偿性肥大和增生。该病发生机制还不清楚,有观点认为系子宫内膜异位症的一种特殊类型。多见于40岁以上妇女。子宫腺肌病病灶内可有陈旧性出血、纤维化及微囊腔。镜下,异位内膜可以呈单灶或多灶小岛状分布于肌层,也可遍布整个肌层,周边平滑肌常伴有不同程度的反应性增生。

2. 临床表现 子宫腺肌病临床主要表现为痛经、性交痛、经量增多、经期延长和贫血,伴有子宫体积不同程度增大。痛经常于月经来潮的前一周开始至月经结束。

3. 造影表现 造影表现为子宫腔增大,病变侧的宫壁向宫腔突出,与子宫肌壁间肌瘤表现相仿。对比剂可沿子宫内膜生长方向渗入子宫肌层,表现为子宫腔以外子宫肌层内出现局限性的树枝状致密影(图3-4-4)。

三、子宫内膜息肉

1. 组织病理学 子宫内膜息肉为子宫内膜局部血管和结缔组织增生形成息肉状赘生物突入宫腔内所致,可单发也可多发,多位于宫体部,形如葡萄,借助细长蒂附着于子宫腔内壁。

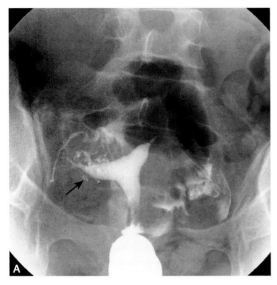
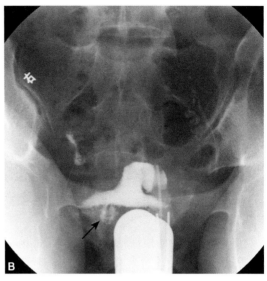

图 3-4-4　子宫腺肌病

图 A 和 B 为两个不同病例,造影可见宫腔增大,宫壁不平,并见部分对比剂渗入右侧宫角外周的子宫肌层内,对比剂呈索条状分布(箭)

2. 临床表现　单发较小的子宫内膜息肉常无临床症状,多发息肉主要表现为经期延长和经量增多,单发巨大息肉可凸出于宫颈外口,易继发感染,息肉坏死可引起白带异常及血性分泌物。

3. 造影表现　造影检查时单发较小息肉可无异常表现;较大者可于宫腔底部或者侧壁出现指压状充盈缺损;多发息肉表现为宫底凹凸不平,或呈波浪状(图 3-4-5);带蒂息肉与子

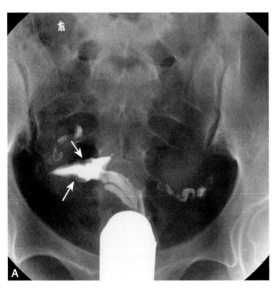
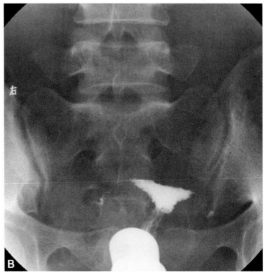

图 3-4-5　子宫内膜息肉

图 A 为多发子宫内膜息肉,表现为宫底及右侧壁指压状充盈缺损(箭);图 B 为另一个病例,显示子宫内膜多发小息肉,表现为子宫壁多发小结节突入宫腔,子宫腔壁凹凸不平,呈波浪状

宫黏膜下肌瘤造影表现类似[3]，子宫输卵管造影不易鉴别。

四、宫腔粘连

1. 组织病理学　正常情况下，宫腔前后壁接触合拢，即使在月经期子宫内膜剥脱时亦不会出现粘连。如果一旦因手术或炎症等物理化学机械性因素刺激损伤了子宫内膜，造成内膜基底层的破坏，改变了正常月经周期中子宫内膜有规律的生长脱落，则可导致子宫间质中的纤维蛋白原渗出、沉积，造成宫腔前后壁粘连。宫腔粘连常见于人工流产术、自然流产刮宫术后以及产后出血刮宫术后。Palter 等[4]报道各类与妊娠相关刮宫术后引起的宫腔粘连占 75%。Schenker 等[5]对宫腔粘连的病因进行分析，发现人工流产刮宫占67%，产后刮宫占 22%。非妊娠相关性宫腔粘连约占 9%，如子宫内膜结核、子宫肌瘤挖除等。

2. 临床表现　根据粘连部位和程度不一，临床表现也略有不同。宫腔粘连导致宫腔部分或完全封闭，引起月经异常、不育、疼痛及其他妊娠相关问题。宫腔上段局部粘连主要表现为月经量减少而月经周期正常。宫腔下段粘连，会影响月经血排出，而发生周期性腹痛。宫腔广泛粘连表现为闭经，用雌激素、孕激素治疗不引起撤退性出血。反复多次流产引起的宫腔粘连可造成继发性不孕。

3. 造影表现　宫腔手术后的宫腔粘连可表现为宫腔内单发或多发的充盈缺损区，充盈缺损轮廓清晰、边缘锐利、形态异常、不规则，且加压注射对比剂后充盈缺损大小及边界不变。宫腔局部粘连的充盈缺损区可位于宫底、或者偏于子宫角一侧（图 3-4-6）。子宫结核所致的宫腔粘连可致宫腔变形，造影典型表现为三叶草状，重度粘连时，宫腔可不显示，仅呈盲端（图 3-4-7）。

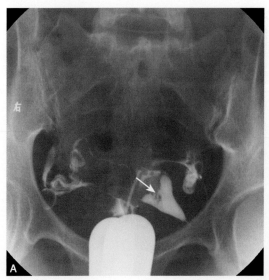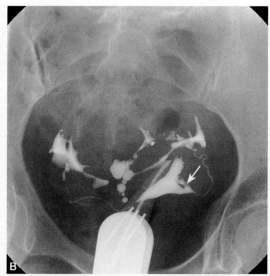

图 3-4-6　刮宫所致宫腔粘连

图 A 病例为宫腔右侧粘连，造影见子宫偏盆腔左侧，宫底转向左侧盆壁，宫腔大小正常，宫腔右侧见不规则充盈缺损区，边缘锐利（箭）；图 B 病例为宫腔左侧粘连，造影见子宫前曲位，宫底向下，宫腔大小正常，宫腔左侧不规则充盈缺损区，边界锐利（箭）

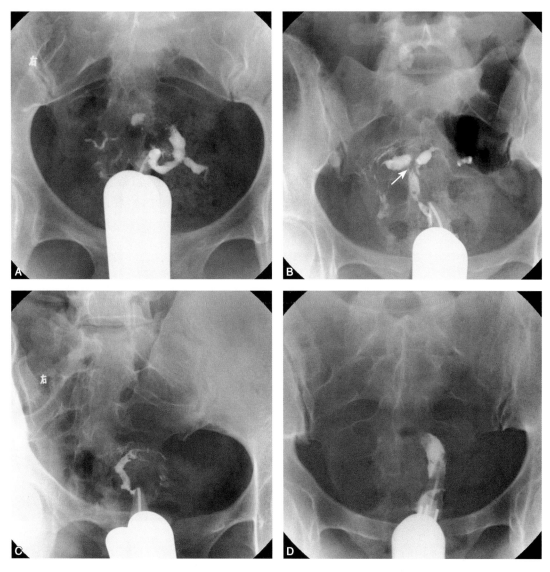

图 3-4-7　结核所致宫腔粘连

图 A ~ D 为四个不同病例。图 A 患者造影见宫腔呈三叶草状;图 B 患者造影见宫腔呈三叶草状,且宫腔中部粘连致密(箭);图 C 患者造影见宫腔呈不规则弯曲管状,宫腔下段及左侧宫腔显示,右侧宫腔未显示,系完全粘连所致;图 D 患者造影显示宫腔呈盲端,宫腔完全粘连

五、宫颈功能不全

1. 组织病理学　宫颈功能不全亦称宫颈内口闭锁不全或宫颈内口松弛。宫颈有两个内口,即组织学内口与解剖学内口,两个内口之间为子宫峡部。子宫峡部肌纤维张力受人体内分泌控制,当黄体素含量最高时,子宫峡部肌纤维张力最高。宫颈功能不全患者的宫颈内纤维组织及平滑肌较少,或者由于手术、创伤、反复刮宫、产程过长等造成宫颈内口纤维组织断裂,造成宫颈内口呈病理性扩张[6]。

2. 临床表现　宫颈功能不全的发生率为 0.1% ~ 2% ,在妊娠 16 ~ 28 周习惯性流产中占 15% 左右[7]。孕前宫颈功能不全往往缺乏典型症状与体征,诊断主要依据患者反复流产、早产病史、辅助检查发现宫颈缩短、宫颈内口增宽进行综合判断。宫颈功能不全患者常于怀孕中晚期发生宫颈无痛性扩张,伴有妊娠组织膨出宫颈,随后导致胎膜早破以及早产。若不采取有效治疗,患者常常反复流产。

3. 造影表现　宫颈功能检查需要在排卵后进行,为更准确测量宫颈峡部宽度,子宫输卵管造影检查需要选用碘化油作为对比剂。宫颈功能正常情况下,注入对比剂后,宫颈管呈细线状,宫腔与宫颈管之间的解剖学内口宽度为 3～5mm,呈明显的狭窄区,注入宫腔内的对比剂不易反流,撤出造影导管后宫腔内对比剂不易流出。24 小时后弥散相摄片,可见较多对比剂残留于宫腔内(图 3-4-8)。宫颈功能不全情况下,宫颈管增宽,宫腔与宫颈管之间无狭窄区,解剖学内口大于 8mm;24 小时后弥散相摄片,宫腔内无对比剂残留(图 3-4-9)。

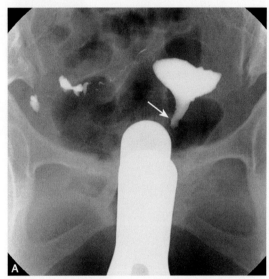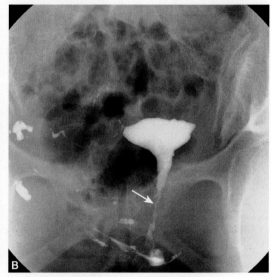

图 3-4-8　宫颈功能正常
子宫输卵管碘油造影注入碘油后即刻摄片(A),宫颈内口可见明显狭窄段,呈漏斗状(箭);撤出造影导管后摄片(B),宫颈管呈细线状(箭),对比剂聚集于宫腔内不易排出

六、子宫憩室

1. 组织病理学　子宫憩室分先天性与后天性两类。先天性子宫憩室是由副中肾管发育异常所致,十分罕见,国外曾有先天性子宫憩室妊娠报道。后天性子宫憩室可能由损伤、变性及感染或神经分布异常造成,以剖宫产后切口瘢痕处憩室较多见。总体发生率在 4%～9%[8]。Surapaneni 等[9]报道在剖宫产术后行子宫输卵管造影的患者中,有 60%(89/148)存在切口部分缺陷,其中 54% 发生于子宫下段、36% 位于子宫峡部、10% 位于宫颈内口上方。

2. 临床表现　子宫切口憩室可导致不孕、不规则阴道出血等临床症状,亦有报道切口妊娠致大出血、妊娠晚期或分娩期子宫破裂等严重并发症,危及母婴生命。憩室引起的子宫异常出血主要表现为不规则阴道出血,包括经期延长和经间期出血,部分患者可有慢性下腹痛或经期腹痛。

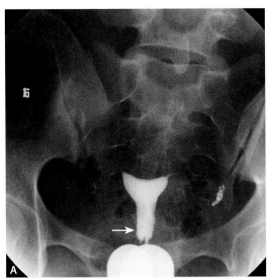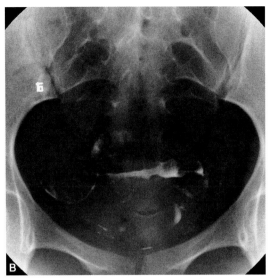

图 3-4-9　宫颈功能不全

子宫输卵管碘油造影注入碘油后即刻摄片(A),宫颈内口宽度约 8mm,宫腔与宫颈之间无明显狭窄段(箭);24 小时后弥散相摄片(B),宫腔内无对比剂残留

　3. 造影表现　子宫切口憩室可为圆形、三角形或者不规则形,在子宫输卵管造影上表现为子宫下段宫颈管局部增宽增粗,侧位可见子宫下段前壁局限性突出的憩室影。若剖宫产切口愈合良好,憩室不明显,造影可表现为子宫下端的横行致密影,宫颈管增粗并不明显(图 3-4-10)。

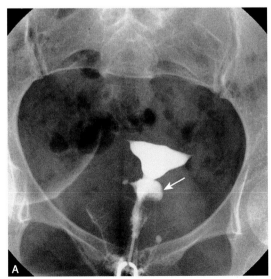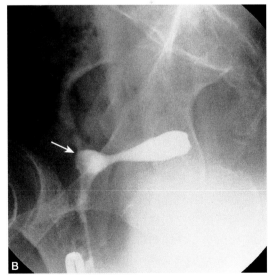

图 3-4-10　剖宫产切口憩室

子宫输卵管造影对比剂充盈相(A)见子宫下端横行憩室影(箭);侧位片(B)可见憩室位于子宫峡部前壁剖宫产切口处(箭)

第五节 输卵管病变

一、输卵管炎症

1. 组织病理学 输卵管炎症大多为双侧性,主要由不洁性行为、产后、宫腔手术操作等引起。细菌由生殖道逆行蔓延进入盆腔,可造成输卵管和盆腔炎症。另外盆腔局部炎症(如阑尾炎等)可仅累及单侧输卵管,对侧输卵管无炎症表现。炎症初期,输卵管内膜局部充血水肿,伴有输卵管上皮细胞脱落,炎症累及整个输卵管,可造成输卵管肿胀增粗,大量炎性分泌物渗入输卵管腔可造成输卵管积水或者积脓;炎症向外发展累及输卵管周围组织,造成输卵管周围组织充血肿胀,可引起输卵管周围炎或盆腔炎。炎症后期,输卵管充血水肿消失,可引起输卵管粘连。轻度粘连可造成输卵管腔不全阻塞,通畅度变差。重度粘连可使输卵管完全阻塞,若阻塞位于输卵管伞端,输卵管内分泌物无法排出可造成输卵管积水。有时炎症可造成输卵管局部上皮组织向输卵管肌层内膨出,形成憩室,并伴有上皮周围平滑肌组织结节状增生,称峡部结节性输卵管炎。

2. 临床表现 急性炎症主要表现为发热、下腹疼痛、白带增多、白带异味、月经淋漓不尽等。妇科检查可有宫颈阴道分泌物增多,甚至可见脓性分泌物,宫颈充血水肿,双侧附件区压痛明显。慢性炎症主要表现为下腹隐痛、坠胀、腰酸、月经失调、不孕等。轻度输卵管腔内粘连造成输卵管阻塞,临床上多无自觉症状,患者多因不孕就诊。妇科检查可于双侧附件区触及索条样增厚感软组织,活动度差。输卵管积水较明显时,可触及条状或者囊块状肿物。

3. 造影表现 输卵管炎症引起输卵管阻塞,按照阻塞程度可分为完全性和部分性阻塞,表现为输卵管不显影或部分显影。

完全性输卵管阻塞依据阻塞部位又可分为:间质部阻塞(图3-5-1)、峡部阻塞(图3-5-2)、壶腹部阻塞(图3-5-3)和伞端阻塞(图3-5-4),表现为输卵管显影至相对应部位,阻塞远端输卵管内以及盆腔内无对比剂弥散。若输卵管伞端阻塞伴有输卵管积水,造影表现为输卵管伞端腊肠样或气球样增粗,伞端闭锁,无对比剂弥散入盆腔(图3-5-5,图3-5-6)。

部分性输卵管阻塞即输卵管通而不畅或通而极不畅(图3-5-7),无确切的阻塞位置,是由于输卵管慢性炎症造成输卵管蠕动功能受限制,导致对比剂通过输卵管迟缓。造影表现为输卵管全程显影,有部分对比剂弥散入盆腔,进而可通过对比剂弥散相复查片来判断输卵管通畅度。若对比剂大部分弥散入盆腔,仅部分残留于输卵管腔内,则为输卵管通而不畅;若输卵管内对比剂残留较多,则输卵管通而非常不畅;若仅少量对比剂弥散入盆腔,大量对比剂残留聚集于输卵管内,则为输卵管通而极不畅。

双侧输卵管伞端周围有粘连时,对比剂虽然能从输卵管伞端弥散进入盆腔,但是大多聚集于输卵管伞端周围,对比剂弥散不均匀,双侧输卵管内见较多对比剂残留(图3-5-8)。

炎症所致结节性输卵管炎时,输卵管峡部可见多发的憩室,憩室大小不一,输卵管可全程显影或部分显影(图3-5-9)。

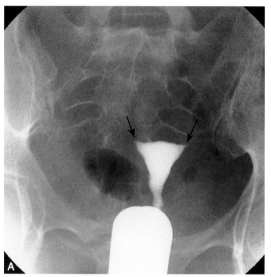
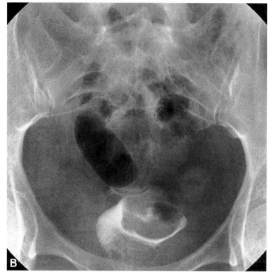

图 3-5-1　输卵管间质部阻塞

子宫输卵管造影对比剂充盈相(A)显示子宫腔呈倒三角形,宫腔大小形态正常,双侧子宫角显影清晰,双侧输卵管未见显示(箭);对比剂弥散相(B)显示盆腔内无对比剂弥散,部分对比剂残留于阴道穹窿处

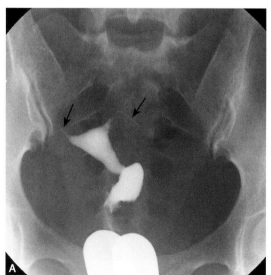
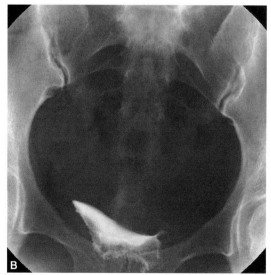

图 3-5-2　输卵管峡部阻塞

子宫输卵管造影对比剂充盈相(A)显示子宫腔充盈满意呈倒三角形,两侧输卵管显影至峡部(箭);对比剂弥散相(B)显示盆腔内无碘水弥散,输卵管内未见碘水残留,较多对比剂聚集于阴道穹窿处

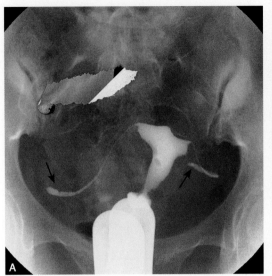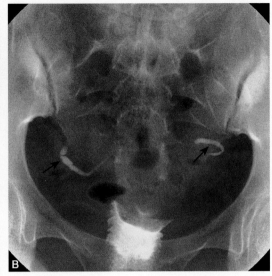

图 3-5-3　输卵管壶腹部阻塞

子宫输卵管造影对比剂充盈相(A)显示子宫腔充盈满意,双侧输卵管显影至壶腹部,输卵管末端呈杵状(箭);对比剂弥散相(B)显示盆腔内无对比剂弥散,双侧输卵管壶腹部见对比剂残留(箭)

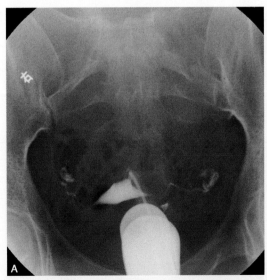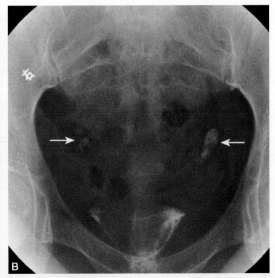

图 3-5-4　输卵管伞端阻塞

子宫输卵管造影对比剂充盈相(A)显示子宫前屈位,呈三角形,宫腔充盈满意,双侧输卵管显影至伞端,形态迂曲,未见对比剂弥散入盆腔;对比剂弥散相(B)显示盆腔内无对比剂弥散,双侧输卵管伞端见对比剂残留聚集(箭)

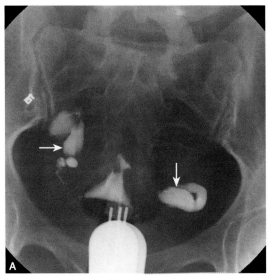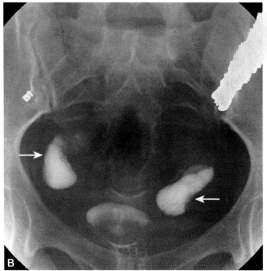

图 3-5-5　双侧输卵管积水

子宫输卵管碘水造影对比剂充盈相(A)显示双侧输卵管显影至伞端,呈腊肠样增粗,未见对比剂弥散入盆腔(箭);对比剂弥散相(B)显示盆腔内未见对比剂弥散,见大量对比剂残留聚集于双侧输卵管伞端(箭)

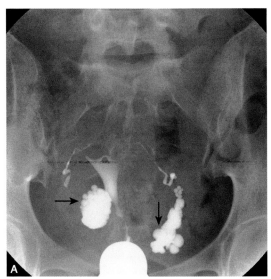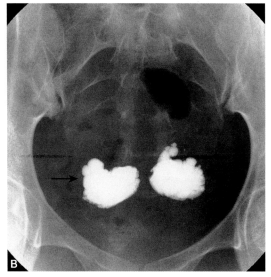

图 3-5-6　双侧输卵管积水

子宫输卵管碘油造影对比剂充盈相(A)显示双侧输卵管显影至伞端,伞端明显增粗,碘油漂浮于输卵管积水内,呈油珠状分布(箭);24 小时后对比剂弥散相(B)显示盆腔内无对比剂弥散,大量对比剂聚集于双侧输卵管伞端,双侧输卵管伞端呈气球样增粗(箭)

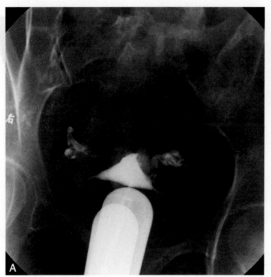
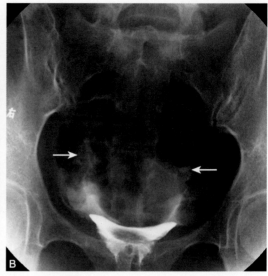

图 3-5-7　双侧输卵管通而不畅

　　子宫输卵管造影对比剂充盈相(A)显示子宫前曲呈三角形,双侧输卵管显影至伞端,见部分对比剂弥散入盆腔;对比剂弥散相(B)可见大量对比剂弥散入盆腔,双侧输卵管内见对比剂残留,内见输卵管黏膜纹(箭)

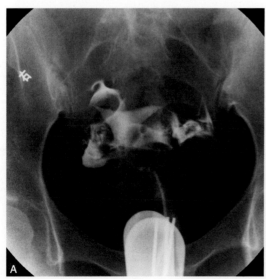
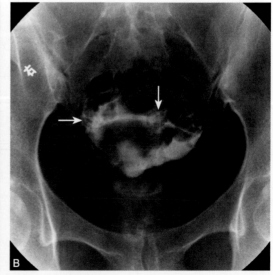

图 3-5-8　双侧输卵管伞端周围粘连

　　子宫输卵管造影对比剂充盈相(A)显示子宫呈倒三角形,双侧输卵管全程显影,形态扭曲,输卵管伞端与子宫部分图像重叠,可见部分对比剂弥散入盆腔;对比剂弥散相(B)显示大部分对比剂弥散入盆腔,但聚集于双侧输卵管伞端周围,呈团片状分布,双侧输卵管内见较多对比剂残留(箭)

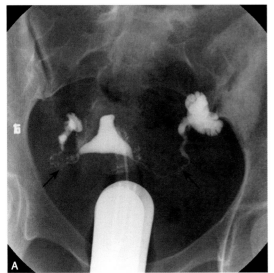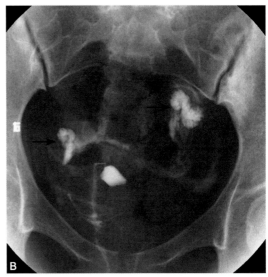

图 3-5-9　双侧峡部结节性输卵管炎
子宫输卵管造影对比剂充盈相(A)显示子宫呈三角形,双侧输卵管显影至伞端,双侧输卵管峡部见
多发大小不一憩室(箭);对比剂弥散相(B)显示盆腔内的碘水弥散少,双侧输卵管伞端见较多对比
剂残留聚集

　　常规子宫输卵管造影有一定局限性,由于输卵管痉挛、管腔内黏液栓塞等可造成约 30%
的假阳性。由于造影主要根据盆腔对比剂聚集等间接征象来推断盆腔病变,因此存在一定
程度的假阴性。子宫输卵管造影诊断输卵管疾病的敏感度为 65%,特异度为 83%[10],诊断
盆腔粘连的可靠性较差,特异度低于 50%。Jedrzejczak 等[11]报道:在 127 例子宫输卵管造影
正常、但宫腔内人工授精失败而接受腹腔镜检查的患者中,64 例(50.4%)存在 Ⅰ ~ Ⅱ 期的
子宫内膜异位症,4 例(3.1%)存在 Ⅲ ~ Ⅳ 期的子宫内膜异位症,22 例(17%)存在盆腔粘
连,26 例(20%)存在远端输卵管疾病。

二、输卵管结核

　　1. 组织病理学　输卵管结核是结核分枝杆菌引起的输卵管特异性炎症,占女性生殖系
统结核的 85% ~ 95%,90% 为双侧性。结核分枝杆菌可经过血液或淋巴系统传播到输卵管,
也可由胃肠道、腹腔结核直接蔓延到输卵管,部分结核分枝杆菌可通过阴道上行传播[12]。
结核性输卵管炎的组织学特点是上皮组织肉芽肿形成伴干酪性坏死。输卵管阻塞最常见于
峡部及壶腹部交界处,可见局部管壁增厚及纤维化,可形成输卵管积水或积脓。病变早期,
输卵管黏膜改变较少,随着病变进展,输卵管壶腹部黏膜出现红肿、粘连和闭塞。病变晚期
输卵管管壁发生干酪坏死及溃疡。

　　2. 临床表现　大多数输卵管结核患者无明显结核症状,通常在不孕症诊疗过程中发
现。急性期表现同盆腔炎,腹盆痛、发热、阴道异常分泌物等;慢性期表现为消瘦、乏力、不
孕、月经失调或闭经等。

　　3. 造影表现　Klein 等[13]提出了以下女性生殖系统结核的诊断标准:①淋巴结钙化或
附件区不规则钙化灶;②输卵管峡部及壶腹部交界区阻塞;③输卵管走行区多处缩窄;④无

流产或诊刮史者出现宫腔粘连和（或）宫腔形态异常、正常宫腔显影缺失。输卵管结核最早累及输卵管壶腹部，输卵管黏膜不同程度破坏，造影可见输卵管形态不规则，走行不自然，表面凹凸不平，呈憩室样、铁丝样或者串珠样改变[14]（图 3-5-10，图 3-5-11）；输卵管结核破坏输卵管峡部可有结节性输卵管炎表现（图 3-5-12）。结核所致的输卵管闭塞常形成一个粗大的钝端，若闭塞处位于壶腹部，造影表现为输卵管闭塞处成杵状；若闭塞位于伞端，

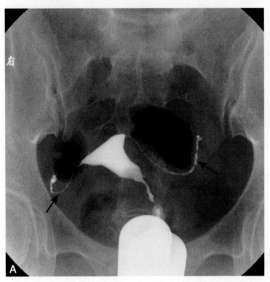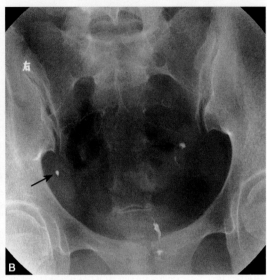

图 3-5-10　双侧输卵管结核
子宫输卵管造影对比剂充盈相（A）显示双侧输卵管显影至壶腹部，左侧输卵管腔呈多发性狭窄，似呈小串珠状（箭）；对比剂弥散相（B）显示盆腔内无碘水弥散，双侧输卵管壶腹部见对比剂残留（箭）

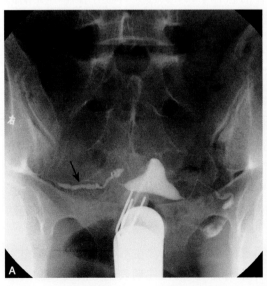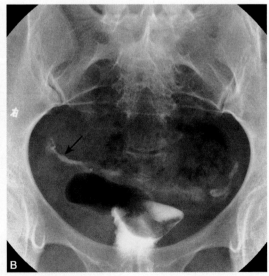

图 3-5-11　输卵管结核
子宫输卵管造影对比剂充盈相（A）显示右侧输卵管壶腹部及伞端增粗，输卵管管腔局部扩大伴狭窄，呈多发串珠状（箭）；对比剂弥散相（B）显示右侧输卵管内对比剂未弥散入盆腔（箭）

造影表现为伞端管腔扩张,常伴有输卵管积水,干酪样坏死聚集于输卵管腔可见对比剂充盈缺损(图3-5-13)。若整条输卵管发生纤维化,对比剂通过输卵管受阻,表现为输卵管显影呈细线状,且形态僵硬(图3-5-14)。结核累及输卵管周围组织,可造成输卵管与盆腔组织粘连,活动度差,造影表现为输卵管不自然卷曲,对比剂多残留聚集于输卵管伞端周围(图3-5-15)。

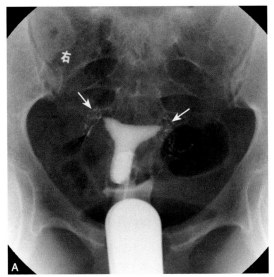
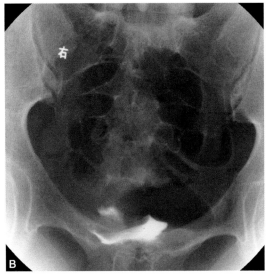

图3-5-12 双侧输卵管结核
子宫输卵管造影对比剂充盈相(A)显示双侧输卵管显影至峡部远端,末端呈杵状(黑箭),双侧输卵管峡部近端破坏,呈结节性输卵管炎表现(白箭);对比剂弥散相(B)显示盆腔内无对比剂弥散

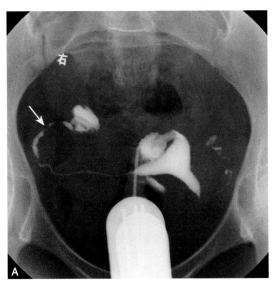
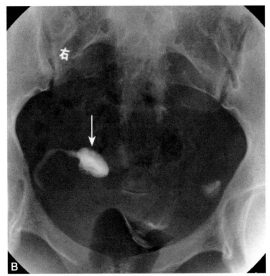

图3-5-13 双侧输卵管结核
子宫输卵管造影对比剂充盈相(A)显示双侧输卵管显影至伞端,右侧输卵管伞端增粗呈烟斗柄状、壶腹部见充盈缺损(箭)。对比剂弥散相(B)显示盆腔内无对比剂弥散,双侧输卵管伞端见对比剂残留聚集,右侧明显(箭)

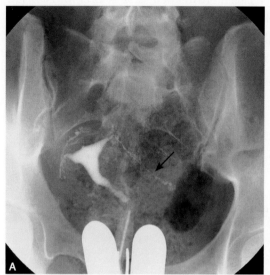
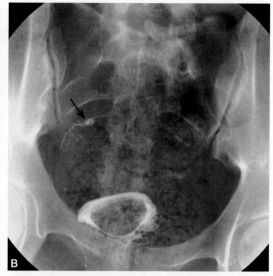

图 3-5-14　双侧输卵管结核

子宫输卵管造影对比剂充盈相(A)显示双侧输卵管呈细小串珠状,左侧输卵管纤细、僵硬(箭)。对比剂弥散相(B)显示盆腔内无对比剂弥散,双侧输卵管见对比剂残留,右侧输卵管末端呈杵状(箭)

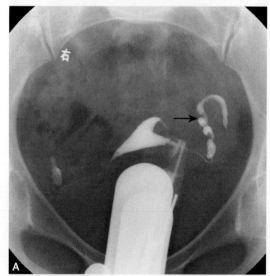
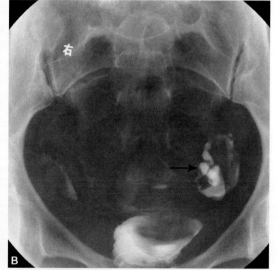

图 3-5-15　双侧输卵管结核

子宫输卵管造影对比剂充盈相(A)显示双侧输卵管显影至伞端,左侧输卵管壶腹部及伞端扩张,呈串珠状,并不自然卷曲,形态僵硬(箭);对比剂弥散相(B)显示盆腔内少量对比剂弥散,对比剂多聚集于左侧输卵管伞端周围(箭)

（强金伟　王添平　张国福）

参 考 文 献

1. 陈绍红,叶慧,张青梅.子宫输卵管造影时逆流征象的临床评估(附72例报告).放射学实践,2002,17(5):418-419.

2. 林宜圣,周伟生,王芳军,等.子宫输卵管造影术诊断先天性子宫畸形的优势与限度.中国介入影像与治疗学,2008,5(4):261-264.

3. 戴晴,姜玉新,孙大为,等.经阴道超声与宫腔注液造影评价宫腔内病变.中华超声影像学杂志,2000,9(1):43-45.

4. Palter F,Spyrou P. Asherman's syndrome:etiologic factors,patterns of pregnancy loss and treatment results. Results from an international registry. Fertil Steril,2003,80(1):36-37.

5. Schenker JG,Margalioth EJ. Intrauterine adhesions:an updated appraisal. Fertil Steril,1982,37(5):593-610.

6. 陈静,丁文婧,朱晓璐,等.宫颈功能不全的病因学.中国实用妇科与产科杂志,2014,30(2):85-88.

7. Rand L,Norwitz ER. Current controversies in cervical cerclage. Semin Perinatol. 2003,27(1):73-85.

8. Chauhan SP,Magann EF,Wiggs CD,et al. Pregnancy after classic cesarean delivery. Obstet Gynecol,2002,100(5 pt 1):946-950.

9. Surapaneni K,Silberzweig JE. Cesarean section scar diverticulum:appearance on hysterosalpiongography. Am JRoentagenol,2008,190(4):870-874.

10. Swart P,Mol BW,vander Veen F,et al. The accuracy of hysterosalpingography in the diagnosis of tualathology:a meta-analysis. Fertil Steril,1995,64(3):486-491.

11. Jedrzejczak P,Serdymska M,Brazert M,et al. Laparoscopic assessment following failure to achieve pregnancy after intrauterine inseminations in patients with normal husteriosalpingograms. Ginekol Pol,2006,77(8):582-588.

12. Varma TR. Genital tuberculosis and subsequent fertility. Int J Gynaecol Obstet,1991,35(1):1-11.

13. Klein TA,Ruchmond JA,Mishell DR. Pelvic tuberculosis. Obstet Gynecol,1976,48(1):99-104.

14. 张海霞,孙明华,朱家楝,等.输卵管结核的子宫输卵管造影表现.生殖与避孕,2015,35(7):498-503.

第四章
女性生殖道发育异常

女性生殖道发育异常是女性生殖器官在形成、分化过程中,受到某些内源性因素(如生殖细胞染色体不分离、嵌合体、核型异常等)或外源性因素(如性激素药物的应用等)影响所引起的畸形。包括原始性腺的分化和发育异常,内生殖器始基融合、管道腔化和发育异常,以及外生殖器衍变异常[1]。根据发育异常的发生机制,一般分为三大类:①发育不全:包括无子宫、无阴道、子宫发育不良、单角子宫等;②副中肾管融合障碍,包括双子宫、双角子宫、子宫纵隔等;③正常管道形成受阻,包括处女膜闭锁、阴道横隔、阴道纵隔、阴道闭锁和宫颈闭锁等[2]。

女性生殖道发育异常总体发生率为4%~7%[3-5],2001年Grimbizis等[5]的多中心资料显示子宫畸形发生率为4.3%。在发育异常的不同阶段具有特定的临床表现。新生儿阶段,可无临床症状;青春期女性,表现为初潮推迟、原发性闭经,或因经血排出受阻所致的周期性下腹痛或下腹部肿块;在生育期女性,可表现为不孕,反复流产、早产或胎儿宫内发育迟缓等。

第一节　女性生殖系统胚胎发育

女性生殖道从胚胎第4周开始发育,需要经过一系列的分化过程才能形成,这个过程包括:生殖细胞从卵黄囊迁移到肠系膜背侧后形成性腺,Müller管(副中肾管)形成及融合产生子宫体和输卵管,阴道和子宫颈鳞状黏膜产生,阴道入口和外阴部位的一系列上皮-间叶交互作用形成阴蒂和阴唇。女性性腺和生殖管道在胚胎发育中起源于不同的始基,后者与泌尿生殖系统、直肠的发育密切相关,其发生过程如下。

一、性腺的形成及分化

性腺由体腔上皮、上皮下间质及原始生殖细胞共同组成[6]。胚胎第3~4周时,在卵黄囊内胚层内,出现多个较周围体细胞体积大的生殖细胞,称为原始生殖细胞(primordial germ cell)。胚胎第4~5周时,体腔背面肠系膜基底部两侧各出现两个由体腔上皮增生形成的隆起,称泌尿生殖嵴(urogenital ridge),外侧隆起为中肾,内侧隆起为生殖嵴。生殖嵴表面上皮细胞增生,成为性腺始基。约在胚胎第4~6周末,原始生殖细胞先沿肠系膜迁移到生殖嵴,随后被起支持和调节作用的性索包围,形成原始生殖腺(未分化性腺)。原始生殖腺具有向睾丸或卵巢分化的双向潜能,其进一步分化取决于 Y 染色体短臂上的睾丸决定基因。若染色体核型为 XX,无睾丸决定基因,原始性腺分化为卵巢。约在胚胎第 17~20 周,出现卵巢结构,20~25 周 FSH 达高峰,初级滤泡形成。妊娠 28 周,卵原细胞进入减数分裂期,并停滞于核网期(图 4-1-1)。卵巢的正常分化需要两条 X 染色体、常染色体及 FSH 的参与。

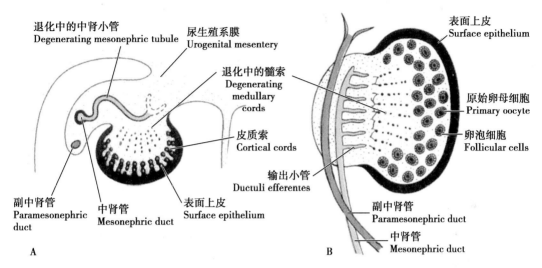

图 4-1-1　女性卵巢胚胎发育示意图

二、内生殖器的形成及发育

约在胚胎第 6 周时,生殖嵴外侧的中肾有两对未分化的纵行管道,一对为中肾管(mesonephric duct 或 Wolffian duct),是男性生殖管道的始基;另一对为副中肾管(paramesonephric duct 或 Müllerian duct),是女性生殖管道的始基。当胚胎为女性,原始生殖腺分化为卵巢后,中肾管退化,副中肾管继续发育,向尾部延伸。在胚胎第 9 周,双侧副中肾管上段形成输卵管,其起始端的卷曲部位保持开放,形成输卵管的伞端,与腹腔相通。两侧中段和下段合并,构成子宫及阴道的上 1/3。初合并时保持有中隔,使之分为两个腔,约在胚胎发育至 12 周末时中隔消失,形成单一的内腔,此时子宫已具有其本身器官的形态。在融合的副中肾管周围的特定位点,基质细胞聚集形成宫颈。副中肾管的尾端与尿生殖窦(urogenital sinus)相连,同时细胞分裂增殖形成一实质圆柱体,称为阴道板。阴道板将尿生殖窦分为两部分,上部形成膀胱与尿道,下部分化成尿生殖窦和阴道前庭。自胚胎 11 周起,阴道板开始腔化,形成阴道[7](图 4-1-2,图 4-1-3)。

三、外生殖器的形成与衍变

胚胎初期的泄殖腔分化为后方的直肠与前方的尿生殖窦。尿生殖窦两侧隆起为尿生殖褶。约在胚胎第 5 周,左右两侧尿生殖褶前后会合呈结节状隆起,形成生殖结节。尿生殖褶外侧较大的隆起为阴唇阴囊隆起。尿生殖褶间的凹陷为尿生殖沟,沟底为尿生殖膜。生殖腺为卵巢时,约在胚胎 12 周末,生殖结节发育为阴蒂,两侧的尿生殖褶

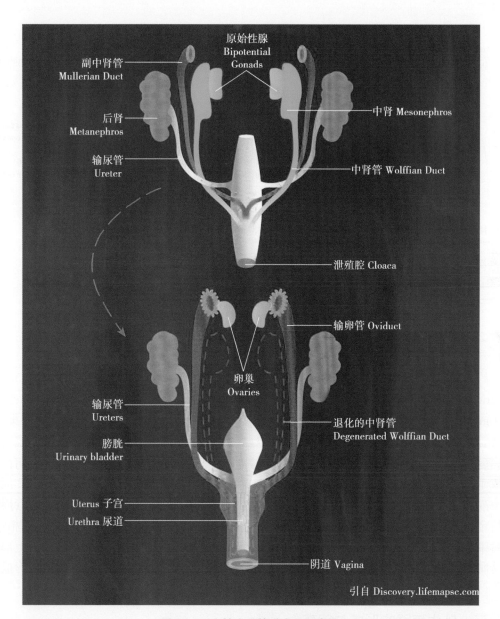

图 4-1-2　女性生殖管道发育示意图

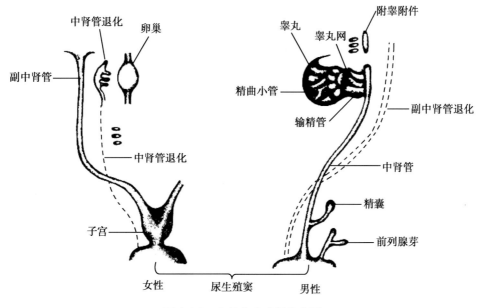

图 4-1-3　女性内生殖器发育图

发育为小阴唇，阴唇阴囊隆起发育为大阴唇，在阴蒂前方会合形成阴阜。尿生殖沟扩展，并与尿生殖窦下段共同形成阴道前庭，而尿生殖窦的上段则发育为膀胱和尿道（图4-1-4）。

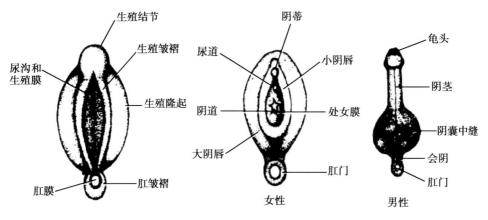

图 4-1-4　女性外生殖器的发育图

第二节　子宫发育畸形

子宫畸形发病率在不孕症患者中占 3% ～6%，在反复流产患者中发病率为 5% ～10%[8]。目前临床普遍采用美国生殖协会（American Fertility Society, AFS）1998 年发布的分类系统，从双侧副中肾管的融合程度及子宫畸形的外观进行分类，见表 4-2-1 和图 4-2-1[9]。

表 4-2-1　美国生殖协会子宫发育畸形分类

类型	发病率	表现
I	5% ~ 10%	Müllerian 未发育或发育不全
I A		无阴道或阴道发育不全(子宫正常或伴一种或多种畸形)
I B		无宫颈或宫颈发育不全
I C		宫底不发育或发育不全
I D		输卵管未发育或发育不全
I E		混合型未发育或发育不全(I A ~ I D 中两种或以上)
II	10% ~ 20%	单角子宫
II A		残角子宫含内膜腔,并与单角子宫相通
II B		残角子宫含内膜腔,但不与单角子宫相通
II C		残角子宫不含内膜腔
II D		无残角子宫,单纯单角子宫
III	5% ~ 20%	双子宫
IV	10%	双角子宫
IV A		完全性双角子宫(分隔延伸至宫颈内口或外口)
IV B		部分性双角子宫(分隔局限于宫底区)
V	55%	纵隔子宫
V A		完全性纵隔子宫(分隔达宫颈内口)
V B		部分性纵隔子宫(分隔未达宫颈内口)
VI		弓形子宫
VII	6% ~ 9%	己烯雌酚(DES)相关发育异常
VII A		T 形宫腔
VII B		T 形宫腔伴宫角扩张
VII C		子宫发育不全

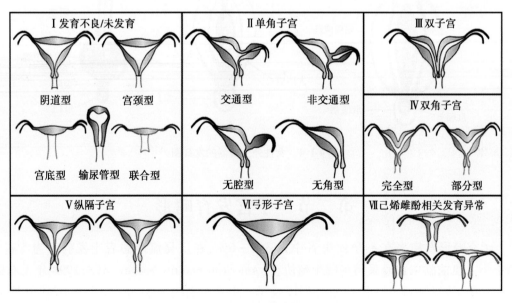

图 4-2-1　常见子宫发育畸形示意图

B 超是女性生殖器官发育畸形的首选影像学方法,可以初步显示子宫轮廓、子宫壁及腔内纵隔。子宫输卵管造影可以显示子宫腔形态。MRI 具有很高的软组织对比,对子宫总体形态及宫腔内部结构均可清晰显示,是诊断子宫发育畸形的最佳影像学方法[10-12]。高分辨横断面 T2WI 是最基本、也是最重要的序列,3D Space T2WI 横断面图像可以进行冠状面、矢状面等多平面重建,进而多角度显示子宫腔畸形及卵巢结构,是明确子宫畸形类型的重要序列;冠状位 HASTE 图像成像时间短,视野较大,尽管图像分辨率较差,但可显示同时存在的泌尿系统畸形。

一、子宫未发育或发育不良

子宫未发育或发育不良(Müllerian agenesis or hypoplasia)主要包括先天性无子宫、始基子宫及幼稚子宫。

(一) 先天性无子宫

先天性无子宫(congenital absence of uterus)系双侧副中肾管中段和尾段未发育和会合所致,常合并无阴道。卵巢一般发育正常。

1. 临床表现　临床多无症状,常因青春期原发性闭经就诊,经检查才发现,体检触及不到子宫或相当于子宫位置触及条索状软组织块。

2. 影像学表现　B 超、CT 或 MRI 上,在正常子宫位置均无法看到子宫形态及结构,MRI 矢状位 T2WI 显示最佳,有时在直肠膀胱之间可有条索状结缔组织,信号较混杂(图4-2-2)。

(二) 始基子宫

始基子宫(primordial uterus)系双侧副中肾管融合后不久即停止发育所致,子宫体积小,仅长 1~3cm。多数无宫腔或为一实体肌性机构,也可以有宫腔和内膜。卵巢发育多正常。

1. 临床表现　无内膜的始基子宫多无症状,有内膜的始基子宫,若宫腔闭锁或无阴道,可因月经血无法排出出现周期性腹痛。

2. 影像学表现　CT 可表现为两侧附件区实性软组织影,但盆腔正中无正常子宫结构。MR 可见两侧附件区卵巢下方实体肌性子宫,T1WI 呈等信号,T2WI 呈等略高信号,但多数无正常内膜结构,少数可见面积较小的内膜。若宫腔有积血,MRI 可显示不同时期的出血信

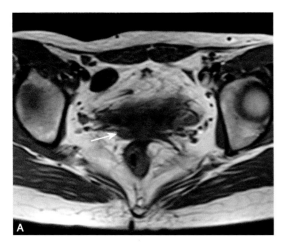
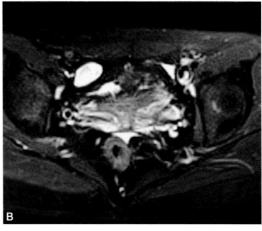

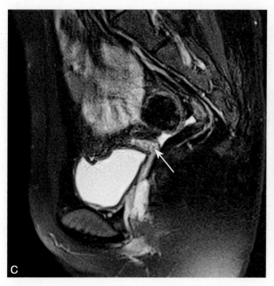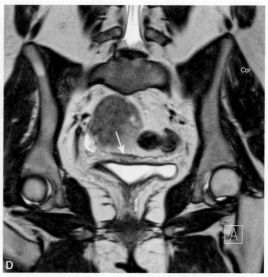

图 4-2-2　先天性无子宫

横断位 T1WI（A）、横断位及矢状位 T2WI 脂肪抑制（B,C），膀胱与直肠之间未见正常子宫结构,可见条索状未发育软组织（箭）。冠状位 3D-space 重建（D）示膀胱上方软组织信号灶,未见正常子宫结构（箭）

号（图 4-2-3）。Pompili 等[13]的研究显示：在显示始基子宫方面，MRI 与作为"金标准"的腹腔镜有非常高的一致性。

（三）幼稚子宫

幼稚子宫（infantile uterus）又称子宫发育不良,系双侧副中肾管融合形成子宫后停止发育所致,宫颈相对宫体较长,宫体与宫颈比例为 1:1 或 2:3。卵巢发育正常。

1. 临床表现　患者可有月经稀少、初潮延迟、痛经或不孕。少数可怀孕,但易发生流产。

2. 影像学表现　CT 上在盆腔正中可见子宫结构,但体积较小,呈软组织密度。MRI 矢状位 T2WI 显示最佳,可见宫体与宫颈比例异常,宫腔较小,内膜、联合带及深肌层间分界不清,或仅见低信号的肌层组织（图 4-2-4）。子宫输卵管造影可见宫腔狭小,宫颈细长。

（四）鉴别诊断

由于直肠膀胱之间有较多结缔组织,需仔细观察有无子宫,不能把体积较小的始基子宫误认为结缔组织而诊断为先天性无子宫。

二、单角子宫与残角子宫

单角子宫（unicornuate uterus）为一侧副中肾管发育,另一侧副中肾管未发育或未形成管道,同侧（未发育侧）卵巢、输卵管或肾脏往往同时缺如,对侧（发育侧）输卵管及卵巢一般发育正常。一侧副中肾管发育正常,另一侧副中肾管中下段发育不全则形成残角子宫（rudimentary horn of uterus）。约 30% 的患者伴同侧（未发育侧）泌尿器官发育畸形[2]。多数残角子宫与对侧正常宫腔不相通或仅有纤维带相连,根据发育程度分为 4 种类型：Ⅱ A 型（交通型）：残角子宫宫腔与对侧子宫宫腔相通；Ⅱ B 型（非交通型）：残角子宫宫腔与对侧子宫宫腔相通不相通；Ⅱ C 型（无宫腔型）：残角子宫为实性肌性结节,无宫腔。Ⅱ D 型（无角型）：单纯单角子宫,无残角[9-11]（图 4-2-5 ～ 图 4-2-8）。

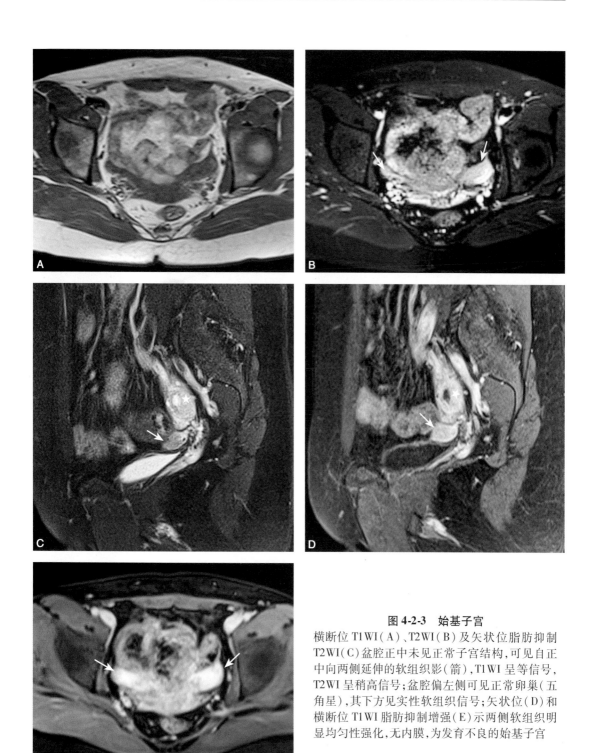

图 4-2-3　始基子宫

横断位 T1WI(A)、T2WI(B)及矢状位脂肪抑制 T2WI(C)盆腔正中未见正常子宫结构,可见自正中向两侧延伸的软组织影(箭),T1WI 呈等信号,T2WI 呈稍高信号;盆腔偏左侧可见正常卵巢(五角星),其下方见实性软组织信号;矢状位(D)和横断位 T1WI 脂肪抑制增强(E)示两侧软组织明显均匀性强化,无内膜,为发育不良的始基子宫

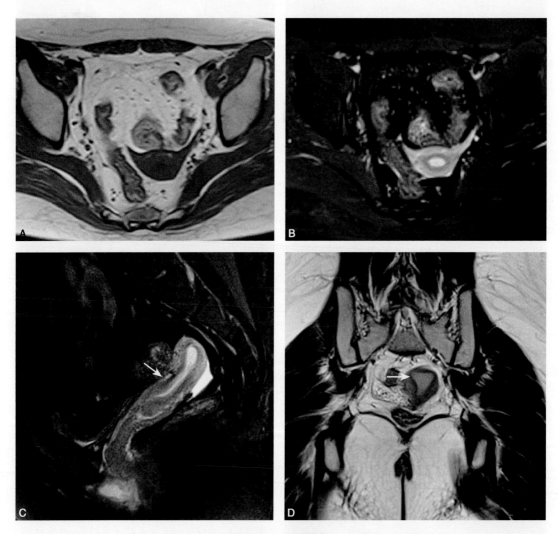

图 4-2-4　幼稚子宫

横断位 T1WI(A)、T2WI 脂肪抑制(B)显示盆腔内较小子宫,子宫内膜如常,肌层较薄,厚度均匀一致;矢状位 T2WI 脂肪抑制(C)可见宫颈、宫体分界欠清晰(箭),二者比例约为 1∶1;冠状位 T2WI(D)示子宫腔偏小,形状如常(箭)

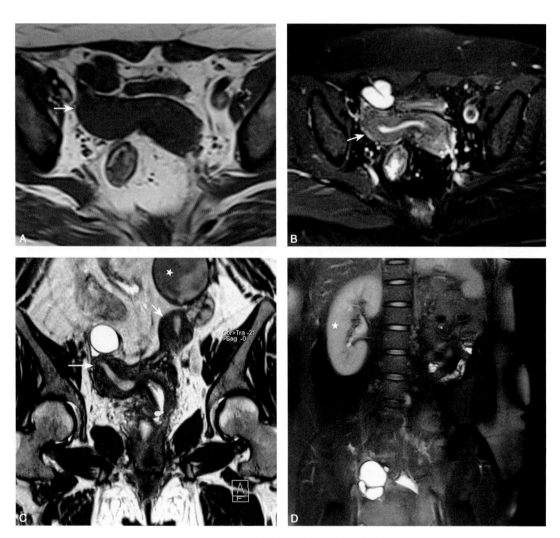

图 4-2-5 单角子宫ⅡB 型,伴一侧肾脏缺如

横断位 T1WI(A)和 T2WI 脂肪抑制(B)显示子宫呈水平分布,宫腔呈水平"S"形;冠状位 3D-Space 重建图像(C)显示右侧单角子宫(长箭),左侧残角子宫(短箭)可见内膜,与右侧宫腔不相通,残角旁可见内膜异位囊肿(五角星)。冠状位 HASTE 序列(D)见左肾缺如,右肾饱满,信号未见异常(五角星)

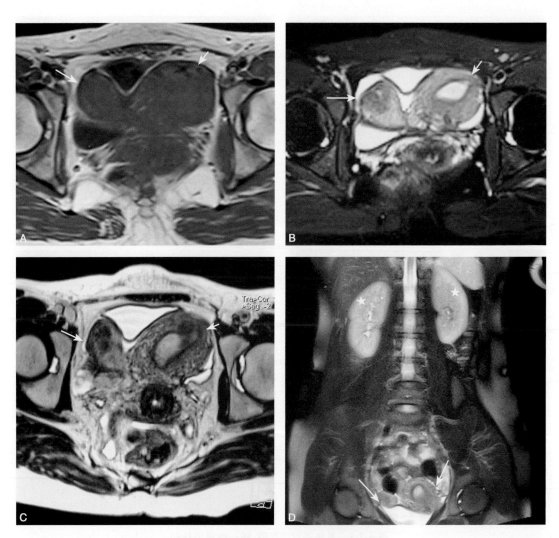

图 4-2-6　单角子宫ⅡB 型,不伴肾脏畸形

横断位 T1WI(A)和 T2WI 脂肪抑制(B)显示宫腔偏向左侧,呈梭形(短箭),子宫下段右旁可见残角子宫(长箭),内可见内膜;3D-Space 重建图像(C)和冠状位 HASTE 序列(D)显示右侧残角子宫(长箭)可见内膜,与左侧宫腔不相通;双肾形态、信号未见异常(五角星)

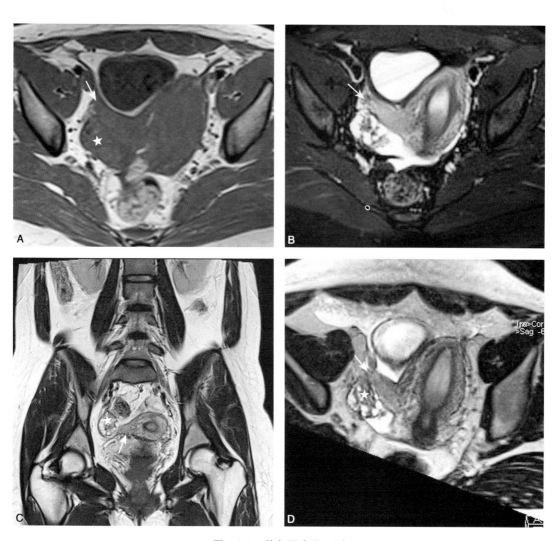

图 4-2-7　单角子宫ⅡC 型

横断位 T1WI（A）和 T2WI 脂肪抑制（B）及冠状位 T2WI（C）显示左侧为梭形单角子宫，子宫下段右旁可见三角形实性组织（箭）与其相连，其内无内膜；3D-Space 重建图像（D）示三角形残角子宫（箭）后旁可见右侧正常卵巢（五角星）

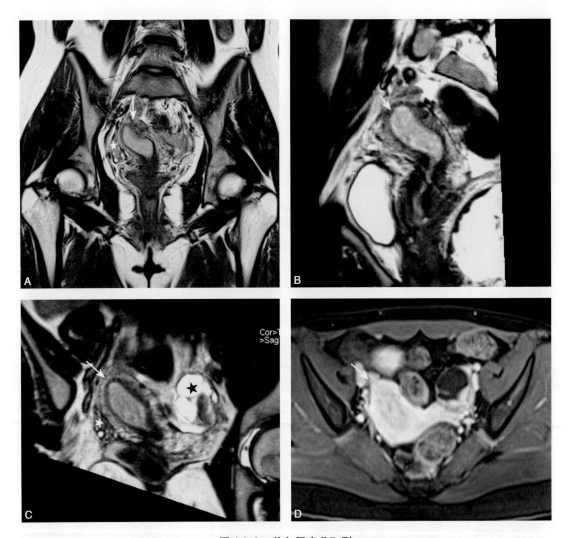

图 4-2-8 单角子宫ⅡD型

冠状位 T2WI(A)显示宫腔呈梭形,偏向盆腔右侧(箭),下方可见右侧卵巢(白五角星);3D-Space 重建图像(B 和 C)示宫腔梭形(箭),宫旁未见明显实性软组织信号;右侧卵巢正常(白五角星),左侧卵巢呈囊性改变(黑五角星);T1WI 增强(D)见子宫明显均匀强化(箭)

1. 临床表现 单纯单角子宫可无任何症状。若残角子宫内膜无功能,一般无症状;若内膜有功能,且与正常宫腔不相通,往往因宫腔月经血无法流出而出现周期性下腹痛及痛经,经血逆流入盆腔可发生子宫内膜异位症。单角子宫可以妊娠,但易发生流产或早产。若残角子宫妊娠,破裂后可出现典型的输卵管妊娠破裂症状,若不及时手术切除破裂的残角子宫,可因大量内出血危及生命。体格检查残角侧可扪及硬团块。

2. 影像学表现 单角子宫在 CT 上可见子宫偏向盆腔一侧,呈"梭形"或"香蕉形",密度无异常,体积正常或偏小。MRI 上可见解剖分层正常,无正常倒三角形宫腔形态。

残角子宫可表现为与肌层信号一致的软组织信号,可直接与对侧正常宫腔相连或以纤维带相连。若残角子宫宫腔有内膜,可显示内膜与对侧宫腔是否相通,若不相通,可表现为残角侧宫腔积血。子宫输卵管造影仅能显示ⅡA型残角子宫,表现为宫腔呈梭形,多偏于一侧,ⅡB型及ⅡC型表现同单角子宫,无法鉴别(图4-2-9)。

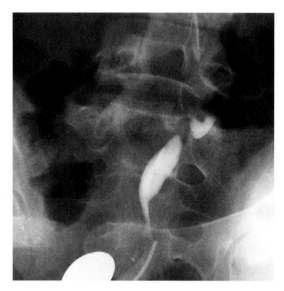

图4-2-9　单角子宫子宫输卵管造影
图示宫腔呈梭形,偏于盆腔左侧,但不能判断有无残角

3. 鉴别诊断　单角子宫根据子宫形态不难诊断。残角子宫由于为肌性结构,需要与子宫浆膜下肌瘤鉴别。肌瘤于T2WI一般较正常子宫肌层信号低,增强扫描对鉴别有一定帮助,浆膜下肌瘤由于血供较差,增强扫描往往与正常子宫肌层有一定差异,而残角子宫多数与正常子宫肌层强化完全同步。

三、双子宫

双子宫(didelphus uterus)占所有发育畸形的5%~7%,为两侧副中肾管未融合,各自发育成两个宫腔和宫颈,两个宫颈可分开或相连,宫颈管之间可有交通管,左右侧子宫各有单一的输卵管和卵巢。双子宫畸形的双侧子宫发育可不同步,可有一侧宫颈发育不良甚至缺如。约75%的患者伴有阴道纵隔(完全性或不完全性)或斜隔,上泌尿系畸形也比较常见,如单侧肾缺如、马蹄肾、盆腔肾等[11,14,15]。

1. 临床表现　患者多无自觉症状。伴有阴道斜隔者,可出现性交困难或性交痛;伴无孔阴道斜隔者,可出现痛经;伴有孔阴道斜隔者,可因月经血流出不畅,出现月经淋漓不尽;月经血逆流可产生子宫内膜异位症。患者可以妊娠,但妊娠结局较差,流产率约43%,早产率约38%。妊娠晚期可出现胎位异常,分娩时未孕侧子宫可阻碍胎先露部下降,子宫收缩乏力亦较常见[15,16]。

2. 影像学表现　CT表现为子宫外形较大,宫底部凹陷,密度正常,内膜无法分辨。MRI可显示两个独立的子宫、宫颈(图4-2-10),部分患者可显示双宫颈之间的交通,部分纵隔延伸至阴道。T2WI子宫解剖分层清晰,内膜信号无异常。若合并阴道斜隔或宫颈发育不良时,可见相应的阻塞性表现,如一侧宫腔积血、输卵管积血及盆腔内膜异位灶等(图4-2-11)。

子宫输卵管造影时,需从双侧宫颈口注入造影剂,可分别显示两侧宫腔及输卵管,亦可清晰显示双侧宫颈之间有无交通(图 4-2-12)。

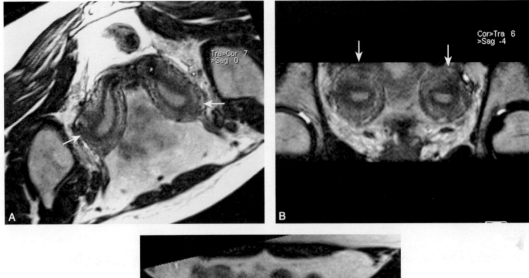

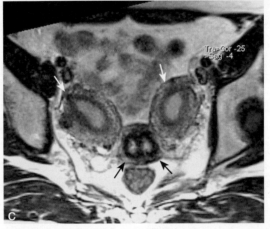

图 4-2-10 双子宫

3D-Space 重建图像(A~C)可见两个宫体分别位于盆腔两侧(白箭),并见两个宫颈(黑箭)

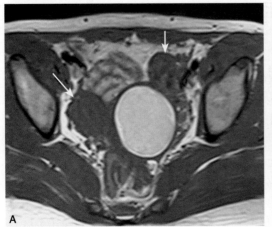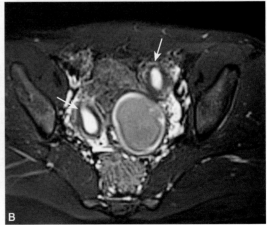

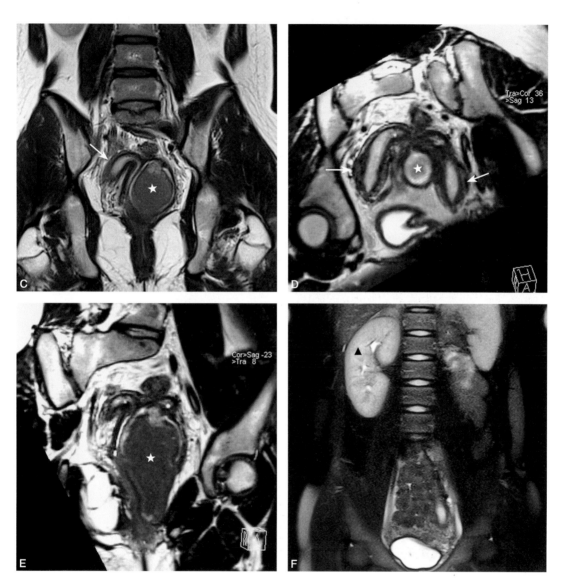

图4-2-11 双子宫伴阴道积血、左肾缺如

横断位 T1WI（A）和 T2WI 脂肪抑制（B）盆腔两侧分别见一较小子宫体（箭），宫体间可见类圆形囊性积血灶，呈 T1WI 高信号和 T2WI 等低信号；冠状位 T2WI（C）见右侧宫颈阴道无明显扩张（箭），左侧宫颈、阴道上段扩张、积血（五角星）；3D-Space 重建图像（D 和 E）见左侧阴道上段梭形扩张，呈等低信号（五角星），上方两旁见双子宫（箭）；冠状位 HASTE 序列（F）见左肾缺如，右肾饱满，信号未见异常（三角）

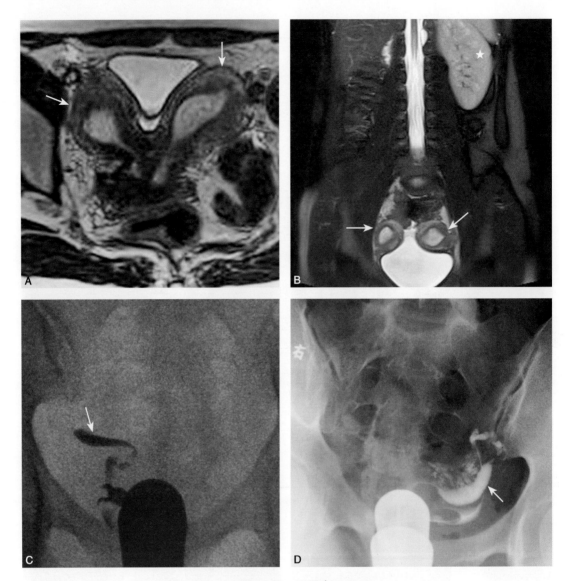

图 4-2-12　双子宫

横断位 T2WI(A)可见两个宫体及两个宫颈(箭)。冠状位 T2WI 脂肪抑制(B)显示两个分开的子宫,膀胱突入两个子宫间,此患者另见右肾缺如,左肾饱满(五角星)。子宫输卵管造影可见两个宫颈外口,分别经右侧宫颈口(C)及左侧宫颈口(D)注入造影剂,可显示两侧的梭形宫腔(箭)

3. 鉴别诊断　影像学检查可发现两个子宫及两个宫颈即可明确诊断。需与完全性纵隔子宫鉴别。完全性纵隔子宫宫底部无凹陷,为一个宫体,可有双宫颈管,但仍为一个宫颈,据此可鉴别。

四、双角子宫

双角子宫(bicornuate uterus)是双侧副中肾管在子宫顶端未能融合,导致产生两个宫角。约占所有生殖道畸形的10%[15]。分为两类:完全双角子宫(双侧宫角于宫颈内口处分开)和不全双角子宫(于宫颈内口以上分开)[17]。宫底凹陷处子宫浆膜面与两侧宫角连线的距离大于1cm。子宫双角距离宫颈内口距离远近不一,双角分离的程度也不相同。

1. 临床表现 一般无症状,有时可有月经量多及不同程度的痛经。双角子宫妊娠结局较差,流产率为28%~61%,早产率14%~30%,足月分娩率40%。孕期臀位、横位、胎膜早破、胎儿宫内发育迟缓等发生率均较高[18]。妊娠中晚期双角子宫连接处可发生破裂。妇科检查可扪及宫底部有凹陷。

2. 影像学表现 CT可表现为子宫横径较大,平扫无法识别宫腔。MRI可显示两个分开的宫腔,两侧宫腔之间多在子宫下段相互连通,而双子宫畸形两侧宫腔之间不连通[19],宫底不同程度凹陷,解剖分层正常,内膜信号正常,中间隔的信号类似肌肉信号(图4-2-13,图4-2-14)。

子宫输卵管造影显示两个分开的宫腔,两宫角距离较宽(多>4cm)。但相比MRI,子宫输卵管造影只能显示宫腔情况,不能观察到子宫外形情况,不能确诊(图4-2-15)。

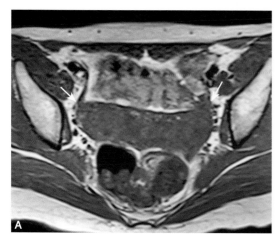
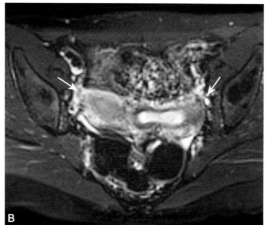
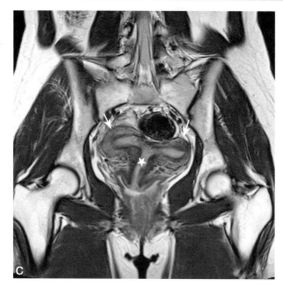

图4-2-13 双角子宫
横断位 T1WI(A)及 T2WI 脂肪抑制(B)盆腔两旁各见一宫体,两个宫角分开(箭);冠状位 T2WI(C)显示两侧宫体(箭)于子宫下段融合,见一个宫颈(五角星)

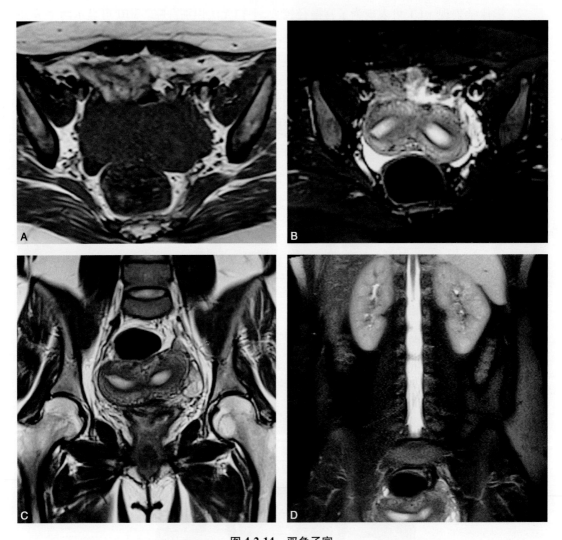

图 4-2-14　双角子宫

横断位 T1WI(A)及 T2WI 脂肪抑制(B)盆腔两旁各见一宫体,两个宫角分开,冠状位 T2WI(C)示两侧宫体于子宫下段融合;冠状位 HASTE 序列(D)见双侧肾脏无缺如,形态正常

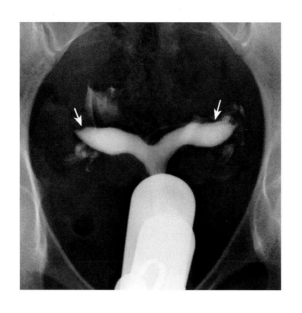

图 4-2-15　双角子宫
子宫输卵管造影显示双侧宫角相距较远(箭),于宫颈内口处融合,可见一个宫颈

3. 鉴别诊断　有时双角子宫宫底部肌层凹陷较少时无法确切与弓形子宫分别。双角子宫还需要与纵隔子宫鉴别。双角子宫两侧宫角距离较大,双侧宫角之夹角较大(多>105°),MRI 及子宫输卵管造影有助于鉴别。目前文献报道双角子宫与纵隔子宫的鉴别诊断标准不统一,大致有以下几种:①宫底浆膜层凹陷不同:双角子宫凹陷>1cm,而纵隔子宫凹陷<1cm;②两者内膜均呈分开状,双角子宫分开距离>4cm,纵隔子宫分开距离<4cm;③Troiano 等[20] 提出,两侧宫角部内膜连线距宫底浆膜层距离<0.5cm 或穿过宫底则认为是双角子宫,若>0.5cm 认为是纵隔子宫,无论宫底是圆顶状、平坦或是有切迹而成分离状(图 4-2-16);④欧洲生殖与胚胎学会和欧洲妇科内镜学会的共识为:若宫底部浆膜层内陷<宫壁厚度的 1/2,且宫腔内隔厚度>宫壁厚度的 1/2,定义为纵隔子宫;若宫底凹陷>宫壁厚度的 1/2,则为双角子宫[21]。

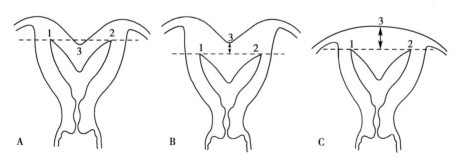

图 4-2-16　子宫纵隔与双角子宫的鉴别示意图
A:宫底浆膜层凹陷最深处低于两侧宫角连线时或 B:宫底浆膜层与两侧宫角部内膜连线距离<0.5cm 时为双角子宫;当宫底浆膜层与两侧宫角部内膜连线距离>0.5cm,则为纵隔子宫

五、纵隔子宫

纵隔子宫是最常见的畸形,占全部子宫畸形的 75%～90%。系双侧副中肾管融合后,中隔吸收受阻进而形成不同程度的纵隔[22]。分两型:①完全性纵隔子宫,为纵隔完全未吸收,

纵隔由宫底达到宫颈内口或外口水平;②部分性纵隔子宫,为纵隔部分吸收,纵隔由宫底未达到宫颈内口水平。

1. 临床表现　反复流产是纵隔子宫最常见表现,自然流产率为26%～94%,早产率为9%～33%[6,19,20]。这是由于纵隔黏膜、血管呈放射状,血液供给不足,孕卵着床于纵隔,因结缔组织可造成蜕膜与胎盘形成不好。纵隔子宫还存在宫颈肌肉与结缔组织比例失衡,使宫颈功能不全,导致早产的发生率高。纵隔子宫宫腔狭小,胎儿活动受限,臀位、胎膜早破、前置胎盘、胎盘早期剥离、产后出血等发生率均高于正常子宫妊娠者。

2. 影像学表现　CT检查子宫外形可正常,多数较难清晰显示纵隔情况。MRI能立体的显示子宫形态及信号改变,斜冠状面T2WI图像显示纵隔子宫最佳[20]。MRI检查可见子宫外形正常,宫腔内见纵隔影将宫腔分离,呈肌性信号、纤维组织信号或两者混合信号。完全性纵隔子宫可见两个完全被分离的宫腔(图4-2-17),部分性纵隔子宫宫腔内膜呈Y形(图4-2-18)。子宫输卵管造影可显示两个分开的宫腔,双侧宫角距离不大(多<4cm),但不能显示子宫外形(图4-2-19)。

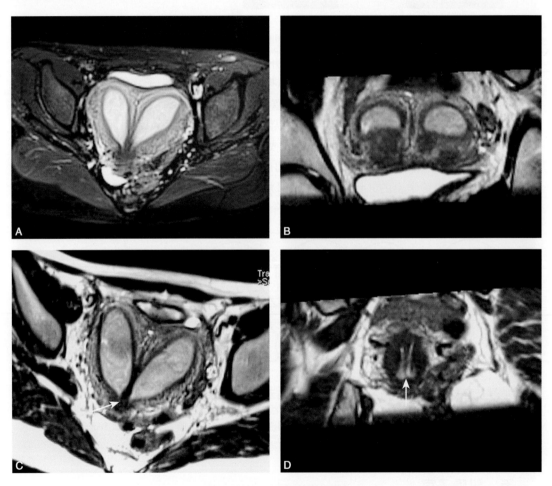

图4-2-17　完全性纵隔子宫
横断位T2WI脂肪抑制(A)显示宫腔呈Y形,宫腔内见低信号纵隔影,从于宫底延伸整个宫腔,未见两侧宫腔融合;子宫冠状位(B)和长轴位T2WI(C)显示完全性纵隔呈低信号,完全分隔宫腔(箭);宫颈冠状位3D-Space重建图像(D)示纵隔游离缘达宫颈外口(箭)

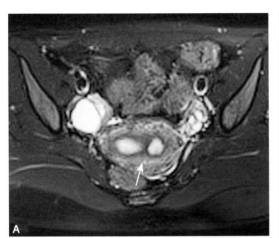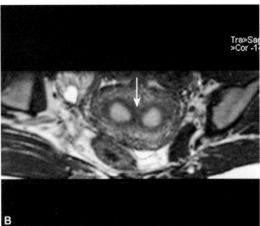

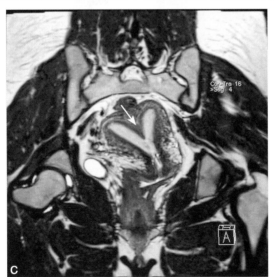

图 4-2-18　部分性纵隔子宫

横断位 T2WI 脂肪抑制(A)及子宫冠状位 3D-Space 重建图像(B)显示宫腔内见纵隔影(箭);子宫长
轴位 3D-Space 重建图像(C)显示纵隔自宫底延伸至宫腔,宫腔端游离,游离端未达宫颈内口(箭),
为部分性纵隔子宫

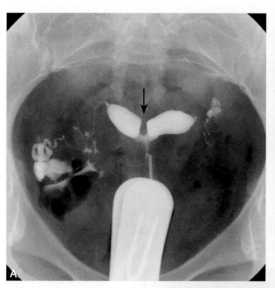
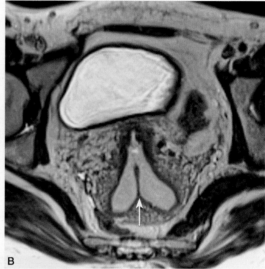
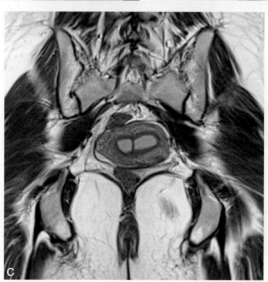

图 4-2-19　部分性纵隔子宫

子宫输卵管造影(A)显示双侧宫角之间可见沿子宫长轴分布的纵向充盈缺损,将宫腔局部一分为二(箭),但子宫外形无法显示。子宫长轴位和冠状位 3D-Space 重建图像(B 和 C)显示低信号纵隔自宫底延伸至宫腔,宫腔端游离,游离端接近宫颈内口(箭)

3. 鉴别诊断 纵隔子宫需与双角子宫鉴别,双角子宫两侧宫角相距较远,且外形上宫底凹陷,而纵隔子宫宫角距离较近,外形正常,双角子宫的宫腔内隔在 MRI 上一般为肌性信号,而纵隔子宫的隔可以表现为肌性、纤维性或混合性信号。完全性纵隔子宫有时可有双宫颈管,需与双子宫鉴别。

六、弓形子宫

弓形子宫(arcuate uterus)占子宫发育异常的 10% ~ 20% ,为两侧副中肾管相当于宫底部分的一小段未能完全融合,导致子宫底部发育不全,临床上多无症状,但妊娠后常为横胎位。

影像上可见子宫肌层及浆膜层向宫腔内凹陷,宫底部内膜呈弧形改变,宫腔呈浅鞍状。MRI 及超声均能确诊,一般不需要特殊处理[19,23,24](图 4-2-20,图 4-2-21)。

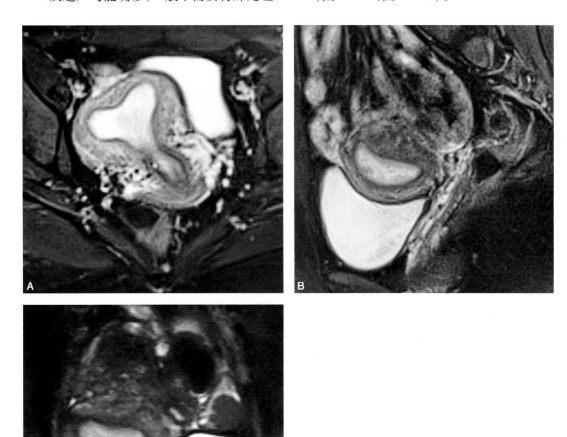

图 4-2-20 弓形子宫
横断位 T2WI 脂肪抑制(A)可见宫底部内膜向宫腔内稍凹陷,浆膜层可平坦或稍向宫腔内凹陷;矢状位(B)及冠状位(C)通常无特殊表现

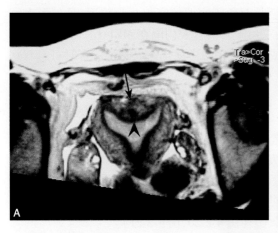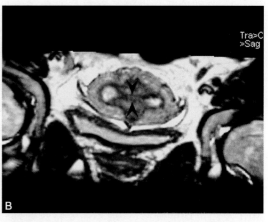

图 4-2-21 弓形子宫

子宫长轴位及冠状位 3D-Space(A ～ B)可见宫底部内膜向宫腔内稍凹陷(黑箭头),浆膜层可平坦或稍向宫腔内凹陷(箭)

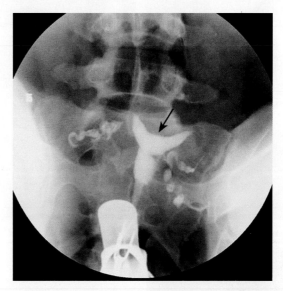

图 4-2-22 弓形子宫

子宫输卵管造影显示双侧宫角相距较远,宫底部向内凹陷,呈浅鞍状(黑箭)

第三节 阴道发育异常

女性生殖窦形成膀胱及整个尿道的上皮。尿生殖窦盆腔部部分分化为尿道、前庭大腺及处女膜上皮。阴道是沟通内外生殖器的一个管道,上 2/3 起源于副中肾管,下 1/3 起源于尿生殖窦,因此在发育过程中容易出现各种不同形式的异常。副中肾管的顶端融合到尿生殖窦再移向尾部、残留一个实性上皮索称阴道板。当胚胎发育至 18 周时,阴道板再发育形成管腔,向尿生殖窦靠近,最后至 24 周时才完全形成通畅的管腔。这一过程中,可出现管腔形成不全。

一、处女膜闭锁

处女膜闭锁又称无孔处女膜(imperforate hymen),系尿生殖窦上皮未能贯穿前庭部所致,发病率占新生女婴的0.1%[8,25]。闭锁的处女膜由2层扁平上皮细胞及中间1层薄的结缔组织组成。处女膜闭锁的临床和影像学特征与低位阴道横隔相仿,所不同的是前者无正常处女膜结构,而后者可见正常处女膜结构,是女性生殖道发育异常中较常见的疾病。

1. 临床表现　处女膜闭锁的临床和影像学特征与低位阴道横隔相仿,所不同的是前者无正常处女膜结构,而后者可见正常处女膜结构。绝大多数患者在初潮之前无症状,在青春期多表现为原发性闭经,由于处女膜闭锁,导致阴道分泌物或月经血排出受阻,可表现为周期性下腹坠痛,严重者可压迫肛门或尿道,出现便秘、肛门坠胀,尿频或尿潴留等症状;也可引起宫腔积血、输卵管积血,经血逆流还可引起子宫内膜异位症。月经期过后,症状可缓解,但是会随着下次月经期来临而进行性加重。妇科检查可见处女膜向外膨隆,表面呈蓝紫色,无阴道开口。肛诊可扪及阴道膨隆,向直肠凸出;阴道上方可扪及盆腔包块,用手指按压肿块可见处女膜膨隆更明显。

2. 影像学表现　CT可见子宫下方相当于阴道部位腊肠样液性密度,可稍高于膀胱密度(图4-3-1)。子宫腔常见积液,密度与阴道内液体类似。MRI矢状位T2WI显示最佳,可见近阴道外口处膜状闭锁,其上方阴道呈腊肠状或纺锤形扩张,内见积血,积血信号因出血不同时期而表现一定差异,典型表现为T1WI和T2WI均高信号,部分患者可伴宫腔积血、输卵管积血等(图4-3-2,图4-3-3)。

3. 鉴别诊断　主要与阴道部分闭锁及阴道未发育相鉴别。阴道闭锁位置一般比处女膜闭锁高,两者临床症状相似,阴道闭锁妇科检查无阴道开口。阴道未发育多无阴道积血,妇科检查亦无阴道开口。

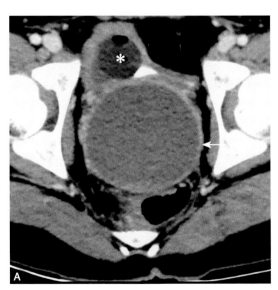
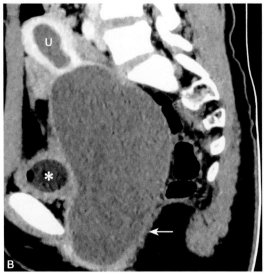

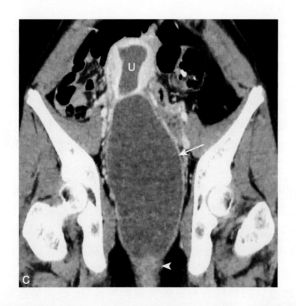

图 4-3-1 处女膜闭锁
横断位 CT 平扫（A）、增强后矢状位
（B）和冠状位（C）重建显示阴道内大
量积液,呈腊肠样（箭）,下端闭塞
（箭头）。前方"星号"为膀胱,U 为
子宫,内亦见积液

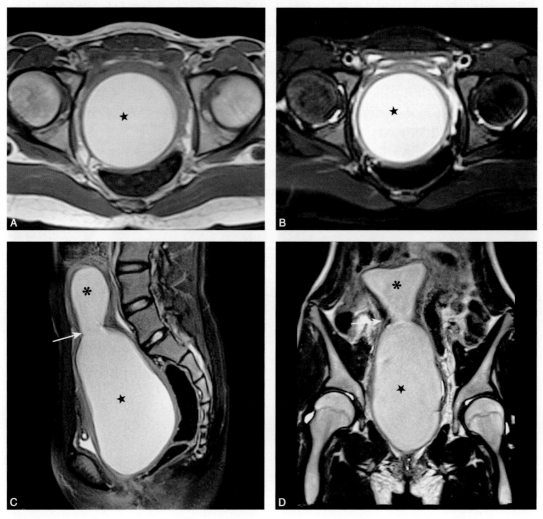

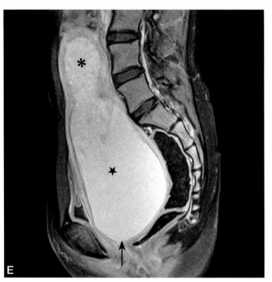

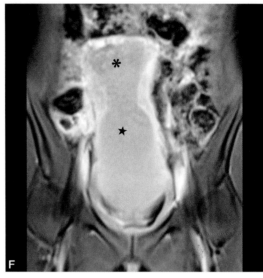

图 4-3-2 处女膜闭锁

16 岁,原发性闭经。横断位 T1WI(A)和 T2WI 脂肪抑制(B)显示阴道呈球形扩张,T1WI 和 T2WI 均匀高信号,为阴道内积血(五角星);矢状位 T2WI 脂肪抑制(C)和冠状位 T2WI(D)示子宫抬高,子宫肌层变薄,宫腔(星号)和阴道明显扩张,内含大量积血(五角星),两者相连(白箭)呈葫芦状;矢状位和冠状位 T1WI 脂肪抑制增强(E 和 F)显示阴道接近外口处可见横行膜状闭锁(黑箭)

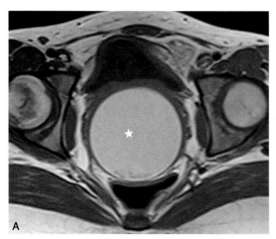

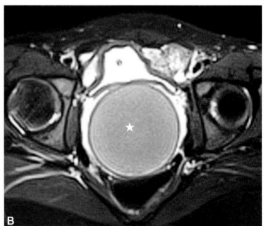

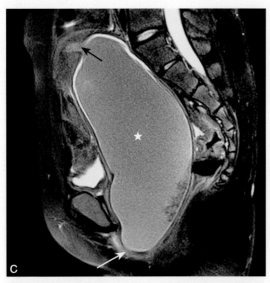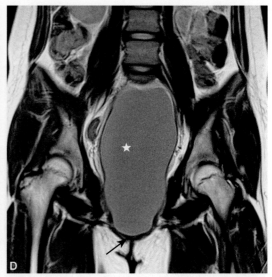

图 4-3-3　处女膜闭锁

15 岁,原发性闭经。横断位 T1WI(A)和 T2WI 脂肪抑制(B)显示阴道区巨大、圆形、高张力 T1WI 均匀高信号,T2WI 均匀中等信号,为阴道内积血;矢状位 T2WI 脂肪抑制(C)和冠状位 T2WI(D)示阴道扩张呈腊肠样,内含大量积血(五角星);阴道接近外口处可见横行膜状闭锁(C,白箭),子宫受压抬高,宫腔内见增厚内膜,未见明显积血(C,黑箭)

二、阴道闭锁与先天性无阴道

阴道闭锁(atresia of vagina)包含两种类型:Ⅰ型指阴道下段闭锁,阴道上段和子宫体正常;Ⅱ型指阴道完全闭锁,多合并子宫颈发育不良,伴或不伴子宫体发育畸形。临床上以Ⅰ型阴道闭锁最常见。

先天性无阴道(congenital absence of vagina)形态学上与阴道完全闭锁相同,但其发生机制不同。1976 年 Simpson 指出,阴道闭锁系尿生殖窦发育缺陷所致,子宫及卵巢多发育正常;先天性无阴道则是副中肾管发育不全或尾端发育不良所致,表现为阴道缺如,常伴子宫缺如,而卵巢正常[18]。45%～50%的患者合并泌尿道畸形,约10%合并脊柱异常。

1. 临床表现　阴道闭锁属生殖道梗阻性疾病,多见于青春期少女。主要表现为原发性闭经、周期性腹痛及盆腔包块。症状出现的早晚、严重程度与子宫内膜的功能有关。Ⅰ型阴道闭锁者,子宫内膜功能正常,因此症状出现的早,就诊比较及时,不会有经血逆流而引起子宫内膜异位症。盆腔检查,一般包块位置很低,位于直肠前面,一般就诊及时。Ⅱ型阴道闭锁者,往往因为子宫发育不良、内膜分泌不正常,症状出现会比较晚,容易发生经血逆流至盆腔,引起子宫内膜异位症。

先天性无阴道患者,一般无特殊症状,多因原发性闭经或性生活困难就诊。妇科检查可见外阴和第二性征发育正常,但无阴道口。肛查和盆腔 B 超检查发现无子宫或有始基子宫,卵巢输卵管一般正常。45%～50%的患者合并泌尿道畸形,约10%合并脊柱异常。

2. 影像学表现　Ⅰ型阴道闭锁表现为宫腔和中上段阴道不同程度扩张、积血,T1WI 和 T2WI 均呈高信号,而阴道下段呈实性软组织信号(图 4-3-4),根据梗阻点位置的不同,表现为与外阴有一定的距离的间隔。Ⅱ型阴道闭锁在矢状位 T2WI 上可见发育不良的子宫,正常阴道区未见正常阴道 H 结构,可见实性结缔组织信号。

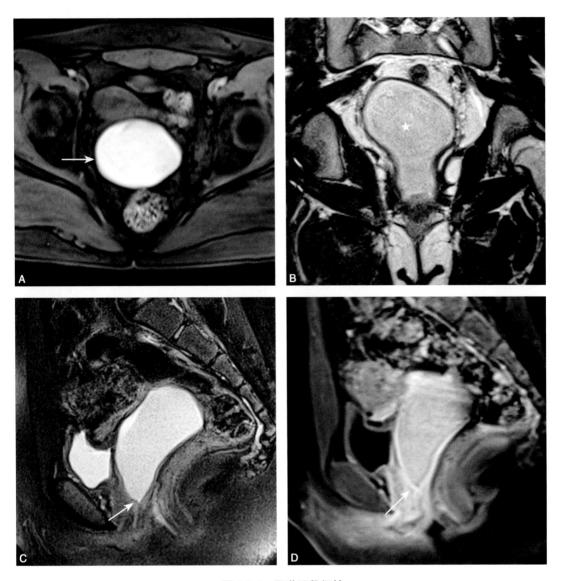

图 4-3-4 阴道下段闭锁

14 岁,原发性闭经。横断位 T1WI 脂肪抑制(A)示阴道球形扩张、积血(箭);冠状位 T2WI(B)和矢状位 T2WI 脂肪抑制 C 示阴道扩张呈腊肠样,内含大量积血(五角星),阴道下段呈鸟嘴样缩窄(箭);矢状位 T1WI 脂肪抑制增强(D)显示梗阻点位于阴道下 1/3 段(箭)

先天性无阴道在矢状位 T2WI 上见尿道及直肠之间无阴道壁肌性结构,仅见一些结缔组织影,亦能发现伴随无子宫或始基子宫。副中肾管发育异常可导致阴道上 2/3、宫颈和子宫的未发育或发育不良。如果副中肾管完全未发育,引起子宫、宫颈、输卵管及上 2/3 阴道缺如,称之为 Mayer-Rokitansky Kuster-Hause 综合征(MRKH 综合征)[10],代表了副中肾管异常的极端形式(图 4-3-5)。

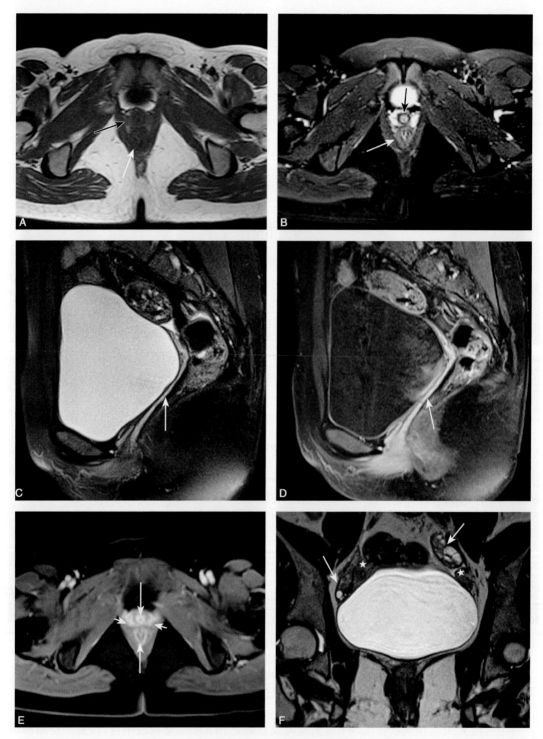

图 4-3-5　先天性无阴道伴始基子宫（MRKH 综合征）

横断位 T1WI（A）和 T2WI 脂肪抑制（B）显示直肠（白箭）与尿道（黑箭）之间未见正常阴道结构；矢状位 T2WI 脂肪抑制（C）、矢状位 T1WI 脂肪抑制增强图像（D）示直肠与膀胱、尿道之间未见阴道结构，可见条索状软组织信号，增强后均匀强化（箭）；横断位 T1WI 脂肪抑制图像（E）示增强尿道与直肠之间（长箭）可见强化软组织影（短箭），为闭锁的实性阴道组织；冠状位 T2WI（F）示两侧卵巢发育正常（箭），下方均可见实性未发育子宫（五角星）

3. 鉴别诊断　Ⅰ型阴道闭锁需与处女膜闭锁鉴别,两者均可见阴道内积血,但处女膜闭锁梗阻点位置更低,而Ⅰ型阴道闭锁梗阻点位置较高,有时影像学检查难以鉴别两者,需要借助妇科检查,前者可见正常处女膜,而后者见无孔、实性处女膜,由此可对两者鉴别。阴道完全闭锁与先天性无阴道均无法观察到阴道结构,多数时候两者鉴别较困难。

三、阴道横隔

阴道横隔(transeverse septae of vagina)是胚胎发育时期两侧副中肾管会合后的尾端与尿生殖窦相接处未贯通或部分贯通所致,发病率为 1 : 2100 ~ 72 000[26]。阴道横隔约半数位于阴道中上段交界处,也可位于阴道内其他任何部位,厚度约为 1cm 左右[16]。阴道横隔无孔者为完全性横隔(图 4-3-6),隔上有小孔者为不全性横隔(图 4-3-7)。

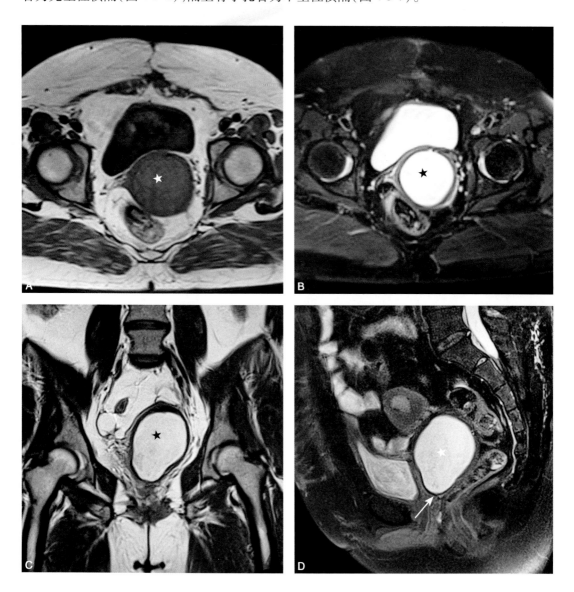

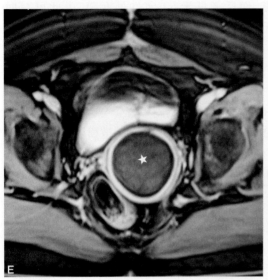
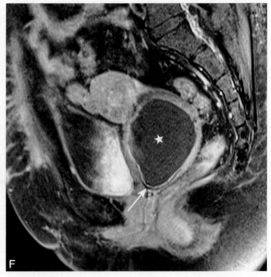

图 4-3-6　阴道完全横隔

横断位 T1WI（A）和 T2WI 脂肪抑制（B）示阴道球形扩张、积液，T1WI 呈稍低信号，T2WI 呈高信号（五角星）；冠状位 T2WI（C）和矢状位 T2WI 脂肪抑制（D）示阴道中上段纺锤形扩张，梗阻点位于阴道下段（箭）；横断位和矢状位 T1WI 脂肪抑制增强（E 和 F）显示阴道下段可见轻度强化横隔（箭），与阴道下段闭锁鉴别困难

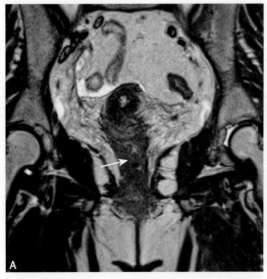
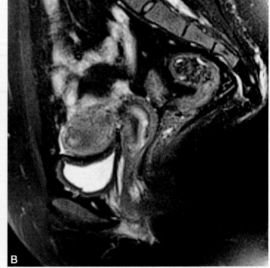

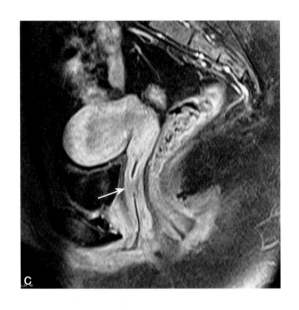

图 4-3-7　阴道不全横隔

冠状位 T2WI 横断位（A）和矢状位（B）示阴道上中段似可见稍低信号灶（箭）；矢状位 T1WI 脂肪抑制增强（C）可清晰显示阴道黏膜中断，上中段阴道可见长约 1cm 的横隔（箭）。手术显示阴道横隔距离外阴口约 4cm

不全性横隔位于阴道上部者多无症状，在青春期或儿童期不需要处理；位置偏低者可影响性生活，阴道分娩可影响胎先露部下降。对于有症状的患者应手术纠正。完全性横隔与处女膜闭锁症状相似，表现为原发性闭经并周期性下腹痛，呈进行性加重。由于经血潴留，可在横隔上方触及肿块。

阴道横隔影像学表现与阴道下段闭锁相仿，影像学鉴别困难，需结合妇科检查明确诊断。

四、阴道纵隔

阴道纵隔（longitudinal septae of vagina）为双侧副中肾管融合后，尾端纵隔未吸收或部分吸收所致，常伴双子宫、完全性纵隔子宫、双宫颈。阴道纵隔多无症状，影像学检查常因双子宫或纵隔子宫附带发现阴道纵隔，横断位 T2WI 可见阴道一分为二，呈双腔改变，多数阴道纵隔同时伴双子宫或纵隔子宫（图 4-3-8）。

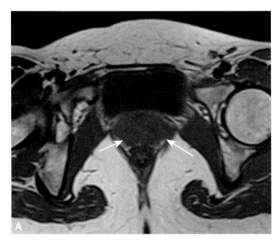

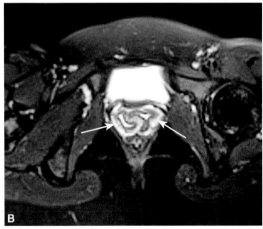

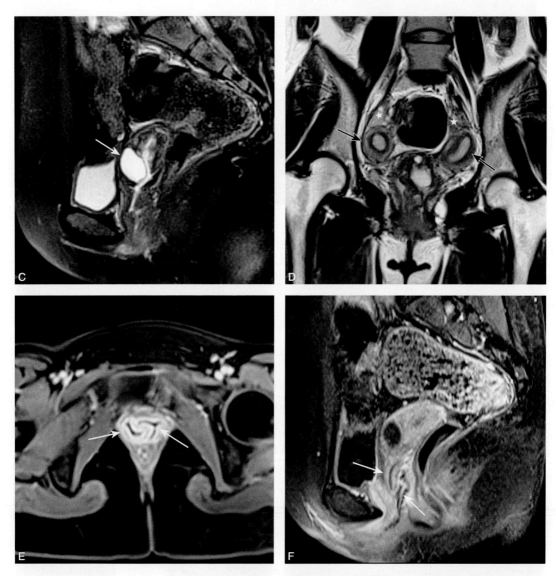

图 4-3-8 阴道纵隔

横断位 T1WI(A)、T2WI 脂肪抑制(B)示阴道增宽,可见左右两个阴道腔(箭);矢状位 T2WI 脂肪抑制和冠状位 T2WI(C 和 D)示除了两个阴道腔外,还可见双子宫(黑箭),左侧宫颈囊肿(白箭);横断位和矢状位 T1WI 脂肪抑制增强(E 和 F)显示双阴道壁较明显强化,下缘达外阴(箭),双阴道间见完全性纵隔

五、阴道斜隔综合征

阴道斜隔是一种并非罕见的生殖道畸形,也称阴道斜隔综合征,主要包括以下发育异常:①双子宫、双宫颈;②阴道斜隔:既不同于将阴道一分为二的阴道纵隔,也不同于将阴道分为上下两节的阴道横隔,阴道斜隔表现为一片两面均覆盖阴道上皮的膜状组织,起源于两个宫颈之间,斜向附着于一侧的阴道壁,形成一个盲管,把该侧的宫颈遮蔽在内,隔的后方与宫颈之间形成"隔后腔"。③泌尿系畸形:多伴闭锁阴道侧泌尿生殖系统畸形,以肾脏缺如最多见。

阴道斜隔分三型[18,23]:

Ⅰ型(无孔斜隔):斜隔上无孔,斜隔侧的子宫与外界及另侧子宫完全隔离,经血无法流出。

Ⅱ型(有孔斜隔):斜隔上有数毫米大小的小孔,斜隔侧经血可流出,但流出不畅。

Ⅲ型(无孔斜隔合并宫颈瘘管):在两侧宫颈间或隔后腔与对侧宫颈之间有小瘘管,有隔一侧子宫经血可通过另一侧宫颈排出,但流出不通畅。

三型中,Ⅱ型发生率最高,约占50%[18]。

1. 临床表现 患者发病年龄轻,月经周期正常,痛经是主要的临床症状,表现为严重的胀、坠、憋的痛经。Ⅰ型因经血无法流出而痛经最重。Ⅱ型及Ⅲ型多表现为经期长、月经淋漓不尽,伴感染时可有脓性分泌物。妇科检查可发现一侧穹窿或阴道壁有囊性肿物,子宫增大及附件肿物。

2. 影像学表现 超声和MRI是诊断阴道斜隔综合征主要检查手段,但MRI能更精确显示子宫畸形、阴道阻塞情况及同侧肾脏发育异常。T2WI可见阴道内斜隔起至宫颈,终止于一侧阴道壁,隔后腔可见不同程度积血,以Ⅰ型最明显(图4-3-9),Ⅱ型及Ⅲ型多数可见积血,少数也可无明显积血(图4-3-10,图4-3-11)。Ⅰ型还可有宫腔及输卵管积血,Ⅱ型及Ⅲ型有时可观察到斜隔上的小孔或宫颈内的瘘管。子宫输卵管造影Ⅰ型仅可见单角状宫腔,Ⅱ型可从斜隔小孔注入造影剂,可观察到隔后腔的情况,有时造影剂沿隔后腔逆流入宫腔可观察到斜隔侧宫腔的情况。Ⅲ型由于宫颈有瘘管,注入造影剂多可两侧宫腔均显影[27]。

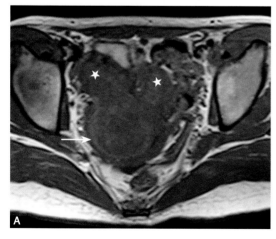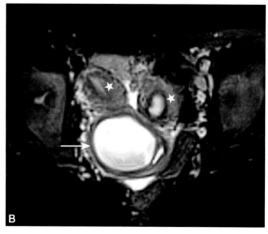

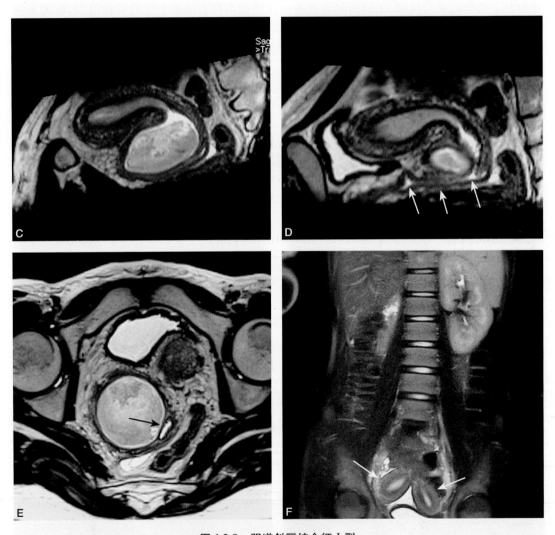

图 4-3-9 阴道斜隔综合征 I 型

横断位 T1WI(A)和 T2WI 脂肪抑制(B)示双子宫(五角星)、双阴道,右侧阴道腔明显扩张(箭);冠状位 3D-Space 重建示右侧(C)宫颈管、阴道扩张,末端呈盲端;左侧(D)宫颈管及阴道无扩张,阴道远端通畅(箭);阴道下端横断位 T2WI(E)示双阴道腔之纤维分隔(箭);冠状位 HASTE 序列(F)示双子宫(箭),右侧宫腔轻度扩张,右侧肾脏缺如,左侧肾脏饱满

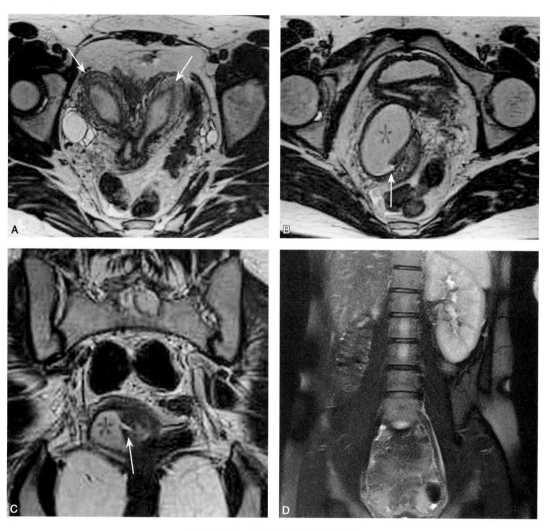

图 4-3-10　阴道斜隔综合征Ⅱ型

横断位 T2WI 子宫层面(A)显示双子宫畸形(箭);横断位(B)和冠状位 T2WI(C)见右侧阴道明显扩张,内有高信号积血(星号),可见斜隔上的小孔(箭),隔后腔的经血(星号)可经由小孔流出;冠状位 T2WI(D)显示右肾缺如,左肾饱满

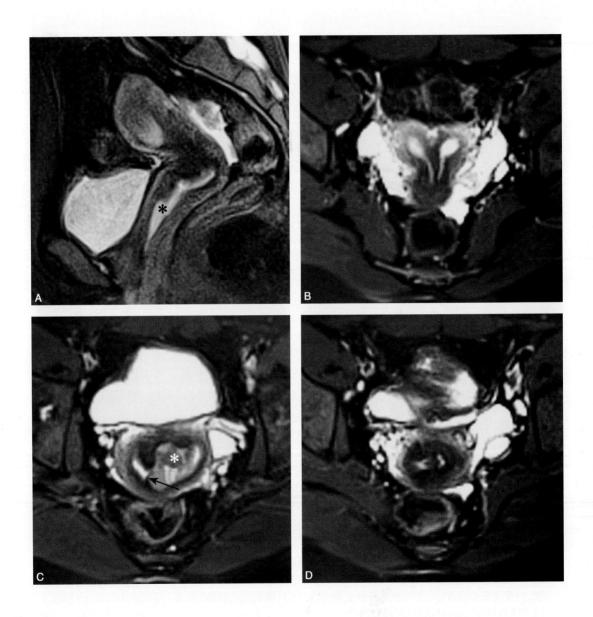

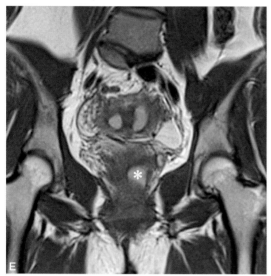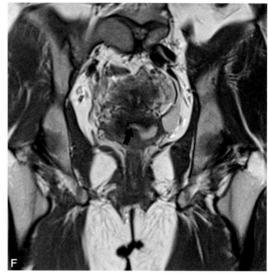

图4-3-11　阴道斜隔综合征Ⅲ型

矢状位（A）、横断位 T2WI 脂肪抑制从上到下层面（B～D）及冠状位 T2WI（E，F）显示双子宫畸形，阴道斜隔终止于左侧阴道壁，左侧阴道上段扩张积液（星号），两侧宫颈管之间有交通（黑箭）

3. 鉴别诊断　斜隔侧阴道积血需与双子宫一侧宫颈闭锁鉴别。两者均可表现为一侧宫腔显著积血。前者积血位于阴道上段斜隔后方，宫颈正常；后者阴道内无积血，积血位置较高，位于宫颈管内，且宫颈管显著扩张。

（强金伟　王士甲　马凤华　杨蔚）

参 考 文 献

1. 丰有吉，沈铿. 妇产科学. 第 2 版. 北京：人民卫生出版社，2010.

2. 孔北华. 妇产科学. 北京：高等教育出版社，2005.

3. Saravelos SH，Cocksedge KA，Li T. Prevalence and diagnosis of congenital uterine anomalies in women with reproductive failure：a critical appraisal. Hum Reprod Update，2008，14（5）：415-429.

4. Chan YY，Jayaprakasan K，Zamora J，et al. The prevalence of congenital uterine anomalies in unselected and high-risk populations：a systematic review. Hum Reprod Update，2011，17（6）：761-771.

5. Grimbizis GF，Camus M，Tarlatzis BC，et al. Clinical implications of uterine malformations and hysteroscopic treatment results. Hum Reprod Update，2001，7（2）：161-174.

6. Raga F，Bauset C，Remohi J，et al. Reproductive impact of congenital Mullerian anomalies. Hum Reprod，1997，12（10）：2277-2281.

7. 高英茂，李和. 组织学与胚胎学. 第 2 版. 北京：人民卫生出版社，2010.

8. MacLaughlin DT，Donahoe PK. Sex determination and differentiation. N Engl J Med，2004，350（4）：367-378.

9. The American Fertility Society. The American Fertility Society classifications of adnexal adhesions，distal tubal occlusion，tubal occlusion secondary to tubal ligation，tubal pregnancies，mullerian anomalies and intrauterine adhesions. Fertil Steril，1988，49（6）：944-955.

10. Grimbizis GF.（eds.）. Female genital tract congenital malformations：classification，diagnosis and management，DOI 10. 1007/978-1-4471-5146-3_8.

11. Yoo RE，Cho JY，Kim SY，et al. A systematic approach to the magneticresonance imaging-based differential di-

agnosisof congenital Müllerian duct anomalies and theirmimics. Abdom Imaging,2015,40(1):192-206.

12. Zhu. L. (eds.). Atlas of surgical correction of female genital malformation. DOI 10. 1007/978-94-017-7246-4_2.

13. Pompili G, Munari A, Franceschelli G, et al. Magnetic resonance imaging in the preoperative assessment of Mayer-Rokitansky-Kuster-Hauser syndrome. Radiol Med,2009,114(5):811-826.

14. Buy JN, Ghossain M. Gynecological imaging. 2013 DOI 10. 1007/978-3-642-31012-6_20.

15. Troiano RN. Magnetic resonance imaging of mullerian duct anomalies of the uterus. Top Magn Reson Imaging, 2003,14(4):269-280.

16. Propst AM, Hill JA. Anatomic factors associated with recurrent pregnancy loss. Semin Reprod Med,2000,18: 341-350.

17. Fahmy MAB. (ed.). Rare congenital genitourinary anomalies:an illustrated reference guide. DOI 10. 1007/ 978-3-662-43680-6_13.

18. 曹泽毅. 中华妇产科学. 第2版. 北京:人民卫生出版社,2004.

19. Carrascosa P, CapunayC, Sueldo CE, et al. CT virtual hysterosalpingography. DOI 10. 1007/978-3-319-07560-0_8.

20. Troiano RN, McCarthy SM. Mullerian duct anomalies:imaging and clinical issues. Radiology,2004,233(1): 19-34.

21. Grimbizis GF, Gordts S, Di Spiezo Sardo A, et al. The ESHRE-ESGE consensus on the classification of female genital tract anomalies. Gynecol Surg,2013,10(3):199-212.

22. Manfredi R, Mucelli RP(eds.). MRI of the female and male pelvis,2015;DOI 10. 1007/978-3-319-09659-9_1.

23. 张惜阴. 实用妇产科学. 北京:人民卫生出版社,2003.

24. Zlopasa G, Skrablin S, Kalafati D, et al. Uterine anomalies and pregnancy outcome following resectoscope metroplasty. Int J Gynaecol Obstet,2007,98(2):129-133.

25. Burgis J. Obstructive Müllerian anomalies:case report, diagnosis, and management. Am J Obstet Gynecol,2001, 185(2):338-344.

26. Imaoka I, Wada A, Matsuo M, et al. MR imaging of disorders associated with female infertility:use in diagnosis, treatment, and management. RadioGraphics,2003,23(6):1401-1421.

27. Cox D, Ching BH. Herlyn-Werner-Wunderlich syndrome:a rare presentation with pyocolpos. Radiol Case Rep, 2012,6(3):9-15.

第五章
子宫良性病变

第一节　子宫良性肿瘤

一、子宫平滑肌瘤

子宫肌瘤又称子宫平滑肌瘤(uterine leiomyoma),是发生在子宫平滑肌及纤维结缔组织的良性肿瘤,也是最常见的妇科肿瘤。据文献报道,25%～50%的肌瘤中可见纤维组织[1]。子宫肌瘤好发于30～50岁妇女,尤其40～50岁高发,育龄期妇女发病率为20%～25%,但多因无症状而未就诊[2]。

1. 发病原因　子宫肌瘤是由突变的单个平滑肌细胞增殖而成的单克隆肿瘤,多发性子宫肌瘤通常由不同的平滑肌细胞克隆而成。子宫肌瘤的病因尚不明确,性激素水平升高可能是肌瘤发生的主要原因。遗传学因素、类固醇激素、生长因子等在子宫肌瘤的发生、发展中均有一定作用[2-7]。

(1) 雌激素　子宫肌瘤组织中雌激素受体的含量明显高于正常子宫平滑肌组织,雌激素促进子宫肌瘤的生长[2]。绝经后雌激素水平下降,子宫肌瘤停止生长。促性腺激素释放激素(GnRH)类似物通过降低雌激素水平,导致肌瘤变小。

(2) 孕激素　子宫肌瘤中含有高浓度的孕激素受体,孕激素通过与其受体结合,调节肌瘤细胞的有丝分裂,促进肌瘤生长,对肌瘤的形成和发展起一定作用[3]。孕激素拮抗剂可使肌瘤缩小。

(3) 生长因子　如表皮生长因子(EGF)、胰岛素样生长因子(IGF)及血小板源性生长因子(PDGF)等均可调节子宫肌瘤的生长[4]。

(4) 细胞遗传学　25%～50%的子宫肌瘤存在染色体异常,如12号染色体长臂重排、12号和17号染色体长臂片段相互换位、7号染色体长臂部分缺失或三体异常等。

2. 组织病理学

(1) 大体表现:子宫肌瘤可发生在子宫任何部位(图5-1-1),按肌瘤发生部位分为子宫体肌瘤和子宫颈肌瘤,前者占90%～96%,后者仅占2.2%～8%。偶可发生于圆韧带、阔韧带、宫底韧带。子宫肌瘤按其与子宫壁各层的关系分为3类:

1) 肌壁间子宫肌瘤(intramural myoma):此类肌瘤最多见,占总数的60%～70%。肌瘤位于子宫肌层内,周围被正常肌层包绕,肌瘤与肌壁界限清楚。周围被挤压的肌壁结缔组织

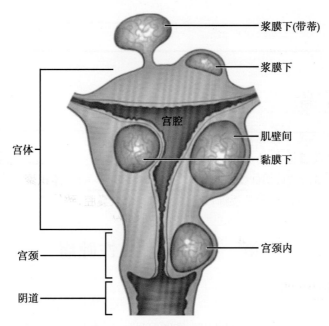

图 5-1-1　子宫肌瘤的分布图

常见的子宫肌瘤位置有肌壁间、浆膜下、黏膜下、宫颈。摘自 Sud S, et al. MR imaging spectrum of uterine and cervical lesions-expanding the differential diagnosis. DOI：10.1594/ecr2015/C-1131.

形成"假包膜"。肌瘤可单个或多个，大小不一。肌瘤小，子宫形状无明显改变；肌瘤大，可使子宫增大，甚至变形呈不规则状，宫腔也随之改变。

2）浆膜下子宫肌瘤（subserous myoma）：肌瘤向子宫表面突出，其表面仅覆盖少许肌壁或浆膜时，称为"浆膜下子宫肌瘤"，占总数的 20%～30%。有时肌瘤仅有一蒂与子宫壁相连，称为带蒂浆膜下肌瘤（pedunculated myoma）。带蒂浆膜下子宫肌瘤可发生蒂扭转而脱落，与邻近器官粘连，从而获得新血供继续生长，称为寄生性肌瘤（parasitic myoma）或游走性肌瘤。肌瘤长在子宫侧壁并向阔韧带生长时，称为阔韧带内肌瘤。

3）黏膜下子宫肌瘤（submuous myoma）：近宫腔的肌壁间肌瘤向宫腔方向生长，其表面覆盖子宫内膜者，称为黏膜下肌瘤，约占总数的 10%。这类肌瘤向宫腔突出，可以改变宫腔的形状。有些肌瘤仅以蒂与宫壁相连，称为带蒂黏膜下肌瘤。

以上各类肌瘤可单独发生亦可同时发生。2 个或 2 个以上肌瘤同时发生者，称为多发性子宫肌瘤。典型肌瘤为实性球形肿块，表面光滑，与周围肌组织有明显分界。肌瘤虽无包膜，但肌瘤周围的子宫肌层因受压可形成假包膜。血管由子宫肌层穿入假包膜供给肌瘤营养，肌瘤越大，血管越粗。假包膜中的血管呈放射状排列，血管壁缺乏外膜，受压后易引起循环障碍而使肌瘤发生各种退行性变。一般肌瘤呈白色，质硬，剖面呈灰白色旋涡状浅纹，略显不平。

（2）镜下表现：子宫肌瘤主要由梭形平滑肌瘤细胞和不等量纤维结缔组织构成。平滑肌瘤细胞大小均匀，淡染、成束排列，形成栅栏状或旋涡状结构；纵切面细胞呈梭形，大小一致；横切面细胞呈圆形、多边形，圆形核位于中央，胞质丰富。子宫肌瘤的硬度与肌瘤中平滑肌细胞和纤维结缔组织构成比有关。

3. 平滑肌瘤继发性改变

（1）变性：肌瘤的血供来自肌瘤的假包膜，它的血管壁缺乏外膜，易受压引起肌瘤的血供障碍，营养缺乏，继而发生各种变性[8]。主要类型如下：

1）透明变性（hyaline degeneration）：又称玻璃样变，是最常见的肌瘤变性，约占肌瘤变性的63%。肌瘤组织水肿变软，肌纤维退变，旋涡状或编织状结构消失，融合成玻璃样透明体。由于玻璃样变多发生于肌瘤的结缔组织，因此这种变性在纤维结缔组织成分较多的肌瘤中更明显。

2）水肿变性及囊性变（hydropic and cystic degeneration）：也是比较常见的变性。肌瘤内液化形成大小不等的腔隙，切面变性区域呈棉絮状，有透亮的液体积聚。当病变继续发展，由液化形成许多大小不等的小囊腔逐渐甚至融合成一个大囊腔，致使肌瘤质地变软，呈囊性。

3）黏液样变性（myxoid degeneration）：为较少见的一种变性，约占肌瘤变性的19%。是肌瘤中结缔组织黏液样变的结果，切面呈胶冻样，富含酸性黏多糖，PAS及黏液卡红染色均为阳性。

4）红色变性（red degeneration）：是一种特殊类型的变性，约占肌瘤变性的4%。多见于妊娠期或产褥期，原因不明，可能是肌瘤小血管发生退行性变所致，引起血栓或溶血，血红蛋白渗入肌瘤。切面呈暗红色如半熟牛肉，质软、腥臭，旋涡状结构消失。

5）钙化（calcification.）：约占肌瘤变性的8%，多见于蒂部细小而血供不足的浆膜下肌瘤或病程较长的肌瘤；绝经后妇女或子宫动脉栓塞术后易发生。钙化灶常常稀少而分散，钙化明显时整个肌瘤变硬如石，称为"子宫石"，但很少见。

6）脂肪变性（fat degeneration）：极少见，一般病灶小，肉眼看不到。镜下所见肌瘤细胞内有小空泡出现，即脂肪滴；有时瘤组织内出现岛屿状分布的成熟脂肪细胞。一般认为肌瘤中的脂肪成分是来源于平滑肌瘤的脂肪化生，也可能是来源于脂肪组织浸润。

（2）坏死：平滑肌瘤的细胞坏死有透明样坏死和凝固性坏死两种，它们的形态特点及其在良恶性病变中的意义不同。透明样坏死，多见于良性平滑肌瘤；而凝固性坏死主要见于平滑肌肉瘤。

（3）萎缩（atrophy）：分娩后、绝经后或放射治疗后，因血供减少或激素水平下降，肌瘤体积明显变小。

（4）感染及脓肿形成：多见于黏膜下肌瘤，带蒂黏膜下肌瘤脱出宫颈口或阴道时感染更常见；也可发生于宫腔操作后、流产或产后。肌壁间及浆膜下肌瘤很少发生感染。

（5）恶性变：仅少数平滑肌瘤恶变为平滑肌肉瘤，发生率为0.4%～1.3%。

4. 临床表现 多数无明显症状，仅在体检时偶然发现。临床症状取决于肌瘤生长的部位、肌瘤的大小、有无变性等，而与数目关系不大。常见的临床表现如下：

（1）月经改变：是子宫肌瘤最常见的症状，占30%～50%。主要见于较大的肌壁间肌瘤和黏膜下肌瘤。表现为经量增多、经期延长。黏膜下肌瘤若发生感染坏死还可能出现持续性阴道流血或脓血性排液。浆膜下肌瘤很少引起月经改变。

（2）下腹部包块：当子宫增大超过孕12周妊娠子宫时，下腹部可触及不规则的质硬包块。

（3）白带增多：肌瘤使宫腔内膜面积增加、腺体分泌增多及盆腔充血，导致白带增多。黏膜下肌瘤合并感染时可致脓血性白带。

（4）压迫症状：随着肌瘤增大，可压迫邻近器官引起相应症状。前壁肌瘤压迫膀胱造成尿频、尿急；压迫膀胱三角区引起尿潴留。后壁肌瘤压迫直肠引起便秘等。阔韧带肌瘤压迫输尿管引起输尿管梗阻。

（5）贫血：经量长期增多可致慢性贫血，多见于黏膜下肌瘤患者。严重者出现乏力、面色苍白、心慌、气短等。

（6）疼痛：一般不引起疼痛。肌瘤增大压迫盆腔脏器、血管、神经，可出现下腹胀痛或隐痛；肌瘤蒂扭转、肌瘤红色样变可引起急腹症。

（7）不孕：黏膜下肌瘤压迫宫腔内膜影响受精卵着床；宫角部的肌瘤可影响输卵管的通畅而引起不孕。

5. 影像学表现　子宫肌瘤的 CT 表现取决于肌瘤的大小、部位和有无变性，最常见的 CT 表现为子宫体积增大、子宫形态不规则和密度异常[8,9]。小的肌瘤子宫增大不明显，CT 易漏诊。肌壁间肌瘤的子宫外形可呈分叶状或局部向外膨隆（图 5-1-2），浆膜下肌瘤多表现为自子宫向外突出的实性肿块，带蒂的浆膜下肌瘤与阔韧带肌瘤在某个切面上可与子宫分离，酷似卵巢肿块（图 5-1-3，图 5-1-4），黏膜下肌瘤常使宫腔变形、消失。无变性的肌瘤平扫呈等密度，增强后可显著强化，强化程度与正常子宫肌层相仿，也或稍强、稍弱于正常子宫肌层。变性的肌瘤因变性类型不同而呈不同的 CT 表现，呈等低混杂密度，或等高混杂密度，或伴钙化。

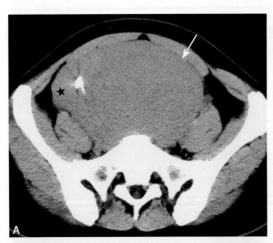

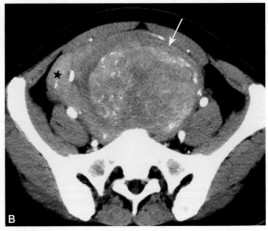

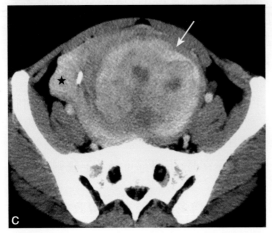

图 5-1-2　子宫肌壁间肌瘤
横断位平扫（A）示子宫明显增大，呈等密度（箭）；子宫腔内节育环受压向右偏移。增强动脉期（B）和静脉期（C）示子宫左侧肌壁间巨大类圆形肿块，动脉期见肿块内点状和条状血管影，静脉期呈明显不均匀强化（箭），内有片状无强化区。五角星为正常子宫肌层

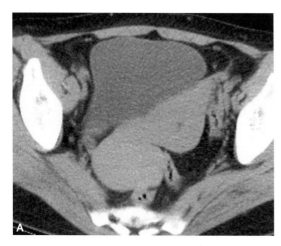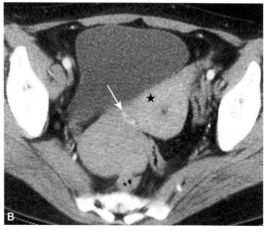

图5-1-3 子宫浆膜下肌瘤

横断位CT平扫(A)和增强(B)示子宫(五角星)右旁类圆形肿块,呈等密度,增强后肌瘤中度均匀强化,稍弱于正常子宫肌层,肿瘤与子宫肌层之间可见供血动脉(箭)

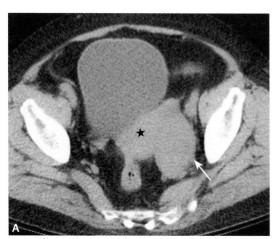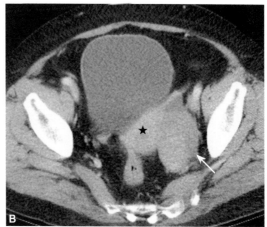

图5-1-4 左侧阔韧带肌瘤

横断位CT平扫(A)和增强(B)示子宫(五角星)左旁椭圆形肿块(箭),平扫呈等密度,增强后肿块中度均匀强化,与正常子宫肌层相仿

子宫肌瘤的密度取决于平滑肌细胞和纤维结缔组织的构成比例以及变性的类型。与正常子宫密度相比,可将子宫肌瘤分3种类型[10]:①等密度肌瘤:约占77%,平扫显示不清,增强扫描显示肿瘤边界清晰、锐利,内部密度相对均匀,周边可见假包膜(图5-1-5)。②低密度肌瘤:约占13%,多见于玻璃样变性、囊变、坏死的子宫肌瘤,病灶多呈等低密度(图5-1-6),CT值10~40HU,最高可达106HU,增强后轻度~明显不均匀强化,其内可见无强化区。③高密度肌瘤:约占10%,多见于伴钙化的肌瘤。钙化是子宫肌瘤相对特异性的征象,可呈斑点状、条状或不规则形(图5-1-7),部分钙化沿肌瘤周边分布而形成蛋壳样钙化(图5-1-8)。CT增强时部分子宫肌瘤和正常子宫肌层一样显著增强,部分肌瘤呈不均匀强化,而成混杂密度,部分含纤维结缔组织多的肌瘤血供相对少,平扫呈等密度,增强后呈相对低密度;位于子宫肌壁间的较小等密度肌瘤容易漏诊。

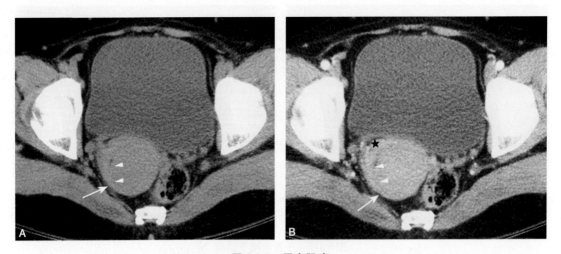

图 5-1-5　子宫肌瘤

横断位 CT 平扫(A)示子宫左侧肌壁间类圆形等密度肿块(箭)，右侧弧形低密度为宫腔及假包膜(箭头)。增强扫描(B)示肿块强化略低于子宫肌层(五角星)

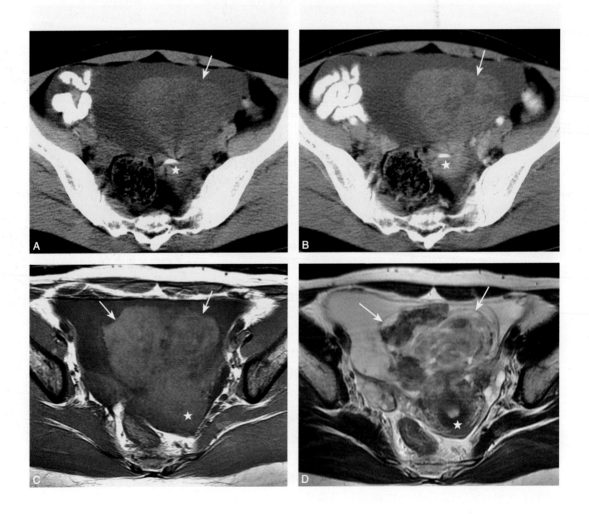

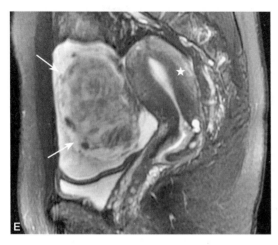
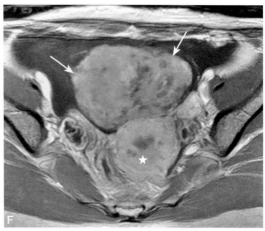

图 5-1-6　子宫肌瘤伴水肿变性

患者 47 岁,发现子宫肌瘤 5 年。横断位 CT 平扫(A)示子宫(五角星)前壁向外生长的略低密度肿块(箭),周边可见更低密度积液。增强扫描(B)示肿块不均匀强化(箭)。同一病例横断位 T1WI(C)示子宫前方巨大肿块呈等信号,内散在片状低信号。横断位和矢状位 T2WI(D 和 E)示肿块起自子宫前壁肌层,在浆膜下明显突出于子宫外,肿块呈混杂等低及高信号(箭)。横断位 T1WI 增强(F)示肿块明显强化,与子宫肌层强化相仿,但略欠均匀(箭)

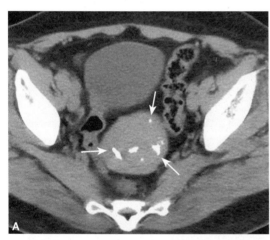
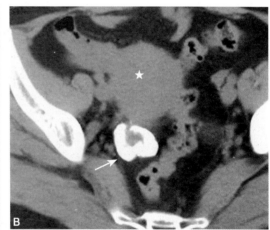
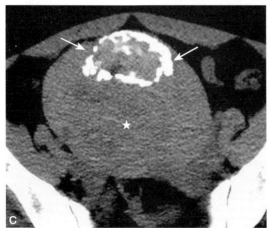

图 5-1-7　子宫肌瘤钙化

横断位 CT 平扫(A)示子宫肌瘤呈等密度,内散在斑片状钙化(箭)。另 2 例患者横断位 CT 平扫(B 和 C)示子宫肌瘤内蛋壳样钙化(箭)。五角星:子宫

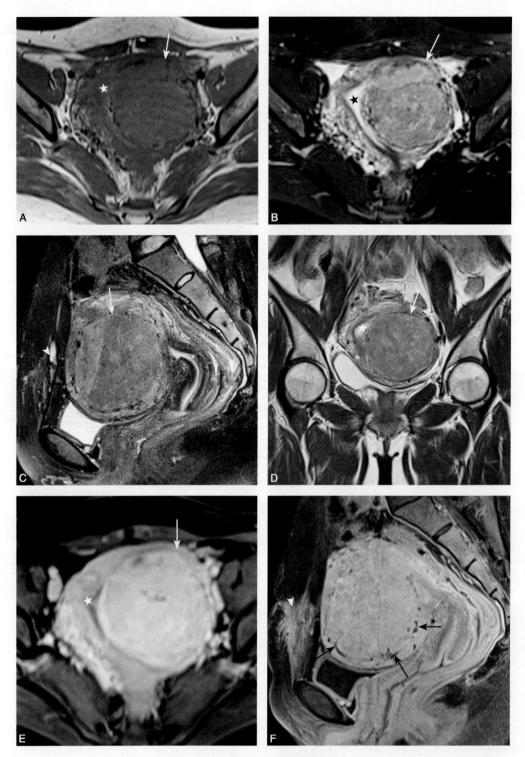

图 5-1-8　子宫肌壁间肌瘤

患者 48 岁,体检发现子宫肌瘤 2 周。横断位 T1WI(A)示子宫弥漫性增大,子宫腔向右侧偏移(五角星)。横断位和矢状位 T2WI 脂肪抑制(B 和 C)及冠状位 T2WI(D)示肿块等信号为主,右旁受压宫腔呈高信号(五角星)。横断位和矢状位 T1WI 脂肪抑制增强(E 和 F)示肿块明显均匀强化,横断位可见周边假包膜形成(箭),与正常子宫分界清晰,矢状位可见瘤周低信号流空血管(黑箭)。另见腹壁斑片状强化灶,为腹壁内膜异位灶(C,F 箭头)

　　磁共振成像(MRI)具有非常好的软组织对比及多方位、多层面成像的优势,在显示女性盆腔解剖及疾病方面较超声和 CT 更加准确和特异。MRI 不仅显示肌瘤的大小、数目,而且可清晰显示肌瘤在子宫的位置(宫颈、子宫体、周围韧带),肌瘤与子宫肌层的关系(肌壁间、浆膜下、黏膜下等),以及肌瘤与邻近器官和组织如卵巢、输卵管的关系。子宫肌瘤典型表现为子宫肌壁间、浆膜下或黏膜下边界清晰的圆形、类圆形肿块,T1WI 呈等信号,T2WI 呈低信号,增强后肿块明显强化,与正常子宫肌层强化相仿(图 5-1-8,图 5-1-9)。其他部位肌瘤如阔韧带和宫颈肌瘤呈等信号,与子宫体部肌瘤相仿,增强程度也与正常子宫肌层相仿(图 5-1-10,图 5-1-11,图 5-1-12)。黏膜下肌瘤向宫腔内生长,较小时表现为宫腔内小类圆形肿块,信号与子宫肌层相仿,增强后肿瘤明显强化;肌瘤较大时可下垂至阴道,甚至外阴部,仔细观察可见窄蒂与子宫前壁或后壁相连(图 5-1-13)。较大子宫肌瘤往往合并各种变性。与正常子宫肌层比较,肌瘤信号可分三种类型:①T1WI 和 T2WI 等信号为主,此类信号表现最常见;②T1WI 呈等信号、T2WI 呈等高混杂信号,增强后呈明显不均匀强化,此类表现多合并肌瘤变性,如黏液变性、水肿变性或透明变性;③T1WI 等或稍低信号为主、T2WI 呈高、等和低混杂信号,弥漫分布于瘤体内,此类表现病理证实为肌瘤广泛黏液变性或透明变性。

　　子宫肌瘤 MRI 诊断标准见表 5-1-1。多发性子宫肌瘤可引起子宫轮廓变形,多见于肌壁间、浆膜下肌瘤;子宫肌瘤过大(>10cm),如浆膜下或阔韧带肌瘤容易误诊为卵巢肿瘤。如果出现子宫肌层爪牙状包裹肿瘤或肿瘤与正常肌层交界面出现开瓶器状流空血管,倾向于子宫肌瘤(图 5-1-14)。肌瘤玻璃样变约占所有变性的 60%,T1WI 呈中等信号,T2WI 因高蛋白嗜酸性物质增加而呈均匀低信号[9,11]。黏液样变性时,T1WI 呈中等信号,T2WI 因组织内含透明质酸黏多糖呈明显高信号(图 5-1-15,图 5-1-16),增强后不同程度强化[12]。肌瘤囊性变时,囊变区呈水样信号,T1WI 呈低信号,T2WI 呈高信号,增强后无强化(图 5-1-17)。

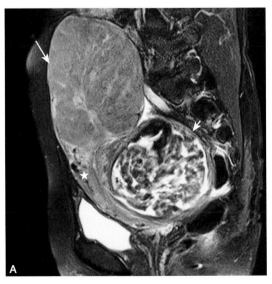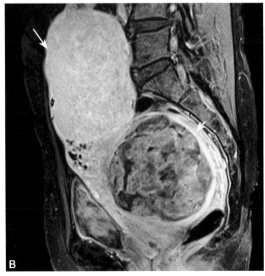

图 5-1-9　子宫浆膜下肌瘤变性

矢状位 T2WI 脂肪抑制(A)示子宫浆膜下多发肌瘤,呈等信号(长箭)或棉团状高、等和低混杂信号(短箭)。矢状位 T1WI 增强(B)示无变性的肌瘤显著均匀强化(长箭),变性肌瘤呈轻度不均匀强化(短箭),五角星为子宫

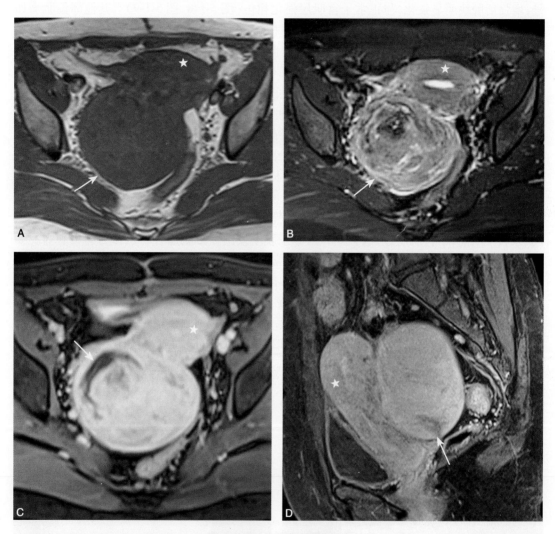

图 5-1-10　右侧阔韧带肌瘤

患者 51 岁,发现子宫增大 2 年。横断位 T1WI(A)示子宫右后旁巨大类圆形肿块,信号与正常子宫肌层相仿。T2WI 脂肪抑制(B)示肌瘤呈旋涡状改变,信号强度与肌层相仿,但略不均匀(箭)。横断位和矢状位 T1WI 增强(C 和 D)示肌瘤明显强化,与正常子宫肌层(五角星)相仿,内部可见片状坏死无强化区(箭)

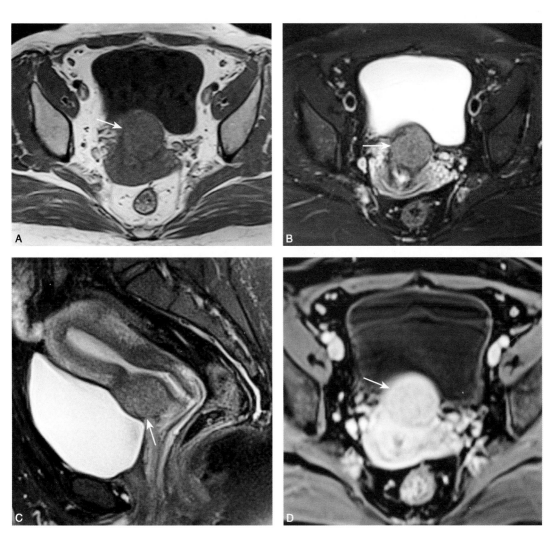

图 5-1-11　宫颈前壁肌瘤

患者 42 岁,月经量增多半年。横断位 T1WI(A)示宫颈前壁膨隆(箭),信号与正常宫颈相仿。横断位和矢状位 T2WI 脂肪抑制(B 和 C)示宫颈前壁类圆形肌瘤(箭)与子宫内肌层信号相仿。横断位 T1WI 脂肪抑制增强(D)示肌瘤(箭)明显均匀强化,与正常宫颈强化相仿

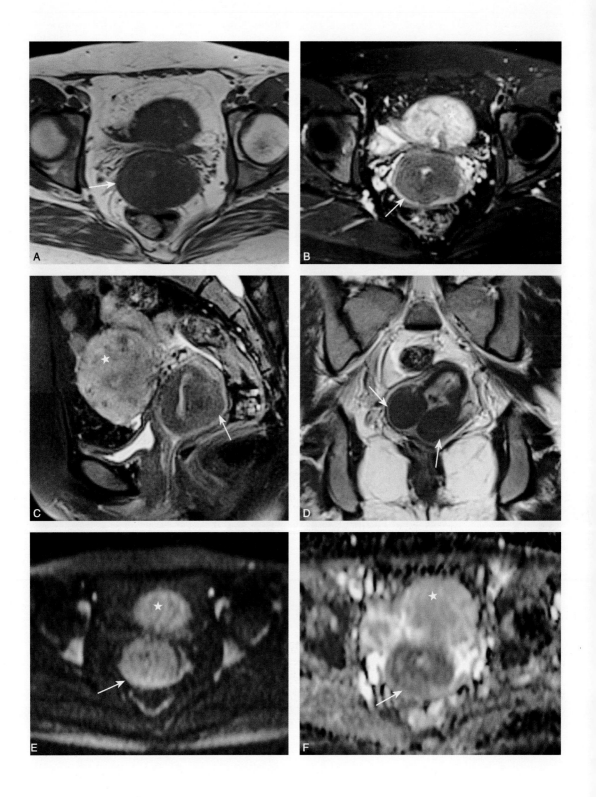

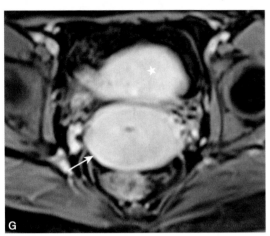
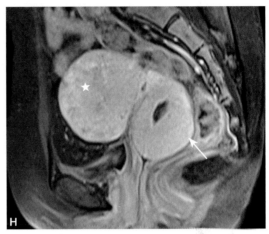

图 5-1-12　宫颈弥漫性肌瘤

患者 36 岁,体检发现宫颈病变。横断位 T1WI(A)示宫颈环形增厚,呈等信号(箭)。横断位和矢状位 T2WI 脂肪抑制(B 和 C)和冠状位 T2WI(D)示宫颈前后唇弥漫性增厚(箭),呈均匀低信号;子宫体部(五角星)肌层信号不均,可见多发小类圆形及斑片状稍低信号灶。DWI(E)示宫颈呈稍高信号(箭)。ADC 图(F)示宫颈呈稍低信号(箭)。横断位和矢状位 T1WI 脂肪抑制增强(G 和 H)示宫颈明显均匀强化(箭),与正常宫体强化相仿,子宫体部(五角星)强化欠均匀(为多发小肌瘤)。本例宫颈活检为富血供的平滑肌瘤

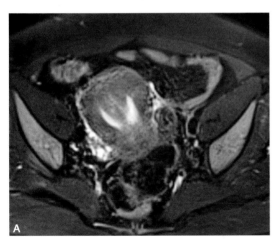
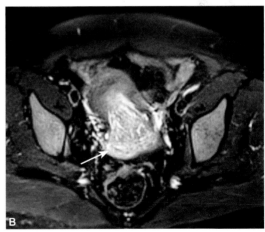

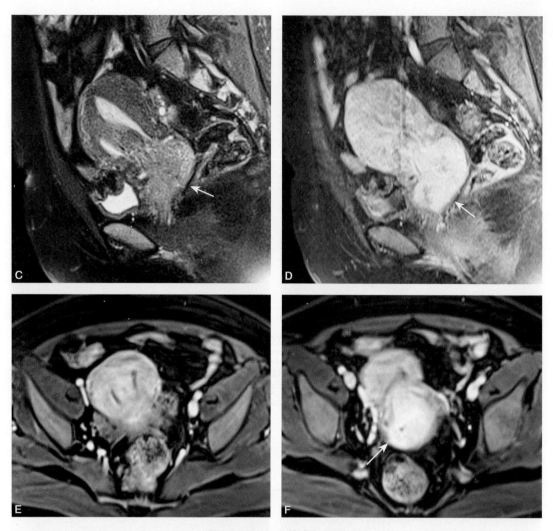

图 5-1-13　子宫黏膜下肌瘤

患者 34 岁,不规则阴道出血 3 月。横断位和矢状位 T2WI 脂肪抑制(A ~ C)示宫腔内可见倒置"蘑菇形"软组织肿块(箭),信号略高于正常子宫肌层,以宽蒂与前壁肌层相连。矢状位和横断位 T1WI 脂肪抑制增强(D ~ F),示肿块明显较均匀强化,脱向阴道部分肿块强化程度略高于子宫肌层(箭)

表 5-1-1　子宫肌瘤常见 MRI 特征

部位	浆膜下、黏膜下、肌壁间,宫颈,阔韧带等
大小	直径 0.5 ~ 20cm
形态	圆形、类圆形、椭圆形、分叶状,子宫肌层爪牙状包裹肿瘤
T1WI 信号	等信号为主(多数);低信号(水肿或囊性变);稍高信号(黏液样变性或红色变性)
T2WI 信号	低信号(多数);稍高信号(富细胞性或水肿、玻璃样、黏液样变性);高低混杂信号(黏液变性、钙化等)
增强	与子宫肌层相比,明显强化、中等强化及轻度强化等,部分肌瘤无强化。可见假包膜
其他特征	瘤周流空血管,带蒂肌瘤的蒂

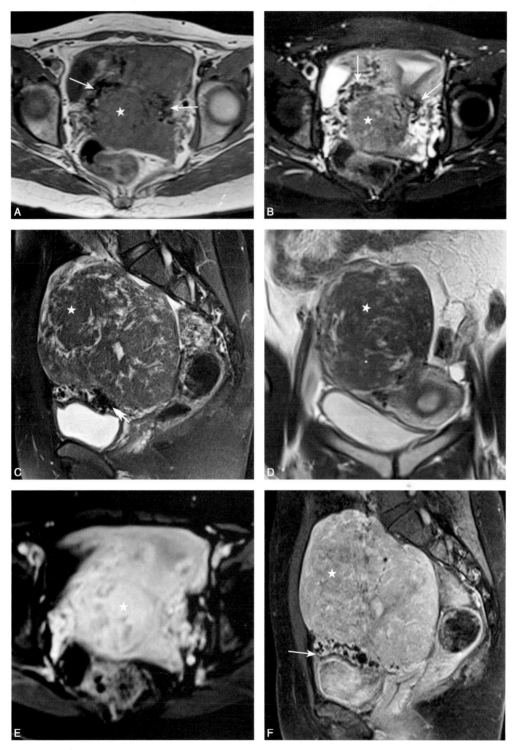

图 5-1-14　右侧阔韧带肌瘤

患者 31 岁,体检发现盆腔肿块。横断位 T1WI(A)示子宫旁可见等信号肿块(五角星),肿块旁可见多发迂曲血管(箭)。横断位和矢状位 T2WI 脂肪抑制(B 和 C)和冠状位 T2WI(D)示子宫右上旁类圆形实性等信号肿块(五角星),内可见小斑片状高信号,肿块旁可见多发迂曲血管(B,箭)。横断位和矢状位 T1WI 脂肪抑制增强(E 和 F)示肿块明显较均匀强化,强化程度与子宫肌层相仿,肿块周围见迂曲的流空血管(箭)

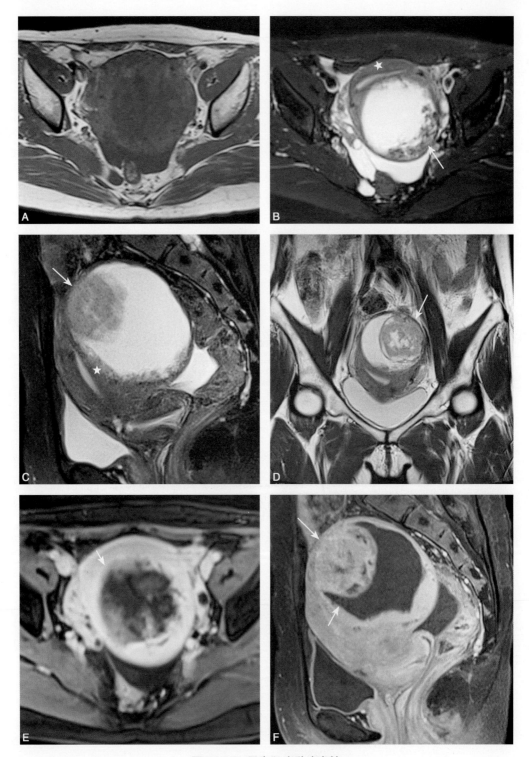

图 5-1-15 子宫肌瘤黏液变性

患者 44 岁,检查发现盆腔肿块 17 年。横断位 T1WI(A)示子宫球形增大,呈等低信号。横断位和矢状位 T2WI 脂肪抑制(B 和 C)及冠状位 T2WI(D)示子宫(五角星)后壁肌壁间类圆形囊实性肿块,囊壁较厚,实性成分呈球形突向囊腔,T2WI 实性成分呈等信号,囊液呈水样高信号。横断位和矢状位 T1WI 脂肪抑制增强(E 和 F)示实性成分及囊壁明显强化(长箭示实性成分,短箭示囊壁),强化程度与子宫正常肌层相仿

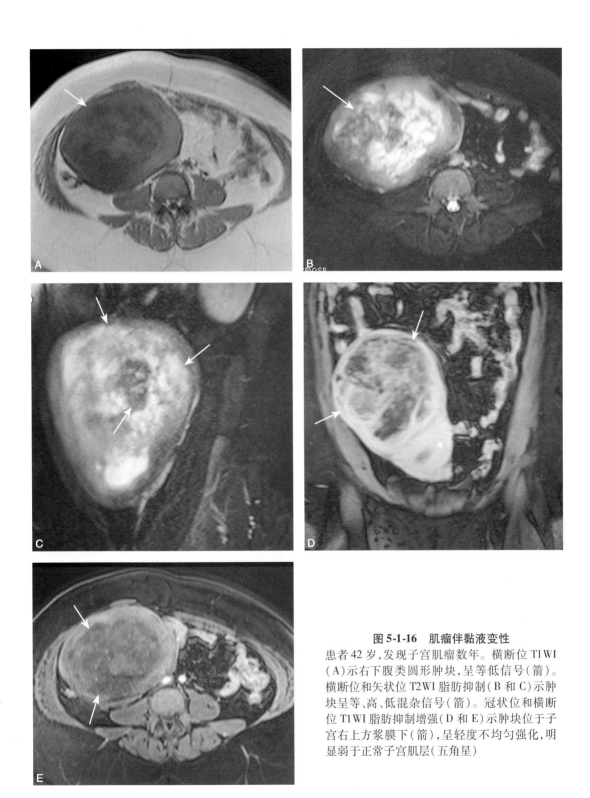

图 5-1-16　肌瘤伴黏液变性

患者 42 岁, 发现子宫肌瘤数年。横断位 T1WI (A) 示右下腹类圆形肿块, 呈等低信号 (箭)。横断位和矢状位 T2WI 脂肪抑制 (B 和 C) 示肿块呈等、高、低混杂信号 (箭)。冠状位和横断位 T1WI 脂肪抑制增强 (D 和 E) 示肿块位于子宫右上方浆膜下 (箭), 呈轻度不均匀强化, 明显弱于正常子宫肌层 (五角星)

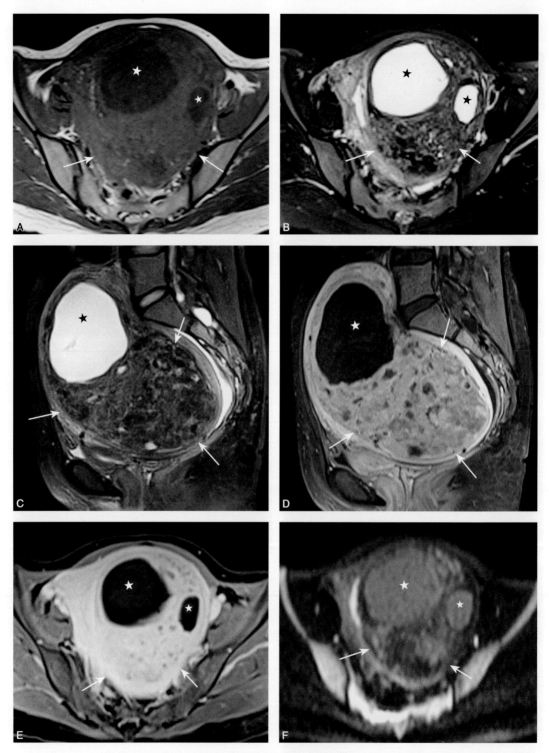

图 5-1-17　子宫肌瘤伴囊性变

患者 45 岁,体检发现子宫增大 5 年。横断位 T1WI(A)示子宫体积明显增大,肿块(箭)信号不均,可见多发低信号灶(白五角星)。横断位和矢状位 T2WI 脂肪抑制(B 和 C)示肿块以不均匀低信号为主(箭),局部可见多发囊性区,呈水样高信号(黑五角星)。矢状位和横断位 T1WI 增强(D 和 E)示肿块实性区明显欠均匀强化(箭),囊变区无强化(白五角星)。DWI(F)示肿块呈等低信号(箭)

6. 鉴别诊断

（1）卵巢实质性肿瘤：卵巢实质性肿瘤如卵泡膜细胞瘤或纤维瘤,因形态、信号与阔韧带或浆膜下肌瘤相似而较难鉴别,应在 MRI 上仔细多方位观察肿瘤与子宫、卵巢的位置关系。多数卵泡膜细胞瘤在增强序列呈逐步强化,强化程度为轻度或中度;纤维瘤强化较弱;而子宫肌瘤多呈明显强化。此外,如果发现肿瘤的供血动脉来自子宫,可以诊断为子宫肌瘤。

（2）子宫腺肌病：两者均可表现为子宫增大、形态不规则。子宫腺肌病多表现为子宫前壁或后壁肌层弥漫性增厚,与正常子宫无明显分界,T2WI 呈等低信号,混杂散在点片状高信号,结合带明显增宽。若 T1WI 出现点状或片状高信号灶(出血灶)等特征性表现,可与子宫肌瘤相鉴别。

（3）子宫平滑肌肉瘤：子宫肌瘤较大伴变性时,易误诊为子宫平滑肌肉瘤。后者多表现为巨大肿块,CT 平扫为等密度,类似子宫肌瘤密度;肿块内部常合并出血、坏死而呈略低密度区,也可见极高密度的钙化。MRI 上子宫平滑肌肉瘤常为巨大、不均质肿块,T1WI 呈等低信号,半数以上见肿块内出血;T2WI 上肿块大部呈不均匀高信号,多数肿块内见边缘清楚的坏死区。

7. 治疗后改变

（1）子宫肌瘤切除术：包括经腹子宫肌瘤切除术(trans-abdominal myomectomy)、经阴道子宫肌瘤切除术(trans-vaginal myomectomy)和腹腔镜子宫肌瘤切除术(laparoscopic myomectomy)。

（2）子宫动脉栓塞术：子宫动脉栓塞术(uterine arterial embolization)是近年发展的一种子宫肌瘤的微创治疗方法。一般选择永久性栓塞剂乙烯醇颗粒,少数加用钢圈或明胶海绵。子宫肌瘤对子宫动脉栓塞术后导致的急性缺血非常敏感,发生坏死、瘤体缩小甚至消失,继而宫体缩小(图 5-1-18,图 5-1-19)。同时,因侧支循环建立,子宫完整性不受影响。以碘油为栓塞剂者可见于瘤体内碘油存积,在 CT 上表现为极高密度,MRI 上表现为低信号。

（3）射频消融术：Miyake 等[13]报道:经射频消融治疗后,子宫肌瘤靶区组织发生凝固性坏死,MRI 表现为 T1WI 信号升高,T2WI 信号降低,增强扫描无强化(图 5-1-20,图 5-1-21)。产生此改变的原因可能是消融治疗使病灶发生凝固性坏死,其内大量水分丧失从而引起 T1、T2 弛豫时间明显缩短。多数报道认为肌瘤完全消融的 MRI 表现为:T1WI 增强后中央呈无强化低信号区,周边可伴有规则的窄边环形强化,考虑为肌瘤假包膜或治疗后邻近子宫肌层的充血、水肿和炎性反应。不完全消融的 MRI 表现为:病灶中心呈低信号而周边结节样或厚边样强化灶,但必须结合 T2WI 及 T1WI 增强检查以明确坏死范围。因此,MRI 常规序列在子宫肌瘤射频消融术的预后判断及疗效评价中的价值有限。近年来,MR 功能成像被广泛地应用于射频消融术的疗效评估中。射频消融聚焦的热效应引致肌瘤组织细胞水肿,导致水分子的扩散受限,DWI 序列可用以评估疗效。Jacobs 等[14]研究表明,术后即刻靶区组织DWI 呈高信号,ADC 值较术前降低。

二、子宫平滑肌瘤病

平滑肌瘤可以有一些独特的生长方式,包括子宫弥漫性平滑肌瘤病、血管内平滑肌瘤病、良性转移性平滑肌瘤、腹膜播散性平滑肌瘤病。

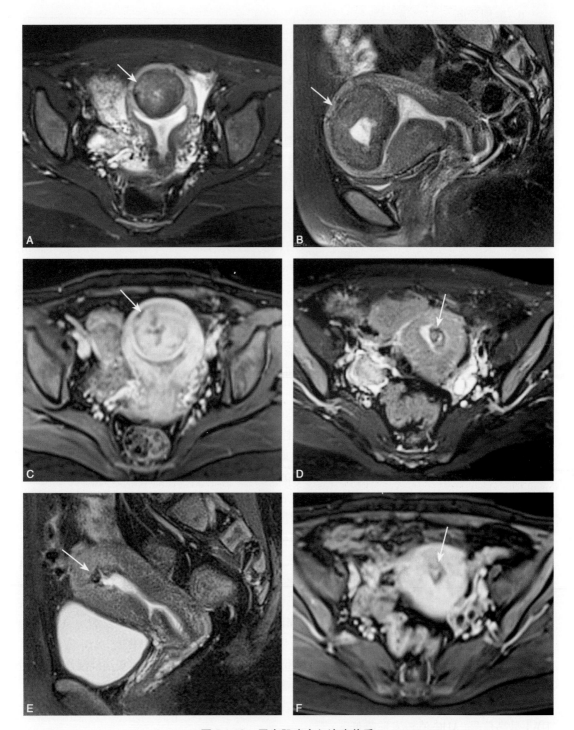

图 5-1-18 子宫肌瘤介入治疗前后

患者 46 岁,体检发现子宫增大 5 年。横断位和矢状位 T2WI(A 和 B)示子宫底部肌壁间类圆形肿块(箭),呈低信号,中央见片状高信号。横断位 T1WI 增强(C)示肿块呈略不均匀明显强化(箭)。介入治疗 2 个月后复查,横断位和矢状位 T2WI 脂肪抑制(D 和 E)示肿块较前体积明显变小(箭),呈低信号,增强后(F)轻度强化(箭)

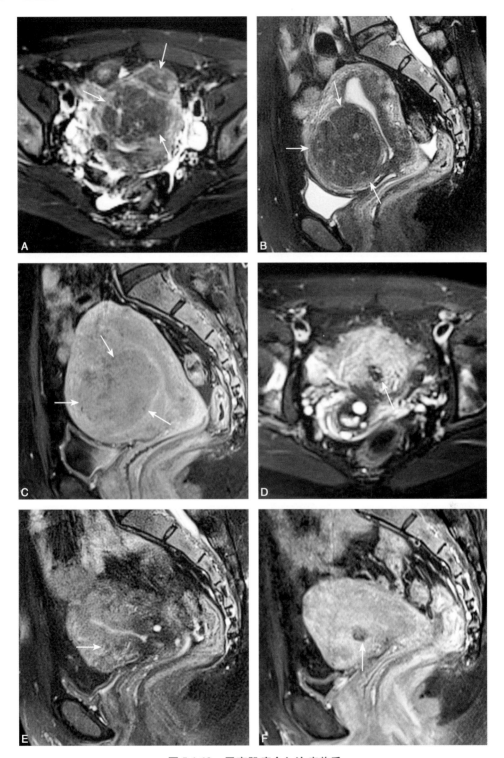

图 5-1-19　子宫肌瘤介入治疗前后

患者 45 岁,体检发现子宫增大 2 年。横断位和矢状位 T2WI 脂肪抑制(A 和 B)示子宫肌壁间及浆膜下多发肿块(箭),较大者位于子宫前壁,呈低信号。矢状位 T1WI 脂肪抑制增强(C)示肿块明显均匀强化(箭)。介入治疗 8 个月后复查,横断位和矢状位 T2WI 脂肪抑制(D 和 E)示子宫前壁肌壁间肌瘤较前体积明显变小,呈低信号(箭),增强后(F)无强化(箭)

137

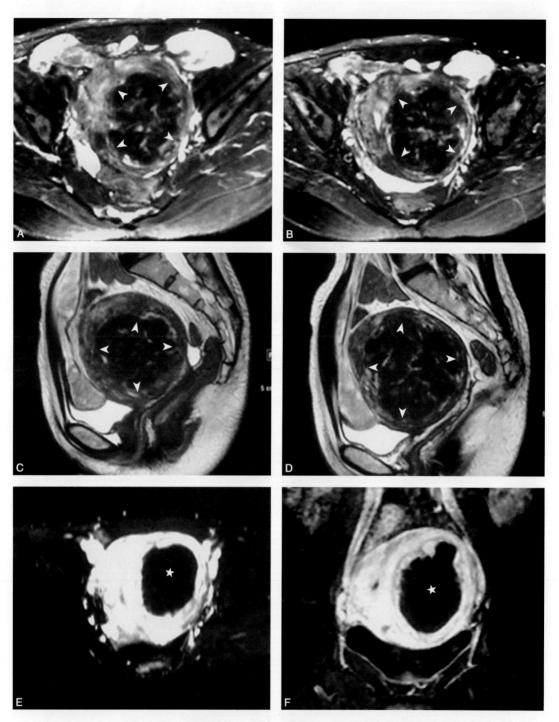

图 5-1-20　子宫肌瘤 MR 引导超声聚焦（MRgFUS）治疗前后

患者 40 岁，月经量多、周期长 3 年余，腹部坠胀伴尿频 8 个月。横断位 T2WI 脂肪抑制（A 和 B）及矢状位 T2WI（C 和 D）示肌壁间较大肌瘤，呈低信号，子宫肌层受压（箭头）。MRgFUS 治疗 3 个月复查，横断位及冠状位 T1WI 脂肪抑制增强（E，F）示肌瘤体积减小，无强化坏死区达 90%（五角星）（图像由复旦大学附属华山医院张俊海教授提供）

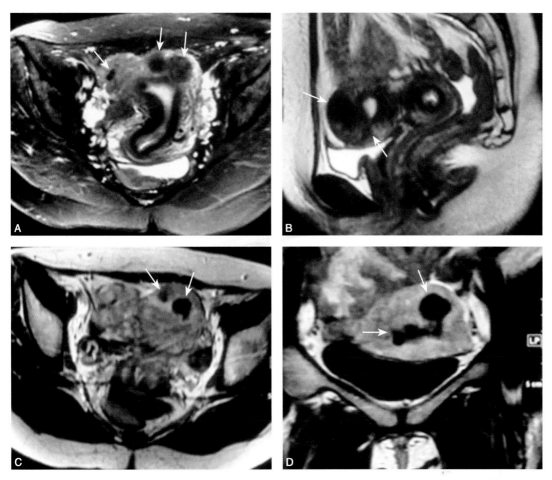

图 5-1-21　子宫肌瘤 MRgFUS 治疗前后

患者 32 岁,月经量增多三年,有生育要求。横断位 T2WI 脂肪抑制(A)及矢状位 T2WI(B)示子宫肌壁间及黏膜下多发小肌瘤(箭),呈低信号。MRgFUS 治疗 3 个月复查,横断位及冠状位 T1WI 脂肪抑制增强(C,D)示肌瘤体积减小、无强化坏死区达 90%(箭)(图像由复旦大学附属华山医院张俊海教授提供)

(一)弥漫性平滑肌瘤病

子宫弥漫性平滑肌瘤病(diffuse leiomyomatosis)是一种罕见的子宫平滑肌瘤,主要特点是子宫肌层密布大量边界不清、直径从 0.5cm 至 3cm 不等的平滑肌瘤,瘤体间相互融合,子宫对称性增大,临床常表现为月经过多和不孕[15]。

1. 组织病理学　子宫弥漫性平滑肌瘤病的发病机制尚未明确,近年来的研究表明:子宫弥漫性平滑肌瘤病可能为激素依赖性良性肿瘤,且孕激素在其发生发展中发挥较大作用。另有研究认为可与遗传性肾炎综合征并发,机制不详。大体病理上,子宫对称性增大,可重达 1kg;浆膜面凹凸不平,肌层遍布边界不清、相互融合、无法计数的小肌瘤,直径从镜下可见到 2~3cm;瘤体质地偏硬,比周围肌层苍白,切面呈旋涡状、小梁状结构,类似腺肌病。镜下瘤结节由一致的良性富细胞的平滑肌束构成,境界不如普通的子宫肌瘤清楚,结节倾向于彼此融合;结节中心可见成簇的毛细血管,周围是玻璃样变性的间质;核分裂象罕见,缺乏非典型性。

2. 临床表现　多见于育龄期女性,主要症状为月经过多伴有月经周期改变,经期延长。患者可出现贫血、子宫增大及压迫症状。与子宫肌瘤类似,患者常不孕。妊娠期常出现先兆流产、流产、早产、胎儿生长受限、胎儿畸形、甚至胎盘早剥及胎膜早破等不良妊娠结局。产时及产后出现宫缩乏力、产后出血。

3. 影像学表现　子宫弥漫性平滑肌瘤病的 MRI 表现为宫体对称性增大,肌层见不计其数的小肌瘤;各瘤体边界不清、相互融合,其间很难分辨出正常肌层组织[16]。在 T2WI 上多数瘤体表现为比骨骼肌稍高信号,T1WI 上呈等信号,囊变、出血灶少见。增强后瘤体呈均匀强化,其间可见曲张的小血管(图 5-1-22)。双侧卵巢、输卵管一般未见异常。

本病主要需与多发性子宫肌瘤鉴别。多发性子宫肌瘤相对常见,宫体多表现为非对称性增大,子宫外形变化较大;肌瘤边界较清楚,其中较大子宫肌瘤在 MRI 上常见围绕在肌瘤周围的假包膜,有助两者鉴别。

(二) 静脉内平滑肌瘤病

子宫静脉内平滑肌瘤病(intravenous leiomyomatosis)是子宫平滑肌瘤中一种特殊形式,表现为肿瘤性的平滑肌沿子宫静脉或盆腔静脉生长,组织学上为良性,但生长方式具有侵袭性[17-19]。1896 年 Birch-Hirschfeld 首次报道子宫静脉内平滑肌瘤病,以血管内结节性平滑肌肿块为特征,可远处扩展。病理上表现为良性平滑肌卷曲或结节状生长并"蠕虫样"沿子宫静脉或盆腔静脉扩展,约 10% 累及下腔静脉,部分甚至到达心脏[20]。因此,正确认识此病、早期发现肿瘤向静脉系统的延伸对改善患者预后具有重要意义。

1. 组织病理学　目前认为子宫静脉内平滑肌瘤病的组织来源有两种[21,22]:①起源于普通的子宫平滑肌瘤细胞,即由血管外平滑肌瘤延伸入静脉形成;②起源于子宫静脉壁的平滑肌,向管腔内生长蔓延形成。有学者研究发现子宫静脉内平滑肌瘤病的免疫表型与普通子宫平滑肌瘤相似,提示静脉内平滑肌瘤病的发生发展与普通型子宫平滑肌瘤有关[22]。

大体上,子宫不规则增大,切面见多个灰白色肿块,直径 0.4～11cm,肿块边缘水肿、不规则,可见灰白色蠕虫样结节穿行于周围肌层血管内[22],易拉出,拉出结节后,可见光滑的血管壁。镜下可见大小一致的平滑肌细胞呈束状或旋涡状排列,肿瘤中血管丰富,散在分布着厚壁小血管,周围有带状玻璃变组织围绕。某些病例完全缺乏血管外成分,血管腔内平滑肌与血管壁融合,提示血管来源。子宫静脉内平滑肌瘤病的病理诊断要点是必须符合良性平滑肌瘤的形态特征,缺乏细胞核异型性及核分裂象。另外,肿瘤表面覆盖有一层扁平的血管内皮细胞可作为静脉内平滑肌瘤病确诊和鉴别诊断的依据。

2. 临床表现　静脉内平滑肌瘤病早期可无任何临床症状。按照肿瘤累及的部位,后期症状可分为三类:①由盆腔肿块引起的症状,包括月经改变、疼痛、邻近器官压迫症状等;②与静脉栓塞相关的症状,如下肢水肿;③心脏症状,例如充血性右心衰、间歇性晕厥、呼吸困难等。

3. 影像学表现　盆腔 CT、MRI 等影像学检查有助于本病的发现和诊断。增强 CT 检查可发现子宫内及宫旁结节状、团块状肿块(图 5-1-23),同时见子宫旁静脉和盆腔静脉增多、增粗、迂曲,其内以及髂内、髂总静脉、下腔静脉甚至右心系统内可见实性占位性病变,不均匀强化[21,23,24]。盆腔肿块伴盆腔静脉迂曲、增粗和静脉内实性占位是子宫静脉内平滑肌瘤病的特征性表现。

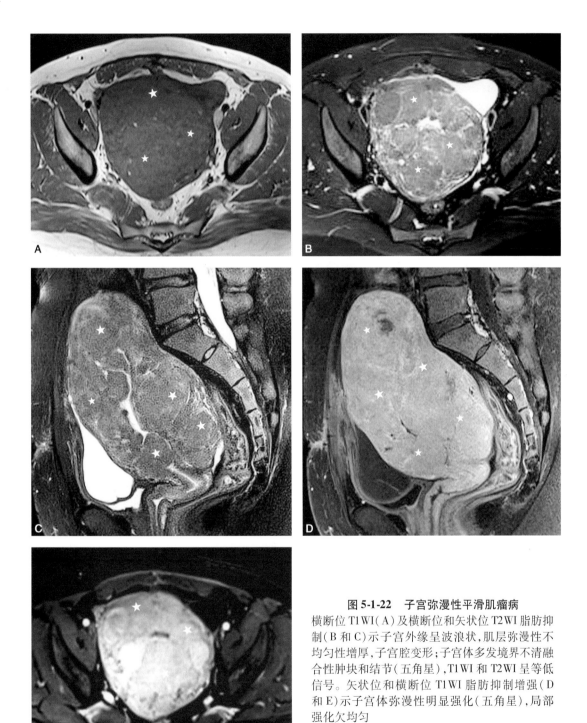

图 5-1-22　子宫弥漫性平滑肌瘤病

横断位 T1WI（A）及横断位和矢状位 T2WI 脂肪抑制（B 和 C）示子宫外缘呈波浪状，肌层弥漫性不均匀性增厚，子宫腔变形；子宫体多发境界不清融合性肿块和结节（五角星），T1WI 和 T2WI 呈等低信号。矢状位和横断位 T1WI 脂肪抑制增强（D 和 E）示子宫体弥漫性明显强化（五角星），局部强化欠均匀

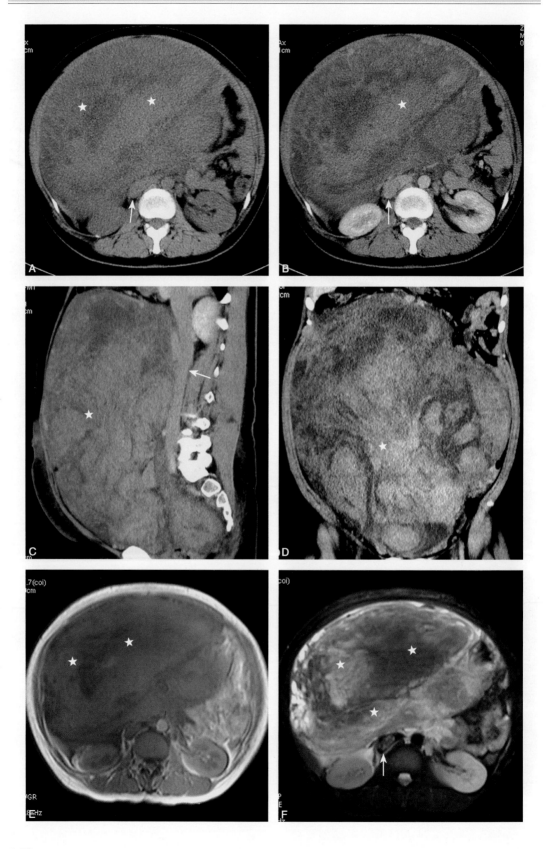

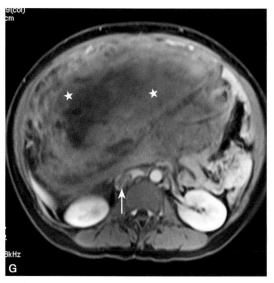
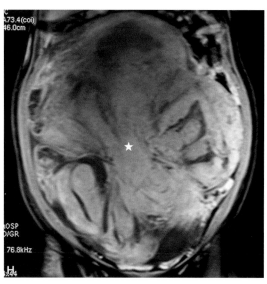

图 5-1-23　子宫静脉内平滑肌瘤病

患者 38 岁,体检发现盆腔巨大肿块 2 周。CT 平扫(A)示腹腔巨大实性肿块(五角星),内部密度不均,边界清晰;横断位增强 CT、矢状位和冠状位重建(B~D)示盆腹腔巨大实性肿块,内部不均匀明显强化,局部可见漩涡状、穿梭状改变(五角星),下腔静脉增粗,可见明显充盈缺损(箭)。图 E~H 为同一病例 MRI。横断位 T1WI(E)示腹盆部巨大实性肿块呈等和稍低信号(五角星);横断位 T2WI 脂肪抑制(F)示肿块呈不均匀等和稍高混杂信号(五角星),下腔静脉内可见稍高信号结节(箭);横断位 T1WI 脂肪抑制增强(G 和 H)示肿块呈明显不均匀强化,局部呈粗条索穿梭状改变(五角星),下腔静脉可见充盈缺损(箭)

　　MRI 具有良好的软组织分辨率及多方位成像的优势,可清晰显示盆腔内肿块与静脉、子宫的关系。子宫肌层或子宫旁穿梭状肿块是子宫静脉内平滑肌瘤病的特征性影像学表现;子宫旁和盆腔内较多明显增粗、迂曲的静脉是另一特征性表现(图 5-1-24,图 5-1-25)。肿瘤信号与一般性子宫肌瘤相仿,呈 T1WI 等信号,T2WI 等或稍高信号,增强后可明显强化,与增强 CT 表现相仿[23,25]。

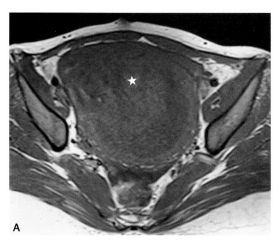
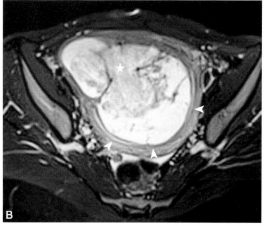

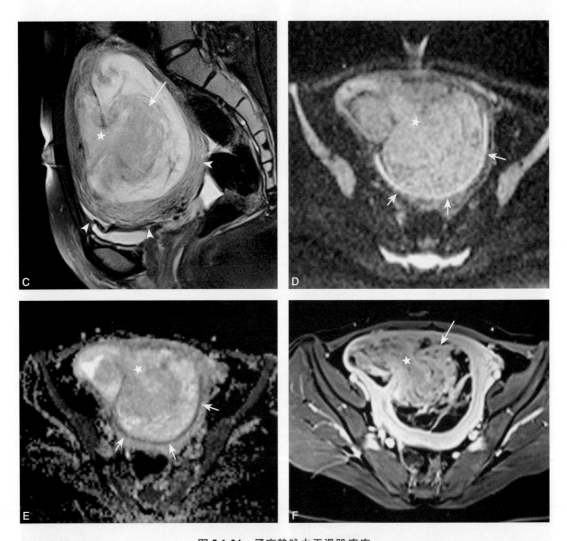

图 5-1-24 子宫静脉内平滑肌瘤病

患者 44 岁,体检发现子宫增大 5 年。横断位 T1WI(A)示子宫体积球形增大,呈等信号。横断位和矢状位 T2WI 脂肪抑制(B 和 C)示肿块(长箭)中心呈等信号,局部呈穿梭状改变(五角星);周边不均匀高信号;残存子宫肌呈编织状中等信号(箭头)。DWI(D)和 ADC 图(E)示肿块均呈稍高信号,周围假包膜分别为高信号和低信号(短箭)。横断位 T1WI 增强(F)示肿块中心明显不均匀强化(箭),呈漩涡状和穿梭状改变(五角星);周围囊变区无强化

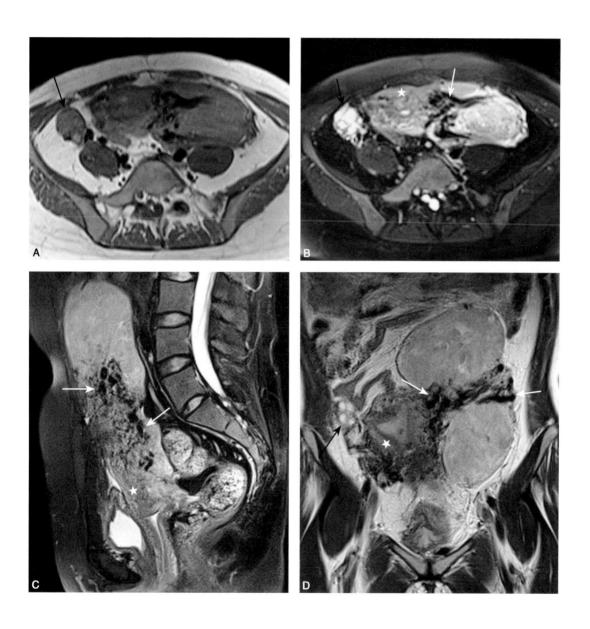

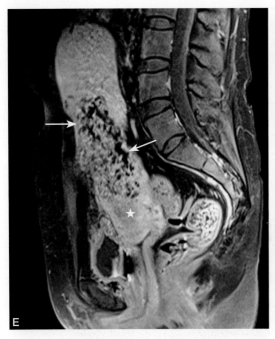
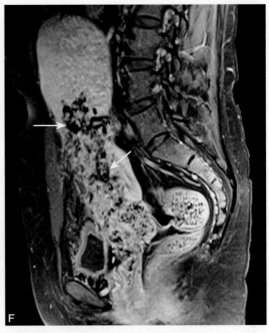

图 5-1-25　子宫静脉内平滑肌瘤病

患者 53 岁,发现子宫增大 1 年。横断位 T1WI(A)、横断位和矢状位 T2WI 脂肪抑制(B 和 C)及冠状位 T2WI(D)示子宫左旁和上方巨大葫芦形肿块,内可见较多明显增粗、迂曲的低信号流空血管(箭);肿块 T1WI 等信号、T2WI 稍高信号,局部与子宫肌层分界不清;子宫右旁可见抬高的正常卵巢(黑箭)。矢状位 T1WI 增强(E 和 F)示肿块明显强化,内部增粗迂曲血管呈流空样低信号(箭)。五角星:子宫

三、子宫脂肪瘤样肿瘤

子宫脂肪瘤样肿瘤包括脂肪瘤、脂肪平滑肌瘤、纤维黏液脂肪瘤、血管平滑肌脂肪瘤等,为临床罕见的一类良性子宫肿瘤。子宫脂肪平滑肌瘤是由成熟平滑肌细胞和不等量的脂肪细胞构成,发病率为 0.003% ~ 0.35%[26-28]。关于子宫脂肪瘤样肿瘤中脂肪组织的起源有两种假说:即来源于平滑肌瘤脂肪化生和多向分化潜能的间叶细胞[29]。

1. 组织病理学　子宫脂肪瘤样肿瘤多位于肌壁间,单发或多发。肿瘤大小不一,呈结节状,边界清楚,无包膜。大体上,肿瘤切面色泽和质地与脂肪组织所占比例有关;一般为实性,可呈灰色、灰黄色,脂肪组织丰富时肿瘤切面呈淡黄色。镜下肿瘤由平滑肌细胞、脂肪细胞和少量纤维血管组织构成,呈交错分布、分界清楚[29]。

2. 临床表现　子宫脂肪瘤样肿瘤罕见,好发于绝经后女性,年龄范围在 41 ~ 74 岁。临床表现与子宫平滑肌瘤相似,早期无明显症状。

3. 影像学表现　CT 和 MRI 发现肿瘤内特异性的脂肪成分是诊断本病的关键。子宫脂肪瘤样肿瘤大多数发生在宫体肌壁间或黏膜下,发生于宫颈者少见,发生于阔韧带者罕见。肿瘤多呈球形,边缘清晰,可见假包膜。CT 密度取决于肿瘤中的脂肪成分,脂肪成分较多时 CT 密度较低,脂肪较少时,肿块密度较正常子宫肌层略低,有时与液体密度相仿(图 5-1-26)。肿块可见假包膜所形成的低密度环[27]。典型 MRI 表现为 T1WI 和 T2WI 均呈高信号(图 5-1-27),脂肪抑制图像可见高信号消失,由此可与出血灶鉴别[30]。

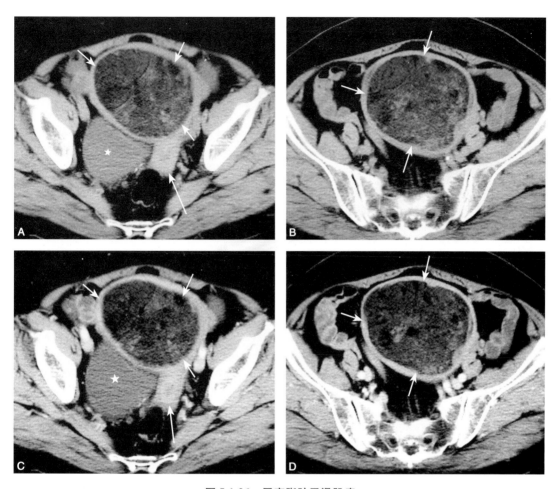

图 5-1-26　子宫脂肪平滑肌瘤

患者 77 岁,发现子宫增大 12 年。不同层面 CT 平扫(A 和 B)示子宫体部巨大类圆形、边缘清晰的不均匀低密度肿块(短箭),CT 值为 -45HU,肿块左后方见等密度子宫肌层及子宫颈(长箭)。相同层面增强图像(C 和 D)示肿块无明显强化;子宫均匀强化,左缘呈喙状与肿块延续(长箭)。术前误诊为卵巢畸胎瘤。五角星:膀胱

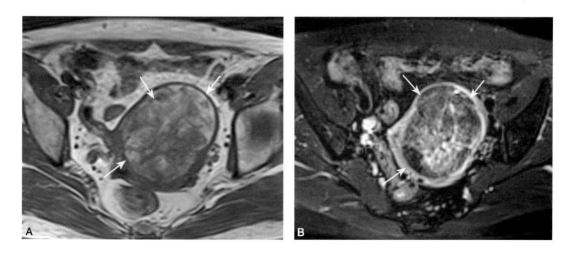

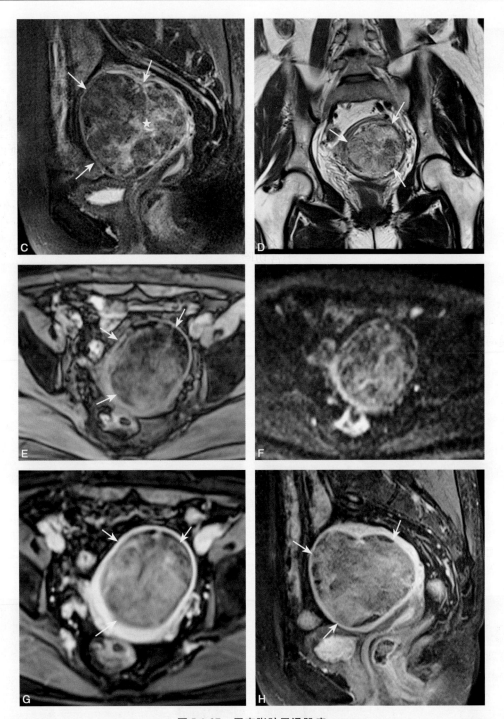

图 5-1-27　子宫脂肪平滑肌瘤

患者 60 岁，发现子宫增大 10 年。横断位 T1WI(A)示子宫肌壁间类圆形肿块(箭)，呈不均匀高信号。横断位和矢状位 T2WI 脂肪抑制(B 和 C)及冠状位 T2WI(D)示肿块呈低信号为主(箭)，中心可见条片状高信号(五角星)。横断位 T1WI 脂肪抑制(E)示肿块高信号区大部分被抑制(箭)。DWI(F)示肿块呈等、稍高信号。横断位和矢状位 T1WI 增强(G 和 H)示肿块周边明显强化带为正常子宫肌层(箭)；肿块中心呈斑片状轻度强化。术后病理证实为平滑肌组织

（强金伟　马凤华　钱慧君）

第二节　子宫瘤样病变

一、子宫腺肌病

子宫腺肌病(adenomyosis)简称腺肌病,是常见的妇科病变之一,据报道,在子宫切除标本中,发生率为40%~70%。腺肌病指子宫内膜腺体和间质侵入子宫肌层形成弥漫或局限性的病变,常伴有平滑肌反应性增生。腺肌病好发于40岁以上女性,宫腔内手术史及多次妊娠是患病高危因素,常伴有其他雌激素依赖性妇科疾病,其中约50%伴发子宫肌瘤,15%~40%伴发子宫内膜异位症[31,32]。

腺肌病的治疗应综合患者年龄、症状及生育需求进行个体化选择,以非甾体消炎药、达那唑、GnRH激动剂等药物治疗为主,子宫切除是根治性方法。近年来各种微创手术(如子宫内膜切除或消融、子宫动脉栓塞术等)逐步在临床应用,但远期疗效尚不明确。

1. 组织病理学　正常子宫内膜与肌层交界面并不规则,一般将内膜腺体浸润肌层超过2.5mm定义为子宫腺肌病。少数情况下,盆腔深部浸润性子宫内膜异位症病灶可经子宫浆膜面直接穿透至肌层,称为外生型腺肌病。在罕见情况下,异位内膜中可缺少腺体结构,称为无腺体型腺肌病,需与子宫内膜间质肉瘤鉴别。

大体观,子宫质硬,多呈球形增大,但常不对称,以后壁受累更为多见。切面显示病灶区子宫肌层弥漫性增厚,肌细胞呈旋涡状排列,可有陈旧性出血、纤维化及微囊腔。镜下,异位内膜可以呈单灶或多灶小岛状分布于肌层(局灶型),也可遍布整个肌层(弥漫型),周边平滑肌常伴有不同程度的反应性增生。腺肌病的异位内膜为基底区内膜,对卵巢激素通常没有周期性反应,偶尔可出现分泌型改变、周期性出血或蜕膜反应。这与子宫内膜异位症不同,后者的异位内膜为功能层内膜,会随月经周期激素水平变化而变化。

2. 临床表现　约1/3的腺肌病患者并无明显临床症状,有症状的患者临床表现也缺少特异性,可表现为月经量增多、经期延长、进行性痛经、异常阴道流血、性欲减退等,1%~14%的患者伴有不孕症。妇科检查可见子宫球形增大,一般不超过孕12周大小,有时可触及质硬结节,伴有压痛。部分患者可有血清CA125水平升高。

3. 影像学表现

(1) 超声:超声是腺肌病诊断的首选影像学方法,诊断敏感性72%,特异性81%[33]。在超声图像上,子宫通常呈球形增大,轮廓光整,肌壁形态不对称,内膜与肌层交界带显示不清或明显增厚。约75%的患者子宫肌层回声不均匀,病理上为异位内膜腺体(高回声)及周边环绕的平滑肌组织(低回声)混杂所致;也可表现为肌层内高回声结节,但无明显占位效应;少数情况下可见到高回声的子宫内膜呈线条状直接延伸至肌层,需与子宫内膜增生或子宫内膜癌鉴别。内膜下微囊肿是腺肌病的特异征象,表现为内膜下区肌层内的无回声结构,通常2~4mm大小,病理上为扩张的内膜腺体,伴或不伴出血。在宫腔注入生理盐水后行子宫超声造影(hysterography),可以直观显示这些微囊肿与子宫腔相交通,具有确诊意义。彩色多普勒血流成像(CDFI)可以显示腺肌病内有穿越病灶的线条状血流,而子宫肌瘤则通常表现为病灶周边及中心血流,对两者鉴别具有重要价值[34,35]。

(2) CT:CT软组织分辨率有限,不能准确区分子宫内膜及肌层结构,对腺肌病诊断价值有限,不推荐临床应用。大多数子宫腺肌病 CT 平扫仅表现为子宫增大,弥漫型表现为子宫均匀增大,局灶型表现为局部增大突出,无包膜,与周围组织无明显分界。平扫密度多数与正常肌层相仿,增强后强化程度亦与肌层相仿。有时可见到囊性低密度灶,无强化,为异位内膜出血、囊变所致(图 5-2-1,图 5-2-2)。

(3) MRI:结合带增厚是腺肌病的特征性表现之一,MRI 可以准确区分子宫内膜、结合带及外肌层。T2WI 上,子宫内膜呈显著高信号,结合带呈低信号,外肌层呈中等信号。组织学上,结合带对应于内肌层,其细胞结构与排列方式与外肌层有所不同。前者平滑肌纤维呈同心圆状排列,后者则呈纵行排列;另外,内肌层肌细胞核更大、细胞外基质更为致密、含水量较少,这可能是导致其 T2WI 信号低于外肌层的原因。

结合带的显示程度受生理激素水平影响很大,在初潮前多呈淡薄细线状;在妊娠期信号增高难以与外肌层区别,但通常在产后 2 周开始恢复,半年内恢复至产前状态;绝经后,子宫内外肌层均逐渐萎缩,外肌层肌细胞失去雌激素作用后发生细胞内脱水、细胞外基质纤维化导致信号减低,约 30% 绝经后女性外肌层与结合带难于区分。

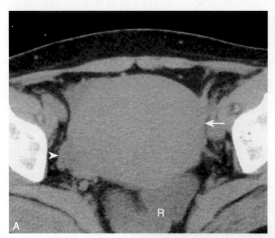
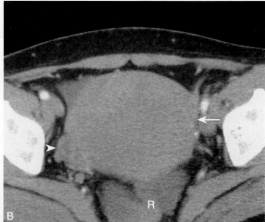
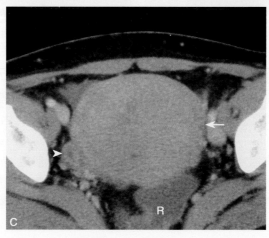

图 5-2-1 子宫腺肌病

CT 平扫(A)示子宫(箭)明显增大,密度均匀。动脉期(B)及静脉期(C)示子宫(箭)明显均匀强化。右侧附件区见一卵巢囊肿(箭头)。R:直肠

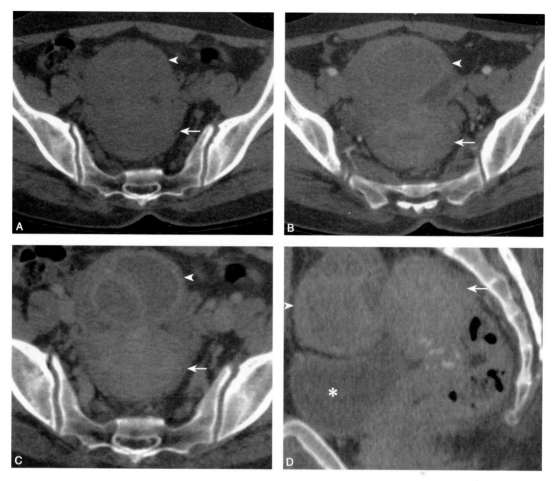

图 5-2-2 子宫腺肌病

CT 平扫(A)示子宫(箭)增大,子宫前壁见类圆形肿块影(箭头),呈稍低密度。动脉期(B),静脉期(C)及静脉期矢状位(D)示子宫(箭)明显强化,前壁肿块(箭头)呈多房囊实性,实性成分、囊壁及内部分隔强化。手术病理证实为子宫腺肌病合并前壁腺肌瘤。 ∗:膀胱

结合带测量时应选择子宫长轴正中矢状位。正常育龄期女性的厚度为 5~8mm,以月经期最厚。结合带厚度受年龄、月经周期等因素影响,可能因为结合带与子宫内膜共同起源于苗勒管,对卵巢激素水平变化具有一定反应。初潮前、孕期、绝经后不能准确评估结合带,孕期 20%~30% 女性的子宫结合带测量困难,绝经后可达到 50%。在增生早期,子宫肌层信号强度减低,易误判为结合带增厚。从增生早期到分泌晚期,结合带趋于逐渐增厚,在月经期有时可超过 12mm。因此,一般建议在增生晚期或分泌期做 MRI 检查以利于充分评估结合带[36,37]。临床上一般将结合带厚度 ≥12mm 作为腺肌病诊断标准,其诊断特异性达 96%,但敏感性仅 63%。一般而言,结合带厚度 ≤8mm 基本可排除腺肌病可能。对于结合带厚度在 8~12mm 的患者,需要结合其他征象综合分析。另外,也有学者推荐以结合带/肌层厚度比值大于 40%~50% 作为腺肌病诊断标准。

MRI 是诊断腺肌病的重要影像学方法,诊断敏感性 77%,特异性 89%[33]。在 MRI 图像上,典型腺肌病表现为子宫球形增大,以后壁受累为主,子宫轮廓仍保持光整;因肌层中的内

膜异位病灶常伴有周边平滑肌反应性增生,故在T2WI呈低信号。弥漫型腺肌病表现为结合带弥漫性增厚,但增厚程度可不均匀。局灶型腺肌病表现为结合带局灶性增厚,通常单发,也可多发,边界不清,占位效应不明显(图5-2-3,图5-2-4)。

约50%的患者可在增厚的结合带内见到类圆形或斑片状的T2WI高信号灶,称为"微囊征",病理上为岛状分布的异位内膜、囊状扩张的腺体和陈旧性出血灶。少数情况下,可在T2WI上直接显示内膜向肌层浸润,表现为线条状高信号影自子宫内膜放射状延伸至子宫肌层,称为"线样条纹征"。需要注意的是,当这些高信号条纹相互混合或边界不清时可类似内膜增厚,此时称为"内膜假性增宽征",需与子宫内膜增生或子宫内膜癌鉴别。腺肌病在T1WI多呈等信号,有时可见到灶状高信号;在T2WI信号不一,病理上为出血灶,对诊断具有重要提示意义。病灶内出血机制尚不明确,可能是少数异位内膜对月经周期激素水平反应性变化的结果。磁敏感加权成像(SWI)对含铁血黄素等磁敏感物质敏感,可以准确显示腺肌病内的微出血灶,呈低信号。动态增强对腺肌病的诊断价值尚不明确[37~41](图5-2-5,图5-2-6)。

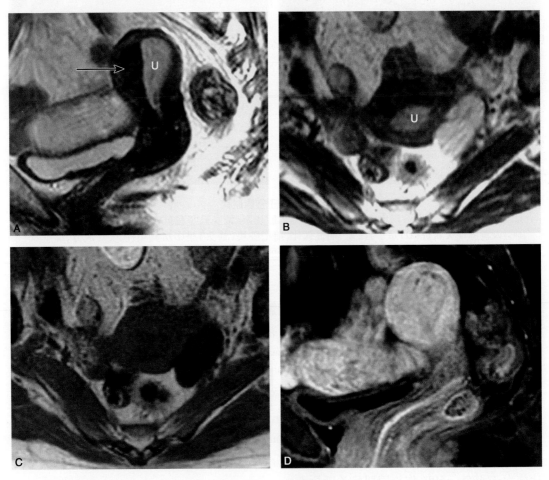

图5-2-3 子宫腺肌病

矢状位T2WI(A)和横断面T2WI(B)示结合带前壁局限性增厚,呈低信号(黑箭);T1WI(C)呈等信号;矢状位增强T1WI(D)示病灶明显强化,与肌层强化类似,两者分界不清。U为增厚的内膜

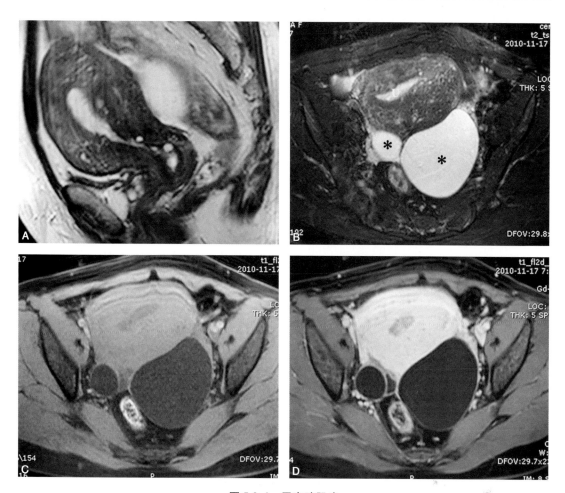

图 5-2-4 子宫腺肌病

矢状位 T2WI(A)和横断位 T2WI 脂肪抑制(B)示子宫结合带弥漫性增厚,后壁更为明显,呈低信号,内见散在斑片状高信号影(微囊征)。横断位 T1WI 脂肪抑制(C)示病灶呈稍低信号,内有散在点片状更低信号。增强 T1WI(D)示病灶明显强化,与子宫肌层相仿,内散在无强化区。另见两侧卵巢囊肿(＊)

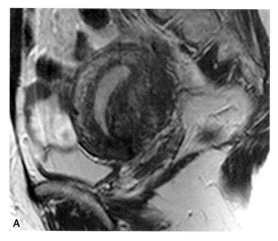
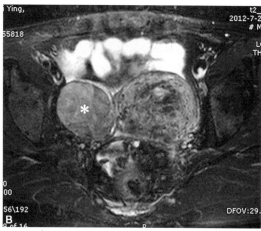

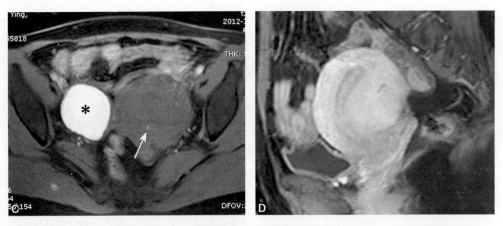

图 5-2-5　子宫腺肌病

矢状位 T2WI(A)和横断位 T2WI 脂肪抑制(B)示子宫后壁结合带局限性增厚,呈低信号,内见散在斑片状高信号影;右侧卵巢见内膜异位囊肿(星号),呈低信号。横断位 T1WI 脂肪抑制(C)示子宫后壁点状高信号(箭),内膜异位囊肿呈高信号(星号)。矢状位增强(D)示后壁腺肌症病灶明显强化,与正常肌层强化相仿,内有小片状无强化区

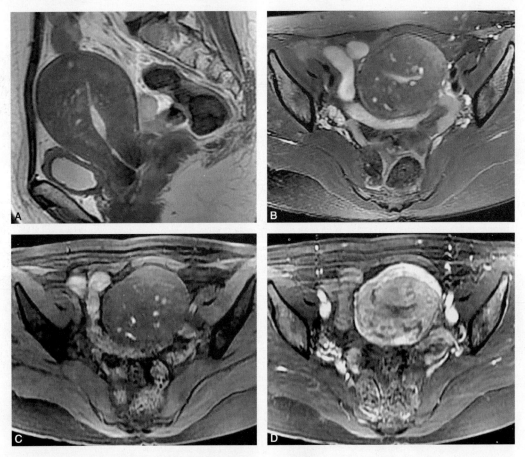

图 5-2-6　子宫腺肌病

矢状位 T2WI(A)和横断位 T2WI 脂肪抑制(B)示结合带弥漫性增厚,呈低信号,可见条状高信号影自内膜延伸至肌层(线状条纹征)、散在点片状和类圆形高信号影(微囊征);T1WI 脂肪抑制(C)示增厚的结合带内斑片状和小圆形高信号灶;增强后(D)示腺肌病病灶明显强化,小囊性灶无强化

Kishi 等将腺肌症分为内生型、外生型、壁间型和交界型四型。内生型腺肌症病灶局限于内肌层,与内膜肌层屏障破坏有关,可能是内膜直接向肌层浸润的结果,58%位于子宫前壁,32%有刮宫史。外生型腺肌症局限于外肌层,可能为盆腔内膜异位症自子宫浆膜面向肌层侵犯的结果,96%位于子宫后壁,73%伴有直肠向前牵拉成角,96%伴有直肠子宫陷凹闭塞,92%伴有直肠子宫陷凹内膜异位症,67%伴有卵巢内膜异位囊肿。壁间型腺肌症与内外肌层无明确解剖关系,可能是苗勒管多能细胞化生的结果。交界型患者症状较其他三型更为严重,均有痛经和月经量增多,可能为上述三型进展的结果[42]。这一分型对理解腺肌症发病机制、准确评估病情及指导临床决策具有一定意义。

子宫腺肌症可因特殊生长方式、激素水平反应性变化及治疗后改变等因素而出现以下不典型征象,在临床工作中应予注意。

(1)子宫腺肌瘤:子宫腺肌瘤指子宫腺肌症局灶性、限制性生长而形成的实性肿块,可以行局部切除治疗。典型者表现为突向宫腔的息肉状肿块,也称为息肉样腺肌瘤或腺肌瘤样息肉,约占子宫内膜息肉的2%。绝经前女性多见,多位于子宫下部或宫颈管内,有或无蒂。T2WI 呈高低混杂信号,需与子宫内膜癌鉴别。少数情况下,病变位于肌层或浆膜下,在T2WI 呈低信号,酷似子宫肌瘤,在T2WI 低信号区内出现高信号灶支持腺肌症诊断[38,39](图5-2-7)。

(2)囊性子宫腺肌症:也称子宫腺肌病囊肿,很罕见。病理上为充满异位内膜组织和血液的囊性病灶,多位于肌层,也可位于宫腔或浆膜下。病灶边界清楚,多大于1cm,T1WI 呈显著高信号,T2WI 呈中等高信号,有时还可见低信号囊壁[38,39](图5-2-8)。

(3)激素相关性改变:腺肌症的异位内膜尽管为基底区内膜,有时也会对卵巢激素水平具有一定反应,其确切机制尚不明确。在妊娠期,腺肌症可发生蜕膜变,出现间质水肿,T2WI 信号不均匀增高,类似恶性肿瘤。使用 GnRH 激动剂类药物后,病灶边界多较清晰,类似子宫肌瘤。结合病史及随访观察有助于鉴别[43,44]。

(4)介入治疗后改变:腺肌症介入治疗术后表现为子宫体积减小,联合带变薄。术后早期随访(3个月)联合带及肌层厚度分别下降约22%和18%;晚期随访(1年)进一步下降约33%和20%,两者比值无变化。有时可出现蜕膜变,在T2WI 呈不均匀高信号[45](图5-2-9)。

(5)子宫腺肌症恶变:腺肌症恶变非常罕见,表现为病灶内边界清晰的实性肿块;也可呈浸润性生长而无明确肿块形成,诊断较为困难;也有恶变为苗勒管癌肉瘤的报道,表现为巨大囊实性肿块,外生性生长,呈不均匀 T1WI 低、T2WI 高信号,增强后明显强化[38~40,46]。

4. 鉴别诊断

(1)子宫腺肌瘤:子宫腺肌瘤应与子宫肌瘤鉴别。子宫腺肌瘤多为椭圆形,边界不清,无包膜,占位效应不明显,边缘无大血管,可见"微囊征"和"线状条纹征";US 上无钙化,有边缘声影、旋涡状回声结节。子宫肌瘤多为类圆形,边缘清楚,见假包膜,T2WI 多为均匀低信号,发生变性时信号则发生相应改变。

(2)子宫肌收缩:表现为局灶性、暂时性的肌层挛缩,因局部血容量减少在 T2WI 上呈低信号,类似局灶性腺肌症。在静态 FSE 序列上检出率约9%,应用多期单次激发 FSE 序列动态观察检出率可高达72%~75%。子宫收缩为一过性,随访观察其形态改变有助于明确诊断。

(3)子宫腺瘤样瘤:非常罕见,为子宫间质来源肿瘤。病灶边界不清,T2WI 呈低信号,有时其内也可见到囊状高信号,病理上为扩张的间充质小管,与子宫腺肌症影像表现非

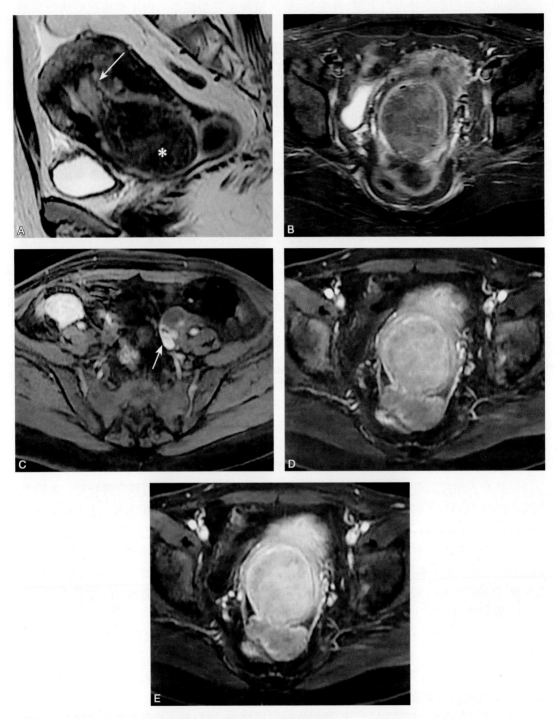

图 5-2-7 子宫腺肌瘤

矢状位 T2WI(A)示子宫子宫腔内肿块(星号),呈低信号,有蒂连于宫底部(箭);横断位 T2WI 脂肪
抑制(B)示肿块呈低信号;T1WI 脂肪抑制(C)示左侧卵巢内膜异位囊肿(箭),呈混杂高和低信号;
增强动脉期(D)示肿块中等强化;静脉期(E)明显强化

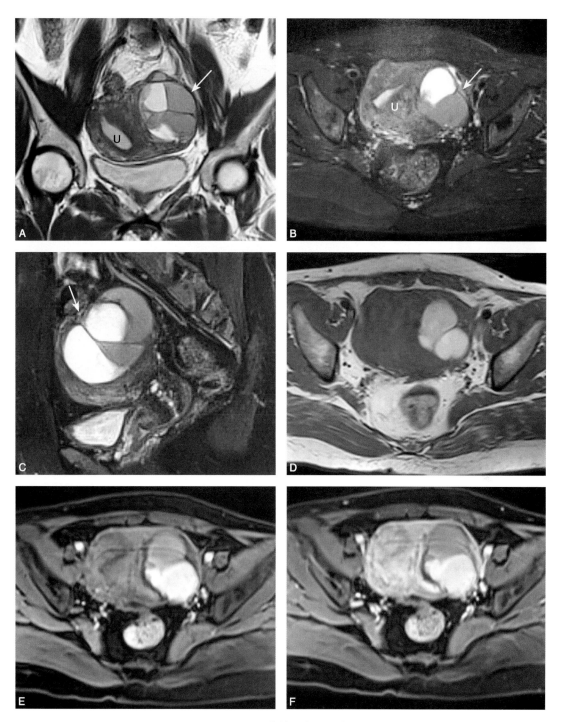

图 5-2-8　囊性子宫腺肌病

冠状位 T2WI（A）、横断位（B）及矢状位 T2WI 脂肪抑制（C）示子宫左后侧壁多房囊性肿块（箭），边界清晰，囊壁较厚，内见分隔，各房内囊液信号不一，可见液平面；横断位 T1WI（D）及 T1WI 脂肪抑制（E）示肿块呈显著高信号；增强后（F）未见强化。U：子宫

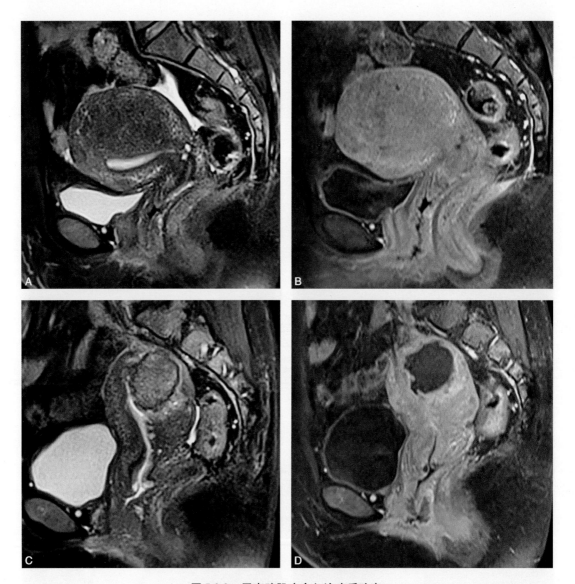

图 5-2-9 子宫腺肌病介入治疗后改变

矢状位 T2WI（A）示子宫底和后壁结合带局限性增厚；增强后（B）明显强化。介入治疗后，矢状位 T2WI（C）示宫底部病灶信号稍增高，周边见低信号环；增强后（D）呈环形强化，内部完全坏死

常相似，需要病理学检查才能鉴别。

（4）子宫内膜间质肉瘤：低级别内膜间质肉瘤可表现为内膜息肉状肿块，伴肌层广泛受侵，在年轻女性也可表现为广泛的肌层浸润性病变而内膜侵犯轻微。一般情况下，出现内膜与肌层同时侵犯可以排除子宫肌瘤或子宫腺肌病等良性病变。

二、子宫内膜息肉

子宫内膜息肉由局灶性子宫内膜（通常是基底层）的过渡生长并突入宫腔而形成。临床上常见于 40 岁以上女性，20 岁以下非常少见，绝经后发病率降低。据报道在子宫切除或内

膜活检病理中发生率为 10% ~24% 。他莫昔芬(tamoxifen)激素替代治疗者发生率为 8% ~
36% 。局部切除是主要治疗方法。

1. 组织病理学　组织学上,子宫内膜息肉边缘至少有三个侧面见表面上皮分布,并可
见螺旋状扩张的厚壁血管,间质有不同程度纤维化,常有腺体上皮化生。

2. 临床表现　患者多表现为月经紊乱,可以为经量增多、经间期出血或绝经后出血。
妇科检查无阳性体征。

3. 影像学表现　子宫内膜息肉表现为宫腔内结节状肿块,通常无蒂。US 呈等或稍高
回声。T1WI 呈中等信号,T2WI 呈不均匀高信号。约 75% 的子宫内膜息肉在 T2WI 上可
见低信号纤维核,粗细不均,可位于病灶中心,也可呈条索状分布;约 55% 内膜息肉可见
囊变,表现为病灶内大小不等、边界清晰的薄壁囊性灶。增强早期局灶或弥漫性强化,延
迟扫描实性部分持续均匀强化。无明显坏死及肌层侵犯征象[47,48](图 5-2-10,图 5-2-11,
图 5-2-12)。

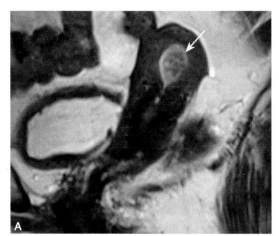
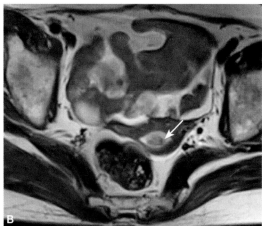
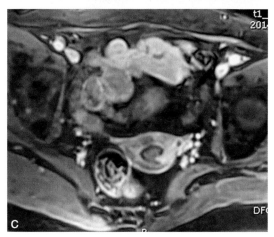

图 5-2-10　子宫内膜息肉
矢状位 T2WI(A)和横断位 T2WI(B)示子宫腔内结节状异常信号灶(箭),呈等信号,稍低于黏液及
子宫内膜,内见条索状纤维核心;横断位 T1WI 脂肪抑制增强(C)示病灶轻度强化,强化程度低于
肌层

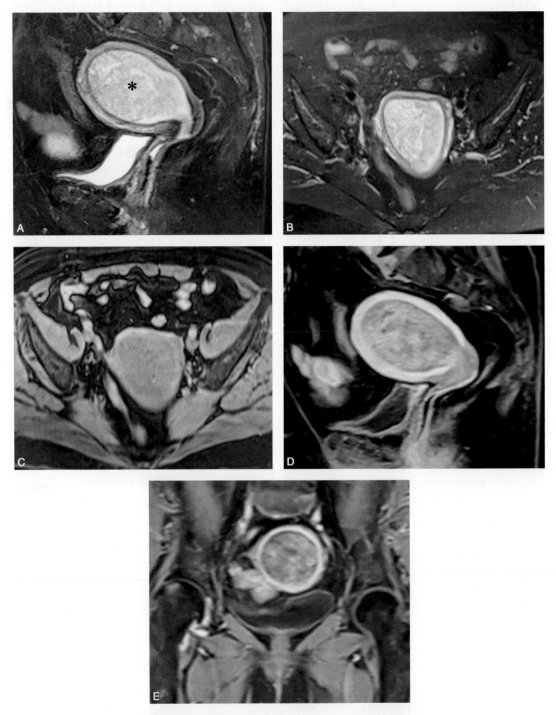

图 5-2-11　子宫内膜息肉

矢状位和横断位 T2WI 脂肪抑制（A 和 B）示子宫内膜肿块状增厚（星号），呈中等信号，内见低信号的条索状纤维核心及小囊状高信号，结合带完整；横断位 T1WI 脂肪抑制（C）示肿块呈低信号；矢状位和冠状位 T1WI 增强（D 和 E）示肿块轻中度强化，强化程度低于肌层，纤维核心及囊变区无强化，无肌层侵犯

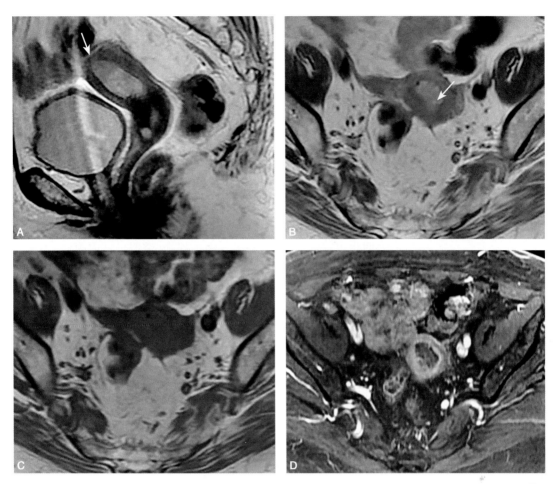

图 5-2-12 子宫内膜息肉癌变

矢状位和横断位 T2WI（A 和 B）示子宫内膜显著增厚，呈高信号，底部内膜呈低信号，与结合带分界不清（箭）。横断位 T1WI（C）示病灶呈等信号；横断位 T1WI 脂肪抑制增强（D）示病灶轻度强化，底部与子宫肌层分界模糊

三、子宫内膜异型增生

子宫内膜增生好发于年轻女性，也可见于围绝经期或绝经后女性。长期雌激素刺激是主要高危因素。多数患者对促排卵药物或孕激素治疗反应良好，少数需行子宫切除。

1. 组织病理学 2014 年最新 WHO 分类在子宫内膜增生性病变中简化了癌前病变的分类，分为伴或不伴不典型增生两大类，取消了单纯性及复杂性增生。子宫内膜增生不伴非典型性包括了良性子宫内膜增生、单纯性增生、单纯性增生不伴非典型性、复杂性增生不伴非典型性。其组织学表现多样，包括增生期子宫内膜增生紊乱、单纯性及复杂性增生；腺体大小、形态、密度不一，可见不规则分支，囊性扩张；柱状上皮层状排列，见核分裂象；灶性出血及间质崩解等。其发生子宫内膜样癌的危险增加 3~4 倍，但最终只有 1%~3% 的患者发展成高分化子宫内膜样癌。

子宫内膜增生伴非典型性主要包括复杂性不典型增生，也包括少量单纯性不典型增生；其非典型性重点指细胞的非典型性，不考虑子宫内膜结构的非典型性。其诊断标准建立在组织学、临床预后、分子生物学及组织形态学基础上。最低诊断标准需同时符合以下 4 条：

①腺体区域大于间质(腺体所占面积至少大于50%,间质小于50%);②结构异常区域的腺体上皮细胞要不同于周围的腺体上皮细胞或明显异常;③该区域的最大线性长度大于1mm;④同时不具备其他良性病变及癌的形态学改变。

2. 临床表现　月经异常是主要症状,常表现为阴道不规则流血、绝经后阴道流血或月经稀发。因内分泌失调导致的长期不排卵可引起不孕。妇科检查多无阳性体征。

3. 影像学表现　育龄期子宫内膜厚度随月经周期而变化,一般推荐在月经周期第5~10天进行影像学检查,以减少对结果的误判。

正常子宫内膜在月经期为2~4mm,增生早期为5~7mm,增生晚期可达11mm,分泌期为7~16mm。绝经后,有阴道流血症状者内膜厚度应小于5mm;无阴道流血症状者厚度为8~11mm。行他莫昔芬(tamoxifen)激素替代治疗者厚度为6~8mm。超过上述标准即判定为子宫内膜增厚。子宫内膜增生影像学表现无特异性。子宫形态多正常,也可轻度增大。子宫内膜多弥漫均匀增厚,有时也可局灶性增厚,甚至表面不规则,类似子宫内膜癌,不典型病例应行活检病理学检查[49](图5-2-13)。

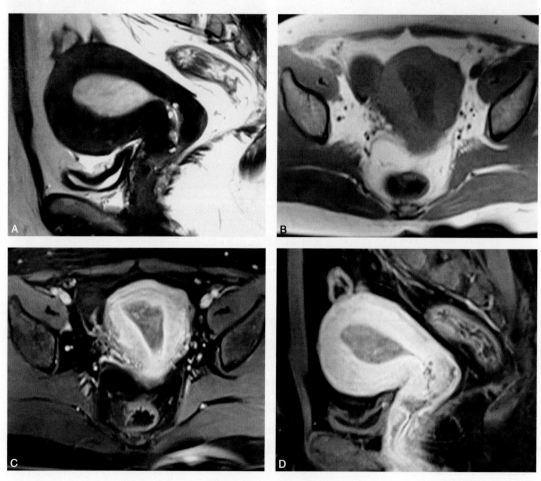

图5-2-13　子宫内膜增生
矢状位T2WI(A)示子宫内膜增厚,呈高信号,边界清晰;横断位T1WI(B)示增厚的内膜呈低信号;横断位T1WI增强动脉期(C)示病灶轻度不均匀强化;延迟期(D)示病灶呈轻度持续强化,增厚内膜与肌层分界清晰

四、Nabothian 囊肿

Nabothian 囊肿是由于宫颈内膜腺体单纯扩张或腺管阻塞形成的黏液潴留囊肿。该病是非肿瘤性病变,在盆腔 MRI 检查中检出率约 12% ,一般不需治疗。

1. 组织病理学　病理上,Nabothian 囊肿大小不一,数 mm 至 4cm。隧道群(tunnel cluster)是该病一种特殊类型,大体上呈复杂多房囊肿,类似恶性腺瘤,但镜下无异型性细胞。

2. 临床表现　Nabothian 囊肿患者多无症状,常为偶然发现。妇科检查中,表浅病灶肉眼可见,深部病灶仅表现为宫颈增大。

3. 影像学表现　Nabothian 囊肿通常多发,边界清晰,环绕宫颈管排列,可致宫颈扩大,T1WI 呈等或稍高信号,T2WI 呈显著高信号,增强后多无强化或轻度囊壁及分隔强化[50](图 5-2-14)。

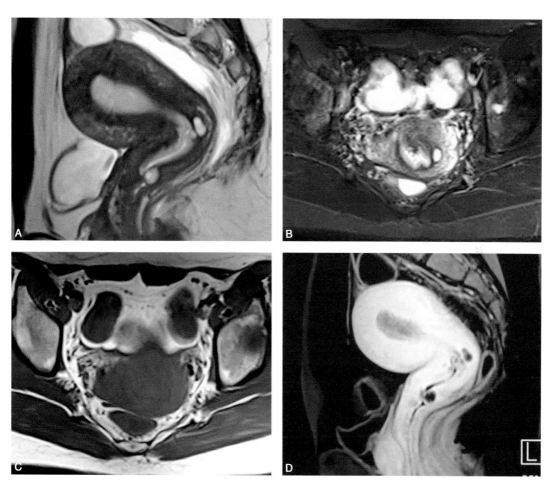

图 5-2-14　Nabothian 囊肿
矢状位 T2WI(A)和横断位 T2WI 脂肪抑制(B)示宫颈内多发小圆形囊性灶,呈高信号,边界清晰;横断位 T1WI(C)呈等信号;矢状位 T1WI 脂肪抑制增强(D)示病灶无强化

（强金伟　李若坤　王长梅）

参 考 文 献

1. Hamm B, Forstner R, Kim EE. MRI and CT of the female pelvis. Springer, 2007. Berlin Heidelberg ISBN 978-3-540-22289-7.

2. Wallach EE, Vlahas NF. Uterine myomas: an overview of development, clinical features, and management. Obstet Gynecol, 2004, 104(2):393-406.

3. Maruo T, Matsuo H, Samoto T, et al. Effects of progesterone on uterine leiomyoma growth and apoptosis. Steroids, 2000, 65(10-13):585-592.

4. Islam MS, Protic O, Stortoni P, et al. Complex networks of multiple factors in the pathogenesis of uterine leiomyoma. Fertil Steril, 2013, 100(1):178-193.

5. Lewicka A, Osuch B, Cendrowski K, et al. Expression of vascular endothelial growth factor mRNA in human myomas. Gynecol Endocrinol, 2010, 26(6):451-455.

6. Stewart EA, Morton CC. The genetics of uterine leiomyomata: what clinicians need to know. Obstet Gynecol, 2008, 107(4):917-921.

7. Pritts EA. Fibroids and infertility: a systematic review of the evidence. Obstet Gynecol Surv, 2001; 56(8): 483-491.

8. Olivetti L, Grazioli L. Imaging of urogenital disease: a color atlas. Springer, 2009. Milan Berlin Heidelberg New York e-ISBN 978-88-470-1344-5.

9. Zacharia TT, O'Neill MJ. Prevalence and distribution of adnexal findings suggesting endometriosis in patients with MR diagnosis of adenomyosis. Br J Radiol, 2006, 79(940):303-307.

10. 周康荣, 严福华, 曾蒙苏. 腹部 CT 诊断学. 上海:复旦大学出版社, 2011.

11. Kim SH. Radiology illustrated: gynecologic imaging. 2012; Doi 10. 1007/978-3-642-05325-1_7.

12. Baert AL, Knauth M, Sartor K. MRI and CT of the female pelvis. ISBN 978-3-540-22289-7 Springer, Berlin-Heidelberg-New York.

13. Miyake T, Sato S, Okamoto E, et al. Ferucarbotran expands area treated by radiofrequency ablation in rabbit livers. J Gastroenterol Hepatol, 2008, 23(7 Pt 2):e270-e274.

14. Jacobs MA, Gultekia DH, et al. Comparison between diffusion-weighted imaging, T2-weighted, and postcontrast T1-weighted imaging after MR-guided, high intensity, focused ultrasound treatment of uterine leiomyomata: preliminary results. Med Phys, 2010, 37(9):4768-4776.

15. 陈乐真. 妇产科诊断病理学. 第 2 版. 北京:人民军医出版社, 2010.

16. Ueda H, Togasbi K, Konisbi I, et al. Unusual appearance of uterine leiomyomas: MR imaging findings and their histopathologic backgrounds. RadioGraphics, 1999, 19 Spec No:S131-145.

17. Sun C, Wang XM, Liu C, et al. Intravenous leiomyomatosis: diagnosis and follow-up with multislice computed tomography. Am J Surgery, 2010, 200(3):e41-e43.

18. Diakomanolis E, Elsheikh A, Sotiropoulou M, et al. Intravenous leiomyomatosis. Arch Gynecol Obstet, 2003, 267 (4):256-257.

19. Ordulu Z, Nucci MR, Dal Cin P, et al. Intravenous leiomyomatosis: an unusual intermediate between benign and malignant uterine smooth muscle tumors. Mod Pathol, 2016 Feb 19. doi:10. 1038/modpathol. 2016. 36. [Epub ahead of print].

20. Buy JN, Ghossain M. Gynecological Imaging. 2013 DOI 10. 1007/978-3-642-31012-6_20.

21. 彭娴静, 金征宇. 静脉内平滑肌瘤病的临床表现与影像学评估. 中国医学科学院学报, 2010, 32(2): 179-184.

22. 宁燕, 周先荣, 朱慧庭, 等. 子宫静脉内平滑肌瘤病临床病理与生物学行为分析. 临床与实验病理学杂志,2007,23(3):290-296.

23. 梁宇霆,杨汉卿,孔令,等. 伴有静脉瘤栓的子宫静脉内平滑肌瘤病的 MSCT 及 MPR 重建表现与鉴别. CT 理论与应用研究,2013,22(1):93-99.

24. Peng HJ,Zhao B,Yao QW,et al. Intravenous leiomyomatosis:CT findings. Abdom Imaging,2012,37(4): 628-631.

25. 陈鑫,张雪莲,马小静,等. 多排螺旋 CT 诊断静脉内平滑肌瘤病的临床应用. 放射学实践,2013,28(7): 784-787.

26. Lin KC,Sheu BC,Huang SC. Lipoleiomyoma of the uterus. Int J Gynaecol Obstet,1999,67(1):47-49.

27. Johari B,Koshy M,Sidek S,et al. Lipoleiomyoma:a rare benign tumour of the uterus. BMJ Case Rep 2014. doi: 10.1136/bcr-2014-205814.

28. Aung T,Goto M,Nomoto M,et al. Uterine lipoleiomyoma:a histopathological review of 17 cases. Pathol Int, 2004;54(10):751-758.

29. Akbulut M,Gündo an M,Yörükolu A. Clinical and pathological features of lipoleiomyoma of the uterine corpus: a review of 76 cases. Balkan Med J,2014,31(3):224-229.

30. Batur A,Alpaslan M,Dundar I,et al. Uterin lipoleiomyoma:MR findings. Pol J Radiol,2015,80:433-434. doi: 10.12659/PJR.894848.

31. Kunz G,Beil D,Huppert P,et al. Adenomyosis in endometriosis—prevalence and impact on fertility. Evidence from magnetic resonance imaging. Hum Reprod,2005,20(8):2309-2316.

32. Benagiano G,Habiba M,Brosens I. The pathophysiology of uterine adenomyosis:an update. Fertil Steril,2012, 98(3):572-579.

33. Champaneria R,Abedin P,Daniels J,et al. Ultrasound scan and magnetic resonance imaging for the diagnosis of adenomyosis: systematic review comparing test accuracy. Acta Obstet Gynecol Scand, 2010, 89 (11): 1374-1384.

34. Bazot M,Daraï E,Rouger J,et al. Limitations of transvaginal sonography for the diagnosis of adenomyosis,with histopathological correlation. Ultrasound Obstet Gynecol,2002,20(6):605-611.

35. Verma SK,Lev-Toaff AS,Baltarowich OH,et al. Adenomyosis:sonohysterography with MRI correlation. Am J Roentgenol,2009,192(4):1112-1116.

36. Hoad CL,Raine-Fenning NJ,Fulford J,et al. Uterine tissue development in healthy women during the normal menstrual cycle and investigations with magnetic resonance imaging. Am J Obstet Gynecol,2005,192(2): 648-654.

37. Novellas S,Chassang M,Delotte J,et al. MRI characteristics of the uterine junctional zone:from normal to the diagnosis of adenomyosis. Am J Roentgenol,2011,196(5):1206-1213.

38. Takeuchi M,Matsuzaki K. Adenomyosis:usual and unusual imaging manifestations,pitfalls,and problem-solving MR imaging techniques. RadioGraphics,2011,31(1):99-115.

39. Tamai K,Togashi K,Ito T,et al. MR imaging findings of adenomyosis:correlation with histopathologic features and diagnostic pitfalls. RadioGraphics,2005,25(1):21-40.

40. Kido A,Togashi K,Koyama T,et al. Diffusely enlarged uterus:evaluation with MR imaging. RadioGraphics, 2003,23(6):1423-1439.

41. Kuligowska E,Deeds L 3rd,Lu K 3rd. Pelvic pain:overlooked and underdiagnosed gynecologic conditions. RadioGraphics,2005,25(1):3-20.

42. Kishi Y,Suginami H,Kuramori R,et al. Four subtypes of adenomyosis assessed by magnetic resonance imaging and their specification. Am J Obstet Gynecol,2012,207(2):114. e1-7.

43. Shitano F,Kido A,Fujimoto K,et al. Decidualized adenomyosis during pregnancy and post delivery:three cases

of magnetic resonance imaging findings. Abdom Imaging,2013,38(4):851-857.

44. Imaoka I,Ascher SM,Sugimura K,et al. MR imaging of diffuse adenomyosis changes after GnRH analog therapy. J Magn Reson Imaging,2002,15(3):285-290.

45. Kitamura Y,Allison SJ,Jha RC,et al. MRI of adenomyosis:changes with uterine artery embolization. Am J Roentgenol,2006,186(3):855-864.

46. Jha P,Ansari C,Coakley FV,et al. Imaging of Mullerian adenosarcoma arising in adenomyosis. Clin Radiol,2009,64(6):645-648.

47. Hase S,Mitsumori A,Inai R,et al. Endometrialpolyps:MRimagingfeatures. Acta Med Okayama,2012,66(6):475-485.

48. Grasel RP,Outwater EK,Siegelman ES,et al. Endometrial polyps:MR imaging features and distinction from endometrial carcinoma. Radiology,2000,214(1):47-52.

49. Nalaboff KM,Pellerito JS,Ben-Levi E. Imaging the endometrium:disease and normal variants. RadioGraphics,200,21(6):1409-1424.

50. Bin Park S,Lee JH,Lee YH,et al. Multilocular cystic lesions in the uterine cervix:broad spectrum of imaging features and pathologic correlation. Am J Roentgenol,2010,195(2):517-523.

第六章
子宫恶性肿瘤

第一节 子宫内膜癌

子宫内膜癌(endometrial carcinoma)是女性生殖系统三大恶性肿瘤之一,发病率仅次于宫颈癌和卵巢癌,近年来发病率在全球范围内有上升趋势。据美国癌症协会估计,2012年美国子宫内膜癌新发病例数为47 130例,占女性生殖道恶性肿瘤的20%~30%,居第一位,占女性全身恶性肿瘤的6%,居第一位;死亡病例为8010例,占美国女性恶性肿瘤死亡例数的3%,居第8位[1]。随着我国经济的迅速发展,生活水平的提高、生活方式和饮食结构的改变,以及性激素的广泛应用等,我国子宫内膜癌的发病率明显上升。在北京、上海等大城市,子宫内膜癌的发病率也已超过子宫颈癌,占女性生殖道恶性肿瘤的首位,女性全身恶性肿瘤的第四位[2]。本病多见于绝经后妇女,高发年龄50~64岁。随着经阴道超声、子宫内膜细胞学和活检病理学等筛查工作的普及,Ⅰ期肿瘤的诊断明显增加,5年生存率有了显著提高。在日本,通过筛查诊断的Ⅰ期子宫内膜癌占75%,5年生存率达94%[2]。

子宫内膜癌的病因尚不十分清楚,目前认为可能有两种发病机制。一种是雌激素依赖型,占大多数,病理类型均为子宫内膜样腺癌,分化较好,预后好,常伴有绝经延迟、不孕、长期服用雌激素史。另一种是非雌激素依赖型,发病与雌激素无明确关系,病理类型属少见型,多见于老年妇女,肿瘤恶性程度高,分化差,预后不良。

1. 组织病理学 子宫内膜癌系发生于子宫内膜上皮的恶性肿瘤,由苗勒管上皮化生而来。子宫内膜癌的组织学类型分为内膜样腺癌、浆液性腺癌、透明细胞腺癌、黏液腺癌、鳞状细胞癌、未分化及混合癌。其中,内膜样腺癌最常见,占80%;显微镜下,内膜腺体高度异常增生,上皮复层排列,并形成筛孔状结构;癌细胞异型明显,核大深染而不规则,核分裂活跃;分化差的腺癌腺体少,腺结构消失,形成实性癌块;病理分为三级,级别越高,恶性程度越高。浆液性腺癌占1%~9%;镜下癌细胞异质性明显,多为不规则复层排列,呈乳头状或簇状生长,1/3可伴砂粒体;肿瘤恶性程度高,易有深肌层浸润,易发生腹腔、淋巴及远处转移,预后极差;无明显肌层浸润时,也可能发生腹腔播散。透明细胞癌多呈实性片状、腺管样或乳头状排列;癌细胞胞质丰富、透亮,核呈异型性,或靴钉状;恶性程度高,易早期转移。其他几种类型少见。

子宫内膜癌好发于宫底及后壁,少数可在前壁、侧壁及子宫角。生长方式可为局限型和弥漫型,其中弥漫型可见病灶呈多灶性,或侵犯内膜的大部分甚至全部,充填宫腔,常伴有出血、坏死;晚期侵犯肌层和宫颈,致宫腔积血。局灶型多见于宫底或宫角,病灶较小,呈息肉或菜花状,易浸润肌层。多数子宫内膜癌生长缓慢,局限于内膜或宫腔时间较长,部分特殊病理类型的可发展很快,短期内出现转移。主要转移途径有直接蔓延、淋巴转移和血行转移。直接蔓延为癌灶沿内膜生长,向上沿子宫角至输卵管,向下至宫颈管及阴道,向肌层浸润可穿透肌壁至浆膜层,种植于盆腹膜,子宫直肠陷凹及大网膜。淋巴转移为主要转移途径,癌肿分化不良或累及宫颈、深肌层时易发生淋巴转移。受侵的淋巴结与癌肿部位有关,其中宫底部癌灶易向上转移至腹主动脉旁淋巴结;宫角或前壁上部癌灶易转移至腹股沟淋巴结;子宫下段或累及子宫颈癌灶可累及宫旁、闭孔、髂内外及髂总淋巴结;子宫后壁癌灶可转移至直肠淋巴结。血行转移常见部位为肺、肝和骨等。

2. 临床分期　子宫内膜癌临床分期普遍采用国际妇产科联合会(international federation of gynecology and obstetrics,FIGO)分期法,见表6-1-1。

表 6-1-1　FIGO(2009 年)子宫内膜癌分期

分期	肿瘤范围	分期	肿瘤范围
Ⅰ 期	肿瘤局限于子宫体	ⅢC1	盆腔淋巴结转移
Ⅰ A	肿瘤浸润深度<1/2 肌层	ⅢC2	腹主动脉旁淋巴结转移和(或)盆腔淋巴结转移
Ⅰ B	肿瘤浸润深度≥1/2 肌层		
Ⅱ 期	肿瘤侵犯宫颈间质,但无宫体外蔓延	Ⅳ期	肿瘤侵及膀胱和(或)直肠黏膜,和(或)远处转移
Ⅲ 期	肿瘤局部或区域扩散		
Ⅲ A	肿瘤累及浆膜层和(或)附件	Ⅳ A	肿瘤侵及膀胱或直肠黏膜
Ⅲ B	阴道和(或)宫旁受累	Ⅳ B	远处转移,包括腹腔内和(或)腹股沟淋巴结转移
Ⅲ C	盆腔淋巴结和(或)腹主动脉旁淋巴结转移		

3. 临床表现　子宫内膜癌主要表现为阴道流血、阴道排液、下腹疼痛。阴道流血多为绝经后出血,尚未绝经者表现为月经增多、经期延长或月经紊乱。阴道排液表现为血性液体或浆液性分泌物,可伴有恶臭液及烂肉样组织排出。癌肿累及宫颈内口、周围组织或压迫神经可引起下腹疼痛。晚期可出现消瘦、贫血和恶病质等症状。

早期子宫内膜癌妇科检查可无明显异常。晚期可有子宫明显增大,合并宫腔积脓时有明显触痛,宫颈管内偶有癌组织脱出,触之易出血。

4. 诊断原则

(1) 分段诊刮:是最常用最有价值的诊断方法。分段诊刮能鉴别子宫内膜癌和宫颈管腺癌,也可明确子宫内膜癌是否累及宫颈管。

(2) 宫颈管搔刮及子宫内膜活检:宫颈管搔刮可协助鉴别有无宫颈癌;对 B 超确定宫腔内有明显病变者,做宫腔内膜活检可明确诊断。

(3) 细胞学检查:宫颈刮片、阴道后穹窿涂片及宫颈管吸片取材做细胞学检查。

(4) 宫腔镜检查:可直接观察宫腔及宫颈管内有无癌灶存在及大小。

(5) 血清 CA125 检查:可协助诊断,有子宫外播散者血清 CA125 值明显升高。

(6) 影像学检查:包括阴道超声检查、MRI、PET-CT。阴道超声主要用于常规筛查及术后随访；MRI 用于确定病变的部位、大小和范围，进行肿瘤分期、治疗效果评估及术后随访。PET-CT 主要用于肿瘤分期。

5. 影像学表现 由于诊刮和宫腔镜的广泛使用，子宫内膜癌取得病理学结果相对容易，因此影像学的主要目的在于肿瘤分期。CT 并非子宫内膜癌分期的有效方法，虽然其具有较高空间分辨率，但其组织分辨率较低，故当子宫内膜癌较小时，CT 表现不明显，常难以诊断。较大肿瘤可通过多平面重建技术确定病变位置、范围，显示周围器官侵犯情况。平扫肿瘤与子宫肌层相比呈稍低或等密度，增强扫描肿瘤呈轻中度强化，强化程度低于正常子宫肌层，两者形成明显对比。但子宫内膜也呈轻中度强化，与肿瘤组织缺乏明显对比，因而肿瘤与子宫内膜不易区分。较大病灶可完全破坏子宫内膜，并取而代之，表现为类似于明显增厚的子宫内膜，占满宫腔并使其明显扩大。肿瘤也可呈强化较弱的乳头状、息肉状或不规则状软组织影。部分肿瘤可合并宫腔积液、积血或积脓（图 6-1-1）。子宫肌壁可变薄、厚薄不均或不规则。累及宫颈时见宫颈增大、密度变低或不均匀。发生子宫外播散表现为子宫边缘模糊、轮廓不规则，宫旁间隙见条索状或结节状影（图 6-1-2）。累及阴道时，宫颈及穹窿结构不清，见软组织密度结节或肿块。累及膀胱时见膀胱壁结节状，边缘模糊。卵巢侵犯时正常结构消失，呈结节或肿块表现。肿瘤累及肠道、腹膜、肠系膜、网膜时表现为边缘不规则结

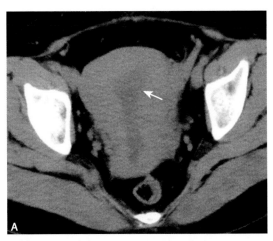
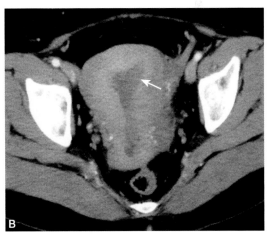
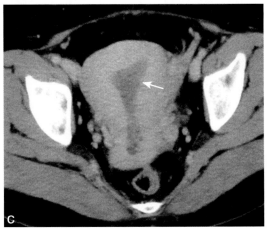

图 6-1-1 女性，49 岁，子宫内膜癌
横断位 CT 平扫（A）示子宫增大，内膜增厚；增强动脉期（B）示宫腔扩大，其内软组织肿块不均匀强化（箭）；增强静脉期（C）示宫腔内不规则软组织肿块，强化程度低于子宫肌层（箭）

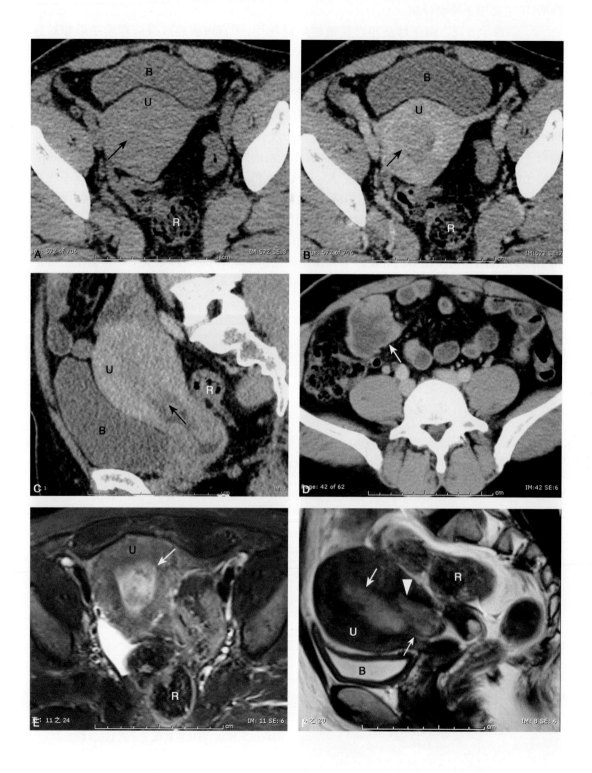

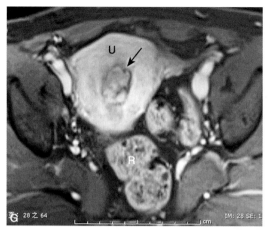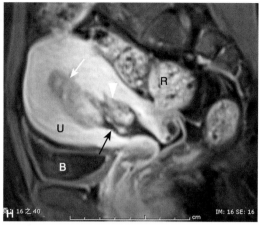

图 6-1-2 女性,49 岁,子宫高级别内膜样腺癌

横断位 CT 平扫(A)示子宫增大,呈等密度,无法区分宫腔与肌层。横断位 CT 增强静脉期(B)和矢状位重建(C)示宫腔扩大,宫腔内见软组织肿块,强化略弱于肌层,分界不清(黑箭)。右下腹盆部见转移灶,密度不均(D,白箭)。横断位 T2WI 脂肪抑制(E)和矢状位 T2WI(F)示宫腔内不均匀高信号肿块影,宫底部与肌层分界不清(白箭),并见后壁肌层内高信号灶延伸到宫颈交界,为肌层浸润(箭头)。横断位和矢状位 T1WI 增强(G 和 H)示宫腔内肿块强化不均匀,强化程度明显低于肌层,后壁肌层内浸润深度大于 50%(白箭头);黑箭为受压的宫颈管,信号未见异常。U:子宫;B:膀胱;R:直肠

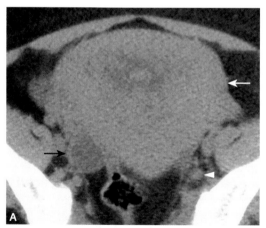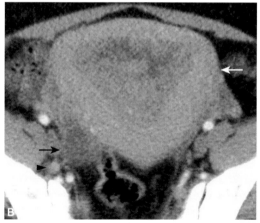

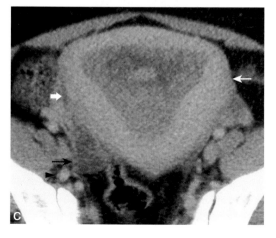

图 6-1-3 女性,42 岁,性交出血 2 年,阴道排液及咳嗽溢尿 6 个月。子宫内膜样腺癌

横断位 CT 平扫(A)示子宫增大(箭),宫腔内不均匀密度影;增强动脉期(B)和静脉期(C)示宫腔扩大,宫腔内不规则软组织肿块,强化不均匀,明显弱于肌层,子宫前壁肌层变薄。白箭头为病理证实的左盆壁转移性淋巴结,黑箭头为右盆壁反应增生性淋巴结,黑箭为右侧卵巢黄素囊肿,粗短白箭为右侧输卵管积水

171

节状、不均质肿块或腹水。盆腔髂血管周围、腹膜后、腹股沟可见淋巴结肿大,增强时淋巴结强化,显示更清晰(图6-1-3)。

MRI 是子宫内膜癌分期最佳的影像学方法,能明确子宫内膜癌的部位、大小及范围,显示结合带的完整性和连续性以及肌层浸润深度,明确宫颈浸润、阴道或附件累及、盆壁侵犯等,显示淋巴结转移、盆腔外播散和远处转移[3,4]。

正常子宫内膜的厚度随性激素的变化以及月经周期而改变。子宫内膜厚度增生期为2~4mm,分泌期可达4~7mm。绝经期后内膜发生萎缩。子宫内膜厚度在绝经前超过9mm,在绝经后超过5mm应考虑子宫内膜癌可能性。在 T1WI 上,大多数子宫内膜癌信号与肌层信号相仿,偶尔可因出血而呈部分高信号。除显示宫体增大外,T1WI 不易直接发现病变,不能显示子宫的层次结构,主要用于确定盆腔的解剖学关系,如子宫的形态、大小和位置,有无淋巴结增大,以及作为增强扫描后强化程度判定的参考。T2WI 能够区分子宫内膜、结合带和子宫外肌层三个层次,显示子宫的内部结构明显优于 T1WI。在 T2WI 上,子宫内膜癌呈均匀或不均匀中高或中等或中低信号,一般高于肌层,但略低于正常的子宫内膜。合并宫腔积血或积液时,肿瘤在积血或积液衬托下显示更清晰。但当内膜无增厚或受压、结合带模糊,以及部分癌灶为高信号或等信号时,肿瘤与正常内膜和邻近肌层无法区分,导致病灶很难发现[5,6],需在薄层及多方位图像上仔细观察以避免漏诊。研究发现动态增强 MRI 诊断子宫内膜癌的准确性高于常规 MRI[7]。在动态增强扫描早期,肿瘤与内膜及肌层之间因强化程度不同形成良好的对比,子宫内膜癌灶较正常内膜强化迟,在增强晚期强化明显比肌层低,表现为低信号;在平衡期肌层和肿瘤间差异最显著,能很好地鉴别肌层的侵犯,特别是在肿瘤信号强度与肌层相仿时(图6-1-4)。Park 等[8]的研究显示,72% 的子宫内膜癌在 1 分钟内(增强早期)即呈现峰值强化,延迟期轻度强化,而表现为相对低信号;95% 的良性病变和100% 的肉瘤在注射造影剂后 2~3 分钟方达到强化峰值,延迟期均表现为持续明显强化。这种不同的强化方式及程度能为良恶性病变的鉴别提供依据。

虽然动态增强可鉴别多数肿瘤,但在强化对比和内膜增厚均不明显时,肿瘤较难发现,这种情况见于子宫肌瘤压迫内膜、子宫腺肌病或者绝经后。DWI 作为诊断和术前分期的辅助方法,其价值在于发现常规序列上不明显或容易遗漏的病灶,显示肿瘤病灶及其累及范围,故能进一步提高诊断及术前分期的准确性。正常子宫内膜在 DWI 上呈高信号,结合带

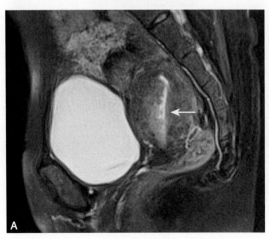

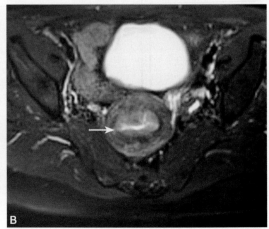

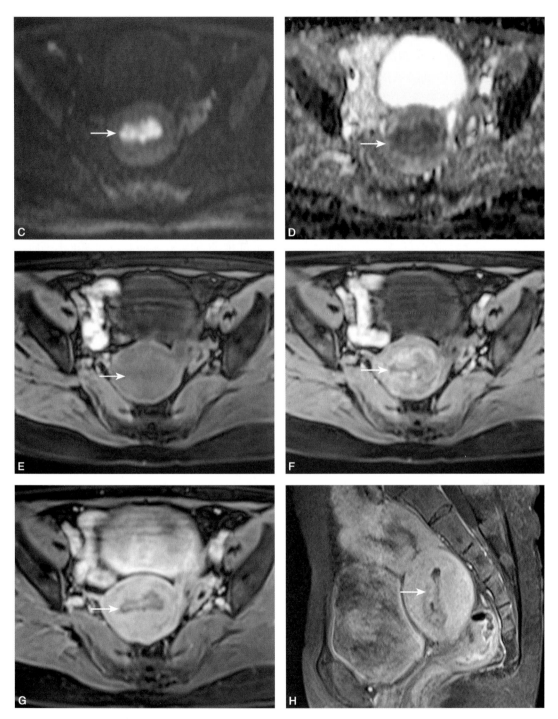

图 6-1-4　女性,49 岁,子宫内膜癌

矢状位和横断位 T2WI 脂肪抑制(A 和 B)示子宫内膜前壁及后壁片状不规则低信号灶(箭),正常子宫内膜为高信号(箭);DWI(C)示肿块明显高信号(箭);ADC 图(D)示肿块呈显著低信号(箭);横断位 T1WI 脂肪抑制(E)示内膜信号与肌层信号相仿,肿块显示欠清(箭);T1WI 增强动脉期(F)示肿块较子宫肌层强化明显(箭);静脉期(G)示肿块强化明显比肌层低,表现为低信号,中央强化略明显者为残存内膜(箭);平衡期(H)示肿块与前后壁肌层分界不清,肿块边缘不规则(白箭)

和外肌层呈低信号;子宫内膜癌 DWI 上也呈高信号,并且较正常内膜更高[9,10]。但受 T2 穿透效应及图像分辨率低的影响,这种信号差异肉眼很难分辨。并且一些良性病变,如子宫内膜增生、宫腔出血、宫腔积脓等在 DWI 上也呈高信号,容易导致假阳性。测量 ADC 值有助于鉴别病变,子宫内膜癌在 ADC 图上呈明显低信号,平均 ADC 值为 $0.878 \sim 1.011 \times 10^{-3}$ mm²/s,低于正常内膜的平均 ADC 值 1.446×10^{-3} mm²/s 和内膜良性病变的 ADC 值 $1.50 \sim 1.637 \times 10^{-3}$ mm²/s,且三者之间没有重叠区域[3,9,10]。ADC 值还有助于区分不同病理级别的子宫内膜癌,肿瘤分级越高,ADC 值越低[6,11,12]。当然观察和测量时需与常规 MRI 序列相结合[5,13]。Inada 等[5]研究了 DWI 在发现子宫内膜癌中的价值,结果表明单纯 T2WI 的敏感度为 83%,联合 DWI 或与 DWI 图像融合的敏感度可提高到 96%。Takeuchi 等[14]研究发现 DWI 对子宫内膜癌分期的准确度为 94%,增强扫描为 88%,两者联合应用的准确度可达 97%。

(1) 肌层浸润:肌层浸润深度的正确评价非常重要,与无肌层浸润或浸润深度小于肌层厚度 50% 的患者相比,浸润深度 ≥50% 的患者盆腔和腹主动脉旁淋巴结转移的发生率高6~7倍[2];有肌层浸润者复发率比无肌层浸润者高 4 倍。在绝经前,结合带是否完整为有无肌层浸润的标志;在绝经后,内膜下增强带是否完整为有无肌层浸润的标志。肌层浸润深度的 MRI 判断标准:①结合带完整,增强后内膜下强化带清晰光滑,视为无肌层浸润(图 6-1-5)。②结合带部分破坏,内膜下强化带不规则,肿瘤信号不超过肌层厚度的 1/2(正常子宫肌层厚度-肿瘤外缘至浆膜层的最小距离/正常子宫肌层厚度的比值)为浅肌层浸润(图 6-1-6)。③结合带部分或完全破坏,内膜下强化带不规则,肿瘤信号达到或超过肌层厚度的 1/2,为深肌层浸润(图 6-1-7)。

以结合带完整性作为有无肌层浸润的标准也会出现误判,原因包括:①微小或镜下浅肌层受侵,未能造成结合带明显异常。②子宫腺肌病导致结合带增宽,不易明确有无肌层浸润。③结合带在绝经后患者常显示不清。④肿瘤膨胀性生长导致结合带明显变薄,影响肌层侵犯的评价。单纯 T2WI 诊断深肌层浸润的准确度只有 78%,结合动态增强和 DWI 有助于子宫内膜癌肌层浸润的准确评估。研究显示 T2WI 结合动态增强对深肌层浸润的准确度为 92%[15];T2WI 结合 DWI 显示浅肌层侵犯的敏感度、特异度和准确度分别为 95%、82% 和 94%,显示深肌层侵犯的敏感度、特异度和准确度分别为 83%、95% 和 94%[16]。

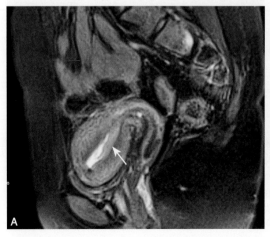
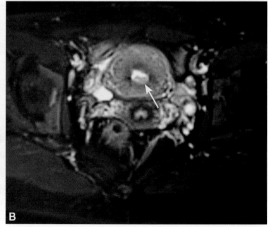

174

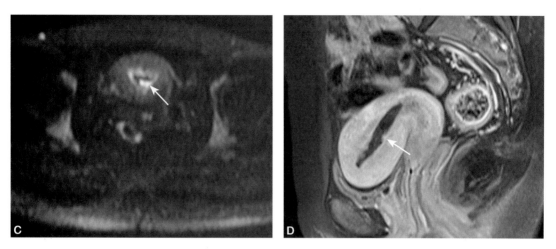

图 6-1-5　女性,26 岁,内膜癌无肌层浸润表现
矢状位和横断位 T2WI 脂肪抑制(A 和 B)示子宫内膜前壁小片低信号灶(箭),正常子宫内膜为高信号;
DWI(C)示病灶明显高信号(箭);矢状位 T1WI 脂肪抑制增强(D)示病灶明显强化(箭),下部结合带完整

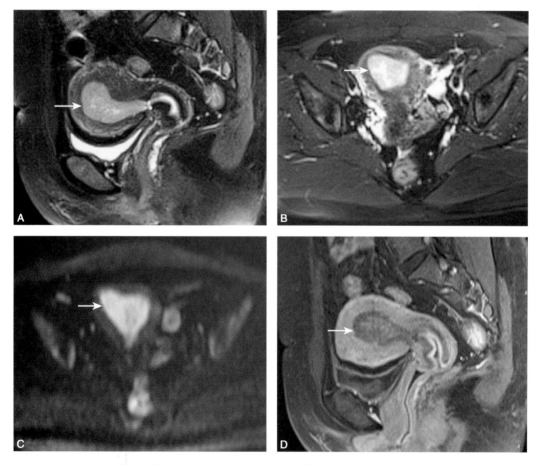

图 6-1-6　女性,39 岁,子宫内膜癌,浅肌层浸润
矢状位和横断位 T2WI 脂肪抑制(A 和 B)示宫腔内大片等低信号灶,结合带部分破坏(箭);DWI
(C)示病灶明显高信号(箭);矢状位 T1WI 脂肪抑制增强(D)示病灶中度强化(箭),内膜下强化带
不规则,肿瘤信号不超过肌层厚度的 1/2

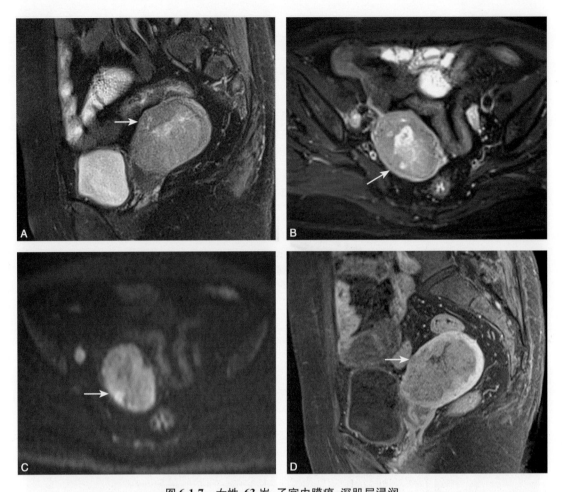

图 6-1-7　女性,63 岁,子宫内膜癌,深肌层浸润
矢状位和横断位 T2WI 脂肪抑制(A 和 B)示宫腔内大片等低信号灶(箭),结合带破坏,浸润至浆膜下;DWI(C)示病灶明显高信号(箭);矢状位 T1WI 脂肪抑制增强(D)示病灶强化明显低于肌层,肿瘤浸润超过肌层厚度的 1/2,其中前壁浸润至浆膜下(箭)

(2) 宫颈受侵:子宫内膜癌累及宫颈,使肿瘤分期提高,患者不仅要行广泛性子宫及双侧附件切除术,还要进行盆腔及腹主动脉旁淋巴结清扫术。正常情况下子宫颈在 T2WI 和 DWI 上呈低信号,当有子宫内膜癌累及宫颈时,可见 T2WI 和 DWI 上高信号病变延伸入宫颈;高分辨率的 T2WI 单独评价宫颈侵犯的准确性为 89%,结合 DWI 评价宫颈基质浸润的敏感度、特异度和准确度均可达 100%。增强扫描对判断宫颈有无侵犯也具有较高的准确性,增强后见宫颈上皮连续性中断,宫颈管增宽,肿瘤呈弱强化(图 6-1-8)。

(3) 淋巴结转移:符合以下标准之一则视为淋巴结转移:①短径>10mm 或中心坏死,增强后呈环形强化;②淋巴结 ADC 值低于该患者子宫内膜癌的平均 ADC 值(图 6-1-9)。但淋巴结短径>10mm 诊断淋巴结转移的敏感度仅为 50%,因此仅靠直径区分淋巴结转移有一定限度。此外,部分淋巴结的良性病变与转移性淋巴结一样在 DWI 上呈高信号,同样限制了转移性淋巴结的检出。淋巴结直径与 ADC 值相结合可显著提高诊断淋巴结转移的敏感度,而特异度没有降低。对于未出现坏死的转移性淋巴结,增强 MRI 不能提高诊断的准

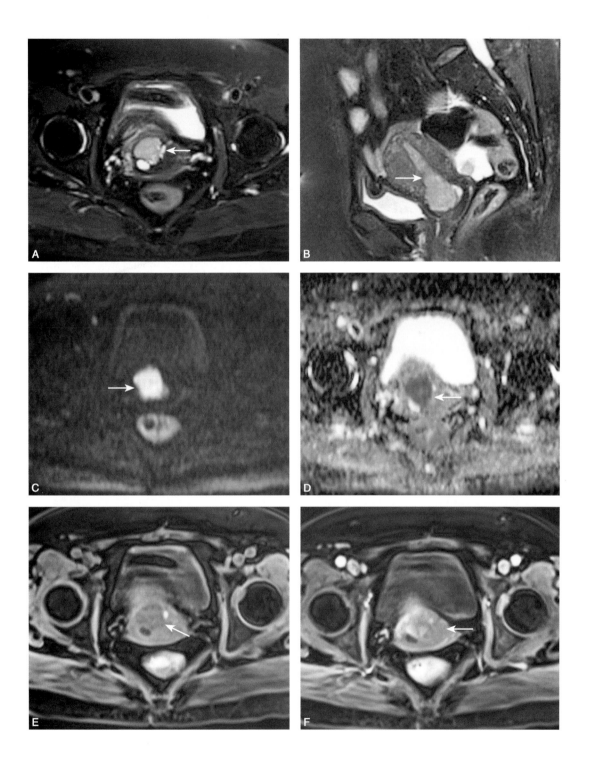

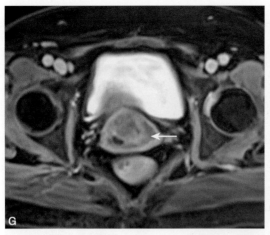
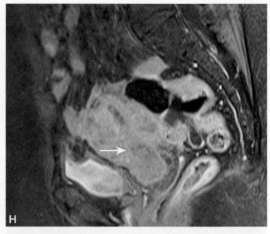

图 6-1-8 女性,54 岁,子宫内膜癌

横断位和矢状位 T2WI 脂肪抑制(A 和 B)示宫腔内大片等低信号灶(箭),结合带破坏,向下延伸至宫颈内;DWI(C)示肿块明显高信号(箭);ADC 图(D)示肿块呈明显低信号(箭);横断位 T1WI 脂肪抑制平扫(E)示宫颈管增宽,内见低信号肿块(箭);增强动脉期(F)示肿块早期强化(箭);静脉期(G)强化比肌层低(箭);矢状位平衡期(H)示肿块强化略低于子宫肌层,结合带破坏,明显浸润肌层(箭)和宫颈

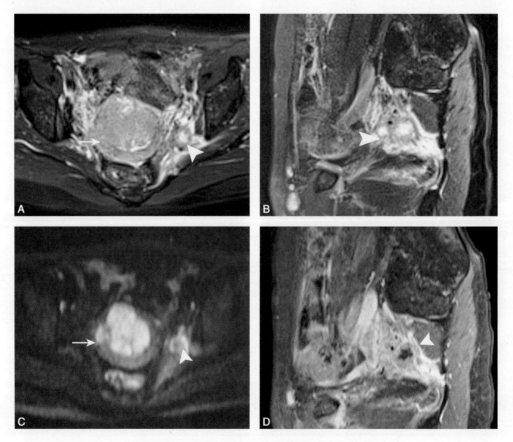

图 6-1-9 女性,59 岁,子宫内膜癌,淋巴结转移

横断位和矢状位 T2WI 脂肪抑制(A 和 B)示宫腔内大片等低信号灶,子宫肌层受侵(箭),左侧髂血管旁淋巴结肿大,信号不均匀(箭头);DWI(C)示宫腔病灶呈明显高信号,浸润肌层>50%(箭),淋巴结为不均匀高信号(箭头);T1WI 增强(D)示淋巴结中心坏死(箭头)

确性。

6. 鉴别诊断 子宫内膜癌需与黏膜下子宫肌瘤和子宫肉瘤鉴别。黏膜下子宫肌瘤主要向宫腔内生长,表现为子宫轮廓不对称增大,宫腔变形,但肿瘤轮廓清晰,T2WI信号较低,增强扫描强化明显。子宫肉瘤有多种病理类型,包括平滑肌肉瘤、癌肉瘤、内膜间质肉瘤和腺肉瘤,除平滑肌肉瘤起源于子宫肌层外,其余肉瘤均源自子宫内膜,需与子宫内膜癌鉴别。但子宫肉瘤一般较大,尤其是前后径较大,肿瘤信号混杂,出血和坏死常见,强化较子宫内膜癌明显。此外子宫内膜癌广泛侵犯宫颈时需与宫颈癌累及子宫体鉴别。前者可使宫颈增大,堵塞宫颈管引起宫腔积液,但其主要病变位于宫腔内,动态增强扫描肿瘤强化通常较子宫肌层和内膜强化延迟,强化幅度小;宫颈癌累及子宫体时,癌肿主要位于宫颈,动态增强肿瘤强化通常早于正常宫颈基质,强化幅度也明显增大[17]。

(强金伟 尹璇 张国福)

第二节 子 宫 颈 癌

子宫颈癌简称宫颈癌(cervical carcinoma)是女性生殖系统三大恶性肿瘤之一,发病率居妇科恶性肿瘤首位,全世界每年新发病例约60万,其中80%见于发展中国家。宫颈癌好发于50~60岁,初次性交年龄过早、性行为紊乱、多产、吸烟、人乳头状瘤病毒(HPV)感染和单纯疱疹病毒(HSV)Ⅱ型感染是发病高危因素。手术切除是根治性方法,早期可行宫颈锥形切除术或全子宫切除术,晚期需行放射治疗和化学治疗。宫颈癌预后与临床分期关系密切,Ⅰ期5年生存率达80%,Ⅳ期仅4%。

1. 组织病理学 宫颈癌多发生于子宫颈外口的鳞状上皮和柱状上皮移行区,年长者可上移至宫颈管内口。大体观可分为4型:①外生型:最常见,病灶向子宫颈外生长如菜花状;②浸润型:病灶向子宫颈深部浸润,使宫颈扩张如桶状;③溃疡型:病灶坏死脱落形成溃疡如火山口状;④颈管型:病灶发生在子宫颈外口以内,侵入宫颈及子宫峡部,易早期出现血行转移及淋巴道转移。镜下,宫颈癌以鳞癌多见,占80%~85%,主要呈外生型生长。腺癌占10%~15%,以颈管型多见。相对于鳞癌,腺癌更易出现子宫体部侵犯、淋巴结转移及局部复发。其他较罕见的病理类型还包括腺鳞癌、腺样囊腺癌和小细胞癌等。

宫颈癌常直接蔓延侵犯周边结构,向上可累及子宫体及宫腔,向下侵犯阴道,向两侧可沿宫旁组织、主韧带、宫骶韧带侵犯盆壁,向前侵犯膀胱,向后侵犯直肠。淋巴转移为主要转移途径,常较早发生,并有一定的顺序,一般先转移至宫旁、髂内、髂外及闭孔淋巴结,然后再转移至髂总、骶前、腹股沟及主动脉旁淋巴结,晚期还可转移到纵隔及锁骨上淋巴结。血行转移发生较晚,以肺、肾及脊柱等部位多见。

2. 临床表现 宫颈癌最常见症状为不规则阴道流血,尤其是性交后出血,其次为阴道排液,晚期浸润盆腔神经丛可出现盆腔疼痛,侵犯输尿管、膀胱可导致肾积水、尿路刺激症状,侵犯直肠可导致排便困难、便血、阴道-直肠瘘等,淋巴管受侵可出现下肢水肿。

妇科检查可见宫颈菜花样肿物,触之易出血,内生型可表现为宫颈肥大、质硬、宫颈管扩张,宫旁组织受累时可扪及宫颈旁组织增厚,晚期可形成冰冻盆腔。宫颈刮片细胞学检查主要用于宫颈癌筛查,高危患者应选择可疑癌变区行活组织检查。病理确诊为宫颈癌后,还需行影像学检查以明确临床分期。

3. 临床分期　宫颈癌分期目前普遍采用国际妇产科联合会(international federation of gynecology and obstetrics,FIGO)分期系统,在FIGO分期系统中,宫颈癌是唯一采用临床分期的妇科恶性肿瘤,具体见表6-2-1。

表6-2-1　FIGO(2009年)宫颈癌分期

FIGO 分期	肿瘤范围
0 期	原位癌(浸润前癌)
Ⅰ 期	肿瘤局限在子宫(扩展至宫体被忽略)
ⅠA	镜下浸润癌。所有肉眼可见的病灶,包括标签浸润,均为ⅠB
ⅠA1	间质浸润深度<3mm,水平扩散≤7mm
ⅠA2	间质浸润深度 3～5mm,水平扩散≤7mm
ⅠB	肉眼可见癌灶局限于宫颈,或者镜下>ⅠA期
ⅠB1	肉眼可见癌灶最大径≤4cm
ⅠB2	肉眼可见癌灶最大径>4cm
Ⅱ 期	肿瘤超越子宫,但未达骨盆壁或未达阴道下1/3
ⅡA	无宫旁浸润
ⅡA1	肉眼可见癌灶最大径≤4cm
ⅡA2	肉眼可见癌灶最大径>4cm
ⅡB	明显宫旁侵犯
Ⅲ 期	肿瘤扩展到盆壁,和(或)累及阴道下1/3,和(或)引起肾积水或肾无功能
ⅢA	肿瘤累及阴道下1/3,但未侵犯盆壁
ⅢB	肿瘤扩展到盆壁和(或)引起肾积水或肾无功能
Ⅳ 期	肿瘤扩散的范围已超出真骨盆,或经活检证实膀胱或直肠黏膜受侵。泡状水肿不属于Ⅳ期
ⅣA	肿瘤侵犯膀胱黏膜或直肠黏膜
ⅣB	远处脏器

4. 影像表现　CT上正常宫颈呈偏侧形、三角形、分叶状或不规则状软组织密度。早期宫颈癌CT常无法显示,中晚期可表现为宫颈增大(>3cm),形态不规则,密度不均匀。宫颈边缘模糊,宫旁脂肪密度增高伴条索影及软组织影,提示宫旁侵犯。主韧带及宫骶韧带不规则增厚亦提示宫旁组织受侵。CT诊断宫旁侵犯的准确性较低,约72%。膀胱、直肠受侵时可见膀胱、直肠壁增厚,甚至腔内肿块,周边脂肪间隙模糊不清。输尿管管壁增厚、管腔扩张、周围脂肪间隙模糊或输尿管见软组织影均提示输尿管侵犯。CT可准确显示盆腔及腹膜后淋巴结肿大,对盆腔外转移灶(肝、肺、锁骨上淋巴结等)的检出也具有优势[18,19](图6-2-

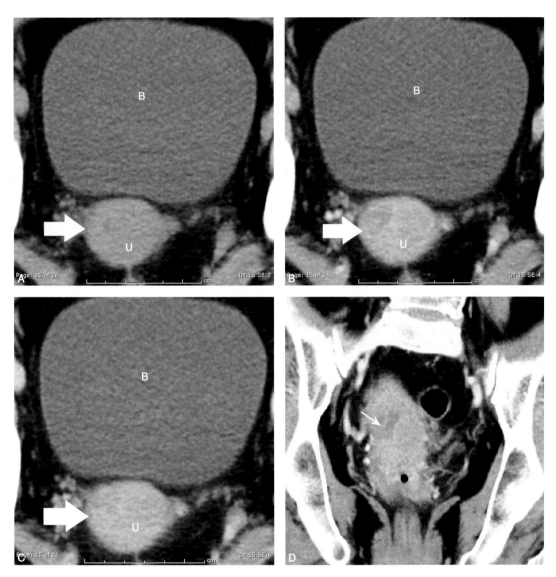

图 6-2-1　宫颈癌

横断位 CT 平扫(A)示宫颈增大,右侧见稍低密度区(箭);增强扫描动脉期(B)示病灶强化不均匀,可见相对低密度区(箭);静脉期(C)示病灶持续强化呈等密度(箭);动脉期冠状面重建(D)示宫颈内稍低密度区(箭),周边脂肪间隙清晰。B:膀胱。手术病理证实为ⅠB1期宫颈癌

1,图 6-2-2)。

　　MRI 软组织分辨率高于 CT,可多平面、多序列成像,在宫颈癌诊断、分期、疗效评估等方面具有重要地位。高分辨 T2WI 为最基本、也是最重要的成像序列,应采用薄层(3～5mm)、小 FOV 扫描,矢状面 T2WI 易于显示肿瘤纵向侵犯情况,斜横断面(与宫颈长轴垂直)易于显示宫旁及盆壁等横向侵犯情况。年轻女性宫旁及阴道静脉丛比较丰富,在 T2WI 呈高信号,与背景脂肪信号难以区分,脂肪抑制检查以利于观察。虽然 Gd-DTPA 动态增强检查并非分期所必需,有时甚至会因静脉丛强化而干扰对宫旁侵犯的判断,但增强检查有助于评估直肠或膀胱侵犯,可显示内瘘形成,鉴别肿瘤复发与纤维化。

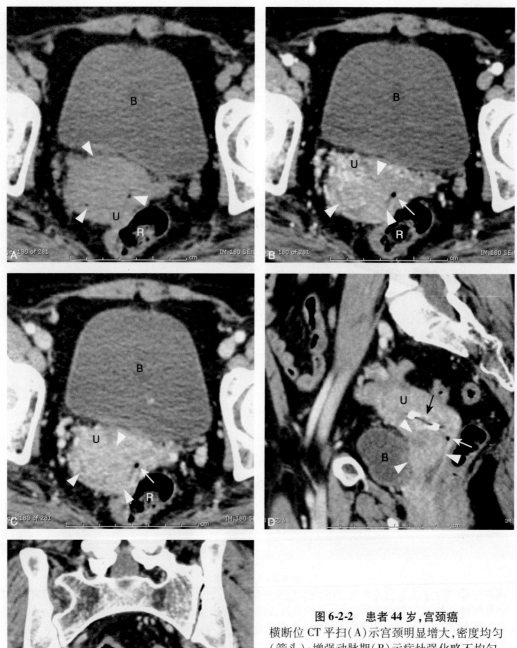

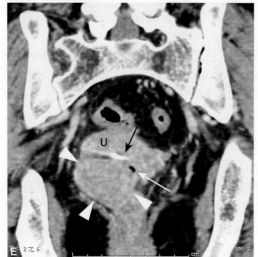

图6-2-2 患者44岁,宫颈癌

横断位 CT 平扫(A)示宫颈明显增大,密度均匀(箭头);增强动脉期(B)示病灶强化略不均匀,边界不清;静脉期(C)示病灶持续强化(箭头),压迫推移宫颈管口气体向左后方(箭);矢状面和冠状面重建(D 和 E)示病灶主要位于宫颈右侧和前唇(箭头),密度不均匀,表面不光整,宫颈口气体移位(箭)。手术病理证实为ⅡA期宫颈癌,右宫旁少量癌细胞浸润。U:子宫,B:膀胱,R:直肠

　　正常宫颈随月经周期变化较小,在 T1WI 上呈均匀稍低信号;对于育龄期女性,T2WI 呈分层改变:中心为黏膜,呈高信号,与子宫内膜相连续;周边为纤维基质环,呈低信号,与子宫肌层相延续;最外层为疏松的纤维肌性结构,呈中等信号。绝经后女性宫颈黏膜萎缩,宫颈结构在 T2WI 呈均匀低信号。宫旁组织内富含脂肪、血管和淋巴管,因此在 T1WI 和 T2WI 上均呈高信号,其内可以看到略低信号的主韧带、宫骶韧带和具有流空效应的血管丛,增强后宫旁组织明显强化。宫颈伸入阴道在其周围形成阴道穹窿,穹窿内可含少量黏液,在 T1WI 上呈低信号,T2WI 呈高信号,增强后因无强化呈线状低信号。宫颈与阴道穹窿分界清晰,与前方的膀胱后壁及后方的直肠前壁也因信号差异有清晰的分界。盆腔内的淋巴结呈等信号(图 6-2-3)。

　　在 MRI 上,宫颈癌表现为宫颈区类圆形、椭圆形或不规则形肿块,在 T2WI 呈高信号,与正常宫颈低信号间质及高信号的宫旁结构具有良好的信号对比,能清晰显示肿瘤边界及周

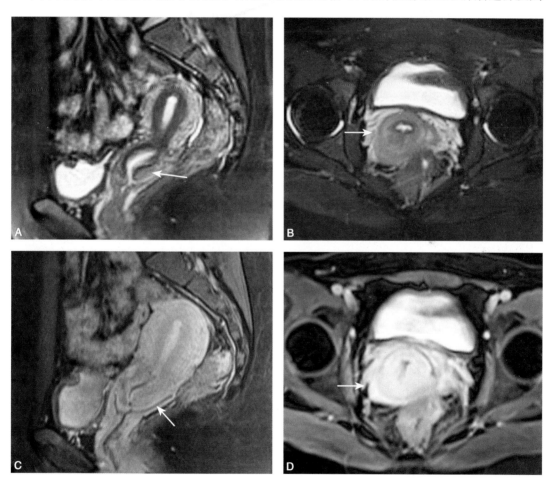

图 6-2-3　女性,26 岁,正常宫颈
矢状位 T2WI(A)示宫颈三层结构,中心为黏膜层,呈明显高信号,周边为纤维基质环,呈低信号,最外层为疏松的纤维肌性组织,呈中等信号(箭);横断位 T2WI(B)示宫旁组织,呈高信号,内见条索状的低信号韧带结构(箭);矢状位 T1WI 增强(C)示宫颈强化稍低于子宫肌层,穹窿无强化呈低信号(箭),宫颈与阴道穹窿分界清晰;横断位 T1WI 增强(D)示宫颈明显均匀强化,周围低信号为穹窿,宫旁结构明显强化(箭)。宫颈与膀胱和直肠分界清晰

边浸润深度[19]。在 T1WI 上肿瘤多呈等信号，只有较大肿瘤产生占位效应时才能显示。较大病灶可因出血、坏死或液化而使信号不均匀。DWI 上病灶呈明显高信号，与周围正常结构形成鲜明的对比，ADC 图呈明显低信号。动态增强扫描显示宫颈癌与周围组织的关系更具优势；对小病灶检出更敏感，表现为癌灶的早期（15~30 秒）强化，与未强化的宫颈纤维基质对比明显；肿瘤强化程度不一，但通常低于子宫肌层；增强晚期肿瘤呈持续强化，较小肿瘤强化均匀，较大肿瘤可因出血或坏死等原因而强化不均匀。肿瘤大小是 FIGO 分期中的重要因素，MRI 所显示的肿瘤大小与组织学测量结果一致性高达 93%，测量差异小于 5mm，而临床妇科检查因无法判断肿瘤的内生性生长部分，准确性仅为 60%（图 6-2-4，图 6-2-5）。

　　宫颈癌侵犯阴道壁需要与侵犯宫颈的阴道癌相鉴别。当宫颈癌向下侵犯阴道壁时可见病灶主体仍位于宫颈，阴道壁节段性破坏，出现很厚的肿瘤组织。而阴道癌侵及宫颈时表现为阴道穹窿部实质性肿块，局部与宫颈相连，进行多方位观察可鉴别。宫颈癌可明显累及宫颈管使其扩大，进一步可累及子宫体，需与子宫内膜癌侵犯宫颈管相鉴别。宫颈癌累及子宫体时见病灶主体位于子宫颈，多数表现为沿纤维基质和肌层向上侵犯宫体部肌层。子宫内膜癌侵犯宫颈管时可见明显的宫腔内病变，病灶中心位于宫腔或宫颈管内口，肿瘤多沿子宫内膜向下侵犯宫颈黏膜和纤维基质，表现为宫腔内的病变延伸到宫颈管内[16~22]。

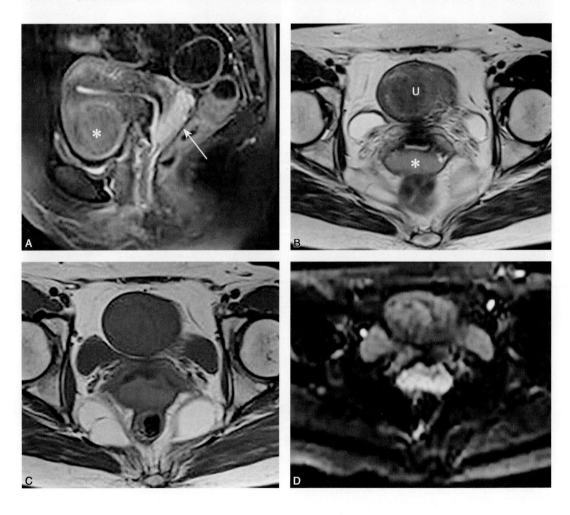

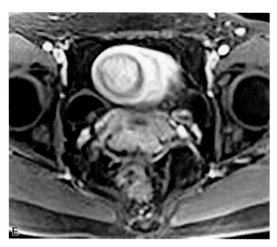
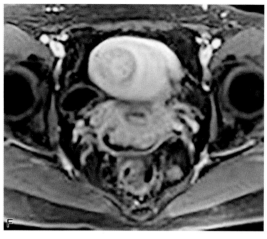

图6-2-4　宫颈鳞状细胞癌

矢状位 T2WI 脂肪抑制（A）示宫颈后唇肿块，外生型生长，呈高信号（箭），子宫前壁见一子宫肌瘤（星号）；横断位 T2WI（B）示肿块呈高信号，低信号纤维基质环中断（星号）；横断位 T1WI（C）示肿块呈等信号；DWI（D）示肿块呈高信号；横断位 T1WI 脂肪抑制增强动脉期（E）示肿块明显均匀强化；静脉期（F）持续强化

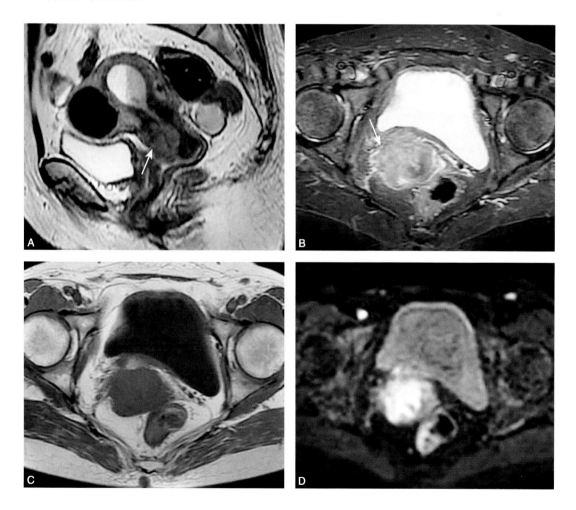

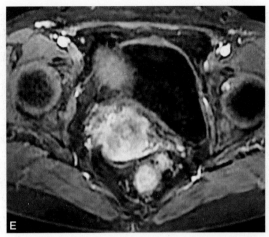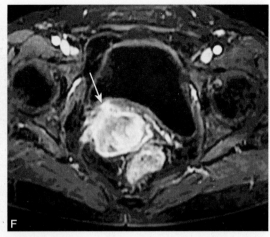

图 6-2-5　宫颈浆液性腺癌

矢状位 T2WI 脂肪抑制(A)示宫颈前唇肿块,内生型生长,呈不均匀稍高信号(箭),宫腔内积液和液-液平面;横断位 T2WI 脂肪抑制(B)示肿块呈高信号,低信号纤维基质环中断,肿块右前外缘表面不规则(箭);横断位 T1WI(C)示肿块呈等信号;DWI(D)示肿块呈高信号;T1WI 脂肪抑制增强动脉期(E)示肿块轻度强化;延迟期(F)持续强化,内见大片坏死。右前侧阴道壁见侵犯(箭)

5. MRI 分期　宫颈癌是在 FIGO 分期系统中唯一采用临床分期的妇科恶性肿瘤,具有很大局限性。FIGO 分期不能准确评估肿瘤大小,以及宫旁、盆壁、膀胱和直肠侵犯情况,无法评估淋巴结状况及远处转移,相对于手术病理分期约低估 15%~36% 的病例,总体准确性仅 25%~78%。对于ⅠB1、ⅠB2、ⅡA 和ⅡB 期肿瘤,FIGO 分期和手术分期的一致性分别为 85.4%、77.4%、35.3% 和 20.5%。MRI 分期可评估肿瘤浸润深度、显示肿瘤累及周围结构及淋巴结转移情况,可弥补 FIGO 分期的不足,为治疗决策提供依据[22]。

Ⅰ期宫颈癌局限于宫颈(不考虑肿瘤向宫体侵犯)。ⅠA 期肿瘤仅镜下可见,T2WI 不能显示,动态增强有可能显示微小肿瘤的早期强化。ⅠB 期肿瘤局限于宫颈,在 T2WI 呈中等高信号,无宫旁及阴道侵犯,评价时应同时测量肿瘤大小,以 4cm 为界分为ⅠB1 和ⅠB2 期。文献报道 MRI 测量肿瘤大小的准确性非常高,与病理比较误差在 5mm 以内。ⅠA 期和小的ⅠB 期肿瘤可行宫颈锥形切除或宫颈切除术,从而可保留患者生育功能。MRI 可以为适宜该类手术的患者提供重要依据,其肿瘤判断标准为:肿瘤<2cm,宫颈长度>2.5cm、肿瘤上界至宫颈管内口距离>1cm(图 6-2-6,图 6-2-7)。

Ⅱ期宫颈癌侵犯超出子宫,但未累及骨盆壁或阴道下 1/3。ⅡA 期肿瘤纵向侵犯累及阴道,但未及阴道下 1/3。在 T2WI 上,阴道侵犯表现为低信号的阴道壁节段性中断或增厚,局部见高信号肿块(图 6-2-8)。使用超声诊断用凝胶充盈阴道可以提高阴道侵犯诊断的准确性。ⅡB 期肿瘤横向侵犯,明显累及宫旁组织,T2WI 上除了低信号阴道壁不规则中断外,还可见宫旁软组织影,或宫旁血管包绕,肿瘤-宫旁组织界面呈尖角状,宫旁脂肪间隙模糊(图 6-2-9)。MRI 诊断宫旁侵犯的准确性为 90%~95%,明显高于 CT(准确性约 72%)。完整的宫颈低信号纤维环基本可除外宫旁侵犯,阴性预测值达 95%,当纤维环厚度>3mm 时阴性预测值可达 100%。当肿瘤较大压迫周围组织或继发感染时,均会导致周围组织间质水肿,造成 MRI 高估,诊断准确性会有所减低。宫旁侵犯是手术禁忌证,需行放化疗降期后再行根治术。文献报道,背景抑制扩散加权成像(DWIBS)联合 T2WI 可以提高宫旁侵犯的准确性。

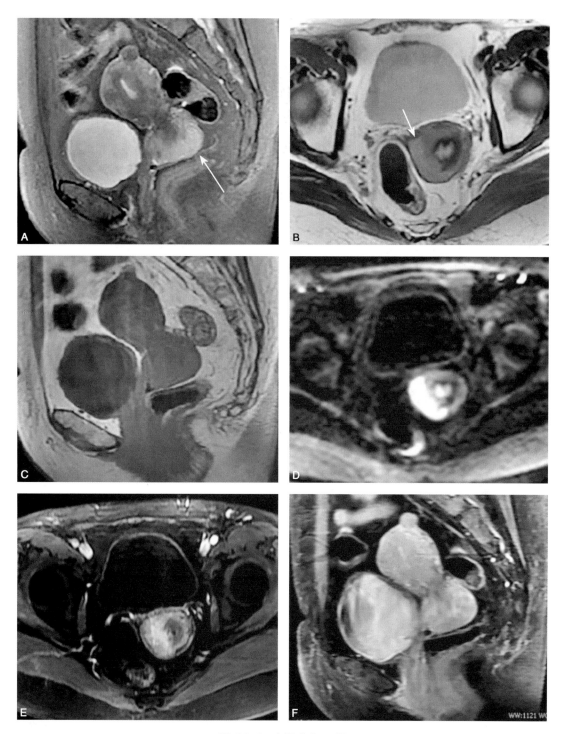

图 6-2-6　宫颈癌 I B1 期

矢状位 T2WI 脂肪抑制（A）示宫颈区 3cm×2.2cm 大小肿块（箭），呈不均匀高信号；横断位 T2WI（B）示肿块（箭）呈高信号，低信号纤维基质环部分中断，肿块外缘光整，无宫旁及阴道侵犯；矢状位 T1WI（C）示肿块呈等信号；DWI（D）示肿块呈明显高信号；横断位 T1WI 脂肪抑制增强动脉期（E）示肿块不均匀中度-明显强化，侵犯右侧基质环使后者中断；矢状位延迟期（F）呈持续不均匀强化，肿块表面光整

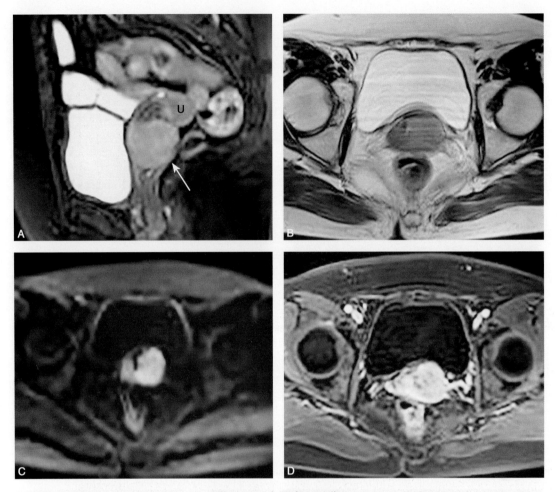

图 6-2-7 宫颈癌ⅠB2 期

矢状位 T2WI 脂肪抑制(A)示宫颈区 4.5cm×4.1cm 大小分叶状肿块(箭),呈不均匀高信号;横断位 T2WI(B)示肿块呈高信号,低信号纤维基质环中断,肿块外缘光整,无宫旁及阴道侵犯;DWI(C)示肿块呈明显高信号;横断位 T1WI 脂肪抑制增强静脉期(D)示肿块呈稍不均匀强化,肿块表面光整。U:子宫

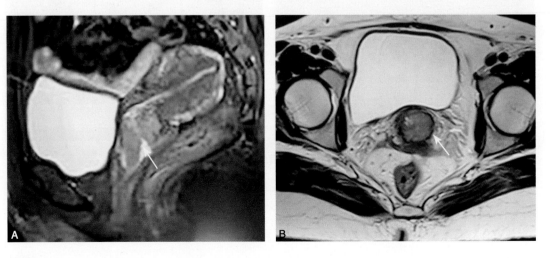

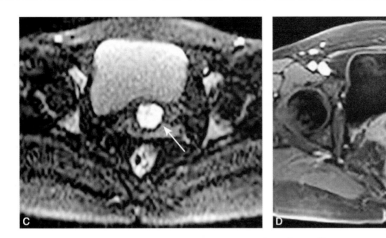

图 6-2-8　宫颈癌ⅡA 期

矢状位 T2WI 脂肪抑制(A)示宫颈区肿块,呈不均匀高信号,侵犯阴道上 1/3(箭);横断位 T2WI(B)
示肿块呈稍高信号,周边可见完整的环形阴道壁,呈低信号(箭);DWI(C)示肿块呈高信号;横断位
T1WI 脂肪抑制增强(D)示肿块强化较弱

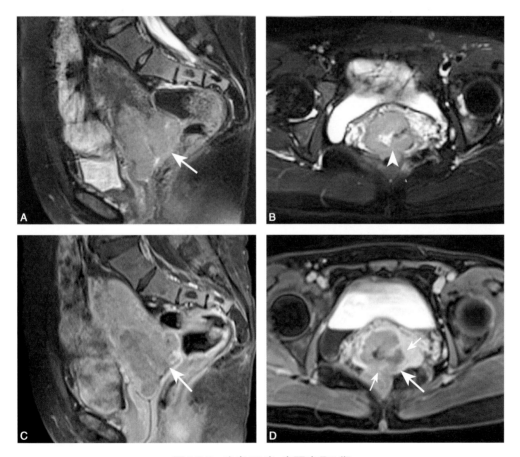

图 6-2-9　患者 38 岁,宫颈癌ⅡB 期

横断位和矢状位 T2WI 脂肪抑制(A 和 B)示宫颈前后唇不规则形高信号肿块(粗箭),肿块累及
左侧及后方宫旁组织,表现为阴道壁低信号环中断(箭头)。矢状位和横断位 T1WI 增强(C 和
D)示肿块强化较弱(粗箭),后缘及左缘阴道壁中断,壁外见增强的软组织肿块(细箭)

189

　　Ⅲ期宫颈癌扩展到盆壁,和(或)累及阴道下1/3。Ⅲ A 期肿瘤纵向侵犯累及阴道下1/3
(图6-2-10),Ⅲ B 期肿瘤横向侵犯累及盆壁,伴或不伴肾积水(图6-2-11)。肿瘤距离盆壁小
于3mm即应考虑存在盆壁侵犯。肿瘤组织与盆壁间脂肪间隙消失,且盆壁肌肉边缘毛糙、
不规则或盆壁肌肉(闭孔内肌、梨状肌、肛提肌)内出现高信号灶均为盆壁侵犯可靠征象。

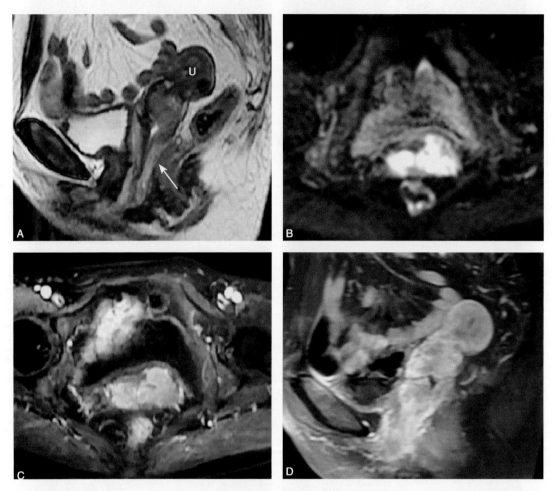

图 6-2-10　宫颈癌Ⅲ A 期

矢状位 T2WI 脂肪抑制(A)示宫颈区不规则形肿块,呈不均匀略高信号,阴道下1/3壁增厚,呈高信
号(箭);DWI(B)示肿块明显高信号;横断位 T1WI 脂肪抑制增强动脉期(C)示肿块明显强化;延迟
期(D)肿块持续强化,阴道壁明显强化,累及下1/3(箭)

　　Ⅳ期宫颈癌扩散的范围已超出真骨盆,或经活检证实膀胱或直肠黏膜受侵。Ⅳ A 期肿
瘤侵犯膀胱和(或)直肠,膀胱侵犯在 T2WI 表现为膀胱后壁低信号局灶性或弥漫性中断、膀
胱壁结节状或不规则、腔内肿块样突起、大疱样水肿(图6-2-12)。膀胱黏膜增厚伴信号增高
也可由水肿造成,容易与肿瘤侵犯混淆,但膀胱壁水肿在增强后强化不明显,肿瘤侵犯则会
出现明显强化。直肠侵犯在 T2WI 表现为直肠子宫间条索影,直肠前壁节段性增厚或缺如,
T2WI 信号增高(图6-2-13)。MRI 诊断膀胱、直肠侵犯的敏感性为71% ~ 100%,特异性为
88% ~ 91%,阴性预测值达100%,基本可取代内镜检查。Ⅳ B 期肿瘤出现远处转移,好发部

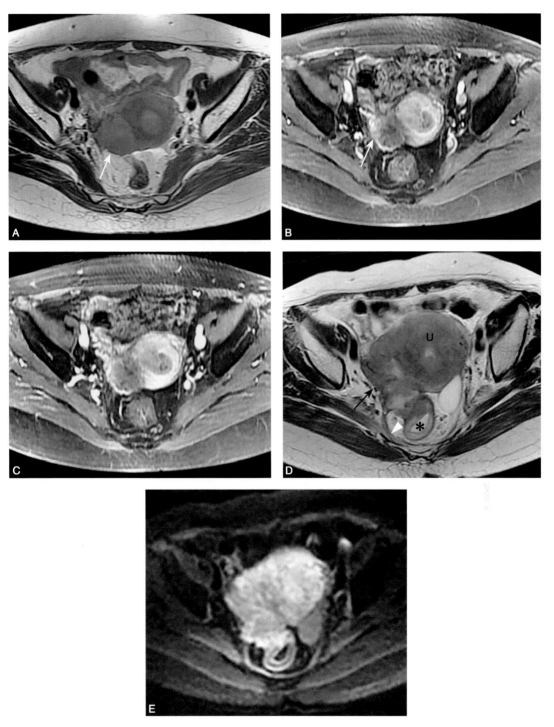

图 6-2-11　宫颈癌Ⅲ B 期

A ~ C 为放化疗前 MRI。横断位 T2WI（A）示宫颈区肿块，呈不均匀等高信号，侵犯右侧宫旁间隙（箭）。横断位 T1WI 增强动脉期（B）示肿块不均匀中度和明显强化（箭）；延迟期（C）持续不均匀强化，与髂血管及闭孔内肌分界不清，FIGO 分期为Ⅲ B 期。D 和 E 为放疗后 MRI 图像。横断位 T2WI（D）及 DWI（E）示宫颈肿块明显增大，侵犯盆壁（箭）及直肠（星号），直肠前壁与肿块相连，脂肪界面消失，FIGO 分期为Ⅳ A 期。右侧子宫骶骨韧带增粗伴信号增高，为放疗后改变（箭头）。U：子宫

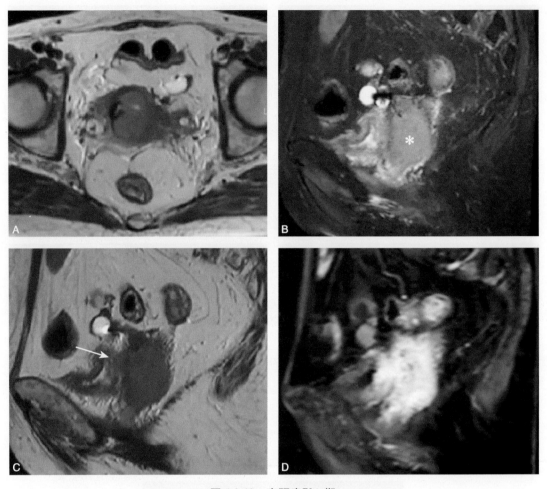

图 6-2-12　宫颈癌ⅣA 期

横断面 T2WI(A)示宫颈肿块侵犯两侧宫旁间隙;矢状面 T2WI 脂肪抑制(B)示宫颈肿块呈高信号(星号),与膀胱和直肠间脂肪间隙消失,膀胱后壁增厚,直肠明显受压;(矢状位)T1WI 平扫(C)和脂肪抑制增强(D)示肿块明显强化,侵入膀胱壁,形态不规则,边缘毛糙(箭)

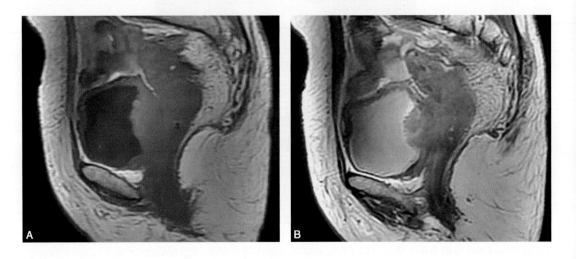

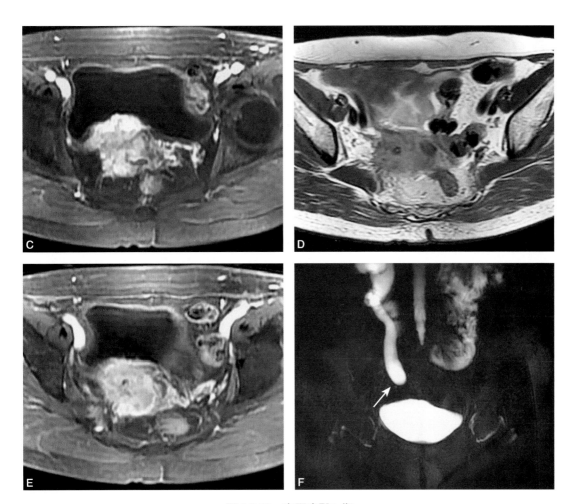

图 6-2-13　宫颈癌ⅣA 期

矢状位 T1WI(A)和 T2WI(B)示宫颈巨大不规则形态肿块,呈 T1WI 低信号和 T2WI 高信号,子宫膀胱脂肪间隙消失,膀胱后壁增厚,腔内见菜花状肿块,呈 T1WI 低信号和 T2WI 高信号;横断位 T1WI脂肪抑制增强(C)示肿块明显不均匀强化;稍上层面横断位 T2WI(D)示宫颈肿块侵犯右侧宫旁间隙及右侧盆壁,包绕右侧输尿管;增强后(E)肿块明显强化,边缘毛糙不规则,右侧闭孔内肌见条索状强化,为肿块侵犯。MR 尿路成像(F)示右侧输尿管积水(箭)

位依次为肺(35%)、肝(30%)、骨(15%~29%)、肾上腺(15%)和腹膜转移。肺转移在腺癌中更多见,表现为两肺多发结节,其中约 30% 伴有纵隔淋巴结转移,约 27% 伴有胸膜转移,约 5% 为癌性淋巴管炎,表现为肺部弥漫性间质性改变。肝转移表现为肝内单发或多发实性肿块,伴有强化。骨转移多发生于脊柱,腰椎受累最常见,表现为椎体骨质破坏伴椎旁软组织肿块。腹膜转移可发生于腹膜、大网膜或肠系膜,表现为腹膜、大网膜或肠系膜结节状或饼状增厚,伴有腹水[22-27](图 6-2-14)。

　　淋巴结转移是宫颈癌不良预后的独立危险因素,无淋巴结转移者 5 年生存率为 89%,淋巴结转移数目为 1、2~3 和>4 枚患者的 5 年生存率分别为 81%、63% 和 41%。淋巴结转移风险与肿瘤的浸润深度、分化程度及临床分期相关见表 6-2-2。

　　宫颈癌淋巴结转移以宫旁组最多见(77%),其次为髂内组(31%)、髂总组(31%)、髂外

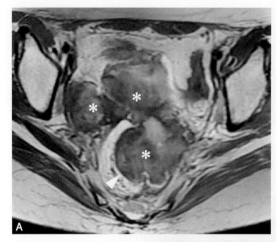
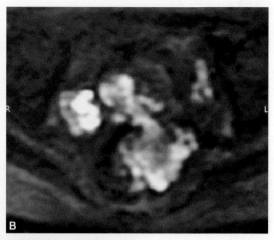
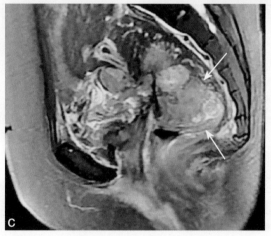

图 6-2-14 宫颈癌ⅣA 期

横断位 T2WI 脂肪抑制(A)示宫颈巨大不规则形态肿块(星号),侵犯宫旁间隙,向后延伸至直肠,直肠壁增厚,呈不均匀高信号(箭头);DWI(B)示肿块呈高信号,直肠肿块与宫颈癌病灶延续;矢状位 T2WI 脂肪抑制(C)示直肠壁明显增厚(箭)

表 6-2-2 宫颈癌淋巴结转移与浸润深度、分化程度及临床分期相关性

级别	浸润深度(mm)					临床分期			分化级别		
	<3	3~5	6~10	11~15	16~20	Ⅰ	Ⅱ	Ⅲ	Ⅰ	Ⅱ	Ⅲ
转移风险	<1%	1%~8%	15%	22%	39%	11%~18%	32%~45%	46%~66%	10%	14%	22%

组(27%)、闭孔组(27%)、主动脉旁组(27%)、骶前组(23%)和腹股沟组(8%),通常先转移至宫旁组、髂内组、髂外组、闭孔组(第一站),再转移至髂总组、骶前组、腹股沟组、主动脉旁组(第二站)。淋巴结转移与 T 分期相关,在Ⅰ B、Ⅱ A、Ⅱ B、Ⅲ A、Ⅲ B、Ⅳ期发生率分别为5%、10%、19%、20%、29%和30%[28];并具有以下规律:①宫旁、盆壁侵犯常伴髂外淋巴结转移;②直肠侵犯常伴肠系膜下动脉、主动脉旁淋巴结转移;③阴道下 1/3 受侵常伴有腹股

沟淋巴结转移;④盆壁及阴道下 1/3 受侵常伴有主动脉旁淋巴结转移;⑤主动脉旁淋巴结转移仅见于盆腔淋巴结转移者。

MRI 诊断淋巴结转移的敏感性约 70%,特异性约 95%,准确性为 86%~90%,总体效能与 CT 相仿。常规 MRI 诊断淋巴结转移主要根据淋巴结大小,通常以宫旁淋巴结短径>5mm、其他部位淋巴结短径>1cm 为转移诊断标准,大于 8mm 的圆形淋巴结也应考虑转移。内部信号不均匀、边缘见棘状突起、信号强度类似原发肿瘤、内部坏死和环形强化也提示转移。转移性淋巴结与炎性淋巴结的鉴别是临床工作中的难点。超顺磁性氧化铁(USPIO)是一种网状内皮系统特异性造影剂,转移性淋巴结不含网状内皮系统从而无法吞噬 SPIO,在 T2WI 呈高信号,炎性淋巴结可以吞噬 SPIO,在 T2WI 呈低信号。PET-CT 对 5mm 以下淋巴结敏感性和特异性分别为 100% 和 99.7%,更具检出优势。背景抑制扩散加权成像(DWI)可达到"类 PET"效果[29](图 6-2-15,图 6-2-16)。

6. 宫颈癌治疗后评估

(1)宫颈癌手术后 MRI 表现:宫颈癌手术方式主要包括宫颈锥形切除术、宫颈切除术、根治性子宫切除术、盆腔剜除术等,前两种手术方式可保留患者生育功能。临床工作中,熟悉术后 MRI 表现对准确评估病情、判断有无并发症、诊断复发至关重要。

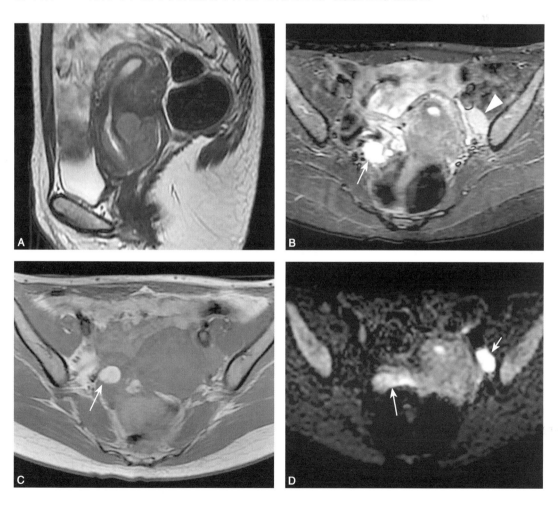

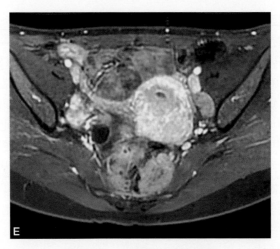

图 6-2-15 宫颈癌淋巴结转移

矢状位 T2WI（A）和横断面 T2WI 脂肪抑制（B）示宫颈肿块侵犯宫旁间隙；左侧髂总淋巴结肿大（箭头）；右侧附件区见内膜异位囊肿，呈高信号（箭）；横断位 T1WI（C）示肿块呈等信号，右侧附件区见内膜异位囊肿，呈高信号（箭）；DWI（D）示肿块呈高信号，左侧淋巴结（短箭）和右侧宫旁侵犯（长箭）呈显著高信号；增强后（E）示肿块明显强化

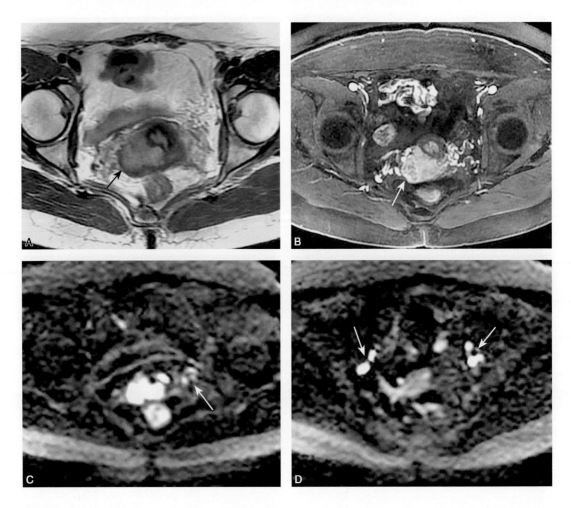

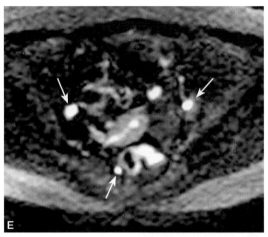
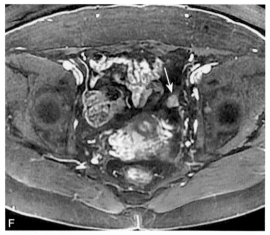

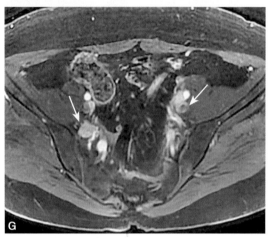

图 6-2-16　宫颈癌淋巴结转移

横断位 T2WI(A)示宫颈肿块,侵犯宫旁间隙(黑箭);横断位 T1WI 脂肪抑制增强(B)示肿块明显强化(白箭);DWI(C)示肿瘤呈显著高信号,宫旁淋巴结肿大呈显著高信号(箭),在 T2WI 显示欠清;DWI(D 和 E)示两侧髂总、髂内及骶前淋巴结肿大,呈明显高信号(箭);T1WI 增强(F 和 G)示两侧髂内及髂外淋巴结肿大,明显强化(箭)

宫颈锥形切除术(conization)适用于 ⅠA1 期宫颈癌,切除范围包括宫颈移行带、部分或者全部宫颈管。MRI 上显示宫颈形态不规则,黏膜局部缺如,宫颈管扩大(图 6-2-17)。

宫颈切除术(trachelectomy)适用于 ⅠA2 和部分小肿块的 ⅠB1 期肿瘤(≤2cm)、无淋巴结转移、有生育需求者。切除范围包括肿瘤累及宫颈部分、近端阴道和邻近宫旁组织,宫颈切除术要求手术安全切缘距离肿瘤应大于 1cm。MRI 上显示宫颈缺如,子宫体长度因宫颈保留范围而异;44% 可见子宫体与阴道断端吻合,在吻合口处可见金属线所致磁敏感伪影;56% 可见阴道后壁冗长;约 7% 可见弥漫性阴道壁增厚伴 T2WI 信号增高,可能与阴道旁组织切除影响其静脉引流有关,多在术后 1 年缓解。

根治性子宫切除术以 Wertheim-Meigs 术式最为经典,切除范围包括子宫、阴道上 1/3、宫旁及阴道旁组织(含骶韧带)、盆腔及后腹膜淋巴结等。MRI 上可见子宫缺如,阴道穹窿呈线样软组织信号,在 T2WI 易于观察;有时可见纤维瘢痕,呈线样或结节状,T2WI 呈低信号;淋巴结切除区可见金属夹所产生的信号磁敏感伪影(图 6-2-18)。

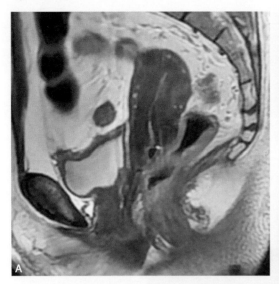
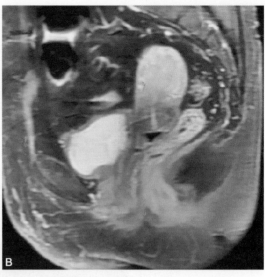

图 6-2-17　宫颈癌锥形切除术后

矢状位 T2WI(A)示宫颈后唇部分缺如,黏膜局部缺如,宫颈管稍宽;矢状位 T1WI 脂肪抑制增强(B)示宫颈残留部分强化均匀,强化程度弱于宫体,宫颈黏膜明显强化

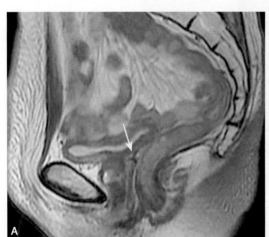
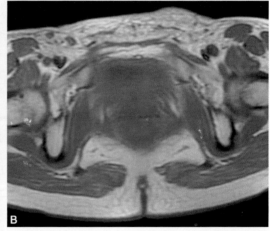

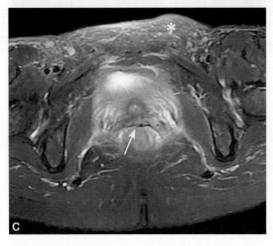

图 6-2-18　宫颈癌根治性子宫切除术后

矢状位 T2WI(A)示子宫及阴道上段缺如,阴道前壁见吻合线影,呈低信号(箭);横断位 T1WI(B)和 T2WI 脂肪抑制(C)均显示线样低信号(箭)。前腹壁皮下水肿(星号)

盆腔剜除术适用于复发性宫颈癌的姑息性手术,切除范围包括部分或所有盆腔结构:子宫体部及宫颈、阴道、膀胱、直肠。保留直肠时也称为前盆腔剜除术。MRI 上可见相应解剖结构缺如。

年龄小于 40 岁且术后可能需要盆腔放疗的宫颈癌患者,为保留卵巢功能常同时施行卵巢移位术,将卵巢带血管蒂移植于盆腔照射外部位。MRI 可见盆腔外约 3cm 大小卵圆形肿块,T2WI 可见多囊状改变,有时可见到明确的卵泡结构。熟悉此类手术处理方法可避免误诊为其他病变[30](图 6-2-19)。

宫颈癌术后并发症主要包括感染、出血、子宫峡部狭窄及淋巴管囊肿等。子宫峡部狭窄见于宫颈锥形切除术后,发生率为 10% ~ 15%,患者可出现闭经和盆腔疼痛;MRI 上可见子宫腔扩张、积液,液体在 T1WI 多呈高信号,T2WI 信号不一,无强化。淋巴管囊肿见于盆腔淋巴结切除术后,发生率为 10% ~ 25%,多在术后 3 周到 6 个月间发生;大部分患者无明显临床症状,可自行缓解;少数会引起泌尿系统或血管压迫症状,出现尿频、肾积水、下肢水肿等,需要进行穿刺引流,偶可继发感染;MRI 上表现为边界清晰的类圆形或椭圆形液体信号影,多数位于盆壁,尤其在髂血管旁更为多见,在 T1WI 呈低信号,T2WI 呈显著高信号,可含有间隔,继发感染时内部信号可较为混杂,增强后无强化或轻度环形强化(图 6-2-20)。

(2) 宫颈癌放疗后 MRI 表现:宫颈癌放疗治愈标准为宫颈被覆正常上皮,阴道穹窿闭塞,无溃疡或溢液。推荐联合应用妇科检查、血清肿瘤标志物及 MRI 以检出早期复发。放疗

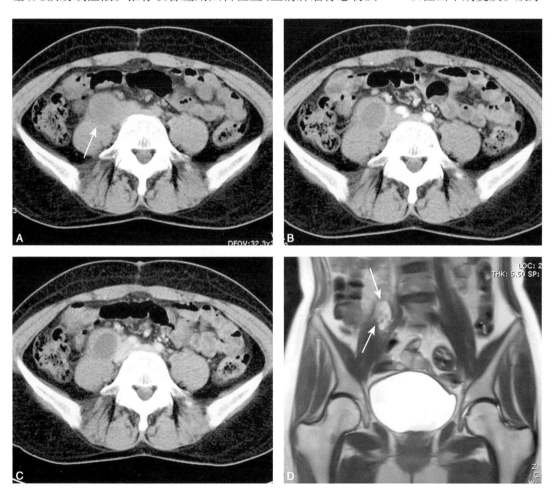

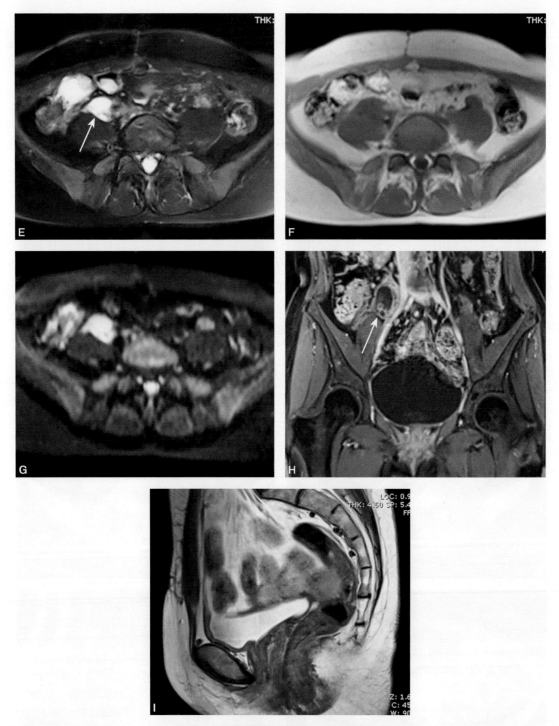

图 6-2-19　宫颈癌根治术后、卵巢移位术后

女,40 岁,盆腔放疗史 2 年。CT 平扫(A)示右侧腰大肌前类圆形软组织密度影,为移位、固定的右侧卵巢(箭);增强动脉期(B)及静脉期(C)示移位卵巢轻度环形强化;MRI 冠状位 T2WI(D)及横断位 T2WI 脂肪抑制(E)示移位卵巢呈多房厚壁囊性结构,边界清晰,呈不均匀高信号,内见分隔及卵泡结构(箭);T1WI(F)示移位卵巢呈低信号;DWI(G)示移位卵巢呈高信号;T1WI 增强(H)示移位卵巢呈周边强化,内部卵泡结构呈环形强化(箭);矢状位 T2WI(I)示子宫缺如,局部未见复发病灶

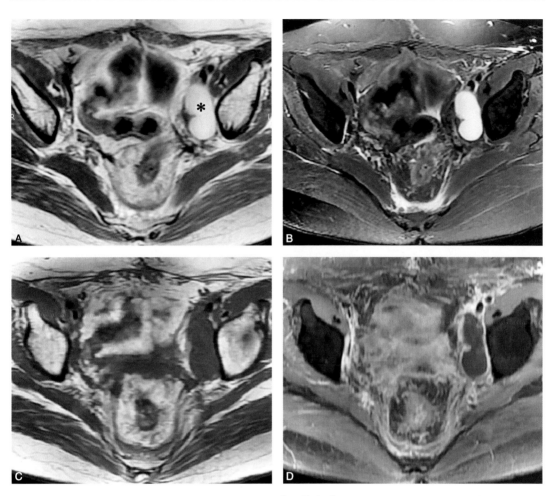

图 6-2-20　淋巴管囊肿

女,57 岁,宫颈癌术后 3 个月。横断位 T2WI(A)和 T2WI 脂肪抑制(B)示左侧盆壁髂血管旁椭圆形囊性病变,呈显著高信号,病变向内推移盆腔脂肪;T1WI(C)示病变呈低信号;增强后(D)病变囊壁强化

早期(2~3 个月)肿瘤缓解时,MRI 可显示肿瘤体积缩小,T2WI 信号减低,正常移行带解剖重建(图 6-2-21)。

放疗后并发症包括宫颈狭窄、直肠膀胱瘘、直肠阴道瘘、直肠/乙状结肠炎、直肠/乙状结肠狭窄、输尿管狭窄、骨盆不全骨折等。

骨盆不全骨折容易与转移瘤混淆,临床工作中应与注意。统计显示,宫颈癌放疗继发性骨盆不全骨折(radiation-induced pelvic insufficiency fracture)5 年累积发生率约 45%,随年龄增大其发病风险增高,平均诊断时间在放疗后 17 个月,其发病机制是由于放疗所致微血管闭塞、成骨细胞数目减少,导致骨质疏松,进而发生应力性骨折。骨盆不全骨折多发生于身体承重部位,以骶骨最多见,约 40% 两侧对称分布,其次为髂骨内侧缘、耻骨上支、髋臼顶部、股骨头和腰 5 椎体。平片及 CT 诊断不敏感,仅能显示骨质疏松改变,核素扫描可出现骨折区浓聚,但无特异性。MRI 是诊断骨盆不全骨折的最佳方法,可以清晰显示骨折线,多与骶髂关节面平行,在 T1WI 及 STIR 序列呈线样低信号;约 90% 伴有骨髓水肿,在 T1WI 呈低信号,STIR 序列呈高信号[31](图 6-2-22)。

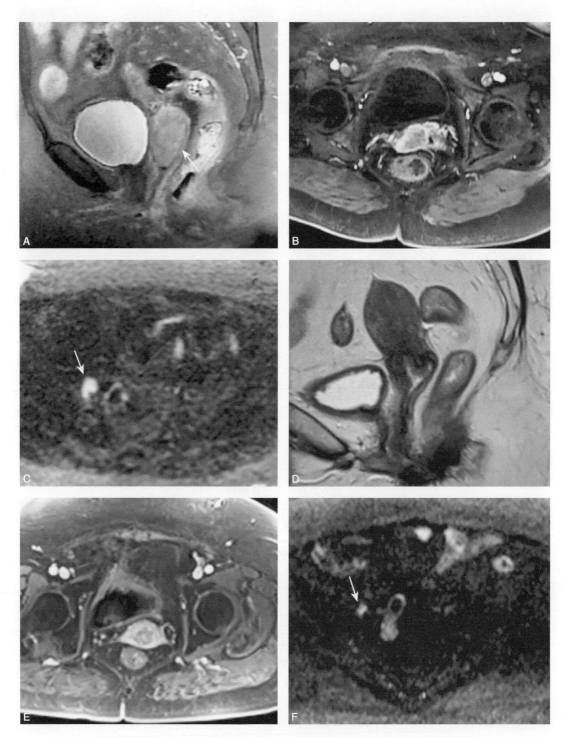

图 6-2-21　宫颈癌放疗后 MRI

A~C 为放疗前 MRI。矢状位 T2WI 脂肪抑制(A)示宫颈肿块,呈显著高信号(箭);横断位 T1WI 脂肪抑制增强(B)示肿块明显强化;DWI(C)示右侧髂内组淋巴结肿大,呈显著高信号。D~E 为放疗后 MRI。矢状位 T2WI(D)示宫颈肿块显著缩小,呈稍高信号;增强 T1WI(E)示宫颈均匀强化;DWI(F)示右侧髂内组淋巴结显著缩小

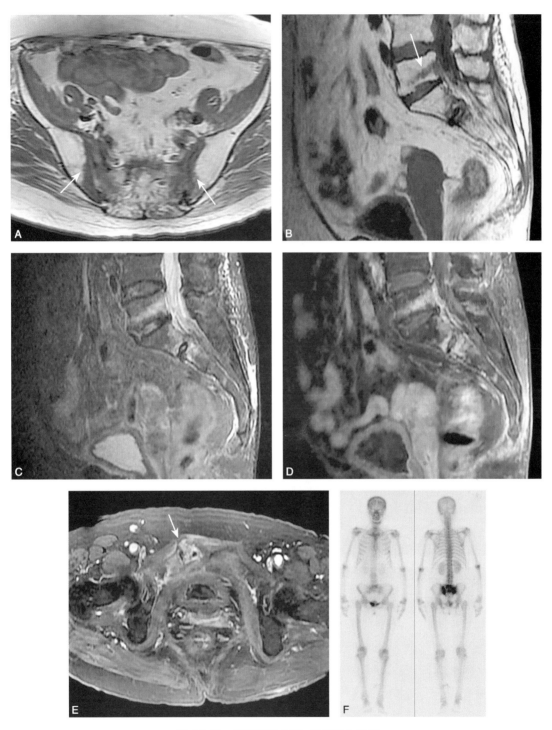

图 6-2-22 宫颈癌放疗后、骨盆不全骨折

横断位和矢状位 T1WI（A 和 B）示两侧髂骨、骶骨、腰椎可见低信号骨折线影（箭）；矢状位 T2WI 脂肪抑制（C）示骨折线周围骨髓水肿，呈显著高信号；矢状位 T1WI 脂肪抑制增强（D）示明显强化；横断位 T1WI 脂肪抑制增强（E）示右侧耻骨上支病灶；同位素骨扫描（F）示髂骨、骶骨、耻骨、腰 5 椎体放射性浓聚

7. 宫颈癌复发 MRI 表现　宫颈癌复发定义为肿瘤治疗缓解 6 个月以上,出现局部进展或远处转移。常见复发部位包括阴道穹窿、宫旁及盆壁。根据复发部位分为中央型和盆壁型,中央型复发位于保留的宫颈或阴道残端,可侵犯膀胱、输尿管及直肠,可再次行手术治疗。盆壁型复发主要侵犯骨盆结构,不能行姑息性盆腔剜除术。影像学可以精确评估复发部位、范围及程度。手术或放疗所致水肿、肉芽组织或纤维化也可呈肿块样表现,需要动态随访观察加以鉴别(图 6-2-23,图 6-2-24)。

MRI 诊断宫颈癌复发的敏感性为 90% ~91% ,但特异性仅 22% ~38% 。复发灶需与纤维瘢痕鉴别。复发灶在 T2WI 上呈中等高信号,DWI 为高信号,ADC 值减低;纤维瘢痕在 T2WI 上呈低信号,DWI 呈低信号,ADC 值较高,增强后呈延迟强化。PET-CT 诊断复发的敏感性为 90% 、特异性为 76% 。

随着早期宫颈癌的年轻化,保留生育功能的手术日益增多,密切观察随访以明确复发至关重要。宫颈锥形切除术后复发率约 0.5% ,宫颈切除术后复发率为 3% ~6% ,复发多在术后 12 ~18 个月发生。肿瘤大于 2cm、间质侵犯大于 1cm、存在淋巴血管侵犯为高危复发因素。约 40% 复发部位位于宫旁、阴道穹窿和盆壁,25% ~30% 表现为淋巴结转移,主要见于盆腔、主动脉旁和锁骨上淋巴结[30-34]。

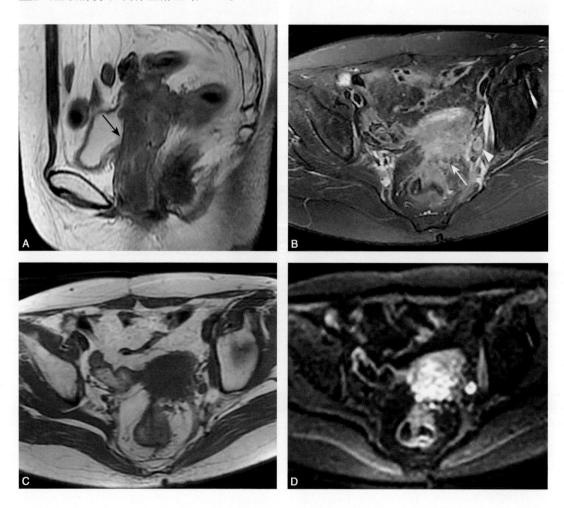

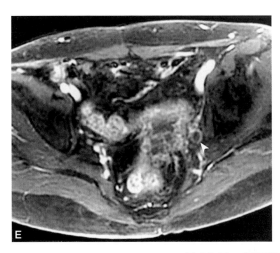
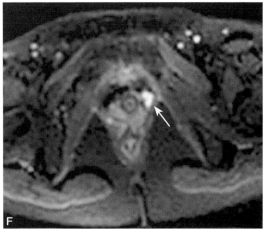

图 6-2-23　宫颈癌术后复发（中央型）

矢状位 T2WI（A）示子宫缺如,吻合口区见不规则肿块,呈高信号,侵犯阴道中下段（箭）;横断位 T2WI 脂肪抑制（B）和 T1WI（C）示肿块呈 T1WI 低信号和 T2WI 高信号,侵犯宫旁间隙及直肠（箭）,直肠、闭孔淋巴结肿大（箭头）;DWI（D）示肿块及转移性淋巴结呈高信号;增强 T1WI（E）示肿块明显周边强化,内见大片坏死,闭孔淋巴结内亦见坏死,呈环形强化（箭头）;下部层面 DWI（F）示阴道旁淋巴结肿大（箭）

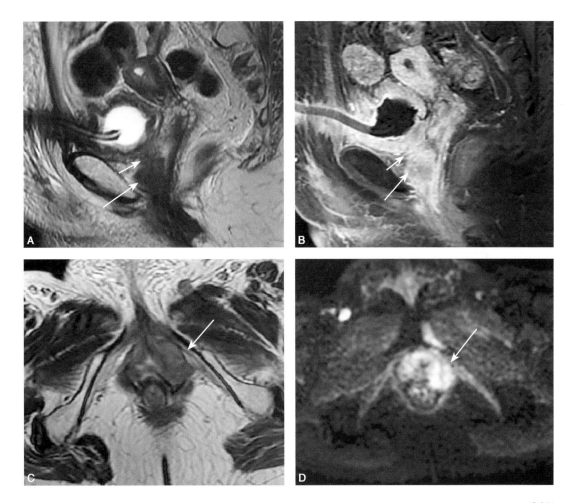

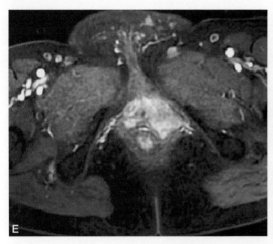
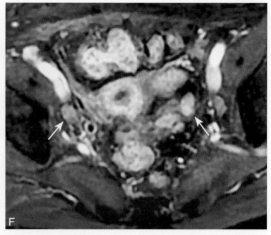

图 6-2-24　宫颈癌放疗后复发(盆壁型)

矢状位 T2WI(A)示宫颈及阴道前壁肿块(长箭),与膀胱壁分界不清(短箭);T1WI 增强(B)示肿块明显强化分界不清(箭);横断位 T2WI(C)和 DWI(D)示肿块呈高信号;横断位 T1WI 脂肪抑制增强(E)示肿块明显强化;稍上层面(F)示两侧髂血管组淋巴结肿大(箭)

(强金伟　李若坤　尹璇)

第三节　子宫肉瘤

子宫肉瘤(uterine sarcoma)是子宫间叶组织起源的各恶性肿瘤笼统称谓。组成子宫的间叶成分包括平滑肌、纤维细胞、子宫内膜间质、血管、神经和淋巴组织等,每一种间叶成分均可以发生相应的恶性肿瘤。在 2014 年 WHO 新版子宫体肿瘤分类中,子宫肉瘤可粗略分成:①起源于间叶组织的子宫平滑肌肉瘤(leiomyosarcoma)、子宫内膜间质肉瘤(endometrial stromal sarcoma)、未分化子宫肉瘤(undifferentiated sarcoma)和横纹肌肉瘤(rhabdomyosarcoma);②起源于混合性上皮和间叶组织的肿瘤包括癌肉瘤(carcinosarcoma)和腺肉瘤(adenosarcoma);③起源于淋巴组织的淋巴瘤(lymphoma)[35]。

总体来说,子宫肉瘤是罕见肿瘤,占所有子宫恶性肿瘤的 3% ~7%。其中相对常见者为子宫平滑肌肉瘤(占 40% ~74%)、癌肉瘤(占 15% ~50%)、内膜间质肉瘤(占 10% ~15%)和腺肉瘤(占 5.5% ~9%)。与国外报道相反,国内平滑肌肉瘤的发生率明显高于癌肉瘤[35,36]。子宫肉瘤具有明显侵袭性,即使早期发现,仍预后不佳,五年生存率为 18% ~55%,明显低于子宫内膜癌,后者五年生存率可达 80%。术前准确诊断及分型,有助于治疗方式的选择。影像学最主要的作用在于定性及术前分期[37]。

一、子宫平滑肌肉瘤

1. 组织病理学　子宫平滑肌肉瘤绝大多数为原发,只有不到 1% 的肉瘤来自平滑肌瘤的恶变。大体病理表现为巨大实性肿块,边界多不清晰,形态多不规则,瘤内常见出血或坏死,也常累及子宫内膜和宫外组织。镜下可见肿瘤细胞坏死,10 倍高倍镜下凋亡数超过 10个;弥漫性中-重度非典型性细胞核。有上皮型和黏液型两个亚型,其中黏液型平滑肌肉瘤是相对罕见的亚型,病理上较难诊断,其形态学与经典的小圆形细胞为主的平滑肌肉瘤有所不同;该型非典型性细胞核数量相对较低,凋亡率也小于 3 个/10 倍镜,细胞数较少。FIGO 子宫平滑肌肉瘤的分期见表 6-3-1[38,39]。

表 6-3-1　FIGO(2009)子宫平滑肌肉瘤的分期

分期	定　义	分期	定　义
Ⅰ	肿瘤限于子宫	ⅢA	单部位
ⅠA	<5cm	ⅢB	一个以上部位
ⅠB	>5cm	ⅢC	转移至盆腔和(或)主动脉旁淋巴结
Ⅱ	肿瘤扩展至宫外,但限制于盆腔内	Ⅳ	肿瘤侵犯膀胱、直肠或远处转移
ⅡA	附件侵犯	ⅣA	肿瘤侵犯膀胱和(或)直肠
ⅡB	其他盆腔组织侵犯	ⅣB	远处转移
Ⅲ	肿瘤侵犯腹腔组织(并非单纯突入腹腔)		

2. 临床表现　平滑肌肉瘤是国内最为常见的子宫肉瘤,占所有子宫肉瘤的 40% ~ 74%,但其总体发病率较低,仅占所有子宫恶性病变的 1% ~2%[36]。本病好发于 50~60 岁,只有不到 15% 的患者发病年龄小于 40 岁。长期应用抗雌激素药物他莫昔芬(tamoxifen) 和盆腔放射治疗被认为是本病的高危因素。临床症状可有阴道流血(56%)、盆腔肿块 (54%)以及盆腔痛(22%)。症状有时很难同子宫肌瘤相鉴别。对于绝经妇女,盆腔巨大肿 块且生长迅速,则提示本病可能。该病恶性度高,预后不佳。一般认为,即使病灶局限在子 宫内,但如果病灶本身较大,预后仍然较差,复发率 53% ~71%。约 40% 患者肺内出现转移 灶。5 年生存率,Ⅰ 期患者约 51% ,Ⅱ期约 25%[37]。

3. CT 和 MRI 表现　子宫平滑肌肉瘤多表现为巨块型,CT 平扫等密度,与子宫肌瘤密 度近似,肿块内部常合并出血、坏死,而呈略低密度区,也可见极高密度的钙化;肿瘤边界往 往不清,残存子宫常常受压或被推移[40]。MRI 上子宫平滑肌肉瘤常为巨大、不均质肿块, T1WI 呈等低信号,半数以上肿块内可见点状或小片状高信号,为肿块内出血灶;T2WI 上肿 块大部呈低或中等信号,多数肿块内见边缘清楚的高信号区,无强化,病理上为肿瘤的坏死 区;T2WI 可见明显受压的内膜,表现为宫腔侧肿块边缘弧线状高信号;肿瘤巨大,常侵犯内 膜导致宫腔及内膜消失,此时与源自子宫内膜的巨大肉瘤难以鉴别。Tanaka 等[41]认为子宫 内巨大肿块在 T1WI 上含高信号灶(出血灶)、T2WI 有边缘清楚的无强化的高信号区(坏死 区)是特征性表现,敏感度、特异度和准确度分别为73%、100% 和 87%(图 6-3-1)。DWI 上 肿瘤呈明显高信号,ADC 图呈明显低信号。增强扫描动脉期肿瘤周边强化,静脉期明显强 化,强化范围扩大,但中央坏死区始终不强化(图 6-3-2,图 6-3-3)。同平滑肌瘤相似,依据发 生部位,分为黏膜下、肌壁间以及浆膜下[21,39,42,43]。

二、子宫癌肉瘤

1. 组织病理学　癌肉瘤(carcinosarcomas)过去称为"恶性混合性中胚叶肿瘤"(malign-ant mixed mesodermal tumor)或"恶性混合性苗勒管肿瘤"(malignant mixed Müllerian tumor), 是美国最常见的子宫肉瘤,约占所有子宫肉瘤的 15% ~50%,其中非裔美国妇女的患病率是

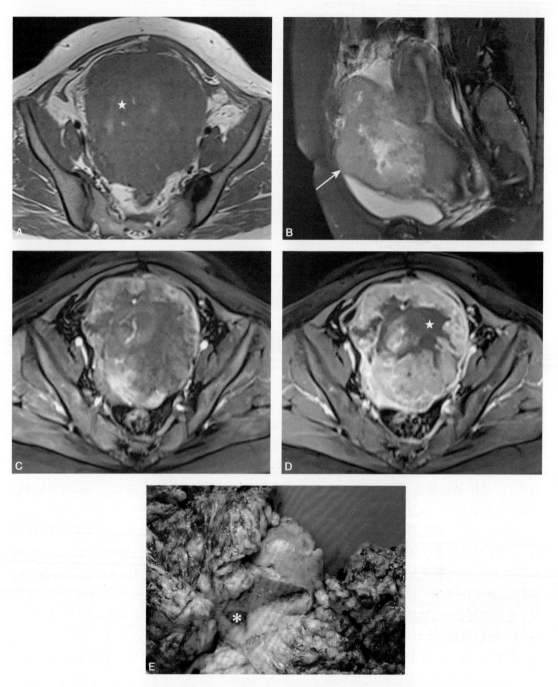

图 6-3-1　女性,38 岁,子宫平滑肌肉瘤

横断位 T1WI(A)示子宫显著增大,大部分呈等信号,内可见斑片状高信号(★);T2WI 脂肪抑制(B)
示肿瘤起自子宫前壁肌层,在浆膜下明显突出于子宫外,肿瘤呈等、高混杂信号(箭);增强动脉期
(C)示肿瘤周边显著强化,中央见增粗的肿瘤血管;增强静脉期(D)示肿瘤强化更明显,中央坏死区
未见强化(★);大体标本(E)示肿瘤组织成菜花样改变,可见丰富的出血坏死组织(*)

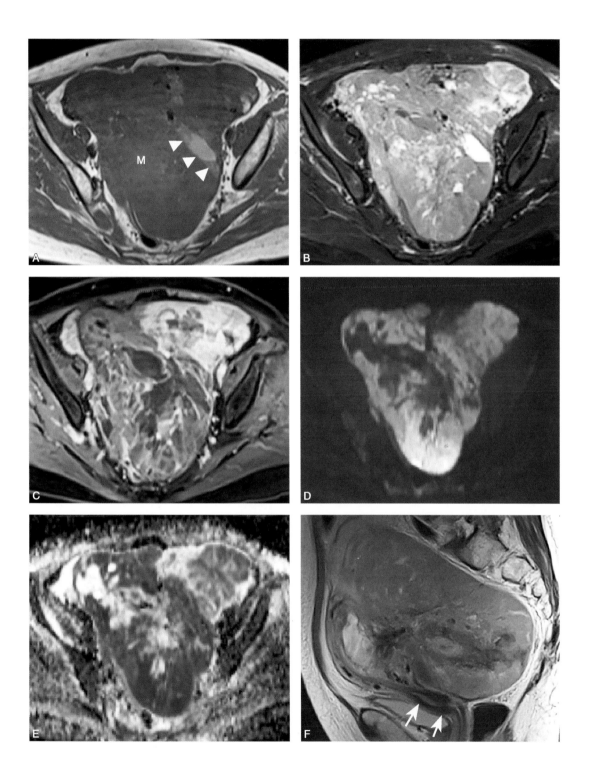

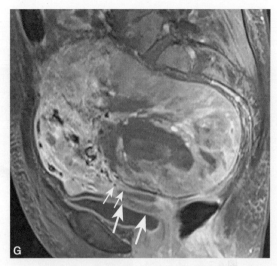

图 6-3-2 女性,73 岁,子宫平滑肌肉瘤

横断位 T1WI(A)示盆腔内不规则形软组织肿块(M),内可见片状高信号(箭头);横断位 T2WI 脂肪抑制(B)示肿块呈稍高信号为主,内混杂不规则点、片和条状低和高信号;横断位 T1WI 脂肪抑制增强(C)示肿块不均匀中度和明显强化;DWI 和 ADC 图(D 和 E)分别示肿块实性区显著高信号和显著低信号;矢状位 T2WI 和 T1WI 脂肪抑制增强(F 和 G)示肿块从子宫(粗白箭)后壁向浆膜下生长,局部与子宫肌层分界不清(细白箭)

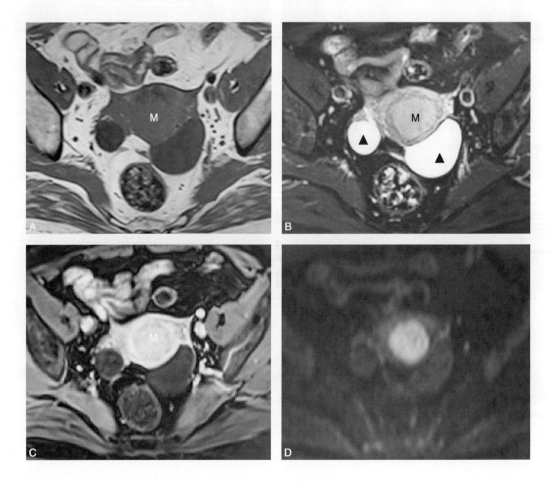

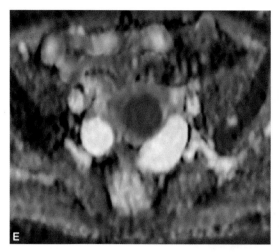
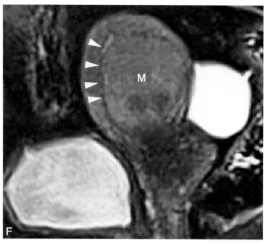

图6-3-3 女性,66岁,子宫平滑肌肉瘤

横断位 T1WI(A)示子宫左侧肌层内见类圆形等信号肿块,突入宫腔(M);T2WI 脂肪抑制(B)示肿块呈均匀稍高信号(M),双侧卵巢另见类圆形囊性病灶(黑箭头);横断位 T1WI 脂肪抑制增强(C)示肿块中度均匀强化,周围见高信号环(M);DWI 和 ADC 图(D 和 E)分别示肿块显著高信号和低信号;矢状位 T2WI 脂肪抑制(F)示肿块(M)推移子宫内膜,局部分界不清(箭头)

其他族裔的两倍多。国内发病率较低,仅占15%[36]。组织学上由两类细胞成分组成,一是占主要成分的癌性或上皮性成分,二是肉瘤样或间充质成分。肿瘤因以上皮成分为主,其危险因素、临床表现以及预后方面与子宫内膜癌类似,故2009年NCCN指南将癌肉瘤划分为子宫内膜癌的一特殊亚型,认为其系去分化或间变型的高级别内膜癌[38,44]。大体上一般表现为宫腔肿块或带蒂肿块突出宫颈管。切面上则可见出血、囊变及坏死。镜下癌肉瘤的上皮性成分为浆液性(2/3)、内膜样(1/3),偶尔也可见透明细胞、黏液样以及鳞状细胞癌。肉瘤样成分可为同源性(子宫类组织),也可为异源性(非妇科组织,最常为骨或软骨)[44]。

2. 临床表现 常见于绝经后妇女,中位年龄70岁,患病高危因素包括非裔美国妇女、雌激素水平增高、肥胖、使用抗雌激素药物如他莫西芬(Tamoxifen)、未育和盆腔放射治疗,后者常见于年轻患者。临床表现包括阴道流血、腹胀或腹痛,以及子宫增大[44]。血清CA125水平增高提示宫腔外播散或深部肌层侵犯,也是预后不良的标志。癌肉瘤具有高度侵袭性,60%患者就诊时已有宫外侵犯,常发生腹腔种植和淋巴结转移,血源性转移相对少见。50%以上的患者手术和辅助治疗后仍复发,5年生存率为33%~39%,其中Ⅰ期子宫肉瘤的生存率为59%~65%,而Ⅳ期患者五年生存率只有9%~26%,仅略高于平滑肌肉瘤[44]。

3. CT和MRI表现 多为宫腔内肿块伴不同程度的肌层浸润,或者为边界清楚的外生型肿块。肿块巨大时可完全破坏子宫组织,肿瘤内部常出血和坏死。CT平扫为等密度或略低密度,肿瘤坏死时密度不均匀,可见瘤内钙化,增强后表现为不均匀中度强化,受侵的肌层表现为不均匀强化。CT能够显示宫外侵犯、腹腔种植和淋巴结转移[40](图6-3-4)。

MRI上肿瘤常表现为在明显膨胀的宫腔内巨大、充满的肿块,常突入宫颈,并侵犯子宫肌层,致肿瘤边缘不清、肌层信号和强化不均匀、或向外突出呈不规则分叶状。Genever等[95]报道癌肉瘤肿块的前后径与子宫前后径的比例明显大于子宫内膜癌,有助于两者的鉴别,鉴别阈值为0.63。肿块内常伴有斑片样坏死。T1WI和T2WI呈不均质混杂信号;DWI

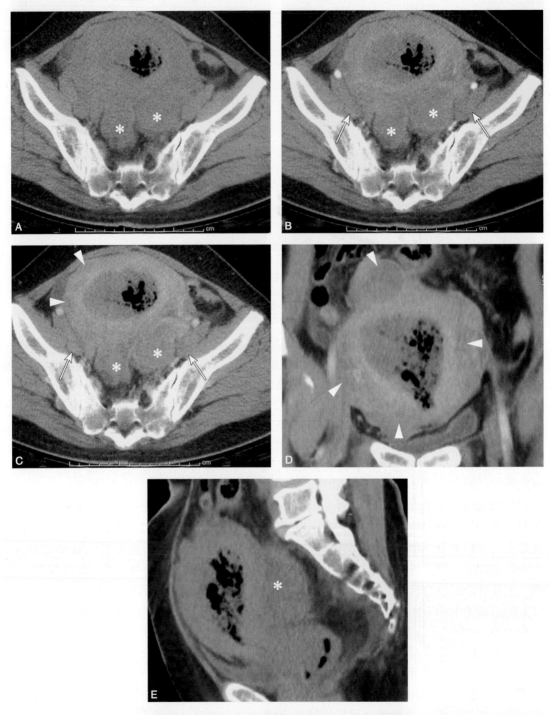

图 6-3-4　女性,54 岁,间隙性下腹不适,子宫癌肉瘤

CT 平扫(A)示子宫和宫腔明显增大,宫腔内不规则等密度占位,中央见气体。增强动脉期(B)示宫腔内肿块强化弱,呈相对低密度;双侧髂血管旁见多发肿大淋巴结(箭)。静脉期横断位、冠状位和矢状位(C~E)示宫腔肿块仍为低密度,子宫肌层强化不均匀,为肿瘤侵犯(箭头)。子宫后方双侧卵巢呈不规则肿大(星号)

为高信号,其中坏死区信号降低;ADC 图呈低信号,坏死区信号增高,肿块的 ADC 值低于良性平滑肌瘤。增强后,肿瘤表现为中度强化,低于正常子宫肌层,但高于子宫内膜癌,强化幅度的差异有助于判定肌层是否受累;出血坏死区表现为不规则无强化区[39,46-48](图 6-3-5)。肿瘤侵犯最常累及卵巢、其次为阴道,最少见于腹膜[48](图 6-3-6)。约 20% 患者可发生淋巴结转移,常见主动脉旁及盆腔淋巴结转移。血行转移最常见部位为肺,其次为肝脏和骨[49]。

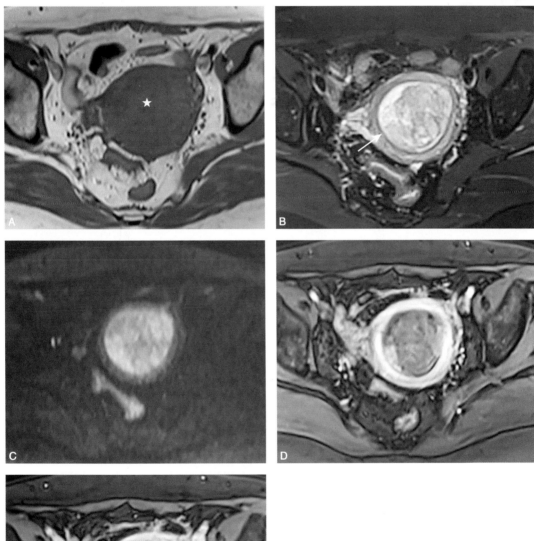

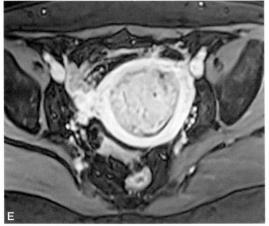

图 6-3-5　女性,52 岁 子宫癌肉瘤
横断面 T1WI(A)和 T2WI(B)示子宫腔内肿块,T1WI 呈等信号(★),T2WI 略低于内膜信号,内膜线完整连续(白箭);DWI(C)示肿块呈高信号;动态增强早期(D)示肿块强化较弱,略不均匀,强化明显低于子宫肌层;动态增强后期(E)肿块呈延迟强化,呈"快进慢出"表现

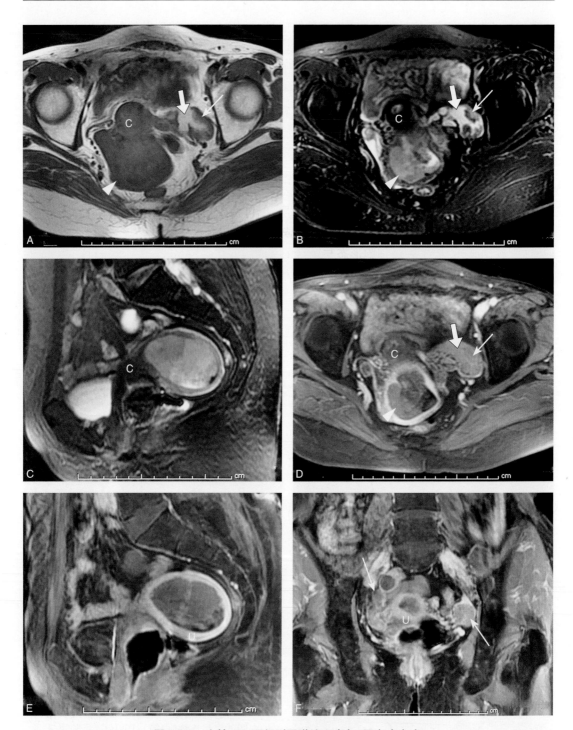

图 6-3-6　女性,56,不规则阴道流血半年,子宫癌肉瘤

横断位 T1WI(A)示子宫明显增大,肿块位于宫腔,呈等信号(箭头);横断位和矢状位 T2WI 脂肪抑制(B 和 C)示肿块呈不均匀明显高信号,内含片状低和更高信号(箭头),双侧输卵管明显扩张,内见高信号积血(粗箭)和多发等信号结节(细箭,右侧未列出);横断位增强动脉期(D)示子宫腔内肿块呈轻度强化(箭头),T2WI 低和更高信号区未见强化,左侧输卵管结节轻度强化(箭);矢状位和冠状位增强静脉期(E 和 F)示肿块内分隔明显强化,双侧输卵管壁增厚,明显强化,腔内软组织结节中度强化(箭)。C 为正常形态的宫颈,U 为子宫肌层

三、子宫内膜间质肉瘤

1. 组织病理学 子宫内膜间质肉瘤(endometrial stromal sarcoma, ESS)是一种罕见的起源于子宫内膜间质的恶性肿瘤,仅占所有子宫恶性肿瘤的0.2%,占子宫肉瘤的10%~15%[50],术前诊断率非常低,常被误诊为子宫肌瘤。多数患者就诊时为临床Ⅰ期病变[51,52]。2014年WHO将子宫内膜间质肿瘤(endometrial stromal tumors, EST)分为四类[35]:①子宫内膜间质结节(endometrial stromal nodule, ESN);②低级别子宫内膜间质肉瘤(low-grade endometrial stromal sarcoma, LGESS);③高级别子宫内膜间质肉瘤(high-grade endometrial stromal sarcoma, HGESS);④未分化子宫肉瘤(undifferentiated uterine sarcoma, UUS)。肿瘤主要起源于子宫体部内膜,少数可源自宫颈管内膜或肌层,偶可发生于子宫外,如卵巢和腹膜等部位。大体上,不规则结节侵犯内膜、肌层或者两者皆有。LGESS为惰性肿瘤,具有特征性的丛状血管(螺旋动脉)。镜下肿瘤细胞形态与正常子宫内膜间质细胞相似,细胞核相对一致,细胞的非典型性较轻并且核分裂象少见。HGESS为高度侵袭性的肿瘤,常缺乏特征性丛状血管,具有明显的细胞异型性和非典型的核分裂[35]。FIGO子宫内膜间质肉瘤和腺肉瘤的分期见表6-3-2。

表6-3-2 FIGO(2009)子宫内膜间质肉瘤和腺肉瘤的分期

分期	定义	分期	定义
Ⅰ	肿瘤限于子宫	Ⅲ	肿瘤侵犯腹腔组织(并非单纯突入腹腔)
ⅠA	肿瘤限于子宫内膜/宫颈内膜,无肌层侵犯	ⅢA	单部位
ⅠB	小于或等于一半肌层侵犯	ⅢB	一个以上部位
ⅠC	一半以上肌层侵犯	ⅢC	转移至盆腔和(或)主动脉旁淋巴结
Ⅱ	肿瘤扩展至宫外,但限制于盆腔内	Ⅳ	肿瘤侵犯膀胱、直肠或远处转移
ⅡA	附件侵犯	ⅣA	肿瘤侵犯膀胱和(或)直肠
ⅡB	其他盆腔组织侵犯	ⅣB	远处转移

2. 临床表现 ESS多发生在绝经前期妇女,平均年龄42~58岁[51]。临床表现无特异性,最常见症状为阴道不规则出血和月经紊乱,下腹痛及盆腔包块也较常见。约25%患者无明显症状。就诊时,近1/3患者可见宫旁侵犯,最常累及卵巢组织[49]。部分多囊卵巢患者,雌激素治疗后可并发本病。ESS为相对静止肿瘤,预后相对较好,早期病变5年生存率可达89%[40,52],而晚期生存率则明显下降。术前常被误诊为子宫肌瘤而行肌瘤切除术,造成不必要的二次手术。

3. CT和MRI表现 CT平扫见子宫腔内低或略低密度肿块,肿块巨大时,子宫可明显膨胀如球形;肿块内部可见条状、点状或片状钙化;增强后肿块呈不均匀轻度、中度或明显强化;强化的肿块边界模糊,侵犯子宫肌层时见肿块与子宫肌层分界不清(图6-3-7,图6-3-8)。MRI图像上,ESS具有下列特征性表现:①肿块多位于宫腔内,亦可发生于肌壁间或宫腔外;肿块体积较大,直径多超过5.0cm。②肿块呈实性或囊实性,国内外研究发现ESS最常见的表现为实性肿块伴有囊变和坏死,其中HGESS更易发生囊变和坏死,而LGESS较少发

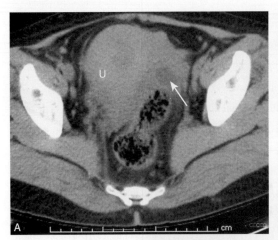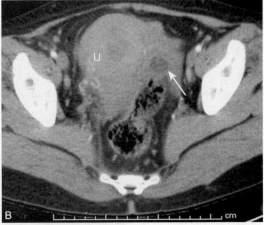

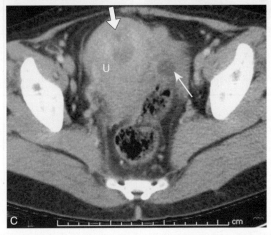

图 6-3-7　女性,47 岁,间隙性下腹痛 1 年,子宫低级别内膜间质肉瘤

CT 平扫(A)示子宫和宫腔轻度增大,宫腔内低密度占位;增强动脉期(B)和静脉期(C)示宫腔内占位轻中度强化,呈相对低密度,前壁肌层内密度不均匀(粗箭),为肿瘤侵犯。子宫左侧附件一小囊肿(细箭)。U 为子宫

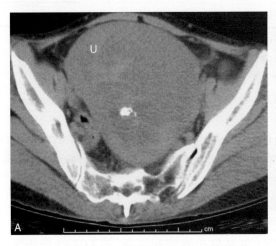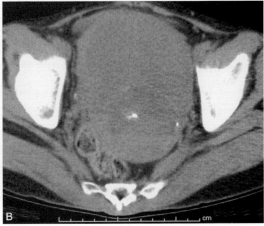

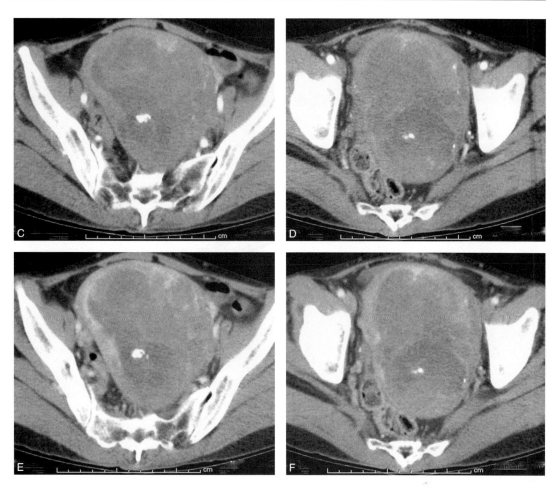

图 6-3-8　女性,58 岁,绝经后阴道不规则流血,偶下腹胀痛,子宫高级别内膜间质肉瘤,侵犯肌层
CT 平扫(A 和 B)示子宫和宫腔明显增大,宫腔内巨大不均匀略低密度肿块,其内多发钙化。增强动
脉期(C 和 D)和静脉期(E 和 F)示宫腔内肿块不均匀轻-中度强化,呈相对低密度;子宫肌层强化不
均匀,左侧及后侧肌壁破坏。U 为子宫

生[40,53,54]。我们总结了 7 例 ESS 的 MRI 表现,4 例 LGESS 均为实性肿块,未见明显坏死、
囊变,3 例 HGESS 中 2 例有肿瘤内部大片变性、坏死及出血。③T1WI 上肿块呈等或等低
信号,合并出血时可伴高信号;T2WI 上肿块多呈不均匀高信号,内可见弧形低信号,组织
病理学上为残存的正常子宫肌层组织或肿瘤内部的纤维、钙化及平滑肌成分。④肿块实
性区 DWI 呈高信号,ADC 图低信号[42,55,56]。⑤多数肿瘤为富血供,Gd-DTPA 动态增强扫
描,动脉期明显强化,静脉期持续强化;部分肿瘤呈中度强化,强化幅度低于子宫肌层;合
并出血、坏死时强化不均匀。⑥Ueda 等[54]认为 ESS 病灶常呈蚯蚓状沿血管、淋巴管和阔
韧带蔓延生长(图 6-3-9,图 6-3-10)。

四、腺肉瘤

1. 组织病理学　腺肉瘤是罕见、低度恶性肿瘤,占所有子宫肉瘤的 5.5% ~9% ,Clement
和 Scully 于 1974 年首先将其命名为"苗勒管腺肉瘤"(Müllerian adenosarcoma)。子宫腺肉瘤
最常起自宫底部子宫内膜(>70%),也可起自子宫下段,少数可来自宫颈管内膜及子宫肌

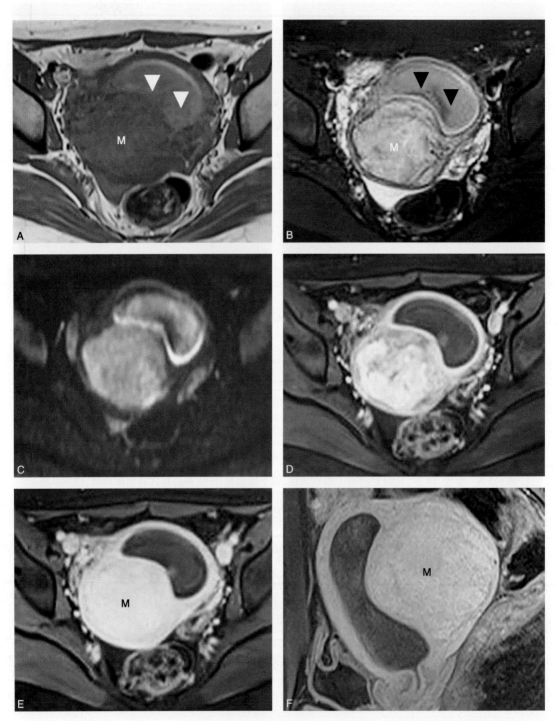

图 6-3-9 女性,21 岁,子宫低级别内膜间质肉瘤,穿透深肌层达浆膜面,临床 I 期

横断位 T1WI(A)示肿块位于子宫后壁肌层,呈均匀等信号;横断位 T2WI 脂肪抑制(B)示肿块呈不均匀高信号(M),宫腔内积血呈高信号(箭头);DWI(C)示肿块呈均匀高信号,宫腔积血呈不均匀高信号;增强动脉期(D)示肿块明显不均匀强化;静脉期横断位和矢状位(E 和 F)呈持续均匀强化(M)

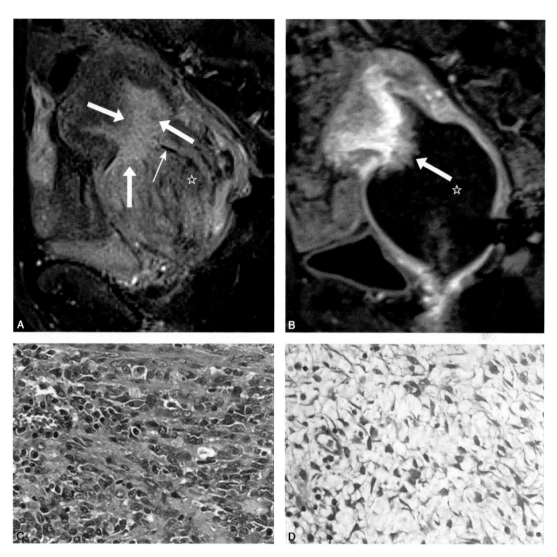

图 6-3-10　女,60 岁,高级别子宫内膜间质肉瘤,侵犯浅肌层

矢状位 T2WI 脂肪抑制(A)示宫腔及颈管区内不规则形实性肿块,呈不均匀高信号(粗箭),内见弧形及条索状低信号(细箭,星号)。矢状位 T1WI 脂肪抑制增强(B)示肿块与宫底广基底相连,显著强化(粗箭),与肌层分界不清,其余区域无强化(星号),近宫颈处少许轻度强化。病理光镜图(C 和 D)示明显的细胞非典型性及肿瘤内广泛的黏液样变性(×200,HE)

层,甚至子宫外如输卵管和卵巢。部分腺肉瘤可合并雌激素过多症[38,57]。镜下,腺肉瘤由良性腺体上皮和肉瘤样间充质组成,是介于良性腺纤维瘤和高度恶性的癌肉瘤之间的病理亚型,一般为内膜间质类型。如病理取材较小,肿瘤可误诊为良性息肉或腺纤维瘤。腺体多为微囊样,周围间质围绕形成袖口。腺肉瘤仅表现为轻中度核异型性,其间充质成分一般为具有低度恶性潜力的低级别同源性肉瘤,异源性间质成分(软骨、骨、脂肪及其他成分)仅在10% ~15%病例中可见。

2.临床表现　常见于绝经后妇女,中位年龄 57 岁。常见症状包括阴道流血、流液,腹痛及盆腔肿块[58]。子宫腺肉瘤宫外侵犯罕见,累及部位包括双侧卵巢、盆腔内组织以及邻近肠管。60%以上的腺肉瘤就诊时为Ⅰ期,总体上5年生存率大于80%,预后要明显优于癌肉瘤[57]。约5%的病例有局部复发及远处转移,常见于宫外或肌层侵犯患者。复发部位常为阴道、盆腔和腹腔,远处转移罕见。

3. CT和MRI表现　腺肉瘤CT常表现为宫腔内多发结节或者单发肿块,密度近似正常肌层,形态学很难与癌肉瘤和内膜间质肉瘤鉴别[40]。MRI表现与癌肉瘤类似,为带蒂息肉状肿块,可占据整个宫腔,甚至使宫腔膨胀;与子宫大息肉或内膜下肌瘤相似,肿块可突入宫颈管甚至脱出进入阴道。肿块在T1WI呈等信号,T2WI呈不均匀高信号,信号一般较其他类型子宫肉瘤高,其中更高的斑点样高信号代表腺体组织,也可为坏死成分;腺体内液体较多时可呈多房性囊实性混杂肿块,类似于滋养细胞肿瘤。增强后病灶多呈不均质性中度或明显强化[42,56,57,59](图6-3-11,图6-3-12)。DWI信号中等,一般较其他肉瘤低;ADC值较其他肉瘤略高,反映肿瘤的低级别性质。腺肉瘤更趋向于宫内生长,即使在复发的病例;淋巴结以及远处转移罕见。治疗主要为全子宫切除术,辅助化疗以及放射治疗价值目前仍在进一步研究中。

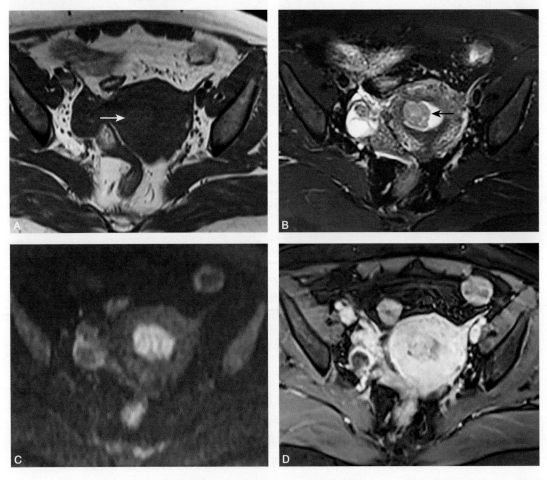

图6-3-11　女性,49岁,子宫腺肉瘤
T1WI(A)示肿块位于子宫腔内,呈等信号(白箭);T2WI(B)示肿块位于宫腔偏右侧,略低于内膜信号(黑箭);DWI(C)示肿块呈高信号;动态增强图像(D)示肿块强化与正常子宫肌层相近

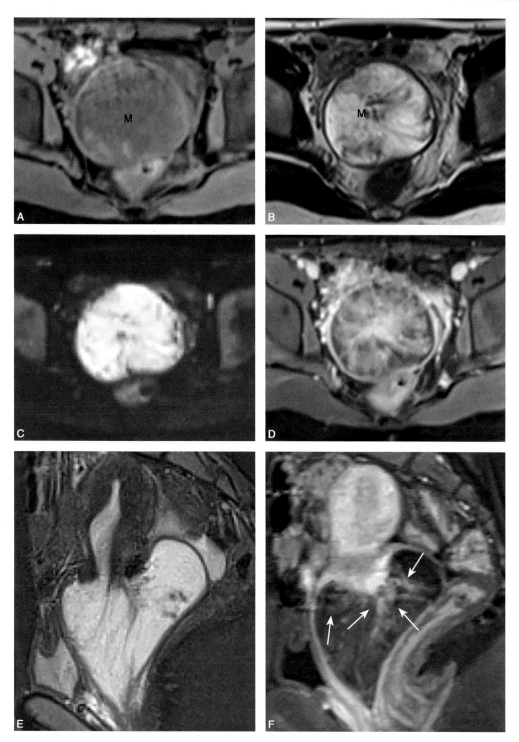

图 6-3-12　女性,14 岁,子宫腺肉瘤

横断位 T1WI 脂肪抑制(A)示盆腔内不规则形低信号为主软组织肿块(M),内见片状略高信号;T2WI
脂肪抑制(B)示肿块高信号为主,内含条索状及片状低信号(M),周围包绕边界清晰低信号环;DWI
(C)示肿块呈高信号;T1WI 脂肪抑制增强(D)示肿块不均匀显著强化,周边完整且明显的强化环为子
宫肌层;矢状位 T2WI 和 T1WI 脂肪抑制增强(F 和 G)示肿块经子宫体下段宫腔和宫颈管突入阴道,在
阴道内形成巨大肿块,宫颈区肿块明显强化,阴道内肿块轻度强化伴根须状中度强化(箭)

五、淋巴瘤

女性生殖道原发性淋巴瘤为非霍奇金结外淋巴瘤,发生率极低,约占原发性结外淋巴瘤的 0.2%～1.1%。而原发性结外淋巴瘤占所有淋巴瘤的 20%～34%。至 2000 年仅有约 165 例生殖道原发淋巴瘤报道。常见原发部位包括卵巢、子宫、宫颈、阴道及外阴,其中宫体和宫颈是生殖道原发淋巴瘤的好发部位。

1. 组织病理学 绝大多数妇科生殖道淋巴瘤为全身淋巴瘤累及表现,文献报道占 7%～30%。女性生殖道淋巴瘤可以来源于卵巢、子宫、阴道及外阴。影像、病理及骨髓穿刺有助于最后的组织学确诊,但对于播散型病例,很难区分原发或继发淋巴瘤。女性生殖道淋巴瘤主要为弥漫型大 B 细胞淋巴瘤,其次为 Burkitt 淋巴瘤和滤泡型淋巴瘤[60]。

2. 临床表现 在西方国家,B 细胞型淋巴瘤占据所有病例的 80%,治疗反应较佳,临床预后较 T 细胞型好。由于不伴有身体其他器官淋巴瘤,女性生殖道原发淋巴瘤治疗效果相对较好。Ahmad 等[60]一组大样本资料的回顾性研究表明,女性生殖道原发淋巴瘤的总体中位生存期为 70 个月,其中一年生存率为 91%,5 年生存率为 86%,10 年生存率为 79%。但累及多个部位时,中位生存时间降低至 59 个月。由于本病罕见,术前诊断困难。11% 卵巢淋巴瘤患者无明显症状;24% 患者仅表现为不典型的腹部症状,包括腹部膨隆、腹部不适等;只有不到 14% 患者表现为淋巴瘤特异性症状,最常见为阴道流血,其他症状包括发热、盗汗和体重减轻等。女性生殖道淋巴瘤的平均发病年龄约 44 岁(19～87 岁),子宫、阴道及外阴原发淋巴瘤发病年龄明显较卵巢淋巴瘤大。因为症状的不典型,所以影像学在女性生殖道淋巴瘤的早期诊断方面起着重要作用。

3. CT 和 MR 表现 子宫原发性淋巴瘤仅有个案报道[58,61-64],CT 表现为子宫体积的弥漫性增大,有时也为肌层内结节样肿块,增强后多为均质强化,不伴有钙化。CT 有助于确定病灶大小、范围及术前准确分期。最近 FDG-PET 也被用于淋巴瘤分期、治疗评估以及预后随访[48]。MRI 因其软组织分辨率高的优势,可以显示更细微的形态学变化特征。子宫体原发淋巴瘤表现为子宫体弥漫性增大,T1WI 呈均匀低信号,T2WI 呈轻度或者中等强度信号,肿块无明显边界,中央可见正常的子宫内膜;病灶可累及子宫颈但程度较轻,宫颈常保留正常的层次结构如低信号的宫颈间质和高信号的宫颈管结构;增强后,肿瘤动脉期无强化,静脉期可表现为轻度或中度弥漫性强化[61-64]。宫颈原发淋巴瘤表现为宫颈局部增大或偶见巨大肿块,累及子宫体、阴道和膀胱;信号与宫体淋巴瘤相仿;宫颈内膜和间质及子宫内膜和联合带常保留完整;增强后肿块呈弥漫性均匀或略不均匀强化[65]。增大的子宫体或宫颈在 DWI 上呈明显高信号,ADC 图上呈低信号。髂血管旁、主动脉旁淋巴结常肿大,在 DWI 和增强序列上显示更清晰(图 6-3-13)。少数子宫原发性淋巴瘤呈不典型表现,包括肿瘤坏死、累及子宫内膜或宫颈间质。

六、子宫肉瘤的鉴别诊断

子宫肉瘤需与平滑肌瘤和子宫内膜癌鉴别。子宫肌瘤是最常见的妇科良性肿瘤,较小时一般不易与子宫肉瘤混淆;较大时常发生变性,CT 上密度不均匀,MRI 上信号可混杂多变,与子宫肉瘤鉴别困难。但平滑肌瘤起源于子宫肌层,多数边界清楚,形态规则,较少发生明显坏死;T2WI 上肿瘤信号相对较低,DWI 多为等低信号;注射对比剂后强化较明显且相对

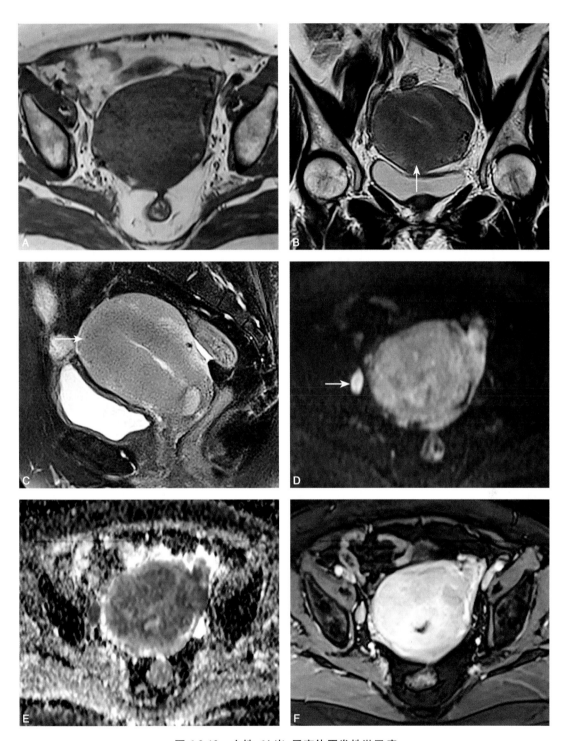

图 6-3-13 女性,64 岁,子宫体原发性淋巴瘤

横断位 T1WI(A)示子宫肌层均匀增厚,呈等低信号;冠状位和矢状位 T2WI(B 和 C)示结合带弥漫性均匀性增厚,呈等信号为主(箭),宫腔内膜局部受压、变细,未见明显异常信号;DWI(D)示子宫呈均匀高信号,右侧髂血管旁转移性淋巴结,亦呈明显高信号(箭);ADC 图(E)示肿瘤呈均匀低信号;T1WI 增强(F)示肿瘤呈中度均匀强化均匀,不伴有肿大淋巴结和盆腔积液[59]。子宫肉瘤中除平滑肌肉瘤起源于子宫肌层外,其他肉瘤多起源于子宫内膜,故表现为从宫腔向周围侵犯,并常侵入子宫颈管。与子宫肌瘤相比较,子宫平滑肌肉瘤体积更大、生长更加迅速,更易早期出血、坏死。特征性表现为肿块边界不清,T1WI 和 T2WI 上内部可见高信号区,DWI 上肿瘤呈高信号,ADC 值较低,增强后呈早期显著强化。Namimoto 等[43]应用 ADC 值($<1.05\times10^{-3}$mm²/s)结合 T2WI 肿瘤/肌层信号比($SI_{瘤}$-$SI_{肌层}$/-$SI_{肌层}$>0)可提高鉴别子宫平滑肌肉瘤和平滑肌瘤的准确性。子宫内膜癌是最常见的子宫恶性肿瘤,起自于子宫内膜,并可向周围肌层侵犯。与子宫肉瘤相比,其肿块较小、尤其是前后径较小,肿瘤信号相对均匀,较少发生坏死,强化较癌肉瘤弱[39,45]。

不同组织学类型的子宫肉瘤表现相似,影像上鉴别非常困难。子宫平滑肌肉瘤多位于子宫肌层内,易发生出血和坏死,信号多混杂不均匀,实性部位强化相对较明显。内膜间质肉瘤、癌肉瘤和腺肉瘤常以宫腔为中心,信号相对均匀,多呈中度强化,强化略弱于平滑肌肉瘤。其中,子宫内膜间质肉瘤有淋巴及血管侵犯倾向,表现为肿瘤结节状浸润子宫肌层及蚯蚓状 T2WI 低信号带,后者为残留的肌束,肿瘤 T2WI 信号更高[39,59]。子宫癌肉瘤与内膜间质肉瘤相比,发病年龄更大,T2WI 信号更低,强化更明显[39,42,59]。确诊和鉴别诊断仍有赖于组织病理学。

子宫淋巴瘤主要需和子宫其他良恶性肿瘤相鉴别,包括子宫平滑肌瘤、子宫肉瘤、子宫内膜癌和宫颈癌。子宫平滑肌瘤多境界清楚,肿块较大时可发生变性或坏死,增强后增强明显,与正常子宫肌层强化相仿,不伴淋巴结肿大。子宫肉瘤常表现为巨大肿块,内常有出血或坏死,在 T2WI 上肿块内部见高信号,肿瘤多呈中度或明显强化。子宫内膜癌表现为内膜明显增厚,往往先累及结合带,然后向外侵犯外肌层,增强后肿瘤强化明显低于正常肌层。原发性宫颈部淋巴瘤主要需与宫颈癌鉴别,后者形态更不规则,信号更加混杂,宫颈间质和内膜正常结构消失。

(强金伟　张鹤　杨蔚)

参 考 文 献

1. Siegel R,Naishadham D,Jemal A. Cancer statistics,2012. CA Cancer J Clin,2012,62(1):10-29.

2. 吴成.子宫内膜癌的筛查策略.中国计划生育杂志,2012,20(10):717-719.

3. Bharwani N,Miquel ME,Sahdev A,et al. Diffusion-weighted imaging in the assessment of tumour grade in endometrial cancer. Br J Radio,2011,84(1007):997-1004.

4. Manfredi R,Gui B,Maresca G,et al. Endometrial cancer:magnetic resonance imaging. Abdom Imaging,2005,30(5):626-636.

5. Inada Y,Matsuki M,Nakai G,et al. Body diffusion-weighted MR imaging of uterine endometrial cancer:is it helpful in the detection of cancer in nonenhanced MR imaging. Eur J Radiol,2009,70(1):122-127.

6. Tamai K,Koyama T,Umeoka S,et al. Diffusion-weighted MR imaging of uterine endometrial cancer. J Magn Reson Imaging,2007,26(3):682-687.

7. Emlik D,Kiresi D,Ozdemir S,et al. Preoperative assessment of myometrial and cervical invasion in endometrial carcinoma:comparison of multi-section dynamic MR imaging using a three dimensional FLASH technique and T2-weighted MR imaging. J Med Imaging Radiat Oncol,2010,54(3):202-210.

8. Park BK,Kim B,Park JM,et al. Differentiation of the various lesions causing an abnormality of the endometrial cavity using MR imaging:emphasis on enhancement patterns on dynamic studies and late contrast-enhanced T1-

weighted images. Eur Radiol,2006,16(7):1591-1598.

9. Cao K,Gao M,Sun YS,et al. Apparent diffusion coefficient of diffusion weighted MRI in endometrial carcinoma-Relationship with local invasiveness. Eur J Radiol,2012,81(8):1926-1930.

10. Wang J,Yu T,Bai R,et al. The value of the apparent diffusion coefficient in differentiating stage IA endometrial carcinoma from normal endometrium and benign diseases of the endometrium:initial study at 3-T magnetic resonance scanner. J Comput Assist Tomogr,2010,34(3):332-337.

11. Fujii S,Matsusue E,Kigawa J,et al. Diagnostic accuracy of the apparent diffusion coefficient in differentiating benign from malignant uterine endometrial cavity lesions:initial results. Eur Radiol,2008,18(2):384-389.

12. Nougaret S,Reinhold C,Alsharif SS,et al. Endometrial cancer:combined MR volumetry and diffusion-weighted imaging for assessment of myometrial and lymphovascular invasion and tumor grade. Radiology. 2015,276(3):797-808.

13. Rechichi G,Galimberti S,Signorelli M,et al. Myometrial invasion in endometrial cancer:diagnostic performance of diffusion-weighted MR imaging at 1. 5-T. Eur Radiol,2010,20(3):754-762.

14. Takeuchi M,Matsuzaki K,Nishitani H. Diffusion-weighted magnetic resonance imaging of endometrial cancer:differentiation from benign endometrial lesions and preoperative assessment of myometrial invasion. Acta Radiol,2009,50(8):947-953.

15. Sala E,Crawford R,Senior E,et al. Added value of dynamic contrast-enhanced magnetic resonance imaging in predicting advanced stage disease in patients with endometrial carcinoma. Int J Gynecol Cancer,2009,19(1):141-146.

16. 王关顺,飞勇,董兴祥,等. DWI 结合高分辨 T2WI 磁共振在子宫内膜癌分期中的价值. 放射学实践,2012,27(6):652-656.

17. He H,Bhosale P,Wei W,et al. MRI is highly specific in determining primary cervical versus endometrial cancer when biopsy results are inconclusive. Clin Radiol,2013,68(11):1107-1113.

18. Sahdev,A. Cervical tumors. Seminars in Ultrasound,CT,and MR,2010,31(5):399-413.

19. Yitta S,Hecht EM,Mausner EV,et al. Normal or abnormal? Demystifying uterine and cervical contrast enhancement at multidetector CT. RadioGraphics,2011,31(3):647-661.

20. Okamoto Y,Tanaka YO,Nishida M,et al. MR imaging of the uterine cervix:imaging-pathologic correlation. RadioGraphics,2003,23(2):425-445.

21. Sala E,Wakely S,Senior E,et al. MRI of malignant neoplasms of the uterine corpus and cervix. Am J Roentgenol,2007,188(6):1577-1587.

22. Freeman SJ,Aly AM,Kataoka MY,et al. The revised FIGO staging system for uterine malignancies:implications for MR imaging. RadioGraphics,2012,32(6):1805-1827.

23. Sala E,Rockall AG,Freeman SJ,et al. The added role of MR imaging in treatment stratification of patients with gynecologic malignancies:what the radiologist needs to know. Radiology,2013,266(3):717-740.

24. Rauch GM,Kaur H,Choi H,et al. Optimization of MR imaging for pretreatment evaluation of patients with endometrial and cervical cancer. RadioGraphics,2014,34(4):1082-1098. .

25. Lakhman Y,Akin O,Park KJ,et al. Stage IB1 cervical cancer:role of preoperative MR imaging in selection of patients for fertility-sparing radical trachelectomy. Radiology,2013,269(1):149-158.

26. Gladwish A,Milosevic M,Fyles A,et al. Association of apparent diffusion coefficient with disease recurrence in patients with locally advanced cervical cancer treated with radical chemotherapy and radiation therapy. Radiology,2016,279(1):158-166.

27. Park JJ,Kim CK,Park SY,et al. Parametrial invasion in cervical cancer:fused T2-weighted imaging and high-b-value diffusion-weighted imaging with background body signal suppression at 3 T. Radiology,2015,274(3):

734-741.

28. McMahon CJ, Rofsky NM, Pedrosa I. Lymphatic metastases from pelvic tumors: anatomic classification, characterization, and staging. Radiology, 2010, 254(1):31-46.

29. Son H, Kositwattanarerk A, Hayes MP, et al. PET/CT evaluation of cervical cancer: spectrum of disease. RadioGraphics, 2010, 30(5):1251-1268.

30. Jeong YY, Kang HK, Chung TW, et al. Uterine cervical carcinoma after therapy: CT and MR imaging findings. RadioGraphics, 2003, 23(4):969-981.

31. Kwon JW, Huh SJ, Yoon YC, et al. Pelvic bone complications after radiation therapy of uterine cervical cancer: evaluation with MRI. Am J Roentgenol, 2008, 191(4):987-94.

32. Noël P, Dubé M, Plante M, et al. Early cervical carcinoma and fertility-sparing treatment options: MR imaging as a tool in patient selection and a follow-up modality. RadioGraphics, 2014, 34(4):1099-1119.

33. Xu-Welliver M, Yuh WT, Fielding JR, et al. Imaging across the life span: innovations in imaging and therapy for gynecologic cancer. RadioGraphics, 2014, 34(4):1062-1081.

34. Antunes D, Cunha TM. Recurrent cervical cancer: how can radiology be helpful. OMICS J Radiol, 2013, 2(6):138.

35. Kurman RJ, Carcangiu ML, Herrington CS, et al. WHO classification of tumours of female reproductive organs. 4th edition. IARC: Lyon, 2014.

36. 廖静平, 王建六, 韩劲松, 等. 子宫肉瘤 106 例临床及病理分析. 中华妇产科杂志, 2001, 36(2):104-107.

37. D'Angelo E, Prat J. Uterine sarcomas: a review. Gynecol Oncol, 2010, 116(1):131-9.

38. Prat J. FIGO staging for uterine sarcomas. Int JGynecol Obstet, 2009, 104(3):177-8.

39. Santos P, Cunha TM. Uterine sarcomas: clinical presentation and MRI features. Diagn Interv Radiol, 2015, 21(1):4-9.

40. Rha SE, Byun JY, Jung SE, et al. CT and MRI of uterine sarcomas and their mimickers. Am J Roentgenol, 2003, 181(5):1369-1374.

41. Tanaka YO, Nishida M, Tsunoda H, et al. Smooth muscle tumors of uncertain malignant potential andleiomyosarcomas of the uterus: MR findings. J Magn Reson Imaging, 2004, 20(6):998-1007.

42. Zhang H, Zhang GF, Tian XM, et al. Magnetic resonance and diffusion-weighted imaging in categorization of uterine sarcomas: correlation with pathological findings. Clin Imaging, 2014, 38(6):836-844.

43. Namimoto T, Yamashita Y, Awai K, et al. Combined use of T2-weighted and diffusion-weighted 3-T MR imaging for differentiating uterine sarcomas from benign leiomyomas. Eur Radiol, 2009, 19(11):2756-2764.

44. Cantrell LA, Blank SV, Duska LR. Uterine carcinosarcoma: A review of the literature. Gynecol Oncol, 2015, 137(3):581-188.

45. Genever AV, Abdi S. Can MRI predict the diagnosis of endometrial carcinosarcoma? Clin Radiol, 2011, 66(7):621-624.

46. Kato H, Kanematsu M, Furui T, et al. Carcinosarcoma of the uterus: radiologic-pathologic correlations with magnetic resonance imaging including diffusion-weighted imaging. Magn Reson Imaging, 2008, 26(10):1446-1450.

47. Tanaka YO, Tsunoda H, Minami R, et al. Carcinosarcoma of the uterus: MR findings. J Magn Reson Imaging, 2008, 28(2):434-439.

48. Sohaib SA, Verma H, Attygalle AD, et al. Imaging of uterine malignancies. Semin Ultrasound CT MRI, 2010, 31(5):377-87.

49. Shah SH, Jagannathan JP, Krajewski K, et al. Uterine sarcomas: then and now. Am J Roentgenol, 2012, 199(1):213-223.

50. Ali RH, Rouzbahman M. Endometrial stromal tumours revisited: an update based on the 2014 WHO classification. J Clin Pathol, 2015, 68(5):325-332.

51. Puliyath G, Nair MK. Endometrial stromal sarcoma: A review of the literature. India J Med Paediatr Oncol, 2012, 2012, 33(1):1-6.

52. Wu TI, Yen TC, Lai CH. Clinical presentation and diagnosis of uterine sarcoma, including imaging. Best Pract Res Clin Obstet Gynaecol, 2011, 25(6):681-689.

53. 张洁, 薛华丹, 金征宇. 扩散加权成像对子宫肉瘤及良性肌瘤的鉴别诊断. 实用放射学杂志, 2013, 29(11):1790-1793.

54. Ueda M, Otsuka M, Hatakenaka M, et al. MR imaging findings of uterine endometrial stromal sarcoma: differentiation from endometrial carcinoma. Eur Radiol, 2001, 11(1):28-33.

55. Fujii S, Kaneda S, Tsukamoto K, et al. Diffusion-weighted imaging of uterine endometrial stromal sarcoma: a report of 2 cases. J Comput Assist Tomogr, 2010, 34(3):377-379.

56. Tamai K, Koyama T, Saga T, et al. The utility of diffusion-weighted MR imaging for differentiating uterine sarcoma from benign leiomyomas. Eur Radiol, 2008, 18(4):723-730.

57. Takeuchi M, Matsuzaki K, Yoshida S, et al. Adenosarcoma of the uterus: magnetic resonance imaging characteristics. Clin Imaging, 2009, 33:244-247.

58. Wallach EE, Vlahas NF. Uterine myomas: an overview of development, clinical features, and management. Obstet Gynecol, 2004, 104(2):393-406.

59. Sumi A, Terasaki H, Sanada S, et al. Assessment of MR imaging as a tool to differentiate between the major histological types of uterine sarcomas. Magn Reson Med Sci, 2015, 14(4):295-304.

60. Ahmad AK, Hui P, Litkouhi B, et al. Institutional review of primary non-Hodgkin lymphoma of the female genital tract: a 33-year experience. Int J Gynecol Cancer, 2014, 24(7):1250-1255.

61. Mandato VD, Palermo R, Falbo A, et al. Primary diffuse large B-cell lymphoma of the uterus: case report and review. Anticancer Res, 2014, 34(8):4377-4390.

62. Samama M, van Poelgeest M. Primary malignant lymphoma of the uterus: a case report and review of the literature. Case Rep Oncol, 2011, 4(3):560-563.

63. Binesh F, Karimi zarchi M, Vahedian H, et al. Primary malignant lymphoma of the uterine cervix. BMJ Case Rep, 2012, doi:10.1136/bcr-2012-006675.

64. Cheong IJ, Kim SH, Park CM. Primary uterine lymphoma: a case report. Korean J Radiol, 2000, 1(4):223-225.

65. Marín C, Seoane JM, Sánchez M, et al. Magnetic resonance imaging of primary lymphoma of the cervix. Eur Radiol, 2002, 12(6):1541-1545.

第七章
卵巢肿瘤的概述

第一节　卵巢肿瘤的流行病学

卵巢肿瘤(ovarian tumor)是妇科常见肿瘤,是女性三大恶性肿瘤之一,近年来,卵巢恶性肿瘤发病率有上升趋势,全世界范围内估计年新发病率为 17.1/10 万,死亡率约 12/10 万。欧美资料显示,卵巢上皮性肿瘤的发病率居所有卵巢肿瘤之首,占 80% ~ 90%[1,2],其次为生殖细胞肿瘤,约占 20%。国内资料显示上皮性肿瘤的发病率为 38% ~ 55%,低于欧美发病率,而生殖细胞肿瘤比例较欧美国家高,占 18% ~ 31%[3,4]。这可能与地域、种族差异有关。卵巢肿瘤发病较隐匿,早期无明显症状,难以发现,临床缺乏敏感而特异的诊断方法,就诊时常为晚期,预后较差,病死率居妇科肿瘤首位。虽然近年来基础及临床研究均取得很大的进展,但五年生存率仍提高不明显,徘徊在 30% ~ 40%。

卵巢肿瘤的病因和发病机制一直是研究的热点。确切的病因尚不清楚,已明确的高危因素包括:①家族史:卵巢癌有散发性和家族性两种,绝大多数卵巢癌是散发的,但有家族史的女性发病概率是无家族史的 4 倍。但家族性卵巢癌仅占所有卵巢恶性肿瘤 5% ~ 10%[5]。②遗传因素:目前认为遗传因素与卵巢癌的发生有密切的关系。目前研究证实有四种遗传综合征表现有遗传基因突变,包括遗传性乳癌-卵巢癌综合征(HBOC)、Ⅱ型 Lynch 综合征、遗传性卵巢癌综合征和部位特异性卵巢癌综合征(HOC)。绝大多数遗传性卵巢癌与 17 号染色体上 BRCA1 基因突变有关,少数与 13 号染色体 BRCA2 基因突变有关。检测 BRCA1 和 BRCA2 的意义已经明确,携带 BRCA1 和 BRCA2 突变基因的妇女,患卵巢癌的危险性分别为 28% ~ 44% 和 27%,并且两组妇女一生中患乳腺癌的风险高达 82%[6]。③年龄:卵巢癌的高发年龄为 56 ~ 60 岁,绝经后妇女的卵巢肿瘤中,30% 为恶性,而绝经前妇女仅 7% 为恶性。

其他可能的高危因素包括:①环境因素:滑石粉、石棉等工业产物的接触者发病机会增加;②内分泌因素:过多的促性腺激素刺激和雌激素作用促使卵巢包涵囊肿的上皮细胞增生和转化,乳腺癌或子宫内膜癌合并功能性卵巢癌的机会较一般妇女高 2 倍,说明三者都是激素依赖性肿瘤;③生育及其他因素:妊娠对卵巢癌的发病有保护性作用。持续排卵、未生育、不孕和应用促排卵药物是卵巢癌的高危因素,而较早生育、多次妊娠、口服避孕药和哺乳可降低卵巢癌的发病风险。可能的保护因素包括:口服避孕药、预防性卵巢切除、双侧输卵管结扎等可降低卵巢癌的风险。美国遗传筛查中心的多中心研究资料表明,口服避孕药可降低携带 BRCA1 或 BRCA2 基因突变妇女的卵巢癌的危险性[7]。

第二节　卵巢肿瘤的分类和分期

一、卵巢肿瘤的分类

　　卵巢的胚胎组织发生具有特殊性,组织结构与成分复杂,所发生的卵巢肿瘤种类繁多,并且因肿瘤的组织形态学和生物学行为不同又进一步分为良性、交界性和恶性。随着基础及临床研究进展,对卵巢肿瘤的认识也得以深入,因此卵巢肿瘤的分类复杂而多变,WHO 卵巢肿瘤组织学分类从 1999 年第 2 版的 14 大类,到 2003 年第 3 版的 9 大类,到最新的 2014 版又分为 14 大类。2003 版取消了"表面上皮-间质肿瘤"大类中的"囊腺癌",统称为"腺癌";取消了"交界恶性肿瘤",代之以"交界性肿瘤"。2014 版中在"上皮性肿瘤"大类中增加了与"交界性肿瘤"并列的"不典型增生性肿瘤";增加了"浆黏液性肿瘤";删除了"移行细胞癌",因为研究表明:"移行细胞癌"并不是一个独立的疾病实体,其大部分为高级别浆液性腺癌,小部分为低分化子宫内膜样癌。另外,2014 版又恢复了 2003 版中"瘤样病变"大类中被删除的"卵泡囊肿"和"黄体囊肿"。上述分类的变化反映卵巢肿瘤基础和临床研究的进展。2014 版 WHO 卵巢肿瘤组织学分类见表 7-2-1。

表 7-2-1　WHO 卵巢肿瘤组织学分类(2014 版)[a,b]

上皮性肿瘤(Epithelial tumors)		瘤	8380/1
浆液性肿瘤(serous tumors)		恶性	
良性		内膜样癌	8380/3
浆液性囊腺瘤	8441/0	**透明细胞瘤(clear cell tumors)**	
浆液性腺纤维瘤	9014/0	良性	
表面乳头状瘤	8461/0	透明细胞囊腺瘤	8443/0
交界性		透明细胞腺纤维瘤	8313/0
浆液性交界性肿瘤/不典型增生性浆液性肿		交界性	
瘤	8442/1	透明细胞交界性肿瘤/不典型增生性透明细	
浆液性交界性肿瘤-微乳头亚型/非浸润性低		胞肿瘤	8313/1
级别浆液性癌	8460/2[*]	恶性	
恶性		透明细胞癌	8310/3
低级别浆液性癌	8460/3	**Brenner 肿瘤**	
高级别浆液性癌	8461/3	良性	
黏液性肿瘤(mucinous tumors)		Brenner 瘤	9000/0
良性		交界性	
黏液性囊腺瘤	8470/0	交界性 Brenner 瘤/不典型增生性 Brenner	
黏液性腺纤维瘤	9015/0	瘤	9001/1
交界性		恶性	
黏液性交界性肿瘤/不典型增生性黏液性肿		恶性 Brenner 瘤	9000/3
瘤	8472/1	**浆黏液性肿瘤(Seromucinous tumors)**	
恶性		良性	
黏液性癌	8480/3	浆黏液性囊腺瘤	8474/0[*]
内膜样肿瘤(endometrioid tumors)		浆黏液性腺纤维瘤	9014/0[*]
良性		交界性	
内膜样囊肿/内膜样囊腺瘤	8380/0	交界性浆黏液性肿瘤/非典型增生性浆液性	
内膜样腺纤维瘤	8381/0	肿瘤	8474/1[*]
交界性		恶性	
内膜样交界性肿瘤/不典型增生性内膜样肿		浆黏液性癌	8474/3[*]

未分化癌（Undifferentiated carcinoma）	**8020/3**	类癌	8420/3
间叶性肿瘤（Mesenchymal tumors）		甲状腺肿类癌	9091/1
低级别内膜样间质肉瘤	8931/3	黏液性类癌	8243/3
高级别内膜样间质肉瘤	8930/3	神经外胚层型肿瘤	
混合性上皮和间叶性肿瘤（Mixed epithelial and mesenchymal tumors）		皮脂腺肿瘤	
		皮脂腺瘤	8410/0
腺肉瘤	8933/3	皮脂腺癌	8410/3
癌肉瘤	8980/3	其他罕见的单胚层畸胎瘤	
性索-间质肿瘤（Sex cord-stromal tumors）		癌	
纯间质肿瘤（Pure stromal tumors）		鳞状细胞癌	8070/3
纤维瘤	8810/0	其他	
富细胞纤维瘤	8810/1	生殖细胞-性索-间质肿瘤（Germ cell-sex cord-stromal tumors）	
卵泡膜细胞瘤	8600/0	性腺母细胞瘤，包括性腺母细胞瘤伴恶性生殖	
黄素化卵泡膜细胞瘤伴硬化性腹膜炎	8601/0	细胞肿瘤	9073/1
纤维肉瘤	8810/3	混合性生殖细胞-性索-间质肿瘤，未分类	8594/1*
硬化性间质瘤	8602/0	杂类肿瘤（Miscellaneous tumors）	
印戒间质瘤	8590/0	卵巢网肿瘤	
微囊性间质瘤	8590/0	卵巢网腺瘤	9110/0
Leydig 细胞瘤	8650/0	卵巢网腺癌	9110/3
类固醇细胞瘤	8760/0	Wolffian 肿瘤	9110/1
恶性类固醇细胞瘤	8760/3	小细胞癌，高钙血症型	8044/3*
纯性索肿瘤（Pure sex cord tumors）		小细胞癌，肺型	8041/3
成年型颗粒细胞瘤	8620/3	Wilms 瘤	8960/3
幼年型颗粒细胞瘤	8622/1	副神经节瘤	8693/1
Sertoli 细胞瘤	8640/1	实性假乳头状瘤	8452/1
环小管性索瘤	8623/1	间皮肿瘤（Mesothelial tumors）	
混合型性索-间质肿瘤（Mixed sex cord-stromal tumors）		腺瘤样瘤	9054/0
		间皮瘤	9050/3
Sertoli-Leydig 细胞瘤		软组织肿瘤（Soft tissue tumors）	
高分化	8631/0	黏液瘤（myxoma）	8840/0
中分化	8631/1	其他	
伴异源性成分	8634/1	肿瘤样病变（Tumor-like lesions）	
低分化	8631/3	滤泡囊肿	
伴异源性成分	8634/3	黄体囊肿	
网状型	8633/1	巨大孤立性黄素化滤泡囊肿	
伴异源性成分	8634/1	过度黄素化反应	
非特异性性索-间质肿瘤	6590/1	妊娠黄体瘤	
生殖细胞肿瘤（Germ cell tumors）		间质增生	
无性细胞瘤	9060/3	间质卵泡膜增生	
卵黄囊瘤	9071/3	纤维瘤病	
胚胎癌	9070/3	重度卵巢水肿	
非妊娠性绒癌	9100/3	Leydig 细胞增生	
成熟性畸胎瘤	9080/0	其他	
未成熟性畸胎瘤	9080/3	淋巴样和髓样肿瘤（Lymphoid and myeloid tumors）	
混合性生殖细胞肿瘤	9085/3	淋巴瘤	
单胚层畸胎瘤和起源于皮样囊肿的体细胞型肿瘤（Monodermal teratoma and somatic-type tumors arising from a dermoid cyst）		浆细胞瘤	9734/3
		髓样肿瘤	
良性甲状腺肿	9090/0	继发性肿瘤（Secondary tumors）	
恶性甲状腺肿	9090/3		

ª形态学编码来自肿瘤的疾病国际分类（International Classification of Diseases for Oncology, ICD-O）［575A］。编码/0：良性；/1：未明确性、交界性或不确定生物学行为；/2：原位癌和Ⅲ级上皮内瘤变；/3：恶性肿瘤。b：在先前 WHO 分类［1906A］的基础上根据对这些病变的进一步认识进行修改。*：这些新代码于 2013 年被 IARC/WHO 委员会批准

卵巢肿瘤按细胞来源主要分为五大类：上皮性肿瘤、生殖细胞肿瘤、性索-间质细胞肿瘤、转移性肿瘤及杂类肿瘤,成人、儿童及青少年各类卵巢肿瘤的发病比率见(图7-2-1,图7-2-2)[8]。卵巢上皮性肿瘤可以见于各种年龄阶段的女性,多见于50~60岁的妇女。30岁以下女性较常见的原发性肿瘤及瘤样病变有：①成熟囊性畸胎瘤(mature cystic teratoma),这是卵巢最常见的卵巢肿瘤,约占该年龄组良性肿瘤的70%；②功能性囊肿(functional cysts)；③良性或交界性上皮性肿瘤(benign or borderline epithelial tumors)：这两类肿瘤约占年轻女性良性肿瘤的30%。不常见的肿瘤有：①恶性生殖细胞肿瘤：约占20岁以下年龄组恶性肿瘤的80%,占20~29岁年龄组恶性肿瘤的33%。②幼年型颗粒细胞瘤；约占该年龄组恶性肿瘤的20%。③Sertoli-Leydig细胞肿瘤：占该年龄组恶性肿瘤的33%。④高钙血症型小细胞癌：是一种罕见的卵巢恶性肿瘤,主要发生于30岁以下女性。

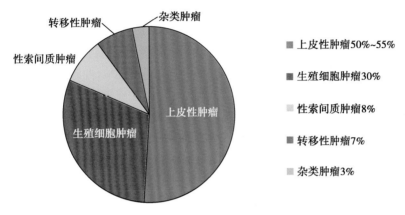

图 7-2-1　成人卵巢肿瘤构成比

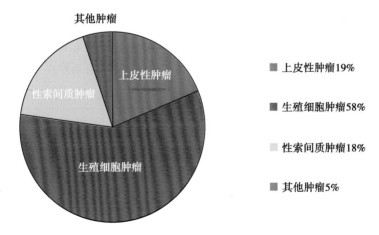

图 7-2-2　儿童及青少年卵巢肿瘤构成比

1. 卵巢上皮性肿瘤(epithelial ovarian tumor)　是最常见的卵巢肿瘤,占所有卵巢肿瘤的50%~70%,上皮性卵巢癌占所有卵巢恶性肿瘤的85%~90%[1,2,8-10,]。这类肿瘤来源于卵巢表面上皮及衍生物、表面上皮包涵腺体和邻近的间质,所以又称为"表面-上皮间质肿瘤"。"表面上皮-间质肿瘤"更符合胚胎学上 Müllerian 管系统由体腔上皮及其下间叶组织衍化而来的概念。其中向输卵管上皮分化,形成浆液性肿瘤；向宫颈管上皮分化形成黏液性肿瘤;向子宫内膜方向分化,则形成子宫内膜样肿瘤。根据组织来源,上皮性肿瘤分为浆液性肿瘤、黏液性肿瘤、子宫内膜样肿瘤、透明细胞肿瘤、Brenner 肿瘤、浆黏液性肿瘤和未分化肿瘤几种类型;根据其组织学形态及生物学行为进一步分为良性(57%～60%)、交界性(4%～15%)和恶性(21%～33%)[8-10]。

2. 生殖细胞肿瘤(germ cell tumors) 是指来源于胚胎性腺的原始生殖细胞、具有不同组织学特征的一组肿瘤,其发病率仅次于上皮性肿瘤,占所有卵巢肿瘤的 20%～30%,多发生于年轻妇女及幼女[11,12]。生殖细胞肿瘤根据良恶性可分为两大类[13],第一类为良性生殖细胞肿瘤,以成熟囊性畸胎瘤最常见,约占所有生殖细胞肿瘤的 95%,该肿瘤由三个胚层组织构成,多见于年轻育龄期女性。第二类是恶性生殖细胞肿瘤,包括原始生殖细胞肿瘤(无性细胞瘤、卵黄囊瘤、胚胎性癌、多胚瘤、非妊娠性绒毛膜癌、未成熟性畸胎瘤)及其他良性囊性畸胎瘤基础上出现的恶性变,如鳞状细胞癌、类癌、恶性卵巢甲状腺肿、神经外胚层肿瘤等;在 20 岁以下青年女性及儿童中,约 60% 的卵巢肿瘤是生殖细胞来源,其中 1/3 为恶性。

3. 卵巢性索-间质肿瘤(sex cord-stromal tumors) 是一组有性激素分泌功能的卵巢肿瘤,占所有卵巢肿瘤的 5%～8%[14]。性索-间质肿瘤来源于原始性腺中的性索及间质组织。向上皮分化形成颗粒细胞瘤或支持细胞瘤,向间质分化形成卵泡膜细胞瘤或间质细胞瘤。因性索间质瘤常有内分泌功能,又称为功能性卵巢肿瘤。纤维卵泡膜类肿瘤约占性索-间质肿瘤的 87%,颗粒细胞瘤约占 12%,类固醇细胞肿瘤约 1%,支持-间质(Sertoli-Leydig)细胞肿瘤约 0.05%,其他约 0.05%[15,16]。

4. 卵巢转移性肿瘤(metastatic ovarian tumors) 占所有卵巢肿瘤的 5%～7%,占所有卵巢恶性肿瘤的 10%～30%[13,15]。原发部位多为胃、结肠,其次是乳腺和泌尿生殖道,源自阑尾、胰腺、胆道和肺的转移瘤偶尔可遇到[17]。

二、卵巢肿瘤的分期

参照 2014 年美国癌症联合委员会(AJCC)、国际抗癌联合会(UICC)卵巢癌 TNM 和国际妇产科联合会(FIGO)分期系统[18-20],具体见表 7-2-2。此表是目前最新推荐采用的分期标准。

表 7-2-2 卵巢、输卵管及原发性腹膜癌 TNM 和 FIGO 分期(2014)

TNM	FIGO	
T_x		原发肿瘤不能评价
T_0		无明显原发肿瘤
T_1	I	肿瘤局限于卵巢(单侧或双侧)
T_{1a}	I A	肿瘤局限于单侧卵巢,包膜完整,或输卵管表面,腹水或腹腔冲洗液未见恶性细胞
T_{1b}	I B	肿瘤局限于双侧卵巢或输卵管,包膜完整,表面无肿瘤,腹水或腹腔冲洗液未见恶性细胞
T_{1c}	I C	肿瘤局限于单侧或双侧卵巢或输卵管,伴有下列任何一项者:
T_{1c1}	I C_1	术中手术导致肿瘤破裂
T_{1c2}	I C_2	术前包膜破裂,卵巢或输卵管表面有种植
T_{1c2}	I C_3	腹水或腹腔冲洗液查见恶性细胞

TNM	FIGO	
T_2	II	肿瘤累及单侧或双侧卵巢或输卵管,伴盆腔播散,局限于盆腔或原发性腹膜癌
T_{2a}	II A	肿瘤蔓延和(或)转移到子宫/或输卵管/或卵巢
T_{2b}	II B	肿瘤侵及其他盆腔腹膜
T_3	III	肿瘤累及单侧或双侧卵巢或输卵管,或原发性腹膜癌,细胞学或组织学上证实扩散到盆腔外腹膜,和(或)转移到腹膜后淋巴结
N1	III A_1	仅腹膜后淋巴结转移(细胞学或组织学确认)
N1a	III A_{1i}	转移灶最大直径≤1cm(注意是肿瘤直径而非淋巴结直径)
N1b	III A_{1ii}	转移灶最大直径>1cm
T3a	III A_2	病灶超越盆腔,盆腔外腹膜的微小转移,伴或不伴腹膜后淋巴
T3b	III B	病灶超越盆腔2cm以下,伴或不伴腹膜后淋巴
T3c	III C	病灶超越盆腔2cm以上,伴或不伴腹膜后淋巴,排除肝脏、脾脏等实质脏器受累
M_1	IV	远处转移不包括腹膜转移
M_{1a}	IV A	胸腔积液细胞学阳性
M_{1a}	IV B	实质转移和腹腔外脏器转移(包括腹股沟淋巴结、腹腔外淋巴结)

注:详细的 TNM 分期可从 http://www.uicc.org 获得

第三节 卵巢肿瘤的诊断

一、临床表现

1. 良性肿瘤 肿瘤体积较小时多无症状,常在妇科检查时偶然发现。肿瘤体积中等大时,患者可感腹胀或腹部触及肿块,妇科检查于子宫一侧或双侧触及包块,多为囊性,边界清楚,表面光滑,活动性好。肿瘤长大充满盆腹腔时,可出现尿频、便秘、气急等症状,查体腹部隆起,腹部叩诊浊音区位于中腹部,鼓音区位于侧腹部,无移动性浊音。

2. 恶性肿瘤 早期常无症状,不易发现,偶在妇科检查时发现。无特异性症状,常见症状包括腹胀、腹部肿块及腹水。症状的轻重取决于:肿瘤大小、位置、侵犯邻近器官的程度;肿瘤的组织学类型;有无并发症。包块巨大时,可产生腹胀、腹部隐痛、下腹坠胀和压迫症状,如尿频、尿急等,小部分病例因肿瘤蒂扭转或囊肿感染、出血、坏死而产生急腹症症状,如急腹痛、腹膜刺激、发热。当大网膜转移严重而成饼状块时,可在上腹腔触及浮球感或大包块。肿块浸润或压迫周围组织器官出现腹壁和下肢水肿,大小便不畅和下坠感,以及腰痛;癌浸润或转移至大网膜或肠管,可粘连形成腹部肿块或肠梗阻;侵犯腹壁、累及神经时,出现疼痛并向下肢放射;远处转移可出现相应症状。晚期卵巢癌患者可有低热、食欲缺乏、恶心、呕吐等胃肠道症状,部分还可出现消瘦、体重减轻等恶病质表现。

3. 交界性肿瘤 临床表现介于良性和恶性肿瘤之间,症状或体征可与良性肿瘤相同或与恶性肿瘤类似。

4. 并发症　卵巢肿瘤并发症包括蒂扭转(10%)、破裂(3%)和感染(1%~3%)[21]。

(1) 蒂扭转:是卵巢肿瘤最常见的并发症,发病率为10%,为妇科常见的急腹症。好发于瘤蒂长、中等大小、活动度良好,重心偏于一侧的肿瘤。常发生于患者突然改变体位或腹压改变时。典型临床特征包括一侧下腹剧痛,常伴恶性、呕吐等,也有疼痛发作较轻,与蒂扭转的程度有关。有时不全扭转可自然复位,腹痛随之缓解。若扭转不能复位,因静脉回流受阻、瘤内极度充血或血管破裂致瘤内出血,使瘤体迅速增大。卵巢肿瘤蒂扭转一经确诊,应尽快手术。

(2) 破裂:发生率为3%,不仅是良性卵巢肿瘤的并发症,恶性肿瘤也可发生。分外伤性和自发性两种。自发性破裂多发生于恶性肿瘤,常因肿瘤生长过速,囊壁血液供应不足,囊液或肿瘤穿破囊壁所致。外伤性破裂者常因腹部受重击、分娩、性交、妇科检查及穿刺等引起。症状的严重程度取决于破裂口大小、流入腹腔的囊液量和性质。破裂口小或溢出物少时,患者仅感轻度腹痛;破裂口大、溢出物多时,可出现剧烈腹痛、压痛、反跳痛等,严重者可伴休克。疑有肿瘤破裂应立即手术。

(3) 感染:是比较少见的并发症,多继发于卵巢肿瘤蒂扭转或破裂,占1%~3%。临床表现为腹膜炎征象,包括发热、腹部压痛、反跳痛,血白细胞升高等。应抗感染后手术切除肿瘤。

(4) 恶变:早期无症状,不易发现。若发现卵巢肿瘤生长迅速,尤其双侧卵巢肿瘤,应考虑恶变。疑有恶变者应尽早手术。

二、肿瘤标记物

肿瘤标记物(tumor marker)是协助诊断肿瘤的敏感指标,虽然迄今为止,仍无一种肿瘤标记物为某一肿瘤独有,但某些类型卵巢肿瘤常具有相对特异的肿瘤标记物,用于辅助诊断及病情监测。

1. CA125　CA125是一种由卵巢上皮性肿瘤和苗勒管起源的组织表达的糖蛋白抗原决定簇,通常≤35IU/ml。CA125升高的发生率取决于卵巢肿瘤类型,在卵巢癌最为常见,尤其浆液性癌,约80%~90%的卵巢癌见CA125升高。如果绝经后妇女存在附件包块,同时伴血清CA125升高(>200IU/ml),诊断卵巢恶性肿瘤的阳性预测值达96%。此外,CA125消长与病情的变化相一致,可用于术前的辅助诊断、化疗后疗效评估、术后复发的监测。然而,约50%的Ⅰ期卵巢癌及30%的黏液腺癌CA125不升高。此外,非上皮性肿瘤、部分盆腔炎亦可见CA125升高。因此,CA125并非卵巢癌的特异性肿瘤标志物。

2. CA 19-9　正常情况下,其数值≤35IU/ml。CA 19-9升高通常见于黏液性肿瘤,尤其交界性和黏液腺癌。

3. 人附睾蛋白4(human epididymis gene product 4,HE4)　是一种新的肿瘤标志物,HE4基因在卵巢癌组织中高表达,在良性肿瘤及正常组织中不表达或低表达。2005年Drapkin等[22]研究发现HE4在卵巢子宫内膜样癌、浆液性癌和透明细胞癌的表达率分别为100%、93%,50%,但在黏液腺癌和正常卵巢组织中不表达。Moore等[23]研究发现HE4是早期卵巢癌的最佳标志物,敏感性和特异性分别为73%和95%。Sandri等[24]发现HE4和卵巢恶性风险算法(ROMA)联合应用鉴别卵巢良恶性肿瘤的准确性优于单独应用CA125。

4. 甲胎蛋白(AFP)　是由胚胎卵黄囊及不成熟的肝细胞产生的一种特异性蛋白。正常人血清阴性表达。AFP 对卵巢卵黄囊瘤的诊断和随访具有特异性,对含有卵黄囊成分的未成熟性畸胎瘤和混合型生殖细胞肿瘤具有协助诊断意义。

5. HCG　对诊断原发性卵巢绒癌有特异性,对含有绒癌成分的混合型生殖细胞肿瘤有辅助诊断价值。

6. 性激素测定　颗粒细胞瘤、卵泡膜细胞瘤患者雌激素水平升高;睾丸母细胞瘤患者血睾酮升高。

三、影像学表现

影像学倾向于良性肿瘤的主要特征[25,26]如下:

（1）完全囊性;

（2）囊壁及房间分隔薄,厚度<3mm;

（3）肿瘤内能够明确脂肪信号,T1WI 高信号,T1WI-FS 呈低信号;

（4）完全囊性,囊液 T1WI 及 T1WI-FS 均呈高信号,T2WI 亦呈高或伴阴影高信号者(提示血肿);

（5）能够明确肿瘤以纤维成分为主,T1WI、T2WI 均呈低信号者;

（6）无卵巢外病变,如腹膜、肠系膜或大网膜病灶;

（7）无腹水(图 7-3-1)。

影像学倾向于恶性肿瘤的主要特征[25-27]如下:

（1）实性或含较多实性成分;

（2）囊壁厚度>3mm;

（3）房间隔厚度>3mm,伴赘生物或结节;

（4）肿瘤内坏死;

（5）辅助征象:包括:①盆腔器官或盆壁受侵;②腹膜、肠系膜或大网膜病灶;③中等以上量的腹水;④淋巴结肿大。采用上述标准,MRI 诊断卵巢恶性肿瘤的准确性可达87% ~ 92%[28,29](图 7-3-2)。

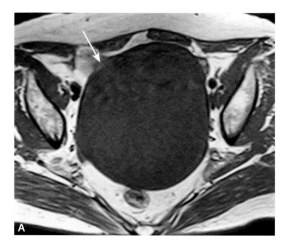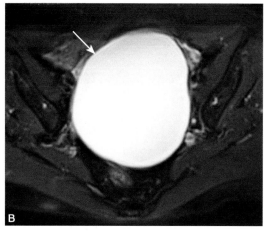

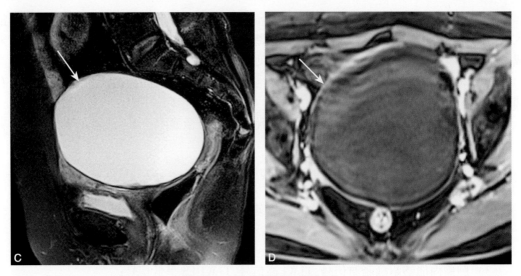

图 7-3-1 右卵巢浆液性囊腺瘤

横断位 T1WI(A)显示盆腔巨大单房囊性占位(箭),囊液呈低信号,信号均匀,囊壁菲薄;横断位和矢状位 T2WI 脂肪抑制(B 和 C)显示囊液呈均匀水样高信号(箭);横断位 T1WI 增强(D)显示肿瘤囊壁轻中度强化,囊壁厚薄均匀(箭),未见壁结节,囊液未见强化

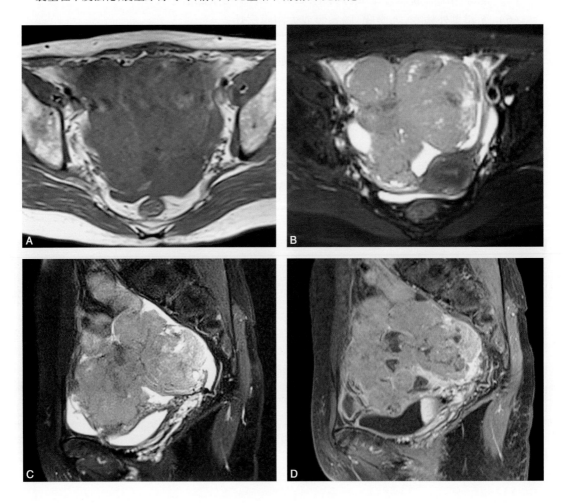

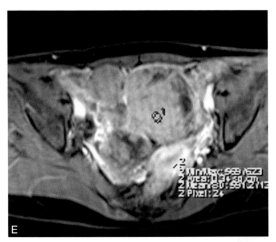
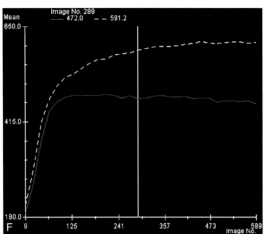

图 7-3-2　右卵巢高级别浆液性腺癌

患者 61 岁,下腹隐痛 2 个月,CA 125:199U/ml。横断位 T1WI(A)、横断位和矢状位 T2WI 脂肪抑制(B 和 C)显示子宫右前方不规则形态实性肿块,T1WI 呈等信号,T2WI 呈稍高信号,信号稍不均匀,肿块旁见少量积液;矢状位和横断位 T1WI 增强(D 和 E)示肿块明显强化,内见少量片状无强化区;动态增强曲线(F)呈速升平台型,最大强化值低于子宫(虚线为子宫强化曲线,实线为肿瘤强化曲线)

交界性肿瘤的组织学和生物学行为介于良性和恶性之间,其大体形态和影像学表现也介于两者之间,与良性和恶性肿瘤鉴别诊断较困难[30]。影像学倾向于交界性肿瘤的主要特征[31-35]如下:

(1) 多房完全囊性,呈 T2WI 低信号的蜂窝状分房,或混杂低、等和高信号的分房;

(2) 单房囊性伴单个桑葚样大结节或多发小壁结节,DWI 信号不高。

(3) 实性成分内树枝状 T2WI 低信号;

(4) 实性肿块内见形态基本正常的卵巢(图 7-3-3)。

(一)原发病灶

原发肿块位于盆腔或盆腹部,以附件区、子宫直肠窝、骶骨前方常见,少数在腰肌前方、子宫前方。可从以下征象详细观察:

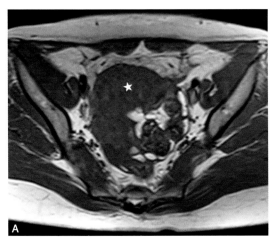
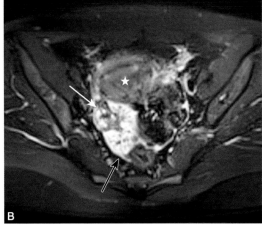

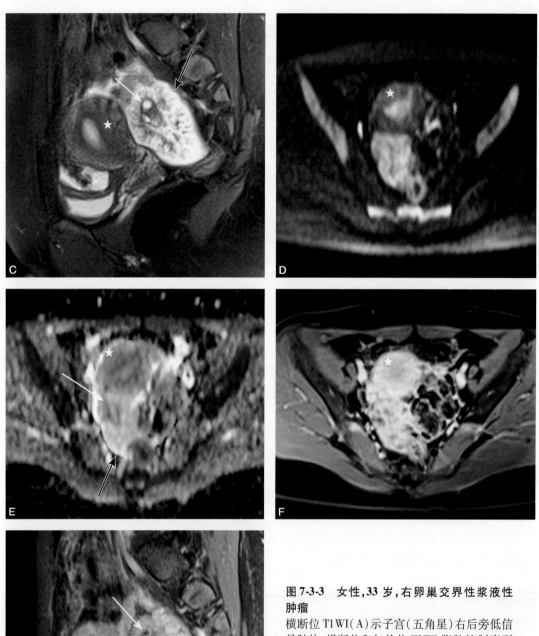

图7-3-3 女性,33岁,右卵巢交界性浆液性肿瘤

横断位 T1WI(A)示子宫(五角星)右后旁低信号肿块;横断位和矢状位 T2WI 脂肪抑制序列(B 和 C)示肿块实性(黑箭),包绕卵巢(白箭)表面生长,呈不均匀高信号,内部见树枝状低信号条索结构;DWI(D)示肿瘤呈中等稍高信号;ADC 图(E)呈高信号(黑箭),卵巢呈稍低信号(白箭);横断位和矢状位 T1WI 脂肪抑制增强(F 和 G)示肿块明显强化(黑箭),强化程度稍高于子宫(五角星),T2WI 树枝状结构强化不明显,呈条索状低信号(箭头)

1. 单侧或双侧 双侧性是浆液性肿瘤的一个重要征象,12%～23%的浆液性囊腺瘤、26%～50%的交界性浆液性肿瘤及58%～67%的浆液性癌累及双侧卵巢[8,27];其次为卵巢子宫内膜样癌,10%～30%为双侧[1,36];而生殖细胞肿瘤、性索间质细胞肿瘤、其他上皮性癌如黏液腺癌、透明细胞癌以单侧为主[1]。在生殖细胞肿瘤中,无性细胞瘤是唯一一个双侧发生率较高的肿瘤,占10%～15%。

2. 形态 良性肿瘤以类圆形、椭圆形为主,表面光整,边界清晰。多数卵巢癌尤其浆液性癌以不规则形为主(图7-3-4),然而部分卵巢癌如黏液腺癌、透明细胞癌或子宫内膜样癌也可呈规则的椭圆形或浅分叶状[36,37]。

3. 肿瘤质地 根据肿瘤内部实性成分的构成,可将其分为囊性(囊性≥2/3)、囊实性(1/3<实性<2/3)、实性(实性≥2/3)三种类型,以囊实性最多见。囊性肿块占10%～40%,以良性肿瘤居多,浆液性囊腺瘤单房或寡房,绝大多数黏液性囊腺瘤表现为多房囊性肿块(图7-3-5)。囊实性肿块占29%～49%,可见于各种病理亚型(图7-3-6)。实性肿块占

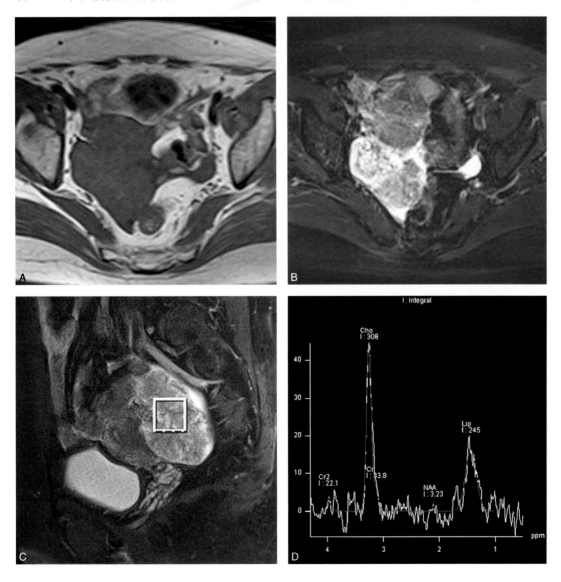

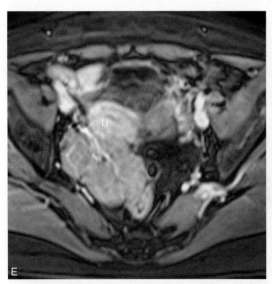
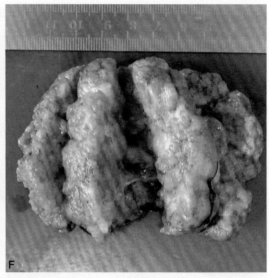

图 7-3-4 右卵巢浆液性癌

患者 58 岁,下腹胀 3 个月,体检发现盆块 1 周。横断位 T1WI(A)显示右侧附件区不规则实性肿块,呈等低信号,信号均匀;横断位和矢状位 T2WI 脂肪抑制(B 和 C)显示肿块不均匀等和稍高信号,周围见少量液体信号;方框为单体素 MRS 感兴趣区。单体素 MRS 图像(D,TR/TE:1500/135ms)可见明显升高的胆碱峰(Cho)及轻度升高的 Lip 峰,提示肿瘤为恶性;横断位 T1WI 脂肪抑制增强(E)显示肿瘤较明显均匀强化,略低于前方子宫(U)的强化幅度;肿瘤大体标本(F)显示切面实性,表面结节状,灰红色,质脆

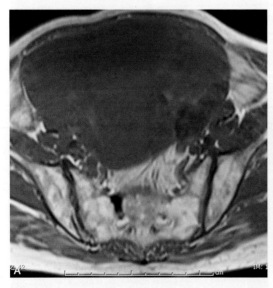
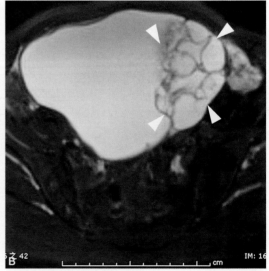

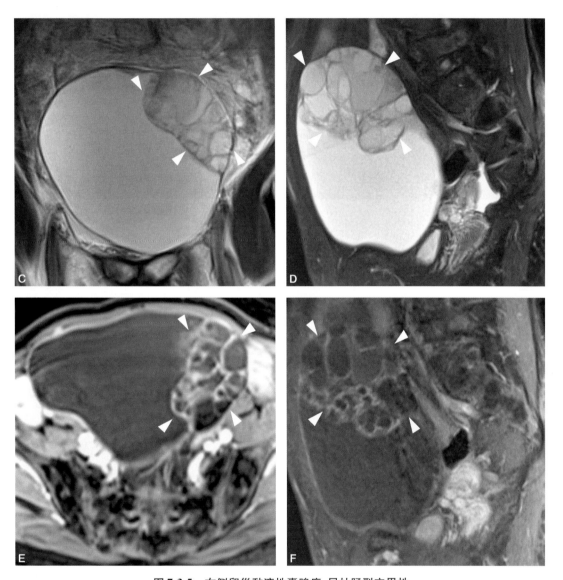

图 7-3-5 右侧卵巢黏液性囊腺瘤,局灶肠型交界性

女性,60 岁,发现盆腔包块数年,逐渐增大。横断位 T1WI(A)示盆腔巨大低信号肿块,边缘光整;横断位、冠状位和矢状位 T2WI 脂肪抑制(B ~ D)显示肿块为多房囊性,部分分房呈蜂窝状,不同分房信号不等,部分分隔稍厚(箭头);横断位和矢状位 T1WI 脂肪抑制增强(E 和 F)显示囊壁呈中等度强化,蜂窝状分隔稍厚,明显强化(箭头)

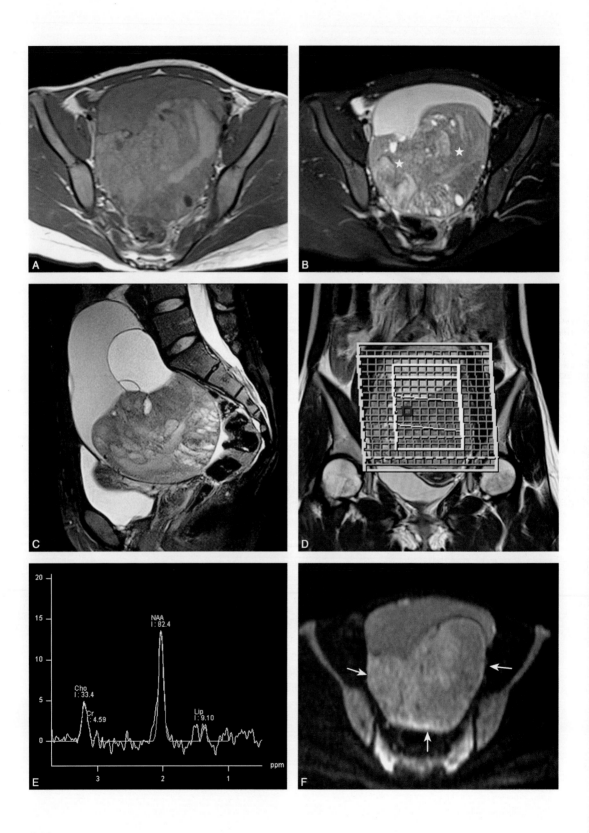

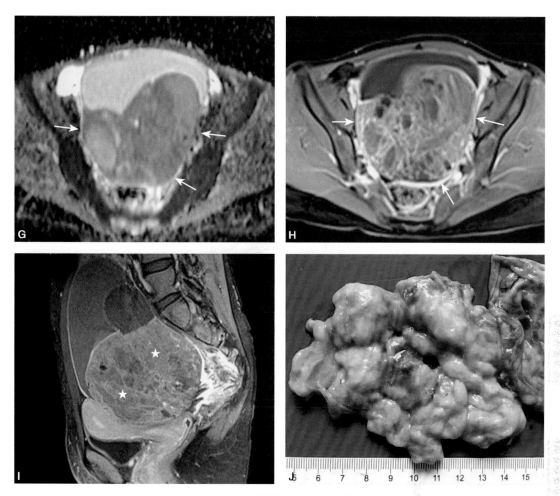

图7-3-6　左侧卵巢黏液性交界性肿瘤

患者28岁,下腹痛1月余。横断位 T1WI(A)、T2WI 和矢状位 T2WI 脂肪抑制(B 和 C)示盆腹腔可见巨大椭圆形囊实性肿块,边界清晰、表面光整,囊性区呈多囊改变,T1WI 呈低信号,T2WI 高信号;实性区 T1WI 呈等和高混杂信号,T2WI 呈高、等和低混杂信号;冠状位实性区多体素波谱定位及波谱图(D 和 E),显示明显升高的 NAA 峰(NAA/Cr = 17.95),轻度升高 Cho 峰(Cho/Cr = 7.27);DWI(F)示实性区呈中等稍高信号(箭),ADC 图(G)示实性区中等和稍高信号(箭);横断位和矢状位T1WI 脂肪抑制动脉期和静脉期增强(H 和 I)示囊性区无强化,动脉期见实性区条索状明显强化,其余区域混杂轻中度强化或无强化(箭);静脉期见轻度强化,内部组织疏松,局部蜂窝状改变和条索状中度和明显强化(五角星);肿瘤大体标本(J)示肿瘤囊实性,实性区淡黄色,表面见较多黏液组织,质嫩,囊性区囊壁厚薄不均,上附黏液

30%～42%,多为不规则或分叶状,以恶性肿瘤居多(图7-3-7),但部分性索间质细胞肿瘤如纤维瘤、卵泡膜细胞瘤也多数为实性肿瘤,但形态、信号特点与恶性肿瘤完全不同(图7-3-8)。

4. 乳头状突起　是指从囊壁突向囊腔的任何实性突起,可以是内生性,也可以是外生性(图7-3-9,图7-3-10)。乳头状突起是上皮性肿瘤的典型影像学特征,多数以宽基底与囊壁相连,表面不规则。交界性浆液性肿瘤的乳头大小介于良性与恶性之间,与良性肿瘤中质硬而光滑的乳头相比,浆液性交界性肿瘤乳头更为广泛,可包绕卵巢向外弥漫性分布。囊性或囊实性肿块伴多发乳头状突起是浆液性癌的影像学特征;而单房囊性伴较大实性突起是

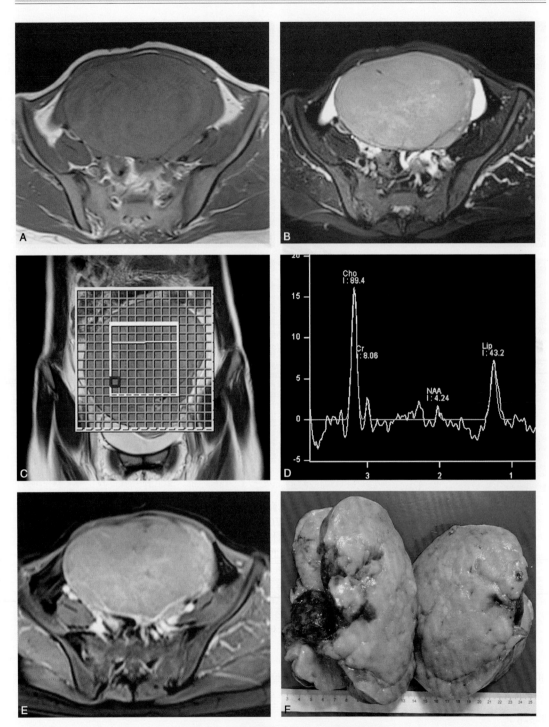

图 7-3-7　右侧卵巢混合型生殖细胞肿瘤

患者 29 岁,自行扪及下腹肿块 4 月,CA 125:302U/ml。横断位 T1WI、T2WI 脂肪抑制(A 和 B)示盆腔内巨大实性均质性肿块,呈椭圆形,T1WI 呈等信号,T2WI 呈中等高信号;冠状位多体素波谱定位及波谱图(C 和 D)可见明显升高的 Cho 峰和中度升高的 Lip 峰(Cho/Cr=11.09,Lip/Cr=5.36);横断位 T1WI 脂肪抑制增强(E)示肿块明显均匀强化;大体标本(F)示肿块边界光整,切面为实性均质状,灰白灰红色,质嫩。本例术前误诊为良性卵泡膜细胞瘤,MRS 中可见显著升高的 Cho 峰,有助于判断肿瘤为恶性

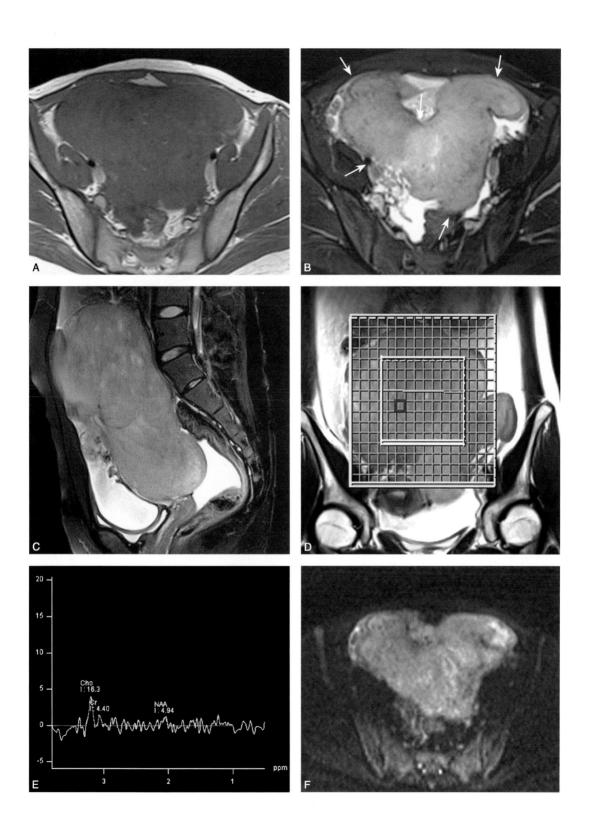

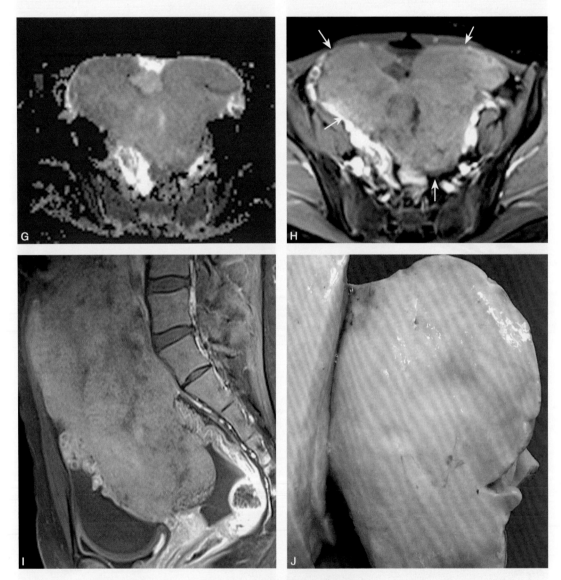

图 7-3-8　左侧卵巢卵泡膜细胞瘤

患者 17 岁,发现盆块 4 月余,CA 125:600U/ml。横断位 T1WI(A)、横断位和矢状位 T2WI 脂肪抑制(B 和 C)显示盆腹腔可见巨大分叶状实性肿块(箭),边界清晰,T1WI 呈中等信号,T2WI 呈等和稍高信号;冠状位实性区多体素波谱定位及波谱图(D 和 E)示轻度升高的 Cho 峰(Cho/Cr=3.6),未见其他代谢峰;DWI(F)呈中等稍高信号,ADC 图(G)呈中等略高信号;横断位及矢状位 T1WI 脂肪抑制增强(H 和 I)示肿块中度欠均匀强化(箭);肿瘤大体标本(J),肿块实性,灰白灰褐色,质韧

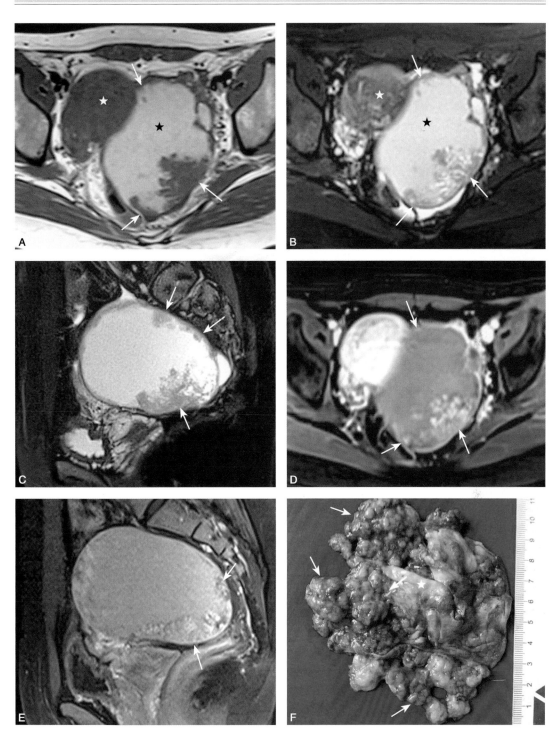

图 7-3-9　左侧卵巢内膜样腺癌,来源于内膜样囊肿

患者 32 岁,腹胀 2 天,发现盆块 12 天,CA125:68U/ml。横断位 T1WI(A)、横断位和矢状位 T2WI 脂肪抑制(B 和 C)示子宫(白五角星)左后方可见椭圆形囊性为主肿块,边界清晰、光整;T1WI 和 T2WI 囊液均呈高信号(黑五角星);囊内壁可见多发大小不等的壁结节,T1WI 呈低信号,T2WI 单个结节呈等信号;团簇状结节呈不均匀等信号、混杂点状和条索状高信号(箭);横断位和矢状位 T1WI 脂肪抑制增强(D 和E)示明显强化的壁结节簇,动脉期混杂点片状无强化区,静脉期强化中等(箭),囊性区无强化;肿瘤大体标本(F)示肿瘤囊实性,囊壁见较多、大小不等的菜花状壁结节(箭),质嫩,局部囊壁光滑(五角星)

247

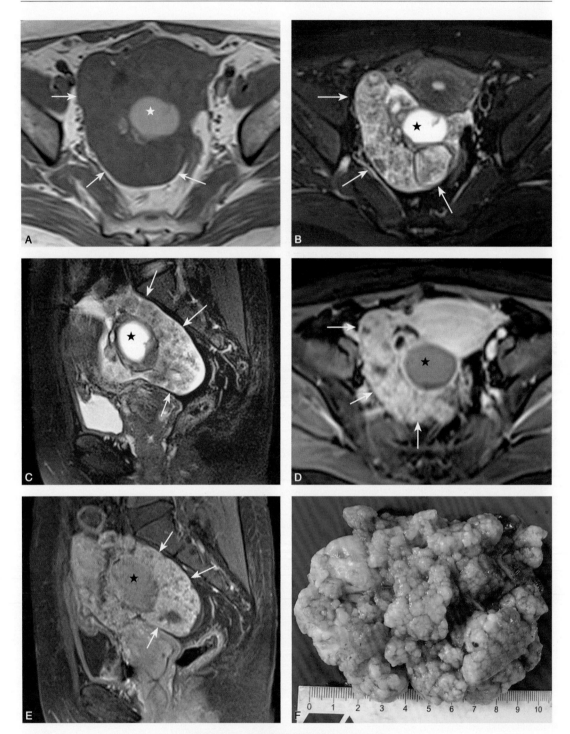

图 7-3-10　右侧卵巢浆液性交界性肿瘤

患者 43 岁,体检发现盆块 1 年。横断位 T1WI(A)显示右侧附件区不规则形态、等低信号实性肿块(箭),内见一类圆形高信号囊性区(星号);横断位和矢状位 T2WI 脂肪抑制(B 和 C)显示肿块混杂高信号,内见树枝状低信号条索(箭);肿块内见卵圆形边缘清晰的卵巢结构,中央为卵巢生理性囊肿(五角星),周边见数个小滤泡;横断位和矢状位 T1WI 脂肪抑制增强动脉期和静脉期(D 和 E)显示肿块呈欠均匀明显强化,动脉期见明显强化结节,混杂无强化的点片状结构(箭),右卵巢见环形强化,囊肿未见强化(五角星);大体标本(F)肿瘤为实性菜花状乳头结构组成,淡红色,质脆透明细胞癌的典型影像学特征[38]。

5. 囊壁及分隔　通常认为薄壁及细分隔(≤3mm)是良性肿瘤特征,而囊壁及分隔不规则增厚(>3mm)则要考虑恶性可能。

6. 密度或信号　乳头状突起及肿瘤实性成分在CT平扫呈等或稍低密度,MRI T1WI呈等或略低信号,T2WI呈中等稍高信号。囊性部分多数呈低密度或T1WI低信号、T2WI高信号;合并出血或伴子宫内膜异位症时,呈高密度或T1WI及T2WI高信号,常见于内膜样癌和透明细胞癌(图7-3-9,图7-3-11);囊液含高蛋白成分时,根据蛋白含量高低,CT呈略低或稍高密度,T1WI呈中等稍高或高信号,T2WI呈中等略高或稍低信号,多见于黏液性肿瘤。囊内脂肪密度影是良性畸胎瘤的特异性CT征象,84%~93%的病例可见此征象[39,40],通常CT值低于–20HU,T1WI和T2WI呈明显高信号,T1WI脂肪抑制序列上信号明显降低,如果T1WI脂肪抑制仍呈高信号,可能是出血或高蛋白囊液。DWI上良性肿瘤多为低或等信号,交界性肿瘤多为中等信号,恶性肿瘤多为高信号[34]。

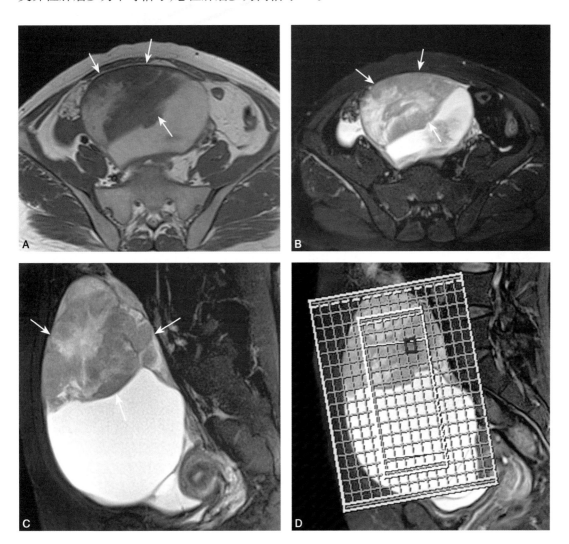

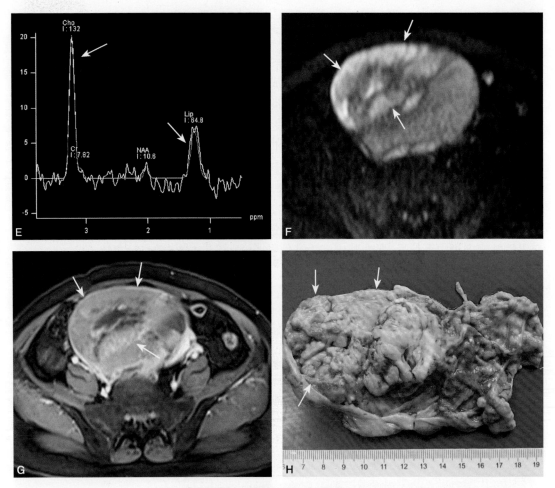

图 7-3-11　左侧卵巢透明细胞癌 I 期

患者 49 岁,发现盆块 3 年,左下腹隐痛 1 月余。横断位 T1WI(A)、横断位和矢状位 T2WI 脂肪抑制(B 和 C)示子宫前上方巨大椭圆形囊实性肿块,边界清晰、光整,囊液呈 T1WI 和 T2WI 高信号;实性区 T1WI 呈不均匀低和高信号,T2WI 呈混杂等和稍高信号(箭);矢状位实性区多体素波谱定位及波谱图(D 和 E)示明显升高的 Cho 峰(Cho/Cr = 16.5),中度升高的 Lip 峰(Lip/Cr = 10.1);DWI(F)示实性区呈不均高信号(箭);横断位 T1WI 脂肪抑制增强(G)示实性区不均匀明显强化(箭),内可见低信号坏死区;肿瘤大体标本(H)示肿瘤囊实性,实性组织灰黄色(箭),与实性区高脂质峰对应,质嫩,局部囊壁可见点片状出血灶

7. 增强扫描　动脉早期可见实性组织内明显强化或迂曲的动脉,强烈提示肿瘤为恶性;在静脉期,实性组织依然明显强化;延迟期,部分肿瘤可见对比剂廓清;动态增强曲线呈速升平台型曲线(Ⅲ型);而良性肿瘤如纤维瘤、卵泡膜细胞瘤等多为缓慢上升型曲线(Ⅰ型)[25,26,35]。囊性部分均无强化(图 7-3-12)。

8. 其他伴发征象　如透明细胞癌或子宫内膜样癌常合并子宫内膜异位症,浆液性癌可伴大量腹水及腹膜广泛种植灶。

(二) 浸润和转移

一般来说,卵巢恶性肿瘤转移主要通过直接蔓延和腹腔种植,淋巴道也是重要的转移途径,血行转移少见。

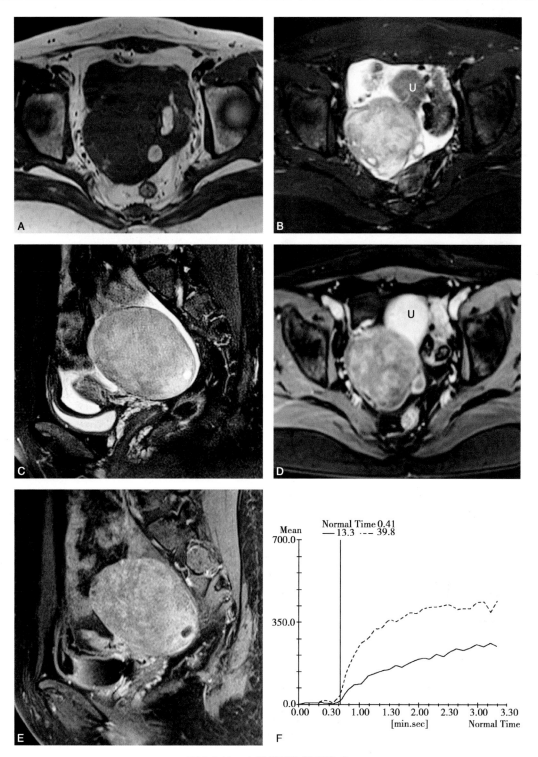

图 7-3-12 右卵巢卵泡膜细胞瘤

横断位 T1WI(A)、横断位和矢状位 T2WI 脂肪抑制(B 和 C)显示子宫右后旁类圆形、边缘光滑的实性肿块,T1WI 呈等信号,T2WI 呈不均匀稍高信号,盆腔内见少量积液;横断位和矢状位 T1WI 脂肪抑制增强(D 和 E)肿块中度欠均匀强化,动态增强曲线(F)呈逐步上升型(虚线为子宫强化曲线,实线为肿瘤强化曲线)。U:子宫

1. 直接蔓延　卵巢癌可浸润穿透包膜，直接蔓延到邻近器官或组织，并广泛种植于盆腔腹膜、子宫、输卵管、直肠、乙状结肠、膀胱、大网膜、横膈及肝表面。卵巢癌有 16%～18% 伴子宫侵犯，表现为子宫边缘模糊，轮廓不清，MRI 上可见子宫肌层信号异常，T2WI 信号升高。

2. 腹腔种植　系瘤细胞脱落种植于浆膜腔而发生的转移。卵巢恶性肿瘤在盆、腹腔内的种植播散和转移相当广泛，所有的腹膜、肠系膜、肠浆膜以及其他脏器的腹面包膜都可受累，腹腔积液流通及积蓄部位是种植转移的好发区，如横膈下（特别是右膈下），子宫直肠窝、右下腹肠系膜根部、左下腹乙状结肠系膜的上缘及右结肠旁沟。种植和播散的癌灶呈细小颗粒状或结节状，或大小不等的肿块，甚至形成软组织肿块（图 7-3-13），形成厚厚的"铠甲

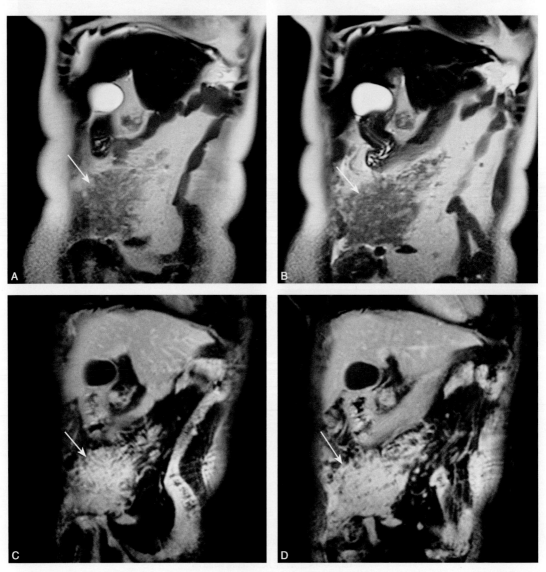

图 7-3-13　右卵巢 HGSC 伴大网膜转移

A 和 B 为冠状位 HASTE 序列，显示右下腹大网膜局部增厚，呈不规则中等信号软组织肿块，边缘不清（箭）；C 和 D 同层面 T1WI 脂肪抑制增强扫描，示肿块明显不均匀强化（箭）

征"。腹膜广泛种植是腹水的主要来源。手术中切除盆腔腹膜,所谓"卷地毯"式切除,不仅可以减灭肿瘤细胞,也使腹水的来源断绝。

卵巢恶性肿瘤特别是上皮性癌有很高的大网膜转移率,为23%～71%[41]。大网膜种植转移典型表现为横结肠与前腹壁之间或前腹壁后方相当于大网膜部位的饼状软组织肿块,CT平扫密度不均匀或呈蜂窝状,边缘不规则,界限不清,即所谓"网膜饼"征;T1WI呈等或稍低信号,T2WI呈稍高信号,增强后可见明显强化。

3. 淋巴转移　发生率可高达50%～60%[41],依据卵巢的淋巴引流分三条途径:①上行路线:卵巢→卵巢下丛→沿卵巢动脉、静脉淋巴管(骨盆漏斗韧带内淋巴结)→腹主动脉旁淋巴结。②下行路线:卵巢门→阔韧带前后叶间淋巴管→髂间淋巴结。③卵巢→子宫圆韧带内淋巴结→髂外和腹股沟淋巴结,此途径较少见,以前两条转移途径为主,常同时存在,与肿瘤分期和组织学类型相关。表面上看,Ⅰ～Ⅱ期的卵巢癌患者肿瘤局限于盆腔,但实际上19%～20%的患者存在上腹部或腹膜后淋巴结隐匿性转移,而Ⅲ、Ⅳ期可达40%～67%[42-44]。浆液性癌淋巴结转移发生率最高,为26%～66%;黏液性癌最低,为3%～33%;未分化癌淋巴结转移率可高达50%。

4. 血行转移　少见,多见于晚期及治疗后复发患者,可转移到肺、肝。传统的观点认为卵巢癌的肝实质转移并不多见,但随着新的诊断技术的应用、患者生存时间的延长,临床上可见的肝实质转移日渐增多。北京协和医院15年的回顾性研究证实,肝转移占同期病例的6.9%。卵巢内卵黄囊瘤偶见肝实质转移。

5. 其他伴发征象　钙化转移发生率约6%,多见于浆液性癌,上腹部病灶常在肝脏、脾脏边缘,腹盆腔病灶位于腹膜或大网膜[45]。其他转移如骨转移,一般为溶骨性骨质破坏,也可是多发骨硬化性转移。

(三) 磁共振新技术在卵巢肿瘤的应用

随着磁共振软件及硬件的发展,功能磁共振成像越来越多的应用于卵巢肿瘤的研究中,如扩散加权成像(DWI)、灌注加权成像(PWI)、磁共振波谱(MRS)等功能磁共振技术有助于疑难病例的定性,结合常规MRI可提高卵巢肿瘤的诊断准确性[46-49]。

1. DWI在卵巢肿瘤中的应用　临床上最常使用成像速度快的平面回波成像技术以去除运动伪影,扩散敏感因子b值为800或1000mm²/s[2,3]。Moteki等[50]最早对卵巢囊性病变进行DWI研究,发现卵巢囊肿和浆液性囊腺瘤较恶性卵巢病变的囊性成分有更高的ADC值,而黏液性囊腺瘤与恶性肿瘤的ADC值则无显著差异。他们认为囊液的黏滞度、蛋白浓度、糖及核酸含量不同是造成这种差异的原因。该研究一定程度上显示了DWI具备分析囊液构成,鉴别肿瘤良恶性的功能。随后,Sarty等[51]的研究也得到了相似的结果。席艳丽等[52]的研究显示:良、恶性肿瘤囊性部分的ADC值有显著差异,鉴别诊断的最佳阈值为2.755×10⁻³mm²/s。他们认为恶性肿瘤的囊液内的坏死组织碎片及各种炎性细胞限制了水分子扩散运动是导致ADC值较良性更低的原因。但另一些研究[46,53-55]认为ADC值的诊断价值有限。结果的不一致可能是由于研究样本混杂不同的组织学类型、囊液成分的复杂性、不同瘤血管通透性的差异性以及感兴趣区定位等因素,因此尚需规范化的大样本及组织学分类研究明确卵巢肿瘤囊性成分的ADC值意义[51]。

在对卵巢肿瘤实性成分的分析中,由于纳入的良恶性肿瘤组织学类型多样,结果也不一致。如Roussel、Fujii和Bakir等[53,56,57]的研究未显示良性和恶性肿瘤实性成分DWI信号和

ADC 值的差异,但他们的良性组中包含了成熟畸胎瘤、内膜异位囊肿、子宫平滑肌瘤或卵巢性索间质肿瘤,由于受脂肪、出血、角质成分和胶原组织的 T2 black-out 效应影响,使良性组的 DWI 信号增高,ADC 值降低。由于这些疾病在常规 MRI 上有相对特征性的表现而易于诊断,如排除了这些疾病的干扰,则可显示良性和恶性实性肿瘤间的差异。如 Takeuchi 等[58]的研究显示良性肿瘤的 ADC 值为 1.38×10^{-3} mm^2/s,高于恶性肿瘤的 1.03×10^{-3} mm^2/s。Li 等[55]的研究显示恶性上皮性肿瘤实性成分 ADC 值为 1.03×10^{-3} mm^2/s,低于良性上皮性肿瘤的 1.69×10^{-3} mm^2/s。Kovac[59]的研究也显示恶性肿瘤较良性肿瘤 DWI 信号高,ADC 值低。我们[46]对比了交界性和恶性上皮性肿瘤的 DWI 表现,发现 69% 的交界性瘤呈中低信号,平均 ADC 值为 1.573×10^{-3} mm^2/s;97% 的卵巢上皮癌呈高信号,平均 ADC 值为 0.842×10^{-3} mm^2/s,两者鉴别诊断的阈值为 1.041×10^{-3} mm^2/s,敏感度、特异度和正确度分别为 98%、92% 和 96%(见图 7-3-6,图 7-3-8,图 7-3-11)。当然,鉴别诊断的阈值还需进一步大样本规范化研究。

2. 卵巢肿瘤的 DCE-MRI   DCE-MRI 的 T1WI 量化分析方法有半定量和定量分析[60,61],半定量方法通过对时间信号曲线(TIC)进行分析,常用参数为:开始强化时间、达峰和半峰时间(TP,THR)、强化率(washin-rate)、廓清率(washout-rate)、增强幅度(EA)、最大斜率(MS)及首过 60 秒曲线下面积(IAUC$_{60}$)等。半定量分析具有相应的量化值,可直观地反映对比剂的流入情况,但却不能准确反映组织中的对比剂浓度。定量方法应用二室药代动力学模型计算出对比剂浓度的变化,定量分析肿瘤的血流信息,反映肿瘤的新生血管程度及微血管表面通透性。定量参数包括反映对比剂从血管进入血管外细胞外间隙(EES)速率的容积转移常数(Ktrans)、反映对比剂从 EES 回流入血浆的速率常数(Kep)、EES 的容积分数(Ve),以及血浆容积(Vp)[61]。DCE-MRI 定量参数与组织的血流量、血容量、血管表面积及通透性相关,能够为卵巢良恶性肿瘤鉴别、肿瘤疗效的评估和监测提供重要信息。

在卵巢良恶性肿瘤的定性和鉴别方面,Thomassin-Naggara 等[60]最早用半定量方法来鉴别卵巢上皮性肿瘤,以邻近的子宫肌层作为内参照,结果显示 Ⅲ 型 TIC 提示肿瘤为恶性,Ⅰ型 TIC 提示肿瘤为良性。在卵巢良性、交界性及恶性肿瘤的鉴别诊断中,IAUC$_{60}$ 是最精确的指标,EA 是三个参数(EA、THR、MS)中相关性最高的指标。我们的研究[62]显示 83% 的恶性肿瘤呈 Ⅲ 型 TIC,17% 为 Ⅱ 型,未见 Ⅰ 型;33% 的良性肿瘤呈 Ⅰ 型 TIC,67% 为 Ⅱ 型,未见 Ⅲ 型 TIC(见图 7-3-2,图 7-3-12)。恶性肿瘤的平均 EA 及 MS 值均大于良性肿瘤,而 THR 值则低于良性肿瘤。THR 是诊断效能最高的指标,当 THR<45s 时,诊断敏感度、特异度和准确度分别为 94%、80% 和 92%。Thomassin-Naggara 等进一步研究[63]发现 MS 是鉴别卵巢良性与恶性肿瘤的最好指标,EA、MS 与上皮细胞、内皮细胞中的 VEGFR-2 表达水平呈正相关,但与微血管密度(MVD)间没有相关性;MS 和周细胞包裹指数值呈负相关。他们[64]对附件肿块的定量研究显示,恶性肿瘤比良性肿瘤有着更高的血流量、Vp 和 rAUC,以及更低的 Ve,其中血流量是鉴别诊断中最相关的指标;原发性卵巢恶性肿瘤比交界性肿瘤有着更高的血流量和更短的滞后时间(Dt);手术中有腹膜转移的肿瘤比没有腹膜转移的恶性卵巢肿瘤有着更短的 Dt 值。Carter 等[65]的小样本定量研究发现卵巢癌比良性卵巢肿瘤有更大的 IAUC$_{60}$ 和 Kep,而 Ktrans 和 Ve 则无明显差异。

在卵巢肿瘤疗效的评估和监测方面。Sala 等[66]评价了进展期卵巢癌对铂类药物新辅助化疗的反应,发现治疗后应答者的 Ve 值和 Kep 值较治疗前明显升高和降低,且明显高于和低于无应答者。Mitchell 等[67]的研究显示了定量 DCE-MRI 可早期预测卵巢癌残留病灶化疗后的进展,Vp 与可溶性 VEGFR-1,2 之间存在显著负性相关,Ktrans 与可溶性 VEGFR-1,2 之间存在显著正性相关。肿瘤抗血管生成治疗的早期反应评估是另一个热点,动物实验[68,69]的初步结果显示定量 DCE-MRI 可评估治疗早期反应。Nathan 等[70]研究小分子血管破坏剂 A4 磷酸酯联合分子靶向药物贝伐单抗治疗晚期卵巢癌的 I 期临床试验,发现 Ktrans、Ve、Kep 及 $IAUC_{60}$ 显著下降。

3. 卵巢肿瘤的 MRS　目前研究多采用单体素点分辨率自旋回波波谱(PRESS)扫描[47,49,71]。但对于混杂囊实性的卵巢肿瘤来说,多体素化学位移成像可在同一时间获得多体素的代谢物水平因而更具优势,虽然目前还应用较少,但已有研究证实了其可行性[72],我们的经验显示多体素化学位移成像基线更平稳,可同时检测肿瘤囊性和实性成分的代谢物,因而较单体素波谱更具优势。卵巢肿瘤的代谢物主要有胆碱(Cho)、N-乙酰天门冬氨酸(NAA)、脂质(Lip)和乳酸(Lac)等,他们在卵巢肿瘤的意义与其他部位的肿瘤相同,但在卵巢肿瘤的应用方面仅有少量初步研究,其中 Cho 的意义比较肯定,有助于良恶性的鉴别[47,49,71]。

Stanwell 等[49]的研究显示 Cho/Cr>3.09 提示恶性肿瘤,Cho 峰缺如或 Cho/Cr<1.15 提示良性肿瘤,由此推测 Cho/Cr 比值的大小可反映肿瘤恶性程度。李文华等[73]用 Cho 峰与噪声之比>2 为阈值,可准确鉴别盆腔肿瘤良恶性。我们的研究[47]显示:恶性实性附件肿瘤的 Cho/Cr 为 8.9,明显高于良性实性附件肿瘤的 5.1,鉴别诊断的阈值为 7.5,敏感度、特异度和正确度分别为 94%,97% 和 91%(见图 7-3-4,图 7-3-7,图 7-3-8,图 7-3-11)。

NAA 的意义还有待进一步明确。研究发现 NAA 峰见于所有畸胎瘤、良性浆液性囊腺瘤及部分浆液性腺癌,并且恶性肿瘤的峰值高于良性肿瘤[47,49,74]。Takeuchi 等[75]的研究发现,所有黏液性肿瘤均可见明显升高 NAA 峰,而非黏液性肿瘤无或仅可见较低的 NAA 峰,提示 NAA 峰有助于鉴别黏液性肿瘤与非黏液性肿瘤。我们的研究[47,76]显示 97% 的附件实性肿瘤中可见 NAA 峰,但未发现良恶性肿瘤间峰值大小的差异;所有交界性肿瘤的囊性和实性区均见中度或明显的 NAA 峰,NAA/Cr 比值明显高于良性肿瘤和卵巢癌(见图 7-3-6)。

Lip 是一种存在于细胞膜上的脂质。Cho 等[77]发现大多数的卵巢恶性肿瘤和良性畸胎瘤波谱中 1.3ppm 处的 Lip 峰明显升高,但在良性上皮源性肿瘤中未发现该峰。Takeuchi 等[78]研究了 Lip 峰在 T2WI 低信号的实性卵泡膜细胞类肿瘤中的敏感度和特异度分别为 100% 和 92%,并认为高 Lip 峰反应细胞内脂肪含量丰富,是卵泡膜细胞类肿瘤的特异性代谢物,有助于这类肿瘤与卵巢纤维瘤和子宫浆膜下肌瘤鉴别。我们的研究[79]显示 61% 的附件实性肿瘤中可见 Lip 峰,其中良性肿瘤峰值积分 Lip/Cr 为 6.4,恶性肿瘤为 10.5,两者差异有统计学意义。

Lac 峰能在一定程度上反映肿瘤的生物学行为,恶性肿瘤由于生长快速供氧不足较良性肿瘤明显,易出现该峰。Lac 峰可出现在盆腔恶性肿瘤以及一些良性肿瘤中,前者峰值明显高于后者,但需排除盆腔脓肿[80,81]。Massuger 等[82]报道恶性肿瘤囊液中 Lac 是良性囊肿的 6 倍,认为是血流减低缺氧的结果。但我们未发现良恶性实性附件肿瘤的 Lac 的差异,并且其出现率仅为 14%[79]。

第四节　卵巢肿瘤的治疗

一、良性肿瘤

若卵巢囊肿直径<5cm,疑卵巢瘤样病变,可短期观察。卵巢良性肿瘤一经确诊,应择期手术治疗。手术方式可选择开腹手术或腹腔镜手术。通常直径小于8cm以下的卵巢良性囊性肿瘤多选择腹腔镜下肿瘤剥除术或附件切除术。根据患者年龄、生育要求及对侧卵巢情况决定手术范围。年轻、单侧肿瘤患者应行单纯肿瘤剥除术或卵巢切除术,尽可能保留正常卵巢组织和对侧正常卵巢;即使是双侧良性肿瘤,也应争取行肿瘤剥除术,保留正常卵巢组织。围绝经期妇女可行单侧附件切除或子宫及双侧附件切除术。

巨大卵巢肿瘤,尤其黏液性囊腺瘤,应尽量完整取出,避免肿瘤破裂、囊液溢出。切口宜大,必要时可术中穿刺囊液,待肿瘤体积缩小后再取出,但应用纱布垫防护周围组织,避免囊液外溢。任何卵巢良性肿瘤,在未经病理检查之前,均不能排除恶性变的可能。手术前可疑时,应做好充分准备,以备全面手术分期。

二、交界性肿瘤

手术是其主要治疗手段。一旦怀疑卵巢交界性肿瘤时,临床医生主要面临的选择是采取保守性手术或根治术。全面分期根治术包括中线剖腹手术、术中全面探查、腹水细胞学检查、切除所有可疑组织、双侧输卵管和卵巢及全子宫切除术、网膜切除及多部位腹膜活检,治疗目的是完全切除肿瘤。对希望保留内分泌功能或有生育要求的年轻患者,可行保守手术(如保留子宫及双侧卵巢的肿瘤摘除术或单侧卵巢摘除术等)[83,84]。

交界性肿瘤虽然预后良好,但易复发。对渴望保留生育功能的Ⅰ期年轻患者,若肿瘤只侵犯一侧卵巢,并且只限于卵巢组织,可在全面分期手术时只切除患侧附件,术后需严密观察随访[85]。无生育要求的Ⅰ期患者可在全面分期手术时行全子宫、双侧附件、大网膜、阑尾切除。对Ⅱ~Ⅳ期患者,2010年NCCN指南认为要求保留生育功能患者,亦可行保守治疗。交界性肿瘤可晚期复发,对复发病例也应积极手术。对于交界性肿瘤术后化疗,尚有争议。一般认为早期患者不需要化疗,对于交界性透明细胞瘤、晚期尤其有浸润种植者,术后可实行3~6个疗程化疗。术后需定期随访,对于选择保留生育功能的妇女,若有必要应当行超声、CT或MRI监测,生育完成后应当考虑完成全面手术治疗。

三、恶性肿瘤

一经发现卵巢肿瘤均应择期手术治疗,手术目的如下:①明确诊断;②判断肿瘤范围,进行全面病理分期;③最大限度切除肿瘤,实行卵巢癌肿瘤细胞减灭术。

1. 手术治疗　是治疗卵巢恶性肿瘤的主要手段。手术范围应根据肿瘤的组织学类型、临床分期及患者的具体情况而定。

(1) 全面分期手术(comprehensive staging surgery):适用于FIGO Ⅰ期卵巢癌,是早期患者的基本手术方式。根据术中所见和病理结果将Ⅰ期患者分为低危组和高危组(见表8-3-1)[86]。低危组中,ⅠA、ⅡB期患者术后不需要辅助治疗,观察随访90%以上可长期无瘤存活。对于渴望保留生育功能的高分化肿瘤患者,可行保留子宫和对侧卵巢的全面分期手术。高危组中,对于ⅠA、ⅠB中分化肿瘤患者,全面分期术后可仅给予观察随访。对于ⅠA、ⅠB低分化肿瘤患者、ⅠC期和透明细胞癌患者,全面分期术后需实行3~6个疗程化疗并观察随访,30%~40%有复发风险,首次术后5年病死率为25%~30%。

(2)肿瘤细胞减灭术(cytoreductive surgery/debulking):适用于FIGO Ⅱ~Ⅳ期卵巢癌,指尽最大努力切除卵巢癌原发灶及转移灶,使残余癌灶直径小于1cm,甚至0.5cm。手术包括:①足够大的直切口;②腹水或腹腔冲洗液细胞学检查;③全子宫、双附件及盆腔肿物切除术,卵巢动静脉高位结扎;④从横结肠下缘切除大网膜,注意肝、脾区转移并切除;⑤膈肌、结肠旁沟、盆壁腹膜、肠系膜及直肠子宫陷凹转移灶切除或多点活检;⑥腹主动脉旁及盆腔淋巴结切除;⑦肝内转移可实行化疗,脾脏转移须切除脾脏;⑧阑尾切除及肠道转移处理。

(3)中间性(或间隔性)肿瘤细胞减灭术(interval cytoreductive surgery):对于绝大部分卵巢癌患者,要想进行满意的肿瘤细胞减灭术,将残余瘤缩减<1cm是相当困难的。为解决这一难题,对于估计手术难以切净或有肝肺等转移的晚期卵巢癌患者,在经穿刺、活检或腹水化验获得恶性的细胞学或病理学证据后,先行3~5个疗程的新辅助化疗后,使肿瘤得到部分控制,患者情况改善后再进行的肿瘤细胞减灭术。

(4)再次肿瘤细胞减灭术(secondary cytoreductive surgery):由于各种原因,首次或最初的手术未能达到满意的程度,经过若干疗程的治疗,再次开腹行肿瘤细胞减灭。

(5)再分期手术(re-staging surgery):指首次手术未进行确定分期,未做肿瘤细胞减灭术,亦未用药,再次实施的全面探查和分期手术。

(6)二次探查术(second look laparotomy):指经过满意的肿瘤细胞减灭术和6个疗程的标准一线化疗后,通过临床表现及辅助实验室检测,均无肿瘤迹象,达到临床完全缓解,而施行的再次探查术。目前,已公认本术式不宜常规用于临床实践,仅用于临床实验中的病例筛选。

卵巢癌患者实行保留生育功能的手术应慎重,仅适用于年轻的希望保留生育功能的Ⅰ期和(或)低危肿瘤患者(如早期浸润癌、高分化),而透明细胞癌患者不能行此类手术。

2. 化学治疗 为卵巢恶性肿瘤主要的辅助治疗。卵巢恶性肿瘤常有盆腹腔广泛种植,很难完全切净,术后主要依靠化学治疗;如果卵巢肿瘤巨大,术前新辅助化疗可以增加手术机会和达到满意的肿瘤减灭效果。常用化疗药物有铂类(卡铂、顺铂),抗肿瘤植物类(如紫杉醇、长春新碱等),烷化剂(如环磷酰胺、氮芥、噻替哌),抗生素类(如丝裂霉素、博来霉素等)。化疗方式分为术前和术后化疗。术前化疗也称新辅助化疗,适用于晚期患者,肿瘤种植转移广泛、全身情况差不能耐受手术者。术后化疗分一线化疗、巩固化疗及二线化疗。一线化疗指卵巢癌术后立即实施的旨在消灭术后残留肿瘤细胞、达到完全缓解为目标的诱导化疗。巩固化疗是针对一线化疗未取得完全临床缓解的患者所实施的旨在延缓复发为目的的追加治疗。二线化疗是针对复发性卵巢癌的姑息性治疗。

3. 放射治疗 由于卵巢癌易发生盆腹腔转移,对化疗比较敏感,尤其是近年来联合化疗效果的提高,除无性细胞瘤、晚期及复发性卵巢癌之外,故放疗的应用较少。总体而言,放疗对于卵巢癌的治疗价值尚存争议,主要用于对化疗不敏感者或Ⅳ期患者中有锁骨上或腹股沟淋巴结转移的患者及部分紧靠盆壁的局限性病灶。

(强金伟 马凤华)

参 考 文 献

1. Lee KR, Tavassoli FA, Prat J et al. Surface epithelial-stromal tumours. In Tavassoli FA, Devilee P（eds）, World-Health Organization classification of tumours: pathology and genetics of tumoursof the breast and female genital organs. Lyon: IARC Press, 2003, 117-145.

2. Prat J. Pathology of the Ovary. Philadelphia: Saunders, 2004.

3. 汤丽荣, 段微, 范逢晓, 等. 3582 例卵巢肿瘤的组织学类型分析. 首都医科大学学报, 2004, 25（1）: 110-113.

4. 石一复, 叶大风, 吕卫国, 等. 我国 10288 例卵巢恶性肿瘤的分布及组织学类型. 中华妇产科杂志, 2002, 37（2）: 97-100.

5. Whittemore AS, Gong G, Itnyre J, et al. prevalence and contribution of BRCA1 mutation screening in breast cancer and ovarian cancer: results from three U. S. population-based case-contral studies of ovarian cancer. Am J Hum Genet, 1997, 60（3）: 496-504.

6. King MC, Marks JH, Mandell JB. Breast and ovarian cancer risksdut to inherited mutations in BRCA1 and BRCA 2. Science, 2003, 302（5645）: 643-646.

7. Narod SA, Risch H, Moslehi R, et al. Oral contraceptives and the risk of hereditary ovarian cancer. N Engl J Med, 1998, 339（7）: 424-428.

8. Scully RE, Young RH, Clement PB. Tumors of the ovary, maldevelopedgonads, fallopian tubes and broad ligament. In: Rosai J, Sobin LH(eds) Atlas of Tumor Pathology, vol 3. Armed Force Institute of Pathology, Washington DC, 1998: 51-168.

9. Cox KL, Baumgarten D, Mittal P. MR findings in cystic ovarian tumors. Contemp Diagn Radiol, 2014, 37（6）: 1-6.

10. Seidman JD, Russel P, Kurman RJ. Surface epithelial tumors of the ovary. In: Kurman RJ（ed）Blaustein's Pathology of the Female Genital Tract. New-York, Springer, 2002, 791-904.

11. Roth LM, Talerman A. Recentadvances in the pathology and classification of ovarian germ cell tumors. Int J Gynecol Pathol, 2006, 25（2）: 305-320.

12. Kim SH. Radiology Illustrated: Gynecologic Imaging.（2 nd）. ISBN 978-3-642-05323-8; DOI 10. 1007/978-3-642-05325-2.

13. Kurman RJ, Carcangiu ML, Herrington CS, et al. WHO Classification of Tumours of Female Reproductive Organs（4th ed）. ISBN 978-92-832-2435-8. Lyon, IARC: 2014.

14. Jung SE, Rha SE, Lee JM, et al. CT and MRI findings of sexcord-stromal tumor of the ovary. Am J Roentgenol, 2005, 185（1）: 207-215.

15. Gee DC, Russel P. The pathological assessment of ovarianneoplasms IV. The sex cord stromal tumors. Pathology, 1981, 13（2）: 235-255.

16. Tanaka YO, Okada S, Satoh T, et al. Solid non-invasive ovarian masses on MR: histopathology and a diagnostic approach. Eur J Radiol, 2011, 80（2）: e91-e97.

17. McCluggage WG, Wilkinson N. Metastatic neoplasms involving the ovary: a review with an emphasis on morphological and immunohistochemical features. Histopathology, 2005, 47（3）: 231-47.

18. Edge SB, Byrd DR, Compton CC, et al. American Joint Committee on Cancer（AJCC）Cancer Staging Manual, 7th ed. New York: Springer, 2011.

19. Sobin LH, Gospodarowicz MK, Wittekind C. Union for International Cancer Control（UICC）: TNM Classiflcation of Malignant Tumours, 7th ed. Oxford: Wiley-Blackwell, 2009.

20. Prat J. FIGO Committee on Gynecologic Oncology（2014）Staging classification for cancer of the ovary,

fallopian tube,and peritoneum. Int J Gynaecol Obstet,2014,124:1-5.

21. Buy JN,Ghossain M. Gynecological Imaging. Berlin Heidelberg:Springer,2013 DOI 10. 1007/978-3-642-31012-6_20.

22. Drapkin R,von Horsten HH,Lin Y,et al. Human epididymis protein 4 (HE 4) is a secreted glycoprotein that is overexpressed by serous and endometrioid ovarian carcinomas. Cancer Res,2005,65(6):2162-2169.

23. Moore RG,Brown AK,Miller MC,et al. The use of multiple novel tumor biomarkers for the detection of ovarian carcinoma in patients with a pelvic mass. Gynecol Oncol,2008,108(2):402-408.

24. Sandri MT,Bottari F,Franchi D,et al. Comparison of HE 4,CA125 and ROMA algorithm in women with a pelvic mass:correlation with pathological outcome. Gynecol Oncol,2013,128(2):233-238.

25. Mohaghegh P,Rockall AG. Imaging strategy for early ovarian cancer:characterization of adnexal masses with conventional and advanced imaging techniques. RadioGraphics,2012,32(6):1751-1773.

26. Thomassin-Naggara I,DaraïE,Cuenod CA,et al. Dynamic contrastenhancedmagnetic resonance imaging:a useful toolfor characterizing ovarian epithelial tumors. J Magn Reson Imaging,2008,28(1):111-120.

27. Imaoka I,Wada A,Kaji Y,et al. Developing an MR imaging strategy for diagnosis of ovarian masses. RadioGraphics,2006,26(1):1431-1448.

28. Hricak H,Chen M,Coakley FV,et al. Complex adnexal masses:detection and characterizationwith MR imaging—multivariate analysis. Radiology,2000,214(1):39-46.

29. Sohaib SA,Sahdev A,Van Trappen P,et al. Characterization of adnexal mass lesionson MR imaging. Am J Roentgenol,2003,180(5):1297-1304.

30. deSouza NM,O'Neill R,Mcclndoe GA,et al. Borderline tumors of the ovary:CT amd MRI features and tumor markers in differentiation from stage I disease. Am J Roentgenol,2005,184(3):999-1003.

31. Bent CI,Sahdev A,Rockall AG,et al. MRI appearances of borderline ovarian tumours. Clin Radiol,2009,64(4):430-438.

32. Lalwani N,Shanbhogue AKP,Vikram R,et al. Current update on borderline ovarian neoplasms. Am J Roentgenol,2010,194(2):330-336.

33. Ma FH,Zhao SH,Qiang JW,et al. MRI appearances of mucinous borderline ovarian tumors:pathological correlation. J Magn Reson Imaging,2014,40(3):745-751.

34. Zhao SH,Qiang JW,Zhang GF,et al. MRI appearances of ovarian serous borderline tumor:pathological correlation. J Magn Reson Imaging,2014,40(1):151-156.

35. Zhao SH,Qiang JW,Zhang GF,et al. MRI in differentiating between borderline and benign mucinous ovarian cystadenoma:pathological correlations. J Magn Reson Imaging 2014,39(1):162-166.

36. Li HM,Qiang JW,Xia GL,et al. Primary ovarian endometrioid adenocarcinoma:magnetic resonance imaging findings including a preliminary observation on diffusion-weighted imaging. J Comput Assist Tomogr,2015,39(3):401-405.

37. McDermott S,Oei TN,Iyer VR,et al. MR imaging of malignancies arising in endometriomas and extra-ovarian endometriosis. RadioGraphics,2012,32(3):845-863.

38. Matsuoka Y,Ohtomo K,Araki T,et al. MR imaging of clear cell carcinoma of the ovary. Eur Radiol,2001,11(6):946-951.

39. Guinet C,Ghossain MA,Buy JN,et al. Mature cystic teratomas of the ovary:CT and MR findings. Eur J Radiol,1995,20(2):137-143.

40. 强金伟,周康荣,廖治河. 卵巢畸胎瘤的 CT 诊断. 临床放射学杂志,2003,22(5):401-404.

41. 曹泽毅. 中华妇产科学. 第 2 版. 北京:人民卫生出版社,2004:2155-2157.

42. Suzuki M,Ohwada M,Yamada T,et al. Lymph nodemetastasis in stage I epithelial ovarian cancer. GynecolOn-

col,2000,79(2):305-308.

43. Scarabelli C,Gallo A,Zarrelli A,et al. Systematic pelvic and para-aortic lymphadenectomy during cytoreductive surgery in advanced ovarian cancer:potential benefit on survival. Gynecol Oncol,1995,56(3):328-337.

44. Morice P,Joulie F,Camatte S,et al. Lymph node involvement in epithelial ovarian cancer:analysis of 276 pelvic and paraaortic lymphadenectomies and surgical implications. J Am Coll Surg,2003,197(3):198-205.

45. 李松年. 中华影像医学·泌尿生殖系统卷. 北京:人民卫生出版社,2002:397-400.

46. Zhao SH,Qiang JW,Zhang GF,et al. Diffusion-weighted MR imaging for differentiating borderline from malignant epithelial tumours of the ovary:pathological correlation. Eur Radiol,2014,24(6):2292-2299.

47. Ma FH,Qiang JW,Cai SQ,et al. MR spectroscopy for differentiating benign from malignant solid adnexal tumors. Am J Roentgenol,2015,204(6):W724-30.

48. Thomssin-Naggara I,Toussaint I,Perrot N,et al. Characterization of complex adnexal masses:value of adding perfusion-and diffusion-weighted MR imaging to conventional MR imaging. Radiology,2011,258(3):793-803.

49. Stanwell P,Russell P,Carter J,et al. Evaluation of ovarian tumors by proton magnetic resonance spectroscopy at three Tesla. Invest Radiol,2008,43(10):745-751.

50. Moteki T,Ishizaka H. Evaluation of cystic ovarian lesions using apparent diffusion coefficient calculated from turbo FLASH MR images. Br J Radiol,1998,71(846):612-620.

51. Sarty GE,Kendall EJ,Loewy J,et al. Magnetic resonance diffusion imaging of ovarian masses:a first experience with 12 cases. MAGMA,2004,16(4):182-193.

52. 席艳丽,白旭,白人驹,等. MR 扩散加权成像对卵巢病变定性诊断的研究. 临床放射学杂志,2008,27(4):466-469.

53. Roussel A,Thomassin-Naggara I,Darai E,et al. Value of diffusion-weighted imaging in the evaluation of adnexal tumors. J Radiol,2009,90(5 Pt 1):589-596.

54. Nakayama T,Yoshimitsu K,Irie H,et al. Diffusion-weighted echo-planar MR imaging and ADC mapping in the differential diagnosis of ovarian cystic masses:usefulness of detecting keratinoid substances in mature cystic teratomas. Magn Reson Imaging,2005,22(2):271-278.

55. Li W,Chu C,Cui Y,et al. Diffusion-weighted MRI:a useful technique to discriminate benign versus malignant ovarian surface epithelial tumors with solid and cystic components. Abdom Imaging. 2012,37(5):897-903.

56. Fujii S,Kakite S,Nishihara K,et al. Diagnostic accuracy of diffusion-weighted imaging in differentiating benign from malignant ovarian lesions. Magn Reson Imaging,2008,28(5):1149-1156.

57. Bakir B,Bakan S,Tunaci M,et al. Diffusion-weighted imaging of solid or predominantly solid gynaecological adnexial masses:is it useful in the differential diagnosis?. Br J Radiol,2011,84(1003):600-611.

58. Takeuchi M,Matsuzaki K,Nishitani H,et al. Diffusion-weighted magnetic resonance imaging of ovarian tumors:differentiation of benign and malignant solid components of ovarian masses. Comput Assist Tomogr,2010,34(2):173-176.

59. Kovac JK,Terzic M,Mirkovic M,et al. Endometrioid adenocarcinoma of the ovary:MRI findings with emphasis on diffusion-weighted imaging for the differentiation of ovarian tumors. Acta Radiol,August 24,2015 doi:10.1177/0284185115599805 [Epub ahead of print].

60. Thomassin-Naggara I,Darai E,Cuenod C A,et al. Dynamic contrast-enhanced magnetic resonance imaging:a useful tool for characterizing ovarian epithelial tumors. J Magn Reson Imaging,2008,28(1):111-120.

61. Franiel T,Hamm B,Hricak H. Dynamic contrast-enhanced magnetic resonance imaging and pharmacokinetic models in prostate cancer. Eur Radiol,2011,21(3):616-626.

62. 李海明,强金伟,马凤华,等. 动态增强 MRI 在卵巢良恶性肿瘤鉴别中的价值. 肿瘤影像学,2016,25(1):66-70.

63. Thomassin-Naggara I,Bazot M,Darai E,et al. Epithelial ovarian tumors:value of dynamic contrast-enhanced MR imaging and correlation with tumor angiogenesis. Radiology,2008,248(1):148-159.

64. Thomassin-Naggara I,Balvay D,Aubert E,et al. Quantitative dynamic contrast-enhanced MR imaging analysis of complex adnexal masses:a preliminary study. Eur Radiol,2012,22(4):738-745.

65. Carter JS,Koopmeiners JS,Kuehn-Hajder JE,et al. Quantitative multiparametric MRI of ovarian cancer. J Magn Reson Imaging,2013,38(6):1501-1509.

66. Sala E,Kataoka M Y,Priest A N,et al. Advanced ovarian cancer:multiparametric MR imaging demonstrates response-and metastasis-specific effects. Radiology,2012,263(1):149-159.

67. Mitchell C L,O'Connor J P,Jackson A,et al. Identification of early predictive imaging biomarkers and their relationship to serological angiogenic markers in patients with ovarian cancer with residual disease following cytotoxic therapy. Ann Oncol,2010,21(10):1982-1989.

68. Nakamura K,Taguchi E,Miura T,et al. KRN951,a highly potent inhibitor of vascular endothelial growth factor receptor tyrosine kinases,has antitumor activities and affects functional vascular properties. Cancer Res,2006,66(18):9134-9142.

69. Yang J,Kim J H,Im G H,et al. Evaluation ofantiangiogenic effects of a new synthetic candidate drug KR-31831 on xenografted ovarian carcinoma using dynamic contrast enhanced MRI. Korean J Radiol,2011,12(5):602-610.

70. Nathan P,Zweifel M,Padhani A R,et al. Phase I trial of combretastatin A4 phosphate (CA4P) in combination with bevacizumab in patients with advanced cancer. Clin Cancer Res,2012,18(12):3428-3439.

71. McLean MA,Priest AN,Joubert I,et al. Metabolic characterization of primary and metastatic ovarian cancer by 1H-MRS in vivo at 3T. Magn Reson Med,2009,62(4):855-861.

72. Esseridou A,Di Leo G,Sconfienza LM,et al. In vivo detection of choline in ovarian tumors using 3D magnetic resonance spectroscopy. Invest Radiol,2011,46(6):377-382.

73. 李文华,储彩婷,张萍,等. 卵巢内膜样癌的 MRI 和 MRS 分析. 临床放射学杂志,2008,27(4):470-472.

74. Kolwijck E,Engelke UF,van der Graaf M,et al. N-acetyl resonances in in vivo and in vitro NMR spectroscopy of cystic ovarian tumors. NMR Biomed,2009,22(10):1093-1099.

75. Takeuchi M,Matsuzaki K,Harada M. Preliminary observations and clinical value of N-acetyl resonances in ovarian tumours using in-vivo proton MR spectroscopy at 3T. Eur Radiol,2011,21(12):2640-2646.

76. 马凤华,张国福,强金伟,等1H-MRS 鉴别良性与交界性囊性上皮性卵巢肿瘤的价值. 肿瘤影像学,2016,25(1):16-21.

77. Cho SW,Cho SG,Lee JH,et al. In-vivo proton magnetic resonance spectroscopy in adnexal lesions. Korean J Radiol,2002,3(2):105-112.

78. Takeuchi M,Matsuzaki K,Harada M. Preliminary observations and diagnostic value of lipid peak in ovarian thecomas/fibrothecomas using in vivo proton MR spectroscopy at 3T. J Magn Reson Imaging,2012,36(4):907-911.

79. 马凤华,强金伟,蔡宋琪,等. 采用MR 波谱鉴别附件区良、恶性实性肿瘤的价值. 中华放射学杂志,2015,49(5):364-368.

80. Okada T,Harada M,Matsuzaki K,et al. Evaluation of female intrapelvic tumors by clinical proton MR spectroscopy. J Magn Reson Imaging,2001,13(6):912-917.

81. Hascalik S,Celik O,Sarac K,et al. Metabolic changes in pelvic lesions:findings at proton MR spectroscopic imaging. Gynecol Obstet Invest,2005,60(3):121-127.

82. Massuger LF,van Vierzen PB,Engelke U,et al. 1H-magnetic resonance spectroscopy:a new technique to discriminate benign from malignant ovarian tumors. Cancer,1998,82(9):1726-1730.

83. Song T,Choi CH,Park HS,et al. Fertility-sparing surgery for borderline ovarian tumors:oncologic safety and reproductive outcomes. Int J Gynecol Cancer,2011;21(4):640-646.

84. Nam JH. Borderline ovarian tumors and fertility. Curr Opin Obstet Gynecol,2010,22(3):227-234.

85. Harter P,Gershenson D,Lhomme C,et al. Gynecologic Cancer Intergroup(GCIG)consensus review for ovarian tumors of low malignant potential(borderline ovarian tumors). Int J Gynecol Cancer,2014,24(11):S5- S8.

86. 华克勤,丰有吉. 实用妇产科学. 第 3 版. 北京:人民卫生出版社,2013:567-571.

第八章
卵巢上皮性肿瘤

　　卵巢上皮性肿瘤(epithelial ovarian tumor)是最常见的卵巢肿瘤,占卵巢肿瘤的50% ~ 55%,上皮性卵巢癌占所有恶性卵巢肿瘤的85% ~90%[1-3]。这类肿瘤来源于卵巢表面上皮及衍生物、表面上皮包涵腺体和邻近的间质,所以又称为"表面-上皮间质肿瘤",该命名更符合胚胎学上苗勒管系统由体腔上皮及其下间叶组织衍化而来的概念,苗勒管向输卵管上皮分化形成浆液性肿瘤,向宫颈管上皮分化形成黏液性肿瘤,少数情况下向尿路上皮分化形成Brenner 瘤[2]。

　　根据组织来源,卵巢上皮性肿瘤分为浆液性肿瘤、黏液性肿瘤、子宫内膜样肿瘤、透明细胞肿瘤、Brenner 瘤、浆黏液性肿瘤和未分化肿瘤等类型(表8-1)。其中,浆液性与黏液性肿瘤合计约占所有卵巢上皮性肿瘤的80%,为最常见的卵巢上皮性肿瘤[2-4]。除未分化肿瘤外,这类肿瘤又根据其组织学形态及生物学行为进一步分为良性(57% ~60%)、交界性(4% ~15%)和恶性(21% ~33%)。良性上皮性肿瘤由单层卵巢上皮增生形成,形态学与正常上皮细胞相仿,无细胞异型性;恶性肿瘤见三层以上增生上皮,排列成乳头状、腺泡状或实性等多种类型,瘤细胞有异型性及有丝分裂象,并弥漫性侵犯纤维间质;交界性肿瘤在病理、临床及预后等方面均介于良性和恶性肿瘤之间,是一种低度恶性肿瘤,其病理特点为有细胞异型性,但无间质浸润,可发生腹膜种植和淋巴转移,但预后良好,其临床治疗和随访策略均不同于良性和恶性卵巢肿瘤[5]。

表 8-1　上皮性肿瘤组织学类型及其比例

	良性(%)	交界性(%)	恶性(%)	合计(%)
浆液性	31	5	17	53
黏液性	23	4	4	31
内膜样	–	0.5	6	6
透明细胞	–	0.2	2.4	3
Brenner 瘤	3	–	–	3
未分化	–	–	4	4
合计	55 ~60	5 ~15	21 ~33	100

注:浆黏液性肿瘤为2014版WHO卵巢肿瘤组织学分类中新的上皮性肿瘤,尚无具体比例数据,故未列入

第一节　卵巢良性肿瘤

卵巢良性上皮性肿瘤以浆液性囊腺瘤和黏液性囊腺瘤最多见,其他少见类型包括良性 Brenner 瘤,以及含有纤维瘤成分的(囊)腺纤维瘤等,良性子宫内膜瘤和透明细胞瘤十分罕见。

一、浆液性囊腺瘤

良性浆液性肿瘤(benign serous tumors)包括浆液性囊腺瘤、乳头状囊腺瘤、表面乳头状瘤、腺纤维瘤及囊腺纤维瘤,其中浆液性囊腺瘤(serous cystadenoma)最为常见,发生率占卵巢良性肿瘤的 25%,占浆液性肿瘤的 58%,双侧发生率 12%～23%[6]。

1. 组织病理学　肿瘤多为圆形、卵圆形囊性肿块,直径数厘米到 30cm 不等,平均 10cm,剖面单房或多房,囊内容物为稀薄的透明水样或淡黄色液体,少数为淡血性液体。囊腺瘤内壁光滑,乳头状囊腺瘤可衬覆稀疏或致密乳头簇;腺纤维瘤为实性,局部海绵状,由细小的含无色液体的囊腔构成;囊腺纤维瘤呈囊实性,纤维成分越多,质地越硬;表面乳头状瘤可见卵巢表面大小不等的疣状赘生物。镜下见囊壁、腺腔或乳头皆衬覆单层或假复层上皮,上皮类似输卵管型上皮或卵巢表面上皮,瘤细胞无异型,核分裂象罕见。囊内乳头粗细不等,多数属一、二级分支,乳头中心纤维间质丰富,间质致密或水肿或伴透明变性,以纤维间质增生为主的肿瘤称为腺纤维瘤或囊腺纤维瘤。约 15% 病例间质内有砂粒体沉着。

2. 临床表现　自幼年至绝经后均可发生,大多数发生在生育年龄,平均年龄 36 岁。多数患者无特殊症状,多在体检时偶然发现。肿瘤较大时可出现下腹胀、腹痛或压迫症状,如尿频、尿急。小部分病例因肿瘤蒂扭转或感染、出血、坏死而产生急腹症症状,即腹痛、腹膜刺激和发热。临床检查常见腹部膨隆,子宫旁可扪及光滑、活动的囊性肿块。

3. 影像学表现　CT 表现:卵巢浆液性囊腺瘤大小为 3～12cm,平均约 7.5cm。绝大多数为单房,约占 90%,囊液呈均匀水样低密度(图 8-1-1);双房及多房少见,约占 10%,多房时分房数量明显少于黏液性囊腺瘤,形态也较规则(图 8-1-2)。增强后囊壁及分隔轻度强

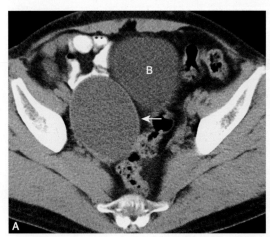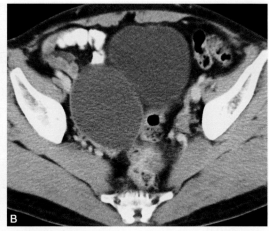

图 8-1-1　右侧卵巢浆液性囊腺瘤
A 和 B 分别为 CT 平扫和增强图像,肿瘤呈单房,囊液呈水样低密度,囊壁均匀菲薄(箭)。B:膀胱

化,囊壁菲薄而均匀,分隔呈细线状,表面光滑,囊内壁乳头状突起罕见,一般很小,难以发现。肿瘤出现较多分房、厚壁和厚分隔为不典型表现(图8-1-3)。约10%的病例囊壁或分隔可见点状或条片状钙化[7]。

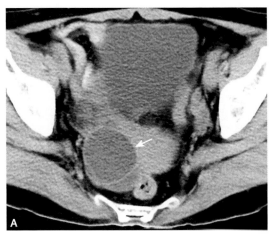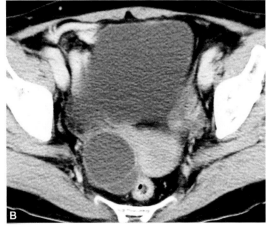

图8-1-2　右侧卵巢浆液性囊腺瘤
A和B分别为CT平扫和增强图像,肿瘤呈双房葫芦状,囊液呈近水样低密度,囊壁及分隔均匀菲薄(箭)

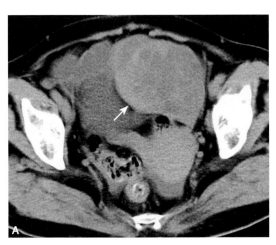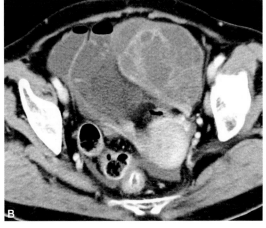

图8-1-3　左侧卵巢浆液性囊腺瘤
A和B分别为CT平扫和增强图像,肿瘤呈多房,囊液呈近水样低密度,囊壁及分隔较厚,且厚薄不均(箭),中度强化,为不典型表现

MRI表现:浆液性囊腺瘤呈圆形或类圆形,边界清晰,绝大多数肿瘤囊液呈均匀水样,T1WI低、T2WI高信号,少数也可呈T1WI和T2WI高信号(图8-1-4,图8-1-5)。双房或多房者分房内囊液信号一致。囊壁及囊内分隔薄而光滑,T2WI和增强序列囊壁轮廓及分隔显示清晰。极少数肿瘤囊壁或分隔出现单个或数个小乳头状突起,直径小于5mm[5]。当发现囊壁或分隔乳头状突起大于5mm时,应考虑交界性肿瘤。注入对比剂后囊壁、分隔和乳头呈轻度强化(图8-1-6)。

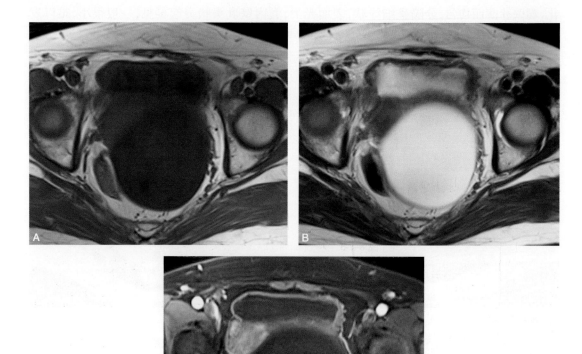

图8-1-4　左侧卵巢浆液性囊腺瘤

横断位T1WI(A)和T2WI(B)显示肿瘤为单房,囊液呈水样信号;注入对比剂(C)囊壁轻度强化,均匀菲薄

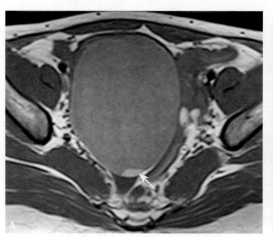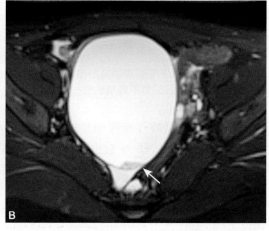

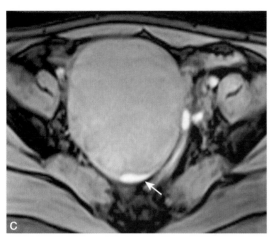
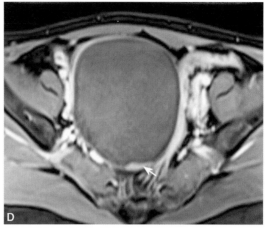

图 8-1-5　右侧卵巢浆液性囊腺瘤

45 岁,体检发现卵巢囊性肿块。横断位 T1WI（A）和 T2WI 脂肪抑制（B）显示肿瘤为单房,囊液呈 T1WI 等信号,T2WI 高信号;后部囊壁下见小条片状 T1WI 高信号灶,T2WI 稍高信号（箭）,T1WI 脂肪抑制（C）呈高信号（箭）;注入对比剂后（D）肿瘤囊壁强化,后部条状高信号未见强化（箭）。考虑囊内出血

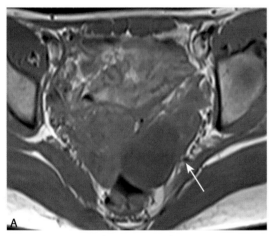

图 8-1-6　左侧卵巢浆液性囊腺瘤

横断位 T1WI（A）和矢状位 T2WI 脂肪抑制（B）显示肿瘤为单房,囊液呈水样信号,可见一不全分隔和壁结节（箭）;矢状位 T1WI 增强（C）示囊壁和分隔中度强化,内壁见两枚明显强化的小乳头状突起（箭）

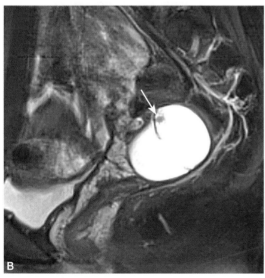
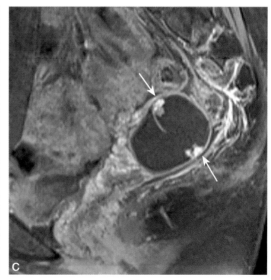

267

4. 鉴别诊断　浆液性囊腺瘤需与浆液性交界性肿瘤、黏液性囊腺瘤、子宫内膜异位囊肿、滤泡囊肿和卵巢冠囊肿鉴别。浆液性交界性肿瘤可见囊壁乳头,单个乳头常较大,多发乳头较小密集排列。黏液性囊腺瘤常表现为含较多分房的巨大囊性肿块,分房密度或信号常不一致,但当其分房较少及单房时两者无法鉴别。子宫内膜异位囊肿一般较小,囊液密度较高,囊壁可模糊或较厚,MRI T1WI 囊液呈特征性的高信号。滤泡囊肿一般小于 5cm,可于数个月经周期后消失。卵巢冠囊肿一般较小,较大时仍张力较低,可见正常形态的同侧卵巢。

二、黏液性囊腺瘤

卵巢黏液性肿瘤中,良性肿瘤约占 80%,交界性肿瘤占 10%～15%,黏液性癌占 3%～5%。卵巢良性黏液性肿瘤(benign mucinous tumors)占卵巢全部良性肿瘤的 20%～25%,包括黏液性囊腺瘤、黏液性腺纤维瘤和黏液性囊腺纤维瘤,其中黏液性囊腺瘤(mucinous cystadenoma)最为常见,仅次于浆液性囊腺瘤。单侧发生为主,双侧少见[8]。

1. 组织病理学　肿瘤为囊性,多呈类椭圆形。体积大,常为多房,囊腔大小不等,囊内壁光滑,偶见乳头簇。囊液稀薄或黏稠胶冻状,富含黏蛋白或糖蛋白。镜下囊壁、分隔被覆单层高柱状黏液上皮或宫颈管型上皮。其中,向肠道黏液上皮细胞分化称为肠型,多数肿瘤呈此类型,常表现为多房;向宫颈管型上皮分化称为宫颈管型,以单房多见[8]。

2. 临床表现　青少年至老年均可发病,好发年龄为 30～50 岁,平均 42 岁。临床症状与浆液性囊腺瘤相仿,但因为黏液性囊腺瘤体积巨大,更易产生压迫症状,部分病例以腹围增大而就诊。少数患者可发生雌激素水平升高而引起不规则阴道流血。临床检查常见腹部明显膨隆,盆腹部可扪及光滑、活动、囊性感肿块。

3. 影像学表现　CT 表现:黏液性囊腺瘤大小为 1～50cm,多数 10～20cm。绝大多数肿瘤表现为圆形或椭圆形多房囊性肿块。多数肿瘤囊壁及分隔薄而均匀,部分肿瘤囊壁及分隔可不规则增厚或小结节状突起,但小于 5mm。分房形态各异,有时不规则,大小悬殊。多数肿瘤液体密度略高于尿液,CT 值一般较浆液性囊腺瘤略高(图 8-1-7)。不同分房密度可相同,或可有明显差异,取决于囊液的蛋白含量,蛋白含量高的分房囊液密度较高,CT 值在

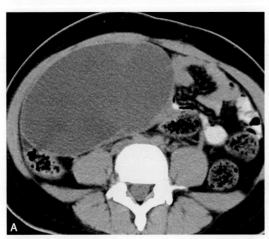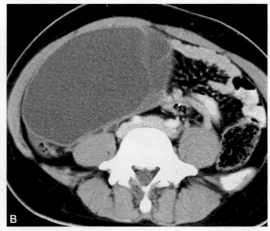

图 8-1-7　卵巢黏液性囊腺瘤
CT 平扫(A)和增强(B)显示右腹盆部巨大肿瘤为多房,囊壁及分隔轻度强化

40～70HU 间;部分分房密度类似于实性结节,易误诊为恶性肿瘤(图 8-1-8);有时,肿瘤囊液表现为高密度内夹杂少量低密度区,酷似恶性肿瘤夹杂坏死灶(图 8-1-9),仔细测量增强前后的 CT 值可避免误诊,如高密度区为囊性,则增强前后 CT 值无变化,如为实性,CT 值常增加 10HU 以上。部分分房内还可见分房,根据作者的经验,这种分房内分房仅见于黏液性囊腺瘤,为特征性表现。钙化发生率较浆液性囊腺瘤低[9]。

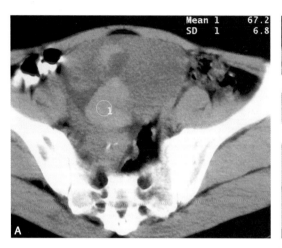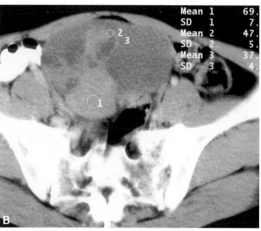

图 8-1-8 右卵巢黏液性囊腺瘤
A 平扫,B 增强,显示多房囊性肿块,分房大小不等,形态不规则,部分分房密度较高,类似于实性结节,但增强前后 CT 无明显变化(游标 1)。该例术前误诊为囊腺癌

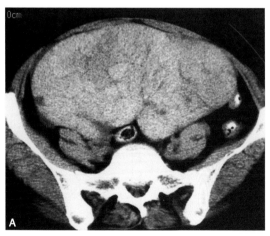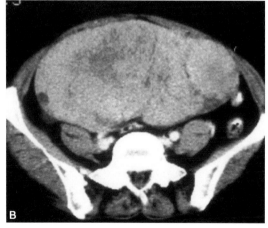

图 8-1-9 左卵巢黏液性囊腺瘤
肿瘤为囊性,表现为不均匀高密度,囊内分隔呈相对低密度。A 平扫,B 增强,显示肿块无明显强化。术前误诊为浆膜下子宫肌瘤

MRI 表现:典型黏液性囊腺瘤表现为巨大多房肿块,分房形态不一,大小不等,可见分房内分房,为典型表现。少数肿瘤囊内含细小分房。虽然囊液信号不全一致,但超过 70% 的肿瘤 T1WI 仍以低信号为主,T2WI 以高信号为主(图 8-1-10,图 8-1-11)。少数肿瘤不同分房内囊液信号差异大,可同时出现 T1WI 高信号和 T2WI 低信号分房、T1WI 等和 T2WI 等信号或

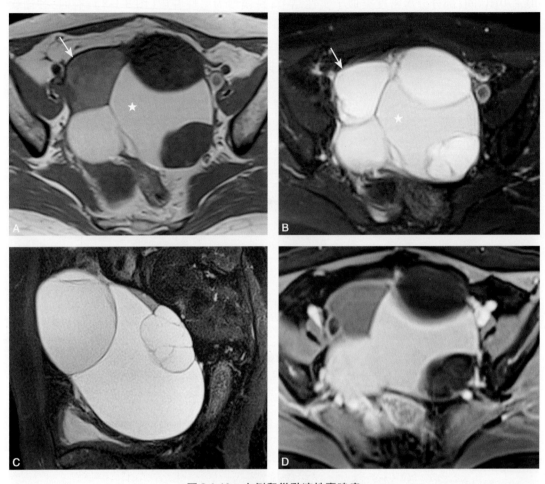

图 8-1-10　左侧卵巢黏液性囊腺瘤

横断位 T1WI(A)、T2WI(B)和矢状位 T2WI 脂肪抑制(C)显示肿瘤呈多房囊性,分房囊液信号多样:部分分房囊液呈水样信号;部分分房囊液呈 T1WI、T2WI 均高信号(五角星);少数分房呈 T1WI 略高、T2WI 高信号(箭)。注入对比剂后(D)肿瘤囊壁及分隔轻度强化,未见壁结节

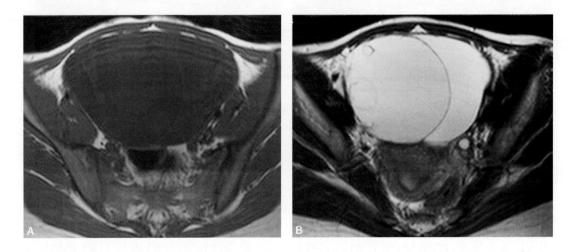

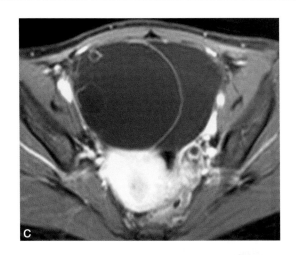

图 8-1-11 右侧卵巢黏液性囊腺瘤
横断位 T1WI(A)和 T2WI 脂肪抑制(B)显示
肿瘤为多房,分房大小不一,囊液呈水样信
号,囊壁及分隔较薄。增强扫描(C)示囊壁
及分隔轻中度强化,显示更清晰

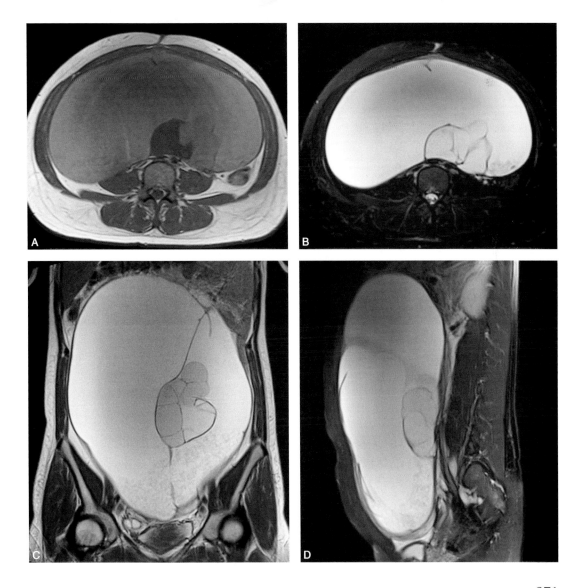

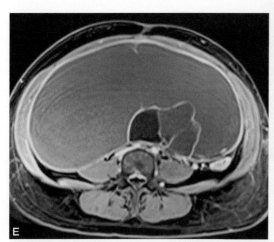

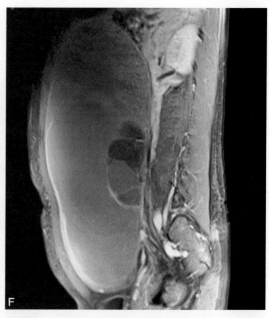

图 8-1-12 右侧卵巢黏液性囊腺瘤

横断位 T1WI(A)和横断位 T2WI 脂肪抑制、冠状位 T2WI 及矢状位 T2WI 脂肪抑制(B～D)显示盆腹腔巨大多房囊性肿块,大部分分房囊液均呈 T1WI 和 T2WI 高信号,小部分分房囊液呈水样信号。横断位及矢状位 T1WI 脂肪抑制增强(E,F)示肿瘤囊壁及分隔强化

高信号分房,以及 T1WI 低信号和 T2WI 高信号分房(图 8-1-12)。少数肿瘤也可为单房,囊液呈 T1WI 低信号和 T2WI 高信号,与浆液性囊腺瘤无法鉴别(图 8-1-13)。绝大多数肿瘤囊壁及分隔厚薄一致,增强后可清晰显示,厚度小于 3mm。少数肿瘤囊壁或分隔毛糙,可出现小结节状突起,但直径小于 5mm[10]。

4. 鉴别诊断 黏液性囊腺瘤需与黏液性交界性肿瘤、浆液性囊腺瘤、子宫内膜异位囊肿鉴别。黏液性交界性肿瘤常可见囊壁小乳头结节、囊壁或分隔厚度大于 5mm,T2WI 蜂窝

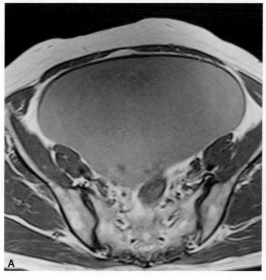

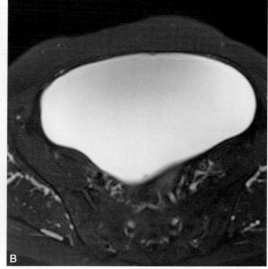

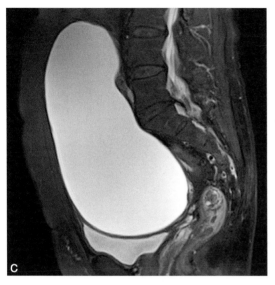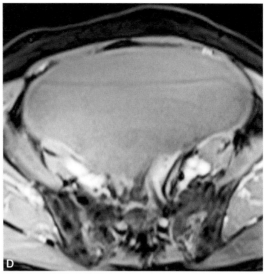

图 8-1-13　右侧卵巢黏液性囊腺瘤

横断位 T1WI(A)、横断位和矢状位 T2WI 脂肪抑制(B,C)显示肿瘤呈单房,囊液呈 T1WI 低信号、
T2WI 高信号,与浆液性囊腺瘤相似;横断位 T1WI 脂肪抑制增强示(D)囊壁菲薄,轻度强化

样分房。浆液性囊腺瘤 90% 为单房,囊液信号均匀。子宫内膜异位囊肿较小,呈葡萄串状或
大囊周围小囊,囊液呈特征性的 T1WI 高信号,一般高于高蛋白囊液的信号强度,T2WI 可见
"阴影征"。

三、(囊)腺纤维瘤及其他

1. 组织病理学　腺纤维瘤(adenofibroma)和囊腺纤维瘤(cystadenofibroma)来自卵巢表
面上皮及间质,可为浆液性、黏液性、宫内膜样性,以浆液性最多见。腺纤维瘤以纤维间质为
主,为实性肿瘤,内见散在裂隙或微囊。囊腺纤维瘤则囊腔显著,囊内有粗大乳头状结构,囊
液可为浆液或黏液。

2. 临床表现　肿瘤多发生在更年期或绝经后,常见症状为盆腔肿物和阴道不规则出
血。妇科检查可扪及附件区实性肿块,表面光滑或有分叶、活动度好。

3. 影像学表现　CT 表现:肿瘤数厘米至数十厘米,大多数为 6～9cm,一般为单侧性,双
侧性亦不少见。腺纤维瘤为实性分叶状团块,边缘清楚,平扫密度与子宫相仿,增强扫描呈
大致均匀的中度强化,强化程度低于子宫,肿瘤局部可见小囊(图 8-1-14)。囊腺纤维瘤呈囊
性表现,囊壁厚而规则,不同分房间囊液密度均匀或不均匀,注射对比剂后实性区呈中度或
明显强化[11](图 8-1-15)。

MRI 表现:肿瘤表现从完全囊性到实性为主(图 8-1-16),囊性部分单房或多房,囊液信
号均匀或不均匀。实性成分结节状或不规则片状分布,呈 T2WI 低信号,囊性与实性部分分
界清或不清,增强后实性部分中度或明显强化[12]。Cho 报道一组 28 例 32 个囊腺纤维瘤,其
中浆液性 24 个,黏液性 7 个,内膜样瘤 1 个;3 个为交界性,均为黏液性。大小 2.5～
20.0cm,平均 8.6cm;完全囊性 16 个,复杂囊性 16 个,其中囊性为主 6 个,囊实性 8 个,实性
为主 2 个;伴结节 7 个,小梁 8 个,结节和小梁 1 个;单房 8 个,多房 24 个;肿瘤光滑 14 个,分

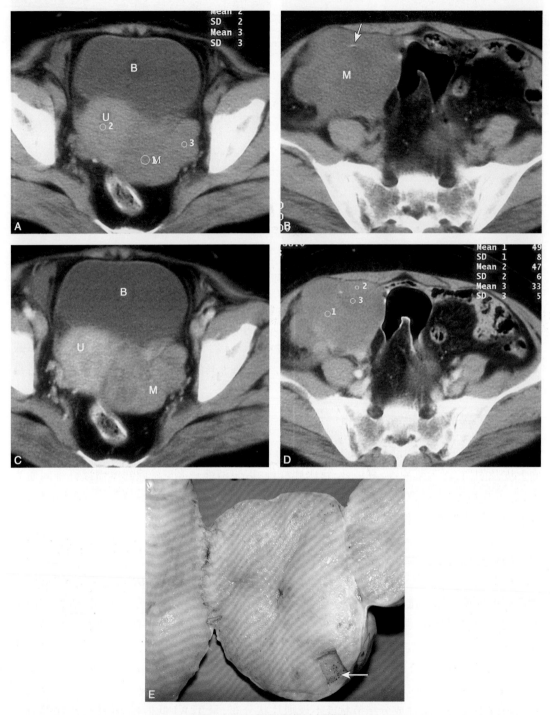

图 8-1-14 双侧卵巢腺纤维瘤

子宫(U)左侧和右上方各见一边缘清楚的分叶状实性肿块(M),平扫(A,B)密度均匀,右侧肿块内见一点状钙化(箭)。增强(C,D)有轻中度略不均匀强化。大体标本(E)见肿瘤光滑、包膜完整,瘤内有许多微小囊腔(箭)。B:膀胱;U:子宫

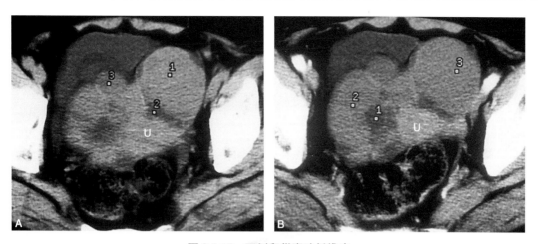

图 8-1-15 双侧卵巢囊腺纤维瘤

子宫左右侧各见一 8cm×6cm 和 10cm×6cm 多房囊性肿块,多数分房囊液密度较高,与子宫类似,少数分房囊液呈水样密度,增强前(A)后(B)密度无变化,三角形强化区(U)为子宫

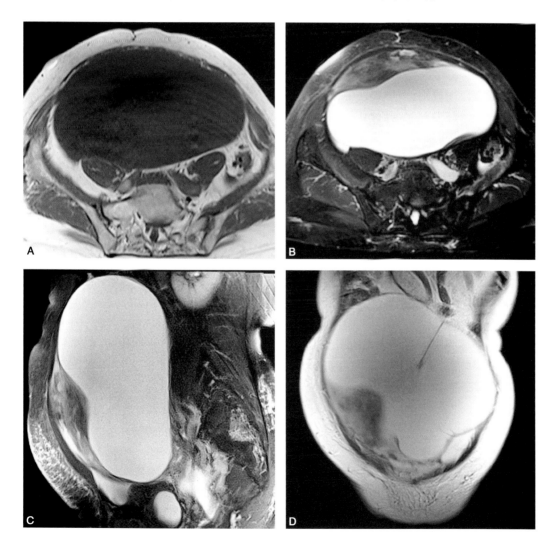

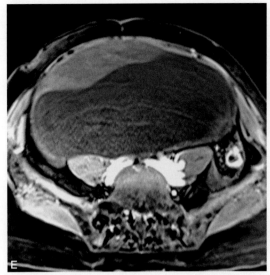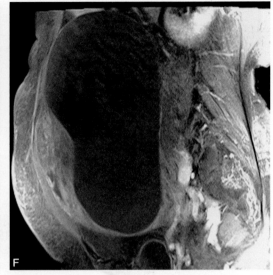

图 8-1-16　右侧卵巢囊腺纤维瘤

横断位 T1WI(A)、横断位、矢状位及冠状位 T2WI(B ~ D)显示肿瘤以囊性为主,囊性成分呈均匀水样信号,实性成分位于囊前壁,形态光整,T1WI 和 T2WI 均呈低信号;横断位和矢状位 T1WI 脂肪抑制增强(E,F)示实性成分轻度强化。囊实性分界面光滑

叶 8 个;囊壁厚而规则,多房囊性中,厚分隔 14 个,蜂窝状 6 个;不同分房的囊液密度或信号均匀或不均匀;注射对比剂后 50% 病例的实性区强化,多数为中度或明显强化,病理上为伴梭形细胞的纤维间质,T2WI 上显示为低信号,为相对特征性的表现[11]。

4. 鉴别诊断　由于(囊)腺纤维瘤含有明显实性成分,且强化明显,容易被误诊为卵巢癌。实性成分 T2WI 低信号有助于与卵巢癌鉴别。此外,MRI 功能影像技术如扩散加权成像、灌注加权成像和波谱成像也有助于两者鉴别。另外,(囊)腺纤维瘤还需与纤维卵泡膜细胞类肿瘤鉴别,后者在 T2WI 上实性成分低信号内常见淡片状或云絮状略高信号,增强后强化较弱。

四、Brenner 瘤

2003 版 WHO 卵巢肿瘤组织学分类中移行细胞肿瘤(transitional cell tumor)包括 Brenner 瘤(良性、交界性和恶性)和移行细胞癌。2014 版新分类删除了"移行细胞癌",因为研究表明:移行细胞癌并不是一个独立的疾病实体,其大部分为高级别浆液性腺癌,小部分为低分化子宫内膜样癌。Brenner 瘤最初由 Fritz Brenner 于 1907 年描述,约占所有卵巢肿瘤的 5%,其中 99% 为良性[13],极少数为交界性和恶性。Brenner 肿瘤可为单纯性,也可为混合性上皮细胞肿瘤的一种成分。

1. 组织病理学　肿瘤多较小,0.5 ~ 2cm 之间,因其他原因行卵巢切除时偶然发现,少数可达 10cm。92% 为单侧,6% ~ 8% 为双侧[13]。肿瘤通常与残留的卵巢组织分界清楚,可完全实性或者实性伴有大小不一的囊肿,囊内含浆液性或黏液性液体,实质区域质硬,呈白色或褐色,由于钙化原因,常有砂粒感。15% ~ 30% 病例可同时伴另外一种肿瘤,最常见者为黏液性肿瘤、浆液性肿瘤或者皮样囊肿,23% 合并其他妇科恶性肿瘤。

2. 临床表现　患者年龄在 30 ~ 70 岁,多数发生于 50 ~ 60 岁中老年女性[14]。无症状,少数有下腹痛或阴道流血,妇科检查时可扪及质硬肿块。

3. 影像学表现　约半数到 2/3 的肿瘤直径小于 2cm[15]。Moon[16] 和 Oh[17] 分别报道 8 例和 12 例 Brenner 瘤 CT 和 MRI 表现,其中良性共 15 例。肿瘤大小 2～17cm,平均 9.2cm。多数肿瘤为实性(图 8-1-17)或囊实性(图 8-1-18),极少数为囊性。囊实性时囊性部分为单房或多房,边界清楚;肿瘤实性部分密度均匀,增强扫描呈均匀的轻至中度强化,未见出血或坏死。较特征的 CT 表现为肿瘤的实性部分内可见广泛的无定形钙化,见于 54% 的病例,主要是间质退行性改变的结果,据此与其他常见实体肿瘤鉴别(图 8-1-19)。

Brenner 瘤典型 MRI 表现为 T1WI、T2WI 均呈等低信号,与盆壁肌肉信号相仿,这种信号强度比其他的非纤维性卵巢肿瘤显著降低,类似于纤维瘤,但前者信号均匀,而后者常伴水肿和囊性变。增强后早期无明显强化,延迟期轻度或中度强化,显著低于正常子宫肌层强化(图 8-1-20)。

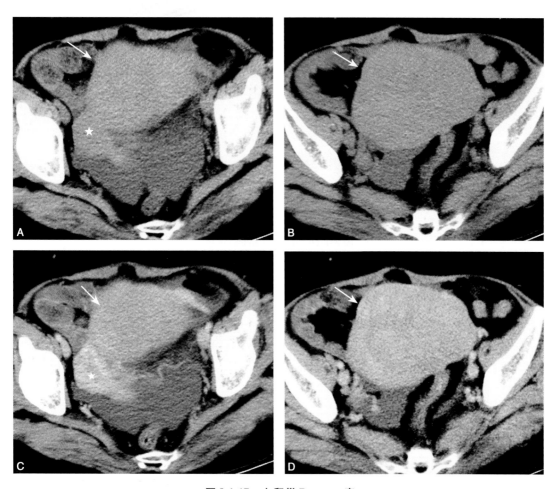

图 8-1-17　左卵巢 Brenner 瘤

肿块分叶状,边缘清楚,呈实性,A、B 为肿块下部不同层面平扫,见肿瘤为实性,密度均匀(箭);C 为与 A 同层面增强,肿块呈中度强化(箭),子宫(五角星)均匀强化,可见子宫动脉;D 为与 B 同层面增强,肿块呈实性,均匀性强化(箭)

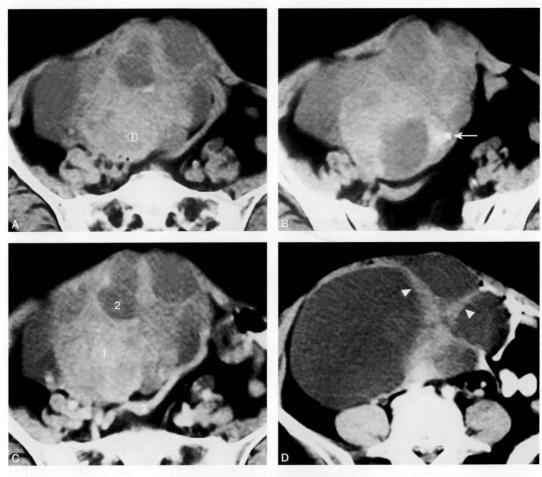

图 8-1-18 右卵巢 Brenner 瘤

肿块分叶状,边缘清楚,呈囊实性。A,B 为肿块下部不同层面平扫,以实性为主,CT 值 41HU,并有一点状钙化(箭);C 为与 A 同层面增强,实性区中度强化,CT 值 65HU;D 为上部层面,以多房囊性为主,分隔很厚,轻度强化(箭头)

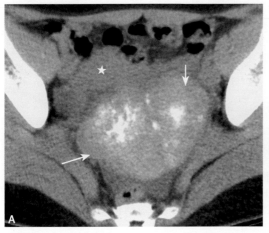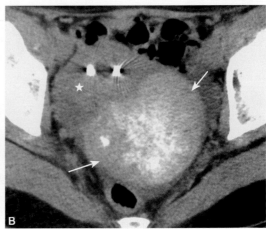

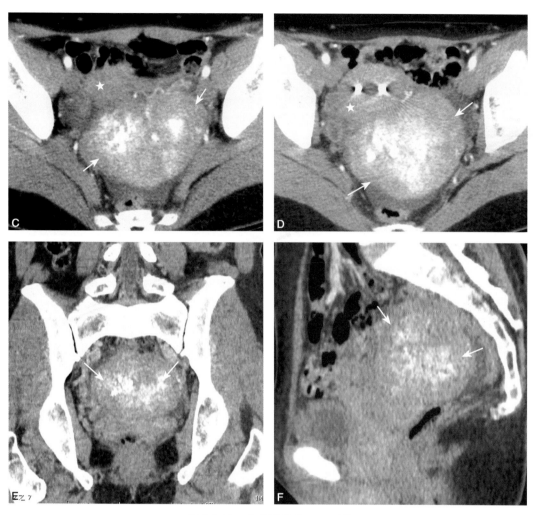

图 8-1-19　左侧卵巢 Brenner 瘤

56 岁,发现盆腔肿块一周。CT 平扫(A,B),示肿瘤呈实性,边界清晰(箭),瘤内见斑片状无定性钙化灶,平扫实性部分呈稍高密度,CT 值约 45HU;增强后 CT(C,D)示肿块较明显强化(箭);冠状位及矢状位重建(E,F)示肿块内钙化灶呈斑片状、不规则分布(箭),肿块位于子宫(五角星)与直肠之间

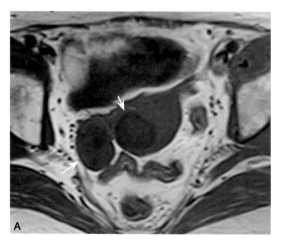

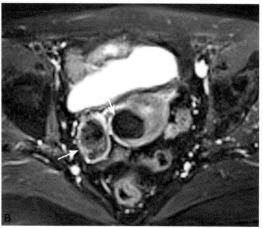

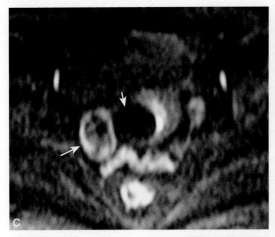
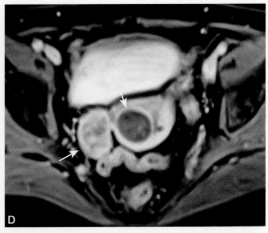

图 8-1-20 右侧卵巢 Brenner 瘤

横断位 T1WI 及 T2WI 脂肪抑制(A 和 B)示右侧卵巢椭圆形实性肿块(长箭),T1WI 呈低信号,T2WI 呈低信号,有薄层高信号环;C 为 DWI,肿块呈等信号,周围见环形稍高信号(长箭);D 为增强,右侧卵巢肿块内部呈中度强化,外周有明显强化环。另见子宫肌瘤,所有序列均为低信号,强化不明显(短箭)

值得注意的是本病常合并同侧或对侧卵巢其他上皮性囊性肿瘤。交界性或恶性 Brenner 瘤实性区常伴坏死而密度不均匀,囊性区常表现为多房,T2WI 上信号增高[16-18]。

4. 鉴别诊断 当附件区出现纤维成分为主的肿块时,主要鉴别诊断包括:卵巢纤维瘤,Brenner 瘤及浆膜下子宫肌瘤。多数情况下,卵巢纤维瘤不能与 Brenner 瘤鉴别。浆膜下子宫肌瘤可见同侧正常卵巢,增强后早期肿块可明显强化。

第二节 卵巢交界性肿瘤

1973 年,WHO 将卵巢交界性肿瘤列入卵巢肿瘤分类中。但多年来其名称和诊断标准一直有争议,用过的名称包括低度潜在恶性肿瘤、低度潜在恶性癌和分化良好的囊腺癌。近年来渐趋于统一,2013 版 WHO 卵巢肿瘤组织学分类中将其正式命名为卵巢交界性上皮肿瘤(borderline epithelial ovarian tumor,BEOT),其定义为:在生长方式和细胞学特征方面介于良性和明显恶性的同类肿瘤之间,无间质浸润。卵巢交界性上皮性肿瘤为低度恶性肿瘤,占卵巢上皮性肿瘤的 4% ~14%[1-3]。组织学上,浆液性或黏液性 BEOT 占绝大多数,约 96%,其他上皮类型如内膜样、透明细胞和 Brenner 瘤等均非常少见[1-3]。BEOT 发病年龄较轻,约 45% 的患者小于 40 岁,发病年龄较卵巢癌提前 10 ~15 岁。临床症状无特异性,多表现为腹胀、腹痛、腹部增大、尿急或尿频,也可无明显症状。据报道,约 61% 的 BEOT 患者血清 CA 125 可轻度升高。手术为 BEOT 患者的有效治疗方式,因 BEOT 患者多见于生育年龄的妇女、预后相对较好,故对希望保留内分泌功能或有生育要求的 I 期患者可行保留生育能力的保守手术(如肿瘤摘除术、单侧卵巢摘除术等),其他患者则建议行全面分期手术。BEOT 多为早期病变,该肿瘤预后比临床分期相同的卵巢癌好,I 期 5 年生存率达 96%,其他分期达 92%,但易复发[19-22]。

术前如果能够作出正确诊断,将有助于临床医生制订合理手术方案。虽然影像学已广泛应用于鉴别卵巢的良恶性,但很少关注 BEOT。据 Bazot 等[23]报道,MRI 鉴别 BEOT 的敏感性和特异性分别为45%和96%。PET/CT 研究显示:BEOT 的代谢并未增加,类似于良性肿瘤[24,25]。MRI 上 BEOT 的影像特征复杂,类似于恶性肿瘤。超声对 BEOT 无特异性,鉴别诊断困难[26]。在 BEOT 的诊断中,由于 MRI 能更好地显示 BEOT 的囊实性成分的形态及信号特点,故较 CT 具有明显优势。

一、浆液性交界性肿瘤

卵巢浆液性交界性肿瘤(serous borderline tumor)占浆液性肿瘤的15%,是最常见的卵巢交界性肿瘤,约占交界性肿瘤的65%[27]。多见于30~50岁中青年女性。浆液性交界性肿瘤生长缓慢,约70%的患者在最初诊断时局限于一侧或双侧卵巢、无卵巢以外播散证据(Ⅰ期),无病存活率为98%。约30%的浆液性交界性肿瘤在最初分期时伴有盆腔或腹膜种植(Ⅱ期或Ⅲ期),总体生存率为66%[2]。文献报道,存在腹膜种植者术后复发率为45%,无腹膜种植者术后复发率仅11%[28]。

1. 组织病理学　33%~50%累及双侧卵巢[15,20]。肿瘤大体形态有囊性为主、囊实性、实性三种,以囊实性最多见,囊液为水性或黏液性。70%的病例在囊内和(或)囊表面含有质软的白色至褐色菜花样乳头状结构,为其特征性表现。镜下可见乳头分支复杂,衬覆2~3层瘤细胞,有轻至中度细胞异型,无间质浸润,砂粒体沉着多见。乳头大小介于良性与恶性之间,与良性肿瘤中质硬而光滑的乳头相比,浆液性交界性肿瘤的乳头更为广泛[5]。囊腔外乳头容易合并腹膜种植。

2. 临床表现　患者年龄15~70岁,平均37岁,较卵巢癌患者年轻10~15岁[5,19,20]。临床多为早期病变,70%~80%的病例为Ⅰ期,Ⅱ~Ⅲ期少见[19,20],Ⅳ期更为罕见,编者对一组浆液性交界性肿瘤进行研究,显示68%为Ⅰ期,11%为Ⅱ期,21%为Ⅲ期,Ⅳ期小于1%,46%~55%的血清 CA125 水平轻度升高,22%~39%的患者血清 CA19-9 水平升高。肿瘤手术切除后预后较好。

3. 影像学表现　卵巢浆液性交界性肿瘤的 CT 主要表现为囊性为主或囊实性肿块,囊液多呈水样密度,少数也可稍高密度;实性成分呈单发或多发乳头状结构或团块状软组织肿块,边缘多毛糙,注射对比剂后可见乳头或实性成分中度以上强化(图 8-2-1,图 8-2-2)。常规厚层 CT 难以显示实性成分的细微形态,故不能很好与Ⅰ期卵巢癌进行鉴别[23]。但16层以上螺旋 CT 可行全器官薄层扫描并进行高质量多平面重建,更好显示强化的小乳头及轻度增厚的分隔,有助于本病的诊断。CT 还有助于肿瘤的腹腔种植及转移灶的检出,可用于肿瘤的 TNM 分期[29]。

MRI 表现:根据肿瘤形态可分为三种类型[28,30]:①囊性为主型(61%),其中 2/3 为单房,1/3 为多房,但分房数量一般较少,明显低于良性或交界性黏液性肿瘤;约90%的肿瘤呈均匀水样信号,10% T1WI 和 T2WI 均为高信号;囊内壁及分隔均可见多发乳头状突起,可散在或连续分布,大小不一,至少有部分乳头大于5mm。增强序列见乳头状突起明显强化,对乳头的显示优于平扫序列(图 8-2-3,图 8-2-4)。②囊实性型(28%),同时具有囊性和实性浆液性交界性肿瘤的形态特点[30](图 8-2-6)。囊性成分信号与囊性为主型肿瘤的囊液类似;实性成分表面呈菜花状,在 DWI 上常为中等信号,ADC 值常高于 $1.0 \times 10^{-3} mm^2/s$[31];大乳头或明显实性区内可见 T2WI 低信号纤维轴心,与实性型类似。③实性型(11%)为疏松

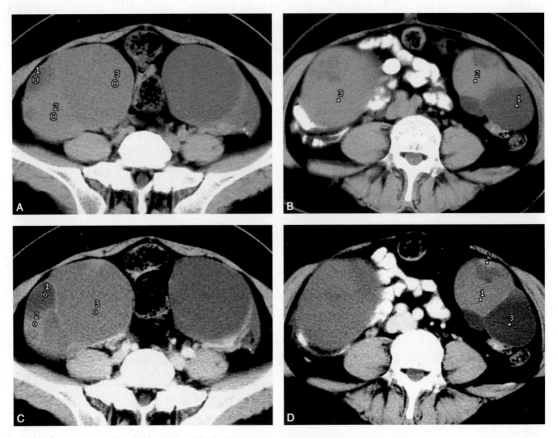

图 8-2-1　双侧卵巢浆液性乳头状囊腺瘤，左侧为交界性

A，B 为平扫不同层面，示双侧卵巢多房囊性肿块，囊壁薄，囊液密度不均；C，D 为与平扫同层面增强，示囊壁及囊内分隔较平扫清晰，有轻度强化，左侧游标 2 处为明显强化的壁结节，手术证实左侧肿瘤为交界性

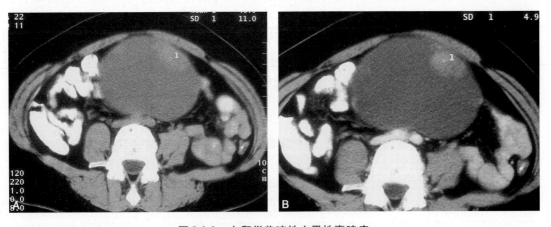

图 8-2-2　左卵巢浆液性交界性囊腺瘤

肿瘤呈单房囊性，囊壁上有一边缘毛糙明显强化的结节（游标 1），平扫（A）CT 值 40.5HU，增强（B）CT 值 66.5HU

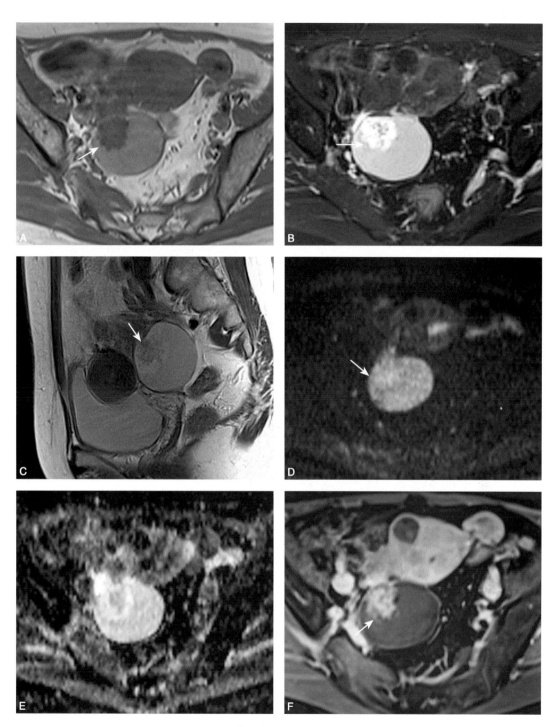

图 8-2-3　右侧卵巢浆液性交界性肿瘤

肿瘤为单房囊性,横断位 T1WI(A)显示囊液呈稍高信号,囊内壁见一较大的低信号乳头状突起(箭);T2WI 脂肪抑制(B)及矢状位 T2WI(C)显示囊液呈高信号,乳头呈不均匀明显高信号(箭);DWI(D)示乳头呈略高信号;ADC 图呈高信号;横断位 T1WI 脂肪抑制增强后(F)示乳头表明高低不平,强化明显,与子宫强化相仿(箭)。子宫内见一轻度强化的肌瘤

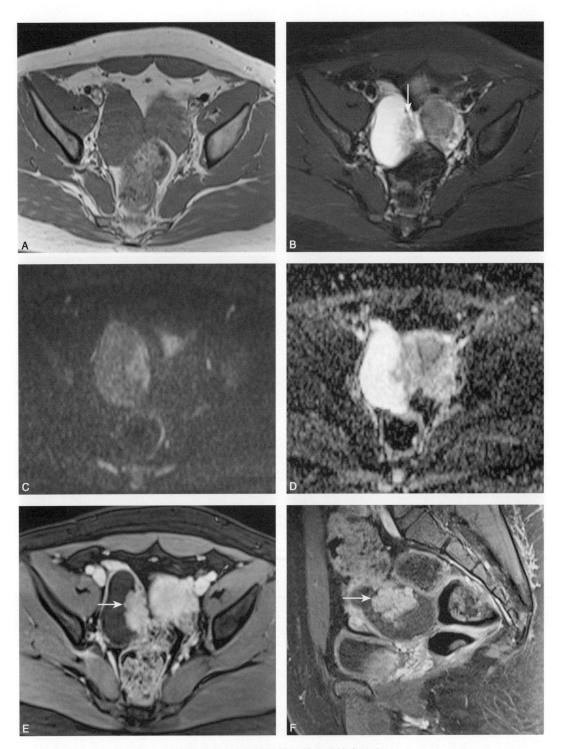

图 8-2-4　右侧卵巢浆液性交界性囊腺瘤

横断位 T1WI(A)子宫右旁可见一椭圆形肿块,横断位 T2WI 脂肪抑制(B)示肿瘤为单房囊性,内壁
见一较大乳头状突起(箭),呈中等稍高信号;DWI 图像(C, b＝1000 s/mm²)显示瘤内乳头状突起呈
中等信号,ADC 图呈中等信号;横断位和矢状位 T1WI 脂肪抑制增强(E 和 F)示壁结节强化明显

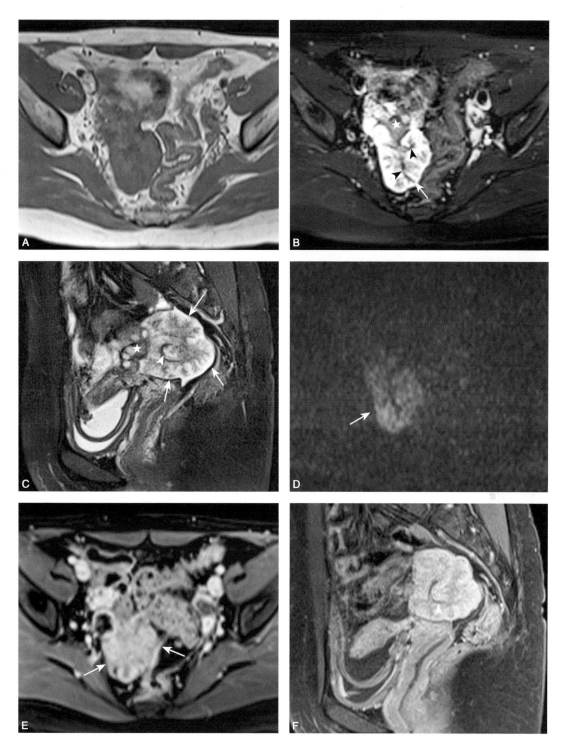

图 8-2-5　右卵巢浆液性交界性外生性乳头状瘤

横断位 T1WI（A）右附件区可见不规则等信号肿块；横断位和矢状位 T2WI 脂肪抑制（B，C）示肿瘤高低混杂信号，周围信号较高（箭），内部见等低信号的树枝状结构（箭头），肿瘤内见同侧正常卵巢（五角星）；DWI 图像（D，b=1000s/mm²）显示肿瘤以等信号为主，内可见分支状低信号；横断位和矢状位 T1WI 脂肪抑制增强（E，F）显示肿瘤明显强化（E，箭），树枝状结构强化稍弱（F，箭头）

285

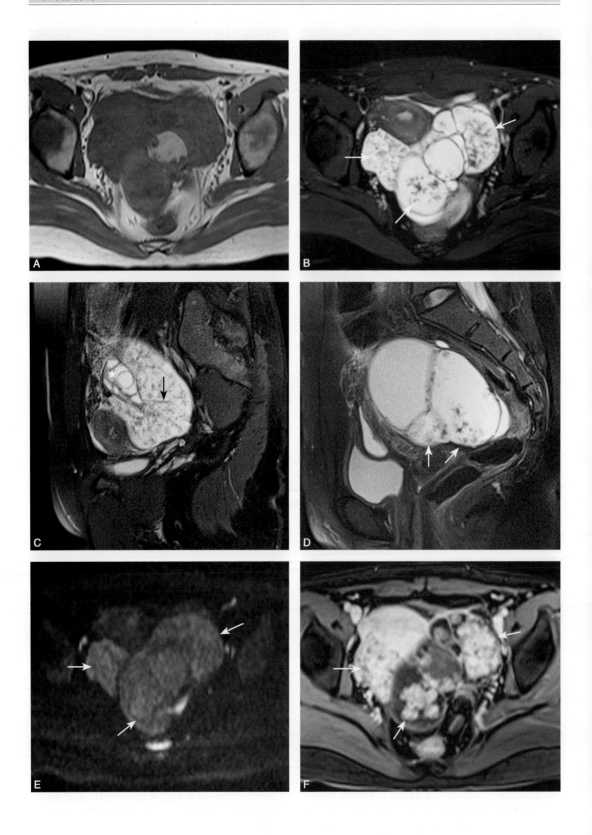

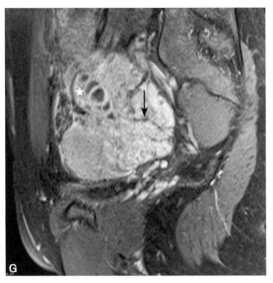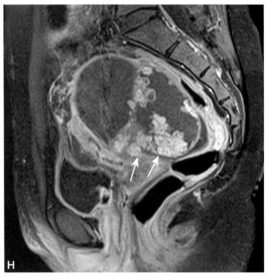

图 8-2-6 双侧卵巢浆液性交界性乳头状瘤

横断位 T1WI(A)盆腔不规则囊实性肿块,低信号为主,含等和高信号分房;横断位和矢状位 T2WI 脂肪抑制像(B~D)示右侧肿瘤为实性(箭),在卵巢表面向外生长,总体呈高信号,内见点状、线状或分支状低信号(C,黑箭),瘤内见正常形态的多囊性卵巢(五角星);左侧肿瘤为多房囊实性,实性成分结构和信号与右侧肿瘤相同(箭);DWI(E,b=1000s/mm²)显示双侧肿块呈低或中等信号(箭);横断位和矢状位 T1WI 增强序列(F~H)见双侧肿瘤实性成分明显强化(F,箭),右卵巢肿瘤 T2WI 点状、线状或分支状低信号部分强化弱(G,黑箭),左侧肿瘤壁结节显著强化,壁结节显示较 T2WI 更为清晰(箭)

分支乳头状,呈 T1WI 低信号和 T2WI 高信号,内部见树枝状 T2WI 低信号的纤维分支轴心,为特征性表现。部分肿瘤内部可见液体镶嵌的小间隙,呈细筛孔状。增强后肿瘤明显强化,内部树枝状结构仅轻度强化。肿瘤在卵巢表面呈外生性包绕卵巢生长,故常于肿瘤内部见到正常结构的卵巢,具有特征性(图 8-2-5)。实性或具有外生实性乳头状结构的囊实性浆液性交界性肿瘤,被称为浆液性表面乳头状交界性瘤(serous surface papillary borderline tumor),该类肿瘤容易发生腹膜种植转移[5,32]。

增强后序列见上述三型肿瘤的乳头和实性成分中等或明显强化。Thomassin-Naggara[33,34]报道了小样本交界性肿瘤的动态增强结果,肿瘤的时间-信号曲线(TIC)常为 Ⅱ 型,即早期中度强化,随后形成平台;强化幅度常≤114%,最大斜率常在 2.2%/秒~3.9%/秒之间;强化幅度、最大斜率、首过曲线下面积、血容量和血流量明显低于卵巢癌。我们对照研究了 61 例卵巢交界性肿瘤和 85 例卵巢癌的肿瘤/髂腰肌强化比值,发现两组肿瘤动脉期强化比值无明显差异,而静脉期强化比值交界性肿瘤高于卵巢癌[35]。实际工作中发现多数交界性肿瘤实性成分的强化幅度接近或甚至高于子宫的强化幅度。

4. 鉴别诊断 浆液性交界性肿瘤的组织学介于浆液性囊腺瘤和浆液性腺癌之间,其影像学表现也介于后两者之间,故浆液性交界性肿瘤需要与后两者鉴别。良性浆液性囊腺瘤一般为纯囊性,囊壁结节或乳头罕见,如有的话一般数量稀少且小于 5mm;囊壁一般不增厚。浆液性腺癌的影像学表现与浆液性交界性肿瘤类似,常规 MRI 鉴别困难,DWI 和动态增强有助于两者的鉴别。浆液性腺癌 DWI 常高信号,动态增强常为 Ⅲ 型曲线,强化幅度、最大斜率、首过曲线下面积、血容量和血流量明显高于交界性肿瘤[31-34]。

二、黏液性交界性肿瘤

卵巢黏液性交界性肿瘤(mucinous borderline tumor)发生率略低于浆液性交界性肿瘤,约占交界性肿瘤的 30% ~ 50%[19,20],占卵巢黏液性肿瘤的 10% ~ 15%。肿瘤有细胞异型性但无间质浸润,可发生腹膜种植和淋巴转移,预后较好,但易复发[5,20,36]。

1. 组织病理学 黏液性交界性肿瘤以单侧卵巢发生为主,多数黏液性肿瘤为表面光滑的多囊性肿块,伴有不同程度的实性区域。根据临床病理、生物学行为,黏液性交界性肿瘤又分为肠型和宫颈管型[2],前者占 85% 以上,后者不足 15%。肠型单侧卵巢发生占 90% 以上,宫颈管型双侧性可高达 40%,常为混合浆黏液性或混合 Mullerian 黏液性,其形态学更像浆液性囊腺瘤[5]。肿瘤体积巨大,是所有卵巢肿瘤中最大的肿瘤。多房囊性为主,可见结节状实性区域或厚分隔。同一肿瘤不同分房囊液性状多样,可为透亮或淡黄色黏液、透亮黏冻状黏液和白色半固态胶状。与浆液性交界性肿瘤不同,乳头状结构少见。仅少数肿瘤为致密的完全实性乳头状结构[29]。

2. 临床表现 患者年龄 9 ~ 70 岁,平均 35 岁[5]。临床症状无特异性,多表现为下腹胀、腹痛或压迫症状,少数患者体检 B 超发现,90% 以上肿瘤就诊时为临床 I 期[19,20]。

3. 影像学表现 CT 表现:黏液性交界性肿瘤的典型 CT 典型表现为附件区巨大囊性为主肿块,不同分房形态、大小、密度常不同,与良性黏液性囊腺瘤相仿。与浆液性交界性肿瘤不同,黏液性交界性肿瘤常缺少典型的乳头状结节或大块实性成分,多数黏液性交界性肿瘤仅见囊壁或分隔的轻度不规则增厚,在平扫 CT 上显示不清,因此常难以与良性黏液性囊腺瘤鉴别。注射对比剂后可见大部分囊壁和分隔轻度强化,小部分呈中度或明显强化,后者常见于增厚的囊壁和分隔处;此外,部分肿瘤还可见少量明显强化的小结节。多层螺旋 CT 薄层扫描能更好地显示这些强化的轻度增厚的分隔或小结节(图 8-2-7)。

MRI 表现:典型黏液性交界性肿瘤表现为附件区多房囊性为主肿块,囊液信号不一。根据肿瘤囊实性及分房情况,黏液性交界性肿瘤可分为三种类型:单房囊性、多房囊性和实性[37,38]。①单房囊性占 17%,多呈椭圆形或类椭圆形,囊液呈 T1WI 低信号和 T2WI 高信号,与尿液相同;囊壁薄而均匀,囊内壁见单个或多个乳头状突起,大小为 0.6 ~ 2.5cm,呈T1WI 低信号和 T2WI 稍高信号;增强后囊壁及乳头状突起中度强化。该类型黏液性交界性肿瘤的形态学表现与浆液性交界性肿瘤类似。②多房囊性占 76%,肿瘤呈类椭圆形或分叶状,分房数目多在 7 个以上,部分肿瘤呈蜂窝状分房,表现为由难以数计的直径小于 1.0cm的小分房聚集,该征象可见于半数黏液性交界性肿瘤[37,38]。我们和 Okamoto 等[39]的研究表明:黏液性交界性肿瘤的分房数目明显多于良性黏液性囊腺瘤。分房内囊液信号混杂多样,取决于囊液的蛋白含量[40]。其中,较大分房呈 T1WI 低信号和 T2WI 高信号,病理上为透亮黏液;也可呈 T1WI 中等信号和 T2WI 高信号,病理上为淡黄色黏稠囊液;较小分房多呈T1WI 低信号和 T2WI 中等信号,病理上为透亮黏冻状囊液;蜂窝状子房多呈 T1WI 高信号和T2WI 低信号,病理为白色胶样半固态囊液,对诊断黏液性交界性肿瘤具有特征性[38](图 8-2-8)。肿瘤大部分囊壁或分隔较薄,局部可见规则或不规则增厚或见散在小结节,厚度或直径大于 5mm,但 T1WI 平扫和 T2WI 常难以显示,T1WI 增强序列可见增厚的囊壁或分隔及小壁结节有明显强化,因而显示非常清晰(图 8-2-9)。有时囊壁或分隔的增厚及结节或乳头状突起病理切面均呈细小蜂窝状,由于 MRI 空间分辨率有限,表现酷似实性成分(图 8-2-10)。③实性肿瘤占 17%,为单侧、分叶状,T1WI 呈等低信号,T2WI 呈稍高信号,DWI 呈中等信号,ADC 值大 1.0×10^{-3} mm^2/s。动态增强见肿瘤中度强化,多呈 Ⅱ 型增强曲线,实性肿瘤在病理上为致密乳头状结构[10,38](图 8-2-11)。

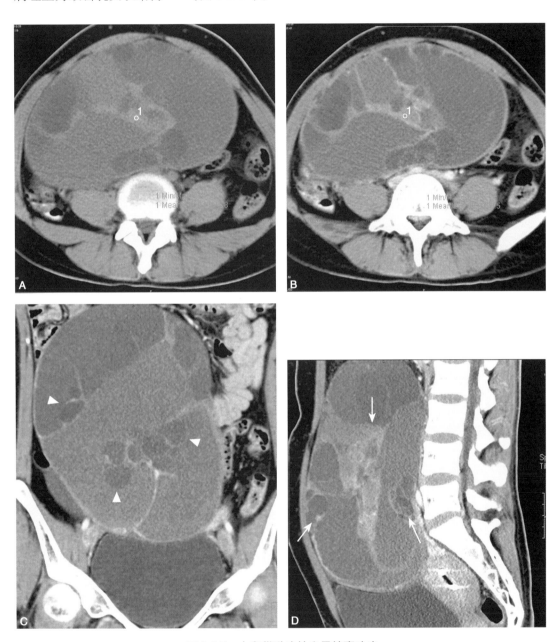

图 8-2-7　右卵巢黏液性交界性囊腺瘤
A 平扫,B 增强,显示多房囊性肿块,分房大小不等,形态不规则,部分分房密度较高,分隔厚而不规则;增强后部分囊壁及分隔强化明显,并见一明显强化的小结节,CT 值达 141HU(B,1)。C,D 分别为冠状面和矢状面 MPR 像,见多个分房内分房(箭头)并显示分隔增厚(箭)。手术证实囊壁增厚,强化明显区为交界性

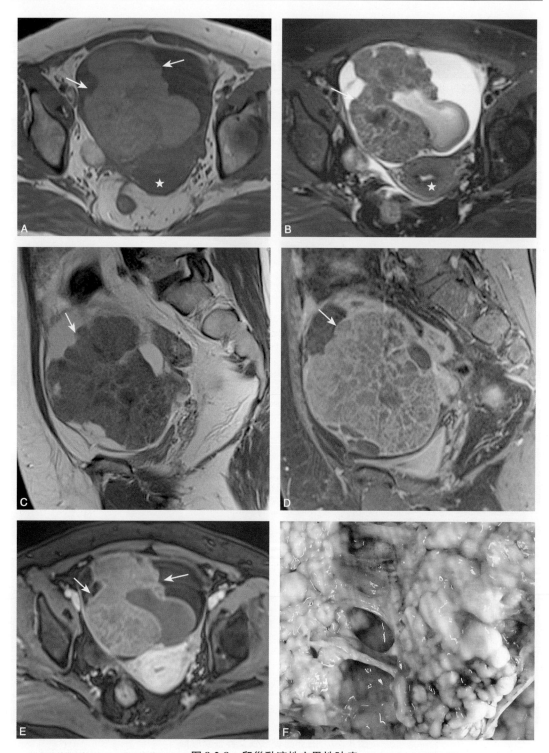

图 8-2-8　卵巢黏液性交界性肿瘤

横断位 T1WI 序列（A）显示囊内大部分呈高信号（箭）；横断位 T2WI 脂肪抑制（B）和矢状位 T2WI 序列（C）显示囊内中等和低信号蜂窝状分房（箭），另见稍高信号和明显高信号分房；矢状位和横断位 T1WI 脂肪抑制增强像（D,E）显示不强化的蜂窝分房及明显强化的分隔（箭）；大体病理标本（F）显示蜂窝状分房内白色黏稠胶样物，另见清亮囊液分房。★：子宫

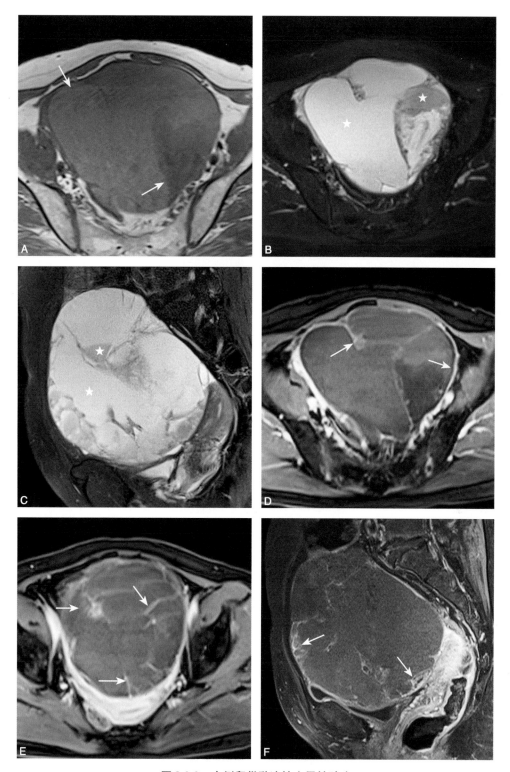

图 8-2-9　右侧卵巢黏液性交界性肿瘤

横断位 T1WI 序列(A)显示囊内大部分呈稍高信号;横断位和矢状位 T2WI 脂肪抑制序列
(B,C)显示肿瘤呈多房,不同分房信号不同(五角星),囊内分隔形态不规则,厚薄不均;横断
位和矢状位增强序列(D～F)可见增厚的囊壁或分隔及小壁结节有明显强化(箭)

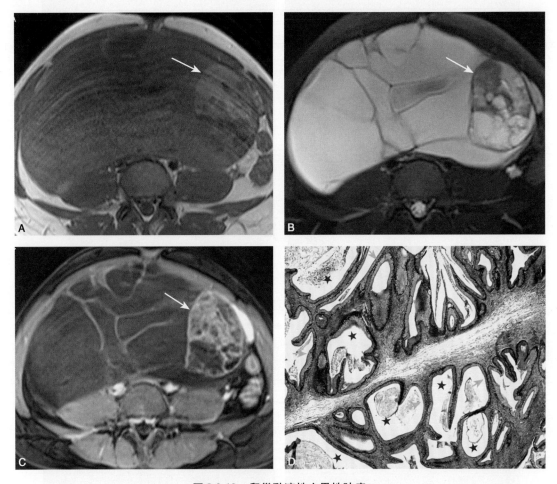

图 8-2-10　卵巢黏液性交界性肿瘤

横断位 T1WI 序列（A）显示囊液呈低信号，囊内偏左侧局部呈中等稍高信号（箭）；T2WI 脂肪抑制序列（B）显示囊内偏左侧低信号结节（箭）和蜂窝状分房；增强序列（C）显示 T2WI 低信号区呈实性不均匀强化，类似细蜂窝状（箭）。低倍镜下（HE，×20）（D）显示强化结节由蜂窝状小房（星号）及不规则分隔（箭头）构成

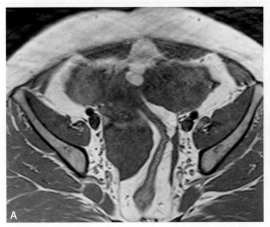

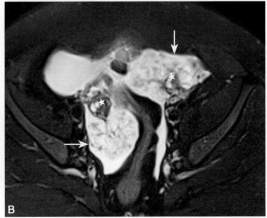

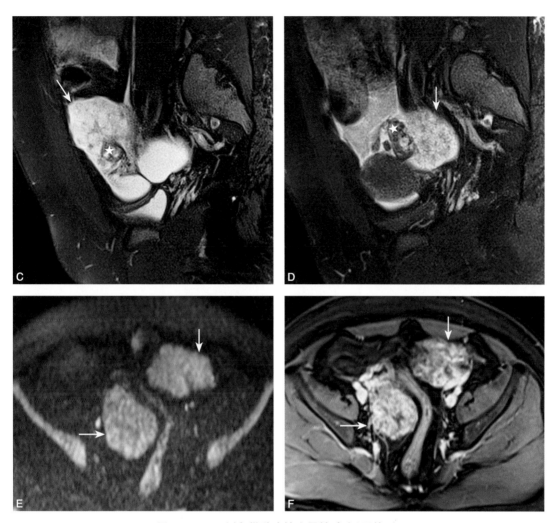

图 8-2-11　双侧卵巢黏液性交界性肿瘤(颈管型)
横断位 T1WI(A)双侧附件区不规则形态等低信号肿块;横断位和矢状位 T2WI 脂肪抑制(B~D)显示双侧肿块呈不均高信号,内部可见树枝状低信号分支结构(箭),双侧卵巢形态正常,位于肿块内部(五角星);DWI(E)肿块呈中等稍高信号(箭),ADC 值约 1.823×10^{-3} mm/s;T1WI 增强序列(F)显示双侧肿块明显欠均匀强化,分支结构呈轻度强化

4. 鉴别诊断　卵巢黏液性交界性肿瘤需着重与黏液性囊腺瘤和黏液性癌和转移性黏液腺癌进行鉴别。与良性囊腺瘤鉴别有价值的征象为:蜂窝状分房、T1WI 和 T2WI 上混杂高、中和低信号的囊液、囊壁或分隔的局部不规则增厚(≥5mm)、结节或乳头状突起(≥5mm)[38]。当黏液性交界性肿瘤出现明显的实性成分时,与黏液性癌鉴别困难,DWI 和动态增强有助于两者的鉴别。黏液性癌 DWI 常高信号,动态增强常为Ⅲ型曲线,强化幅度、最大斜率、首过曲线下面积、血容量和血流量明显高于交界性瘤[31-34]。转移性黏液腺癌形态学上可与卵巢黏液性交界性肿瘤完全相同,鉴别要点为双侧卵巢发生,以及原发肿瘤病灶,后者多位于阑尾和胃肠道,仔细观察上述部位可避免漏误诊。

三、其他卵巢交界性肿瘤

其他卵巢组织学类型交界性肿瘤如内膜样交界性肿瘤、透明细胞交界性肿瘤、交界性Brenner 瘤和浆黏液性交界性肿瘤均非常少见,不足全部卵巢交界性肿瘤的 2%。其中内膜样交界性肿瘤单房或寡房,囊内壁或分隔见单发或多发乳头状突起,囊液可含出血成分,CT 密度明显高于尿液,MRI 呈 T1WI 和 T2WI 高信号,注射对比剂后瘤内乳头状突起中度强化(图 8-2-12)。

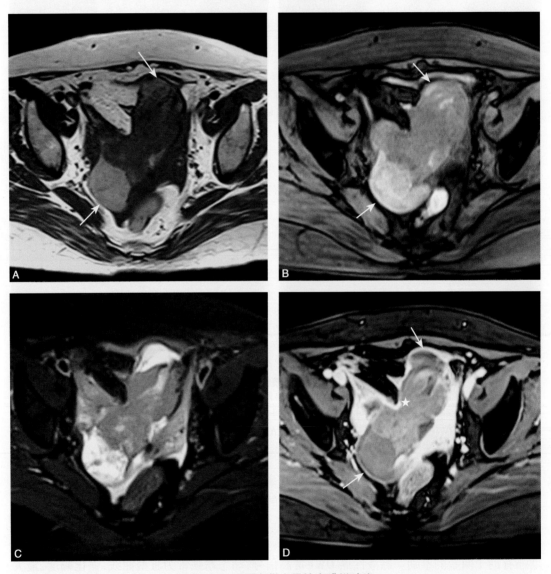

图 8-2-12　左侧卵巢交界性内膜样肿瘤
横断位 T1WI 和脂肪抑制像(A,B)示左侧附件区不规则形态肿块,以实性为主,实性部分等低信号,囊性部分高信号(箭),脂肪抑制囊性部分仍呈高信号;T2WI 脂肪抑制(C)示实性部分等信号为主,囊性部分呈明显不均匀高信号。增强后(D)实性中部区呈中度强化(五角星),外围区明显强化;囊性部分无强化(箭)

(强金伟　赵书会　马凤华)

第三节　卵　巢　癌

一、概述

卵巢上皮癌也称卵巢癌(epithelial ovarian carcinomas)是来源于卵巢上皮的一组恶性肿瘤,约占原发性卵巢恶性肿瘤的90%[2],占女性所有恶性肿瘤的5%以上,其发病率列第七位。在女性生殖器官的恶性肿瘤中,卵巢癌的发病率占第二位,但死亡率居第一位,五年生存率仅为35%[41]。主要原因为卵巢癌的临床表现隐匿且缺乏特异性,患者就诊时多为晚期。

80%的卵巢癌发生于绝经后妇女,在40岁之前年轻妇女较为少见,56~60岁为发病高峰。就世界范围而言,每年死于卵巢癌的女性超过10万。在美国,卵巢癌是妇女中第6常见恶性肿瘤[41]。妇女一生中发生卵巢癌的风险概率为1.3%,最显著的危险因素是阳性家族史,直系亲属中有卵巢癌者,风险增加至3.3%。其他高危因素包括有子宫内膜癌或乳腺癌病史、初潮早、绝经晚、在生殖器部位使用滑石粉、产次少及不孕。而多胎妊娠或应用口服避孕药、延长哺乳期、输卵管结扎术和子宫切除术能降低患癌风险[42]。

1. 组织病理学　根据组织病理学、免疫组化和分子遗传学特点,卵巢癌主要分为以下类型:①浆液性癌(60%~70%);②子宫内膜样癌(10%~20%);③黏液性癌(5%);④透明细胞癌(10%~15%);⑤恶性移行细胞肿瘤(包括恶性Brenner瘤和移行细胞癌)(6%);⑥未分化癌(<1%)[36,42,43]。

卵巢癌的组织来源存在较多争议,最近关于卵巢癌的发病机制和来源,形态学、免疫组化和分子遗传学研究已形成一种新的理论——卵巢癌癌变的二元模式。根据这种理论,卵巢癌分为两种类型:Ⅰ型约占25%,为低级别肿瘤,以逐步发展的方式从良性或交界性肿瘤发展而来,包括低级别浆液性癌、低级别子宫内膜样癌、透明细胞癌、黏液性癌及移行细胞肿瘤。这类肿瘤通常生长缓慢,诊断时属早期,伴特异性基因位点突变。Ⅱ型约占75%,为高级别肿瘤,尚未确定形态学上可识别的前体病变,包括高级别浆液性癌、高级别子宫内膜样癌和未分化癌。这类肿瘤通常侵袭性生长,诊断时多属晚期,伴各种不同的基因突变。早期卵巢癌患者的预后因素见表8-3-1。

表8-3-1　早期卵巢癌患者的预后因素

低危组	高危组
高分化	低分化
非透明细胞型	透明细胞型
包膜完整	肿瘤生长穿透包膜
卵巢表面无肿瘤	卵巢表面有肿瘤生长
无腹水	有腹水
腹腔细胞学阴性	腹腔细胞学阳性
肿瘤无破例或术中无破裂	肿瘤术前破裂
无致密粘连	有致密粘连
双倍体肿瘤	非整倍体肿瘤

2. 临床表现

（1）腹胀和腹块：是最为常见的症状。早期包块较小时，多无症状，偶在妇科检查时发现。随着肿瘤逐渐增大，由于肿块本身体积、重量及肠蠕动的影响，产生腹胀和不适感。包块巨大时，可产生腹胀、腹部隐痛、下腹坠胀和压迫症状如尿频、尿急等，小部分病例因肿瘤蒂扭转或囊肿感染、出血、坏死而产生急腹症症状，如急腹痛、腹膜刺激、发热。当大网膜转移严重而成饼状块时，可在上腹腔触及浮球感或大包块。

（2）腹水：是卵巢癌较为常见的体征，不少患者是因为腹水产生的一系列症状来就诊。腹水量大时，可导致严重的腹胀，有时还伴有胸腔积液，发生率约为 10%。有一部分胸腔积液可能为梅格斯综合征所致。

（3）阴道不规则出血：阴道出血或月经不调是偶见的症状。出血原因有以下可能：①肿瘤间质组织产生雌激素使子宫内膜增生；②同时合并子宫体癌；③卵巢癌转移至子宫，宫颈或阴道。

（4）癌浸润和转移症状：肿块浸润或压迫周围组织器官出现腹壁和下肢水肿，大小便不畅和下坠感，以及腰痛；癌浸润或转移至大网膜或肠管，可粘连形成腹部肿块或肠梗阻；侵犯腹壁、累及神经时，出现疼痛并向下肢放射；远处转移可出现相应症状。

（5）恶病质：晚期卵巢癌患者可有低热、食欲缺乏、恶心、呕吐等胃肠道症状，部分还出现消瘦、体重减轻等恶病质表现。

（6）肿瘤标志物：卵巢癌最有临床意义的肿瘤标志物为 CA125、CA 19-9 和人附睾蛋白4（HE4），具体详见第七章第三节。

3. 影像学表现

（1）原发病灶：原发肿块的征象包括：①单侧或双侧：双侧性是浆液性癌的一个重要征象，发生率为 58% ~67%（图 8-3-1）；其次为卵巢子宫内膜样癌，发生率约 30%；而黏液性癌、透明细胞癌以单侧为主。②形态：多数卵巢癌尤其浆液性癌以不规则形为主（图 8-3-2），而部分卵巢癌可呈规则的椭圆形或浅分叶状，如黏液性癌、透明细胞癌或子宫内膜样癌。③囊实性：根据肿瘤内部构型可分为囊性、囊实性和实性三种类型，以囊实性最多见。卵巢癌囊性肿块少见，可为单房或多房，囊壁和（或）囊内分隔不规则增厚，多数可见突向囊内或囊外的乳头状突起（也叫赘生物），囊壁结节边缘清晰或模糊，囊液密度均匀或不均，以黏液性癌、低级别浆液性癌、透明细胞癌及子宫内膜样癌多见。囊实性肿块和实性肿块常见，实性成分形态规则或不规则，内部密度或信号常因出血或坏死而不均匀，坏死区位于肿块的中央或边缘，边界不清，以高级别浆液性癌、未分化癌多见。④乳头状突起：是上皮性肿瘤的典型影像学特征，囊性或囊实性肿块伴多发乳头状突起是浆液性癌的影像学特征；而单房囊性伴较大实性突起是透明细胞癌的典型影像学特征[44]（图 8-3-3）。⑤囊壁及分隔：通常表现为不规则增厚，厚度一般较良性肿瘤明显。⑥密度或信号：肿瘤实性成分在 CT 平扫呈等或稍低密度，T1WI 呈等或略低信号，T2WI 呈等或稍高信号，DWI 呈明显高信号，ADC 值常低于 $1.0 \times 10^{-3}\ mm^2/s$。囊性部分多数呈低密度和水样信号；内膜样癌和透明细胞癌常合并出血或伴子宫内膜异位症，囊液多呈高密度；T1WI 及 T2WI 多呈高信号（图 8-3-4）；囊液含高蛋白成分时，根据蛋白含量高低，CT 呈低或稍高密度，T1WI 呈等、稍高或高信号，T2WI 呈等、略高或稍低信号，多见于黏液腺癌（图 8-3-5）。⑦增强扫描：动脉早期可见实性组织内明显强化或迂曲的肿瘤血管影，强烈提示肿瘤为恶性；在静脉期持续强化；延迟期部分肿瘤可

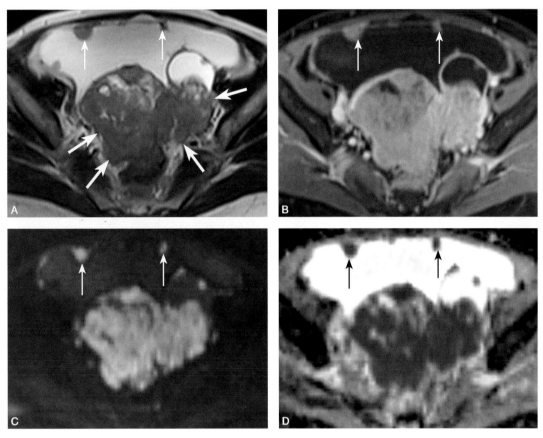

图 8-3-1　患者,女,57 岁,腹胀腹痛,双侧卵巢高级别浆液性囊腺癌,伴广泛转移
横断位 T2WI 像(A)显示左侧卵巢囊实性肿块,右侧卵巢实性肿块(粗白箭),呈不均匀稍高信号,伴腹膜多发结节(细白箭)及大量腹水;横断位 T1WI 增强像(B)显示双侧卵巢病灶及腹膜结节(细白箭)显著强化;DWI(C)示双侧卵巢肿瘤及腹膜结节(细箭)呈明显高信号;ADC 图呈低信号(细黑箭)

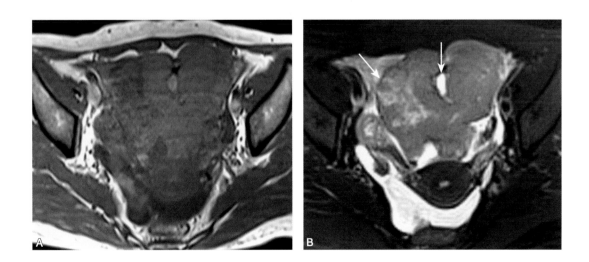

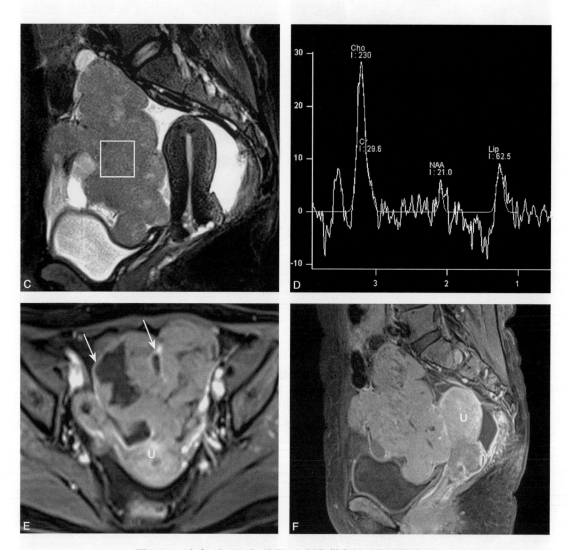

图 8-3-2　患者,女,49 岁,腹胀,左侧卵巢高级别浆液性腺癌
横断位 T1WI(A)和 T2WI 脂肪抑制序列(B)示子宫前方巨大不规则实性肿块,T1WI 以等低
信号为主,局部可见小片稍高信号;T2WI 呈不均匀稍高信号(箭);矢状位单体素定位图及波
谱图(C 和 D)显示肿瘤实性区可见显著升高的胆碱峰(Cho)及略升高脂质峰(Lip),提示恶
性肿瘤;横断位和矢状位 T1WI 增强序列(E,F)显示肿块显著强化,稍低于子宫强化,内见不
强化坏死区(箭)。U:子宫

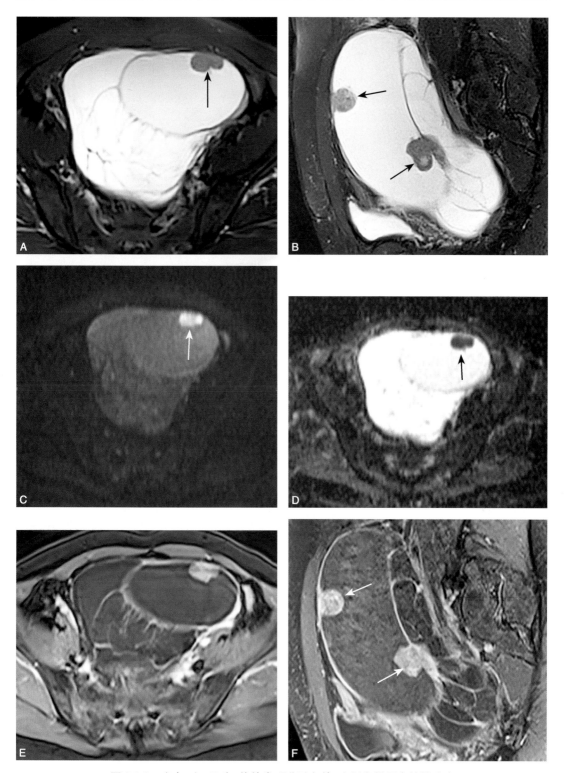

图 8-3-3　患者,女,42 岁,体检发现盆腔包块,左侧卵巢混合性性腺癌
横断位和矢状位 T2WI 脂肪抑制序列(A,B)显示左侧卵巢呈多房囊性为主肿块,囊壁和分隔上伴多发等信号壁结节(黑箭),边界清晰;DWI(C)示壁结节明显高信号(白箭);ADC 图(D)示壁结节明显低信号(黑箭),ADC 值为 0.607×10⁻³mm²/s;横断位和矢状位 T1WI 增强序列(C,D)显示壁结节中度至明显强化(白箭)

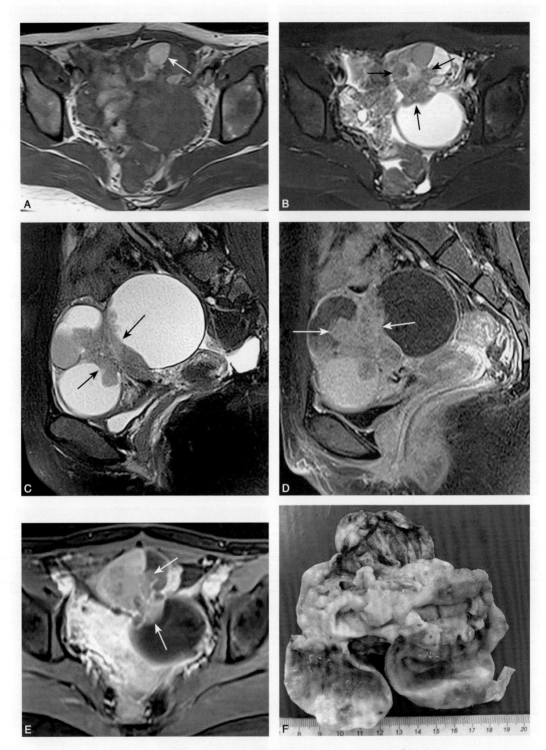

图 8-3-4　患者,女,30 岁,体检发现盆腔包块,左侧卵巢内膜样腺癌
横断位 T1WI 序列(A)显示肿块呈不规则形态混杂信号,高信号为囊液(白箭);横断位和矢状位 T2WI 脂肪抑制序列(B,C)显示肿块呈多房囊实性,实性部分形态不规则,中等至稍高信号(黑箭);矢状位和横断位 T1WI 增强序列(D,E)显示实性成分中度和明显强化(白箭);大体标本(F)显示囊壁不规则形态实性软组织和结节

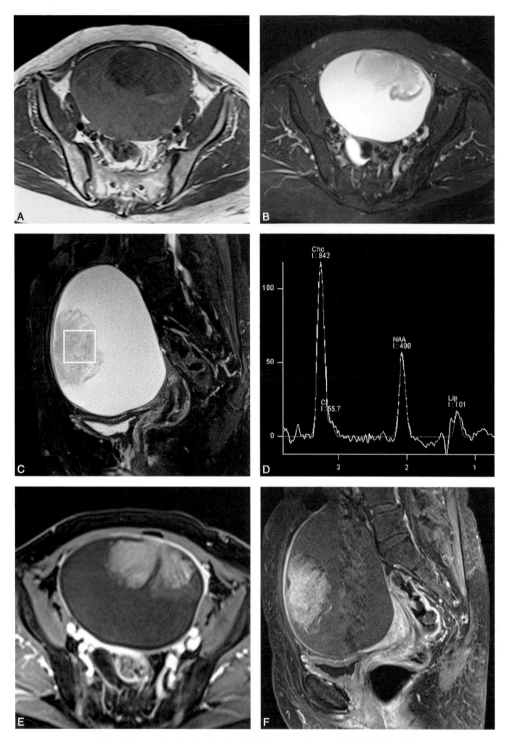

图 8-3-5　患者,女,61 岁,自觉腹部包块 2 月,左侧卵巢黏液腺癌
横断位 T1WI 序列(A)和横断位 T2WI 脂肪抑制序列(B)显示盆腔巨大椭圆形单房囊性为主肿块,囊液 T1WI
呈稍高信号,T2WI 高信号;囊内可见较大实性区,信号不均,T1WI 呈等稍低信号,T2WI 均呈稍高信号;矢状位
波谱定位图及波谱图(C 和 D)示实性区可见显著升高的 Cho 峰及中度升高的 NAA 峰,提示恶性肿瘤,黏液类
肿瘤可能;矢状位和横断位 T1WI 增强序列(E、F)显示肿块实性区显著较均匀强化,囊性区无强化

见对比剂廓清;动态增强曲线多呈快升平台型曲线(Ⅲ型),囊性部分均无强化[32]。⑧其他伴发征象:如透明细胞癌或子宫内膜样癌常合并子宫内膜异位症,浆液性癌可伴大量腹水。常见组织学类型卵巢癌的临床及影像学特征见表8-3-2。

表8-3-2 常见卵巢癌的临床及影像学特征

特征	浆液性癌	黏液性癌	内膜样癌	透明细胞癌
发病率	60% ~70%	5%	10% ~20%	10% ~15%
年龄	40 ~70 岁	40 ~50 岁	50 ~60 岁	48 ~58 岁
双侧性	50%	少见	13% ~20%	少见
大小	大小不一 数厘米到20cm	多数巨大 常≥10cm	大小不一	大小不一 多数较大
形态	不规则	椭圆形	椭圆形	椭圆形或不规则
质地	囊实性 实性 囊性伴壁结节	多房囊性 少数囊实性或实性	囊实性 囊性 实性	单房囊性 囊实性 实性
壁结节	多发,不规则 大小不等	少见 结节状厚分隔	多发,环壁生长	单发或多发 大实性结节
强化	明显强化	中度强化	明显或中度强化	明显强化
淋巴结	盆腔及腹主动脉旁	少见	少见	偶可见
种植转移	腹膜、大网膜 肝、肺	少见	少见	少见
并发疾病	无	无	子宫内膜异位症 子宫内膜癌	子宫内膜异位症
分期				
Ⅰ~Ⅱ期	15% ~25%	80%	36% ~67%	50%
Ⅲ~Ⅳ期	75% ~85%	20%	33% ~64%	50%

(2)浸润和转移:见第七章第三节。

4. 鉴别诊断 典型卵巢癌形态不规则,肿块呈囊性、囊实性或实性表现,囊壁或分隔不规则增厚,内壁凹凸不平,有大小不等的乳头状突起,注射对比剂后实性部分及乳头状突起明显强化,常伴腹腔器官或腹膜转移,腹腔积液也比较常见。一些影像学特征与特定组织学类型密切相关(见表8-3-2),如浆液性癌较小时就引起腹膜广泛转移,并可见钙化(砂粒体)性转移;黏液性癌体积往往巨大,但仍属早期;内膜样癌常同时合并子宫内膜癌(20% ~30%)。一般而言,囊性肿瘤多为良性或交界性;而囊实性多为恶性;良性、交界性、恶性肿瘤均可呈实性。良性肿瘤实性成分较均匀,而恶性肿瘤实性成分常见坏死、出血等。

卵巢癌囊性表现时需与囊腺瘤、颗粒细胞瘤、内膜异位囊肿、盆腔脓肿等鉴别。浆液性或黏液性囊腺瘤囊壁及囊内分隔薄,前者囊液密度或信号均匀如水样,后者不同分房间囊液密度和信号不一,呈"染色玻璃(stained-glass)征",并且可见分房内分房,为其特征性表现。颗粒细胞瘤典型表现为多房囊性,囊壁较厚,分隔厚薄不一,无结节状或乳头状突起,常伴出血高信号,分房多且小时呈海绵状表现。子宫内膜异位囊肿很常见,一般小至中等大小,呈单房或多房,多房时常表现为子房位于主房周围,囊壁常模糊且较厚,囊液密度常较高;MRI表现为 T1WI 和 T2WI 高信号,T2WI 病灶边缘出现低信号(阴影效应)具有特征性,增强后囊壁轻度、中度或明显强化。卵巢脓肿常为单房厚壁囊性病变,边界常欠清晰,合并输卵管炎时,可见扭曲输卵管呈盘曲蛇形改变,囊液密度常高于水,MRI 多呈水样信号,DWI 呈高信号,增强后囊壁明显环形强化,结合临床病史可予鉴别。

卵巢癌呈囊实性肿块或实性肿块时需与其他类型恶性肿瘤如转移瘤、颗粒细胞瘤、无性细胞瘤、卵黄囊瘤鉴别;还需与交界性上皮性卵巢肿瘤及良性肿瘤如浆膜下或阔韧带肌瘤、卵泡膜纤维类肿瘤、囊腺纤维瘤和 Brenner 瘤等鉴别。转移瘤常呈囊实性或实性表现,与卵巢癌形态相似,但 T2WI 信号常较低,瘤内常见囊变区,区别两者的关键在于寻找原发病灶或原发肿瘤病史。颗粒细胞瘤可呈囊实性或实性肿块,伴或不伴多发小囊性区,形态较卵巢癌规则,边界清楚,增强后动脉期见显著强化、不规则血管,强化程度高于子宫肌层,静脉期及延迟期肿块依然强化[45],因肿瘤具有雌激素活性,常伴子宫增大、内膜增厚。无性细胞瘤好发于青春期及生育期妇女,恶性程度低,发展慢,患者一般情况好,多无腹腔积液,肿瘤边界清晰,呈轻、中度强化,特征性表现为实性肿块内见明显强化的条索状分隔。卵黄囊瘤好发儿童及年轻妇女,典型表现为实性为主伴多发大小不等囊腔,肿瘤血供丰富,生长迅速,常伴出血及坏死,增强后强化明显,见"亮点征"或条状或点状流空信号为特征性表现,肿瘤常伴有腹水。交界性上皮性肿瘤也可呈实性表现,T2WI 见低信号分支状轴心为其典型表现,DWI 呈中等信号。浆膜下或阔韧带肌瘤常形态光整和规则,T2WI 信号较低,与子宫关系密切,见形态正常的同侧卵巢有助于鉴别。卵泡膜纤维类肿瘤、Brenner 瘤和腺纤维瘤 T2WI 信号较低,强化较弱。

二、浆液性癌

卵巢浆液性癌(serous carcinomas)为最常见的卵巢恶性肿瘤,占所有卵巢肿瘤的 17%,约占所有卵巢上皮性恶性肿瘤的 60%~70%[42,43,46]。目前浆液性癌又分为高级别浆液性癌(high-grade serous carcinoma,HGSC)和低级别浆液性癌(low-grade serous carcinoma,LGSC)[47]。分子水平上,LGSC 与 HGSC 为两种不同的疾病,而不是同种疾病的两种类型,LGSC 与浆液性交界性肿瘤非常相似,常共同存在。因此本节所涉及的浆液性癌为 HGSC。

1. 组织病理学　目前分子病理和免疫组化研究结果显示大多数 HGSC 原发病灶来自输卵管伞端,过去认为输卵管或腹膜的 HGSC 与传统上的卵巢 HGSC 是同一种疾病,应将来自输卵管、腹膜或卵巢的 HGSC 统称为"盆腔 HGSC"[48-50]。HGSC 大体病理可分为四种类型:①囊性为主,囊液为浆液性、浑浊性及血性液体,单房或多房,囊腔内含易碎柔软乳头状突起(壁结节);②囊实性;③完全实性,出血坏死多见;④完全外生性(serous surface carcinoma,浆液表面癌),卵巢正常或部分被肿瘤组织取代。

典型大体病理表现为囊实性肿块,伴出血、坏死。肿瘤组织柔软、易碎,双侧及表面受累多见。多数情况下,输卵管伞端同时受累,以至于无法区分输卵管与卵巢肿块。大网膜可弥漫受累,而出现"网膜饼征"(omental cake)或弥漫性结节。腹膜也常受累,出现种植转移。

2. 临床表现　多见于中老年女性,患者早期无特殊症状,就诊时 70% 为卵巢癌晚期。腹胀和盆腹部包块是最为常见的症状。肿瘤巨大时,可产生腹胀、腹痛、下腹坠胀等,部分患者因肿瘤蒂扭转或感染、出血、坏死而产生急腹症症状。当大网膜转移严重而成饼状块时，可在上腹腔触及浮球感或大包块。腹水是晚期卵巢癌常见体征。患者还可有低热、食欲缺乏、恶性、呕吐等胃肠道症状，部分还可出现消瘦、体重减轻等恶病质表现。

3. 影像学表现 浆液性肿瘤的典型影像学特征为双侧、单房或双房、囊实性或实性肿块，囊液在 CT 上多表现为水样密度，MRI 上表现为水样 T1WI 低信号、T2WI 高信号。约 30% 的肿瘤可见钙化，大网膜及腹膜转移灶也可出现钙化灶（图 8-3-6）。58% ~67% 的患者为双侧卵巢肿块[45,51]，双侧卵巢肿块是浆液性腺癌的一个重要征象。文献报道浆液性腺癌直径通常小于 10cm。编者对一组 HGSC 统计发现，肿块不规则形约 81%，13% 为囊性（图 8-3-7），34% 呈囊实性，53% 呈实性（图 8-3-8）。壁结节是上皮性肿瘤的典型影像学特征，HGSC 的壁结节可为内生性，也可自卵巢表面向外生长，壁结节大小 0.2 ~4.5cm，平均 1.2cm[7]，以多发壁结节为主（47%），多数以宽基底与囊壁相连，表面不规则。囊性为主肿瘤以壁结节明显强化，囊实性或实性肿瘤的实性部分明显均匀或不均匀强化为主（图 8-3-9）。

25% ~30% 病例可出现腹水，30% 见淋巴结肿大，20% 见大网膜转移，后者的典型表现为大网膜的饼状软组织肿块。其他征象如腹腔播散，轻者为肠襻边缘模糊不清，严重时可见腹腔内不规则软组织肿块或结节，可见于腹腔内各个部位如子宫直肠窝、子宫膀胱窝、结肠旁沟等。钙化转移的发生率约 6%，多见于上腹部肝脏、脾脏边缘，腹盆腔多位于腹膜或大网

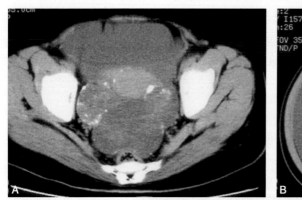
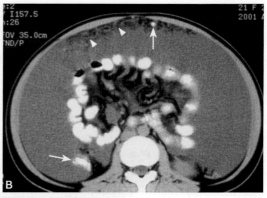
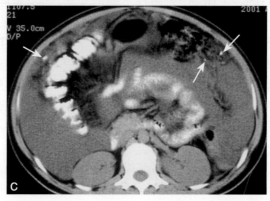

图 8-3-6 双侧卵巢浆液性乳头状癌,伴大网膜和腹膜钙化性转移(手术证实)

图 A 为 CT 平扫,显示双侧卵巢囊实性肿块,囊壁上多发粗糙钙化;图 B、C 为中腹部 CT 平扫,见大量腹水,大网膜和腹膜上多个点状及片状钙化灶(箭),大网膜呈网状,脂肪密度增高(箭头)

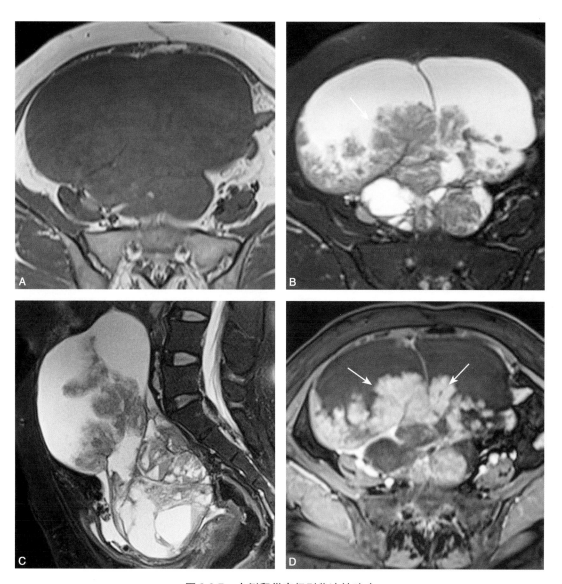

图 8-3-7　右侧卵巢高级别浆液性腺癌
横断位 T1WI(A)显示腹盆部巨大等信号肿块;横断位和矢状位 T2WI 脂肪抑制像(B,C)显示肿块呈
囊实性,形态不规则,囊液呈明显高信号;囊内见多发大小不等、中等信号壁结节和实性区(箭);横
断位 T1WI 脂肪抑制增强(D)示壁结节和实性区明显强化,呈菜花样(箭)

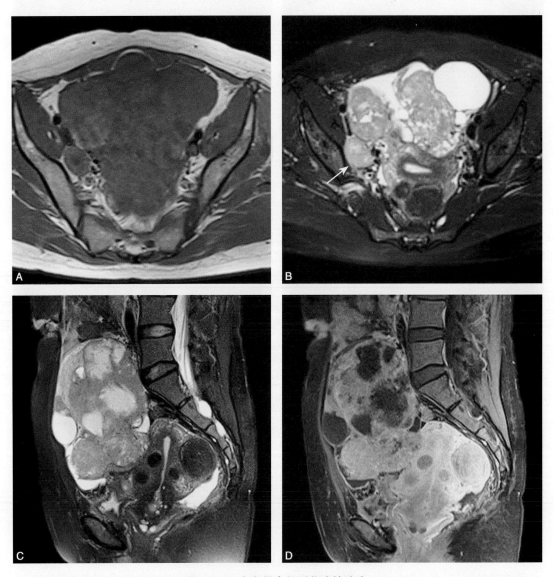

图 8-3-8 右卵巢高级别浆液性腺癌

横断位 T1WI(A)显示盆腔不规则形态等信号肿块;横断位和矢状位 T2WI 脂肪抑制像(B,
C)显示肿块以不均匀稍高信号实性为主,含囊变和坏死区,呈明显高信号,右髂血管处见明
显肿大淋巴结(箭);T1WI 增强图像(D)显示实性区明显不均匀强化,囊变和坏死区无强化。
另见多发大小不等子宫肌瘤

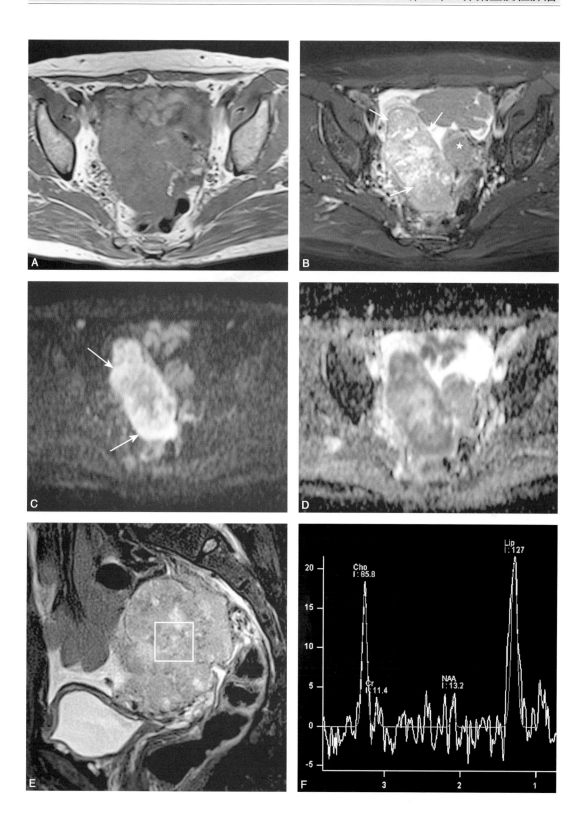

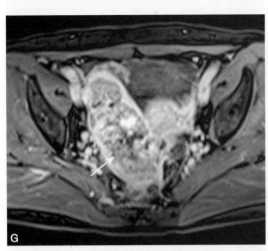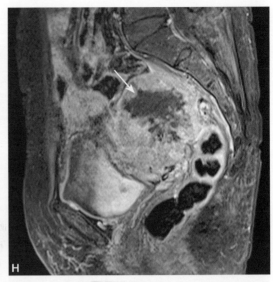

图8-3-9　患者,女,60 岁,体检发现盆块,右侧卵巢高级别浆液性癌

横断位 T1WI(A)和横断位 T2WI 脂肪抑制序列(B)显示右侧附件区不规则实性肿块(箭),T1WI 呈
等稍低信号,T2WI 呈不均匀稍高信号;DWI(C)肿块呈不均匀高信号(箭);ADC 图(D)呈不均匀低
信号;矢状位波谱定位图及波谱图(E,F)可见显著升高的 Cho 峰及 Lip 峰,提示恶性肿瘤;横断位和
矢状位 T1WI 增强序列(G,H)显示肿块显著不均匀强化,内可见斑片状坏死区(箭)。★:子宫
膜[52]。其他转移如骨转移,一般为溶骨性骨质破坏。

三、黏液性癌

黏液性癌为相对少见的卵巢恶性肿瘤,占所有卵巢上皮恶性肿瘤的 3% ～5%[42,43,45]。
63%的患者为 Stage Ⅰ期,几乎所有病变均为单侧发病。

1. 组织病理学　原发性卵巢黏液性癌大体表现为单侧、体积较大的多房囊性肿块,通
常无卵巢表面受累或卵巢外浸润,内含数量不等的黏液,直径由 8cm 至 40cm 不等(平均
16～19cm),实性区或囊腔内壁结节较良性及交界性黏液性肿瘤常见。与黏液性交界性肿
瘤病理亚型不同,黏液性癌没有进一步划分为肠型和宫颈管型两个亚型,而是统称为浸润性
黏液性癌。显微镜下,多数黏液性癌腺体分化良好,数量不等,周边可见黏液性囊腺瘤或黏
液性交界性肿瘤区域,恶性黏液性上皮浸润间质,范围大于 5mm,增生腺体呈三种方式生
长[8,14]:①腺体过多合并在一起,称之为"融合腺";②含丰富嗜酸性胞质的单个细胞簇状分
布,细胞间隙清晰;③数量不等的腺体无规则形浸润间质。

2. 临床表现　可发生于任何年龄,但以中青年女性居多,发病年龄多为 39～50 岁[8]。
多数患者无特殊症状,肿瘤巨大时,可产生腹胀、腹部隐痛、下腹坠胀和压迫症状如尿频、尿
急等,小部分病例因肿瘤破裂而感染、出血、坏死而产生急腹症症状,即腹痛、腹膜刺激、发
热。临床检查常见腹部膨隆,子宫旁可扪及光滑、活动之囊性肿块。与其他类型上皮性恶性
肿瘤相比,Stage Ⅰ黏液性癌预后好,5 年生存率可达 90%。

3. 影像学表现　多数黏液性癌与黏液性交界性肿瘤表现相仿,但前者实性区或厚分隔
更多见[13]。黏液性肿瘤是所有卵巢肿瘤中最大的肿瘤,直径通常大于 10cm,75%的肿瘤呈
囊性,其中大多数肿瘤为表面光滑的多房囊性肿瘤,分房大小不等,局部可呈蜂窝状改变,囊

内分隔厚薄不等,局部可见壁结节向囊腔内突出(图8-3-10);肿瘤也可呈单房囊性伴较大壁结节。黏液腺癌多从良性肿瘤经过交界性肿瘤发展而来,随着恶性程度的升高,肿瘤实性组织增多。约20%的黏液性癌为囊实性;约5%的肿瘤为完全实性[14,53](图8-3-11,图8-3-12,图8-3-13)。囊液信号或密度因含黏液、浆液或出血含量等不同而异,CT表现为相邻分房囊液密度高低不一,MRI图像T1WI呈中等信号、稍高和高信号或水样低信号,T2WI呈程度不一的高信号或稍低信号,从而呈现"染色玻璃征"(stained-glass)(见图8-3-10)。实性成分T1WI呈等或略高信号,T2WI呈中等高信号。增强后囊壁中度或明显强化,壁结节可有较明显增强。

　　少数情况下,原发阑尾肿瘤与卵巢黏液性肿瘤可以共同存在,这些肿瘤常伴发腹膜假性黏液瘤,以腹腔内出现大量黏液性物质为特征,CT或MRI像表现为腹膜腔不规则局限性或分房的液体,伴或不伴腹膜或大网膜沉积。腹水可致肝脏边缘呈扇形外观。先前认为腹膜假性黏液瘤是卵巢黏液性腺癌或交界性肿瘤破裂所致。近年来的临床病理、免疫组化和分子生物学研究显示腹膜假性黏液瘤多数情况下源自阑尾,而卵巢黏液性肿瘤是阑尾肿瘤继

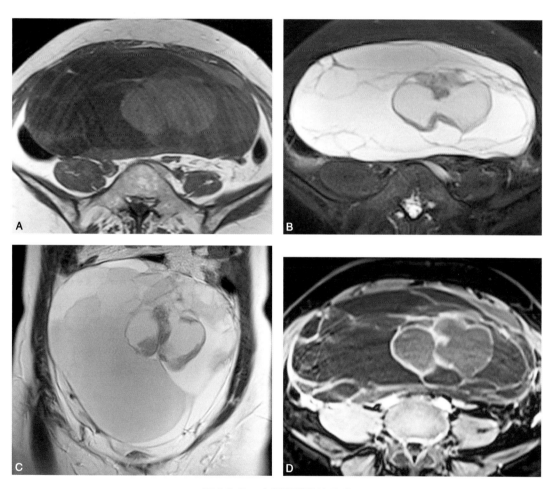

图8-3-10　右侧卵巢黏液腺癌
横断位T1WI(A)见腹盆部巨大低信号肿块,内见圆形稍高信号区;横断位T2WI脂肪抑制和冠状位T2WI(B、C)显示肿块呈多房囊性,分房囊液信号不均,呈高和稍高信号,局部囊壁增厚,呈等信号;横断位T1WI增强(D)显示分隔及部分囊壁明显强化,局部囊壁呈不规则结节状增厚

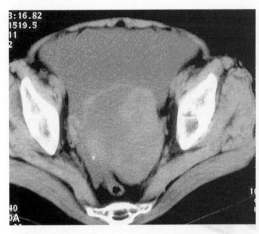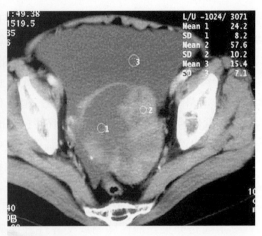

图 8-3-11　左卵巢黏液性腺癌

A 平扫,B 增强,显示左侧卵巢囊实性分叶状肿块,囊性和实性部分形态不规则,分界模糊,实性区有明显增强。腹腔有大量积液

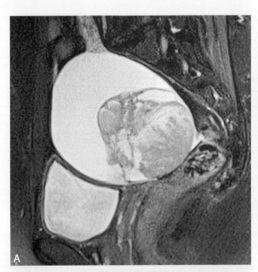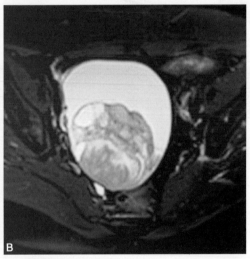

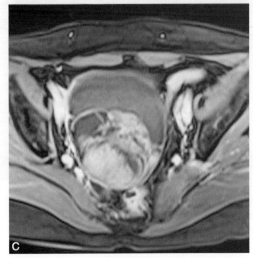

图 8-3-12　右侧卵巢黏液腺癌

矢状位和横断位 T2WI 脂肪抑制(A,B)显示右卵巢单房囊实性肿块,实性成分呈混杂稍高信号,边缘光滑,突向囊腔;横断位 T1WI 脂肪抑制增强(C)显示实性组织不均匀明显强化,局部囊壁明显强化

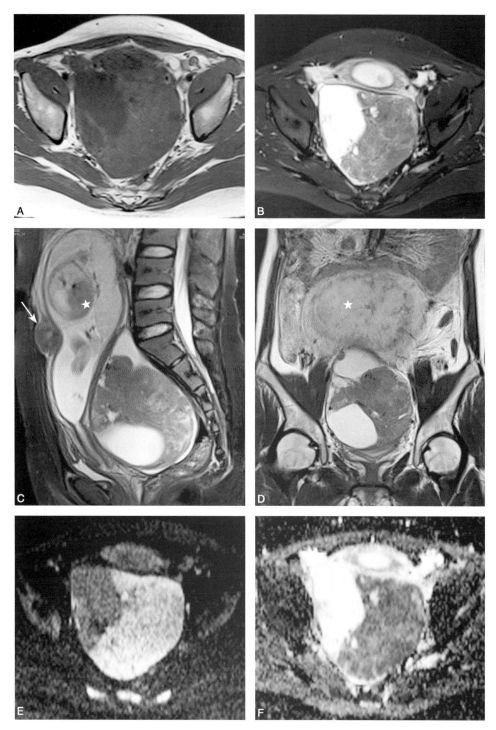

图8-3-13 患者孕20周,B超发现盆块,右侧卵巢黏液腺癌
横断位 T1WI(A)示盆腔巨大囊实性肿块,实性成分中等稍高信号,囊性成分低信号;横断位、矢状位 T2WI 脂肪抑制(B,C)及冠状位 T2WI(D)示椭圆形囊实性肿块,囊液 T2WI 呈高信号,实性成分呈等信号;另见增大子宫内胚胎和胎盘(五角星),符合孕期子宫改变,子宫前壁局部结节状增厚(C,箭),为子宫小肌瘤;DWI(E)肿块实性部分呈高信号;ADC图(F)呈低信号。此例术前误诊为变性子宫肌瘤

发腹膜种植所致[53,54]。因此,当怀疑腹膜假性黏液瘤时,应仔细观察阑尾。

四、子宫内膜样癌

卵巢内膜样癌(endometrioid adenocarcinoma)发病率仅次于卵巢高级别浆液性癌,占所有上皮性卵巢恶性肿瘤的15%~20%[42,43,55]。多发生在围绝经期或绝经后女性,患者就诊时多数肿瘤局限于卵巢,为临床早期病变。15%~40%的患者合并子宫内膜异位症,且后者可增加内膜样癌的患病风险。子宫内膜异位囊肿或卵巢交界性囊腺纤维瘤被认为是卵巢子宫内膜样腺癌的癌前期病变[56,57]。

1. **组织病理学** 大体上,肿瘤多呈较大的表面光滑的肿块,有三类表现:①囊性为主,囊内常含大量巧克力样液体伴壁结节;②囊实性,实性区质软、易碎,囊腔内多为血性液体,偶尔为黏液样或绿色的液体;③实性,大量出血坏死较少见。镜下,高分化者形成圆形、卵圆形或管状腺体,腺体由复层非黏液上皮细胞构成,也可出现筛状或绒毛状结构,部分出现鳞状细胞分化,常形成桑葚样结构;中分化及低分化者常呈实性生长伴显著出血、坏死,可见复杂的腺样或微腺样结构,核分裂象及异型性明显。

2. **临床表现** 多发生于围绝经期或绝经后期妇女,平均发病年龄为55岁。多数患者早期无特殊症状,肿瘤较大时,可产生腹胀、腹部隐痛和自觉腹部包块伴压迫症状等。部分患者可出现一些特殊的临床表现,最常见的为不规则阴道出血,往往是由于合并同时发生的子宫内膜癌或子宫内膜增生。80%患者CA125不同程度升高,半数以上患者CA199升高,少数患者CEA增高。

3. **影像学表现** CT表现:肿瘤体积多较大,平均直径约10cm以上,多为单侧发生,圆形或类圆形肿块多见,边界清晰。绝大多数肿瘤为囊性为主肿块,也可为囊实性或实性肿块(图8-3-14)。囊液为出血或黏液时,CT平扫常显示等或略高密度为主,也可为低密度,实性成分常为等或稍低密度。增强后,实性成分显示中等度或显著强化,囊性区无强化。值得注意的是,部分病灶由于囊液本身的高密度容易掩盖小壁结节或乳头的显示。

MRI表现:常为卵圆形囊性为主型肿块,囊壁伴多发大小不等壁结节或乳头状突起(图8-3-15);单房囊比多房囊更常见。囊液常呈T1WI均匀等或高信号、T2WI均匀高信号;实性

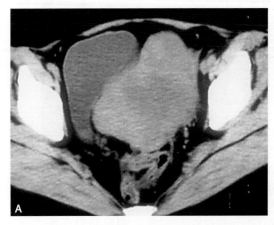
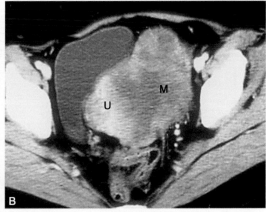

图8-3-14 左卵巢子宫内膜样癌

A和B分别为平扫和增强,显示子宫(U)左侧实性分叶状肿块(M),有明显不均匀增强,外侧边缘毛糙,内侧缘呈浸润生长,包绕并侵犯子宫,两者分界不清,手术证实子宫肌层和输卵管受侵犯

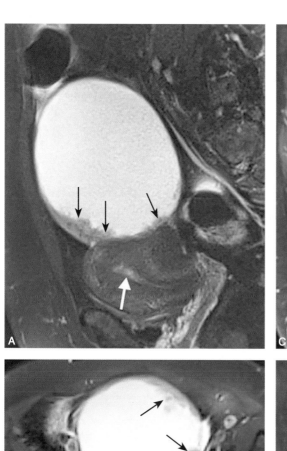

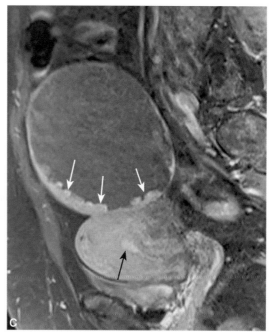

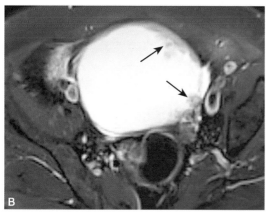

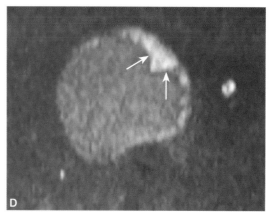

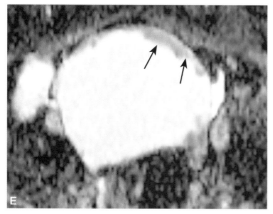

图 8-3-15　患者,女,53 岁,检查发现盆腔包块,右卵巢子宫内膜样腺癌,起源于内膜异位囊肿,合并子宫内膜癌 I 期

A 和 B 分别为矢状位、横断位 T2WI 脂肪抑制序列,示右卵巢囊性为主肿块,伴多发大小不等绒毛毯样壁结节(黑箭);矢状位 T2WI 上同时可见宫腔内膜癌(白箭);C 为矢状位 T1WI 增强序列,示壁结节明显强化(白箭),宫腔内肿瘤亦明显强化(黑箭);D 和 E 分别为 DWI 图和 ADC 图,示壁结节分别为高信号(白箭)和低信号(黑箭)

成分常呈 T2WI 不均匀高信号,DWI 高信号,ADC 图低信号(图 8-3-16);常见同时发生的子宫内膜癌。完全实性肿块很少见(图 8-3-17),囊实性肿块的表现介于囊性为主型与实性两者之间,增强扫描见实性成分明显或中等度强化。多数患者可见少量腹水,中等量或大量腹水以及腹膜种植少见。

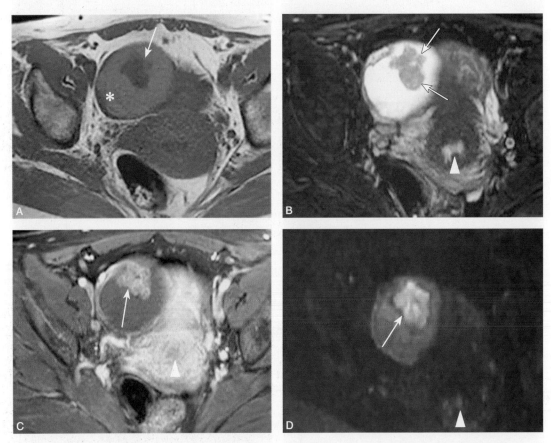

图 8-3-16   患者,女,50 岁,痛经检查发现,右卵巢子宫内膜样腺癌Ⅱ级,合并子宫内膜癌Ⅰ级
横断位 T1WI 序列(A)显示囊液呈均匀稍高信号(星号),壁结节呈等低信号(白箭);横断位 T2WI 脂肪抑制序列(B)显示囊液呈均匀高信号,壁结节呈不均匀稍高信号(白箭),同时显示宫腔内高信号内膜和略低信号结节(箭头);横断位 T1WI 脂肪抑制增强序列(C)示壁结节明显强化(白箭)、宫腔内病灶轻度强化(箭头)。DWI(D)显示壁结节呈高信号(白箭)、宫腔内病灶呈稍高信号(箭头)

编者[58,59]一组卵巢子宫内膜样腺癌共 23 例 25 个肿瘤,大小 3.7~22.5cm,平均 11.1cm;单侧 21 例(91%);卵圆形肿块 16 个(64%);囊性为主伴壁结节或乳头状突起 18 个(72%),显著高于文献报道的 33%[58];囊液 T1WI 等或高信号 19 个(83%);10 例患者发生同时合并的子宫内膜癌(双原发癌),占 43.5%,显著高于文献报道的 16%[60];91% 的患者无腹水或仅见少量腹水。

4. 鉴别诊断   卵巢子宫内膜样腺癌主要需要与卵巢高级别浆液性囊腺癌、低级别浆液性囊腺癌、卵巢透明细胞癌、卵巢转移性肿瘤及卵巢交界性肿瘤相鉴别。①高级别浆液性囊腺癌易双侧发生,形态不规则,多为囊实性或实性为主肿块,常发生广泛腹膜种植转移;②低级别浆液性囊腺癌:较少见,多由交界性肿瘤发展而来此外,囊液多为均匀水样信号;③卵巢

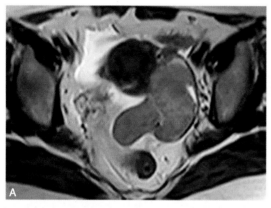
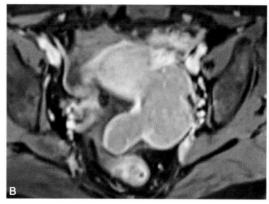
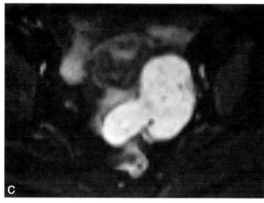

图8-3-17　患者,女,53岁,体检发现盆腔包块,左卵巢子宫内膜样腺癌
横断位 T2WI 序列(A)显示左侧卵巢不规则形、稍高信号实质性肿块,边界清晰;横断位T1WI 脂肪抑制增强序列(B)显示肿瘤强化低于子宫,呈中度强化。DWI(C)显示肿块呈明显高信号

透明细胞癌:影像学上常与卵巢子宫内膜样腺癌表现类似,术前鉴别诊断较困难;④卵巢转移性肿瘤:临床上多有原发肿瘤病史,大多数双侧发生,胃来源的转移瘤常为实质性肿块,T2WI 实性区信号较低,肠道来源的转移瘤多为囊性为主或囊实性肿瘤,其囊液信号往往不均匀[61];⑤卵巢交界性肿瘤:交界性浆液囊腺瘤常多见囊性为主伴壁结节,但其囊液主要为T1WI 低信号和 T2WI 高信号;此外,DWI 上壁结节呈等信号,ADC 值较高,有助于鉴别[31],交界性黏液性囊腺瘤典型表现为多发囊性为主肿块,囊壁及分隔增厚伴壁结节(≥5mm),囊液信号不均质。

五、透明细胞癌

透明细胞癌(clear cell carcinoma)是卵巢上皮性癌的一种特殊组织学类型,约占所有卵巢上皮性恶性肿瘤的 10% ~15%,其中东亚妇女常见,占 15% ~25%;西方妇女占 5% ~13%[42,43,62,63]。因多数肿瘤细胞含有透明胞质,1973 年世界卫生组织(WHO)将透明细胞癌定义为卵巢上皮性癌的一种独特的组织学类型[64]。透明细胞癌的组织发生尚有争议。原来认为透明细胞癌起源于中肾,又有"中肾瘤"之称。近年来研究表明,它更有可能来源于苗勒管[65],因为:①它常合并盆腔子宫内膜异位;②常合并卵巢子宫内膜样癌;③有时透明细胞来自异位的子宫内膜上皮;④子宫透明细胞癌的组织来源是子宫内膜;⑤子宫体内并无中肾组织残留。

绝大多数透明细胞癌诊断时病灶局限于卵巢,FIGO 分期多属于 Stage Ⅰ ~ Ⅱ 期[66,67]。

透明细胞癌与卵巢内膜样癌类似,不同于浆液性或黏液性癌之处是常伴子宫内膜异位症[66]。虽然手术方式与最常见的卵巢浆液性腺癌相同,但透明细胞癌对传统化疗药物不敏感,预后差[67]。

1. 组织病理学　绝大多数透明细胞癌单侧发病,典型大体特征为大而圆的囊实性肿块;囊性为主时,表现为囊壁单发或多发的大圆乳头突向囊腔;也可表现为完全实性肿块。显微镜下,透明细胞癌由以下 5 形态细胞组成[14]:①典型的是透明细胞,圆形或多边形,胞质透明,含丰富糖原,瘤细胞呈实性片状、巢、索、腺管或乳头状排列;②另一种为鞋钉细胞,细胞大而圆,核大、深染,胞质少,形似鞋钉,呈管状分布;③嗜酸性细胞,细胞核偏心分布,胞质嗜酸深染,圆形或菱形;④立方形细胞;⑤扁平细胞也常可见,沿囊壁或腺体分布。

2. 临床表现　透明细胞癌一般发生于成年妇女,平均发病年龄为 48 ~ 58 岁,25 岁以下非常罕见。临床症状无特异性,常表现为腹胀、腹痛,腹部包块或尿频等,个别患者有阴道出血或排液,晚期常合并腹水。目前普遍认为透明细胞癌与子宫内膜异位密切相关,尤其在亚洲女性,合并内膜异位症的患者更多见[14]。另外,透明细胞癌还可以合并血栓性并发症(包括深静脉血栓和肺栓塞),文献报道深静脉血栓的发生率为 20% ~ 46%[68]。Matsuura 等[69]报道显示 27% 的透明细胞癌伴发深静脉血栓或肺栓塞,显著高于其他类型卵巢癌(6.8%),且深静脉血栓形成常见于透明细胞癌术前和复发时,对透明细胞癌的诊断和复发有一定参考价值。10% 的患者合并高钙血症,目前认为血钙的升高可能与肿瘤分泌的甲状旁腺相关肽(PTH-rP)有关。血钙值于手术切除肿瘤后 36 小时内迅速恢复正常,而肿瘤复发时,血钙可再升高。

3. 影像学表现　据义献报道,单房囊性肿块伴单个或多个大小不等实性壁结节突向囊腔是透明细胞癌的典型征象[44,70],直径从几厘米到 20cm 不等。编者对 38 个透明细胞癌与 62 个 HGSC 的影像学表现进行对比,91% 的透明细胞癌为单侧卵巢肿瘤,以椭圆形(74%)为主,81% 呈单房囊性,伴单发或多发的较大实性壁结节(图 8-3-18),壁结节与囊壁相连处最大直径为 5.06±0.4cm。50% ~ 70% 的透明细胞癌合并盆腔或卵巢子宫内膜异位症[66,67,71]。

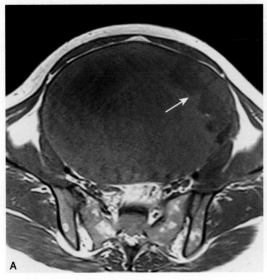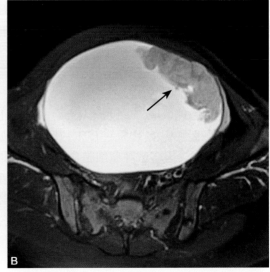

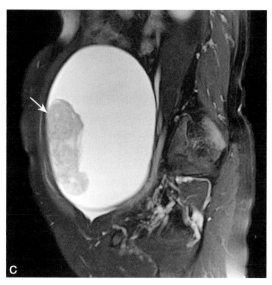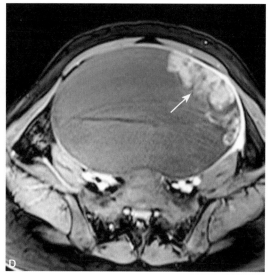

图 8-3-18　患者,女,50 岁,体检发现盆腔包块 6 年,增大 3 月余,左侧卵巢透明细胞癌
横断位 T1WI(A)显示下腹盆腔可见椭圆形单房囊性肿块,呈等信号,实性组织呈低信号(箭);横断位和矢状位 T2WI 脂肪抑制(B、C)显示囊液呈均匀高信号,囊壁薄,囊内见较大实性组织突向囊腔,呈稍高信号(箭);横断位 T1WI 增强(D)显示实性组织明显不均匀强化(箭)

透明细胞癌囊液因周期性出血而在 CT 上呈稍高密度,T1WI 多呈高信号,T2WI 因出血期相而信号不一(图 8-3-19)。Matsuoka 等[72]报道 40% 的透明细胞癌囊液 T1WI 呈高信号。Choi 等[68]报道透明细胞癌囊液密度 13～34HU,平均 24HU,并认为是肿瘤出血或坏死的结果,这可能是与其他上皮性肿瘤如浆液性癌的鉴别点,后者囊液密度接近于水。就增强程度而言,透明细胞癌以显著强化为主(82%)。腹膜种植灶、大量腹水在透明细胞癌少见,可能的原因是绝大多数透明细胞癌诊断时病灶局限于卵巢,FIGO 分期多属于 Stage Ⅰ ～ Ⅱ期。部分肿瘤实性结节较大,从而肿瘤呈囊实混合性(图 8-3-20),约 1/3 透明细胞癌呈实性为主(图 8-3-21),T1WI 呈等或稍低信号,T2WI 呈等或稍高信号。

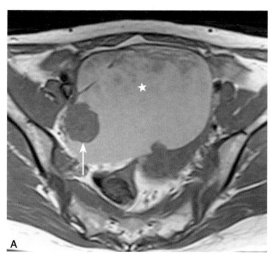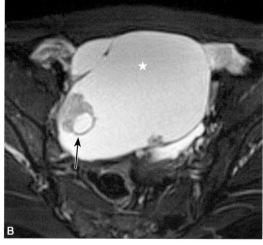

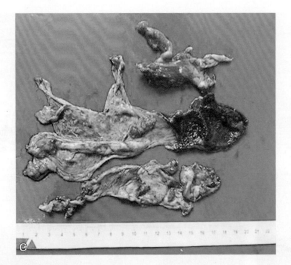

图 8-3-19　左侧卵巢透明细胞癌
横断位 T1WI 像（A）显示盆腔单房囊性
肿块,囊液呈高信号（五角星）,囊内见多
个大小不等壁结节,呈等低信号（箭）;
T2WI 脂肪抑制（B）显示囊液呈明显高信
号（五角星）,壁结节呈稍高信号（箭）;大
体病理标本（C）见囊壁上多个壁结节及
局部暗褐色的内膜异位病灶

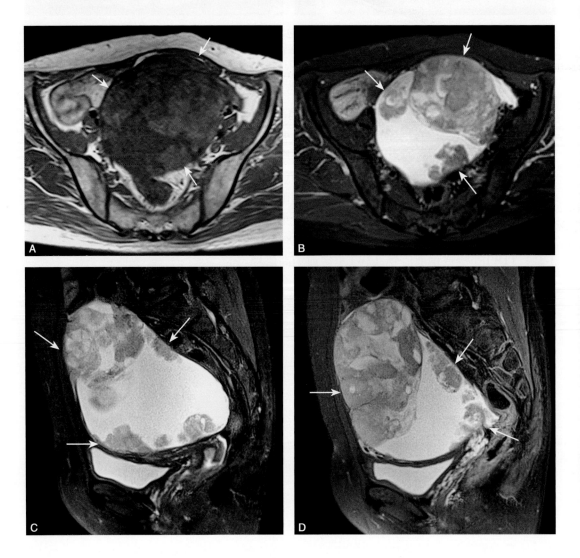

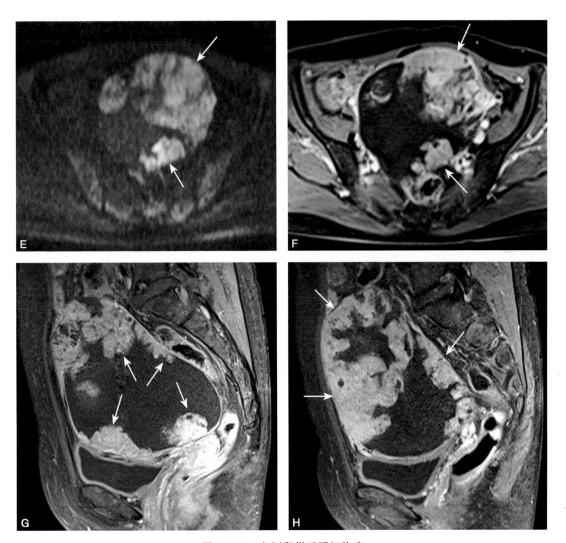

图 8-3-20 左侧卵巢透明细胞癌

横断位 T1WI、横断位和矢状位 T2WI 脂肪抑制（A～D）显示盆腔椭圆形囊实混合性肿块（箭），实性区 T1WI 呈混杂等和稍高信号，T2WI 呈不均匀稍高信号，局部可见斑片状低信号；囊性区呈水样信号；DWI（E）实性区呈高信号（箭）；横断位及矢状位 T1WI 增强（F～H）显示实性区表面高低不平，明显不均匀强化（箭），较大实性区内可见不规则无强化坏死区

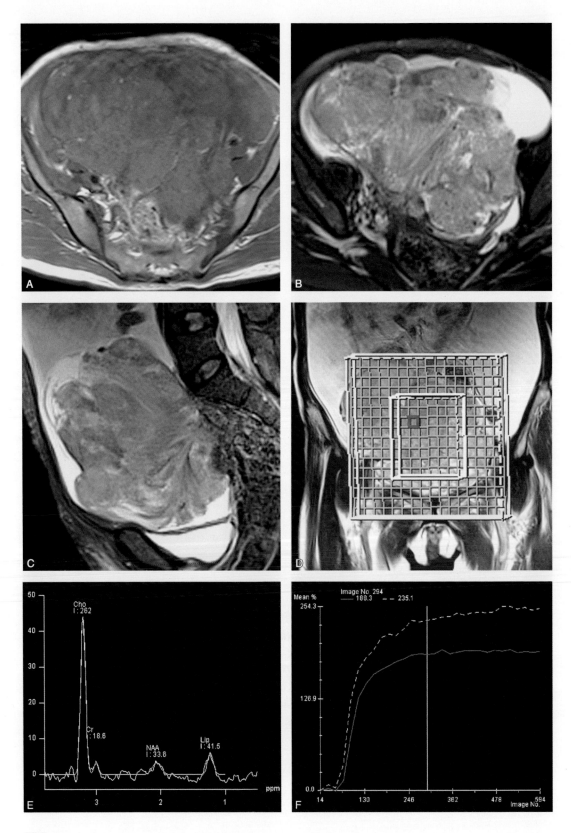

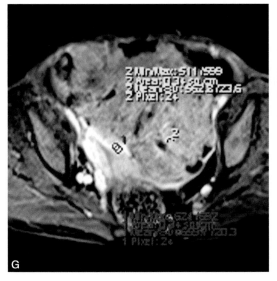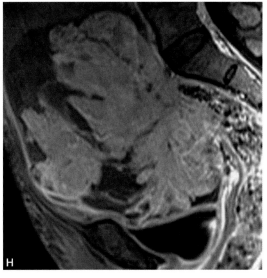

图 8-3-21　左侧卵巢透明细胞癌

横断位 T1WI、横断位和矢状位 T2WI 脂肪抑制（A～C）显示盆腔分叶状、实性为主肿块，T1WI 呈中等信号，内部信号不均，T2WI 呈不均匀稍高信号；多体素波谱定位图及波谱图（D,E）实性区可见显著升高的 Cho 峰及略高的 Lip 峰，提示肿瘤恶性；F～G 为动态增强曲线及定位图，红色实线为子宫强化曲线，黄色虚线为肿瘤强化曲线，为速升平台（Ⅲ）型曲线；矢状位 T1WI 脂肪抑制增强（H）显示肿瘤呈明显欠均匀强化，表面不规则，囊性部分未见强化

六、恶性 Brenner 瘤

卵巢恶性移行细胞肿瘤（malignant transitional cell tumors）包括两种类型，一种伴有良性 Brenner 成分，称为恶性 Brenner 瘤，另一种不伴有 Brenner 成分，称为移行细胞癌（非 Brenner 型）。恶性 Brenner 瘤十分罕见，占所有卵巢 Brenner 肿瘤的 5% 以下，组织学上为低级别癌，有良性-交界性-恶性的演变过程。移行细胞癌常无明确的癌前病变，研究认为移行细胞癌是高级别浆液性癌或内膜样癌的低分化类型[73,74]，因而，2014 年 WHO 卵巢肿瘤组织学分类中已将其删去。目前，关于其特定的细胞基因学特征和肿瘤发生机制仍不清楚。

1. 组织病理学　大体上，肿瘤多呈囊实性肿块，囊壁可伴息肉状壁结节，囊液常为水样液体或黏液。出血和坏死也可较明显，部分病灶内见砂砾样钙化。镜下，常可见其他类型卵巢癌的成分，合并浆液性癌最常见，仅 10% 为单纯性恶性移行细胞肿瘤。恶性 Brenner 瘤的诊断需见良性或增生性上皮成分，且与恶性成分有移行区。而移行细胞癌镜下则无良性或增生性 Brenner 瘤成分。典型特征为突向囊腔的粗大乳头，表面被覆多层肿瘤性移行上皮，乳头中心有明显的纤维脉管轴心；实性区尚可见不规则细胞巢在纤维性间质中呈浸润性生长。大多数肿瘤为中、低分化[74]。

2. 临床表现　多发生于 50 岁以上，恶性患者比良性患者大 10 岁左右，平均年龄约 60 岁[75]。一般无明显的临床表现，大部分患者因发现腹盆部包块而就诊，部分患者可出现腹部不适、腹痛等症状，少数患者可出现绝经后阴道不规则出血。肿瘤标记物 CEA 和 CA125 常升高，CA199 一般在正常范围内；雌激素、促卵泡刺激素和血清 CA72-4 升高也有助于诊断。

3. 影像学表现　恶性移行细胞肿瘤体积多较良性者大，绝大多数为单侧发生，常表现为实性或混合实性成分的多房囊性肿块,多房囊性肿块常伴囊内壁结节或分隔不规则增厚。因实性成分中纤维间质少,T2WI 上常为不均匀中等到高信号,而良性移行细胞肿瘤的实性成分含较多纤维间质,T2WI 表现为低信号[17,76]。CT 上,部分病例实性区内可见不定形的钙化,较具特征性。增强后实性成分或壁结节显著强化。肿瘤可直接侵犯邻近器官,如子宫和肠管等,大量腹水在恶性移行细胞肿瘤中少见。恶性 Brenner 瘤恶性程度低,很少发生腹膜种植转移,故预后较好;而移行细胞癌恶性程度高,可发生广泛的腹膜种植转移,预后较差[17](图 8-3-22,图 8-3-23)。

4. 鉴别诊断　恶性移行细胞肿瘤临床上十分少见,主要需与卵巢浆液性腺癌和卵巢转移性肿瘤相鉴别。①卵巢浆液性腺癌易双侧发生,囊实性、实性或囊性为主型肿块均可见,

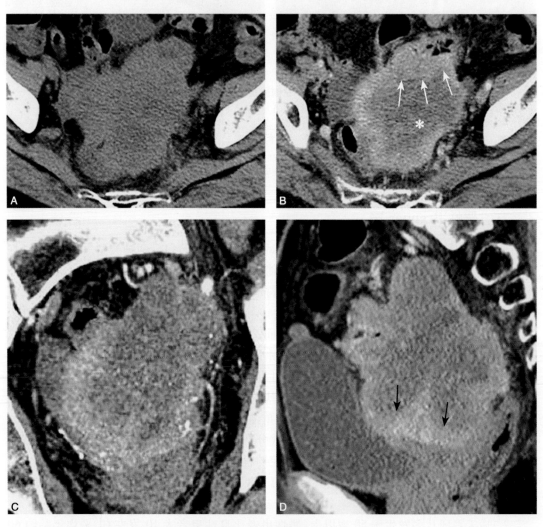

图 8-3-22　左侧卵巢移行细胞癌

A 为平扫,示左侧附件区不规则软组织密度影,边界欠清;B 为 CT 增强图像,示肿块不均匀强化,内部坏死明显(星号),伴邻近乙状结肠受侵,肠壁增厚、强化(白箭);C 和 D 分别为增强冠状位和失状位重建图像,示卵巢肿块不均匀明显强化,与邻近子宫分界不清(黑箭)(图像由江苏省启东市人民医院放射科范亦辉主任提供)

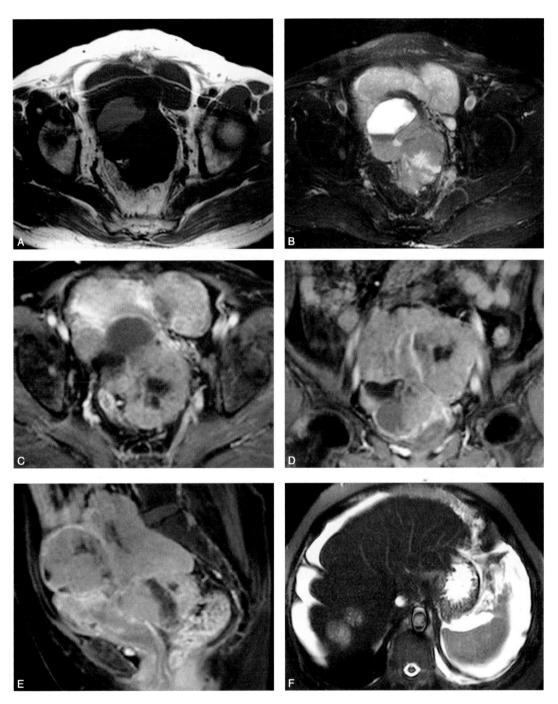

图 8-3-23 64 岁女性,左卵巢移行细胞癌

横断位 T1WI 序列(A)见左卵巢分叶状、低信号实性肿块,内见一高信号囊变区;T2WI 脂肪抑制(B)显示肿块呈略高信号,内见点状、片状及囊状高信号;C~E 为横断位、冠状位和矢状位 T1WI 增强序列,肿块呈不均匀明显强化,坏死及囊变区不强化;F 为上腹部 T2WI 脂肪抑制序列,显示肝内高信号转移结节、腹腔中等量腹水以前两类居多,肿块形态多数不规则,边界欠清,诊断时常已发生广泛的腹膜转移和伴大量腹水;②卵巢转移瘤多数双侧发生,胃和乳腺来源的转移瘤表现为实性、分叶形肿块,边界多清晰;肠道来源的转移瘤常为囊性为主型肿块,结合原发肿瘤病史多可鉴别。

七、未分化癌

卵巢未分化癌(undifferentiated carcinoma)是一种少见的卵巢恶性肿瘤,发生率低于1%。卵巢未分化癌是一种高度侵袭性肿瘤,预后差[77]。

1. 组织病理学　大体上,卵巢未分化癌与其他类型的上皮性卵巢癌类似,肿瘤多为实性,包膜常不完整,出血、坏死常见。组织学上,肿瘤主要由未分化的瘤细胞组成,排列成实性片状或巢状。肿瘤细胞呈圆形或多角形,细胞界限不清,高度异形,胞质嗜酸或透明,核分裂象多见,坏死明显。部分病例内见微囊形成,靠近血管的瘤细胞保存完好,瘤细胞围绕血管分布类似移行细胞癌[78]。

2. 临床表现　主要发生于中老年妇女。主要表现为腹部增大、腹部不适或疼痛,少数因盆腔检查而发现。

3. 影像学表现　影像学表现类似其他类型卵巢癌,尤其是高级别浆液性癌。肿块体积一般较大,易双侧发生,常表现为囊实性或实性肿块,易伴出血和坏死,边界欠清,增强后实性成分明显不均匀强化。常伴广泛腹膜种植转移(图8-3-24)。

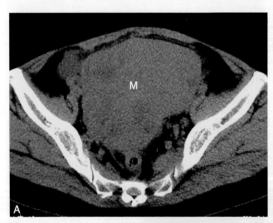
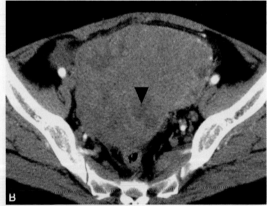
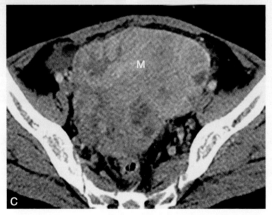

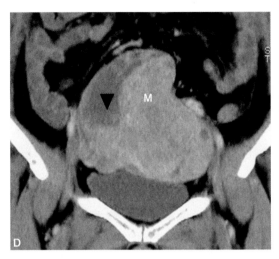
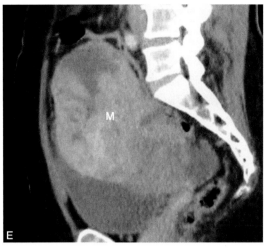

图 8-3-24　61 岁女性,左卵巢未分化癌

A 为横断位盆腔 CT 平扫图,示盆腔内不规则形软组织肿块影,呈不均匀等低密度(M);B 和 C 分别为同一层面的增强动脉期和静脉期图像,动脉期示肿块轻-中度强化,内见更低密度无强化坏死区(箭头),静脉期示肿块不均匀明显持续强化(M);D 和 E 为冠状位和矢状位重建图,示肿块显著不均匀强化(M),肿块右缘见低密度坏死区(箭头)

4. 鉴别诊断　影像学上卵巢未分化癌主要与颗粒细胞瘤、移行细胞癌、低分化鳞状细胞癌、小细胞癌、淋巴瘤及转移性癌相鉴别。

八、卵巢癌肉瘤

卵巢癌肉瘤(ovarian carcinosarcoma)并非严格意义上的卵巢癌,属于混合上皮和间质源性恶性肿瘤[1]。由于恶性细胞株来源于胚胎发育过程中中胚层的苗勒结节,临床上又称为恶性中胚叶混合瘤或恶性混合性苗勒管肿瘤(malignant mixed mesodermal tumour;malignant mixed mullerian tumour)。根据间充质组织来源又分为:同源性和异源性[79]。同源性恶性混合性苗勒管肿瘤或卵巢癌肉瘤包含卵巢本身的恶性间质成分,如梭形细胞;异源性恶性混合性苗勒管肿瘤包含非卵巢本身来源的间质成分,如骨、软骨肉瘤成分。目前 WHO 将其归为卵巢癌的一种亚型,发生率占全部卵巢癌的 2% 左右,75% 的病例发生于 50～80 岁的妇女,40 岁以下很少发生,诊断时多属于临床晚期[1,80,81]。

1. 组织病理学

(1) 大体特征:肿瘤体积较大,呈巨结节状或不规则形,切面囊实性,灰白或黄棕色,鱼肉样、质脆,软硬不均,可出现明显的骨和软骨,常伴不等出血或坏死区。少数情况下,肿瘤发生在子宫内膜异位囊肿内。约 1/3 肿瘤双侧发生。

(2) 镜下特征:同时可见不同比例的上皮成分和肉瘤成分。最常见的上皮性癌成分是浆液性、子宫内膜样或未分化癌,鳞状细胞或透明细胞癌少见,黏液性癌则罕见。同源性肿瘤大约占 50%,通常具有高级别以梭形细胞成分为主的肉瘤,没有特异性表现。异源性肿瘤除了具有同源性肿瘤的特征外,还常常含有软骨肉瘤、横纹肌母细胞瘤以及具有恶性表现的骨样组织、骨和脂肪。另外,少数肿瘤出现非中胚层类型的组织,包块向神经胶质和神经元分化的组织(类似于外周神经外胚层肿瘤的病变)、分化良好的肝型细胞以及滋养层细胞[15,82-84]。

2. 临床表现　卵巢癌肉瘤好发于无生育、低产次的绝经后妇女,发病年龄一般为60～70岁,较上皮性卵巢癌诊断时年龄更大。临床表现与上皮性卵巢癌类似,表现为腹痛、腹胀和腹部不适,盆腔包块,腹水,以及胃肠道症状等。卵巢癌肉瘤诊断时多为临床晚期(FIGO Ⅲ期或Ⅳ期),预后较上皮性卵巢癌差[85-87]。

3. 影像学表现　卵巢癌肉瘤的影像学表现不具特征性,类似于其他上皮性卵巢癌。文献报道卵巢癌肉瘤的常见征象为:肿块体积较大,多大于10cm以上;单侧或双侧发生的囊实性肿块,囊性为主肿块少见;T1WI上呈等或等低信号,合并出血时伴高信号,T2WI上呈不均匀高信号;DWI呈显著高信号,ADC图显著低信号,提示恶性肿瘤;Gd-DTPA增强扫描,实性成分显著强化,含癌、肉瘤混合成分的区域强化更显著(图8-3-25);常合并腹水、腹膜种植转移灶[88,89]。影像学上常难以与上皮性卵巢癌相鉴别,确诊需经组织病理学检查。

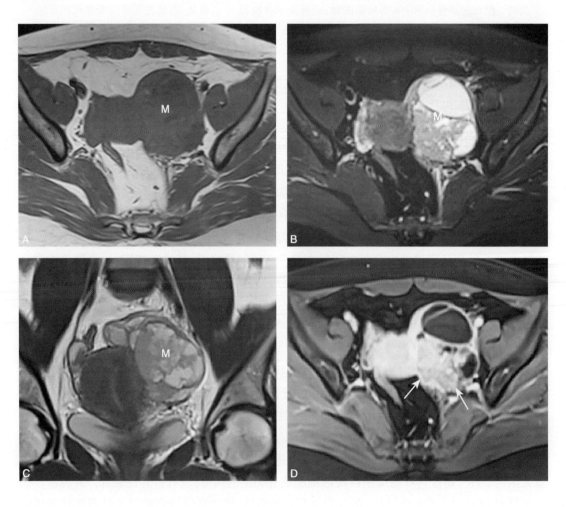

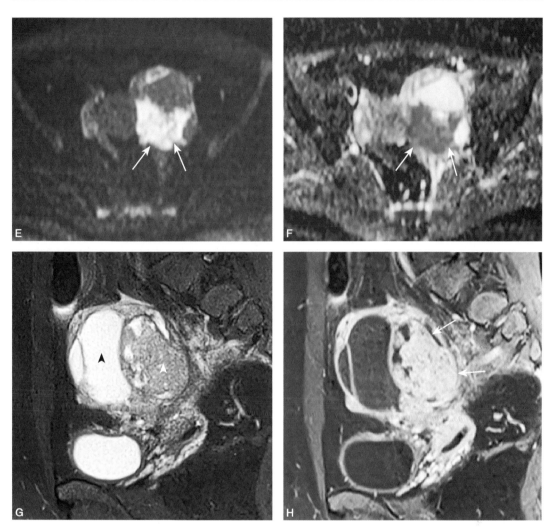

图 8-3-25 患者,女,43 岁,检查发现盆腔包块 1 个月,左侧卵巢癌肉瘤,上皮成分为低分化腺癌,间质成分中含异源性软骨肉瘤

A 为横断位 T1WI 序列,示左侧卵巢类圆形软组织肿块影,呈不均匀等低信号(M);B 和 C 分别为横断位 T2WI 脂肪抑制序列和冠状位 T2WI 序列,示左侧卵巢囊实性肿块呈不均匀稍高和高信号(M),边界尚清晰;D 为横断位 T1WI 脂肪抑制序列,示肿块实性区明显强化(白箭);图 E 和图 F 分别为 DWI 图和 ADC 图,示肿瘤实性区呈 DWI 高信号,ADC 图明显低信号(白箭);图 G 和 H 分别为矢状位 T2WI 脂肪抑制和 T1WI 脂肪抑制增强序列,清晰显示左侧卵巢肿块呈囊实性(G,黑白箭头),实性成分明显强化(白箭),囊性成分无强化

（强金伟 马凤华 李海明）

参 考 文 献

1. Kurman RJ,Carcangiu ML,Herrington CS,et al. WHO classification of tumours of female reproductive organs (4rd). ISBN 978-92-832-2435-8. IARC:Lyon 2014.

2. Lee KR,Tavassoli FA,Prat J et al. Surface epithelial-stromal tumours (Ch 2:tumours of the ovary and peritoneum). In Tavassoli FA,Devilee P (eds),WorldHealth Organization classification of tumours:pathology and genetics of tumoursof the breast and female genital organs. Lyon:IARC Press 2003;117-145.

3. Seidman JD,Russel P,Kurman RJ. Surface epithelial tumors of the ovary. In:Kurman RJ (ed) Blaustein's pathology of the female genital tract. Springer,New-York,2002:pp 791-904.

4. Cox KL,Baumgarten D,Mittal P. MR findings in cystic ovarian tumors. Contemporary Diagnostic Radiology, 2014,37(6):1-6.

5. Hart WR. Borderline epithelial tumors of the ovary. Mod Pathol,2005,18 Suppl 2:S33-S50.

6. Imaoka I,Wada A,Kaji Y,et al. Developing an MRI strategy for diagnosis of ovarian masses. Radiographics, 2006,26(5):1421-1448.

7. 强金伟,周康荣,廖治河,等. 卵巢囊腺瘤的 CT 诊断. 实用放射学杂志,2004,20(3):253-256.

8. Hart WR. Mucinous tumors of the ovary:a review. Int J Gynecol Pathol,2005,24(1):4-25.

9. 强金伟,周康荣,廖治河,等. 卵巢囊性病变的 CT 诊断. 临床放射学杂志,2001,20(6):444-447.

10. Zhao SH,Qiang JW,Zhang GF,et al. MRI in differentiating ovarian borderline from benign mucinous cystadenoma:pathological correlation. J Mag Reson Imaging,2014,39(1):162-166.

11. Cho SM,Byun JY,Rha SE,et al. CT and MRI findings of cystadenofibromas of the ovary. Eur Radiol,2004,14 (5):798-804.

12. Byun JY. MR Imaging findings of ovarian cystadenofibroma:clues for making the differential diagnosis from ovarian malignancy. Korean J Radiol,2006,7(3):153-155.

13. Kim SH. Radiology Illustrated:Gynecologic Imaging. ISBN 978-3-642-05325-2 (eBook) DOI 10. 1007/978-3-642-05325-2.

14. SoslowRA,Tornos C. Diagnostic Pathology of Ovarian Tumors. DOI:10. 1007/978-1-4419-9751-7_10.

15. Scully RE,Young RH,Clement PB. Tumors of the ovary,maldeveloped gonads,fallopian tubes and broad ligament. In:Rosai J,Sobin LH (eds) Atlas of tumor pathology,vol 3. Armed Force Institute of Pathology,WashingtonDC,1998:pp 51-168.

16. Moon WJ,Koh BH,Kim SK,et al. Brenner tumor of the ovary:CT and MRI findings . J Compt Assist Tomogr, 2000,24(1):72-76.

17. Oh SN,Rha SE,Jung SE,et al. Transitional cell tumor of the ovary:computed tomographic and magnetic resonance imaging features with pathological correlation. J Comput Assist Tomogr,2009,33(1):106-112.

18. Jung SE, Lee JM, Rha SM, et al. CT and MR imaging of ovarian tumors with emphasis on differential diagnosis. RadioGraphics,2002,22(6):1305-1325.

19. Acs G. Serous and mucinous borderline (low malignant potential) tumors of the ovary. Am J Clin Pathol,2005, 123 Suppl:S13-S57.

20. Lalwani N,Shanbhogue AKP,Vikram R,et al. Current update on borderline ovarian neoplasms. Am J Roentgenol,2010,194(2):330-336.

21. Song T,Choi CH,Park HS,et al. Fertility-sparing surgery for borderline ovarian tumors:oncologic safety and reproductive outcomes. Int J Gynecol Cancer,2011,21(4):640-646.

22. Nam JH. Borderline ovarian tumors and fertility. Curr Opin Obstet Gynecol,2010,22(3):227-234.

23. Bazot M,Nassar-Slaba J,Thomassin-Naggara I,et al. MR imaging compared with intraoperative frozen-section examination for the diagnosis of adnexal tumors:correlation with final histology. Eur Radiol,2006,16(12): 2687-2699.

24. Jung DC,Choi HJ,Ju W,et al. Discordant MRI/FDG-PET imaging for the diagnosis of borderline ovarian tumors. Int J Gynecol Cancer,2008,18(4):637-641.

25. Risum S,Hogdall C,Loft A,et al. The diagnostic value of PET/CT for primary ovarian cancer—a prospective study. Gynecol Oncol,2007,105(1):145-149.

26. Rinaldo D,Exacoustos C,Romanini ME,et al. Preoperative sonographic features of borderline ovarian tumors.

Ultrasound Obstet Gynecol,2005,25(1):50-59.

27. Jones MB. Borderline ovarian tumors:current concepts for prognostic factors and clinical management. Clin Obstet Gynecol,2006,49(3):517-525.

28. Bent CL,Sahdev A,Rockall AG,et al. MRI appearances of borderline ovarian tumours. Clin Radiol,2009,64(4):430-438.

29. deSouza NM,O'Neill R,Mclndoe GA,et al. Borderline tumors of the ovary:CT and MRI features and tumor markers in differentiation from stage I disease. AJR Am J Roentgenol,2005,184(3):999-1003.

30. Zhao SH,Qiang JW,Zhang GF,et al. MRI appearances of ovarian serous borderline tumor:pathological correlation. J Mag Reson Imaging,2014,40(1):151-156.

31. Zhao SH,Qiang JW,Zhang GF,et al. Diffusion-weighted MR imaging for differentiating borderline from malignant epithelial tumors of the ovary:pathological correlation. Eur Radiol,2014,24(9):2292-2299.

32. Tanaka YO,Okada S,Satoh T,et al. Ovarian serous surface papillary borderline tumors form sea anemone-like masses. J Magn Reson Imaging,2011,33(3):633-640.

33. Thomassin-Naggara I,Darai E,Cuenod C A,et al. Dynamic contrast-enhanced magnetic resonance imaging:a useful tool for characterizing ovarian epithelial tumors. J Magn Reson Imaging,2008,289(1):111-120.

34. Thomassin-Naggara I,Bazot M,Darai E,et al. Epithelial ovarian tumors:value of dynamic contrast-enhanced MR imaging and correlation with tumor angiogenesis. Radiology,2008,248(1):148 159.

35. 李勇爱,强金伟,马凤华,等. MRI 鉴别交界性和恶性上皮性卵巢肿瘤. 肿瘤影像学,2016,25(1):60-65.

36. Prat J. New insights into ovarian cancer pathology. Annals Oncol,2012,23 Suppl 10:x111-x117.

37. Ma FH,Zhao SH,Qiang JW,et al. MRI appearances of mucinous borderline ovarian tumors:pathological correlation. J Magn Reson Imaging,2014,40(3):745-751.

38. Zhao SH,Qiang JW,Zhang GF,et al. MRI in differentiating between borderline and benign mucinous ovarian cystadenoma:pathological correlations. J Magn Reson Imaging,2014,39(1):162-166.

39. Okamoto Y,Tanaka YO,Tsunoda H,et al. Malignant or borderline mucinous cystic neoplasms have a larger number of loculi than mucinous cystadenoma:a retrospective study with MR. J Magn Reson Imaging,2007,26(1):94-99.

40. Som PM,Dillon WP,Fullerton GD,et al. Chronically obstructed sinonasal secretions:observations on T1 and T2 shortening. Radiology,1989,172(2):515-520.

41. Stewart BW,Kleihues P. World Cancer Report. Lyon:IARC Press,2003.

42. Lalwani N,Prasad SR,Vikram R,et al. Histologic,molecular,and cytogenetic features of ovarian cancers:implications for diagnosis and treatment. Radiographics,2011,31(3):625-646.

43. Prat J. Ovarian carcinomas:five distinct diseases with different origins,genetic alterations,and clinicopathological features. Virchows Arch,2012,460(3):237-249.

44. Matsuoka Y,Ohtomo K,Araki T,et al. MR imaging of clear cell carcinoma of the ovary. Eur Radiol,2001,11(6):946-951.

45. Buy JN,Ghossain M. Gynecological Imaging. 2013 DOI 10. 1007/978-3-642-31012-6_20.

46. Köbel M,Kalloger SE,Huntsman DG,et al. Differences in tumortype in low-stage versus high-stage ovarian carcinomas. Int J Gynecol Pathol,2010,29(3):203-211.

47. Bodurka DC,Deavers MT,Tian C,et al. Reclassification of serous ovarian carcinoma by a 2-tier system. Cancer,2012,118(12):3087-3094.

48. Lee Y,Medeiros F,Kindelberger D,et al. Advances in the recognition of tubal intraepithelial carcinoma:applications to cancer screening and the pathogenesis of ovarian cancer. Adv Anat Pathol,2006,13(1):1-7.

49. Carlson JW,Miron A,Jarboe EA,et al. Serous tubal intraepithelial carcinoma:its potential role in primary peri-

toneal serous carcinoma and serous cancer prevention. J Clin Oncol,2008,26(25):4160-4165.

50. Salvador S,Gilks B,Köbel M,et al. The fallopian tube:primary site of most pelvic high-grade serous carcinomas. Int J Gynecol Cancer,2009,19(1):58-64.

51. Boger-Megiddo I,Weiss NS. Histologic subtypes and laterality ofprimary epithelial ovarian tumors. Gynecol Oncol,2005,97(1):80-83.

52. 李松年. 中华影像医学·泌尿生殖系统卷. 北京:人民卫生出版社,2002:397-400.

53. Leen SLS,Singh N. Pathology of primary and metastatic mucinous ovarian neoplasms. J Clin Pathol,2012,65(7):591-595.

54. Dietrich CS 3rd,Desimone CP,Modesitt SC,et al. Primary appendiceal cancer:gynecologic manifestations and treatment options. Gynecol Oncol,2007,104(3):602-606.

55. Gurung A,Hung T,Morin J,et al. Molecular abnormalities in ovarIan carcinoma:clinical,morphological and therapeutic correlates. Histopathology,2013,62(1):59-70.

56. Wang S,Qiu L,Lang JH,et al. Prognostic analysis of endometrioid epithelial ovarian cancer with or without endometriosis:a 12-year cohort study of Chinese patients. Am J Obstet Gynecol,2013,209(3):241. e1-e9.

57. Pearce CL, Templeman C, Rossing MA, et al. Association between endometriosis and risk of histological subtypes of ovarian cancer:a pooled analysis of case-control studies. Lancet Oncol,2012,13(4):385-394.

58. Li HM,Qiang JW,Xia GL,et al. Primary ovarian endometrioid adenocarcinoma:MR imaging findings including a preliminary observation on diffusion-weighted imaging. J Comput Assist Tomogr,2015,39(3):401-405.

59. Li HM,Qiang JW,Xia GL,et al. MRI for differentiating ovarian endometrioid adenocarcinoma from high-grade serous adenocarcinoma. J Ovarian Res,2015,8:26. doi:10. 1186/s13048-015-0154-2.

60. Kitajima K,Kaji Y,Kuwata Y,et al. Magnetic resonance imaging findings of endometrioid adenocarcinoma of the ovary. Radiat Med,2007,25(7):346-354.

61. 李海明,强金伟,赵书会,等. 磁共振成像诊断卵巢转移瘤的价值. 中国临床医学影像杂志,2014,25(8):574-578.

62. Mccluggage WG. Morphological subtypes of ovarian carcinoma:a review with emphasison new developments and pathogenesis. Pathology,2011,43(5):420-432.

63. Anglesio MS,Carey MS,Köbel M,et al. Clear cell carcinoma of the ovary:a report from the first ovarian clear cell symposium,June 24th,2010. Gynecol Oncol,2011,121(2):407-415.

64. Serov SF,Scully RE,Sobin LH. International Histological Classification of Tumors,Number 9. Histologic Typing of Ovarian Tumors. Geneva:World Health Organization 1973:1-7.

65. 曹泽毅. 中国妇科肿瘤学. 北京:人民军医出版社,2011:193-196.

66. Rauh-Hain AJ,Winograd D,Growdon WB,et al. Prognostic determinants in patients with uterine and ovarian clear cell carcinoma. Gynecol Oncol,2012,125(2):376-380.

67. del Carmen MG,Birrer M,Schorge JO. Clear cell carcinoma of the ovary:a review of the literature. Gynecol Oncol,2012,126(3):481-490.

68. Itamochi H,Kigawa J,Terakawa N. Mechanisms of chemoresistance and poor prognosis in ovarian clear cell carcinoma. Cancer Sci,2008,99(4):653-658.

69. Matsuura Y,et al. Thromboembolic complications in patients with clear cell carcinoma of the ovary. Gynecol Oncol,2007,104(2):406-410.

70. Choi HJ,Lee JH,Lee JS,et al. CT findings of clear cell carcinoma of the ovary. J Comput Assist Tomogr,2006,30(6):875-879.

71. Fukunaga M,Nomura K,Ishikawa E,et al. Ovarian atypical endometriosis:its close association with malignant epithelial tumours. Histopathology,1997,30(3):249-255.

72. Ogawa S, Kaku T, Amada S, et al. Ovarian endometriosis associated with ovarian carcinoma: a clinicopathological and immunohistochemical study. Gynecol Oncol, 2000, 77(2):298-304.

73. Mutch DJ, Prat J. 2014 FIGO staging for ovarian, fallopian tube and peritoneal cancer. Gynecol Oncol, 2014, 133(3):401-404.

74. Takeuchi T, Ohishi Y, Imamura H, et al. Ovarian transitional cell carcinoma represents a poorly differentiated form of high-grade serous or endometrioid adenocarcinoma. Am J Surg Pathol, 2013, 37(7):1091-1099.

75. 高韻, 胡晓云, 李国良, 等. 卵巢勃勒纳瘤的 CT 表现及病理特点. 放射学实践, 2013, 27(11):1242-1245.

76. Sugimura K, Okizuka H, Imaoka I. Malignant Brenner tumor: MR findings. AJR Am J Roentgnenol, 1991, 157(6):1355-1356.

77. Salcedo-Herández RA, Lino-Silva LA, Cantú de León D, et al. Ovarian undifferentiated carcinoma with mesenteric presentation. Int J Surg Case Rep, 2012, 3(11):551-554.

78. 崔芳瑜, 黄文斌, 王劲松, 等. 卵巢未分化癌 1 例报道及文献复习. 国际病理科学与临床杂志, 2012, 32(5):456-460.

79. 崔红梅, 穆荣肖. 卵巢癌肉瘤研究进展. 国外医学:妇产科学分册, 2007, 34(5):336-338.

80. del Carmen MG, Birrer M, Schorge JO. Carcinosarcoma of the ovary: a review of the literature. Gynecol Oncol, 2012, 125(1):271-7.

81. 刘萍, 潘九林, 顾扬, 等. 卵巢癌肉瘤的临床分析. 中华妇幼临床医学杂志(电子版), 2013, 9(3):368-370.

82. Ariyoshi K, Kawauchi S, Kaku T, et al. Prognostic factors in ovarian carcinosarcoma: a clinicopathological and immunohistochemical analysis of 23 cases. Histopathology, 2000, 37(5):427-436.

83. Costa MJ, Khan R, Judd R. Carcinosarcoma(malignant mixed mullerian [mesodermal] tumour) of the uterus and ovary. Correlation of clinical, pathologic, and immunohistochemical features in 29 cases. Arch Pathol Lab Med, 1991, 115(6):583-590.

84. Debrito PA, Silverberg SG, Orenstein JM. Carcinosarcoma (malignant mixed mullerian [mesodermal] tumour) of the female genital tract: immunohistochemical and ultrastructural analysis of 28 cases. Hum Pathol, 1993, 24(2):132-142.

85. George EM, Herzog TJ, Neugut AI, et al. Carcinosarcoma of the ovary. Gynecol Oncol, 2013, 131(1):42-45.

86. Brown E, Stewart M, Rye T, et al. Carcinosarcoma of the ovary: 19 years of prospective data from a single center. Cancer, 2004, 100(10):2148-2153.

87. Harris MS, Delap LM, Sengupta PS, et al. Carcinosarcoma of the ovary. Br J Cancer, 2003, 88(5):654-657.

88. Cho SB, Park CM, Park SW, et al. Malignant mixed mullerian tumors of the ovary: imaging findings. Eur Radiol, 2001, 11(7):1147-1150.

89. 凌云, 冯春颜, 夏树枚, 等. 卵巢癌肉瘤的磁共振表现与临床病理对照. 南方医科大学学报, 2010, 30(7):1648-1650.

第九章
卵巢生殖细胞肿瘤

卵巢生殖细胞肿瘤(ovarian germ cell tumor)是指来源于胚胎性腺的原始生殖细胞、具有不同组织学特征的一组肿瘤,其发病率仅次于上皮性肿瘤,约占所有卵巢肿瘤的30%,多发生于儿童及年轻女性。生殖细胞肿瘤根据良恶性可分为两大类[1],详见表9-0-1。第一类为良性生殖细胞肿瘤,其中成熟性囊性畸胎瘤最常见,该肿瘤由三个胚层组织构成,多见于育龄期年轻女性。第二类是恶性生殖细胞肿瘤,包括原始生殖细胞肿瘤[未成熟生殖细胞(无性细胞瘤)、早期胚胎发育(胚胎性癌、多胚瘤)、胚外分化(绒毛膜癌、卵黄囊瘤)]、未成熟性畸胎瘤(未成熟性体细胞组织)及其他良性囊性畸胎瘤基础上出现的恶性变,如鳞状细胞癌、类癌、恶性卵巢甲状腺肿、神经外胚层肿瘤等;原始生殖细胞肿瘤及未成熟性畸胎瘤主要发生于20岁以下青年女性。

表 9-0-1　卵巢生殖细胞肿瘤分类

良性生殖细胞肿瘤	恶性生殖细胞肿瘤
成熟性囊性畸胎瘤>99%	无性细胞瘤50%
成熟性实性畸胎瘤<1%	卵黄囊瘤20%
卵巢甲状腺肿<1%	未成熟畸胎瘤20%
	恶性混合性生殖细胞肿瘤10%
	其他<2%(如绒癌,胚胎癌,类癌,神经外胚层肿瘤)

第一节　畸　胎　瘤

卵巢畸胎瘤是由多胚层组织构成的肿瘤,约占原发性卵巢肿瘤的15%,其中95%为良性,5%为恶性[2]。肿瘤多由2~3个胚层结构构成,偶见单胚层构成的肿瘤。根据组织成熟度及成分分为:成熟性、未成熟性、成熟性畸胎瘤恶变和高度分化的单胚层肿瘤。

一、成熟性囊性畸胎瘤

成熟性囊性畸胎瘤(mature cystic teratomas)也称皮样囊肿,约占成人所有卵巢肿瘤的

20%,占儿童卵巢肿瘤的50%。发病率为每年1.2/1000～14.2/1000,发病高峰为20～40岁[3]。成熟性囊性畸胎瘤不仅是最常见的生殖细胞肿瘤,也是45岁以下育龄期和妊娠期女性最常见的良性卵巢肿瘤。与卵巢上皮性肿瘤相比,其发病年龄更小。手术切除是主要治疗方式,对于6cm以下肿瘤可随访观察。

1. 组织病理学　成熟性囊性畸胎瘤绝大多数肿瘤为囊性,极少数(<1%)为实性。约15%发生于双侧卵巢。此外,在其他生殖细胞肿瘤的对侧卵巢也有15%的病例含有良性囊性畸胎瘤。

成熟性囊性畸胎瘤多数由分化良好的三个胚层组织构成:即外胚层(皮肤衍生物和神经组织),中胚层(脂肪、骨、软骨、肌肉)和内胚层(胃肠道及支气管上皮、甲状腺组织)[4]。成熟性囊性畸胎瘤最常见的典型表现是单房囊内含有毛发和油性的棕褐色皮脂液,也可表现为多房多分隔囊性肿块[3]。囊壁为鳞状上皮,壁内含毛囊、皮肤腺体、肌肉和其他组织。多数的成熟性囊性畸胎瘤可见突入囊内的含脂肪组织的隆起,上覆皮肤,称为Rokitansky结节或头结节[5],大多数毛发源自这种隆起,瘤内出现牙齿或骨骼时,也常常位于这种隆起内。几乎所有成熟性囊性畸胎瘤均可见外胚层组织(皮肤衍生物和神经组织),其中牙齿见于1/3病例。90%以上的病例可见中胚层组织(如脂肪,骨,软骨,肌肉),多数病例还可见内胚层组织(如胃肠道和支气管上皮,甲状腺组织)。

2. 临床表现　成熟性囊性畸胎瘤常见于育龄期妇女,平均年龄30岁,是45岁以下最常见的卵巢肿块,儿童最常见的卵巢肿瘤。患者通常无临床症状,常在体检时发现,腹痛、腹胀、腹盆部肿块为常见症状,与肿块本身较大或并发症相关,也可有异常子宫出血。腹腔镜手术切除是成熟性囊性畸胎瘤的常见治疗方式。然而,成熟性囊性畸胎瘤生长缓慢,每年平均增大1.8mm,一些学者认为小于6cm的肿瘤不必手术[6]。

3. 影像学表现

(1) CT表现:成熟性囊性畸胎瘤呈囊性,多数4～15cm,少数1～2cm或巨大,平均大小7cm;单房或多房,囊内脂肪密度影是良性畸胎瘤的特异性CT征象,84%～93%的病例可见此征象[7,8]。虽然含脂肪的肿瘤还有脂肪瘤等,但因其非常罕见,一般不需考虑。脂肪在CT上呈低密度,通常CT值低于-20HU;脂肪含量少时,尤其脂肪位于囊壁或头结节内,需要仔细观察以免忽略而导致误诊(图9-1-1)。约12%的病例见脂-液平面,56%～84%的病例见牙齿或钙化,毛发也比较常见,约占65%。如果毛发皮脂混合,病灶密度较单纯脂肪高,CT值可达8HU[7]。脂液分界面见漂浮单个或多个球形结构,即"低密度浮球征",是成熟性囊性畸胎瘤的典型征象[9](图9-1-2)。头结节是另一个相对特异性征象,见于48%～80%病例;结节通常单个,亦可多个,一般大小为1～4.5cm,圆形或卵圆形,边界清晰,与囊壁呈锐角相交,结节密度可为液性或软组织,常无增强。60%结节中见脂肪,45%见钙化或牙齿,65%的病例可见源于结节的毛发。另外,头结节还是恶变好发部位,当头结节大于5cm、实性、明显强化并与囊壁呈钝角相交系恶变征象(图9-1-3)。

根据成熟性囊性畸胎瘤内部成分的不同,CT可分为5型:①液性为主型,肿瘤主要为水样液性,含少量脂肪,常位于边缘。②液脂型,含相近数量的液体和脂肪。③头结节型,肿瘤由脂肪成分及大小不等的头结节构成,增强头结节可呈环状强化。④脂肪瘤型,肿瘤由密度不均匀或均匀的脂肪组织构成,调整窗宽窗位可清晰地显示瘤组织的不均匀密度。⑤囊肿型,完全由液性组织构成[8,10](图9-1-4)。

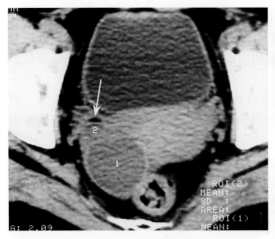

图 9-1-1　右卵巢成熟畸胎瘤

肿瘤以液性为主,前缘见小片状脂肪密度(箭),术前认为系瘤外脂肪,误诊为内膜异位囊肿

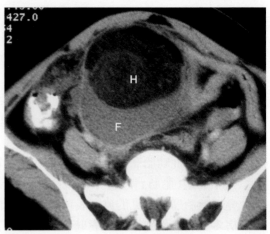

图 9-1-2　右卵巢成熟畸胎瘤

肿瘤呈液脂型,由相近数量的液体(F)和脂肪组成,毛发团(H)呈"低密度浮球征"在脂肪衬托下清晰显示

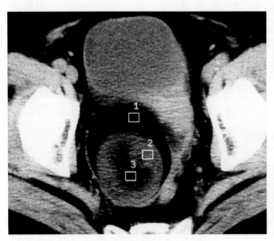

图 9-1-3　右卵巢成熟畸胎瘤

肿瘤呈头结节型,内见一巨大圆形边缘清晰之头结节,与囊壁呈锐角相交,结节内含脂肪(游标3),未见强化

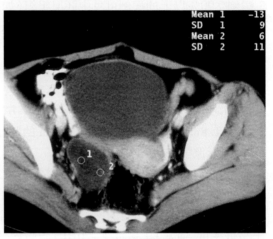

图 9-1-4　右卵巢成熟畸胎瘤

肿瘤呈囊肿型,边缘清晰,内部密度与水相仿,类似于囊肿,但仔细测量 CT 值可测到脂肪成分(游标1)

(2) MRI 表现:典型表现为囊性含脂肪成分的肿块,T1WI 和 T2WI 呈明显高信号,类似腹膜后脂肪信号,T1WI 脂肪抑制序列上脂肪信号明显降低,呈相对低信号。脂肪可见于肿瘤任何部位(图 9-1-5),可像圆球漂浮于脂液分界面,或仅出现于头结节上。当脂肪含量较少时常位于肿瘤边缘,经验不足时易遗漏或可误判成肿瘤外盆腔脂肪,同一层面的不同序列图像进行对比观察可以避免遗漏或误判(图 9-1-6)。头结节表现为从内壁突向腔内类圆形隆起,内部见极低、低、中和高混杂信号,分别为钙化或骨、液体、软骨和脂肪信号,表面可见放射状排列的低信号毛发束,增强头结节可呈环状强化(图 9-1-7)。MRI 头结节显示率为58%[11,12]。钙化或牙齿位于头结节内或囊壁上,常呈片状或结节状,T1WI 和 T2WI 均为极低信号。致密骨骼也呈相同信号,但松质骨内含脂肪髓,信号与脂肪类似,应注意观察骨骼的大小,较大时不宜采用腹腔镜手术。MRI 对钙化或牙齿不敏感,显示率仅为31%[13]。

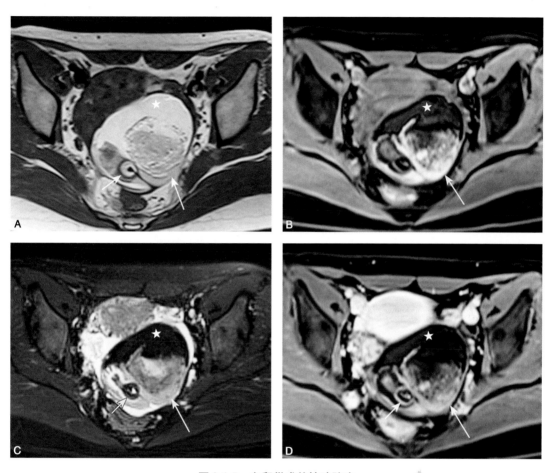

图 9-1-5 左卵巢成熟性畸胎瘤

患者 34 岁,体检发现盆块 2 周。横断面 T1WI(A)显示呈不均高信号,局部可见环形混杂信号头结节(短箭),肿瘤脂肪信号不均;T1WI 和 T2WI 脂肪抑制(B,C)显示肿瘤内脂肪信号大部抑制(五角星),部分仍呈高信号(长箭)。T1WI 脂肪抑制增强图像(D)显示头结节部分区域及囊壁有轻中度强化(箭)

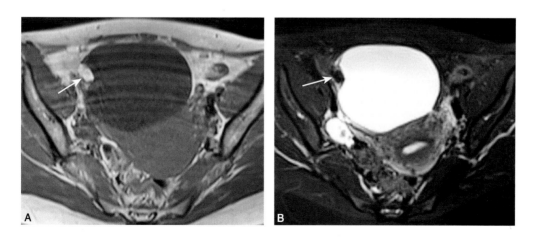

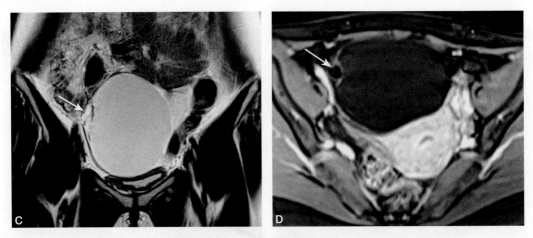

图 9-1-6　右侧卵巢成熟性畸胎瘤

患者 49 岁,下腹膨胀 4 年。横断面 T1WI(A)和 T2WI 脂肪抑制(B)、冠状位 T2WI 显示肿瘤以水样囊液为主,右侧囊壁可见小片脂肪信号灶,T1WI 和 T2WI 均呈高信号(箭),T2WI 脂肪抑制呈低信号。T1WI 脂肪抑制增强图像(D)脂肪高信号被抑制,呈低信号(箭),肿瘤未见明显强化

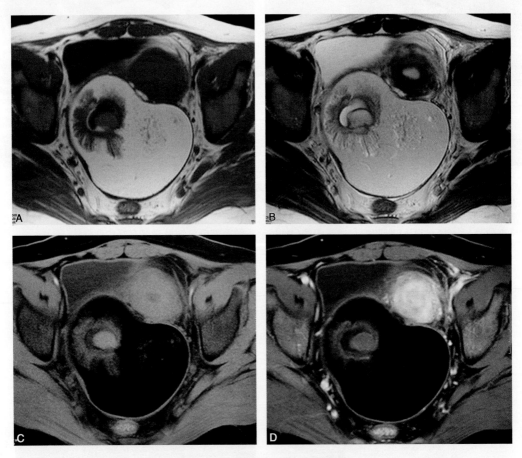

图 9-1-7　右侧卵巢成熟性畸胎瘤

患者 23 岁,体检发现盆块。横断面 T1WI(A)和 T2WI(B)显示肿瘤以脂肪高信号为主,头结节外见放射状排列的毛发信号,T2WI 在脂肪交界面可见沿频率编码方向的化学位移伪影;T1WI 脂肪抑制图像(C)显示瘤内脂肪高信号被抑制;增强图像(D)显示囊壁轻度强化,头结节呈轻度环状强化

未脱落毛发附着在囊壁或头结节表面呈束状分布,碎屑及脱落毛发多散在分布,T1WI和T2WI均为低信号,与脂肪交界面可见沿频率编码方向的化学位移伪影,后者在T2WI上明显,T1WI上不明显。碎屑和(或)毛发显示率为89%[11],可沉积于肿瘤下层并与脂肪成分混合,表现为T1WI和T2WI低或稍高信号,脂肪抑制序列呈等、稍高或高信号,当高信号时可掩盖脂肪信号,引起误判(图9-1-8)。Nakayama等[14]研究显示成熟性囊性畸胎瘤在扩散加权图像上呈显著高信号,而ADC值比内膜样囊肿和其他良性肿瘤更低,这种现象可能是肿瘤内角蛋白所致。

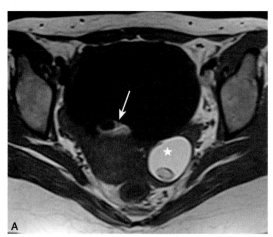
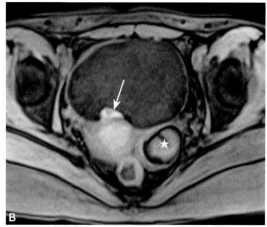
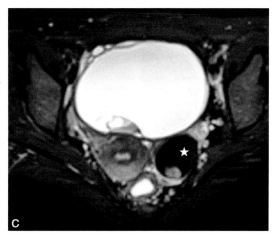

图9-1-8　双侧卵巢成熟性畸胎瘤

患者35岁,发现盆块2年。横断面T1WI(A)显示左侧肿瘤以脂肪高信号为主(五角星),后壁见高低混杂信号头结节;右侧肿瘤以水样信号为主,后壁可见小片高信号(箭);T1WI脂肪抑制(B)显示左侧肿瘤外围信号被抑制呈低信号,中央区域仍为高信号(五角星);右侧肿瘤后壁头结节大部仍为高信号,少量高信号被抑制(箭);T2WI脂肪抑制图像(C)显示左侧瘤内脂肪高信号被抑制(五角星);右侧肿瘤T1WI高信号灶呈高低混杂信号,易误诊为囊腺瘤伴出血

4. 鉴别诊断　由于CT和MRI对脂肪具有非常高的敏感度和特异度,因而对含脂肪的成熟性囊性畸胎瘤具有很高的准确性。尽管如此,约5%的病例缺乏大体可见的脂肪而误诊;还可因漏诊位于囊壁的少量脂肪,或将瘤内脂肪误判成瘤外盆腔脂肪而误诊;最常误诊

为卵巢囊腺瘤。此外，一些合并病变如子宫内膜异位囊肿也常干扰畸胎瘤的准确诊断[9,10,12]。

成熟性实性畸胎瘤非常少见，其组织学表现与未成熟畸胎瘤相似，但两者临床诊疗方案及预后完全不同。此类良性肿瘤能引起腹腔种植，尽管腹腔内可广泛受累，但患者预后仍较好[15]。患者发病年龄较轻，影像学表现为实性肿块，内部可含有散在分布的少量脂肪信号及无数小囊样结构，增强后小囊壁强化明显呈蜂窝状，与未成熟性畸胎瘤表现类似，两者鉴别较困难（图9-1-9）[10]。但后者实性成分更多，脂肪含量更少，表现更复杂。

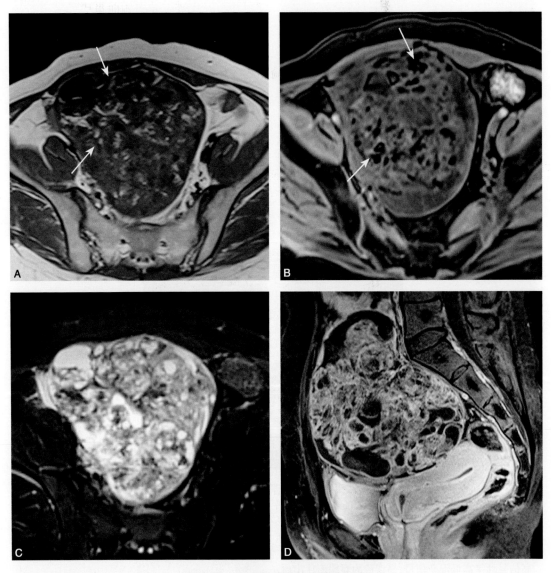

图 9-1-9　右卵巢成熟性实性畸胎瘤

患者29岁，下腹痛2周。横断面T1WI（A）见肿瘤实性为主肿块，内部散在分布的条片状高信号脂肪（箭）；T1WI脂肪抑制（B）呈高低混杂信号，仔细比对可见脂肪信号被抑制（箭）；横断面T2WI脂肪抑制（C）见肿瘤呈高、低、等混杂信号；T1WI脂肪抑制增强（D）显示肿块显著不均匀强化，呈蜂窝状改变，蜂房内容物无强化。本例因实性成分较多，术前误诊为未成熟畸胎瘤

二、未成熟性畸胎瘤

卵巢未成熟性畸胎瘤(immature teratomas)定义为再现胚胎和胎儿组织分化特征的恶性生殖细胞肿瘤[1],占所有卵巢恶性肿瘤不足1%,是第三常见的恶性生殖细胞瘤。未成熟性畸胎瘤与无性细胞瘤、卵黄囊瘤和混合性生殖细胞肿瘤一起约占所有恶性生殖细胞肿瘤的80%[16,17]。它由三个胚层(外胚层、中胚层和内胚层)的衍生组织构成,与成熟性畸胎瘤相比,它包含多少不等的未成熟性胚胎组织。多数患者就诊时肿块局限于卵巢,50%~80%属于 Stage Ⅰ,单侧多见,晚期患者可侵犯对侧卵巢。26%的患者合并同侧卵巢成熟性囊性畸胎瘤,10%的患者合并对侧卵巢成熟性囊性畸胎瘤[10,18]。

1. 组织病理学　未成熟性畸胎瘤根据组织分化程度的不同,其大体病理表现各异。肿瘤平均直径14~25cm,通常大于成熟性囊性畸胎瘤(平均7cm),罕见小于10cm者,多呈实性或囊实性,切面以实性为主,实性区以白色脑组织为主,伴有钙化、出血及坏死。瘤内有散在微囊,囊内主要充盈浆液,血性黏液少见。半数以上肿瘤掺杂软骨及骨组织,皮肤、毛发及皮脂样物质较少见,牙齿、肠袢及骨骼等器官样结构罕见。镜下见2~3个胚层衍生的未成熟组织,以原始神经组织为主。

2. 临床表现　本瘤好发于11~30岁的儿童及年轻妇女,中位年龄18岁。典型症状为盆腔肿块、腹围增加和阴道流血。约10%患者可因肿瘤出血、破裂或扭转而出现急腹症。同性假性性早熟不常见,但多数患者血清学标志物,尤其AFP和HCG升高,少数为月经不规则。

3. 影像学表现　CT上,肿瘤多呈巨大分叶状实性肿块,内部见不规则形态的实性、液性、脂肪及钙化成分相互混杂,增强后实性区有中度及明显强化(图9-1-10)。实性为主的肿块内常包含密度不均的实性成分及密度更高的出血区。钙化分散于肿瘤内部,少量脂肪病灶在 MRI 图像显示更佳。32%~58%的肿瘤易发生沿腹膜种植转移,常见部位包括腹膜、大网膜、肝表面、横膈下、肠浆膜及肠系膜,影像上表现为多发实性结节或形态不规则、边缘不清的肿块(图9-1-11),可有或无脂肪及钙化,60%伴有腹水[15]。

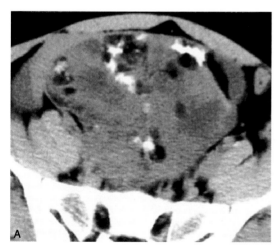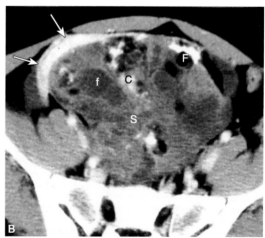

图 9-1-10　右卵巢未成熟性畸胎瘤

平扫(A),增强(B)示肿瘤分叶状、边界清晰,瘤内为不规则形态的实性(S)、液性(f)、脂肪(F)和钙化组织(C)相互交织混杂,实性区中等至明显强化(箭)

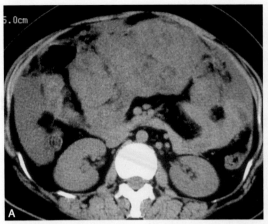
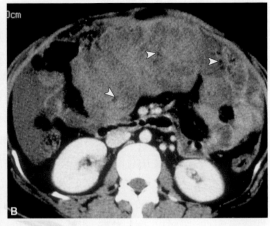

图9-1-11　未成熟畸胎瘤腹腔种植转移(手术证实)

A平扫,B增强,示腹腔内不规则形实性肿块,内部仅见少量小片状脂肪(箭头),未见钙化,注射造影剂后肿块轻度增强。腹腔内见少量积液

MRI上,肿瘤多呈实性或囊实性,囊性部分为水样信号,实性部分T1WI呈低信号,T2WI呈等、稍高或混杂信号;脂肪成分常呈小片状分散于实性组织内,或在实性组织内形成直径小于1cm的小囊,很少如成熟性畸胎瘤那样,形成脂性大囊或大片状[18]。钙化显示不如CT敏感,在T1WI及T2WI均呈呈斑片状或不规则低信号。增强后实性部分呈不均匀中度及明显强化,但实性部分的多少与恶性程度无明显相关性[18]。我们总结了10例未成熟畸胎瘤MRI表现:大小7.5~23.5cm,平均13.8cm;实性5例,囊实性4例(图9-1-12、图9-1-13),囊性为主1例;实性成分T1WI为等信号,T2WI为略高信号,DWI为混杂高信号,均可见少量散在斑片状、点状或裂隙状脂肪信号;囊性成分多呈水样信号,1例富含蛋白黏液成分,在T1WI、T1WI脂肪抑制及T2WI均呈高信号。增强后实性成分呈不均匀中度至明显强化,其中半数实性成分强化如蜂窝状,另半数实性部分较致密。3例伴大量腹水,1例伴大网膜、腹膜及对侧卵巢表面成熟性畸胎瘤种植;3例伴对侧卵巢成熟性畸胎瘤,所有患者均未见淋巴结转移。

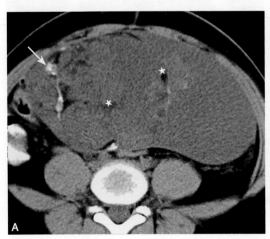
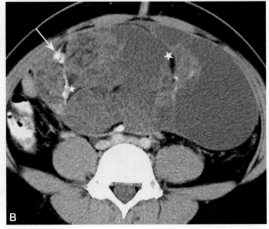

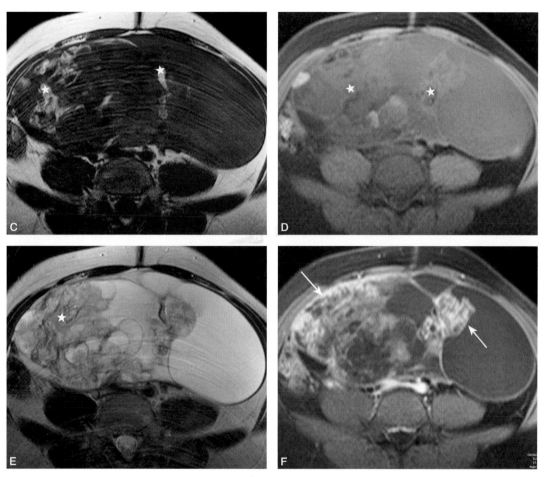

图 9-1-12 未成熟性畸胎瘤

CT 平扫(A),CT 增强(B)示肿瘤巨大囊实性,边界清晰,瘤内实性部分不规则形态,轻度强化,夹杂散在斑片状极低密度脂肪(五角星)和极高密度钙化(箭)。同一病例 MRI T1WI(C)呈等信号,内见散在片状高信号(五角星);T1WI 脂肪抑制(D)示脂肪信号被抑制呈相对低信号(五角星),并见散片状高信号;T2WI(E)见实性成分呈不均匀稍高信号(五角星),囊性成分呈水样高信号;T1WI 脂肪抑制增强(F)见肿瘤实性成分不均匀中度至明显强化,强化幅度较 CT 明显(箭)

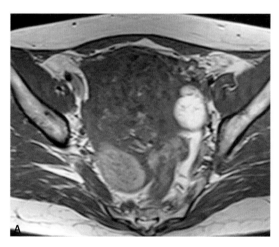

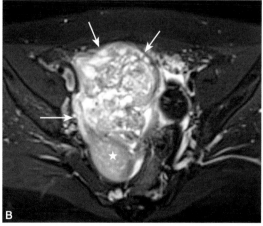

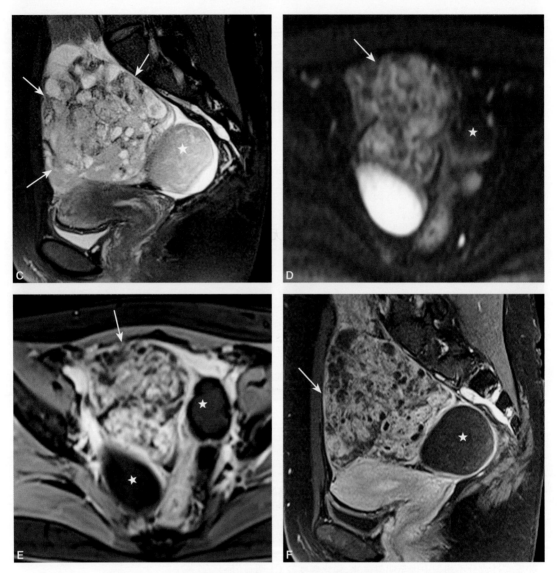

图 9-1-13　左侧卵巢未成熟性畸胎瘤Ⅰ级,右侧卵巢囊性成熟性畸胎瘤

患者 24 岁,体检发现盆块 3 天。横断位 T1WI(A)显示盆腔内巨大实性等信号肿块,内见点片状低信号和高信号;横断位(B)和矢状位 T2WI 脂肪抑制(C)显示实性肿块呈中等高信号为主,混杂小圆形和片状更高液体信号及条片状低信号(箭);DWI(D)示实性肿块呈稍高信号;横断位和矢状位 T1WI 脂肪抑制增强(E,F)见肿瘤实性成分不均匀中度至明显强化(箭)。肿块左侧见光滑卵圆形 T1WI 高信号肿块,脂肪抑制呈低信号,增强后无强化(五角星),病理证实为左卵巢未成熟性畸胎瘤内的成熟性成分。该肿块右后方另见 T1WI、T2WI 和 DWI 高信号肿块,增强后未见强化(五角星),病理为右卵巢成熟性畸胎瘤

　　4. 鉴别诊断　未成熟畸胎瘤主要需与实性成熟性畸胎瘤鉴别,后者罕见,内部含有散在分布的少量脂肪信号及无数小囊样结构,增强后小囊壁强化明显呈蜂窝状,与未成熟性畸胎瘤鉴别较困难,但后者实性成分较少,脂肪含量更多。

三、单胚层特异肿瘤

（一）卵巢甲状腺肿

1. 组织病理学　卵巢甲状腺肿（struma ovarii）是主要由甲状腺组织（>50%）构成的高度特异分化的卵巢单胚层成熟性畸胎瘤，是最常见的单胚层畸胎瘤。占所有卵巢肿瘤的 0.5%；占所有卵巢生殖细胞肿瘤的 2%；占所有卵巢畸胎瘤的 1%~3%。囊性成熟性畸胎瘤中约 20% 在显微镜下可见甲状腺组织，约 5% 主要或完全由甲状腺构成，肿瘤可分泌甲状腺激素，甚至引起甲状腺功能亢进。10%~15% 合并对侧卵巢成熟性畸胎瘤。肿瘤为囊实性或完全囊性，也可呈实性。肿瘤实性区呈灰黄色或灰红色，可有出血或坏死；囊性区内含油脂。镜下肿瘤主要由典型的成熟甲状腺组织构成，滤泡大小不等，衬覆单层立方上皮或柱状上皮细胞，无异型性，滤泡内含有多少不等均质粉染的甲状腺胶质。

2. 临床表现　最常发生于 40~50 岁女性，多数患者无特异性症状，最常见的症状为腹痛、腹胀，腹盆部包块；少数患者可见腹水、不育和面色潮红，偶可见阴道溢液。5% 的患者伴发甲状腺功能亢进。

3. 影像学表现　卵巢甲状腺肿根据甲状腺组织含量的不同分为单纯型卵巢甲状腺肿及混合型卵巢甲状腺肿（常合并皮样囊肿），前者超声表现为囊实混合性肿块，后者约 63% 兼有皮样囊肿组织，37% 表现为纯甲状腺组织。特征性超声表现为表面光滑实性区内的"甲状腺珍珠征"[19]。

肿瘤较大，平均直径大于 10cm，边缘光滑，分叶状；CT 表现多房囊性肿块，其中 1/3 的为完全囊性，另 2/3 以囊性为主伴实性区。囊性区多数呈高密度，也可低或中等密度。显微镜下囊腔内为胶样物质，内含有双折射草酸钙晶体；Shen 等[20]发现 68% 的患者呈高密度囊肿，CT 值 58~98HU，并推测由卵巢滤泡甲状腺组织中的甲状腺球蛋白和甲状腺激素 X 射线衰减形成，这可能是卵巢甲状腺肿的特征性 CT 表现。实性区常见曲线状钙化，注射对比剂后实性区呈中度强化，囊性区不强化，囊壁多数无强化，少数中度强化。仔细测量增强前后的 CT 值可避免将高密度囊性区误为实质性（图 9-1-14）。另外应注意同侧卵巢和对侧卵巢可合并成熟囊性畸胎瘤，避免误诊和漏诊。

MRI 典型表现为多房囊性肿块伴实性区（92%），其余 8% 为单房囊性肿块；肿瘤边界清晰，多呈分叶状。肿瘤在 T1WI 上呈中等或低信号，内见针尖状高信号（92%），位于实性成分内或邻近；T1WI 脂肪抑制上肿瘤整体呈中度或略高信号，针尖状高信号不被抑制；T2WI 上不同分房信号相同或不等，约 2/3 为低信号，其中 T2WI 极低信号为典型表现，被称为"真空现象"，有学者认为系甲状腺肿的高黏滞度所致；另 1/3 为高信号[21-23]。囊性部分信号强度差异取决于甲状腺球蛋白和甲状腺激素浓度[24]。实性成分绝大多数表现为囊壁和（或）分隔增厚，仅少数形成结节或肿块。T1WI 上实性区多数为中等信号（65%），少数为略高信号（35%）；T2WI 上多数呈低至中等信号（85%），少数为中等至高信号（15%）。增强后 T2WI 上低信号分房不强化，病理上为胶样物质，高信号分房呈轻度至明显强化；实性区均呈明显强化，病理上对应成熟甲状腺组织、丰富的细小血管和纤维组织[21,24,25]（图 9-1-15、图 9-1-16）。

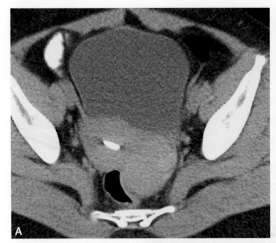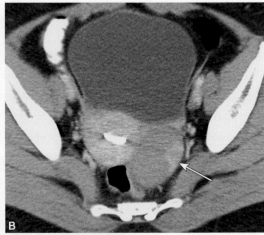

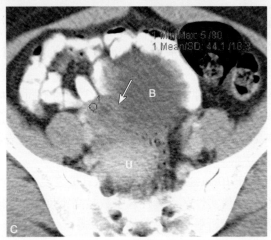

图 9-1-14　左卵巢甲状腺肿合并右侧卵巢成熟性畸胎瘤

平扫(A)见子宫左侧卵圆形光滑肿块,密度与子宫相仿,并见一略高密度结节;增强(B)后结节有中度强化(箭),囊性部分无强化;稍上层面(C)见右侧卵巢有一成熟性囊性畸胎瘤(箭),内见小片脂肪,肿瘤位于子宫(U)和膀胱(B)间,术前漏诊

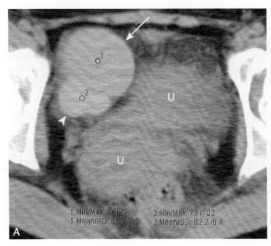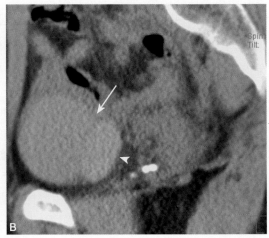

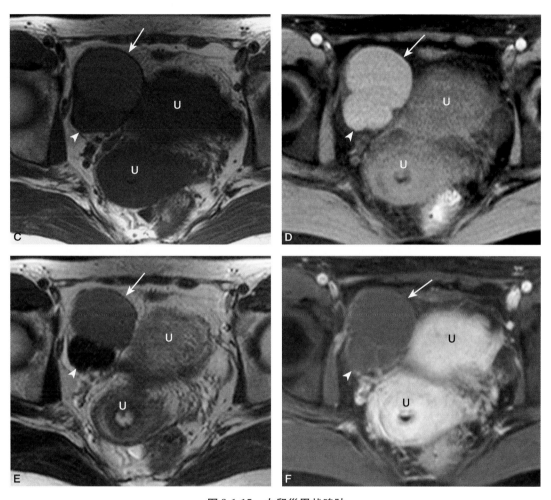

图 9-1-15　右卵巢甲状腺肿

A 和 B 为 CT 平扫像,见肿瘤(箭)呈葫芦形多房囊性,密度高于子宫(U),大房 CT 值 61HU,后部小房(箭头)CT 值 92HU。C～F 为同一病例 MRI 像,显示肿块信号在 T1WI(C)上与子宫(U)相同和略高,T1WI 脂肪抑制(D)高于子宫呈略高信号,T2WI(E)为等低和明显低信号(箭,箭头),增强(F)见囊壁中度强化,囊内容物无强化

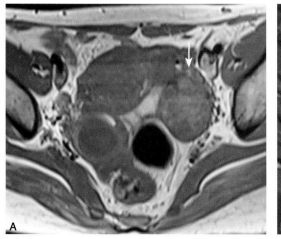

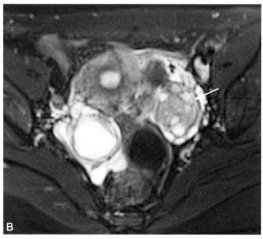

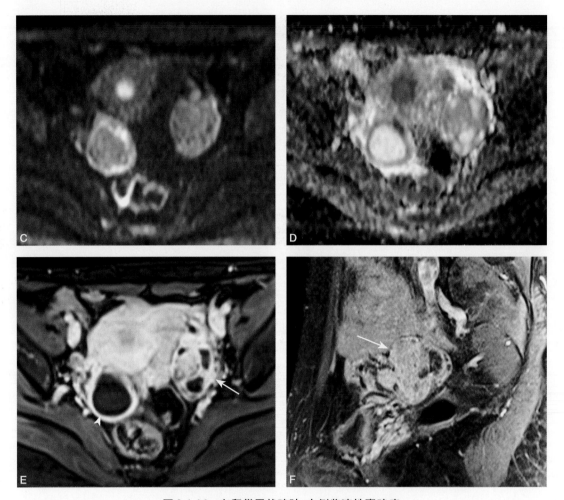

图 9-1-16　左卵巢甲状腺肿；右侧浆液性囊腺瘤

患者 52 岁,体检发现盆腔肿块。横断面 T1WI 序列(A)显示左侧附件区实性为主肿块(箭),呈等和稍高信号;横断位 T2WI 脂肪抑制(B)见肿瘤实性区呈稍高信号(箭),内含多个高信号囊性区;右侧卵巢肿块呈厚壁囊性;DWI(C)示左侧肿块呈稍高信号,ADC 值(D)无显著降低;横断位和矢状位 T1WI 脂肪抑制增强(E,F)显示左侧肿块实性部分明显强化(箭),囊性区无强化。右侧肿瘤囊壁明显强化,囊内容物无强化

4. 鉴别诊断　尽管卵巢甲状腺肿具有一定影像学特征,但术前诊断仍有一定难度。鉴别诊断主要包括囊性卵巢肿块,如黏液性囊腺瘤、黏液性交界性肿瘤和子宫内膜异位囊肿等。黏液性囊腺瘤和黏液性交界性肿瘤典型表现为多房囊性肿块,黏液物质 T1WI 呈低、等或高信号,T2WI 呈高或中等或稍低信号,与甲状腺肿信号类似。但黏液性肿瘤分房形态更复杂,并可见特征性的分房中分房,实性组织强化较弱。内膜异位囊肿在 T2WI 上信号可不均匀,低信号呈地图状,T1WI 呈明显高信号,高于甲状腺肿信号。

(二) 类癌

卵巢类癌(ovarian carcinoid tumor)分原发性和转移性,后者多由小肠肿瘤或其他器官转移而来。原发性类癌罕见,多源自生殖细胞,85% ~ 90% 的病例合并其他畸胎瘤成分,

也可源自卵巢间质和表面上皮的神经内分泌细胞系统,其组织学特征与胃肠道类癌相仿[16,25]。原发性类癌多为单侧性,剖面呈白色或黄色,以实性为主,但由于常同时合并同侧卵巢黏液性肿瘤,因而可表现为囊实性[26]。肿瘤大小不等,最大可达 20cm。约 15% 的病例合并对侧卵巢皮样囊肿。显微镜下形态多样,有高分化及低分化类癌,又分为四种类型:①岛状;②小梁状;③黏液性;④甲状腺肿性;也可出现混合型(由上述单纯型任意组合而成),后者少见,并常伴有成熟囊性畸胎瘤[16]。卵巢类癌多数发生于绝经后妇女,常见临床表现为腹部不适和盆块,也可无任何症状,部分患者尿液 5-羟色胺升高,出现类癌综合征,如面部潮红、外周血管功能紊乱、腹痛、腹泻、支气管痉挛等症状,严重者出现心力衰竭。肿瘤太小时影像学容易漏诊(图 9-1-17);较大时肿瘤呈实性,合并同侧卵巢黏液性肿瘤时表现为囊实性或囊性为主伴实性结节,囊性部分常为多房,T1WI 为低信号,T2WI 为高信号;实性成分在 T1WI 和 T2WI 上均为低信号,DWI 上为高信号,增强后可见显著强化[16,26,27]。

(三) 神经外胚层肿瘤

原发性神经外胚层肿瘤(primary neuroectodermal tumors)也可发生于卵巢,是由单纯神经外胚层组成的单胚层畸胎瘤,肿瘤完全由成熟神经胶质、室管膜等组织构成。Kleinman 等[28]报道了一组 25 例卵巢原发性神经外胚层肿瘤,平均年龄 23 岁(6～69 岁),肿瘤为囊性、囊实性或实性,平均直径 14cm(4～20cm)。根据组织学成分肿瘤分为三种类型:①分化型(胶质瘤,常为室管膜瘤);②原始型(髓上皮瘤、室管膜母细胞瘤、神经母细胞瘤和髓母细胞瘤);③间变型(胶质母细胞瘤)。临床分期为最重要的预后因素[29]。分化型无畸胎瘤成分,预后较另两型好;原始型常含畸胎瘤成分,包括皮样囊肿;间变型均含鳞状上皮。影像学无特异性,表现为附件区分叶状实性肿块,向肝下间隙延伸,平扫呈等软组织密度或信号,增强后不均匀强化,内可见血管强化。

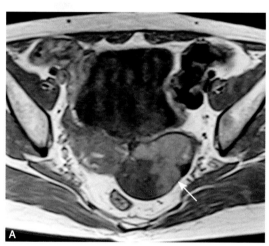
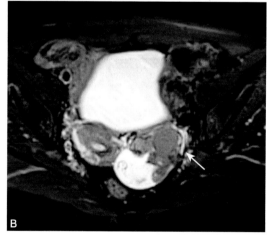

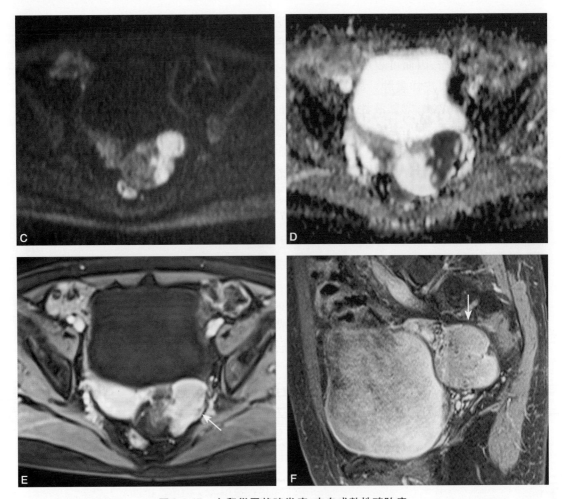

图 9-1-17　左卵巢甲状腺类癌,来自成熟性畸胎瘤

患者 65 岁,发现盆块 30 年。横断位 T1WI(A)和 T2WI 脂肪抑制(B)显示左附件肿块呈囊实性,信号不均,实性成分 T1WI 稍高信号,T2WI 等低信号(箭);囊性成分 T1WI 低信号,T2WI 高信号;DWI(C)示实性成分明显高信号;ADC 图(D)呈明显低信号;横断位(E)和矢状位(F)增强见实性部分显著强化(箭);囊性部分不强化

第二节　原始生殖细胞肿瘤

原始生殖细胞最常见的类型包括无性细胞瘤、卵黄囊瘤和混合型生殖细胞肿瘤,绒癌属于混合型生殖细胞肿瘤。

一、无性细胞瘤

无性细胞瘤(dysgerminoma)是一种少见的原始生殖细胞肿瘤,国外报道为最常见的恶性生殖细胞肿瘤,占恶性生殖细胞肿瘤的 35% ~50%[16],而国内资料显示发病率居恶性生殖细胞肿瘤的 2~3 位,占其 11% ~20%,占所有卵巢恶性肿瘤的 0.5% ~2%[30]。肿瘤恶性程度较低,发生于性未分化期,在结构上与睾丸的精原细胞瘤相同,形态学、超微结构完全与原始生殖细胞一致,不包含形成畸胎瘤的任何成分。好发于青春期及生育期妇女,20~30 岁年轻女性最多见,约占 75%[16]。

1. 组织病理学　肿瘤表面光滑,呈圆形、卵圆形或分叶状,大小多在 10～25cm 间,切面呈实性,质韧或鱼肉样。病理上分为单纯型和混合型两种,后者常合并卵黄囊瘤或绒癌。肿瘤主要由圆形或多边形瘤细胞组成,瘤细胞呈巢状、条状或弥漫性生长,瘤细胞体积较大,大小一致,胞质丰富,呈透明状,核分裂象多见,可见核仁。瘤细胞间质内可见血管纤维组织增生和淋巴细胞浸润[31]。

2. 临床表现　多数患者无明显妇科症状,最常见的临床表现为盆腔肿块和腹胀,可伴有体重减轻,大多数患者的月经及生育功能正常,偶尔伴月经和内分泌异常。少数患者伴第二性征改变,常为性早熟或阴蒂大、多毛等男性化表现。患者常有乳酸脱氢酶(LDH)和碱性磷酸酶(ALP)升高,部分患者 CA-125 升高。单纯型血清甲胎蛋白或 β-HCG 为阴性,混合型常升高[32]。75% 的诊断时属 I 期,对放疗和化疗敏感,预后好[31]。

3. 影像学表现　无性细胞瘤单侧多见,5%～10% 为双侧,是恶性生殖细胞瘤中唯一可呈双侧生长的肿瘤。肿瘤体积通常较大,最大径常大于 10cm,边缘光滑,类圆形或略呈分叶状。

单纯型无性细胞瘤以实性成分为主,可伴不同程度的囊变、坏死。少数可呈囊实性,囊实性成分形态不规则,交界处边缘模糊。混合型无性细胞瘤囊变坏死更明显,多呈囊实性,囊壁及囊内分隔厚薄不均。B 超表现为实性为主、分叶状伴多分隔的肿块[33];CT 平扫呈不规则分叶状稍低密度软组织肿块,密度均匀或有片状低密度区,叫合并散在斑点状钙化。增强扫描实性区轻、中度强化,特征性表现为实性肿块内见明显强化的条索状分隔,组织学上系纤维血管索(图 9-2-1,图 9-2-2)[34]。

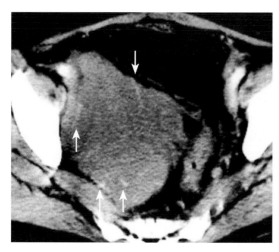 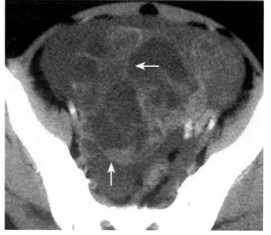

图 9-2-1　右卵巢无性细胞瘤
患者 16 岁,CT 增强示盆腔右侧巨大不规则形实性肿块,密度较均匀,中度强化,内有多条明显强化的纤维血管索(箭)。(湖南省肿瘤医院放射科于小平教授提供)

图 9-2-2　卵巢无性细胞瘤
患者 16 岁,CT 增强示盆腔囊实性肿块,囊实性界面不规则,囊壁和囊内分隔厚而宽窄不均(箭),伴腹水。(湖南省肿瘤医院放射科于小平教授提供)

典型 MRI 表现为实性分叶状肿块,T1WI 呈等低信号,T2WI 呈中等或高信号,纤维血管分隔呈典型 T1WI 和 T2WI 低信号,增强后显著强化,而肿瘤本身强化明显弱于纤维血管分隔(图 9-2-3)。混合型无性细胞瘤多表现为囊实性肿块,囊变坏死多见,囊壁及囊内分隔厚薄不均,边界不清。增强扫描囊壁及囊内分隔轻度强化。腹水及淋巴结转移常见。肿瘤恶性程度高,术后易复发[35]。

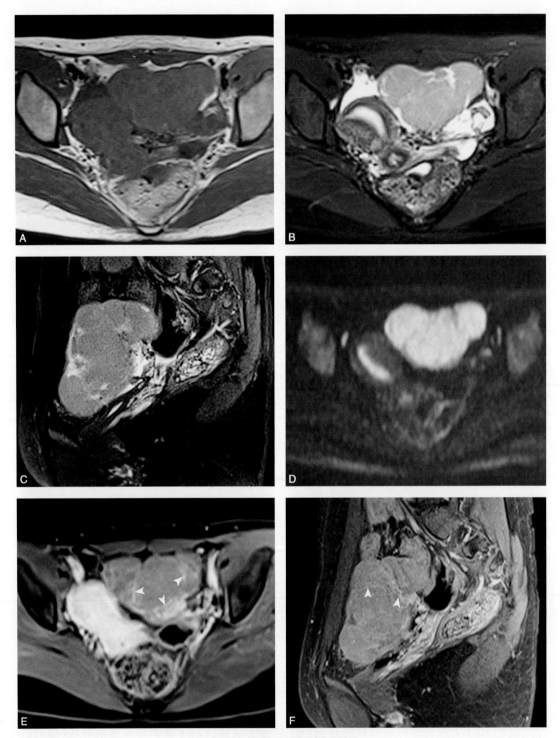

图 9-2-3　左侧卵巢无性细胞瘤

患者 24 岁,体检发现盆块。横断位 T1WI(A)显示左侧卵巢肿块呈等信号,信号均匀;横断位及矢状位 T2WI 脂肪抑制(B,C)显示肿块呈稍高信号,信号较均质,矢状位病灶呈迂曲腊肠状改变。DWI(D)示病灶明显高信号;横断位和矢状位 T1WI 脂肪抑制增强(E,F)示肿块呈轻度强化,可见明显强化的纤维血管分隔(箭头),肿块内无出血坏死

4. 鉴别诊断　无性细胞瘤需与以下实性为主肿瘤疾病鉴别：①卵巢性索间质来源肿瘤：多见于 50 岁以上围绝经期女性，常伴有雌激素升高、子宫内膜增生过长等，常为实性或囊实性肿块，实性部分呈轻度或中度渐进性强化[36]，但边界多较光整，T2WI 低信号为其特征性表现。②阔韧带或浆膜下平滑肌瘤：可见于任何年龄段女性，一般边界清晰、光整，T1WI 呈等信号，T2WI 亦呈等低信号，增强后明显均匀强化，仔细观察肿块与子宫关系，一般不难鉴别。③恶性上皮性肿瘤如浆液性腺癌，通常伴 CA125 明显升高，T1WI 呈等信号，T2WI 呈略高信号，边界不规则，信号欠均匀，增强后明显欠均匀强化，辅助征象如腹水、腹膜病灶、肿大淋巴结等有助于卵巢癌的诊断[37]。④转移瘤如 Krukenberg 瘤常实性为主，典型表现为双侧、分叶状、实性肿瘤[38]，肿瘤因水肿、胶原反应和黏液分泌等在 T2WI 呈低或高信号，增强后不均匀强化。

二、卵黄囊瘤

卵黄囊瘤（yolk sac tumor），又称内胚窦瘤（endodermal sinus tumor），是一种恶性度极高的肿瘤。由于对其组织发生及形态特征认识不足，曾一度命名混乱，先后称为未成熟型中肾瘤、胚胎外畸胎瘤、胚胎癌、Teilum 瘤、内胚窦瘤和卵黄囊瘤。目前认为是原始生殖细胞沿卵黄囊或卵黄方向分化的结果，故称卵黄囊瘤。国外文献报道发病率仅次于无性细胞瘤，是卵巢第二常见的恶性生殖细胞肿瘤，约占所有卵巢恶性肿瘤的 1%[39,40]；而国内报道卵黄囊瘤是最常见的恶性生殖细胞肿瘤[41,42]。最常见于 11～30 岁，其次为 1～10 岁和 31～40 岁年龄段，极少见于中年或老年女性。

1. 组织病理学　肿瘤直径 5～35cm，平均直径 15cm，表面光滑，有包膜，切面以实性为主，灰白或淡棕色，常呈黏液样或鱼肉状，伴有多少不等蜂窝状微囊及小囊，囊内含水样液或血性浆液，微囊内多充盈黏稠液体，瘤内常伴出血及坏死灶。蜂窝状分房或完全囊性为其少见表现[17]。镜下分四型：即典型、多泡型、肝样型和宫内膜样型。20% 肿瘤见特征性的 Schiller-Duval 体，为含中央血管的孤立性乳头状突起，周围包绕胚胎上皮细胞。

2. 临床表现　多见于儿童和年轻女性，中位发病年龄为 19 岁，北京协和医院收治 70 例患者中 80%＜30 岁，平均 14 岁，最小 6 个月，最大 43 岁。本瘤生长迅速，体积大，往往急性起病。最常见的临床症状为腹痛（50%），腹胀，或腹盆部肿块，腹水常见（86%），多为血性。一般无月经或内分泌异常症状。多数患者甲胎蛋白显著升高（年轻女性＞1000mg/ml，排除肝脏病变，具有提示作用），部分患者 CA125 升高，HCG 不升高[43]。约 50% 的患者诊断时病灶局限于卵巢，10% 患者局限于盆腔内；其余患者肿瘤常突破卵巢向周围组织及脏器扩散，累及周围腹膜、大网膜，经淋巴系统首先转移至腹主动脉旁及髂总淋巴结，远处转移可达纵隔及锁骨上淋巴结，通过血液可转移至肝脏和肺[39]。卵黄囊瘤对放疗不敏感，预后较差，3 年生存率仅为 13%[44]。近年来随着联合化疗的开展，I 期肿瘤存活率增加到 80%，而晚期患者亦可达到 50%[45]。血清 AFP 水平可用于监测疗效及复发。

3. 影像学表现　多数肿瘤为单侧，双侧约占 1%，直径 7～28cm，平均为 15cm。常为不规则形态，边缘清楚，典型表现为实性为主伴多发大小不等囊腔，囊腔直径为数毫米到 2cm 不等，可弥漫分布于实性区致肿瘤呈蜂窝状改变（图 9-2-4，图 9-2-5）[44]。因肿瘤生长迅速，常伴出血及坏死，故也可呈囊实性，少数可呈囊性为主表现。出血在 T1WI 呈高信号，而整个肿瘤在 T2WI 呈不同程度的高信号(图 9-2-6)。肿瘤血供丰富,增强后强化明显,强化幅度高于或等于子宫。CT 可见肿瘤内部明显强化的小点状或管状影,即"亮点征(bright dot sign)",代表肿瘤内部增多扩张的血管[46]。在 MRI 像上表现为在瘤内散在的、显著的条状或点状流空信号[47]。故肿瘤的显著强化及"亮点征"或条状或点状流空信号为特征性表现。肿瘤常伴有腹水。

4. 鉴别诊断　值得注意的是 14% 病例可伴发同侧或对侧卵巢的囊性畸胎瘤,后者虽小,易致本病误诊为畸胎瘤。另外本病还易误诊为附件脓肿、阑尾脓肿和幼年型颗粒细胞瘤等。附件或阑尾脓肿常有发热、腹部触痛和白细胞增高等表现;幼年型颗粒细胞瘤因分泌雌激素引起性早熟或月经异常等临床症状,血清 AFP 不升高。

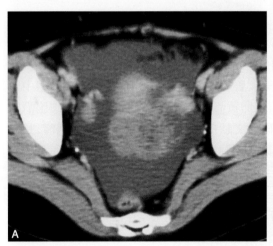
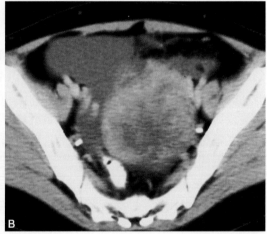

图 9-2-4　左侧卵巢卵黄囊瘤

图 A,B 为不同层面 CT 增强图,示左侧卵巢形态不规则、明显强化的实质性肿块,内有较多不规则形坏死区,伴腹腔积液

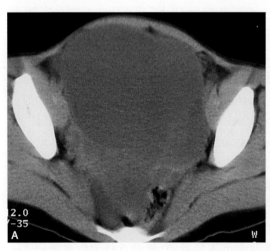
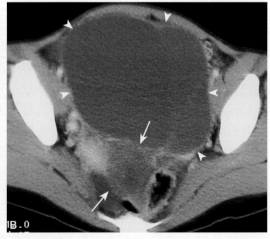

图 9-2-5　右卵巢卵黄囊瘤

CT 平扫(A)和 CT 增强(B)示右卵巢巨大单房分叶状囊性肿块(箭头),后部较小实性部分有中度强化(箭)。术后标本见囊壁厚 2~3cm,内壁高低不平,囊壁及囊内有较多出血区

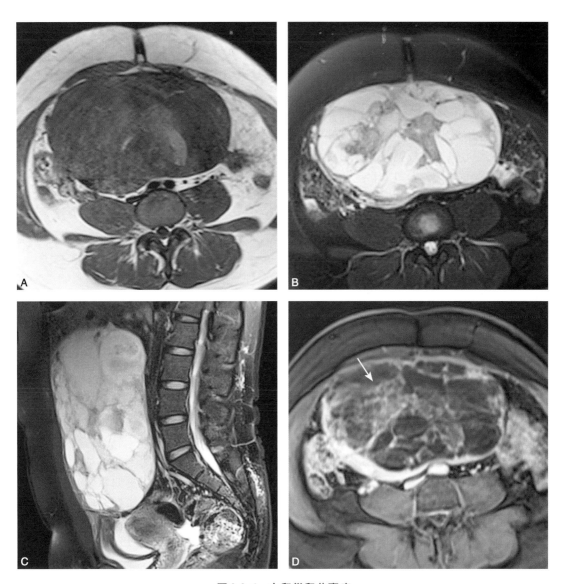

图 9-2-6　右卵巢卵黄囊瘤

患者 20 岁,右下腹痛 11 天。横断位 T1WI(A)、横断位和矢状位 T2WI 脂肪抑制(B,C)显示右侧盆腹腔可见巨大椭圆形多房囊性为主肿块,囊液信号不均,T1WI 呈低信号为主,局部可见小斑片状略高信号,T2WI 呈等、高、低混杂信号。横断位 T1WI 增强图像(D)显示囊壁明显强化,分隔呈不均匀中度强化及明显条点状强化,局部呈蜂窝状改变(箭)

三、非妊娠性绒毛膜癌

卵巢原发性或非妊娠性绒毛膜癌(简称绒癌,choriocarcinoma)极其罕见,肿瘤主要由细胞滋养细胞和合体滋养细胞,或者两者混合构成。单纯型原发性绒癌占所有恶性生殖细胞肿瘤不到 1%[48],多数情况下,肿瘤常合并其他类型生殖细胞肿瘤,呈混合型。妊娠性卵巢绒癌几乎全为子宫转移而来。肿瘤多见于儿童和年轻女性[49],1/3 患者见于青春期前女孩,偶可见于绝经后女性[39]。临床表现为腹痛,阴道异常出血,发热,1/3 患者伴性早熟,偶可见腹腔积血。血 HCG 升高。混合性可根据混合的肿瘤类型呈现相应的表现。阴道出血、HCG升高、下腹痛等容易误诊为异位妊娠。

大体病理肿瘤常常较大,呈单侧实性或囊实性肿块,直径 4~25cm,切面柔软、质脆伴紫红色出血和坏死区。由于 HCG 的刺激,在正常卵巢组织内可见体积较大的黄素化结节和囊肿。显微镜下原发性绒癌的形态学与妊娠性绒癌一致,由细胞滋养细胞、合体滋养细胞及绒毛外滋养细胞混合组成,无绒毛结构,癌细胞排列呈窗孔样、丛状或假乳头状,可见肿瘤实性成分与扩张血管血窦并存,这也是肿瘤容易大出血的原因所在。影像学表现无特异性,肿瘤常呈实性,因血供丰富故强化明显,常伴出血和坏死,MRI T2WI 表现为混杂高信号,出血成分在 T1WI 呈高信号[50]。因其罕见,术前诊断困难。

四、胚胎癌

胚胎癌(embryonal carcinoma)是发生于原始生殖细胞的一种未分化癌,源于多能干细胞,具有向胚胎外或胚胎内分化的潜能,可重演胚胎分化的原始阶段,故其组织形态学复杂,恶性度高。单纯型胚胎癌少见,常与其他生殖细胞肿瘤成分混合存在,最常见是与卵黄囊瘤形成混合型生殖细胞肿瘤。

单纯型胚胎癌约占卵巢恶性生殖细胞肿瘤 5% 以下,主要见于儿童及 30 岁以下年轻女性[51],偶可见于老年女性[52],平均发病年龄为 15 岁,几乎半数病例发生于青春期前期。最常见的临床症状为腹痛、盆腹部肿块。虽然过去曾将胚胎癌与卵黄囊瘤混同一类,因两者血清及瘤组织 AFP 均阳性,实际上两者在临床上容易鉴别。大多数胚胎性癌患者发病年龄更小,发病率更低。临床常出现内分泌紊乱征象,常见者为青春期前女孩假性性早熟、初潮后闭经或异常阴道出血及多毛症。

大体病理表现为实性肿块,直径 10~25cm,平均直径 15cm,切面鲜红柔软,可伴大小不一、充满黏液分泌物的囊腔,实性组织内局灶出血、坏死常见[39]。显微镜下胚胎癌由成片的大而原始细胞构成,这些细胞的胞质呈嗜双色性到透明,胞界清楚。胚胎癌中可见原始中胚层和上皮样成分。Buy 等[17]描述了一例胚胎癌的 MRI 表现,为盆腹腔巨大多房囊实性肿块,T1WI 呈等低信号,T2WI 呈不均高信号,局部可见条片状低信号。增强后病灶不均匀强化,局部见斑片状明显强化。Sala 描述了一例胚胎癌的 CT 表现,也为盆腹腔巨大囊实性肿块,平扫呈等和略高低密度,增强后不均匀强化,可见腹水、腹膜种植灶及两肺转移。术后病理标本对照证实 CT 平扫上略高密度区为肿瘤出血[53]。因胚胎癌极其罕见,目前仅见个案影像学报道。

五、恶性混合性生殖细胞肿瘤

恶性混合型生殖细胞肿瘤(malignant mixed germ cell tumors,MMGCT)是指包括两种或两种以上生殖细胞成分的肿瘤,约占恶性生殖细胞肿瘤的 5%~20%[54,55],是无性细胞瘤、卵黄囊瘤和未成熟型畸胎瘤之后的第四常见恶性生殖细胞肿瘤[16,39]。肿瘤含两种成分占81%,其中无性细胞瘤和卵黄囊瘤是最多见的混合类型,含三种成分者占 14%,4~5 种成分罕见。

1. 组织病理学 大体病理上,肿瘤表面光滑,呈结节状,直径 3~35cm,中位数 15cm。切面以实性为主伴多房囊区,颜色依据生殖细胞成分的不同而不同[17,39]。一般而言,无性细胞成分为灰白色、黄褐色实性组织;卵黄囊瘤成分呈蜂窝状伴出血坏死;未成熟畸胎瘤成分多呈半囊半实性,钙化或骨性成分常见;绒癌成分则质脆伴明显出血。显微镜下除上述各种肿瘤具备相应组织形态外,在无性细胞瘤灶内常有不同程度的淋巴细胞浸润及多少不等的纤维组织;卵黄囊瘤多有 S-D 小体及网状结构;未成熟畸胎瘤内有原始神经上皮巢及不同成熟程度的神经胶质细胞;绒癌则需有合体滋养细胞及细胞滋养细胞。

2. 临床表现　发病年龄与其他类型生殖细胞肿瘤相仿,多见于儿童和年轻女性,平均发病年龄为 16 岁[56]。临床表现无特异性,主要症状是盆腹部肿块,约半数患者诉下腹疼痛,1/5 患者因肿瘤扭转或破裂而有急腹症表现。约 1/3 有性早熟症状,闭经或阴道异常出血也常见。血清标志物主要取决于生殖细胞肿瘤细胞成分,50% 患者 HCG 升高,50% 患者 AFP 升高。约 2/3 患者诊断时肿瘤局限于卵巢。

3. 影像学表现　笔者对 3 例经手术病理证实的 MMGCT 进行总结,平均年龄 30 岁,3 例患者均有 CA125 轻度升高(<300μg/ml),1 例 AFP 升高(566ng/ml,另 2 例未查),均未见 HCG 升高。3 例含无性细胞瘤,2 例含卵黄囊瘤成分,另 1 例含畸胎瘤成分和卵黄囊瘤成分。肿瘤平均直径 16cm,1 例为囊实性肿块,2 例为完全实性肿块;T1WI 呈混杂低、等和高信号 2 例,呈等和低信号 1 例;T2WI 呈中等偏高信号及高信号,1 例可见脂肪信号。增强后实性成分均有明显强化,3 例均无明显腹水(图 9-2-7,图 9-2-8)。

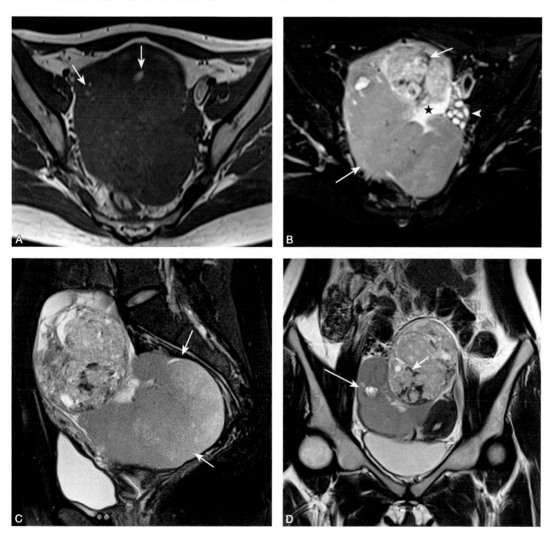

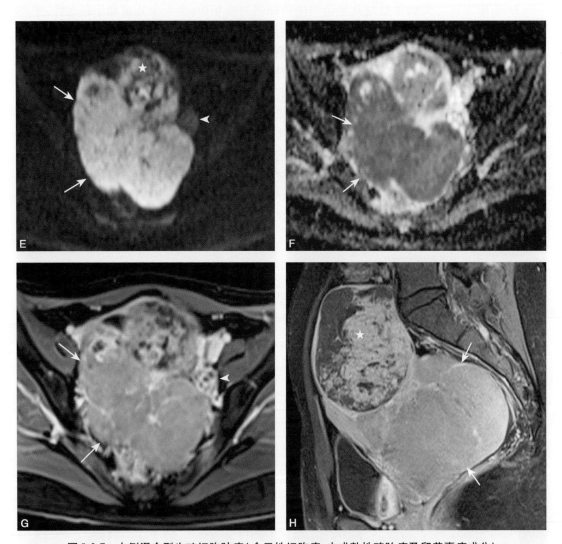

图 9-2-7　右侧混合型生殖细胞肿瘤（含无性细胞瘤、未成熟性畸胎瘤及卵黄囊瘤成分）
患者 20 岁，CA125 300u/ml，AFP 566ng/ml。A ~ D 分别为横断位 T1WI、横断位和矢状位 T2WI 脂肪抑制、冠状位 T2WI，显示盆腹腔巨大实性、形态不规则肿块，T1WI 呈等低信号为主，局部可见小片和点状稍高混杂信号（箭）；T2WI 显示肿块前上部分呈稍高信号为主，含更高液体信号（五角星）和片状低信号（短箭）；肿块下后部分呈均匀中等信号（箭），T1WI 高信号脂肪信号被抑制；DWI 和 ADC 图（E，F）肿块分别为高信号和低信号（箭），前上部分信号混杂（五角星）；横断位和矢状位 T1WI 脂肪抑制增强图像（G，H）显示肿块前上部分呈不均匀明显强化（五角星）；后下部分呈中度均匀强化（箭），内含条索状明显强化。可见形态、大小和强化正常的左侧卵巢（箭头）

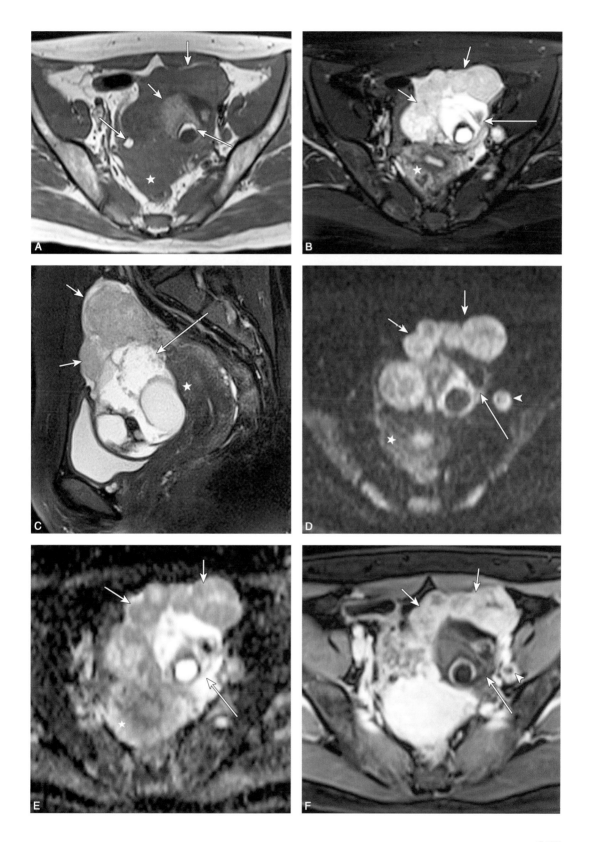

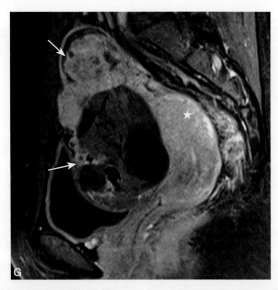

图9-2-8 左侧卵巢混合性生殖细胞瘤(含卵黄囊瘤及囊性成熟性畸胎瘤成分)
患者40岁,下腹胀痛10天。横断位T1WI(A)显示盆腔偏左侧不规则形肿块,呈混杂等低和稍高信号,内含结节状和弧状高信号(长箭);横断位及矢状位T2WI脂肪抑制(B,C)显示肿块呈囊实性,信号不均,实性部分呈稍高信号(短箭),囊性区呈高、稍高和低混杂信号(长箭);DWI(D)实性区呈高信号(短箭),囊性区混杂高低信号(长箭);ADC图(E)实性区呈稍低信号(短箭),囊性区呈等高信号(长箭);横断位和矢状位T1WI脂肪抑制增强图(F,G)显示实性区明显欠均匀强化为卵黄囊瘤成分(短箭);囊性区无明显强化,为成熟型畸胎瘤成分(长箭)。左侧髂血管区见典型转移性淋巴结(箭头)。五角星为子宫

4. 鉴别诊断 本病主要需与未成熟性畸胎瘤、实性成熟性畸胎瘤鉴别。未成熟性畸胎瘤影像学表现与MMGCT相似,但前者常可见成熟囊性畸胎瘤成分,实性成分较少。实性成熟性畸胎瘤内部含有散在分布的少量脂肪信号及无数小囊样结构,增强后小囊壁强化明显呈蜂窝状,单纯依靠影像学与MMGCT鉴别困难,借助肿瘤标志物常可将两者鉴别。

(强金伟 赵书会 马凤华)

参 考 文 献

1. Kurman RJ, Carcangiu ML, Herrington CS, et al. WHO classification of tumours of female reproductive organs (4rd). ISBN 978-92-832-2435-8. IARC:Lyon 2014.

2. Fox H, Wells M. Germ cell tumours of the ovary. In: Obstetrical andgynaecological pathology. New York: Churchill Livingstone;2002.

3. Ozgur T, Atik E, Silfeler DB, et al. Mature cystic teratomas in our series with review of the literature and retrospective analysis. Arch Gynecol Obstet 2011,285(4):1099-1101.

4. Bouic-Pagés E, Perrochia H, Mérigeaud S, et al. MR imaging of primary ovarian tumors with pathologic correlation. J Radiol 2009,90(7-8 pt 1):787-802.

5. Buy JN, Ghossain MA, Moss AA, et al. Cystic teratoma of the ovary:CT detection. Radiology 1989,171(3):697-701.

6. Caspi B, Appelman Z, Rabinerson D, et al. The growth pattern of ovarian dermoid cysts:a prospective study in premenopausal and postmenopausal women. Fertil Steril 1997,68(3):501-505.

7. Guinet C, Ghossain MA, Buy JN, et al. Mature cystic teratomas of the ovary:CT and MR findings. Eur J Radiol 1995,20(20):137-143.

8. 强金伟,周康荣,廖治河. 卵巢畸胎瘤的 CT 诊断. 临床放射学杂志,2003,22(5):401-404.

9. Rathod K,Kale H,Narlawar R,et al. Unusual "floating balls" appearance of an ovarian cystic teratoma:sonographic and CT findings. J Clin Ultrasound 2001,29(1):41-43.

10. Outwater EK,Siegelman ES,Hunt JL. Ovarian teratomas:tumor types and imaging characteristics. Radiographics 2001,21(2):475-490.

11. 赵书会,强金伟,邱海英,等. 卵巢畸胎瘤的 MRI 诊断. 放射学实践,2011,26(12):1270-1273.

12. 蔡宋琪,强金伟,赵书会,等. 卵巢畸胎瘤的不典型 MRI 表现. 中国医学计算机成像杂志,2014,20(4):348-352.

13. Rha SE,Byun JY,Jung SE,et al. Atypical CT and MRI manifestations of mature ovarian cystic teratomas. Am J Roentgenol 2004,183(3):743-750.

14. Nakayama T,Yoshimitsu K,Irie H,et al. Diffusion-weighted echo-planar MR imaging and ADC mapping in the differential diagnosis of ovarian cystic masses:usefulness of detecting keratinoid substances in mature cystic teratomas. J Magn Reson Imaging 2005,22(2):271-278.

15. 郎景和,等. 临床妇科肿瘤学. 第 6 版. 北京:人民卫生出版社,2003.

16. Scully RE,Young RH,Clement PB. Tumors of the ovary,maldevelopedgonads,fallopian tubes and broad ligament,3rd edn. Armed Force Institute of Pathology,Washington,DC,1998:239-312.

17. Buy JN,Ghossain M. Gynecological Imaging. 2013 DOI 10. 1007/978-3-642-31012-6_20.

18. Yamaoka T,Togashi K,Koyama T,et al. Immature teratoma of the ovary:correlation of MR imaging and pathologic findings. Eur Radiol. 2003,13(2):313-319

19. Zalel Y,Capsi B,Tepper R. Doppler flow characteristics of dermoid cysts:unique appearance of struma ovarii. J Ultrasound Med 1997,16(5):355-358.

20. Shen J,Xia X,Lin Y,et al. Diagnosis of struma ovarii with medical imaging. Abdom Imaging 2011,36(5):627-631.

21. Ikeuchi T,Koyama T,Tamai K,et al. CT and MR features of struma ovarii. Abdom Imaging. 2012,37(5):904-910.

22. Okada S,Ohaki Y,Kawamura T,et al. Cystic struma ovarii:imaging findings. J Comput Assist Tomogr 2000;24(3):413-415.

23. Kim JC,Kim SS,Park JY. MR findings of struma ovarii. Clin Imaging 2000,24(1):28-33.

24. Joja I,Asakawa T,Mitsumori A,et al. Struma ovarii:appearance on MR images. Abdom Imaging 1998,23(6):652-656.

25. Matsuki M,KajiY,MatsuoM,et al. Struma ovarii:MRI findings. Br J Radiol,2000,73(865):87-90.

26. Vora M,Lacour RA,Black DR,et al. Neuroendocrine tumors in the ovary:histogenesis,pathologic differentiation,and clinical presentation. Arch Gynecol Obstet. 2016,293(3):659-665.

27. Takeuchi M,Matsuzaki K,Uehara H. Primary carcinoid tumor of the ovary:MR imaging characteristics with pathologic correlation. Magn Reson Med Sci. 2011,10(3):205-209.

28. Kleinman GM,Young RH,Scully RE. Primary neuroectodermal tumors of the ovary. A report of 25 cases. Am J Surg Pathol 1993,17(8):764-778.

29. Morovic A,Damjanov I. Neuroectodermal ovarian tumors:a brief overview. Histol Histopathol 2008,23(6):765-771.

30. 石一复,谢幸. 14 006 例卵巢肿瘤组织学类型分布. 中华妇产科杂志,1992,27(6):335-347.

31. Quirk JT,Natarajan N. Ovarian cancer incidence in the United States,1992-1999. Gynecol Oncol,2005,97(2):519-523.

32. Pressley RH,Muntz HG,Falkenberry S,et al. Serum lactic dehydrogenaseas a tumor marker in dysgerminoma. Gynecol Oncol,1992,44(3):281-283.

33. Guerriero S,Testa AC,Timmerman D,et al. Imaging of gynecological disease (6):clinical and ultrasound char-

acteristics of ovarian dysgerimnoma. Ultrasound Obstet Gynecol 2011,37(5):596-602.

34. 徐爱民,刘国顺,陈锦州,等. 卵巢无性细胞瘤的影像学表现. 放射学实践,2013,28(5):559-562.

35. Alvarado CI,Valencia CR,Mohs AM,et al. Ovarian dysgerminoma associated with fibrosarcoma:a case report. Int J Gynecol Pathol,2011,30(5):466-469.

36. 赵书会,强金伟,张国福,等. 卵巢性索-间质肿瘤的 MRI 诊断及病理对照研究. 中国计算机成像杂志,2012,18(5):431-435.

37. Carter JS,Koopmeiners JS,Kuehn-Hajder JE,et al. Quantitative multiparametric MRI of ovarian cancer. J Magn Reson Imaging 2013,38(6):1501-1509.

38. Jung ES,Bae JH,Lee A,et al. Mucinous adenocarcinoma involving the ovary:comparative evaluation of the classification algorithms using tumor size and laterality. J Korean Med Sci,2010,25(2):220-225.

39. Soslow RA,Tornos C. Diagnostic Pathology of Ovarian Tumors. DOI:10. 1007/978-1-4419-9751-7_13.

40. Smith HO,Berwick M,Verschraegen CF,et al. Incidence and survivalrates for female malignant germ cell tumors. Obstet Gynecol,2006,107(5):1075-1085.

41. 张蓉,洪婉君,张询,等. 卵巢内胚窦瘤 76 例临床分析. 中华妇产科杂志,1995,30(8):494-497.

42. 黄惠芳,连利娟,黄荣丽,等. 卵巢内胚窦瘤的联合化疗. 中华妇产科杂志,1995,30(5):152-155.

43. Dallenbach P,Bonnefoi H,Pelte MF,et al. Yolk sac tumoursof the ovary:an update. Eur J Surg Oncol,2006,32(10):1063-1075.

44. Kurman RJ,Norris HJ. Endodermal sinus tumor of the ovary. A clinical and pathologic analysis of 71 cases. Cancer,1976,38(6):2404-2419.

45. de La Motte Rouge T,Pautier P,Duvillard P,et al. Survival and reproductive function of 52 women treated with surgery and blcomycin,etoposide,cisplatin (BEP) chemotherapy for ovarian yolksac tumor. Ann Oncol,2008,19(8):1435-1441.

46. Kim SH. Radiology illustrated:Gynecologic imaging. (eBook)DOI 10. 1007/978-3-642-05325-2.

47. Yamaoka T,Togashi K,Koyama T,et al. Yolk sac tumor of the ovary:radiologic-pathologic correlation in four cases. J Comput Assist Tomogr,2000,24(4):605-609.

48. Kurman RJ,Norris HJ. Malignant germ cell tumors of the ovary. Hum Pathol 1977,8(5):551-564.

49. Choi YJ,Chun YC,Kim YW,et al. Pure nongestationalchoricarcinoma of the ovary:a case report. World J Surg Oncol,2013,11:7-10.

50. Yamamoto E,Ino K,Yamamoto T,et al. A pure nongestationalchoriocarcinoma of the ovary diagnosed with short tandem repeat analysis:case report and review of the literature. Int J Gynecol Cancer,2007,17(1):254-258.

51. Cossu-Rocca P,Jones TD,Roth LM,et al. Cytokeratin and CD30expression in dysgerminoma. Hum Pathol,2006,37(8):1015-1021.

52. Kurman RJ,Norris HJ. Embryonal carcinoma of the ovary:a clinicopathologic entity distinct from endodermal sinus tumor resembling embryonal carcinoma of the adult testis. Cancer 1976,38(6):2420-2433.

53. Hricak H. Diagnostic imaging:Gynecology. Amirsys,2007.

54. Gershenson DM,del Junco G,Copeland LJ,et al. Mixed germ cell tumors of the ovary. Obstet Gynecol. 1984,64(2):200-207.

55. Kurman RJ,Norris HJ. Malignant mixed germ cell tumors of theovary. A clinical and pathologic analysis of 30 cases. Obstet Gynecol. 1976,48(5):579-589.

56. 曹泽毅. 中国妇科肿瘤学. 北京:人民军医出版社,2011:1256-1277.

第十章
卵巢性索-间质肿瘤

卵巢性索-间质肿瘤(sex cord-stromal tumors)是一组有性激素分泌功能的卵巢肿瘤,约占所有卵巢肿瘤的5%~8%[1]。性索-间质肿瘤来源于原始性腺中的性索及间质组织。原始性索包括卵巢的颗粒细胞、睾丸的支持细胞即Sertoli细胞;间质细胞包括成纤维细胞、卵泡膜细胞和睾丸间质细胞即Leydig细胞。卵巢性索-间质肿瘤可由上述细胞单独形成或多种细胞以不同的组合形成[2]。大多数性索-间质细胞肿瘤由卵巢型细胞(颗粒-间质细胞瘤)构成,有些肿瘤(Sertoli-间质细胞肿瘤)由典型的睾丸型细胞分化而来;还有的肿瘤含有典型的颗粒-间质细胞肿瘤和Sertoli-间质细胞肿瘤成分,称之为两性母细胞瘤;少数罕见肿瘤以瘤细胞富含脂质为特征,称之为类固醇细胞瘤,目前来源还不明确。纤维-卵泡膜类肿瘤是最常见的卵巢性索-间质肿瘤,约占性索-间质肿瘤的87%;颗粒细胞瘤约占性索-间质肿瘤的12%,类固醇细胞肿瘤约占1%,支持-间质(Sertoli-Leydig)细胞肿瘤约占0.05%,其他约占0.05%[3]。WHO 2014版卵巢性索-间质肿瘤分类见表10-0-1。

表10-0-1　WHO 2014年卵巢性索-间质肿瘤分类

纯间质来源	纯性索来源	混合性索-间质来源
纤维瘤	成年型颗粒细胞瘤	Sertoli-Leydig细胞瘤
富细胞纤维瘤	青少年型颗粒细胞瘤	高分化
卵泡膜细胞瘤	Sertoli细胞瘤	中分化
硬化性腹膜炎相关黄素化卵泡膜细胞瘤	环管状性索瘤	伴异源性成分
纤维肉瘤		低分化
硬化性间质瘤		伴异源性成分
印戒样间质瘤		网状型
微囊间质瘤		伴异源性成分
Leydig细胞瘤		非特异性性索-间质肿瘤
类固醇细胞瘤		
恶性类固醇细胞瘤		

性索-间质肿瘤作为一个群体,除组织发生未定的卵巢小细胞癌为高度恶性肿瘤外,其余均为良性(纤维瘤、卵泡膜细胞瘤)或低度恶性肿瘤(颗粒细胞瘤、支持细胞-间质细胞瘤、类固醇细胞瘤)。卵巢性索-间质肿瘤的亚型主要好发于4个年龄段女性,包括月经初潮前、

25岁以下、25～50岁和绝经后[4]。发生在月经初潮前的女孩主要是青少年型颗粒细胞瘤；月经初潮到25岁之间，以青少年型颗粒细胞瘤和Sertoli-Leydig细胞瘤多见；25～50岁年龄组中，可见纤维-卵泡膜细胞类肿瘤和颗粒细胞瘤；绝经后妇女组，除纤维-卵泡膜细胞类肿瘤和类固醇细胞瘤外，还可出现如纤维肉瘤等罕见的恶性肿瘤。大多数肿瘤有性激素分泌功能，因此除疼痛、下腹部肿块及肿块引起的压迫症状外，患者的主要临床表现与性激素增高及持续刺激有关。如大部分颗粒细胞瘤和卵泡膜细胞瘤具有雌激素分泌功能，患者表现为不规则阴道流血，合并子宫肌瘤及子宫内膜增厚，甚至子宫内膜癌。部分Sertoli-Leydig细胞瘤和类固醇细胞瘤具有雄激素分泌功能，患者可出现雄性特征或男性化。

第一节　颗粒细胞瘤

颗粒细胞瘤(granulosa cell tumor)是指在纤维卵泡膜瘤样间质中至少10%的细胞在形态学上与发育中的卵泡颗粒细胞非常相似的肿瘤。虽然总体来说这类肿瘤不太常见，仅占全部卵巢肿瘤的1%～3%[1]，然而却是除纤维瘤-卵泡膜细胞肿瘤以外最常见的性索-间质肿瘤。肿瘤常具有雌激素分泌功能，极少发生转移，但可局部扩散，故被认为是低度恶性肿瘤。

1. 组织病理学　根据组织病理学和临床特征，颗粒细胞瘤又分为成年型和青少年型[1,5]。

成年型颗粒细胞瘤：大体检查：肿瘤多数为单侧性，双侧性占5%～10%。肿瘤体积差异极大，小者仅在显微镜下发现，大者可充满腹腔，多数为中等大小，平均直径12cm。肿瘤圆形、卵圆形或分叶状，表面光滑，包膜完整，但有10%～15%可有自发破裂，质地硬、韧或软，可为囊性、实性或两者兼存。肿瘤切面最典型的外观为相当大的多囊性、半实性肿块，囊液多为水样、血性或胶冻液。切面实性部分为白色、棕色、黄色或灰色，可见灶性出血和坏死。少数肿瘤由大的单房、少房或多房性囊肿组成，内含水样清液，与浆液性囊腺瘤类似。镜下：瘤细胞小，形态多样，胞质少，细胞核中央有特征性的纵沟即核沟。瘤细胞异型性小，核分裂少，一般小于3/10高倍视野。瘤细胞可排列成多种形式，如微滤泡型、巨滤泡型、小梁型、丝带型、弥漫型等，以一种形式为主或数种类型混合存在。瘤细胞周围无网织纤维包绕。

青少年型颗粒细胞瘤：1979年由Scully首例报道，现在已被确认为颗粒细胞瘤的特殊亚型。大体检查：大多数肿瘤为单侧性，双侧性约占2%。肿瘤体积较大，平均直径12.5cm。多数呈实性或囊、实并存，偶见薄壁的单房或多房囊肿，囊内含浆液或胶冻状液体，亦可含血性液。实性区域切面呈灰色、奶黄色或黄色，高度恶性者可见出血、坏死灶。镜下：瘤细胞大小、体积较均匀一致。胞质丰富，细胞核缺乏成人型的核纵沟。瘤细胞核分裂较多见，常常超过5/10高倍视野。瘤细胞可有一定程度的异型性，其中重度异型性可达10%～15%。细胞黄素化明显。瘤细胞可形成大小不等的滤泡形态、结节及弥漫成片的实性区域。这些滤泡似正常发育中的卵泡，被覆一至多层颗粒细胞，滤泡结构周围为卵泡膜细胞。实性区瘤细胞弥漫性或多结节状、小簇状排列，周围间质中有卵泡膜细胞，这两种细胞亦可混杂。卵泡膜细胞往往发生黄素化。

2. 临床表现　成年型约占95%，多见于更年期或绝经期妇女，发病峰值年龄为50～55岁，由于这类细胞产生雌激素，24%～80%的患者可伴子宫内膜病变，其中20%～65%为子宫内膜增生过长，10%为子宫内膜癌[6,7]。青少年型约占5%，多见于儿童或青春期年轻女性,其中97%的患者年龄小于30岁[5],青少年可伴有假性性早熟,部分青春期患者伴有月经不规则或闭经。也有报道少数患者血清雄激素水平增高,出现男性化。93%的患者就诊时为肿瘤I期,预后与患者年龄和肿瘤分期有关,大部分患者的预后良好,10年生存率大于90%。但肿瘤有远期复发倾向,需长期随访[1]。

不同类型颗粒细胞瘤的临床特征见表10-1-1。

表10-1-1　成年型和青少年型颗粒细胞瘤的临床特征

	成年型颗粒细胞瘤	青少年型颗粒细胞瘤
发病率	占所有卵巢肿瘤的1%~3%;颗粒细胞瘤的95%	占颗粒细胞瘤的5%
良恶性	低度恶性	恶性
复发率	25%	5%
年龄	绝经后50~55岁	97%的患者小于30岁
典型症状	不规则阴道出血;子宫内膜病变	不规则阴道出血,假性性早熟

近年来,Mangili[8]报道了97例原发性颗粒细胞瘤的长期随访结果,5年总体生存率为97%,10年为95%,但20年的总体生存率仅为66.8%。复发率约34%,平均复发时间为53个月,最长复发时间为27.6年。约47%的复发发生在5年内,53%的复发发生在5年后。因此颗粒细胞瘤患者即使为I期也需要终身随访。

3. 影像学表现　颗粒细胞瘤成年型和青少年型影像表现相似,95%为单侧,双侧极少。多数肿瘤体积较大,平均直径12cm,呈圆形、卵圆形或浅分叶状,病灶边缘清晰,形态差别较大。根据肿瘤CT形态学表现,Ko等[9]将其分成五种类型:即多房囊性(46.2%)、厚壁单房囊性(15.4%)、薄壁单房囊性(7.7%)、均质实性(15.4%)和不均质实性(15.4%)(图10-1-1,图10-1-2)。Kim等[10]报道常见类型为多房囊性和实性肿块内含出血性囊肿,少见类型为单房囊性、完全实性和实性内含非出血性囊肿。组织病理学上,多房囊性肿块为巨滤泡型和多发含水样液性或出血的囊性间隙;单房囊性肿块为囊性间隙的扩大和汇合;质地均匀的实性肿块对应瘤细胞呈小梁型和弥漫型均匀分布;质地不均匀的实性肿块则为瘤内的出血、坏死、纤维化和瘤细胞的不规则排列[9]。

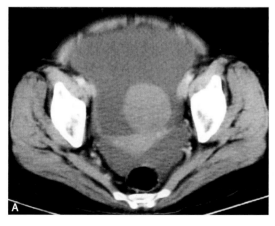
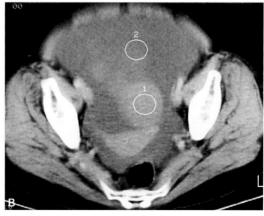

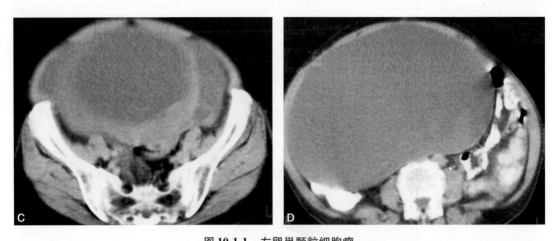

图 10-1-1　左卵巢颗粒细胞瘤

图 A ~ D 为从下到上层面 CT 增强图,显示子宫前方圆形、边缘光滑、密度均匀实性肿块,注射对比剂后肿块呈中度强化(52HU),强化略低于子宫。腹腔内见游离和巨大包裹性积液

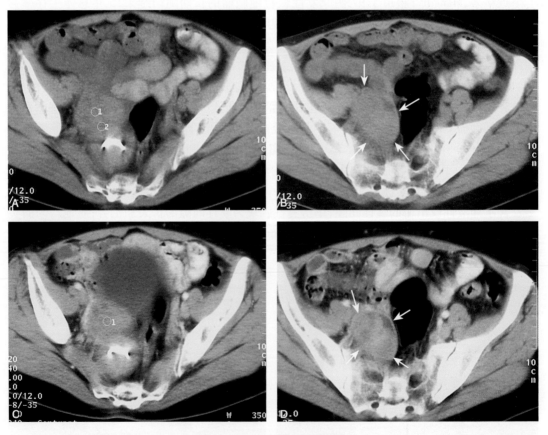

图 10-1-2　右卵巢颗粒细胞瘤

子宫右前上方卵圆形实性肿块,边缘光整(箭),肿块内见片状低密度区,平扫(A,B)CT 值为 49HU;增强后(C,D)实性区中度强化(箭),CT 值 67HU,内见无强化的出血、坏死区

多房囊性为颗粒细胞瘤的典型表现,分房大小不等,其内容物在T1WI上呈等低混杂信号,常伴出血高信号,T2WI呈混杂高信号,囊间分隔厚薄不一,无壁结节或乳头状突起,分房多且小时可使肿瘤呈海绵状。CT表现为低密度,显示出血不如MRI。增强见囊壁及囊内分隔中度或明显强化(图10-1-3)。质地不均匀的实性肿块(包括实性含囊肿)的囊性部分可为

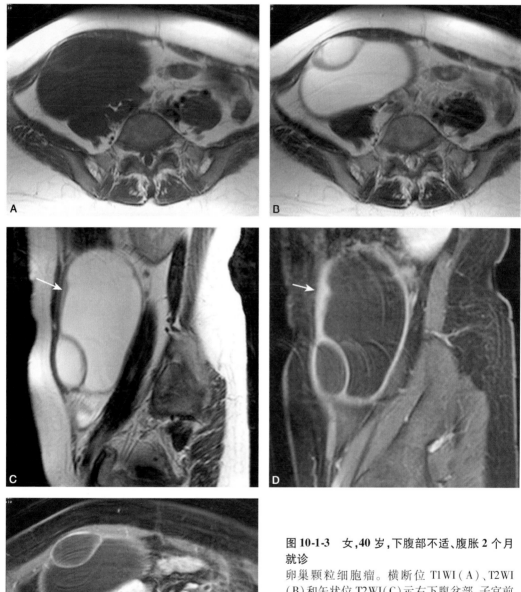

图 10-1-3　女,40 岁,下腹部不适、腹胀 2 个月就诊

卵巢颗粒细胞瘤。横断位 T1WI(A)、T2WI(B)和矢状位 T2WI(C)示右下腹盆部、子宫前上方巨大双房囊性肿块,T1WI 呈低信号;分隔较厚,呈稍高信号;T2WI 囊液呈均匀高信号,分隔呈等低信号;矢状位(D)和横断位 T1WI增强(E)见肿块囊壁和分隔厚而光滑,明显强化(箭),囊液无强化

365

单囊或多囊,内可伴出血灶,影像表现同多房囊性型;实性部分表现为 T1WI 等或稍低信号,T2WI 稍高信号,CT 表现为低密度,增强后中度或明显强化,与质地均匀的实性型表现类似,只是后者内部无明显坏死或囊变(图 10-1-4,图 10-1-5)。单房囊性者囊内为水样液体,囊壁可较厚或较薄。

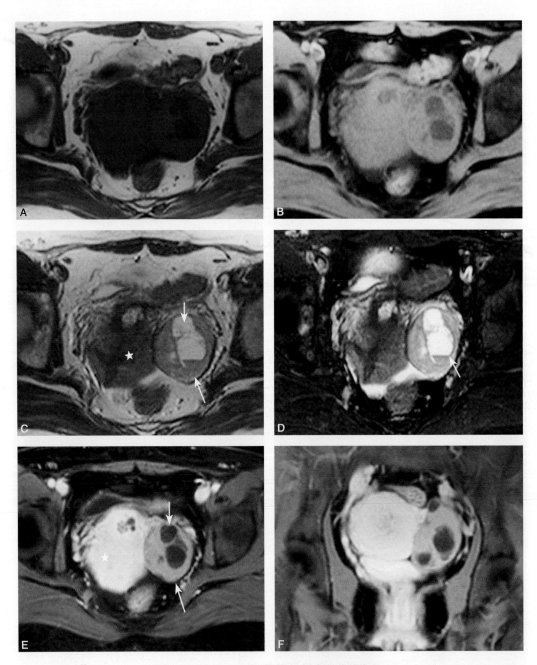

图 10-1-4　女,44 岁,体检 B 超发现盆腔占位

卵巢颗粒细胞瘤。横断位 T1WI 和脂肪抑制(A,B)显示左卵巢等信号肿块,内含低信号囊性区;T2WI 和脂肪抑制(C,D)显示肿瘤为囊实性,实性部分呈等低信号,囊性区为高信号(短箭),其中后部一囊腔内见液-液平面(长箭);横断位和冠状位 T1WI 增强(E,F)示实性部分呈中度强化,强化幅度弱于子宫。子宫轻度增大(五角星)

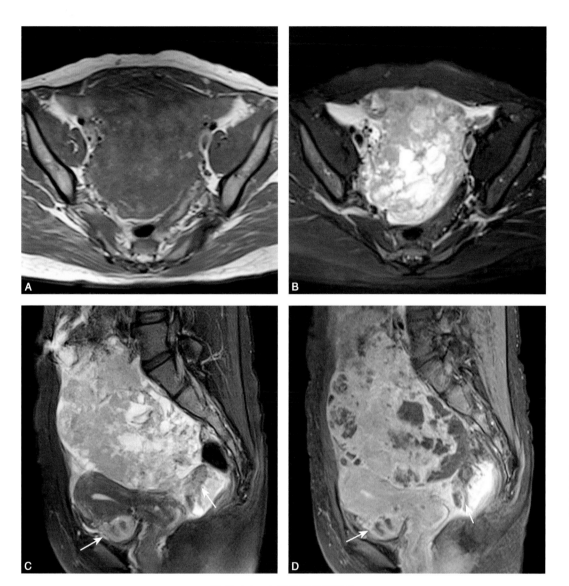

图 10-1-5　右卵巢颗粒细胞瘤

横断位 T1WI(A)、T2WI(B)和矢状位 T2WI 抑脂序列(C)显示肿瘤为混杂实性,T1WI 呈等和稍高信号,T2WI 呈稍高信号,内见密集大小不等、形态不规则高信号囊性区,局部形成蜂窝状;矢状位增强序列(D)显示肿瘤实性部分明显强化,强于子宫,子宫膀胱陷凹和子宫直肠陷凹内见类似信号转移灶(箭)

　　肿瘤囊实性的比例与其大小有关,多数学者认为肿瘤早期较小时以实性为主,后期肿瘤体积增大,其内多发囊变。由于肿瘤有雌激素活性,常导致子宫增大,子宫内膜增厚,后者以 MRI 显示清晰[9,10]。首次就诊时颗粒细胞瘤多局限于卵巢内,腹腔种植较少且常位于肠系膜和肝表面,表现为境界清楚的结节灶。肿瘤破裂可导致腹腔积血[10]。淋巴结转移多位于主动脉旁、肠系膜上和盆腔内,亦表现为结节灶。巨大肿块、广泛淋巴结转移和腹水提示预后不良。由于本瘤为低度恶性,患者生存期长,肿瘤有"晚期复发"的特征,需长期随访。

4. 鉴别诊断　颗粒细胞瘤典型的 CT 和 MRI 表现为附件区境界清楚的多房囊性或实性肿块,伴不同程度的囊变和瘤内出血,实性区呈 T2WI 稍高信号。主要鉴别诊断为其他性索-间质肿瘤、黏液性囊腺瘤、恶性生殖细胞瘤、浆液性癌和子宫内膜样癌。除部分性索-间质肿瘤如卵泡膜细胞类肿瘤外,其他这些肿瘤均无雌激素活性,因而亦无雌激素增高引起的相应临床症状,以及子宫增大和子宫内膜增厚等表现;实性成分呈 T2WI 高信号。卵泡膜细胞类肿瘤呈实性,很少发生出血或坏死;黏液性囊腺癌分房更多、分房形态更不规则、信号更复杂;恶性生殖细胞瘤好发于儿童及年轻妇女,其中卵黄囊瘤血供丰富,发展迅速;未成熟畸胎瘤可见瘤内钙化和脂肪;上皮源性癌形态不规则,边缘模糊,囊内常见乳头或结节,恶性程度高,易转移,其中浆液性癌钙化较常见。

第二节　纤维-卵泡膜细胞肿瘤

纤维-卵泡膜细胞肿瘤是指包括自纤维瘤至明显卵泡膜分化的一组良性卵巢肿瘤[1],根据肿瘤所含卵泡膜细胞与成纤维细胞及纤维的比例,分为纤维瘤(fibroma)、纤维卵泡膜细胞瘤(fibrothecoma)和卵泡膜细胞瘤(thecoma)。纤维-卵泡膜细胞肿瘤约占所有卵巢肿瘤的4%,是卵巢最常见的良性实体性肿瘤[3],绝经前、后妇女均可发生。纤维瘤是最常见的性索-间质肿瘤,由不等量的纤维细胞构成,可含有少量卵泡膜细胞或黄素化成分。纤维瘤在30 岁以下的妇女中少见,主要发病年龄 41～50 岁,平均发病年龄 48 岁。卵泡膜细胞瘤是源自卵泡的卵泡膜细胞的肿瘤,富含脂质,可伴少量颗粒细胞[4]。单纯的卵泡膜细胞瘤罕见,它们既缺少明显的纤维性成分,也无颗粒细胞成分。较常见的是纤维细胞和卵泡膜细胞混合而成的所谓纤维卵泡膜细胞瘤。典型的卵泡膜细胞瘤患者比纤维瘤患者大 10 岁,平均年龄 59 岁[1];约50% 的病例伴有高雌激素血症,通常表现为子宫内膜增厚和异常子宫出血;约1/5 的患者伴有子宫内膜腺癌。

1. 组织病理学　92%～97% 的纤维瘤、纤维卵泡膜细胞瘤和卵泡膜细胞瘤累及单侧卵巢,肿瘤多呈圆形或椭圆形,少数呈分叶状或不规则形,表面光滑。肿瘤大小不等,多数为5～10cm。纤维瘤富含胶原和纤维成分,故质地硬,是最硬的卵巢肿瘤。切面呈灰白色编织状结构,类似子宫肌瘤,瘤内常见钙化。纤维卵泡膜细胞瘤外观类似纤维瘤,表面光滑,质硬,切面亦呈灰白色编织状结构,但其中散在少量黄色斑纹,为卵泡膜细胞区。卵泡膜细胞瘤质实,切面黄色、油腻,或在灰白色编织状结构中有较多不规则黄白色斑块。

2. 临床表现　30%～54% 的纤维瘤无明显临床症状,在体检或其他腹部手术时偶然发现。约半数病例表现为腹痛,主要由肿瘤扭转引起;41% 的肿瘤合并腹水[11],表现为腹胀、腹部增大、胸闷、气短、排尿困难等;3%～5% 病例同时合并胸水,称为麦格综合征(Meig's syndrome),肿瘤切除后胸、腹水在 2 周内迅速消退且不再复发[12];虽然纤维瘤无雌激素分泌功能,但极小部分患者可有月经紊乱、绝经后出血等内分泌症状。卵泡膜细胞瘤可分泌雌激素,引起子宫内膜的增生或癌变,临床表现为阴道不规则出血、月经过多、闭经、绝经后出血等症状;部分病例有腹胀或腹部不适,偶因肿瘤扭转引起急性腹痛;约2% 的病例有男性化表现[13],血中睾酮可升高,主要见于肿瘤黄素化、囊性变时;部分卵泡膜细胞瘤患者血清CA125 可升高。纤维卵泡膜细胞瘤可兼具上述两者表现,但常以一种肿瘤表现为主。临床检查可扪及附件区光滑、活动、质硬的肿块。

3. 影像学表现

（1）CT 表现：纤维瘤与纤维卵泡膜细胞瘤表现相似,80%～90%的病例为实性肿块,边缘清晰;圆形或卵圆形,部分呈分叶状或不规则形。CT 平扫呈等密度,与子宫肌层相似,CT 值平均约 40HU;瘤内含少许浅淡斑片状或索条状略低密度区,为肿瘤内的水肿或变性;钙化常见。10%～15%的肿瘤表现为囊实性,为肿瘤囊变或坏死引起,囊性与实性部分界限清楚。少数肿瘤不典型,以囊性为主,单房或多房均可,囊壁厚,不规则,有壁结节。增强后肿瘤实性部分呈轻度强化,CT 值增加 10～20HU,明显低于子宫增强幅度;其中水肿区强化更弱呈相对低密度,囊变区不强化[14,15]（图 10-2-1,图 10-2-2）;少数肿瘤增强后无明显强化,这时判断其囊性或实性较困难（图 10-2-3）。另外,纤维瘤可双侧卵巢发生,是最常见的累及双侧卵巢的性索-间质性肿瘤。卵泡膜细胞瘤也呈实性,CT 平扫密度近似或稍低于子宫,出血坏死较纤维瘤多见,钙化较纤维瘤少见,增强后呈不均匀轻度或中度强化,卵泡膜细胞团在肿瘤内呈边界模糊的中度强化团,强化幅度高于周围纤维成分（图 10-2-4）。文献报道该类肿瘤的腹水发生率为 50%～91%,可少量、中等量或大量,仅少数同时合并胸水[14,15]。

（2）MRI 表现：纤维瘤与纤维卵泡膜细胞瘤 MRI 表现为 T1WI 低信号,T2WI 呈低或极低信号（图 10-2-5）。纤维瘤在 T2WI 上常见瘤内散在片状高信号,为水肿区,囊变区在 T2WI 上信号更高。增强后肿瘤不强化或轻度延迟强化（图 10-2-6,图 10-2-7）。卵泡膜细胞瘤表现为 T1WI 等低信号,T2WI 以低信号为主,夹有结节状、云絮状略高信号;增强后肿瘤呈不均匀结节状、云絮状中度或明显强化;肿瘤含卵泡膜细胞越多,T2WI 云絮状高信号就越多,强化越明显[16-18]（图 10-2-8,图 10-2-9）。Chung 等[19]最新报道一组 26 例 28 个纤维卵泡膜细胞类肿瘤,大小 1.3～15cm,平均 6.1cm,其中 79%的肿瘤为实性,18%为囊实性,3%为囊性。T1WI 上 86%的肿瘤呈均匀低或等信号,14%可见高信号;T2WI 上 68%的肿瘤呈均匀或不均匀低信号,32%呈高信号;DWI 上 73%的肿瘤呈低信号,27%呈高信号。肿瘤较大（大于 6cm）时常形态不规则,混合囊实性或囊性成分,T1WI 和 T2WI 呈高信号,伴大量腹水。动态增强时间-信号强度曲线所有肿瘤呈Ⅰ型或Ⅱ型。绝大多数绝经前患者可在肿瘤内分辨出同侧卵巢组织。较大的肿瘤（大于 6cm）更倾向于为纤维卵泡膜细胞瘤或卵泡膜细胞瘤。

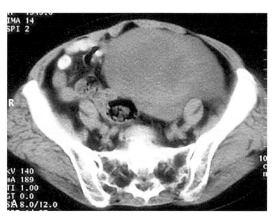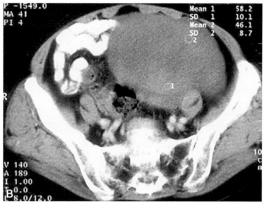

图 10-2-1　左卵巢纤维瘤

子宫左上方巨大边缘清楚肿块,平扫（A）密度略不均匀,CT 值 36～46HU,增强（B）后肿块轻度强化,CT 值 46～58HU。密度稍低处镜下为黏液变性。该例合并少量腹水（未列出）

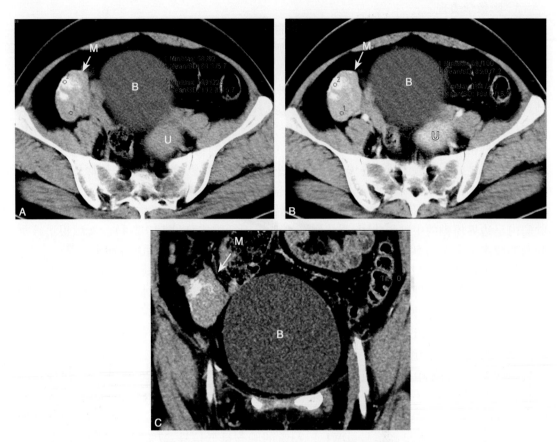

图 10-2-2 女,37 岁,体检 B 超发现盆腔占位
右卵巢纤维卵泡膜细胞瘤。子宫(U)右前上方见不规则形实性肿块(箭),边缘清楚,密度均匀,内见散在片状钙化(游标2),增强密度均匀,平扫(A)CT 值 69HU;增强(B,C)CT 值 85HU(游标1)

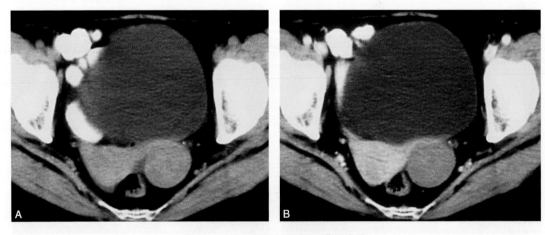

图 10-2-3 左卵巢纤维卵泡膜细胞瘤
肿瘤类圆形,边缘光整,密度均匀,CT 平扫(A)及增强后(B)CT 值均为 45HU,术前误诊为高密度囊肿

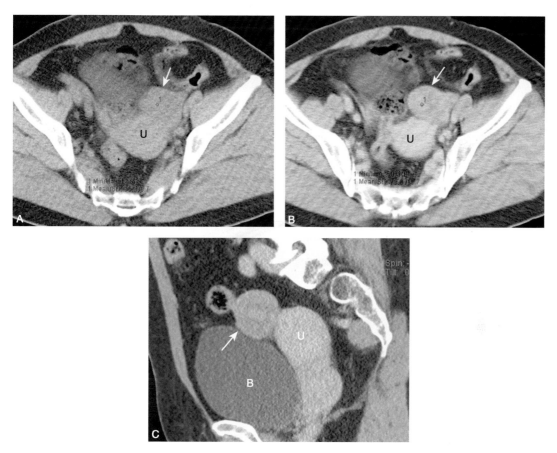

图 10-2-4　患者 57 岁,阴道流血 1 周就诊

左卵巢卵泡膜细胞瘤。子宫(U)前上方卵圆形实性肿块(箭),边缘清楚,CT 平扫(A)密度均匀,CT 值 35HU,增强(B)后肿瘤强化略不均匀,中度至明显强化,其中团状明显强化为卵泡膜细胞团,CT 值 85HU(游标 1)。矢状面(C)见肿瘤紧贴子宫前上方。术前误诊浆膜下子宫肌瘤

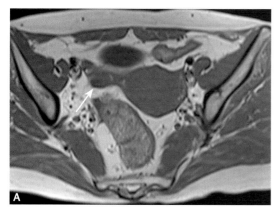
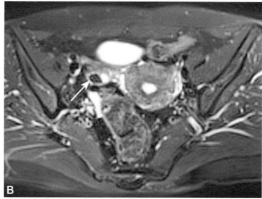

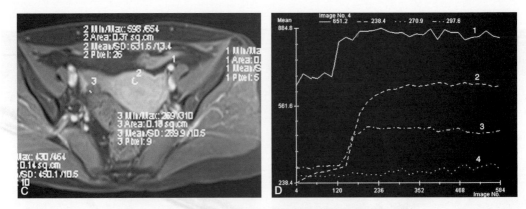

图 10-2-5　女,50 岁。体检 B 超发现右侧附件区实性占位
右侧卵巢纤维瘤。横断位 T1WI(A)、T2WI 脂肪抑制(B)显示右侧附件区小圆形实性肿块(箭),T1WI 呈等低信号,T2WI 脂肪抑制呈低信号。增强后(C)肿块仅轻度强化。灌注曲线(D)呈缓慢上升型(曲线3)

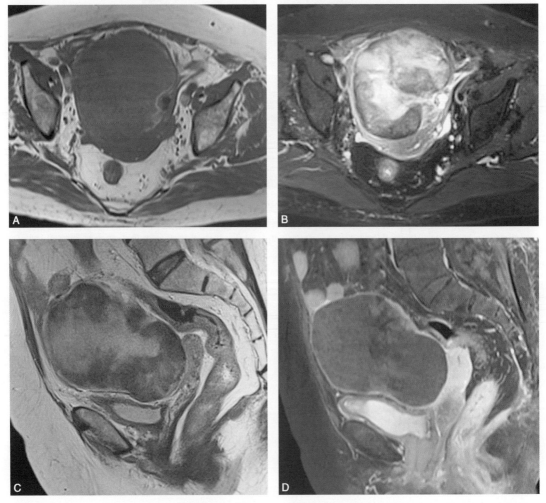

图 10-2-6　女,81 岁。下腹不适 2 月就诊
右卵巢纤维瘤。横断位 T1WI(A)显示肿瘤呈低信号,周边少量高信号;横断位 T2WI 脂肪抑制(B)和矢状位 T2WI 序列(C)显示肿瘤周边呈低信号,中心大片状水肿区呈高信号;矢状位增强序列(D)显示肿瘤包膜明显强化,内部无明显强化,与后方明显强化的子宫形成鲜明对照

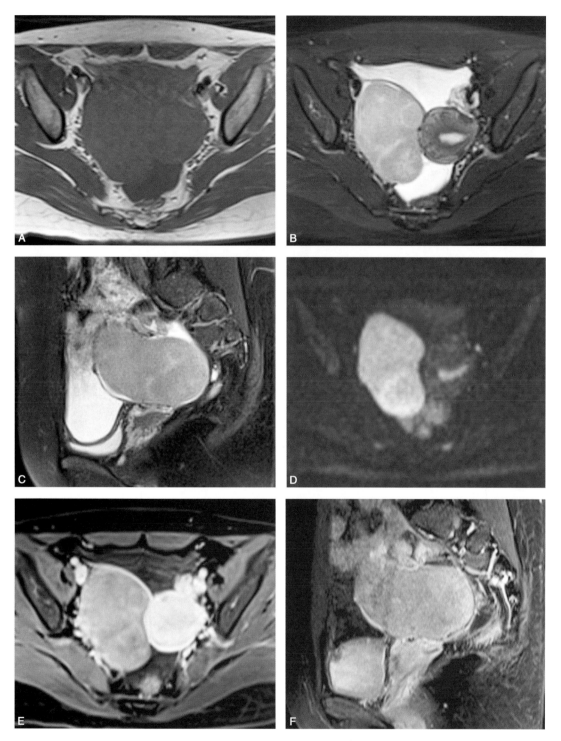

图 10-2-7 右卵巢卵泡膜细胞瘤

47 岁,体检发现盆块 4 个月。横断位 T1WI(A)、横断位和矢状位 T2WI 脂肪抑制(B,C)显示子宫右旁椭圆形、质地均匀的实性肿块,T1WI 呈等信号,T2WI 呈稍高信号;DWI(D)肿块呈中等高信号;横断位及矢状位 T1WI 脂肪抑制增强(E,F)示肿块中度均匀强化

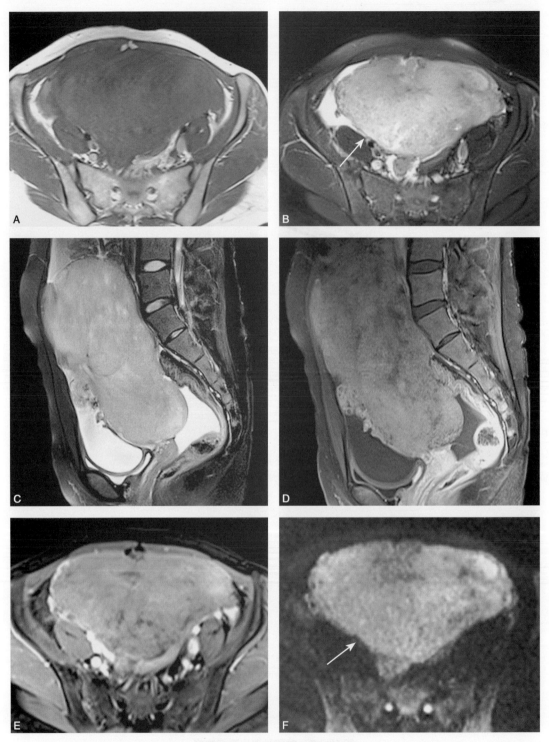

图 10-2-8 左卵巢卵泡膜细胞瘤

横断位 T1WI(A)、横断位和矢状位 T2WI 脂肪抑制(B,C)显示子宫前上方巨大轻度分叶状实性肿块,T1WI 呈等信号,T2WI 呈稍高信号(箭),肿块周围见少量液体;矢状位和横断位 T1WI 脂肪抑制增强(D,E)示肿块中度欠均匀强化;DWI(F)呈稍高信号(箭)

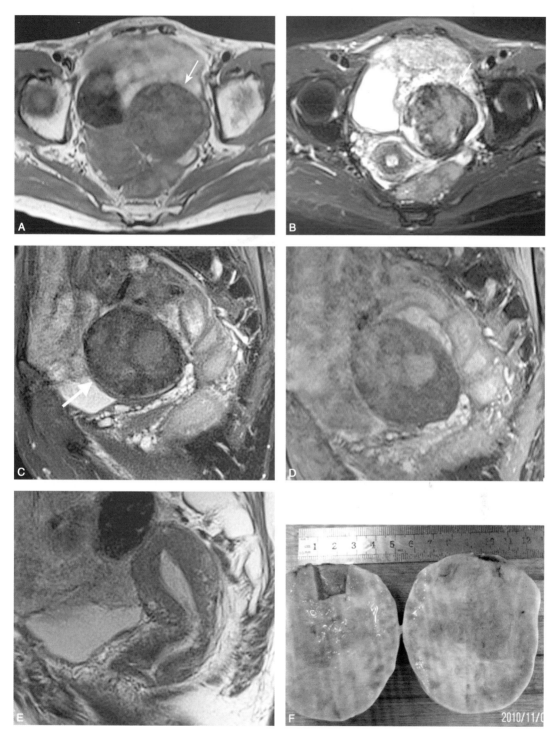

图 10-2-9　左卵巢卵泡膜细胞瘤

女,75 岁,绝经 30 年,半年前少量阴道出血,今阴道出血 1 天就诊。横断位 T1WI(A)、横断位和矢状位 T2WI 脂肪抑制(B,C)显示子宫左前方类圆形实性肿块(箭),T1WI 呈等和稍高信号,T2WI 脂肪抑制呈周围低中心片状高信号;矢状位 T1WI 增强(D)肿块内部片状强化,相对于 T2WI 高信号区,周围无明显强化。矢状位 T2WI(E)显示子宫增大,内膜增厚,信号不均匀;大体标本(F)子宫肿块周围为灰白和灰红色致密组织,中央及上部周围为大片及结节状黄色组织,为富含脂质的卵泡膜细胞团

4. 鉴别诊断　纤维-卵泡膜细胞类肿瘤是卵巢最常见的良性实体性肿瘤,T2WI 呈低信号是特征性表现,但 T2WI 低信号并不是这类肿瘤特有的,子宫浆膜下肌瘤、阔韧带肌瘤、卵巢腺纤维瘤、Brenner 瘤、Krukenberg 瘤、子宫内膜样癌、无性细胞瘤、淋巴瘤、类癌等肿瘤内也可有类似 T2WI 低信号表现,需认真分析 T2WI 信号特征并结合强化特点进行鉴别[20,21]。浆膜下肌瘤和阔韧带肌瘤增强明显;腺纤维瘤和 Brenner 瘤发病率很低,两者常无腹水,Brenner 瘤内常有无定形钙化;Krukenberg 瘤有原发肿瘤史,肿瘤常见于双侧卵巢,强化明显;子宫内膜样癌的囊液 T1WI 常为高信号,囊内常见乳头状结节,结节强化明显,常合并子宫内膜癌;无性细胞瘤好发于 20 ~ 30 岁年轻女性,瘤内可见明显强化的条索状血管影;淋巴瘤少见,常双侧发生,密度或信号较均匀;类癌罕见。当纤维-卵泡膜细胞类肿瘤呈囊实性或囊性表现时诊断较困难,不易与囊腺纤维瘤、卵巢囊腺瘤、交界性或恶性上皮肿瘤鉴别。通常囊腺纤维瘤实性区强化较明显;卵巢囊腺瘤呈单纯囊性;交界性或恶性上皮肿瘤常见囊内乳头状结节,实性成分 T2WI 信号较高,强化明显。

第三节　硬化性间质瘤

1. 组织病理学　硬化性间质瘤(sclerosing stromal tumor,SST)是一种特殊类型的不常见的良性肿瘤,约占性索-间质肿瘤的 2% 。肿瘤单侧发生,体积较大,囊实性、灰白色。硬化性间质瘤的组织学诊断基于以下三点[21,22]:高密度细胞区域被水肿和少胶原的细胞区分隔形成特征性假小叶结构;显著的"血管外皮细胞瘤"样的血管结构;细胞具有多样性,有空泡样或黄素化的细胞,也有与胶原化或硬化区交错的梭形成纤维细胞样细胞。硬化性间质瘤与其他间叶结构为主的间质性肿瘤的区别在于患者发病年龄较轻,肿瘤血管丰富,具有多样细胞,如空泡样细胞,还有低倍镜下所观察到的假小叶样结构。

2. 临床表现　发病年龄较广泛,但以 11 ~ 30 岁的年轻女性多见[21,22]。由于肿瘤细胞能分泌雌激素、雄激素,临床上可出现性激素紊乱引起的月经异常、原发或继发不育、绝经后出血、男性化等症状。最常见的临床表现为月经不调、下腹疼痛或下腹不适,触诊可扪及腹部包块。

3. 影像学表现　CT 平扫表现为不均匀等低密度,边缘清,内常有更低密度囊变。增强扫描肿块明显强化,内部囊变区不强化。动态增强有助于其与纤维瘤的鉴别,表现为早期周边强化并逐渐向中心推进,与肝脏海绵状血管瘤强化相似。肿瘤强化特点与其病理结构相关,肿瘤周边富含纤维和血管,增强早期强化明显,晚期呈持续显著强化;内部呈乳头状或绒毛状强化;疏松水肿区呈轻度延迟强化[23,24]。

肿瘤囊实性为主,类圆形或分叶状,中等大小,T1WI 多数肿瘤呈等低信号,部分肿瘤周边见条状血管流空信号或外围部分呈略高信号;T2WI 肿瘤周边可见明显的低信号包膜,病理上为受压的卵巢间质和包膜,外围实性部分呈不均匀中等或高信号,病理为结构致密、血供丰富的假小叶状富细胞结节;中央部分呈高信号,为水肿、囊变或富含胶原的少细胞区。增强扫描,动脉期肿瘤呈周边环状和结节状明显强化,延迟期呈向心性充填,强化幅度高于子宫,强化方式与肝脏海绵状血管瘤相似,中央可有部分无强化区[17,23-25](图 10-3-1,图 10-3-2)。少数肿瘤表现为完全实性,椭圆形,T1WI 呈等信号,T2WI 呈稍高信号,增强后早期即明显均匀强化,晚期仍明显强化,动态增强时间—信号强度曲线呈速升平台型(图 10-3-3)。

硬化性间质瘤为少见的良性实体性肿瘤,主要的鉴别诊断为纤维卵泡膜细胞类肿瘤,后

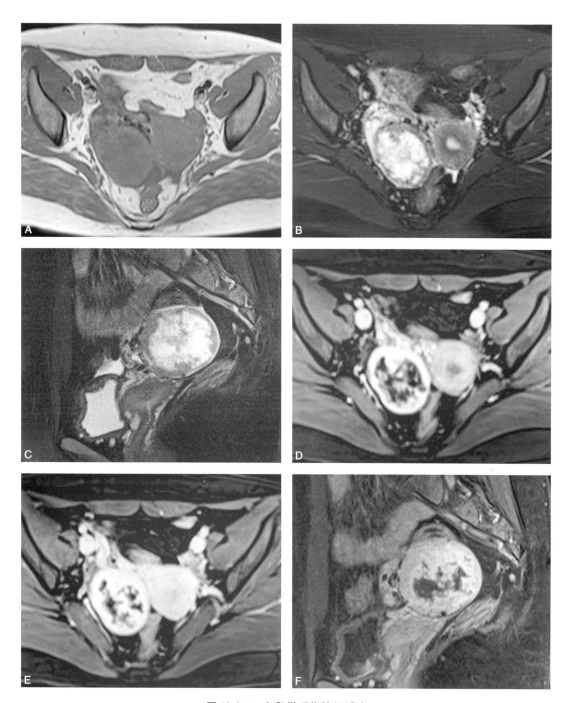

图 10-3-1　右卵巢硬化性间质瘤

患者女性,26 岁,月经紊乱半年。横断位 T1WI 序列(A)显示肿瘤呈低信号为主,周围部分呈等信号;横断位和矢状位 T2WI 脂肪抑制(B,C)见肿瘤周边呈不规则环形低信号,中心区呈混杂高信号。横断位 T1WI 脂肪抑制增强动脉期(D)显示肿瘤周边明显强化,高于子宫强化,中心点状强化;静脉期(E)周围强化更明显,并向中央充填,呈结节状及绒毛状,中央见不规则无强化区;延迟期(F)肿块持续强化,中心逐步充填,类似于血管瘤强化方式

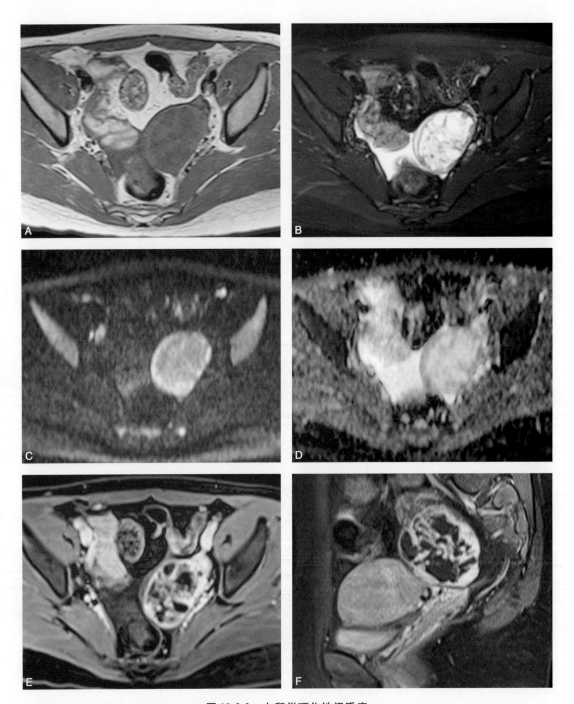

图 10-3-2　左卵巢硬化性间质瘤

患者女性,22 岁,因月经失调检查发现盆腔肿块一年,CA 125 23u/ml。横断位 T1WI(A)示左侧卵巢边缘光整肿块,中央呈低信号,周围薄环状等信号;T2WI 脂肪抑制(B)以不均匀高信号为主,周围不规则低等信号环和内部低信号分隔;DWI(C)中央呈等信号,周围薄环状高信号;ADC 图(D)中央稍高信号,周围环状稍低信号;横断位和矢状位 T1WI 脂肪抑制增强(E,F)示肿块周边环形及内部分隔状明显强化。内部呈蜂窝状无强化

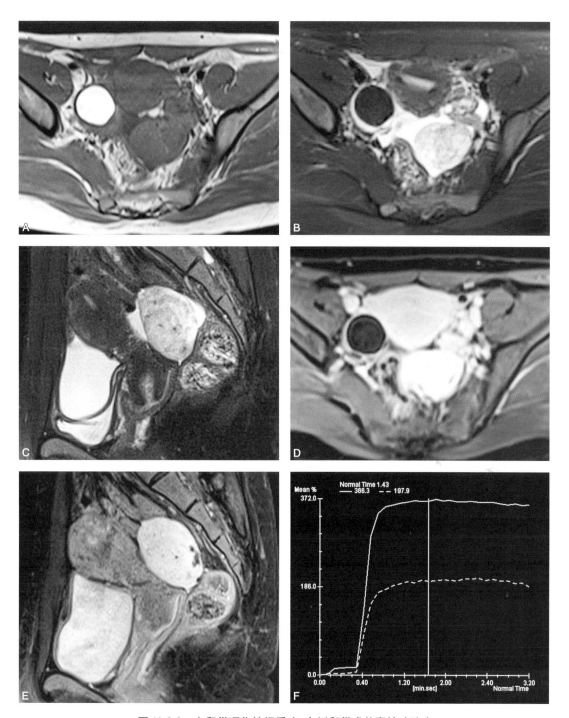

图 10-3-3　左卵巢硬化性间质瘤，右侧卵巢成熟囊性畸胎瘤
横断位 T1WI(A)、横断位及矢状位 T2WI(B,C)显示左侧卵巢椭圆形实性肿块，T1WI 呈等低信号，
T2WI 以稍高信号，信号较均匀，肿块周围有少量液体；横断位和矢状位 T1WI 脂肪抑制增强动脉期
和静脉期(D,E)示肿块明显均匀持续强化，明显高于子宫强化幅度；动态增强曲线(F)呈速升平台
型(实线)，高于正常子宫强化(虚线)

者具有相对常见,发病年龄较大,T2WI 上肿瘤总体信号较低,内见云絮状略高信号区,肿瘤周围无低信号包膜,及强化程度较弱等特点有助于鉴别。

第四节　支持-间质细胞肿瘤

卵巢支持-间质(Sertoli-Leydig)细胞肿瘤属于恶性肿瘤,占卵巢肿瘤不足 0.5%,是卵巢肿瘤中最易引起男性化表现的肿瘤。Outwater 曾报道 14 例致患者男性化的卵巢肿瘤,其中一半为 Sertoli-Leydig 细胞瘤,其余包括类固醇细胞瘤、颗粒细胞瘤和纤维瘤[26]。Sertoli-Leydig 细胞瘤的主要病理特征是在肿瘤组织中同时见到不同程度分化的 Sertoli 细胞和 Leydig 细胞[27]。1931 年首先由 Meyer 发现并以"雄激素细胞瘤"命名[28],鉴于该肿瘤亦可分泌雌激素,或不分泌激素,WHO 于 1973 年根据其病理特征更名为"Sertoli-Leydig 细胞肿瘤"[29]。

1. 组织病理学　肿瘤平均大小 13.5cm,最大者达 51cm,仅 1.5% 患者为双侧发生。肿瘤 38% 为实性,58% 为囊实性,仅 4% 为囊性。病理学分 4 型:高分化,占 11%;中分化,占 54%;低分化,占 13%;含异源性成分,占 22%[30]。异源性成分多样,可为类癌、间叶性或黏液性上皮,其中最常见为胃肠黏液性上皮[31-33],其形态学与卵巢黏液上皮来源的肿瘤难以区分,需要结合免疫组化标志物 inhabin,CD99 等鉴别[34]。当异源性成分中含有肝细胞时,可致 AFP 增高。15% 的肿瘤含网状成分,多见于年龄更小的患者,并且较少出现男性化表现[32,34,35]。异源性成分和网状成分,仅见于中低分化的肿瘤。显微镜下:随着肿瘤分化程度的降低,支持细胞所围成的管状结构越不明显,原始性腺基质增多,间质细胞减少。约 60% 的肿瘤中可见 DICER1 基因的突变。这种基因的突变多见于家族性多结节性甲状腺肿。此外,支持-间质细胞肿瘤易并发儿童胸膜肺母细胞瘤,另有 4 例报道合并子宫胚胎性横纹肌肉瘤[36]。

2. 临床表现　该病发病年龄从 1~84 岁不等,但好发于年轻女性,平均发病年龄 25 岁,其中 75% 患者小于 30 岁[32,33]。伴有网状成分的肿块发病年龄更轻,平均 15 岁;存在 DICER-1 基因突变的患者年龄更小,平均 13 岁[37]。1/3 患者雄激素升高,出现男性化症状,表现为多毛症、闭经、声音嘶哑、喉结、乳房萎缩及阴蒂增大等;约 15% 患者表现为雌激素增高的症状,如假性性早熟、月经过多、绝经后出血等;少数患者不分泌任何激素,临床表现为腹胀、腹痛和腹水,偶可见肿瘤破裂。患者预后与临床分级相关,临床上Ⅰ期患者占 97.5%,预后好,行保守治疗能够提高患者生存质量且不降低 5 年生存率[31,32,38-41]。临床分级Ⅱ期以上者预后较差。2%~3% 的患者可发生肿瘤播散,但淋巴转移罕见。肿瘤破裂以及肿瘤中伴有网状成分影响预后。低分化和少数中分化肿瘤易在 2 年内复发[42]。

3. 影像学表现　CT 平扫可见附件区异常密度,肿瘤呈类圆形,无分叶,实性或囊实性,多有完整包膜,平扫及增强肿瘤实性部分与子宫密度相仿,近包膜下常见多发的小囊腔,钙化少见。部分肿瘤体积大,为多房囊性,含有异源上皮成分,多为黏液性上皮,囊内壁及分隔可见不规则实性成分[30,32],MRI 在诊断上具有优势[43],囊液 T1WI 呈低信号、T2WI 呈高信号,伴有出血时 T1WI 呈高信号、T2WI 呈稍低信号。增强后囊壁、分隔及实性成分明显强化,强化幅度等于或高于子宫。Sertoli-Leydig 细胞瘤 CT 或 MRI 表现不具特征性,无男性化症状患者术前难以诊断。Outwater 报道的 7 例致患者男性化的 Sertoli-Leydig 细胞瘤均含有大量实性成分,肿瘤实性成分所占比例平均值为 77%[26]。我们报道了 8 例 9 个 Sertoli-Leydig 细胞瘤的 MRI 表现,肿块最大径 4.4~21.7cm,平均(11.2±6.8)cm。4 个肿瘤呈实性,实性区在 T2WI 上呈低、等或稍高信号,其中 2 个伴囊变(图 10-4-1)。5 个呈囊性为主

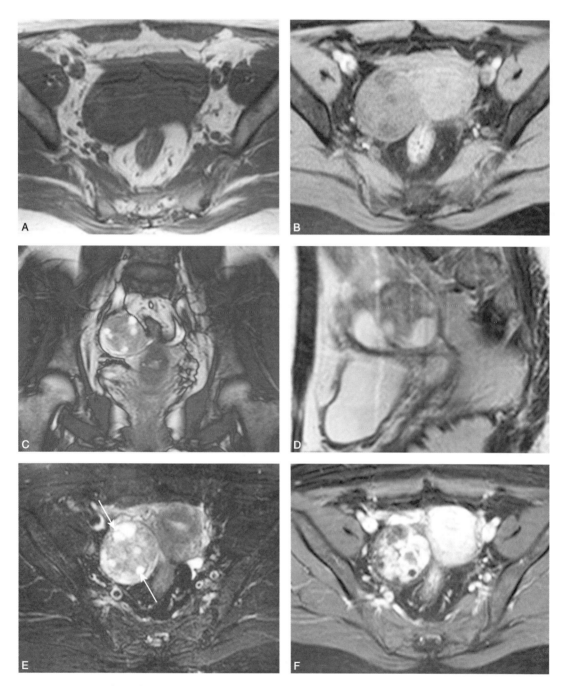

图 10-4-1 患者 46 岁,女性,无任何临床症状,体检发现盆腔肿块,手术病理证实为卵巢支持-间质细胞肿瘤

横断位 T1WI 和脂肪抑制(A,B)显示右附件区一实性肿块,与子宫等信号;抑脂后示肿块内多发类圆形低信号囊变区;冠状位和矢状位 T2WI(C,D)及横断位 T2WI 脂肪抑制(E)示实性肿块等至稍高信号,内含多发高信号小囊变(白箭);增强后(F)实性成分呈明显强化,囊变区无强化

型,其中囊液呈均匀水样信号 3 个,信号不均匀 2 个;实性成分表现为囊壁及分隔的增厚或沿其生长的宽基底实质区(图 10-4-2,图 10-4-3)。增强后实性成分明显强化 8 个,中度强化 1 个。DWI 上,7 例 8 个肿瘤实性成分均表现为 DWI 高信号,6 个肿瘤的实性成分的平均 ADC 值为(1.028±0.273)×10^{-3}mm^2/s。组织学上,中分化 7 个,中低分化 2 个[44]。

4. 鉴别诊断 由于部分支持-间质肿瘤含有黏液性异源性成分,使其在形态学上与卵巢囊腺瘤相似,但后者分房内囊液信号多数不一致[45]。当肿瘤囊壁有实性突起时,需与交界性或者恶性浆液性或黏液性肿瘤相鉴别,后者囊壁上突起的实性结节呈乳头状,蒂较窄[46],而支持-间质肿瘤的囊壁突起呈半球形,广基底,与上皮源性肿瘤的实性成分不同。当肿瘤呈实性肿块时,易误诊为卵泡膜纤维瘤,尤其在后者卵泡膜成分较多、纤维成分较少时,T2WI 信号亦可较高,强化也较明显,两者难以鉴别,需提高警惕,综合分析;此外,实性的支持-间质肿瘤还需与颗粒细胞瘤和卵巢癌鉴别,颗粒细胞瘤常见于更年期或绝经期妇女,卵巢癌常有不规则形态的坏死区,与性索-间质细胞肿瘤中的囊变区表现不同。

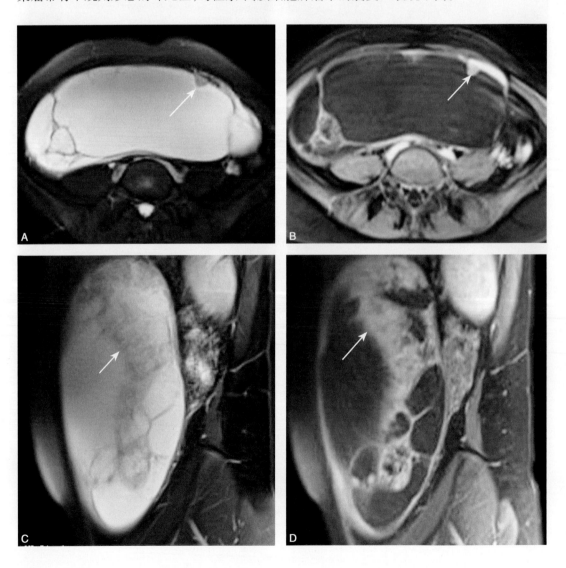

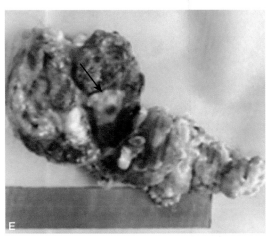

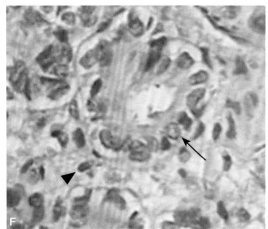

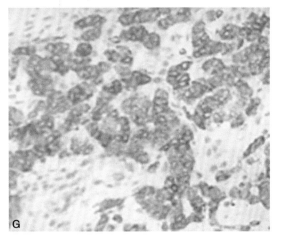

图 10-4-2　患者 22 岁,女性,月经不调及腹胀,手术病理证实为卵巢支持-间质细胞肿瘤
横断位和矢状位 T2WI 脂肪抑制(A、C)示肿瘤为多房囊性为主,伴不规则实性成分及多发壁结节(白箭),实性成分及壁结节呈等信号;横断位和矢状位 T1WI 增强(B、D)示肿瘤实性成分明显强化(箭);大体标本(E)肿瘤的红色实性成分内可见黄色富 Sertoli 细胞结节(黑箭);显微镜下(F)可见 Leydig 细胞(黑箭头)零星地分布在围成环状的 Sertoli 细胞(黑箭)中,Sertoli 细胞富含脂质(HE,×200);α-inhibin 染色(G)呈阳性(×200)

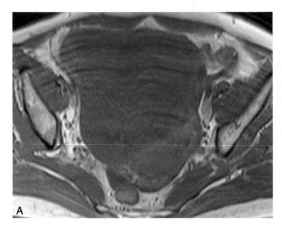

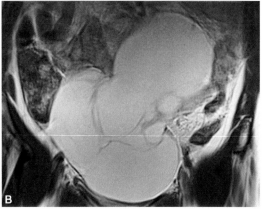

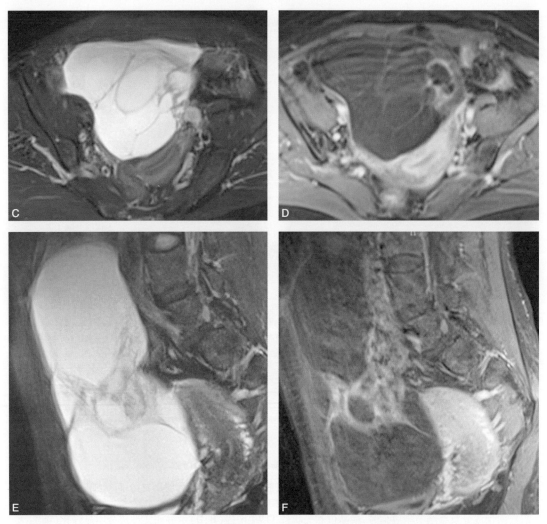

图 10-4-3 患者 57 岁,女性,左侧卵巢支持-间质细胞瘤,中度分化,伴异源成分(黏液性腺体)
横断位 T1WI(A)显示腹盆部巨大低信号肿块,后方子宫受压;冠状位 T2WI、横断位和欠状位 T2WI
抑脂序列(B、C、E)示肿块边界清晰,呈多房囊性,内部有不规则形态厚分隔;横断位及矢状位 T1WI
抑脂增强序列(D、F)示肿瘤内部厚分隔明显强化,分隔上少许宽基底生长的实性成分

第五节　其他少见肿瘤

　　卵巢纤维肉瘤(fibrosarcoma):罕见,多发生于老年患者,平均 58 岁,个别报道见于儿童,常伴有痣样基底细胞癌综合征或 Maffucci 综合征[47-49]。纤维肉瘤预后差,具有较高的复发倾向[50]。患者的生存率与肿瘤细胞的分裂活跃程度成负相关[51,52]。卵巢纤维肉瘤常为巨大不规则肿块,直径 9~35cm,平均 17.5cm,可伴有腹水[47,53]。肿瘤多为单侧发生,绝大多数为实性,囊性罕见,易出血,可囊变或坏死。CT 表现为不均匀的实性肿块,MRI 表现为肿瘤实质信号不均,实性成分 T1WI 呈低信号、T2WI 呈高信号,出血区为 T1WI 高信号、T2WI 等低信号。由于血供丰富,肿瘤实质强化明显,并可见肿瘤内明显强化增粗的供血血管[54,55]。

两性母细胞瘤(gynandroblastoma)：极罕见,发病年龄广泛,但好发于20~30岁年轻女性[56]。临床常以女性男性化特征伴月经不规则或闭经就诊。实验室检查可有雌激素和(或)雄激素增多。肿瘤由分化较好或中分化的卵巢型(卵泡膜-颗粒细胞)和睾丸型(Sertoli-Leydig)细胞性索间质成分混合构成。两型性索成分所占比例均不少于10%[57]。由于伴有颗粒细胞成分,肿瘤有复发及转移倾向,需要长期随访。肿瘤可呈实性、囊实性或多房囊性,增强扫描实性成分强化明显[58]。

环管状性索瘤(sex cord tumor with annular tubule)：是罕见的良性肿瘤,指性索-间质肿瘤中伴有简单或复杂的环管状结构,占卵巢性索-间质肿瘤不足1%。主要分为两类患者,伴有Peutz-Jeghers综合征(遗传性错构瘤性肠息肉病以及口腔黏膜、口唇和指/趾色素沉着)患者和偶发型患者。其中约1/3患者伴有Peutz-Jehers综合征,是由于19号染色体13.3区域的STK11突变导致杂合性丢失所致。该病发病年龄跨度广(4~76岁),但好发于儿童及年轻女性。伴有Peutz-Jeghers综合征患者发病年龄轻,平均27岁;偶发型患者平均发病年龄36岁,常伴有卵巢综合征。约1/3患者有雌激素升高症状[59]。肿瘤大小从仅显微镜下可见到28cm不等。病灶以双侧性和多灶性发生为特征,瘤体往往很小(有时仅显微镜下可见),伴有砂粒样钙化。所有与Peutz-Jeghers综合征相关的环管状性索瘤均为良性[60]。不伴有Peutz-Jeghers综合征的肿瘤常单侧发生,瘤体较大,至少20%有恶变倾向,个别伴发无性细胞瘤[61]。有环管状结构的肿瘤较其他性索间质肿瘤易发生淋巴结转移。肿瘤多为实性肿块,伴有多发小囊性结构,亦可呈多房囊性,囊内浆液T1WI呈低信号、T2WI呈高信号[62](图10-5-1)。

类固醇细胞瘤(steroid cell tumor)：类固醇细胞瘤特征为肿瘤细胞富含脂质,肿瘤的来源有3种可能：①来源于卵巢间质细胞的黄素化;②来自卵巢的门细胞,即睾丸间质细胞;③来自卵巢内肾上腺皮质的残留。有3种亚型：间质黄素瘤、Leydig细胞瘤、非特异类固醇细胞瘤,其中非特异类固醇细胞瘤占所有类固醇细胞瘤的60%。类固醇细胞瘤极少见,占卵巢肿瘤的0.1%~0.2%,目前仅少数病例报道。常见于50~70岁的女性,大多数患者出现男性化,血清睾酮明显升高,少数患者出现Cushing综合征。肿瘤性质与大小有关,直径<5cm时多为良性,较大时多为恶性。肿瘤多为单侧发生的实性肿块,少数为囊性,瘤内常见坏死与钙化。CT表现为等或稍低密度肿块,MRI表现为T1WI等低信号,T2WI信号取决于肿瘤内脂质细胞与纤维间质的量[63,64]。Sakamoto报道1例化学位移磁共振成像发现细胞内脂质,有助于诊断[65]。肿瘤血管丰富,增强强化明显。

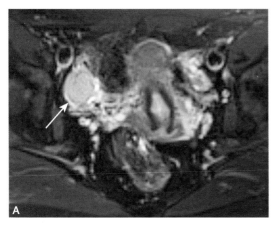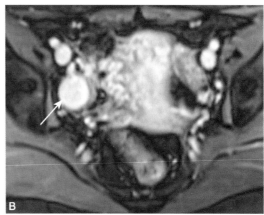

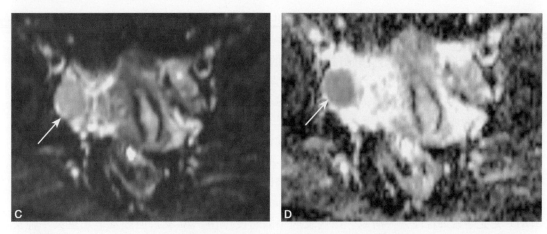

图 10-5-1 患者 26 岁,女性,无任何临床症状,体检发现盆腔肿块,手术病理证实为卵巢环管状性索瘤

横断位 T2WI(A)见一类圆形稍高信号实性肿块(箭),信号均匀;增强后(B)明显强化,边缘光整(箭);DWI(C)呈稍高信号,ADC(D)为低信号(箭)

（强金伟　赵书会　蔡宋琪）

参 考 文 献

1. Kim SH. Radiology illustrated: gynecologic imaging. secondedition. Springer, 2012.

2. Jung SE, Rha SE, Lee JM, et al. CT and MRI findings of sex cord-stromal tumor of the ovary. Am J Roentgenol, 2005, 185(1): 207-215.

3. Gee DC, Russel P. The pathological assessment of ovarian neoplasms IV. The sex cord stromal tumors. Pathology, 1981(13): 235-255.

4. 回允中译. 妇产科诊断病理学. 北京: 北京大学医学出版社, 2007.

5. Scully RE, Young RH, Clement PB. Tumors of the ovary, maldeveloped gonads, fallopian tubes and broad ligament. Armed Force Institute of Pathology, 1998, 124(3): 474.

6. Evans AT, Gaffey TA, Malkasian GD, et al. Clinicopathological review of 118 granulosa and 82 theca cell tumors. Obstet Gynecol, 1980, 55(2): 231-238

7. Savage P, Constenla D, Fisher C, et al. Granulosa cell tumors of the ovary: demographics, survival and the management of advanced disease. Clin Oncol, 1998, 10(4): 242-245.

8. Mangili G, Ottolina J, Gadducci A, et al. Long-term follow-up is crucial after treatment for granulosa cell tumours of the ovary. Br J Cancer, 2013, 109(1): 29-34.

9. Ko SF, Wan YL, Ng SH, et al. Adult ovarian granulosa cell tumors: spectrum of sonographic and CT findings with pathologic correlation. Am J Roentgenol, 1999, 172(5): 1227-1233.

10. Kim SH, Kim SH. Granulosa cell tumor of the ovary: common findings and unusual appearances on CT and MR. J Comput Assist Tomogr, 2002, 26(5): 756-761.

11. Saba L, Acharya UR, Guerriero S, et al. Ovarian neoplasm imaging. Springer, 2013.

12. Nemeth AJ, Patel SK. Meigs syndrome revisited. J Thorac Imaging, 2003, 18(2): 100-103.

13. 曹泽毅. 中华妇产科学. 北京: 人民卫生出版社, 2004.

14. Heilbrun ME, Olpin J, Shaaban A. Imaging of benign adnexal masses: characteristic presentations on ultrasound, computed tomography, and magnetic resonance imaging. Clin Obstet Gyneeol, 2009, 52(1): 21-39.

15. Bazot M, Ghossain MA, Buy JN, et al. Fibrothecomas of the ovary: CT and US findings. J Comput Assist

Tomogr,1993,17(5):754-759.

16. Troiano RN,Lazzarini KM,Scoutt LM,et al. Fibroma and fibrothecoma of the ovary:MR imaging finding. Radiology,1997,204(3):795-798.

17. 赵书会,强金伟,张国福,等. 卵巢性索-间质肿瘤的 MRI 诊断及病理对照研究. 中国医学计算机成像杂志,2012,18(5):431-435.

18. Shinagare AB,Meylaerts LJ,Laury AR,et al. MRI features of ovarian fibroma and fibrothecoma with histopathologic correlation. Am J Roentgenol,2012,198(3):W296-303.

19. Chung BM,Park SB,Lee JB,et al. Magnetic resonance imaging features of ovarian fibroma,fibrothecoma,and thecoma. Abdom Imaging. 2015,40(5):1263-1272.

20. Graef MD,Kasem Z,Batch T,et al. Solid black lesion of the ovary in T2 weighted sequences:do they all belong to the thecomafibroma group? Radiologist 2003,10:183-191.

21. Kawauchi S,Tsuji T,Kaku T,et al. Sclerosing stromal tumor of the ovary:a clinicopathologic,immunohistochemical,ultrastructural,and cytogenetic analysis with special reference to its vasculature. Am J Surg Pathol,1998,22(1):83-92.

22. Chalvardjian A,Scully RE. Sclerosing stromal tumors of the ovary. Cancer,1973,31(3):664-670.

23. Torricelli P,Garuso Lombardi A,Boselli F,et al. Sclerosing stromal tumor of the ovary:US,CT and MRI findings. Abdom Imaging,2002,27(5):588-591.

24. MikamM,Tanaka K,Komiyama S. Magnetic resonance imaging in sclerosing stromal tumor of the ovary. Int J GynecolObstet,2003,83(3):319-321.

25. Kim JY,Jung KJ,Chung DS,et al. Sclerosing stromal tumor of the ovary:MR-pathologic correlation in three cases. Korean J Radiol,2003,4(3):194-199.

26. Outwater EK,Marchetto B,Wagner BJ. Virilizing tumors of the ovary:imaging features. Ultrasound Obstet Gynecol,2000,15(5):365-371.

27. Böcker W. WHO classification of breast tumors and tumors of the female genital organs:pathology and genetics. Verh Dtsch Ges Pathol,2002,86:116-119.

28. Meyer R. Pathology of some special ovarian tumors and their relation to sex characteristics. Am J Obstet Gynecol,1931,22:697-713.

29. Typing of Ovarian Tumors(International Histological Classification of Tumours,No.9) World Health Organization,Geneva,1973.

30. Azuma A,Koyama T,Mikami Y,et al. A case of Sertoli-Leydig cell tumour of the ovary with a multilocular cystic appearance on CT and MR imaging. Pediatr Radiol,2008,38(8):898-901.

31. Gui T,Cao D,Shen K,et al. A clinicopathological analysis of 40 cases of ovarian Sertoli-Leydig cell tumors. Gynecol Oncol,2012,127(2):384-389.

32. Young RH,Scully RE. Ovarian Sertoli-Leydig cell tumors - a clinicopathological analysis of 207 cases. Am J Sur Pathol,1985,9(8):543-569.

33. Zaloudek C,Norris HJ. Sertoli-Leydig tumors of the ovary. A clinicopathologic study of 64 intermediate and poorly differentiated neoplasms. Am J Surg Pathol,1984,8(6):405-418.

34. Mooney EE,Nogales FF,Bergeron C,et al. Retiform Sertoli-Leydig cell tumours:clinical,morphological and immunohistochemical findings. Histology,2002,41(2):110-117.

35. Young RH. Sertoli-Leydig cell tumors of the ovary - review with emphasis onhistologic aspects and unusual variants. Gynecol Oncol,1993,12(2):141-147.

36. McClean GE,Kurian S,Walter N,et al. Cervical embryonalrhabdomyosarcoma and ovarian Sertoli-Leydig cell tumour:a more than coincidental association of two rare neoplasms? J Clin Pathol,2007,60(3):326-328.

37. Rio FT,Bahubeshi A,Kanellopoulou C,et al. DICER1 mutations in lamilial multi-nodular goiter with and without ovarian Sertoli-Leydig cell tumors. JAMA,2011,305(1):68-77.

38. Tanaka YO,Tsunoda H,Kitagawa Y,et al. Functioning ovarian tumors:direct and indirect findings at MR imaging. Radiographics,2004,24(Suppl 1):147-166.

39. Shi JL,Guo LN,Lang JH,Advances in Sertoli-Leydig cell tumour of the ovary. Zhonghua Bing Li Xue Za Zhi,2008,37(9):631-633.

40. ChoongCS,Fuller PJ,Chu S,et al. Sertoli-Leydig cell tumor of the ovary,a rare cause of precocious puberty in a 12-month-old infant. J Clin Endocrinol Metab,2002,87(1):49-56.

41. Caringella A,Loizzi V,Resta L,et al. A case of Sertoli-Leydig cell tumor in a postmenopausal woman. Int J Gynecol Cancer,2006,16(1):435-438.

42. Sigismondi C,Gadducci A,Lorusso D,et al. Ovarian Sertoli-Leydig cell tumors. a retrospective MITO study. Gynecol Oncol,2012,125(3):673-676.

43. Niedziela M. Virilizing ovarian tumor in a 14-year-old female with a prior familial multinodular goiter. Pediatr Blood Cancer,2008,51(4):543-545.

44. 蒋杰,李海明,强金伟,等. 卵巢支持-间质细胞瘤的MRI表现及与病理对照.中国医学计算机成像杂志,2016,22(3):237-242.

45. Ghossain MA,Buy JN,Ligneres C,et al. Epithelial tumors of the ovary:comparison of MR and CT findings. Radiology,1991,181(3):863-870.

46. Jung SE,Lee JM,Rha SE,et al. CT and MR Imaging of ovarian tumors with emphasis on differential diagnosis. RadioGraphics,2002,22:1305-1325.

47. Prat J,Scully RE. Cellular fibromas and fibrosarcomas of the ovary:a comparative clinicopathologic analysis of seventeen cases. Cancer,1981,47(11):2663-2670.

48. Kraemer BB,Silva EG,Sneige N. Fibrosarcoma of ovary. A new component in the nevoid basal-cell carcinoma syndrome. Am J Surg Pathol,1984,8(3):231-236.

49. Christman JE,Ballon SC. Ovarian fibrosarcoma associated with Maffucci's syndrome. Gynecol Oncol,1990,37(2):290-291.

50. Shakfeh SM,Woodruff JD. Primary ovarian sarcomas:report of 46 cases and review of the literature. Obstet Gynecol Surv,1987,42(6):331-349.

51. Huang YC,Hsu KF,Chou CY,et al. Ovarian fibrosarcoma with long-term survival:a case report. Int J Gynecol Cancer,2001,11(4):331-333.

52. Huang L,Liao L M,Wang H Y,et al. Clinicopathologic characteristics and prognostic factors of ovarian fibrosarcoma:the results of a multi-center retrospective study. BMC Cancer,2010,10:585.

53. Testa AC,Gaurilcikas A,Licameli A,et al. Sonographic features of primary ovarian fibrosarcoma:a report of two cases. Ultrasound Obstet Gynecol,2009,33(1):112-115.

54. Cinel L,Taner D,Nabaei S B,et al. Ovarian fibrosarcoma with five-year survival:a case report[J]. Eur J Gynaecol Oncol,2002,23(4):345-346.

55. Tatsumi M,Watanabe H,Kumasaka Y,et al. A case of ovarian fibrosarcoma. Nihon Igaku Hoshasen Gakkai Zasshi,1997,57(11):684-686.

56. McCluggage WG,Sloan JM,Murnaghan M,et al. Gynandroblastoma of ovary with juvenile granulosa cell component and heterologous intestinal type glands. Histopathology,1996,29(3):253-257.

57. Anderson MC,Rees DA. Gynandroblastoma of the ovary. Br J Obstet Gynaecol,1975,82(1):68-73.

58. Lejeune J,Gallon F,Quirin I,et al. Gynandroblastoma and fragile X syndrome. Case report. Gynecol Obstet Fertil,2011,39(3):e68-e72.

59. Ryan LJ,Pambuccian SE,Lai R,et al. Endoscopic ultrasound-guided fine needle aspiration diagnosis of metastatic,sex cord tumor with annular tubules:A case report. Diagnostic Cytopathology,2006,34(8):576-579.

60. Scully RE. Sex cord tumor with annular tubules a distinctive ovarian tumor of the Peutz-Jeghers syndrome. Cancer,1970,25(5):1107-1121.

61. Young RH,Welch WR,Dickersin GR,et al. Ovarian sex cord tumor with annular tubules:review of 74 cases including 27 with Peutz-Jeghers syndrome and four with adenoma malignum of the cervix. Cancer,1982,50(7):1384-1402.

62. Moon WK,Kim SH,Kim WS,et al. Ovarian sex cord tumor with annular tubules-imaging findings. Clin Radiol,1995,50(8):581-582.

63. LiuAX,SunJ,ShaoWQ,et al. Steroidcell tumors,not otherwise specified(NOS),in an accessory ovary:a case report and literature review. Oenecol Oncol,2005,97(1):206 - 262.

64. 王弱元,杨艳芹,周庆云,等. 卵巢类固醇细胞瘤 1 例. 临床与实验病理学杂志,2009,25(1):113.

65. Sakamoto K,Fujimitsu R,Ida M,et al. MRdiagnosisofsteroidcell tumor of the ovary:value of chemical shift imaging. Magn Reson Med Sci,2009,8(4):193-195.

第十一章
非卵巢特异性肿瘤

第一节　卵巢转移性肿瘤

凡原发肿瘤的瘤细胞经淋巴管、血管或体腔侵入卵巢,形成与原发病类同,且两者无解剖部位关系,则称卵巢转移性肿瘤(secondary tumors)。卵巢是转移瘤的最好发部位之一,其发生率占全部卵巢肿瘤的5%,占卵巢恶性肿瘤的10%~30%[1,2]。原发肿瘤最常位于胃和结肠,其中胃癌卵巢转移瘤在亚洲国家尤其是日本相对高发[3,4]。其次是乳腺和泌尿生殖道,源自阑尾、胰腺、胆道和肺的卵巢转移瘤偶尔也可遇到。恶性血液病包括淋巴瘤和白血病也常常累及卵巢。库肯勃瘤(Krukenberg tumor)最早是指胃癌向卵巢的转移,由Krugenberg于1896年首次报道,此后有人把起源于消化道的卵巢转移瘤统称为库肯勃瘤,也有人把库肯勃瘤当作卵巢转移瘤的同义词。1938年Novak提出的库肯勃瘤的组织学诊断标准:①癌在卵巢内。②卵巢印戒样癌细胞内产生黏液。③卵巢间质呈弥漫性肉瘤样增生。尽管如此,大多数作者仍将源自胃肠道的卵巢转移瘤称为库肯勃瘤。由于功能旺盛、血供丰富的卵巢更适合转移瘤生长,卵巢转移瘤患者年龄一般比原发性卵巢癌轻,多数患者年龄在30~50岁之间,平均年龄为44岁。多数病例有原发肿瘤史或以原发病症状就诊,但少数患者可以卵巢转移瘤为首发症状。肿瘤的病理和临床表现取决于原发肿瘤的部位。

1. 病因学　经淋巴道和血行转移是肿瘤转移至卵巢的最常见途径,其次为从邻近的输卵管、子宫结直肠直接蔓延而至,也可经过腹膜种植途径转移至卵巢,以阑尾肿瘤的卵巢转移最常见,形成腹膜假性黏液瘤。需要注意的是:一般认为胃癌可通过三种途径转移至卵巢,即种植转移、淋巴转移及血行转移,目前的观点认为经淋巴的逆流转移是胃癌卵巢转移最可能的途径[5],胃癌细胞通过腹膜后淋巴结转移到腰淋巴结,而卵巢的淋巴回流至腰淋巴结。传统的观念认为种植转移是胃癌转移至卵巢的主要发病机制,然而该转移途径受到质疑:首先,部分胃癌病灶仅局限于胃壁内,没有突破浆膜层生长时已发生卵巢转移;其次,胃癌卵巢转移瘤细胞一般在卵巢髓质中生长,表面有一层完整的被膜,很少与周围组织粘连;最后,排卵时所形成的裂口较小并于几小时内关闭,难以解释种植转移。也有一些研究支持血行转移学说[6]。总之,上述三种转移途径可能并非独立发生作用,或许胃癌细胞与卵巢的亲和性也是发生转移的关键因素[7]。

2. 组织病理学　病理上有助于卵巢转移性肿瘤诊断的大体及镜下征象是[8,9]:双侧卵巢受累,肿块小于10cm,镜下卵巢表面种植灶,多结节状的生长方式,侵袭性的卵巢间质浸润方式,明显的淋巴血管侵犯(尤其是卵巢门和卵巢周围),单一形态的细胞浸润,瘤细胞团漂浮在黏液中,广泛的腹腔内转移以及广泛的纤维结缔组织浸润。此外,如发现胶样癌与印戒细胞癌这两种细胞形态学时可以基本上除外原发性卵巢肿瘤。

3. 临床表现 卵巢转移性肿瘤临床上与卵巢原发肿瘤具有类似的症状,常见表现为腹痛、腹胀、腹盆腔包块等。60%～80%的转移瘤双侧发生,尤其是胃肠道、乳腺及阑尾来源时。临床上,胃肠道源性的转移瘤常在发现原发癌之前或与原发癌同时被发现,其他部位来源的转移瘤多是在原发癌治疗中或治疗后的随访过程中所发现[10]。

4. 影像学表现 卵巢转移性肿瘤的影像学特征为双侧性,边缘光滑。肿瘤可为囊性为主、囊实性和实性肿瘤,主要根据原发癌的不同而变化。MRI 比 CT 更能特异性地反映卵巢转移瘤的征象(详见下文)。

一、源自胃癌的卵巢转移性肿瘤

胃癌卵巢转移瘤为最常见的卵巢转移性肿瘤,尤其在亚洲国家,好发于绝经前期妇女,年龄一般较原发性卵巢癌为轻。

1. 组织病理学 胃癌卵巢转移瘤常发生在进展期胃癌,组织学类型多为低分化腺癌及印戒细胞癌。卵巢肿块被膜多完整,表面光滑,多为双侧卵巢不对称性的实性肿块,也可为海绵状或凝胶状改变,取决于肿瘤的水肿程度、间质中黏液分泌量或含间质细胞的数量以及间质纤维化程度,卵巢实质或表面出现多发大结节时具有特征性[10]。肿块切面常为灰白及灰黄色质硬组织伴黄褐色或暗紫红色灶样变性,可合并广泛的出血,也可见不同数目的囊变区,内含清亮的浆液、黏液或者血性液体。镜下肿瘤由上皮组织和间质成分构成,前者主要为富含黏液的印戒细胞,后者常为肉瘤样外观,由梭形细胞和纤维结缔组织组成。

2. 临床表现 胃癌卵巢转移瘤患者的首发症状多与原发性卵巢癌相同,最常见为腹痛、肿胀及腹盆腔包块,其次为食欲减退、恶心及呕吐等消化道症状,内分泌症状罕见,部分患者可合并妊娠,也有部分患者无任何临床症状,仅在体检时发现。实验室检查无特异性,可有贫血,红细胞沉降率增快及凝血功能异常。CA125、CA199 及 CEA 常见不同程度升高。

3. 影像学表现

(1) CT 表现:胃癌卵巢转移瘤大小多变,通常大于 5.0cm,小于 20.0cm,常表现为双侧、分叶形的实性或囊实性肿块(图 11-1-1),少数表现为囊性为主型肿块,边缘多清楚、光整。平扫瘤体密度不均匀,代表囊变、出血、黏液变及坏死区;增强后实性区显著强化。在无原发肿瘤的情况下,全腹部 CT 扫描有助于检查胃肠道是否存在同时发生的原发病变。

(2) MRI 表现:绝大多数肿瘤呈双侧囊实性或实性为主肿块,少数可呈完全实性。T1WI上,肿瘤常呈等或等低信号,可伴斑片状高信号,代表瘤内黏液成分或出血;T2WI 上,肿瘤呈不均匀的低至高信号,高信号区代表囊变、坏死区、瘤内结缔组织水肿或含黏液成分区,低信号区代表肿瘤内密集的胶原间质反应(图 11-1-2)。此外,T2WI 上肿瘤实性区内常可见单个或多个类圆形囊肿样信号(图 11-1-3)。T2WI 上肿瘤实质区低信号及瘤内囊肿样信号两征象被认为是胃癌卵巢转移瘤的特征性征象。增强扫描肿块实性区明显强化,强化常较均匀,肿块内囊肿壁亦明显强化,亦较具特征性,与组织病理学上囊肿壁富含肿瘤细胞相对应(图 11-1-4)。DWI上,肿瘤实性区呈高信号,相应的 ADC 图上呈低信号(图 11-1-5,图 11-1-6)。腹腔转移表现基本与原发性卵巢癌相同,常见腹水、腹膜腔内种植灶、网膜结节或肿块。

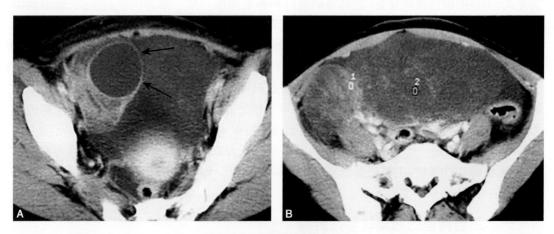

图 11-1-1　双侧卵巢库肯勃瘤

A 示右侧肿瘤呈囊实性,实性区明显强化,并见一类圆形囊肿样密度影(黑箭),腹腔内积液。B 为图 A 向上 5cm 层面,示左侧巨大实性肿瘤(游标 2),密度较低,内见不规则条索状明显强化(游标 1)

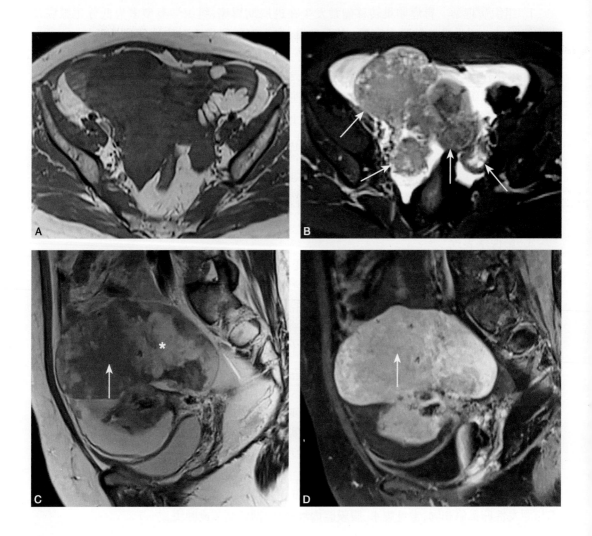

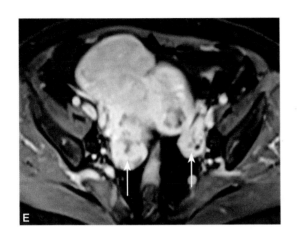

图 11-1-2　患者,女,54 岁,下腹隐痛半月,胃印戒细胞癌双侧卵巢转移
横断位 T1WI 序列(A)示肿瘤呈尚均匀的等信号;横断位 T2WI 脂肪抑制序列(B)示双侧卵巢不规则形实性肿块,实性区呈等低信号强度(箭);矢状位 T2WI 序列(C)示肿块实性区混杂不规则低信号(箭)和高信号(星号);矢状位和横断位 T1WI 脂肪抑制增强序列(D,E)显示肿瘤明显强化,信号基本均匀(箭)

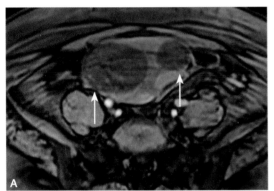

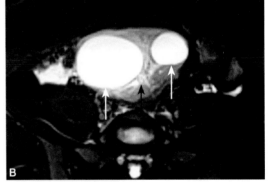

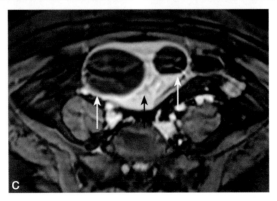

图 11-1-3　患者,女,29 岁,停经 50 天,胃印戒细胞癌左侧卵巢转移
横断位 T1WI 序列(A)示卵巢肿瘤呈囊实性,实性区呈等信号,囊性区呈低信号,边缘光整(白箭);横断位 T2WI 脂肪抑制序列(B)示肿瘤实性区呈不均匀稍高和高信号(黑箭),实性区内见两枚类圆形、边界清晰的囊肿样信号(白箭);横断位 T1WI 脂肪抑制增强序列(C)显示肿瘤实性区明显强化,囊壁更明显(白箭),T2WI 高信号区强化弱,提示为瘤内黏液成分(黑箭)

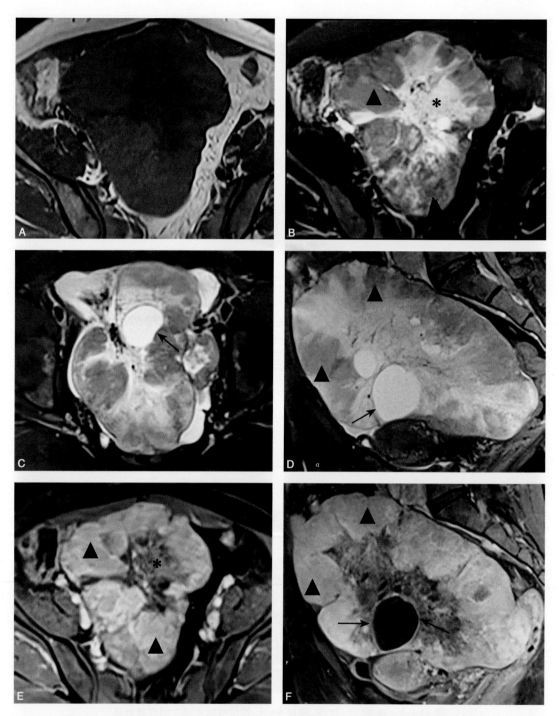

图 11-1-4　患者,女,47 岁,大便次数增多伴轻微腹胀 2 天,胃黏液腺癌双侧卵巢转移
横断位 T1WI 序列(A)示肿瘤呈不均匀等、低信号;横断位(B,C)和矢状位 T2WI 脂肪抑制序列(D)示盆腔巨大分叶状实性肿块,周边区域呈多结节等低信号(黑箭头),中央区域见大片不规则形状高信号区(星号),并可类圆形边界清晰的囊肿样信号区(黑箭);横断位和矢状位 T1WI 脂肪抑制增强序列(E,F)示肿瘤明显不均匀强化,T2WI 等低信号区强化明显,呈多结节状(黑箭头),T2WI 高信号区强化弱,提示为瘤内黏液样变性区(星号)。囊壁亦明显强化(黑箭),囊肿无强化

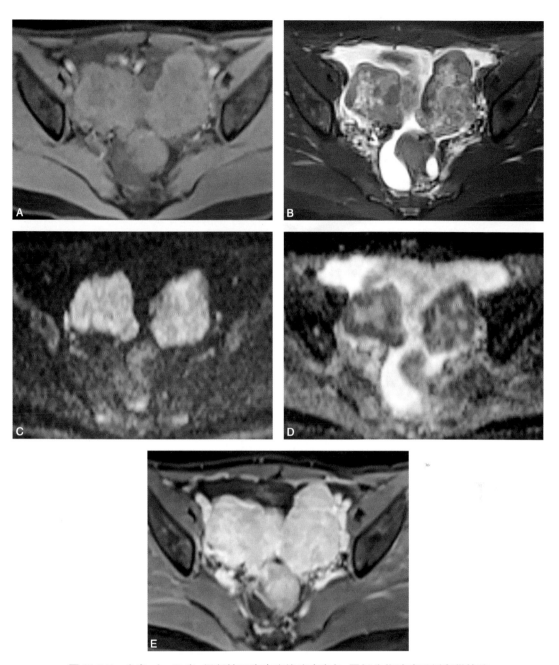

图 11-1-5　患者,女,48 岁,间断性下腹疼痛伴消瘦半年,胃低分化腺癌双侧卵巢转移
横断位 T1WI 脂肪抑制序列(A)示双侧卵巢对称性实性肿块,呈不均匀等、低信号,肿块边界清晰;横断位 T2WI 脂肪抑制序列(B)示双侧肿块呈分叶形,以低信号为主,中央伴片状高信号,盆腔见积液;图 C 和图 D 分别为 DWI 图和 ADC 图,示双侧卵巢肿块呈 DWI 高信号,ADC 图低信号;横断位 T1WI 脂肪抑制增强序列(E)显示双侧肿块明显强化,稍不均匀

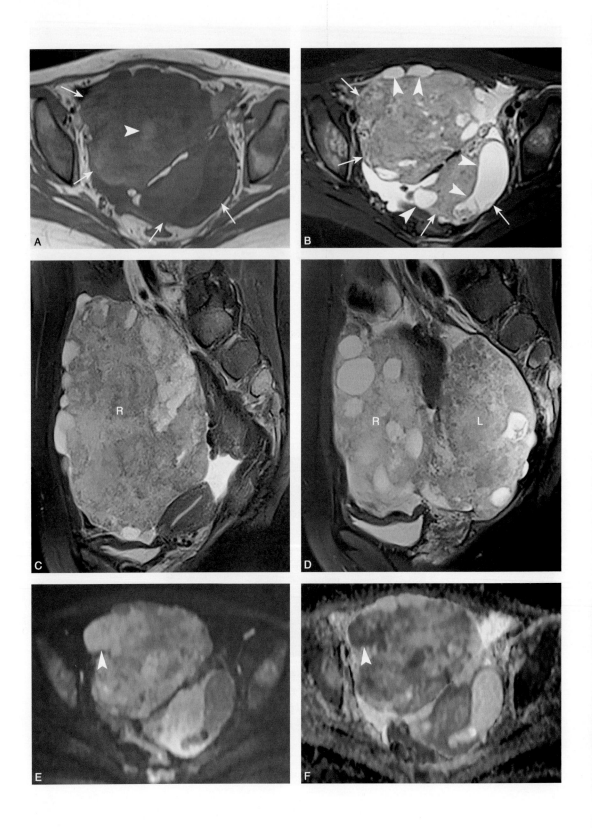

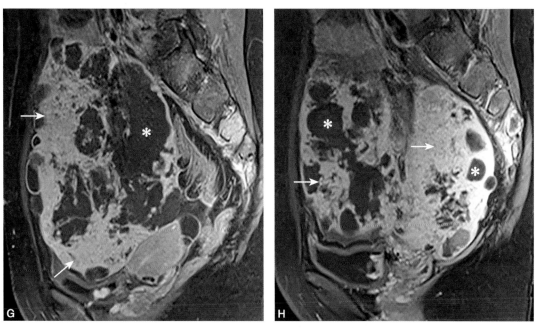

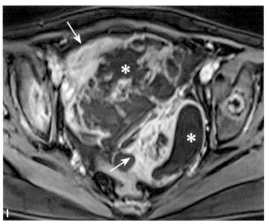

图 11-1-6 患者,女,27 岁,腹胀不适,胃癌双侧卵巢转移

横断位 T1WI 序列(A)示双侧附件区软组织肿块影(白箭),局部可见斑片状稍高信号(箭头);横断位(B)和矢状位 T2WI 脂肪抑制序列(C,D)示双侧卵巢不均质肿块,边界清晰(白箭),边缘见散在大小不等的囊变区(箭头);肿块内部信号不均,呈稍高信号;DWI(E)示肿块不均匀高信号(箭头);ADC 图(F)为不均匀低信号(箭头);矢状位(G,H)和横断位 T1WI 脂肪抑制增强序列(I)示双侧卵巢肿块实性区显著强化(白箭),囊变和坏死区无强化(星号)

编者[11]总结了12例22个胃癌卵巢转移瘤的MRI表现,肿瘤大小3.6~16.7cm,双侧卵巢肿块占83%,肿瘤呈分叶形占77%,边缘光滑占82%;实性肿块占73%,其余27%为囊实性肿块;64%的患者实性成分内见边缘清晰的囊变区;T2WI上,82%的肿瘤实性区显示稍低信号强度。总之,胃癌卵巢转移瘤具有一定的MR形态学特征,如双侧发生、边缘光滑、分叶形、实性区内边界清晰的囊变区,以及T2WI实性区稍低信号;结合病史将有助于与原发性卵巢癌鉴别。

二、源自肠道的卵巢转移性肿瘤

源自肠道的卵巢转移瘤发生率仅次于胃癌卵巢转移瘤,原发病灶多位于结肠或直肠,极少数位于小肠。患者的年龄一般比胃癌卵巢转移瘤大,多为围绝经期或绝经后妇女。

1. 组织病理学　大体上,肠癌的卵巢转移瘤通常表现为双侧卵巢囊性为主的肿块,囊腔内充满血性液体、坏死碎屑或者较少见的透明或者黏液的腔隙,肿瘤被膜多完整。组织学上与原发性卵巢子宫内膜样癌和黏液腺癌非常类似[10,12]。镜下,典型特征为假囊性变,由肿瘤中心坏死、边缘留下有活力的细胞所致,坏死碎屑中有中性粒细胞为主的浸润,这种现象称为"污秽性坏死";几乎总是能够证实黏液生成,表现非常接近于卵巢子宫内膜样腺癌;明显的黏液腺不常见,但当出现时,内衬相对良性的上皮,因此类似于原发性卵巢黏液性肿瘤。弥漫性坏死、出血及花环样腺体的出现有助于卵巢转移瘤的诊断[10]。

2. 临床表现　腹痛、腹部包块是肠癌卵巢转移瘤的常见症状。卵巢肿块常是患者就诊时的首发症状,其中大便性状改变(包括血便、大便习惯性改变、便条变细等)者仅占肠癌卵巢转移瘤的少数。患者CEA水平常升高。

3. 影像学表现　肠癌卵巢转移性肿瘤一般体积较大,平均直径约10.0cm左右,常表现为双侧、边缘光滑的囊性为主型肿块(图11-1-7),也可为囊实性肿块(图11-1-8,图11-1-9),实性肿块少见。多房囊性肿块较单房囊性更多见,瘤体信号或密度常不均匀,出血和大片状坏死常见,MRI较CT能够更好的显示瘤内的组织成分,T1WI上,囊性成分以低信号为主,可伴高信号,为肿块内富含蛋白的黏液或出血;T2WI呈高信号,囊液信号多较均匀;实性成分呈T1WI等信号,T2WI等或稍高信号,也可呈明显高信号,后者常提示肿块富含黏液成分;DWI上,实性成分呈DWI高信号、ADC图低信号。增强扫描肿块实性区常中等度强化,富含黏液成分区域强化较弱[13,14](图11-1-10)。临床上不少肠癌卵巢转移的患者以发现盆块来就诊,影像学检查可发现同时存在的肠道病变(图11-1-11)。

肠癌卵巢转移瘤绝大多数为黏液腺癌,影像学上与原发性卵巢黏液腺癌鉴别困难[15]。当CT或MRI检查发现双侧卵巢黏液性肿瘤时,应高度怀疑转移性肿瘤,因为厚发卵巢黏液性腺癌少见,双侧发生更是罕见[16]。此外,国外学者Seidman等提出一个简单的运算法则,即双侧黏液性肿块为转移性,单侧、直径小于10cm为转移性,而单侧、直径>10cm时诊断为原发性黏液腺癌,根据此法则,诊断准确性可达90%[16]。

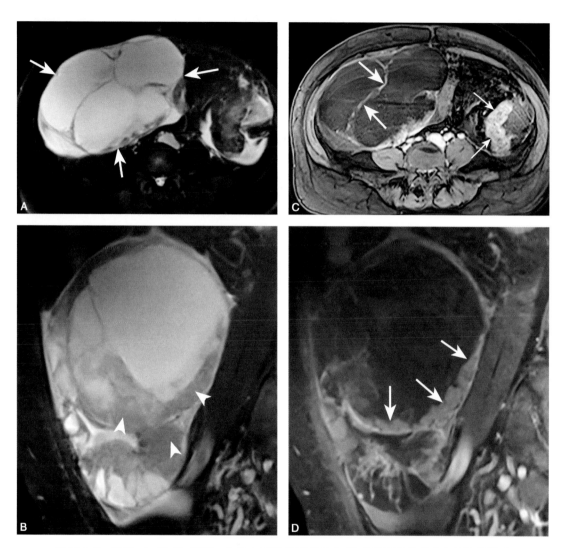

图 11-1-7　患者,女,51 岁,腹胀一年伴右下腹疼痛半月余,降结肠浸润性腺癌右侧卵巢转移
A 和 B 分别横断位及矢状位 T2WI 脂肪抑制序列,示右侧卵巢多房囊性为主型肿块(箭),囊液呈均匀高信号,实性区呈等信号(箭头);C 和 D 分别为横断位和矢状位 T1WI 脂肪抑制增强序列,示肿瘤实性成分及分隔中等度强化(白箭),肿瘤边缘光滑,横断位同时显示病变降结肠的增厚和强化(细白箭)

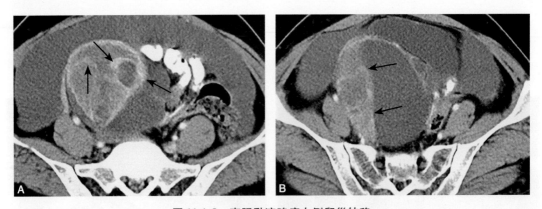

图 11-1-8　直肠黏液腺癌右侧卵巢转移
A 和 B 为 CT 增强不同层面,示右侧卵巢边缘光整的囊实性肿块,实性成分内见多个囊变区,囊壁增厚,强化明显(箭),囊性成分未见强化,腹腔大量腹水

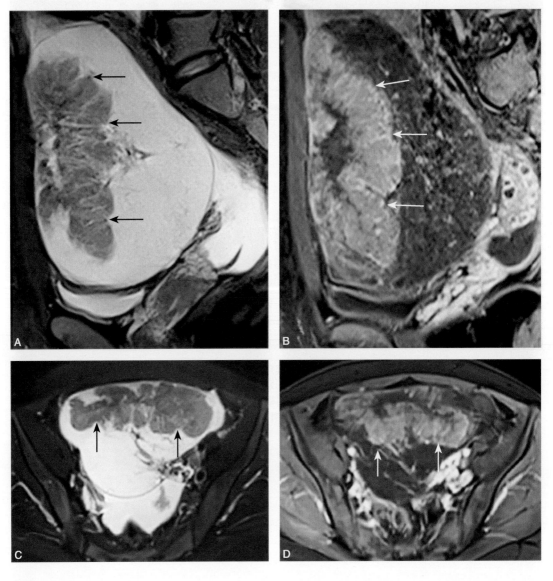

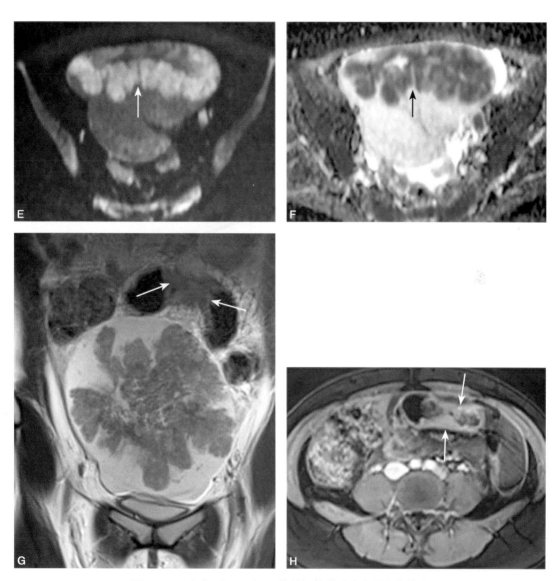

图 11-1-9　患者,女,25 岁,乙状结肠管状腺癌左侧卵巢转移

A 和 C 分别为矢状位和横断位 T2WI 脂肪抑制序列,示肿瘤呈囊实性,实性区呈菜花状、中等信号(黑箭),囊性区明显高信号,肿瘤边界清晰;B 和 D 为矢状位和横断位 T1WI 脂肪抑制增强序列,示实性区中度强化(白箭),内含无强化坏死区,囊性区无强化;DWI 图(E)示肿瘤实性区高信号(白箭);ADC 图(F)低信号(黑箭);冠状位 T2WI(G)示巨大卵巢肿块上方增厚的乙状结肠管壁(白箭);横断位 T1WI 脂肪抑制增强(H)示增厚强化的乙状结肠管壁(白箭),浆膜面模糊

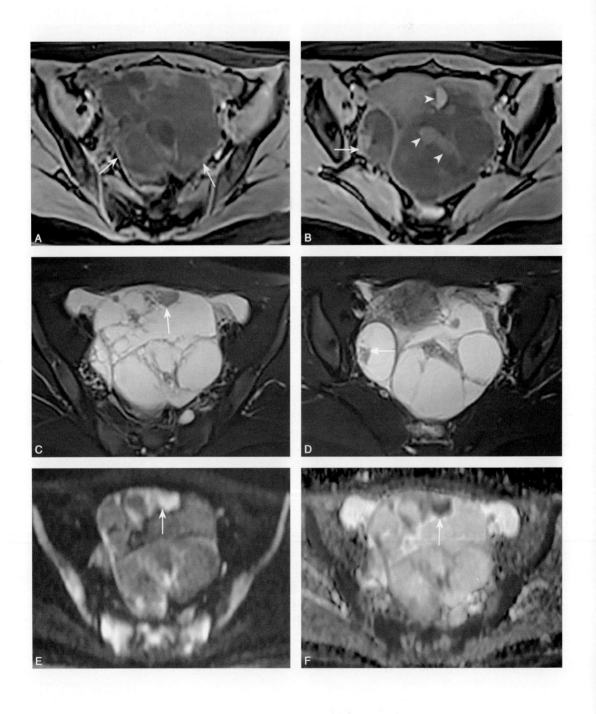

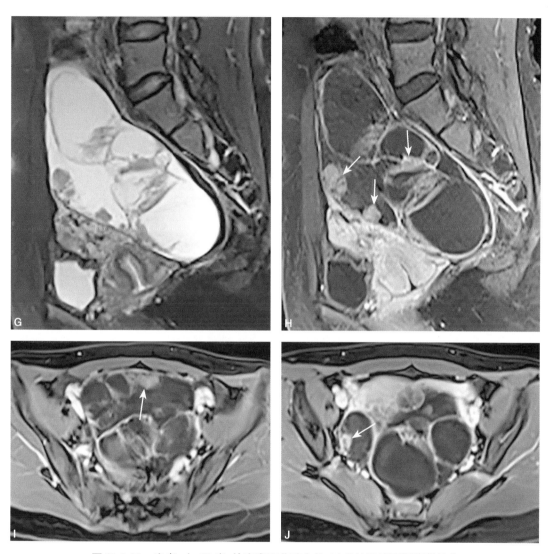

图 11-1-10 患者,女,32 岁,检查发现盆腔占位,乙状结肠癌双侧卵巢转移

A 和 B 为横断位 T1WI 脂肪抑制序列,示双侧卵巢囊性为主肿块(箭),左侧卵巢病灶(B)内见斑片状高信号(箭头);C 和 D 为横断位 T2WI 脂肪抑制序列,示双侧肿瘤囊液呈高信号,内见等信号的壁结节(箭);DWI(E)示壁结节呈高信号;ADC 图(F)呈低信号(箭)。矢状位 T2WI 脂肪抑制(G)清晰显示左侧肿块的形态、信号和壁结节;矢状位(H)和横断位(I,J)T1WI 脂肪抑制增强,示双侧肿块明显强化的囊壁和壁结节(白箭)。

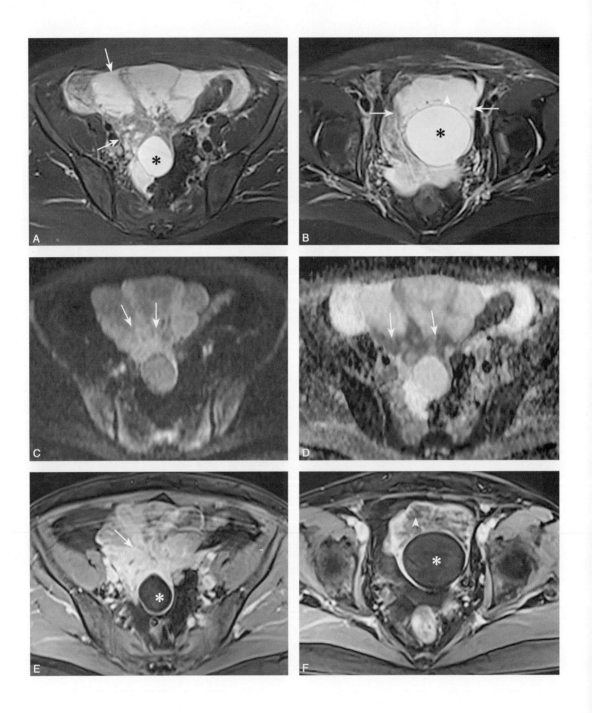

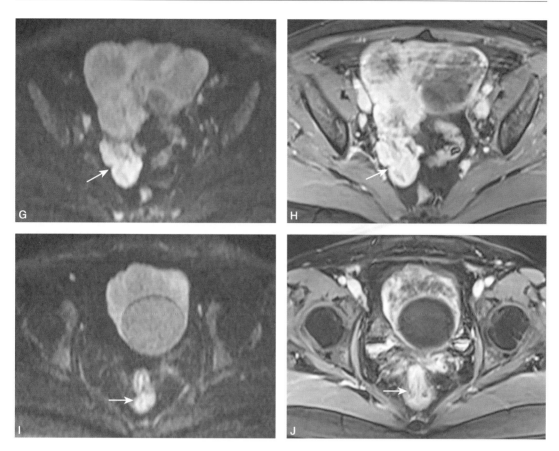

图 11-1-11　患者,女,47 岁,自扪及腹部包块,直肠黏液腺癌双侧卵巢转移
A 和 B 为横断位 T2WI 脂肪抑制不同层面,示右侧卵巢实性为主,左侧囊实性肿块(白箭),呈混杂稍高和明显高信号,后者是由于富含的黏液成分引起,以左侧肿块(B)明显(箭头),双侧肿块实性区内均见类圆形囊变(星号);右侧肿块 DWI 图(C)示实性区高信号(白箭);ADC 图(D)示实性区低信号(白箭);横断位 T1WI 脂肪抑制增强序列示右侧肿块(E)实性区明显强化(箭),左侧肿块(F)实性区中度和明显强化(箭头),囊变区均无强化(星号);右侧盆腔转移灶 DWI(G)呈高信号(箭);增强(H)明显强化(箭);直肠管壁增厚,DWI(I)示高信号、增强(J)明显强化(箭)

三、源自阑尾的卵巢转移性肿瘤

原发性阑尾癌罕见,约占胃肠道肿瘤 0.5%。然而,原发性阑尾肿瘤转移至卵巢的概率非常高[17-19]。超半数的阑尾黏液性肿瘤表现为腹部肿块,影像学检查常显示卵巢肿块[19]。

1. 组织病理学　原发阑尾肿瘤与卵巢黏液性肿瘤可以共同存在,这些肿瘤常伴发腹膜假性黏液瘤,后者以腹腔内出现大量黏液性物质为特征。先前认为假性黏液瘤是卵巢黏液性腺癌或交界性肿瘤破裂所致。然而,临床病理、免疫组化和分子生物学研究显示假性黏液瘤多数情况下源自阑尾黏液性肿瘤,而卵巢黏液性肿瘤是阑尾肿瘤继发腹膜种植所致[17,20]。极少数情况下,腹膜假性黏液瘤源自结直肠癌转移。

2. 临床表现　临床表现常无特异性,可无症状或表现为腹部包块。极少数表现为肠道出血,肠套叠等症状。如阑尾肿瘤合并感染时,可有急性阑尾炎症状。实验室检查无特异性,部分患者可见 CEA、CA199、CA125 升高。

3. **影像学表现** 阑尾肿瘤通常累及双侧卵巢,Dietrich 等[17]报道 88% 的患者为双侧卵巢转移,单侧受累时,通常右侧卵巢更容易受累及(65%)。CT 及 MRI 上,卵巢肿块常为完全囊性或囊性为主型肿块,MRI 可以清晰显示多房、分隔及实性成分等征象。增强扫描,可见分隔及实性成分强化。可同时发现腹膜假性黏液瘤的其他征象,如肝周扇贝样改变,腹膜、网膜种植转移灶。当影像考虑腹膜假性黏液瘤时,应仔细检查阑尾,相对于巨大的卵巢转移瘤和明显的腹膜假性黏液瘤,阑尾原发性黏液性肿瘤常不明显,有时仅见轻度阑尾腔扩张积液(图 11-1-12,图 11-1-13)。

源自阑尾的卵巢转移性肿瘤主要为黏液性肿瘤,影像学上与原发性卵巢黏液性肿瘤鉴别困难。后者几乎均为单侧发生,体积巨大,常为多房囊性,不同分房中囊液信号不等,在 T1WI 和 T2WI 表现为混杂低、等和高信号。增强后实性成分常为中度强化。

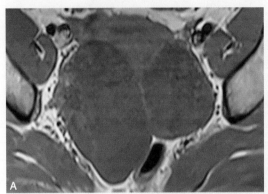
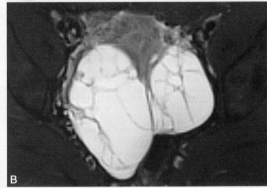
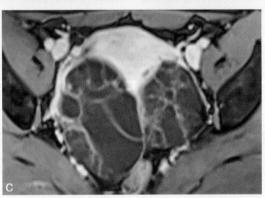

图 11-1-12 患者,女,48 岁,检查发现盆腔包块,阑尾黏液性囊腺瘤,伴黏液广泛播散和浸润,累及双侧卵巢形成肿块,符合腹膜假性黏液瘤

A 为横断位 T1WI 序列,示双侧卵巢类圆形稍低信号肿块,边界清晰;B 为横断位 T2WI 脂肪抑制序列,示双侧卵巢肿瘤呈多房囊性;C 为横断位 T1WI 脂肪抑制增强序列,显示肿瘤内分隔中等度强化,部分分隔轻度增厚有结节感,未见明显实性成分

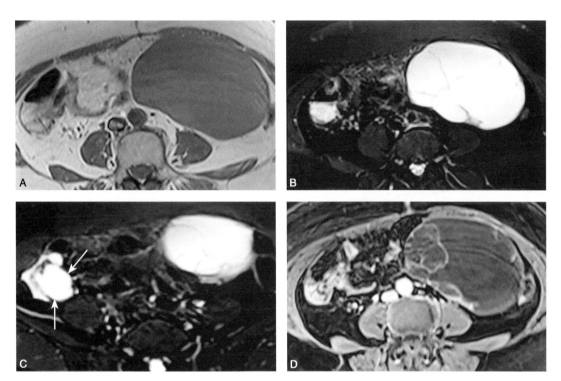

图 11-1-13　患者,女,63 岁,下腹隐痛,阑尾及部分盲肠低级别黏液性腺癌伴左侧卵巢转移
A 为横断位 T1WI 序列,示左侧卵巢类圆形稍低信号肿块,边界清晰。B 和 C 为横断位 T2WI 脂肪抑制不同层面,示左卵巢肿瘤呈多房囊性,未见明显实性成分,同时可见右侧回盲部不规则囊性占位(白箭),手术证实为阑尾及部分盲肠低级别黏液性腺癌。D 为横断位 T1WI 脂肪抑制增强,示肿瘤内分隔中等度强化

四、源自乳腺癌的卵巢转移性肿瘤

10% 左右的女性乳腺癌患者可出现卵巢转移[21],乳腺来源的卵巢转移瘤发生率仅次于胃肠道源性的转移瘤。乳腺癌患者出现复杂性卵巢肿块时,可为卵巢转移性癌,也可为同时存在的原发性卵巢癌,尤其 *BRCA* 基因突变患者。

1. 组织病理学　乳腺导管癌或小叶癌均可发生卵巢转移,虽然前者发生卵巢转移最多见,但后者更容易转移至卵巢。大体上,卵巢转移瘤常为双侧、实性多结节肿块,肿块体积小,约半数的患者卵巢外观正常[22]。镜下表现与原发乳腺癌相关,乳腺导管癌卵巢转移瘤常类似原发性卵巢内膜样腺癌;高倍镜下,小叶癌卵巢转移瘤可见典型的呈单行排列的生长方式和典型细胞学形态,如胞质内管腔样结构。

2. 临床表现　绝大多数发生于绝经前妇女,临床症状常较为隐匿,无明显妇科相关症状,首次确诊率低。转移以双侧多见,发生卵巢转移前常已发生其他卵巢外转移。不同于源自胃肠道的卵巢转移瘤,卵巢转移瘤先于乳腺原发灶出现的情况罕见。患者可有雌激素水平的异常增高,*BRCA1* 或 *BRCA2* 基因突变,GCDFP215,mammaglobin 表达率高;而乳腺及卵巢双原发癌中未见 GCDFP215 和 mammaglobin 表达。

3. 影像学表现　乳腺癌卵巢转移瘤体积多较小,平均直径小于5.0cm。CT 和 MRI 上常表现为双侧、分叶形的实性肿块,边缘光滑,可伴坏死区,而囊变较为少见。增强扫描实性成分常显著强化。部分患者影像学检查显示卵巢呈正常表现或仅轻度增大(图11-1-14,图11-1-15)。

早期乳腺癌患者的卵巢复杂性肿块多为原发,而晚期乳腺癌患者,如发现双侧卵巢肿块,应首先考虑转移瘤[23]。但与源自胃肠道的卵巢转移瘤不同,源自乳腺的卵巢转移癌罕有以盆腔肿块为初始表现求诊,因此鉴别诊断一般不难。

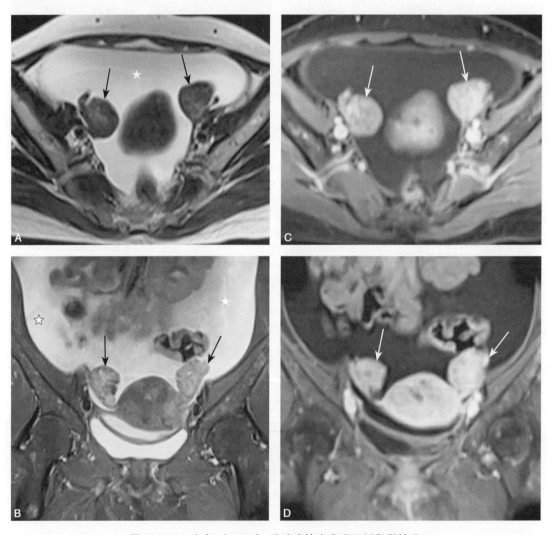

图11-1-14　患者,女,51岁,乳腺癌检查发现双侧卵巢转移

A 和 B 分别为横断位 T2WI 序列和冠状位 T2WI 脂肪抑制序列,示双侧卵巢对称性增大的实性肿块,呈不均匀稍高信号(黑箭),肿块内部伴少许坏死,无明显囊变区,边界清晰,同时可见大量腹水(星号);C 和 D 为横断位和冠状位 T1WI 脂肪抑制增强序列,示肿瘤明显强化,稍不均匀(白箭)

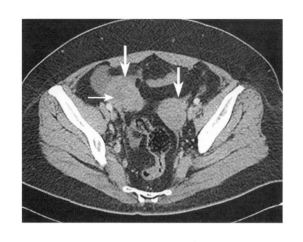

图 11-1-15　患者,女,44 岁,乳腺癌术后两年,检查发现双侧卵巢转移
盆腔增强 CT 示双侧卵巢类圆形肿块(粗白箭),边缘光整,境界清晰,呈实性,右侧肿块内部见稍低密度坏死区(细白箭),肿块旁见片状液体密度影

五、源自泌尿生殖系统的卵巢转移性肿瘤

泌尿生殖系统的恶性肿瘤中,子宫内膜癌和宫颈癌是最易发生卵巢转移的原发性肿瘤。在妇科肿瘤中,理论上这种现象可以是两种独立的原发肿瘤,或者是一个部位肿瘤转移至另一部位,具体需要影像科、妇产科及病理科等多学科医师共同讨论综合作出判断。泌尿生殖道源性的卵巢转移瘤预后好于生殖道以外的转移瘤。

1. 组织病理学　子宫内膜浆液性或透明细胞癌早期即可发生卵巢转移,当子宫内膜肿瘤为低级别子宫内膜样型腺癌、并且病灶局限在子宫内膜或子宫肌层的内 1/2 时,诊断子宫内膜和卵巢双原发癌的可能性更大。组织病理学诊断子宫内膜癌卵巢转移的标准为:1 项主要标准(卵巢呈多结节状)和 5 项次要标准:①卵巢小,直径小于 5cm;②双侧卵巢受累;③子宫深肌层浸润;④血管浸润;⑤输卵管受累。符合主要标准或任意 2 项或以上的次要标准则诊断为子宫内膜癌卵巢转移[24]。双原发癌的诊断标准为:①两个肿瘤无直接联系;②肿瘤主要在卵巢和子宫内膜;③卵巢肿瘤限于卵巢中心部分,子宫内膜癌灶小于 2cm;④无子宫肌层浸润或仅有轻微肌层浸润;⑤无淋巴管和血管浸润;⑥子宫内膜伴不典型增生;⑦卵巢内有子宫内膜异位灶[25]。

宫颈的腺癌和鳞癌均可转移至卵巢,腺癌转移率要高于鳞癌[26]。判定宫颈癌卵巢转移瘤的标准为:①卵巢癌的细胞形态、排列方式与宫颈原发灶相同;②卵巢癌主要位于卵巢髓质,与原发卵巢癌主要以皮质受累不同;③除宫颈癌和卵巢肿瘤外,尚存淋巴结等其他部位的侵犯,不符合双原发癌的诊断标准[27]。

2. 临床表现　临床上,多表现为子宫内膜癌或宫颈癌的相关症状,如绝经后阴道不规则出血或接触性阴道出血等就诊;病灶较小时,可无明显症状;部分患者出现腹痛、腹胀和盆腔包块等症状。子宫内膜癌卵巢转移的高危因素为[28]:①病理分化程度低;②病理类型为非子宫内膜样腺癌;③肌层浸润深度;④浆膜面受侵;⑤淋巴结转移;⑥腹水细胞学阳性。宫颈癌卵巢转移的高危因素为[24]:①临床分期高;②病理类型为腺癌;③肿瘤直径大(>3cm);④淋巴管或血管浸润;⑤宫旁或宫体组织受侵犯;⑥盆腔淋巴结转移。

3. 影像学表现　影像学上不具有特征性,但 MRI 有助于显示子宫内膜或子宫颈原发肿瘤的情况。当发现子宫内膜肿块侵犯深肌层或浆膜层、宫颈肿块伴明显外侵与转移、腹膜返折和卵巢表面有小的种植灶时,则更倾向于考虑卵巢肿块为转移性(图 11-1-16,图 11-1-17)。

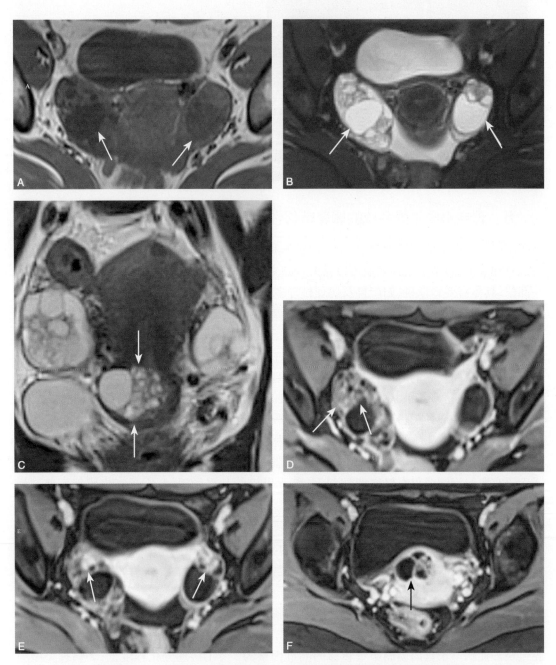

图 11-1-16　患者,女,41 岁,接触性阴道出血,宫颈黏液腺癌双侧卵巢转移

A 为横断位 T1WI 序列,示双侧卵巢肿块呈等、低信号(箭);B 为横断位 T2WI 脂肪抑制序列,示双侧卵巢肿块为囊实性(箭),囊液呈均匀高信号,实性区稍高信号,内见蜂窝状小囊;C 为冠状位 T2WI 序列,示宫颈内见类圆形肿块影,信号与卵巢肿块相同(箭);D 和 E 为横断位 T1WI 脂肪抑制增强序列,示双侧卵巢肿块实性区不均匀中高度强化,内见无强化小囊(细白箭);F 为横断位 T1WI 增强示宫颈内病灶呈多房囊实性,强化方式与双侧卵巢肿块相同(黑箭)

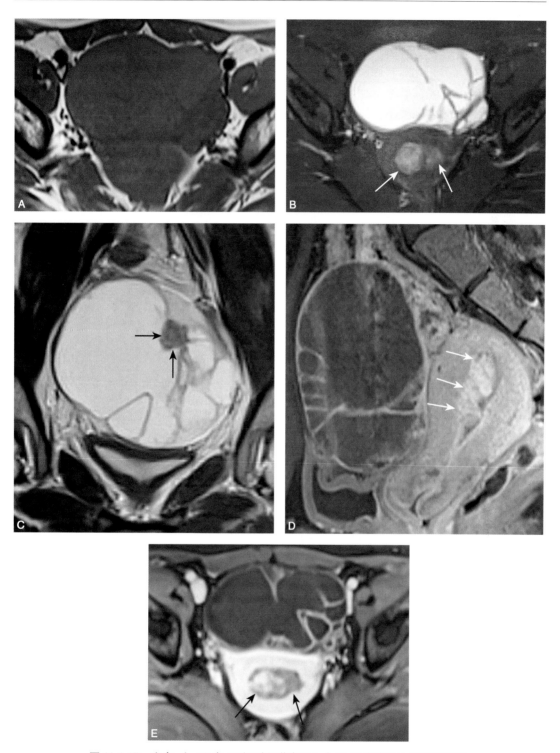

图 11-1-17　患者,女,38 岁,不规则阴道出血 1 个月,子宫肉瘤右侧卵巢转移
A 为横断位 T1WI 序列,示右侧卵巢等信号肿块,信号较均匀;B 为横断位 T2WI 脂肪抑制序列,示肿块呈多房囊性,边界清晰,宫腔内见高信号肿块(白箭);C 为冠状位 T2WI 序列,显示多房囊性肿块分隔上可见一枚壁结节(黑箭);D 和 E 为横断位和矢状位 T1WI 增强序列,示卵巢肿块囊壁和分隔明显强化,宫腔内肿块动脉期强化不均匀(黑箭),静脉期强化明显,侵犯子宫浅肌层(白箭)

411

六、其他少见部位来源的卵巢转移性肿瘤

极少数情况下,胆道、胰腺及肺等部位的原发癌可引起卵巢转移[10]。这些肿瘤的卵巢转移通常是在已知恶性肿瘤治疗后出现,也可与原发恶性肿瘤同时发现[10]。研究显示该类卵巢转移瘤影像学表现呈多样性,可呈囊实性表现,类似卵巢原发肿瘤,也可呈实性为主,似Krukenberg瘤[14,21](图11-1-18,图11-1-19)。在病理学文献中,源自胆道、胰腺的卵巢转移瘤以及结直肠癌、阑尾的卵巢转移瘤均可形成多房囊性肿瘤,与卵巢原发性黏液性囊性肿瘤相似[10]。多数源自胆道、胰腺的卵巢转移瘤可同时发生肿瘤转移至其他器官或引起弥漫性腹膜播散[2,10]。

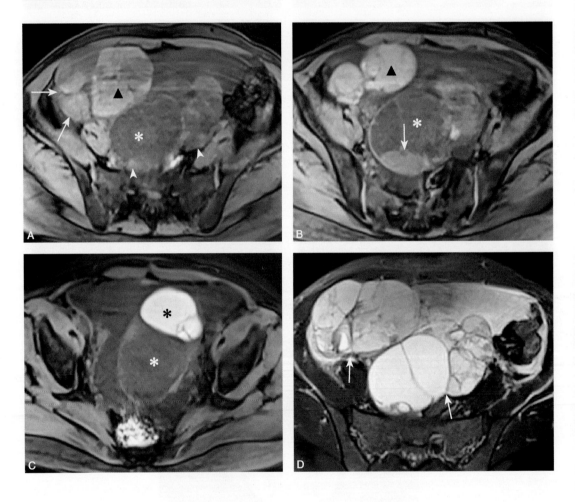

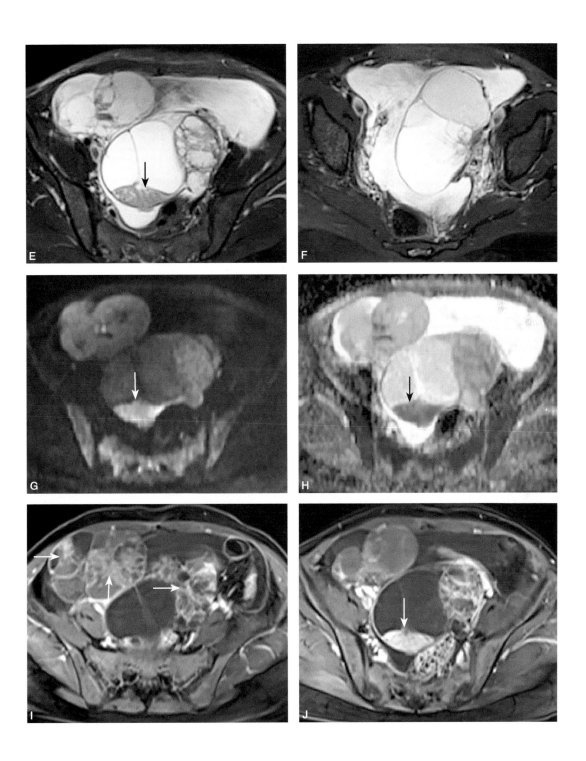

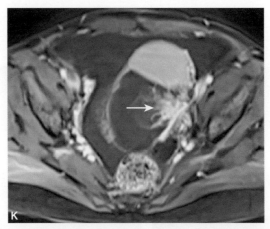

图 11-1-18　患者,女,36 岁,肺癌Ⅳ期入院常规检查发现双侧卵巢占位,肺腺癌双侧卵巢转移
A~C 为横断位 T1WI 脂肪抑制序列,示双侧卵巢囊性为主肿块,左侧病灶(白箭头)局部可见壁结节(白箭),囊液低信号为主(白星号),部分为高信号(黑星号);右侧病灶(白箭)内囊液呈高信号(黑三角);D~F 为横断位 T2WI 脂肪抑制序列,示双侧肿块边界清晰(白箭),囊液呈明显高信号,壁结节呈等信号(黑箭),同时可见腹盆腔积液;壁结节在 DWI(G)上呈高信号(白箭);ADC 图(H)呈低信号(黑箭);I~K 为不同层面横断位 T1WI 脂肪抑制增强序列,示病灶内实性成分不均匀中等和显著强化(白箭)

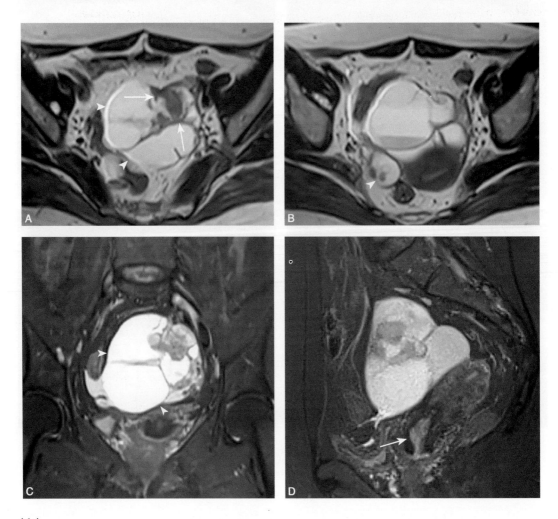

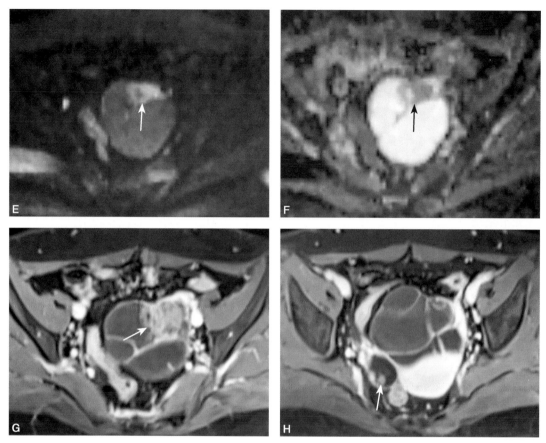

图 11-1-19　患者,女,55 岁,胆囊乳头状腺癌术后检查发现双侧卵巢占位及宫颈转移
A 和 B 为横断位 T2WI 序列,图 A 示左侧囊性为主肿块(箭头),局部可见等信号壁结节(白箭);图 B 示右侧卵巢较小病灶,其内见小壁结节(箭头);C 和 D 为冠状位和矢状位 T2WI 脂肪抑制序列,示病灶呈多房囊性伴壁结节(箭头),同时显示宫颈黏膜区结节影(箭),组织病理及免疫组化证实为胆囊癌宫颈转移;E 和 F 分别 DWI 和 ADC 图,显示壁结节在 DWI 上高信号(白箭)、ADC 图上低信号(黑箭);G 和 H 为横断位 T1WI 脂肪抑制增强序列,示双侧卵巢囊性肿块内壁结节呈中等度强化(白箭)

第二节　卵巢淋巴瘤和白血病

一、卵巢淋巴瘤

卵巢淋巴瘤少见,但在女性生殖系统中卵巢最易受累,组织学上可分为原发性或继发性。原发性卵巢淋巴瘤(primary ovarian lymphoma)罕见,占卵巢肿瘤的 1.5%,占非霍奇金淋巴瘤的 0.5%[29]。可见于任何年龄,以 30 ~ 40 岁多见。其诊断标准为[30,31]:①临床病变局限于卵巢,所有的辅助检查都没有发现其他部位淋巴瘤的证据,如果仅邻近部位的淋巴结或组织结构受到浸润,仍然可以认为该淋巴瘤原发于卵巢;②外周血或骨髓穿刺均无异常细胞发现;③以往无淋巴瘤病史,如果在远离卵巢部位出现了淋巴瘤样组织,那么在出现卵巢病灶和出现卵巢外病灶之间至少要相隔数月。总体来说,临床上继发性卵巢淋巴瘤更常见,常作为全身性淋巴瘤广泛播散的证据或隐匿性结内淋巴瘤的局部表现。

415

1. 组织病理学　大体外观呈多结节状或分叶状实性肿块,包膜完整,质地韧,切面呈鱼肉状,出血、坏死少见。镜下卵巢淋巴瘤与其他部位的淋巴瘤相似。肿瘤细胞更易排列成索状、岛状、梁状,偶尔形成滤泡样的结构并常有硬化性间质。部分病例卵巢的正常结构仍保留,而部分则完全被破坏[10]。多数为 B 细胞非霍奇金淋巴瘤,其中尤以弥漫性大细胞淋巴瘤和滤泡性淋巴瘤多见,其次为 Burkitt 淋巴瘤。因卵巢实质缺少淋巴组织,因此推测卵巢原发性淋巴瘤源自卵巢门或黄体血管的淋巴细胞。

2. 临床表现　临床症状无特异性,最常见症状为腹胀、腹痛或盆块,也可出现阴道流血。系统性症状为恶心、呕吐,发热、盗汗、体重减轻。可扪及肿大的淋巴结,血 CA125 水平变化范围大,高者可达 1000U/ml 以上。

3. 影像学表现　原发性卵巢淋巴瘤大多数为双侧发生,常表现为实性为主型肿块,边缘光滑呈结节状或局部隆起;密度或信号常较均质。MRI 上,T1WI 低信号,T2WI 呈中等或稍高信号,部分肿块边缘可见一些小囊变区,出血及坏死少见。增强后,肿瘤呈轻度或中度强化(图 11-2-1,图 11-2-2)。继发性卵巢淋巴瘤常可见全身其他部位的淋巴结广泛增大、脾脏肿大、骨髓内异常浸润及胸腹水等其他征象。

4. 鉴别诊断

(1) 纤维瘤或卵泡膜细胞瘤:为单侧、椭圆形、实性肿块,T2WI 低信号较具有特征性。纤维瘤内常见片状水肿密度或信号;卵泡膜细胞瘤内见团状 T2WI 高信号卵泡膜细胞团。增强后肿块呈轻度或中度强化,延迟仍强化,卵泡膜细胞团强化较明显。

(2) 上皮性卵巢癌:形态不规则,囊实性或实性,信号多变,增强后明显强化。

(3) 转移性卵巢癌:有原发病史,双侧卵巢实性、囊实性或囊性,实性成分内含囊样区有一定特征。

(4) 浆膜下或阔韧带肌瘤:圆形或椭圆形、均质或非均质实性肿块,与子宫关系密切,T2WI 信号较低,增强后强化显著。

(5) 卵巢无性细胞瘤:好发于 10~30 岁青年,绝大多数为单侧发生,常呈分叶状实性肿块,可伴坏死。增强后单纯型无性细胞瘤表现为轻-中度强化,混合型常明显强化,肿瘤内见明显强化的纤维血管隔具有一定特征性;此外临床上血乳酸脱氢酶和 HCG 水平升高有助于鉴别诊断[33,34]。

(6) 颗粒细胞瘤:好发于围绝经期女性,影像学上实性的颗粒细胞瘤内常可见簇状的囊变区,需与卵巢淋巴瘤相鉴别,但前者常伴雌激素水平升高[35]。

二、卵巢白血病

造血细胞发生的恶性肿瘤,可为原发性或继发性,后者更常见,文献中关于卵巢病变在内的女性生殖系统原发性粒细胞肉瘤的报道很少[36,37]。

1. 组织病理学　大体上:卵巢肿瘤常较大,可为单侧或双侧性。典型表现为实性,质地较软,呈白色、黄色或红棕色,偶尔为绿色,称之为“绿色瘤“。镜下:粒细胞肉瘤以弥漫性生长方式为主,但有时瘤细胞局部可排列成假腺样或条索状。瘤细胞核染色质细、弥散,胞质丰富、强嗜酸性。若出现嗜酸性粒细胞有助于确诊,但并非经常出现[10,36]。

2. 临床特点　罕见情况下,卵巢粒细胞肉瘤的患者可出现/不出现造血系统急性髓性白血病。大多数急性淋巴细胞性白血病发生于儿童和青少年,可在造血系统病变消退期发生卵巢白血病[10,36]。

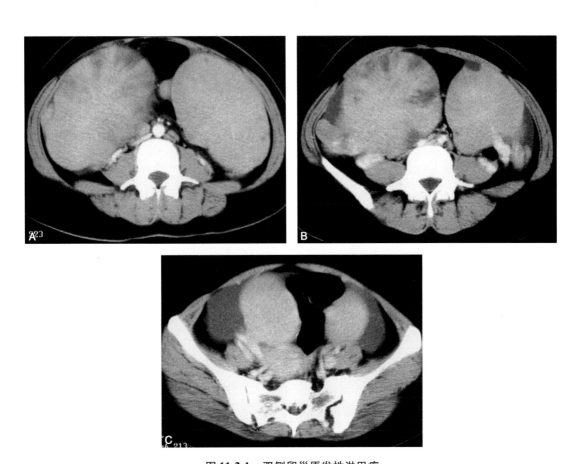

图 11-2-1 双侧卵巢原发性淋巴瘤

A ~ C 为横轴位从上到下不同平面 CT 增强扫描,示双侧卵巢卵圆形、边缘光滑的实性肿块,中度强化,右侧肿块内有片状不强化区,腹腔内见少量腹水

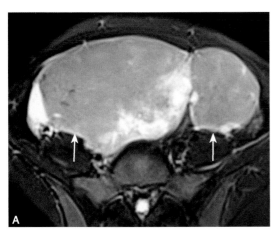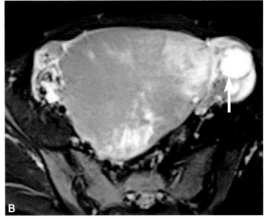

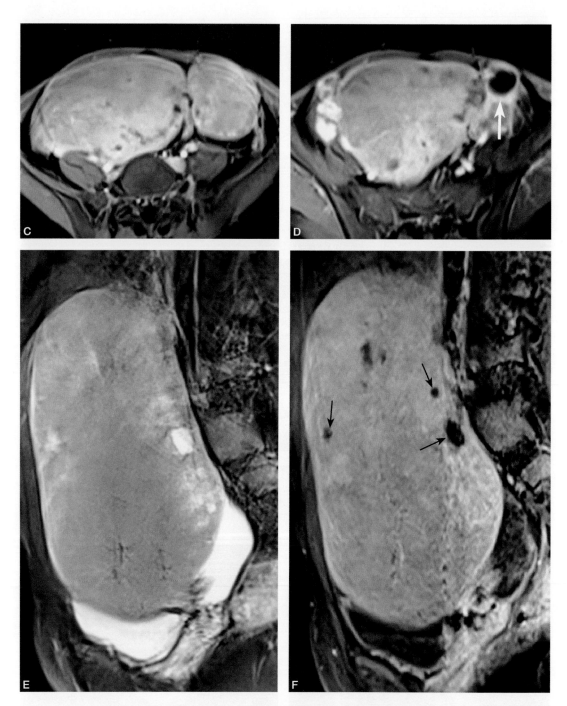

图 11-2-2　患者,女,21 岁,自扪及下腹部包块,双侧卵巢原发性淋巴瘤
A 和 B 为横断位 T2WI 脂肪抑制序列,示双侧卵巢实性肿块(细白箭),实性区呈等信号,左侧肿块边
缘见类圆形囊样信号(粗白箭),肿瘤边界清晰;C 和 D 为横断位 T1WI 脂肪抑制增强序列,示双侧卵
巢肿块轻度-中度强化,左侧肿块内囊样信号区无强化(粗白箭);E 为矢状位 T2WI 脂肪抑制序列,
示右侧肿块,边缘光滑。F 为矢状位 T1WI 增强序列,示肿块边缘区可见多个小囊(黑箭)

3. 影像学表现　影像学上关于卵巢白血病的报道极其罕见,文献报道了一例粒细胞肉瘤的 MRI 表现:呈囊实性肿块,T1WI 等信号,T2WI 低信号[38]。

（强金伟　李海明）

参 考 文 献

1. Antila R,Jalkanen J,Heikinheimo O. Comparison of secondary and primary ovarian malignancies reveals differences in their pre- and perioperative characteristics. Gyneco Oncol,2006,101(1):97-101.

2. Young RH. From Krukenberg to today:the ever present problems posed by metastatic tumors in the ovary. part 1. historical perspective,general principles,mucinous tumors including the krukenberg tumor. Adv Anat Pathol, 2006,13(5):784-795.

3. Lewis MR,Deavers MT,Silva EG,et al. Ovarian involvement by metastatic colorectal adenocarcinoma:still a diagnostic challenge. Am J Surg Pathol,2006,30(2):177-184.

4. Kondi-Pafiti A,Kairi-Vasilatou E,Iavazzo C,et al. Metastatic neoplasms of the ovaries:a clinicopathological study of 97 cases. Arch Gynecol Obstet,2011,284(5):1283-1288.

5. Yamanishi Y,Koshiyama M,Ohnaka M,et al. Pathways of metastases from primary organs to the ovarians. Obstet Gynecol Int,2011,2011(2):612817.

6. Moore R,Chung M,Cornelius G,et al. Incidence of metastasis to the ovaries from nongenital tract primary tumors. Gynecol Oncol,2004,93(1):87-91.

7. 刘少军,何磊,王昭晖,等. 性激素受体在胃癌同时性卵巢转移中的表达及意义. 中华医学杂志,2014,94 (24):1861-1865.

8. Khunamornpong S,Suprasert P,Chiangmai WN,et al. Metastatic tumors to the ovaries:a study of 170 cases in northern Thailand. Int J Gynecol Cancer,2006;16(S1):132-138.

9. McCluggage WG,Wilkinson N. Metastatic neoplasms involving the ovary:a review with an emphasis on morphological and immunohistochemical features. Histopathology,2005,47(3):231-247.

10. Tavassoli FA,Devilee P(eds)(2003)World Health Organization classification of tumours. Pathology and genetics of tumours of the breast and female genital organs. Lyon:IARC Press.

11. 李海明,强金伟,赵书会,等. 胃癌转移性卵巢肿瘤的 MRI 研究. 中国医学计算机成像杂志,2014,20(6): 517-521.

12. Seidman JD,Horkayne-Szakaly I,Haiba M,et al. The histologic type and stage distribution of ovarian carcinomas of surface epithelial origin. Int J Gynecol Pathol,2004,23(1):41-44.

13. Choi HJ,Lee JH,Seo SS,et al. Computed tomography findings of ovarian metastases from colon cancer:comparison with primary malignant ovarian tumors. J Comput Assist Tomogr,2005,29(1):69-73.

14. Koyama T,Mikami Y,Saga T,et al. Secondary ovarian tumors:spectrum of CT and MR features with pathologic correlation. Abdom Imaging,2007,32(6):784-795.

15. 李海明,强金伟,赵书会,等. 磁共振成像诊断卵巢转移瘤的价值. 中国临床医学影像杂志,2014,25(8): 574-578.

16. Seidman JD,Kurman RJ,Ronnett BM,et al. Primary and metastatic mucinous adenocarcinomas in the ovaries: incidence in routine practice with a new approach to improve intraoperative diagnosis. Am J Surg Pathol,2003, 27(7):985-993.

17. Dietrich CS 3rd,Desimone CP,Modesitt SC,et al. Primary appendiceal cancer:gynecologic manifestations and treatment options. Gynecol Oncol,2007,104(3):602-606.

18. Lo NS,Sarr MG. Mucinous cystadenocarcinoma of the appendix. The controversy persists:a review. Hepatogas-

troenterology,2003,50(50):432-437.

19. Misdraji J,Yantiss R,Graeme-Cook F,et al. Appendiceal mucinous neoplasms. A clinicopathologic analysis of 107 cases. Am J Surg Pathol,2003,27(8):1089-1103.

20. Ronnett BM,Zahn CM,Kurman RJ,et al. Disseminated peritoneal adenomucinosis and peritoneal mucinous carcinomatosis. A clinicopathologic analysis of 109 cases with emphasis on distinguishing pathologic features,site of origin,prognosis,and relationship to "pseudomyxoma peritonei". Am J Surg Pathol,1995,19(12):1390-1408.

21. Willmott F,Allouni KA,Rockall A. Radiological manifestations of metastasis to the ovary. J Clin Pathol,2012,65(7):585-590.

22. Kondi-Pafiti A,Kairi-Vasilatou E,Iavazzo C,et al. Metastatic neoplasms of the ovaries:a clinicopathological study of 97 cases. Arch Gynecol Obstet,2011,284(5):1283-1288.

23. Tanaka YO,Okada S,Satoh T,et al. Solid non-invasive ovarian masses on MR:histopathology and a diagnostic approach. Eur J Radiol,2011,80(2):e91-e97.

24. Ulbright TM,Roth LM. Metastatic and independent cancers of the endometrium and ovary:a clinicopathologic study of 34 cases. Hum Pathol,1985,16(1):28-34.

25. Scully RE,Young RH,Clement PB. Tumors of the ovary,maldeveloped gonads,fallo pian tube,and broad ligament. Atlas of tumor pathology. Bethesda,MD:Armed Forces Institute of Pathology;1998.

26. Nakanishi T,Wakai K,Ishikawa H,et al. A comparison of ovarian metastasis between squamous cell carcinoma and adenocarcinoma of the uterine cervix. Gynecol Oncol,2001,82(3):504-509.

27. 蔡喆,李艳芳,刘富元,等.宫颈癌卵巢转移的临床病理分析.中华临床医师杂志(电子版),2010,4(10):1779-1783.

28. 李隆玉,曾四元,万磊,等.子宫内膜癌卵巢转移危险因素的探讨.中华妇产科杂志,2008,43(5):352-355.

29. Chien JC,Chen CL,Chan WP. Case 210:Primary ovarian lymphoma. Radiology,2014,273(1):306-309.

30. Fox H,Langley FA,Govan AD,et al. Malignant lymphoma presenting as an ovarian tumour:a clinicopathological analysis of 34 cases. Br J Obstet Gynaecol,1988,95(4):386-390.

31. 李勤,胡卫国,周先荣,等.原发性卵巢 Burkitt 淋巴瘤误诊为卵巢无性细胞瘤一例报告及文献复习.中华妇产科杂志,2016,51(1):49-50.

32. 许玲辉,彭卫军,丁建辉,等.卵巢淋巴瘤的 CT、MRI 表现.临床放射学杂志,2007,26(4):354-357.

33. Monterosso V,Jaffe ES,Merion MJ,et al. Malignant lymphomas involving the ovary:A clinicopathologic analysis of 39 cases. Am J Surg Pathol,1993,17(2):154-170.

34. 陆云峰,肖智博,黄扬,等.卵巢无性细胞瘤的 CT 及 MRI 诊断.中国医学影像学杂志,2015,23(8):618-621.

35. 邝平定,张敏鸣,邵国良,等.卵巢颗粒细胞瘤的临床和 CT、MRI 表现.实用放射学杂志,2012,28(2):227-229.

36. Oliva E,Ferry JA,Young RH,et al. Granulocytic sarcoma of the female genital tract:a clinicopathologic study of 11 cases. Am J Surg Pathol,1997,21(10):1156-1165.

37. 于红俊,马捷,石群立,等.卵巢粒细胞肉瘤的临床病例分析.医学研究所学报,2008,21(9):948-951.

38. Jung SE,Chun KA,Park SH,et al. MR findings in ovarian granulocytic sarcoma. Br J Radiol,1999,72(855):301-303.

第十二章
卵巢肿瘤样病变

第一节　功能性囊肿

卵巢的非赘生性囊肿包括滤泡囊肿(follicular cyst)、黄体囊肿(corpus luteal cyst)、卵泡膜黄素囊肿(theca lutein cyst),这三种囊肿与妇科内分泌功能相关,也被称为卵巢功能性囊肿,其中最常见的是滤泡囊肿[1,2]。

卵巢功能性囊肿可发生于不同年龄妇女,临床尤其多见于月经初潮后或围绝经期月经失调的妇女[3]。青春期是卵巢轴发育的时期,而绝经过渡期是卵巢轴衰退的时期,由于两者均处于下丘脑—垂体—性腺轴相对不稳定的时期,因此与其他时期相比,易出现功能性囊肿,而卵巢功能性囊肿本身具有内分泌活性,可持续或短期产生激素,反作用于下丘脑—垂体,导致下丘脑—垂体—性腺轴功能障碍,促使囊肿进一步增大,激素又可引起月经改变,诱导子宫内膜息肉、肌瘤等雌激素相关疾病发生。

一、滤泡囊肿

正常情况下卵巢为实质性组织,对于有排卵周期的育龄期女性,每一周期卵子成熟过程中有液体聚集,形成卵泡,通常存在多个囊性卵泡,平均数目为 9 个,大小不等,形成 MRI 上的带状解剖,提示卵泡处于不同的发育阶段。排卵期时卵泡达到最大状态(2～3cm),卵巢轴功能受干扰时,滤泡未发生破裂,致使卵泡腔液体潴留,排卵期持续增大,称之为卵巢滤泡囊肿[4]。

滤泡囊肿的发生机制多样,目前存在的观点主要有三种:①主要与垂体促性腺激素异常有关:黄体生成素活性过高、黄体生成素脉冲频率异常、黄体生成素分泌不足、外源性药物的影响、持续孕激素的影响、抗雌激素药物如他莫昔芬(Tamoxifen)、GnRH-a 及基因突变等使促卵泡激素分泌过甚,或促卵泡激素与黄体生成素失去平衡,以致成熟卵泡不排卵而持续增长,或闭锁卵泡退化不全,颗粒层细胞仍分泌液体而形成滤泡囊肿。②当卵泡充血造成卵巢血运障碍,使白膜增厚,以致成熟卵泡不能破裂排卵,卵泡内分泌液潴留时形成滤泡囊肿。③卵泡膜层血管破裂,血液进入卵泡腔形成卵泡血肿,血肿逐渐吸收,血细胞成分溶解消失,液体增多潴留而形成滤泡囊肿。

1. 组织病理学　组织病理学上,滤泡囊肿的囊壁由内层的颗粒细胞和外层的卵泡膜细胞组成,两者均可轻度黄素化或退行性变,卵细胞消失。颗粒细胞呈麦粒或扁平形,可见 Call-Exner 小体,偶见卵丘依附于囊壁。卵丘为围绕卵母细胞的细胞簇在囊肿边缘形成的薄分隔。囊内压力增高,囊壁受压,细胞逐渐退化,最终仅剩下一层扁平的颗粒细胞和玻璃样变的卵泡膜细胞,颗粒细胞甚至消失。

2. 临床表现　当发生滤泡囊肿时,在儿童期可能有性早熟,如阴道流血、乳房发育等;在青春期可能有月经不规则;在育龄期也可能有月经不规则及不孕;在绝经过渡期可能有月经不规则;在绝经后可能有阴道出血等表现。其他临床表现如下腹痛、下腹部包块;病灶较大时妇科检查可在附件区域触及游离、壁薄的囊性肿块。当囊肿发生扭转或坏死时可表现为急腹症。随访显示多数滤泡囊肿在6~8周后可自然吸收消失[5]。

滤泡囊肿无症状者可不予处理,但需定期随诊。有症状者(腹痛、月经不调)可针对病因(盆腔炎、功血)进行治疗。如术中发现者,可用小针刺破小囊壁,放出囊液;较大囊肿可行剜除术。如为绝经后妇女,一旦探查到附件包块宜早行剖腹探查术,因滤泡囊肿很少发生于绝经一年以上者。另外,应用复方口服避孕药治疗功能性囊肿虽然已经在临床上被广泛使用,但近期研究显示并无治疗效果[6]。故对于临床诊断为"功能性卵巢囊肿"的病例,可以观察2~3个月经周期,待其自行消退,如果囊肿持续存在、或者增大、或者伴有疼痛,则需要手术。

3. 影像学表现　生长发育过程中卵泡扩张,直径在1.5~2.5cm称囊状卵泡,大于2.5cm称滤泡囊肿,直径很少大于8cm[7]。滤泡囊肿呈单房、圆形或椭圆形,边界清晰,囊壁光滑且菲薄,不超过2mm,囊液密度或信号均匀,常为单发性,突向卵巢表面,偶为多发[4]。CT表现为水样低密度(图12-1-1),并发扭转或自发出血时,其密度增高,可含有碎屑-碎屑形成的液-液平面,并且可有分隔,其内血块可机化、钙化。MRI呈T1WI低信号、T2WI高信号,注射对比剂后囊壁多为轻度强化,也可为中度强化,囊内容物无强化(图12-1-2)。当囊内有出血时T1WI呈高信号,但T2WI无阴影征,据此可与子宫内膜异位囊肿鉴别。

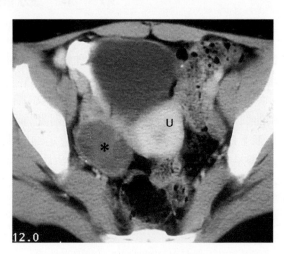

图12-1-1　右卵巢滤泡囊肿
CT增强扫描示囊肿中等大小,囊壁薄,轻度强化,囊液密度均匀如水样(星号)。U:子宫

二、黄体囊肿

成熟的卵泡在排卵后形成黄体,如黄体内遗留大量液体,使其直径达2~3cm,则称之为囊状黄体。若受到一些因素如HCG的刺激,黄体可进一步扩张增大达到3~6cm,即形成黄体囊肿(corpus luteal cyst)。该类囊肿常为单个,可以发生在非妊娠期或妊娠期,以妊娠期更多见[3]。

1. 组织病理学　卵巢黄体在排卵后形成,正常的成熟黄体为直径2~3cm的囊性结构。如果排出的卵子未受精或着床,则黄体在排卵后9~10天开始萎缩,一般寿命为12~16天;8~10周后细胞变性、组织纤维化而形成白体;若黄体持续存在或腔内积液增多,其体积可增大至3cm以上,甚至10cm,则称为黄体囊肿[8]。黄体囊肿是黄体内液体积聚过多,或黄体出血较多形成血肿,血液吸收而形成,与月经周期的后半部分雌激素和孕酮的分泌有关[9];囊肿位于卵巢表面,质脆而缺乏弹性,囊壁含丰富血管,在外力如性生活、剧烈活动、人工流产或妇科检查等的作用下,易发生破裂。大体上,黄体囊肿有一个锯齿状的黄色的壁,镜下

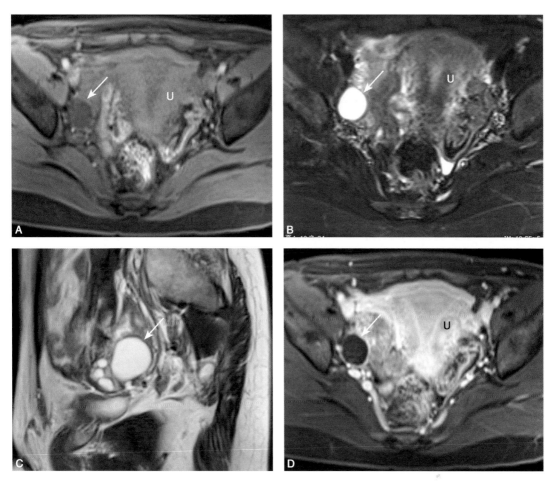

图 12-1-2　右侧卵巢滤泡囊肿
横断位 T1WI 和 T2WI 脂肪抑制(A、B)示右侧附件区类圆形囊性病灶,形态规则,边界清,T1WI 呈低信号(箭),T2WI 呈高信号;矢状位 T2WI(C)见囊肿前下方见多个小囊状卵泡;增强后(D)囊肿壁中度强化,囊内容物未见强化。U:子宫

由来自卵巢间质的膜黄体细胞和卵泡壁的颗粒黄体细胞组成[9]。

2. 临床表现　黄体囊肿发生在早期妊娠时一般无自觉症状。在非妊娠期常可引起排卵期腹痛,黄体囊肿持续分泌孕激素可致月经周期延迟,故卵巢黄体囊肿破裂多发生在月经周期的后半期。由于自主神经系统的影响,使卵巢功能变化或卵巢酶系统功能过度增强,造成凝血机制障碍,加上卵巢直接或间接外力作用(如性生活、剧烈活动或妇科检查等)、盆腔炎症、卵巢子宫充血等其他原因,黄体囊肿可发生破裂,出现持续或不规则阴道出血;未出血前刮宫,子宫内膜有时呈蜕膜样改变。已婚及未婚妇女均可发生,以育龄期女性最为多见。一般于月经中后期突发下腹痛,大小便频繁感,严重者可表现口干、心悸、头晕、眼花、昏厥等休克症状;子宫一侧可触及境界不清包块、压痛明显,部分患者因此被误诊为早孕,实为"假停经"征。文献报道黄体囊肿多发生于右侧卵巢,双侧少见,可能与右侧卵巢动脉直接起源于腹主动脉,动脉压力大于左侧,以及乙状结肠袢对左卵巢有一定缓冲作用有关[3,10,11]。黄体囊肿破裂后,如出血不多或病情相对平稳者,行保守治疗可痊愈;若腹痛剧烈,腹腔出血较多,生命体征不平稳时需行急诊手术治疗。

3. 影像学表现　黄体囊肿呈单房囊性,囊液密度呈水样,部分为混杂密度影,边缘清楚,CT 值为-23 ~ 61HU;囊壁稍厚,为 2 ~ 3mm,呈锯齿样;增强后囊肿壁有明显强化[10,12,13]。Borders[9]等认为较厚的锯齿状囊壁且有明显强化是黄体囊肿的特征性表现。黄体囊肿破裂常形成急腹症,除超声外,CT 是临床常采用的影像技术。

黄体囊肿破裂主要的 CT 表现:①黄体囊肿破裂的直接征象,表现为病灶区轮廓模糊、不规则囊性团块,囊肿壁呈环状,厚薄较均匀,即"环征"。部分病例未见"环征",考虑为囊肿内容物破入腹腔后,囊壁塌陷,并淹没于高密度出血中所致。黄体囊肿破裂后,囊壁厚度较未破裂囊肿明显,可达 5mm。②腹、盆腔积液,且盆腔与中上腹积液有密度差异。出血量少时聚集于盆腔,密度混杂,仰卧位时背侧密度较腹侧偏高,主要分布于以附件区为中心的子宫直肠陷凹、膀胱子宫陷凹及偏高密度周围;出血量多时可蔓延至中上腹,表现为肝脏、脾脏外周、肝肾隐窝及两侧结肠旁沟较高密度积液,不同于一般的腹、盆腔积液,后者 CT 值多低于 20HU[5,13](图 12-1-3)。

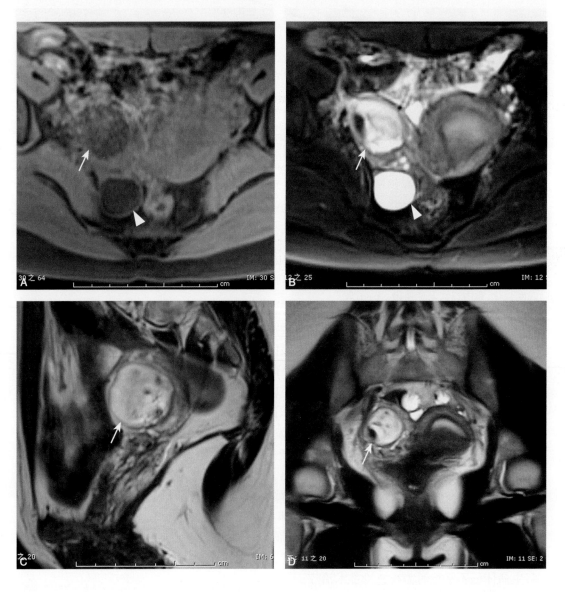

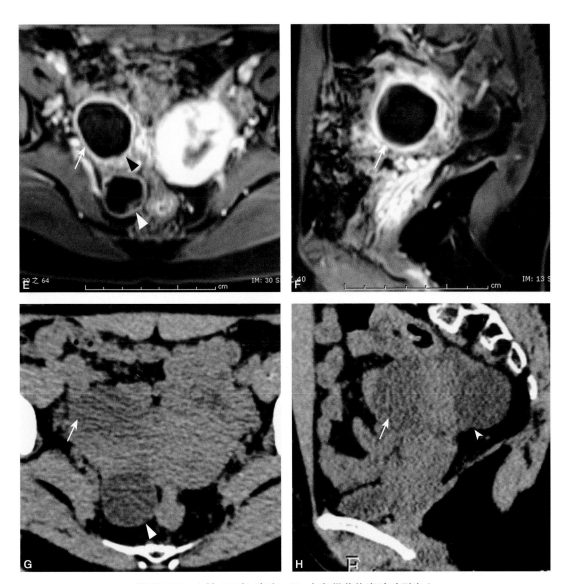

图 12-1-3 女性,26 岁,腹痛一天,右卵巢黄体囊肿破裂出血

横断位 T1 脂肪抑脂(A)和 T2WI 脂肪抑制(B)序列示右侧附件区两个大小不等类圆形病变,较大者
(箭)囊内液体信号欠均,呈 T1WI 低信号,T2WI 高信号,内见混杂 T1WI 等信号,T2WI 低信号;病灶
壁较厚,边界欠清,周围可见少量渗出性改变;矢状位及冠状位 T2WI(C、D)有助于进一步观察病灶
形态和信号。增强后(E、F)病灶壁明显环形强化,且一侧壁较厚(黑箭头),囊壁周围也可见明显强
化,囊液未见明显强化。后方较小病变(白箭头)形态规则,边界清,囊液信号均匀,呈 T1WI 低信号,
T2WI 高信号,增强后病灶壁中度均匀强化。同一患者横断位及矢状位平扫 CT 图(G、H)可见较大
病灶(箭)呈略低密度,边界不清;较小病灶(箭头)边界清晰,呈水样密度。病理证实较大病灶为黄
体囊肿破裂出血,较小病灶为滤泡囊肿

黄体囊肿内囊液的 MRI 信号表现多样。通常在 T1WI 上呈中等信号或稍低信号,在 T2WI 上呈稍不均匀高信号;也可在 T1WI 上呈低信号,在 T2WI 上呈高信号,与水信号相似;如果囊液中含有较多的蛋白成分和(或)存在较多处于亚急性期的出血物质,囊肿在 T1WI 和 T2WI 上均可呈高信号,或出现液-液平面;有时,可显示黄体内的血肿或凝血块信号,即在 T1WI 上呈小灶高信号,在 T2WI 上呈低信号或中等信号;随访观察时,这些与血液代谢产物相关的 MRI 信号可自行吸收、消散。囊肿壁较厚,为 2 ~ 5mm,呈锯齿状;注射对比剂后囊壁可见明显强化,锯齿状厚壁及强化是黄体囊肿的特征性表现(图 12-1-4)。小部分囊壁较薄、水样信号囊液的病灶则较难与单纯性囊肿区分(图 12-1-5)。

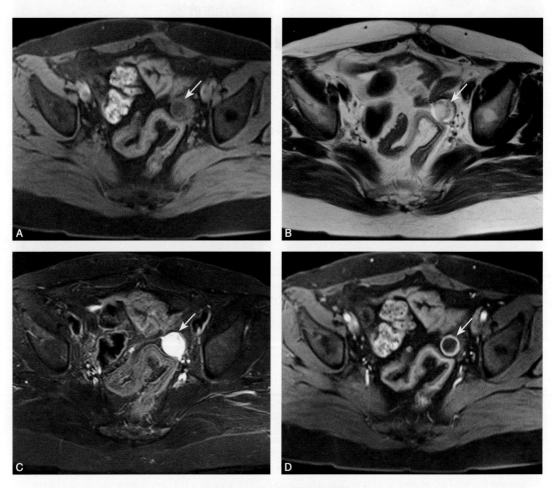

图 12-1-4　左侧卵巢黄体囊肿
横断位 T1WI 脂肪抑制(A)、T2WI 和脂肪抑制(B、C)示左侧附件区囊性病灶,形态规则,边界清,T1WI 呈低信号为主,伴少量等信号;T2WI 呈高信号为主,伴少量等信号,囊壁略厚(箭);增强后(D)囊壁呈明显环形强化(箭),此为黄体囊肿的特征性表现

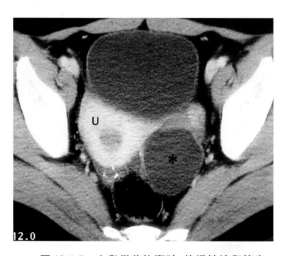

图 12-1-5　左卵巢黄体囊肿,伴慢性输卵管炎
CT 增强扫描显示左侧卵巢类圆形囊肿,囊壁薄,囊液密度均匀(星号),输卵管增粗,合并盆腔内少量积液(箭),与单纯性囊肿难于鉴别。病理证实为左卵巢黄体囊肿伴慢性输卵管炎。U:子宫

三、卵泡膜黄素囊肿

卵泡膜黄素囊肿(theca lutein cyst)指滤泡囊肿壁上卵泡膜细胞的黄素化,常见于妊娠相关的疾病,如多胎妊娠、滋养细胞疾病,也见于应用氯米芬和人绒毛膜促性腺激素促排卵引起的卵巢过渡刺激综合征[3,14]。

1. 组织病理学　卵泡膜黄素囊肿的形成常与体内 HCG 水平高有关。滋养上皮病变所产生的绒毛膜促性腺激素刺激卵巢皮质的闭锁卵泡,卵泡膜细胞对该激素远较颗粒层细胞敏感,其黄素化形成卵泡膜黄素囊肿。也可因下丘脑—垂体—卵巢轴功能障碍引起性腺反馈作用受阻,垂体分泌促黄体激素增加,使卵泡细胞黄素化引起。

2. 临床表现　黄素囊肿多无明显临床症状,多在剖宫产时发现,孕早期发现可于孕中期消失,亦可发现后一直保持原有大小。正常妊娠分娩后、并发于葡萄胎者多能自行消退;并发于侵蚀性葡萄胎或绒癌者,原发病治愈后也可自然消失。少数黄素囊肿孕期增大,出现腹水,囊内液为淡血性[14]。黄素囊肿也可发生扭转或破裂出血,产生相应症状。

黄素囊肿一般不需处理,但应严密随访。有不规则子宫出血者可按功血治疗。当黄素囊肿发生扭转时,应及时剖腹探查。当黄素囊肿破裂出血时,视出血多少行保守治疗或手术治疗。

3. 影像学表现　黄素囊肿多于双侧卵巢同时发生,卵巢有多个薄壁囊肿而使卵巢中到重度增大,受累卵巢表面分叶状,各个薄壁囊肿大小不一,多个囊肿紧贴时类似于一个较大多房囊肿;囊壁内为淡黄透明液体,一般无特征性影像学表现(图 12-1-6)。

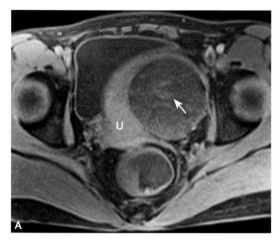

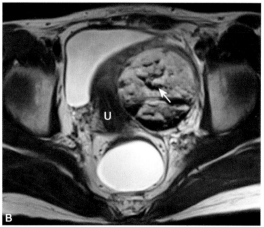

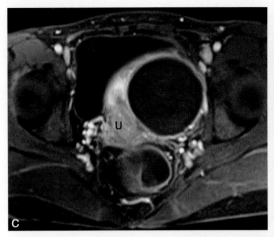
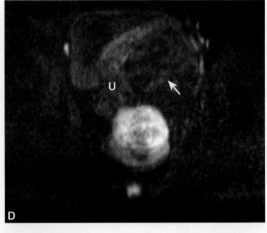

图 12-1-6　左侧卵巢黄素囊肿伴出血

横断位 T1WI 脂肪抑制（A）和 T2WI（B）示左侧附件区囊性病灶，形态规则，边界清，病灶内信号不均，T1WI 呈稍低信号，内见斑片状略高信号，T2WI 呈稍高信号，内见不规则极低信号（箭）；增强后（C）见囊壁稍厚，明显均匀强化；DWI（D）示病灶为低信号，内可见为斑片状略高信号（箭）。手术病理证实卵巢黄素囊肿伴出血，术前 MRI 误诊。U：子宫

四、鉴别诊断

滤泡囊肿为附件区直径 2.5~4cm 间的类圆形薄壁囊性病灶，单发，囊内多无分隔，与多房状的囊腺瘤有明显区别，常因其他检查而发现，多数随访 6~8 周可吸收。

黄体囊肿注射对比剂后囊壁常呈锯齿状明显强化，囊壁可稍厚，但无明显壁结节，这与浆液性囊腺瘤有明显区别。育龄期妇女盆腔厚壁且明显强化囊性病灶常需要和异位妊娠、脓肿和肿瘤相别。①异位妊娠常发生在输卵管，其孕囊在 CT 上表现为附件区囊性混杂密度肿块，囊内见条状或结节状胚芽结构，当孕囊破裂出血时，胎周及盆腔内可见高密度出血，孕囊常显示不清；两者临床症状相似，均有剧烈腹痛、腹腔出血、后穹窿穿刺抽出不凝血，但后者临床有停经和 HCG 升高，有助于两者鉴别[15]。②盆腔脓肿常伴有周围脂肪密度增高、模糊及出现条索影，积液较为常见，患者有发热和血象升高等；但当黄体囊肿破裂时，也可伴有上述影像学表现，鉴别诊断则主要依赖临床资料[16]。③卵巢上皮性肿瘤可以表现为单房囊性，两者鉴别依赖于动态观察，黄体囊肿一般直径不超过 5cm，且随月经周期形态发生变化，甚至萎缩退化，影像学上消失；而肿瘤则常大于 5cm，形态会有增大或短期内变化不大。

卵泡膜黄素囊肿多见于妊娠患者，囊肿一般较小，囊壁薄，常为双侧多发，可类似于多房囊肿性病变，需与囊腺瘤鉴别，后者常为单发肿瘤，体积巨大，多房时分房密度或信号常不一致，浆液性囊腺瘤可合并壁结节。

卵巢畸胎瘤多于孕前发现，因不影响卵巢功能而不影响受孕。育龄期多见。浆液性囊腺瘤多单侧、单房的囊肿，时有乳头结节。黏液性囊腺瘤多房，囊内黏液信号不一，易鉴别。妊娠卵巢恶性肿瘤发生率较低，且孕妇往往有自觉症状。

第二节　卵巢冠囊肿

卵巢冠囊肿(parovarian cyst)，又叫输卵管系膜囊肿，也叫卵巢旁囊肿(paraovarian cyst)、输卵管旁囊肿(paratubal cyst)等[17]，是发生在卵巢与子宫之间阔韧带内囊肿的统称，占附件区肿块的10%～20%[18,19]。

1. 组织病理学　在胚胎学上，中肾管及副中肾管是位于生殖嵴外侧的两对纵行管道，将分别发育成为男女性的生殖管道，称为原始生殖管道。在女性胎儿，中肾管自第6～8周开始逐渐退化，但部分可在阔韧带内侧长期保留，并沿着宫体旁组织、宫颈侧旁基质内及阴道侧壁向下延伸，这些胚胎学上的残迹是中肾管囊肿发生基础；副中肾管将发育成为女性的生殖器官管道，其头段形成输卵管，中段及尾段分别形成子宫及阴道上段，在此过程中，可以有副管腔或憩室形成，称为副中肾管衍生物，这些是副中肾管囊肿来源的基础。卵巢冠囊肿发生在卵巢与子宫之间的阔韧带内，可以是中肾管来源，也可以是副中肾管来源，1977年Genadry等[17]在此基础上提出第三种来源即间皮来源。传统观念认为卵巢冠囊肿以中肾管来源为主，但目前研究结果显示副中肾管及间皮来源更常见。

卵巢冠囊肿与卵巢完全分开，卵巢可受挤压而贴附于囊壁，病变大小不一，小者仅镜下可见，大者直径可达17cm或更大，平均4.7cm[20]。单发多见，可双侧发生，单房为主，多房较少见。绝大多数为单纯性囊肿，赘生性囊肿以浆液性乳头状囊腺瘤为主要病理类型，极少数为恶性，占2%～3%[21-23]，多见于生育期年龄且囊肿直径大于5cm者。镜下根据囊壁上皮细胞形状、有无基底膜及平滑肌，分为中肾管、副中肾管和间皮来源，若不能辨别上皮类型，则根据发病部位笼统诊断为输卵管系膜囊肿。

2. 临床表现　可发生于任何年龄段，以30～49岁多见，患者通常无临床症状，常为术中或影像检查偶然发现，但当囊肿较大时可有腹胀、腹部隐痛、下腹坠胀和压迫症状如尿频、尿急等，少数情况下可因扭转、破裂或出血而呈急腹症表现[19,24]。查体可触及子宫旁圆形、光滑、活动的囊性肿块。

3. 影像学表现　卵巢冠囊肿主要表现为一侧附件区单房囊性肿块，囊液密度低且均匀，MRI上呈T2WI高信号、T1WI低信号的均匀水样信号，因病变张力较低而呈类圆形、类椭圆形或不规则形(图12-2-1，图12-2-2)；边界清晰，边缘光滑，囊壁菲薄，内部分隔及赘生物少见。卵巢冠囊肿的最重要诊断依据是同侧正常卵巢或病变卵巢的显示[25,26](图12-2-3～图12-2-5)。复旦大学附属金山医院[27,28]分别总结了两组卵巢冠囊肿的CT和MRI表现，其中CT组21例23个囊肿，大小1.5cm～20cm，平均6.7cm，21例呈薄壁，囊液CT值3～20HU，平均9HU，明显低于其他类型囊肿性病变(图12-2-6)；2例合并扭转，表现为囊壁增厚、囊液密度增高[27](图12-2-7)。MRI组50例54个囊肿，MRI共检出41个囊肿，其中>10cm 1例，5cm～10cm 17例，<5cm 23例；单房39例，伴乳头状结节1例；同侧卵巢显示率为61%。对于<2cm的囊肿，MRI与卵巢滤泡难于鉴别，极易漏诊；而>2cm的病例易误诊为卵巢囊肿或卵巢囊腺瘤[28,29]。

4. 鉴别诊断　卵巢冠囊肿误诊率高，作者的病例组误诊率83%，主要误诊为卵巢囊肿或卵巢囊腺瘤。育龄期女性，如遇到附件区卵巢旁张力较低的单房、薄壁囊性肿物，易于作出卵巢冠囊肿的正确诊断。但当囊肿较大，特别是伴扭转或囊肿出血时，易误诊为浆液性囊腺瘤；卵巢囊肿或囊腺瘤同侧卵巢一般不可见，囊腺瘤往往较大且常伴有囊内分隔。然而对于绝经期或绝经后期女性来说，正常卵巢往往不可见，三者有时难于鉴别，往往需要随访作出诊断(表12-2-1)。

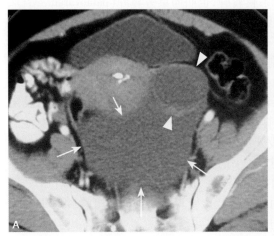
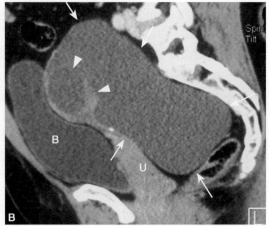

图 12-2-1　左侧卵巢冠囊肿伴黄素囊肿

横断位（A）和矢状位（B）CT 增强像见左附件区一巨大单房囊肿,不规则形,囊壁菲薄,囊液密度均匀,病理为输卵管系膜副中肾管囊肿(箭);大囊边缘见一卵圆形囊肿,类似大囊内子囊(箭头),局部囊壁结节状增厚,病理证实为左侧卵巢黄素囊肿,增厚壁结节为残留卵巢组织。术前误诊为卵巢囊腺瘤

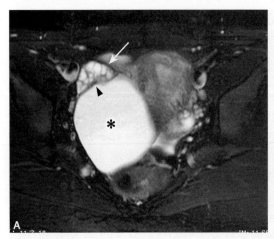
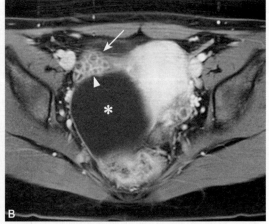

图 12-2-2　患者 18 岁,卵巢冠囊肿,术前正确诊断

横断位 T2WI 脂肪抑制(A)示病灶(星号)与同侧正常卵巢(箭)紧邻,交界面平直(箭头);T1WI 脂肪抑制增强扫描(B)示囊肿壁菲薄,轻度强化,囊液未见强化(星号)。前方卵巢内见多个环形强化卵泡(箭)

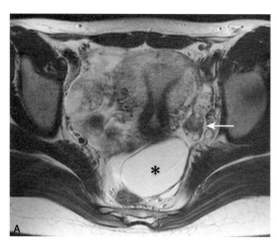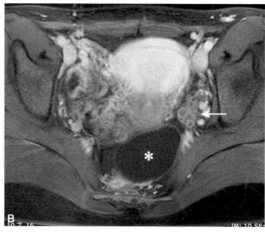

图 12-2-3 患者 31 岁,卵巢冠囊肿,术前仅诊断为盆腔良性囊肿

横断位 T2WI(A)示病灶(星号)位于子宫直肠陷凹内,张力较低,与同侧正常卵巢(箭)分开;T1WI
脂肪抑制增强(B)示囊肿壁菲薄,囊肿不强化(星号)。左侧卵巢呈典型表现,见多个环形强化的卵
泡(箭)

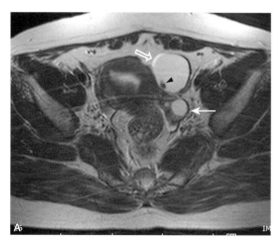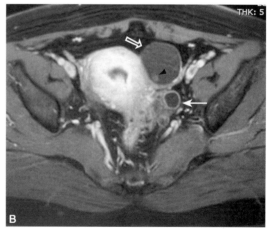

图 12-2-4 患者 39 岁,卵巢冠囊肿,术前误诊为卵巢囊腺瘤

横断位 T2WI(A)示病灶(空心箭)内后侧壁见一 7mm 大小乳头状结节(箭头);横断位 T1WI 脂肪抑
制增强扫描(B)示壁结节呈轻度均匀强化,囊肿壁菲薄,轻度强化;囊肿后方见同侧正常卵巢(箭)

431

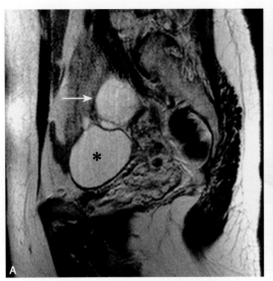
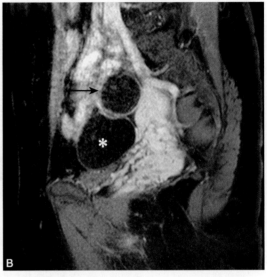

图 12-2-5　患者 52 岁,右侧卵巢冠囊肿

矢状位 T2WI(A)示附件区两个囊性病灶,下方病灶为类椭圆形(星号),上缘受压,局部凹陷,病理为右副中肾管囊肿;上方病灶为圆形(箭),张力较高,病理为右侧卵巢黄体囊肿伴出血;矢状位 T1WI 脂肪抑制增强扫描(B)示下方囊肿壁菲薄,轻微强化;上方囊肿壁稍厚,中度强化

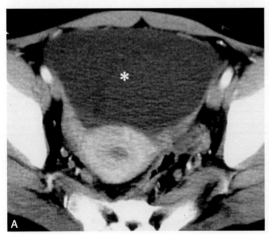
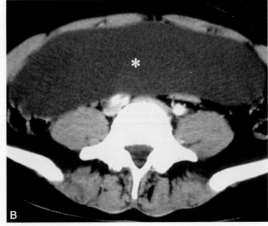

图 12-2-6　右侧卵巢冠囊肿

图 A、B 为不同层面 CT 增强扫描,示囊肿(星号)位于子宫前上方,体积巨大(20cm×16cm),张力较低,囊壁菲薄未显示,囊液密度低而均匀,增强后未见囊壁或内容物强化

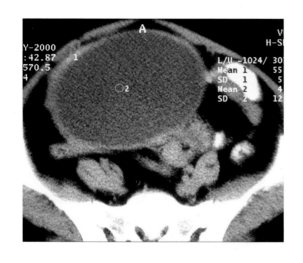

图 12-2-7 左侧中肾管囊肿伴扭转、囊壁出血
CT 平扫见右下腹盆部一巨大囊肿,大小 20cm,囊壁增厚,密度增高,CT 值 55HU,囊液密度均匀。术前误诊为囊腺瘤

表 12-2-1 卵巢冠囊肿、卵巢囊肿及卵巢囊腺瘤的 MRI 征象比较[29]

MRI 征象	卵巢冠囊肿	卵巢囊腺瘤	卵巢囊肿
大小(cm)	5.8±2.3	11.1±5.8	5.3±1.8
形态	圆形或卵圆形,低张力	圆形、卵圆形或分叶状,张力高	圆形或卵圆形,张力中等
分房	单房为主	单房或多房	单房
囊壁及强化	最薄,不强化	薄或较厚,强化多见	薄,强化较多见
囊液信号	均一水样信号	信号可不均一	均一水样信号为主
赘生物	可有	可有	无
同侧正常卵巢	可见	不可见	不可见

第三节 多囊卵巢综合征

多囊卵巢综合征(polycystic ovarian syndrome),又称 Stein-Leventhal 综合征,是一种以持续性无排卵、雄激素过多和胰岛素抵抗为重要特征的生殖功能障碍与糖代谢异常并存的内分泌紊乱综合征,育龄期女性发病率 3% ~10%,是生育期妇女月经紊乱最常见的原因,其病因至今尚未阐明。

1. 组织病理学 大体检查见双侧卵巢对称性增大,为正常妇女的 2~5 倍不等,亦可一侧略显著些,呈灰白色,包膜增厚、坚韧。切面见卵巢白膜增厚纤维化,皮质浅层纤维化间质呈舌状深入达髓质区,使皮质变宽,沿皮质浅层有囊性滤泡略向表面隆起,囊内含清亮液体,黄体及白体罕见或缺如,髓质间质常水肿。镜下见白膜明显胶原化,较正常增厚 10~15 倍不等。白膜下见多个不成熟阶段呈囊性扩张的卵泡及闭锁卵泡,无成熟卵泡生成及排卵迹象,黄体及白体基本缺如。皮质深层及髓质间质常增生并可伴有卵泡膜细胞增生症。患者因无排卵,子宫内膜长期受雌激素刺激,呈现不同程度增生性改变。

2. 临床表现　多囊卵巢综合征多起病于青春期,患者年龄 17~46 岁不等,以 22~32 岁最多,以长期无排卵和高雄激素血症为主要特征。常见临床表现有:月经失调,不孕,多毛、痤疮,轻度男性化,双侧卵巢囊性增大,肥胖及黑棘皮病等,症状可单独或综合出现。约有 25% 患者出现高泌乳素血症,13% 患者出现泌乳,应 CT 检查鞍区是否伴有垂体腺瘤。

3. 影像学表现　多囊卵巢综合征的诊断主要依据临床、生化及形态学的标准,影像学上表现为多囊卵巢形态学(polycystic ovarian morphology,PCOM)。关于 PCOM 的标准文献报道不一,Adams 等最早提出以经腹超声单侧卵巢切面含有 10 个及以上滤泡(大小在 2~8mm)为标准;Jonard 等以单个卵巢滤泡数量≥12(滤泡大小 2~9mm)为阈值,敏感性和特异性分别为 75% 和 99%;西方学者 Dewailly 及 Lujan 等最新得出单个卵巢滤泡数量阈值分别为:≥19 和≥26;但国内学者 Chen 及土耳其学者 Kosus 等得出的结果明显小于前述的数值,阈值分别为≥12 和≥8。自 2003 年以来,多项研究发现以单个卵巢滤泡数量≥12 为标准不能准确区分 PCOM 与正常卵巢,特别是 20~35 岁人群,因为以此标准近半数正常人群达到 PCOM 标准。因此多个学者认为以单个卵巢滤泡数量≥12 为标准不能准确定义 PCOM,Dewailly 等研究得出以单个卵巢滤泡数量≥25 为阈值能更好地区别正常卵巢与 PCOM。

多囊卵巢综合征患者的卵巢体积大于正常卵巢,因此卵巢体积的增大是 PCOM 的重要征象,但是与单个卵巢滤泡数量比较,前者鉴别多囊卵巢综合征的敏感性要低于单个卵巢滤泡数量。Dewailly 等认为当检查不能准确得出可靠单个卵巢滤泡数量的情况下,使用卵巢体积增大作为标准诊断 PCOM。Balen 等最早以 10ml 为阈值区别多囊卵巢和正常卵巢,后续多位学者研究得出多种不同的阈值,均要低于前者。多囊卵巢综合征另外一个表现是卵巢基质的增多,表现为卵巢基质占整个卵巢体积比例的增加[30,31]。

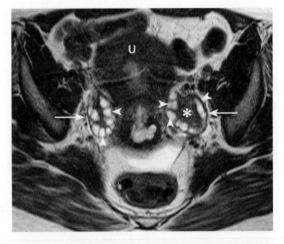

图 12-3-1　女性,27 岁,孕 15 周,高反应性黄素化
横断位 T2WI 示双侧卵巢明显增大(箭),皮质内含多发大小相仿的囊肿(箭头),U 为子宫,星号为卵巢髓质间质(Ken Tamai[34] 提供)

在 MRI 上,多囊卵巢综合征表现为双侧卵巢体积增大,皮层下多发直径为 0.2~0.9cm 的滤泡囊肿,这些小囊肿表现为 T1WI 低信号、T2WI 高信号;卵巢中央部分髓质因富含细胞间质而呈 T1WI 和 T2WI 低信号(图 12-3-1,图 12-3-2),但上述表现并不具有特异性,与正常卵巢的 MRI 表现有重叠,诊断需要结合临床表现及相关激素水平[20,32-35]。

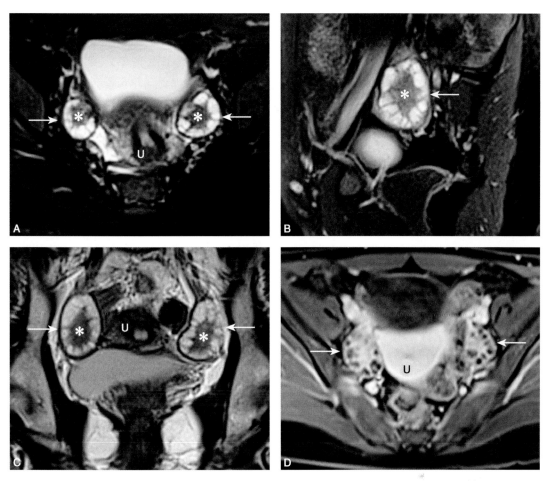

图 12-3-2　女性,28 岁,多囊卵巢综合征

横断位、矢状位 T2WI 脂肪抑制(A、B)、冠状位 T2WI(C)及横断位 T1WI 脂肪抑制增强扫描(D)显示双侧卵巢增大,皮质内密集排列的卵泡呈多发小囊肿样(箭),中央髓质间质增多呈低信号(星号);增强后卵巢间质明显强化,卵泡呈明显环形强化。子宫(U)

第四节　高反应性黄素化和卵巢过度刺激综合征

高反应性黄素化(hyperreactio luteinalis)和卵巢过度刺激综合征(ovarian hyperstimulation syndrome):高反应性黄素化发生于高 β-HCG 水平状态,如妊娠滋养层疾病、多胎妊娠、胎儿水肿,可见于 25% 的葡萄胎患者,10% 的绒毛膜癌患者。卵巢过度刺激综合征是一种医源性疾病,常发生于控制性超排卵患者,偶也可见于自发排卵周期,尤其是多胎妊娠、甲状腺功能低下、多囊卵巢综合征患者,是辅助生殖技术中的主要并发症,发生率约为 20% ,中重度卵巢过度刺激综合征发生率约 0.2% ~ 2.0%[36,37]。

1. 病理生理学　高反应性黄素化的病理生理学与卵巢过度刺激综合征相似,前者是自发发生,常发生于妊娠晚期,而卵巢过度刺激综合征常常因医源性引起,常发生于孕早期。

卵巢过度刺激综合征发病机制主要为:在卵巢高度刺激时,毛细血管通透性增加而导致血管内液体向"第三腔"转移。其中卵巢肾素-血管紧张素系统和一些炎症介质的作用受到关注。

435

卵巢内存在局部肾素-血管紧张素系统,卵泡膜细胞可以合成肾素原和活化肾素,后者与类固醇激素的合成、排卵、卵泡闭锁、黄体形成和卵巢血管新生都紧密相关。在行控制性排卵妇女的卵泡液中不仅含有肾素原和活化肾素,还有血管紧张素转化酶、血管紧张素Ⅰ、血管紧张素Ⅱ、血管紧张素原。血管紧张素Ⅱ可调节血管壁通透性以及影响与卵巢活化肾素活性有关的卵巢类固醇合成。系统和局部炎症过程包括多种炎症介质,其中血管内皮生长因子(VEGF)介导卵巢过度刺激综合征的作用被认为最为主要,VEGF有效刺激血管内皮,引起内皮细胞通透性增加,作用于卵巢滤泡的生长、黄体功能及卵巢血管生成,VEGF的水平与卵巢过度刺激综合征的严重程度相关。近来研究认为HCG促进颗粒细胞VEGF的表达,增加血清VEGF浓度[38,39]。

2. 临床表现　大多数高反应性黄素化患者没有明显临床症状,临床为自限性,不需要特殊干预治疗,少数患者可有恶心、呕吐、下腹部疼痛、水电解质的紊乱、腹水,也可因增大的卵巢扭转、囊肿破裂呈急腹症表现而需及时干预治疗。

卵巢过度刺激综合征临床表现包括:体重迅速增加,少尿或无尿,血浓缩,白细胞增多,低血容量,电解质失衡(常为低钠和高钾),出现相关并发症:第三腔隙积液(腹水、胸膜和心包渗出等),卵巢囊肿扭转或破裂,肝肾功能障碍,ARDS,血栓栓塞,多器官功能衰竭,最终可导致死亡。体征通常先出现腹部膨隆,继而恶心、呕吐和腹泻。可进展为乏力、完全丧失食欲。气短和尿量减少提示疾病恶化及腹水积累。根据Golan分类系统分期,卵巢过度刺激综合征可分为三度五级:轻度,1级为腹胀、腹部不适,2级为1级加恶心、呕吐和(或)腹泻,卵巢增大到5~12cm;中度,3级为轻度卵巢过度刺激综合征加超声显示腹水证据;重度,4级为中度卵巢过度刺激综合征加临床腹水证据,和(或)胸腔积液或呼吸困难,5级为出现血容量改变,血浓缩致血黏度增加,凝血异常,和肾灌注减少功能减退[38]。

3. 影像学表现　影像学上卵巢高反应性黄素化和卵巢过度刺激综合征均表现为双侧卵巢明显增大,内含有多发大小相仿囊肿,可为单纯性黄素化滤泡囊肿,也可含有出血成分,与卵巢多房囊性肿瘤表现相似可能被误诊而致不必要的手术治疗(图12-4-1,图12-4-2)。

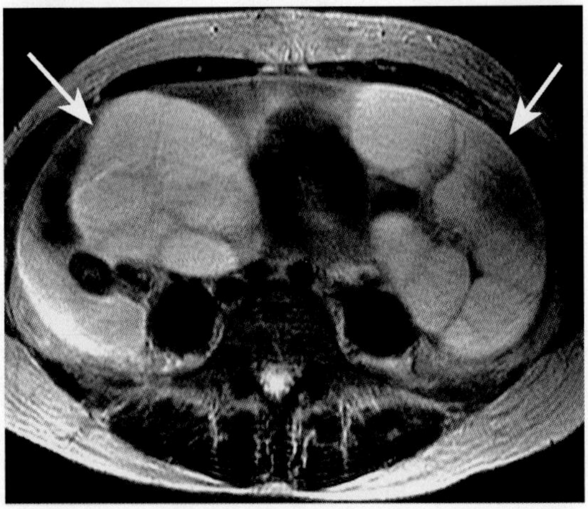

Takeuchi等[40]报道一组15例高反应性黄素化,表现为多房囊性肿块伴分隔,与黏液性囊性肿瘤相似。病灶最大直径为4.1~16.1cm,平均8.8cm;卵巢髓质间质在T2WI序列表现为高-中等信号、T1WI低信号、DWI高信号,但高反应性黄素化患者卵巢髓质间质因为显著水肿、充血、黄素化而ADC值高于卵巢恶性肿瘤中的实性成分;增强后髓质间质成分明显强化。

图12-4-1　患者女性,27岁,孕15周,高反应性黄素化
横断位T2WI示双侧卵巢明显增大(箭),内含多发大小相仿的囊肿,类似多房性囊性肿瘤(日本京都大学Ken Tamai[34]提供)

卵巢过度刺激综合征患者卵巢增大更为显著,而且可伴有腹盆腔积液、胸腔积液,而高反应性黄素化患者少见[20,34]。

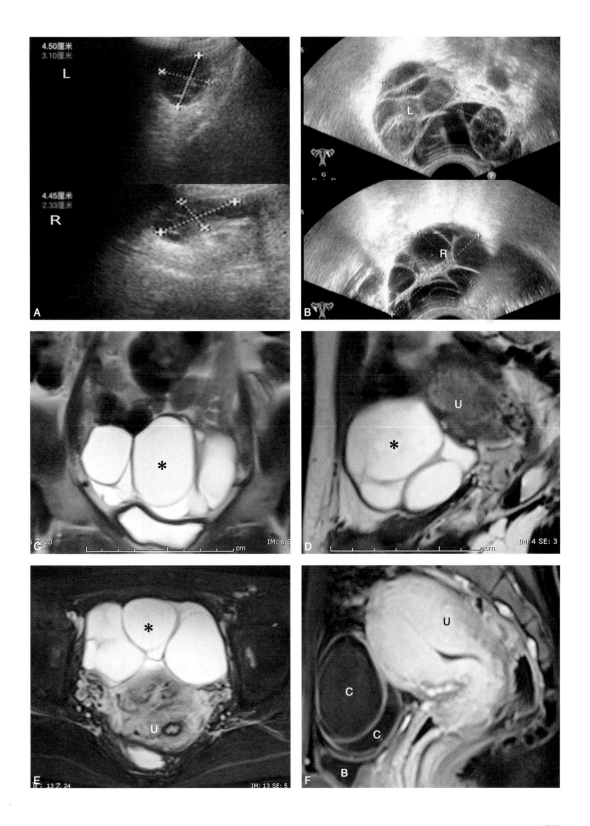

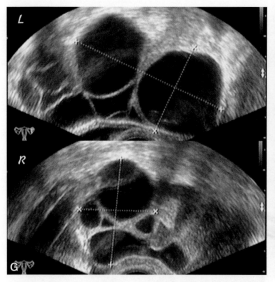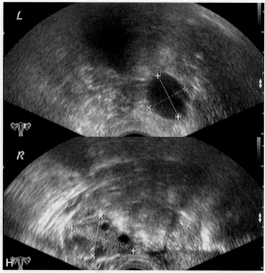

图 12-4-2 卵巢高反应性黄素化囊肿

患者,22 岁,停经 75 天,阴道流血 2 小时,超声(A)提示葡萄胎,两侧卵巢轻度增大,左侧 45mm×
31mm,右侧 44mm×23mm,内见多个无回声区,最大直径 15mm;清宫术后第 3 天超声(B)示双侧卵巢
明显增大,左侧 69mm×44mm,右侧 62mm×40mm,呈多房囊肿表现;清宫术后第 10 天 MRI 冠状位
(C)、矢状位(D)T2WI 序列及横断位 T2WI 脂肪抑制序列(E)示卵巢多发囊肿(星号),囊液呈均匀
高信号,大小 96mm×61mm×50mm;矢状位增强扫描(F)见囊肿壁明显强化,囊液(C)不强化,子宫
(U)明显增大;术后一月超声(G)示双侧多囊性病变,左侧 90mm×62mm,右侧 79mm×62mm;术后 70
天随访超声(H)示左侧仅残留一个较小囊性病灶,右侧囊灶消失

第五节　腹膜包涵囊肿

腹膜包涵囊肿(peritoneal inclusion cysts),是充满液体、内衬腹膜的反应性病变,也叫多
房腹膜包涵囊肿、良性囊性间皮瘤、腹膜囊性间皮瘤及炎性腹膜囊肿等。

1. 组织病理学　有学者认为腹膜包涵囊肿是间皮赘生性肿瘤,但目前更多学者认为腹
膜包涵囊肿是间皮的反应性增生,因卵巢或其他脏器浆膜面分泌的生理性液体不能被腹膜
正常吸收所致。对于育龄期女性来说,液体主要来源于卵巢。腹膜完整性的破坏、液体被粘
连的腹膜包裹是影响液体吸收的主要原因,因此腹膜包涵囊肿常继发于子宫内膜异位症、炎
性疾病及腹膜创伤等情况下。文献报道[41],腹膜包涵囊肿大小 0.1~45.6cm,平均(3.0±
4.4)cm,病灶以<3cm 居多。

2. 临床表现　腹膜包涵囊肿可发生于任何年龄段,女性多于男性,患者可无明显临床
症状,在影像检查或术中偶然发现,有的患者可有下腹部或盆腔的疼痛不适,或表现为腹围
的增加,体格检查往往不能触及包块。患者常有腹部手术史、腹部创伤或放疗史、子宫内膜
异位症、肠道炎性病变或盆腔炎症等既往病史。

3. 影像学表现　影像学上,腹膜包涵囊肿表现为形态不规则的单房或多房囊性肿
块,Veldhuis 等[41]研究组病灶最大径 1.1~25.0cm,其中 81% 显示卵巢的病例可见卵巢与
病灶相分开;绝大多数囊壁菲薄,其中 44% 病灶无囊壁或囊壁难以察觉,50% 病灶囊壁
<3mm,仅不到 6% 的病灶囊壁 ≥3mm;94% 的病灶囊壁无强化、微弱强化,其余 6% 病灶囊

壁可见明显强化;44%病灶伴有完全分隔,其中87%的囊内分隔厚度<3mm,92%的分隔无强化或微弱强化;实性成分不可见。腹膜包涵囊肿张力低,易受周围结构影响而改变形态,因囊内充满浆液性液体而表现为相应的 CT 及 MRI 特点,内可见出血或碎屑成分,壁结节、乳头状赘生物或实性成分不可见,囊肿壁薄。增强图像可显示囊肿壁由周围解剖结构形成(如盆壁、盆腔器官或肠环等)而并不是真的囊肿壁(图 12-5-1)。多数情况下,卵巢与腹膜包涵囊肿相分开而可与卵巢囊性肿块相鉴别。当卵巢与病变不可分开时,卵巢常被不规则形液体和分隔包绕,形成囊内内容物或囊肿壁的一部分,这是腹膜包涵囊肿的特征性表现[34,41,42](图 12-5-2)。

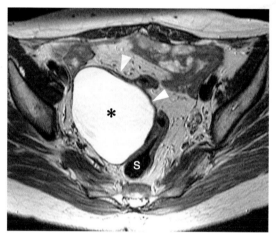

图 12-5-1　女性,49 岁,腹膜包涵囊肿
患者曾有囊肿摘除手术史。横断位 T2WI 示病灶(星号)囊壁由乙状结肠(S)、肠系膜(箭头)及右侧盆壁形成(Tamai[34] 提供)

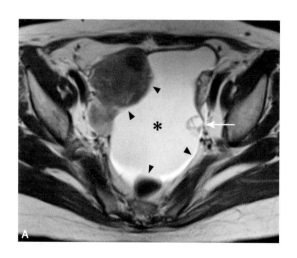

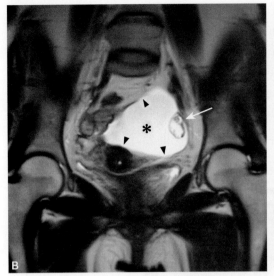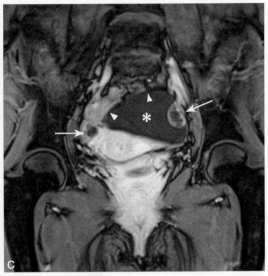

图 12-5-2 女性,49 岁,腹膜包涵囊肿

横断位和冠状位 T2WI(A、B)示盆腔不规则形囊性病灶(星号),囊壁由子宫、直肠及盆壁形成(箭头),左侧卵巢被病灶包裹(箭);冠状位 T1WI 脂肪抑制增强扫描(C)清晰显示病灶囊壁由周围结构形成(箭头),双侧卵巢显示(箭),左侧卵巢被病灶包裹,类似囊壁结节

（强金伟 李勇爱 张大千）

参 考 文 献

1. 钱蕴秋. 临床超声诊断学. 北京:人民军医出版社,1995.

2. 魏永和. 卵巢非赘生性囊肿的诊治卵巢非赘生性囊肿的分类及成因. 实用妇科与产科杂志,1991,7(3): 114-115.

3. 曹泽毅. 中华妇产科学. 第 2 版. 北京:人民卫生出版社,2004.

4. 高丽君,何生琼,张玉霞. 经阴道彩色多普勒超声对卵巢滤泡囊肿的诊断. 实用临床医学,2012,13(11): 90-101.

5. 靳仓正,姚吕祥,谭婉嫦,等. 卵巢黄体囊肿破裂的 CT 诊断. 实用放射学杂志,2012,28(11):1735-1737.

6. 程利南. 口服避孕药治疗功能性卵巢囊肿,有效吗? 中华全科医师杂志,2014,13(9):741

7. 王敏,梅卓贤,刘美娜,等. 附件非赘生性包块与良恶性肿瘤的鉴别诊断. 中国实用妇科与产科杂志, 2001,17(8):453-454.

8. 狄多福,狄建新,徐先栋,等. 青春期黄体破裂误诊为阑尾炎七例报告. 中华普外科手术学杂志,2010,4 (4):64.

9. Borders RJ,Breiman RS,Yeh BM,et al. Computed tomography of corpus luteal cysts. J Comput Assist Tomogr, 2004,28(3):340-342.

10. 刘全良,龚静山,徐坚民. 黄体囊肿 CT 和 MRI 表现. 实用诊断与治疗杂志,2007,21(3):202-203.

11. Ho WK,Wang YF,Wu HH,et al. Ruptured corpus luteum with hemoperitoneum:case characteristics and demographic changes over time. Taiwan J Obstet Gynecol,2009,48(2):108-112.

12. 杨来虎. 黄体囊肿 13 例 CT 表现. 中国优生与遗传杂志,2011,19(9):84.

13. 杨岗,张联合,陈荣灿,等. CT 增强扫描诊断卵巢黄体囊肿破裂出血. 放射学实践,2014,29(12): 1461-1463.

14. 唐萍,张梅光. 剖宫产时发现卵巢黄素囊肿的诊断和处理. 实用妇产科杂志,2001,17(5):284-285.

15. 张世科,付银,谢光辉.宫外孕的 CT 诊断.临床放射学杂志,2006,25(5):443-445.

16. 李雪丹,高思佳,关丽明.女性结核性盆腔炎的 CT 特征.中国医学影像学杂志,2007,15(6):415-418.

17. Genadry R,Parmley T,Woodruff J D. Origin and clinical behavior of parovarian tumor. Am J Obstet Gynecol, 1977,129（8）:873-880.

18. Sokalska A,Timmerman D,Testa A C,et al. Diagnostic accuracy of transvaginal ultrasound examination for assigning a specific diagnosis to adnexal masses. Ultrasound Obstet Gynecol,2009,34（4）:462-470.

19. Kiseli M,Caglar G S,Cengiz S D,et al. Clinical diagnosis and complications of paratubal cysts:review of the literature and report of uncommon presentations. Arch Gynecol Obstet,2012,285（6）:1563-1569.

20. 陈乐真.妇产科诊断病理学.第 2 版.北京:人民军医出版社,2014.

21. Song M J,Lee C W,Park E K,et al. Parovarian tumors of borderline malignancy. Eur J Gynaecol Oncol,2011, 32（4）:445-447.

22. Terada T. Borderline serous papillary tumor arising in aparaovarian cyst. Eur J Obstet Gynecol Reprod Biol, 2010,150（2）:215-216.

23. Shin Y J,Kim J Y,Lee H J,et al. Paratubal serous borderline tumor. J Gynecol Oncol,2011,22（4）:295-298.

24. Yilmaz Y,Ozen I O,Caliskan D,et al. Paraovarian cyst torsion in children:report of two cases. Pediatr Int, 2013,55（6）:795-797.

25. Athey P A,Cooper N B. Sonographic features of parovarian cysts. Am JRoentgenol,1985,144（1）:83-86.

26. Kishimoto K,Ito K,Awaya H,et al. Paraovarian cyst:MR imaging features. Abdom Imaging,2002,27（6）: 685-689.

27. 强金伟,廖治河,周康荣,等.卵巢囊性病变的 CT 诊断.临床放射学杂志,2001,20（6）:444-447.

28. 张大千,强金伟,蔡宋琪,等.卵巢冠囊肿的 MRI 研究.放射学实践,2014,29（8）:953-956.

29. 张大千,强金伟,蔡宋琪,等. MRI 鉴别卵巢冠囊肿与卵巢囊肿及囊腺瘤.实用放射学杂志,2015,31 （2）:265-268.

30. Dewailly D,Lujan ME,Carmina E,et al. Definition and significance of polycystic ovarian morphology:a task force report from the Androgen Excess and Polycystic Ovary Syndrome Society. Hum Reprod Update,2014,20 （3）:334-352.

31. Lujan ME,Jarrett BY,Brooks ED,et al. Updated ultrasound criteria for polycystic ovary syndrome:reliable thresholds for elevated follicle population and ovarian volume. Hum Reprod,2013,28(5):1361-1368.

32. 乐杰.妇产科学.第 7 版.北京:人民卫生出版社,2008.

33. 曹泽毅.妇产科学.北京:人民卫生出版社,2008.

34. Tamai K,Koyama T,Saga T,et al. MR features of physiologic and benign conditions of the ovary. Eur Radiol, 2006,16（12）:2700-2711.

35. Tanaka YO,Tsunoda H,Kitagawa Y,et al. Functioning ovarian tumors:direct and indirect findings at MR imaging. RadioGraphics,2004,24（1）:147-166.

36. Yang C,Wang H,Zou Y,et al. Hyperreactio luteinalis after delivery:a case report and literature review. Int J Clin Exp Med,2015,8(4):6346-6348.

37. Haimov-kochman R,Yanai N,Yagel S,et al. Spontaneous ovarian hyperstimulation syndrome and hyperreactio luteinalis are entities in continuum. Ultrasound Obstet Gynecol,2004,24(6):675-678.

38. Skandhan AK,Ravi V. Hyperreactio luteinalis:an often mistaken diagnosis. Indian J Radiol Imaging,2014,24 （1）:84-86.

39. 高敏芝,汪玉宝.卵巢过度刺激综合征的研究进展.生殖与避孕,2005,25(1):41-45.

40. Takeuchi M,Matsuzaki K. Magnetic resonance manifestations of hyperreactio luteinalis. J Comput Assist Tomogr,2011,35(3):343-346.

41. Veidhuis WB, Akin O, Goldman D, et al. Peritoneal inclusion cysts：clinical characteristics and imaging features. Eur Radiol,2013,23（3）:1167-1174.

42. Vallerie AM,Lerner JP,Wright JD,et al. Peritoneal inclusion cysts：a review. Obstet Gynecol Surv,2009,64（5）:321-334.

第十三章
子宫内膜异位症

子宫内膜异位症(endometriosis)指具有活性的子宫内膜组织种植在子宫腔以外的部位,出现生长、浸润及反复出血。子宫内膜异位症病因不明,主要有以下几种学说:经血逆行和种植学说;子宫肌层脉管转移性种植学说;体腔上皮化生学说;免疫学说和卵泡黄素化不破裂学说。子宫内膜异位症临床症状、体征与疾病严重性可不成比例,尤其是深部浸润型内膜异位症临床表现复杂,症状严重,术前诊断困难,容易复发,是妇科临床难题之一。

子宫内膜异位症是激素依赖性疾病,多见于育龄期女性,以25~45岁多见,平均诊断年龄为25~29岁。约5%见于绝经后女性,可能与激素替代治疗有关。另外,也有长期雌激素治疗的男性罹患子宫内膜异位症的报道。总体发病率为5%~15%;在行腹腔镜输卵管结扎术的无症状人群中,发病率约4.1%;在不孕症患者中发病率为17%~50%;在慢性盆腔痛患者中为5%~21%。晚育、少育妇女发病率明显高于多育妇女,月经周期较短和经期较长女性具有更高发病率,绝经或切除双侧卵巢后可明显抑制此病发生[1-3]。

一、组织病理学

子宫内膜异位症可分为4种临床病理类型:

(1)腹膜型:指种植于盆腔腹膜和各脏器表面的各种内膜异位病灶,包括红色病变(早期病变)、蓝色病变(典型病变)及白色病变(陈旧病变)。

(2)卵巢型:最为常见,占80%以上,常形成子宫内膜异位囊肿(也称巧克力囊肿),是异位内膜向深部卵巢组织浸润的结果。

(3)深部浸润型:又称Cullen's syndrome,指异位子宫内膜组织浸润到盆腔腹膜下深度超过5mm。广义的深部浸润型内膜异位症指所有深部浸润病灶,包括宫骶韧带、子宫直肠陷凹、阴道直肠隔、膀胱、输尿管和肠道等;狭义的深部浸润型内膜异位症仅局限于后盆腔结构,如宫骶韧带、子宫直肠陷凹、阴道直肠隔、直肠和阴道穹窿等。

(4)其他部位子宫内膜异位症:主要指发生于盆腔外或盆腔内非妇科解剖部位的内膜异位症,可累及消化道、泌尿道、呼吸系统、腹壁等处,也有学者将其统归为深部浸润型子宫内膜异位症。

镜下,异位子宫内膜病灶由腺体和间质组成,对循环中激素有反应,可随卵巢激素水平变化而发生周期性充血、肿胀、出血等。少数情况下病灶缺少腺体,称为间质型子宫内膜异位症。大体观,子宫内膜异位症多数呈蓝色,被纤维组织包裹;也可以表现为无色小泡、白色斑块或红色火焰状扁平区域,大小数毫米至2cm不等。病变周围组织常继发炎症反应、血肿机化、纤维化等。卵巢内膜异位囊肿病灶常较大,但很少超过10cm,可以完全或部分替代正常卵巢组织;双侧卵巢发生多见;囊壁由较厚纤维组织构成,周围多有粘连,囊液多呈咖啡色。深部浸润型内膜异位症常有明显平滑肌增生和成纤维反应,形成实性结节,腺体结构较少。

二、临床表现

子宫内膜异位症临床表现多样,主要包括:①疼痛:约80%的患者有盆腔疼痛,疼痛程度与病变严重程度并不完全平行,包括痛经、慢性盆腔痛、性交痛、排便痛等,内膜异位囊肿破裂可引起急腹症。②不孕症:30%~50%有不孕症,约20%不孕症患者腹腔镜检查时有子宫内膜异位症。③其他少见症状:包括月经期腹泻、血便和便秘;尿路刺激症状、耻骨上压迫感和血尿;胸痛、气胸、胸水、周期性咯血等。妇科检查可见后位子宫、宫骶韧带紧张、子宫直肠陷凹结节状增厚、子宫直肠陷凹肿块、附件包块等。实验室检查血清CA$_{125}$可轻中度增高。

三、影像学表现

1. 腹膜型　腹膜型子宫内膜异位症位于腹膜或脏器浆膜表面,多较为微小、平坦,经阴道超声及CT一般不能显示,在MRI图像上易受磁敏感伪影和肠道蠕动影响也容易漏检。当病灶较大(>5mm)或含有出血时MRI可以显示,以T1WI脂肪抑制序列最为敏感,呈高信号,在T2WI呈等或低信号。当病变无出血或以纤维成分为主时,其信号与周围组织结构相似致检出困难。MRI诊断敏感性仅5%左右,但特异性达93.9%[1-3](图13-0-1)。

2. 卵巢型　卵巢型子宫内膜异位症也称子宫内膜异位囊肿或巧克力囊肿,病灶大小为3~8cm,约50%累及双侧卵巢,可以为圆形、卵圆形、葫芦型或不规则型。囊肿可为单房、双房或多房,大致各占1/3。病灶边缘多较毛糙,囊壁可因周边纤维粘连表现为轻度成角或扭曲。

超声图像上多数病灶显示为弥漫性低回声,少数也可呈无回声,类似单纯囊肿。多房者表现为多发分隔状囊肿,分隔厚薄不一,囊壁通常较厚,约35%可见囊壁内局限性点状高回声灶,为较特异征象,病理上为局灶性沉积的胆固醇结晶。

CT图像上,典型子宫内膜异位囊肿多表现为厚壁囊性肿块,因周边结构纤维化及粘连,边缘多较为模糊,与周边结构分界不清,囊液密度较高,多数为20~35HU,新鲜出血时囊肿可呈软组织密度甚至高密度(图13-0-2)。陈旧性出血也可呈单纯囊肿样改变,囊壁菲薄,囊液呈水样密度(图13-0-3)。多发病灶、多房病灶间的囊液密度可差异较大,提示为不同时期出血,具有诊断提示意义。增强后,囊液无强化,囊壁、囊内分隔可中等至明显强化[3-5]。

MRI软组织分辨率高,可以较CT更好的显示内膜异位囊肿形态及病灶数目,具有非常高的诊断价值,文献报道诊断敏感性、特异性和准确性分别为98.2%、87%和93.3%。在MRI图像上,其信号改变取决于出血期相、蛋白含量、正铁血红蛋白及其他含铁产物浓度,充分理解出血MRI信号演变规律有助于解释子宫内膜异位囊肿的各种信号改变(表13-0-1)。但因出血周期性发生,故信号常复杂而多变[3]。

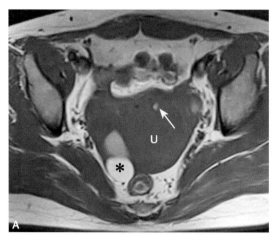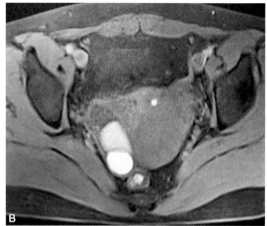

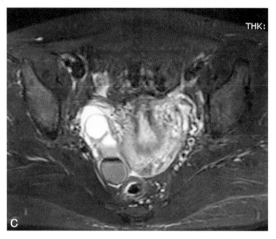

图 13-0-1　子宫内膜异位症（腹膜型）

T1WI（A）示子宫（U）浆膜内膜异位灶，呈高信号（箭），右侧卵巢见多房高信号内膜异位囊肿（黑星号）；T1WI 脂肪抑制（B）示子宫浆膜内膜异位灶呈高信号；T2WI 脂肪抑制（C）未能显示子宫浆膜内膜异位灶，右侧内膜异位囊肿为多房，分房信号多样，呈高、等和低混杂信号，并见液-液平面

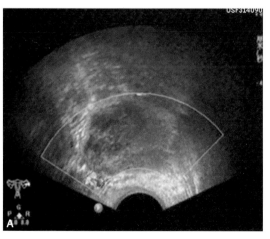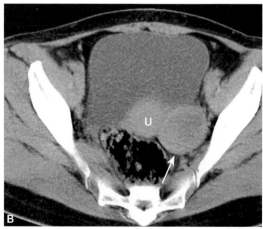

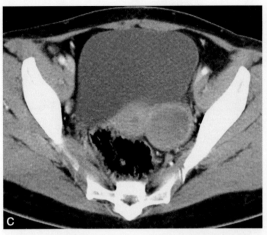
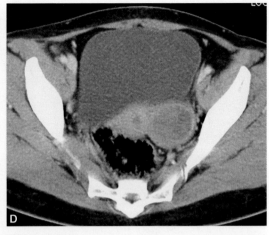

图 13-0-2　子宫内膜异位囊肿

超声(A)示左侧附件区肿块呈不均匀低回声,内部无血流;CT 平扫(B)示左侧卵巢等和稍低密度肿块(箭),边缘略毛糙,囊壁较厚;增强后动脉期(C)和静脉期(D)显示肿块呈囊性,动脉期囊壁明显强化,静脉期持续强化;囊内容物未见强化,密度不均匀,明显高于尿液密度。U:子宫

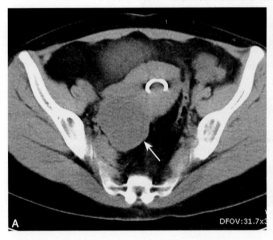
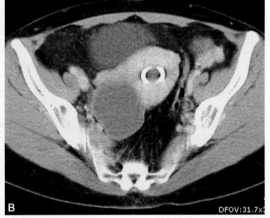

图 13-0-3　子宫内膜异位囊肿

CT 平扫(A)示右侧卵巢单房囊性肿块(箭),边界清晰,囊壁菲薄,囊液呈水样低密度;增强(B)显示囊壁轻度强化,囊液未见强化

表 13-0-1　出血 MRI 信号演变规律

类型	出血阶段	出血时间	T1WI	T2WI
氧合血红蛋白	超急性期	24 小时	低	高
脱氧血红蛋白	急性期	1~3 天	低	低
正铁血红蛋白(细胞内)	亚急性早期	3~7 天	高	低
正铁血红蛋白(细胞外)	亚急性晚期	1~4 周	高	高
含铁血黄素和铁蛋白	慢性期	>4 周	极低	极低

子宫内膜异位囊肿通常含有较多蛋白成分(如正铁血红蛋白等),在 T1WI 多呈高信号,在 T2WI 上可呈高信号,但常不均匀,且低于水样信号,也可呈低信号(图 13-0-4)。T1WI 高信号也可见于其他出血性囊肿(如黄体囊肿)和富蛋白性囊性肿瘤,并无特异性。但根据我们的经验,子宫内膜异位囊肿的 T1WI 信号更高,T2WI 信号要偏低。另外,多发 T1WI 高信号囊性灶也更多见于子宫内膜异位囊肿。Gd-DTPA 增强后,囊壁及分隔呈中等或明显强化,囊液无强化[1-3,6](图 13-0-5)。

"阴影征"(shading sign)是卵巢内膜异位囊肿的特异征象,指 T2WI 上囊内局灶斑片状或弥漫性低信号影,可局限于重力依赖区,也可弥漫性累及全部病灶,在其他出血性囊肿中非常少见。这是由于长期反复周期性出血使得囊液含有高浓度的铁及蛋白成分,致 T2 弛豫时间缩短、信号丢失(图 13-0-6)。Togashi 等以 T1WI 高信号及 T2WI 阴影征或多发 T1WI 高信号而不管 T2WI 信号改变为子宫内膜异位囊肿诊断标准,其诊断敏感性、特异性、准确性为90%、98%和96%[6-8]。

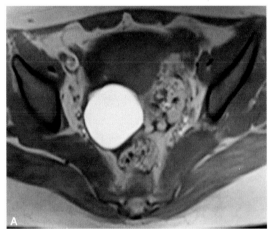
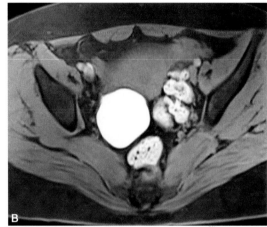
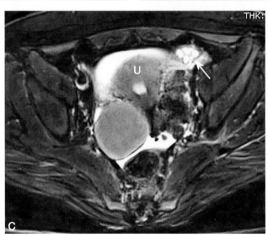

图 13-0-4　子宫内膜异位囊肿(单房型)

横断面 T1WI(A)和 T1WI 脂肪抑制(B)示右侧卵巢单房性囊性肿块,边界清晰,呈显著高信号,脂肪抑制信号未下降;T2WI 脂肪抑制(C)示肿块呈稍低信号,盆腔少量积液;左侧卵巢可见显示(箭)。U:子宫

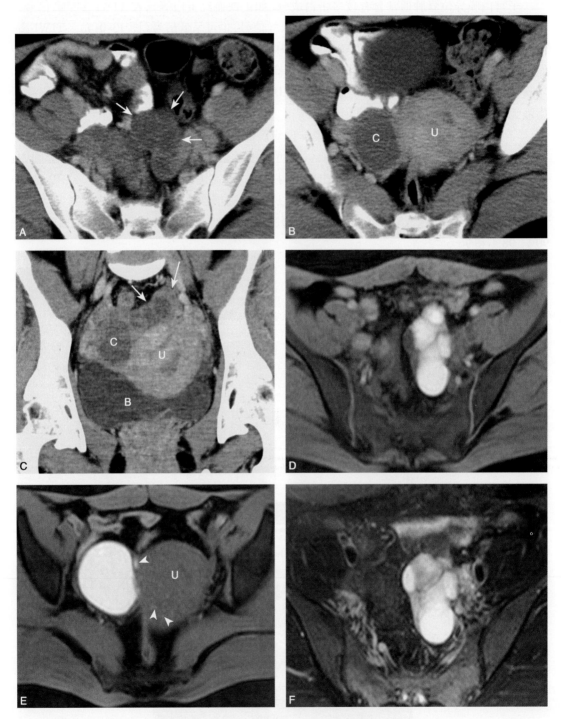

图 13-0-5　双侧卵巢子宫内膜异位囊肿

图 A ～ C 为盆腔增强 CT 不同层面横断位和冠状位重建像,显示左侧卵巢囊肿外形不规则,呈多房表现,囊壁和囊内分隔薄(箭);右侧卵巢囊肿为单房(C);子宫(U)显示增大。D ～ F 为 1 年后 MRI T1WI 和 T2WI 脂肪抑制像,显示双侧卵巢囊肿有所增大,在 T1WI 脂肪抑制像上为特征性的高信号,T2WI 像为高、等和低的混杂信号,分房及囊内分隔显示更佳;子宫增大,肌层内见多发点状高信号(箭头),手术证实为子宫肌腺病

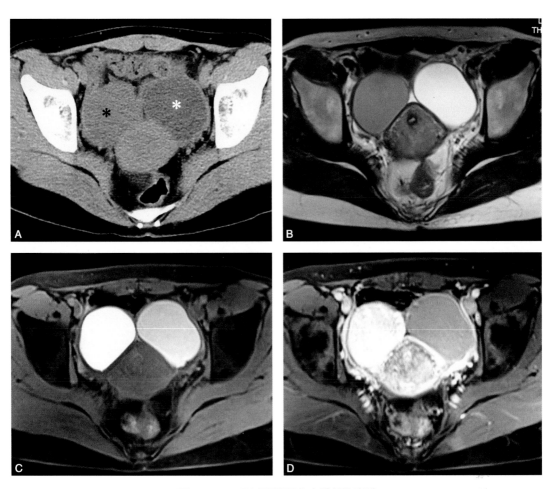

图 13-0-6　双侧卵巢子宫内膜异位囊肿

CT 平扫（A）示双侧卵巢单房囊性肿块，右侧囊肿密度较高（黑色星号），左侧密度偏低（白色星号）。T2WI（B）示右侧卵巢囊肿呈低信号、左侧卵巢囊肿呈高信号；T1WI 脂肪抑制（C）示两侧卵巢囊肿均呈高信号，但右侧更显著，提示左侧病变为陈旧性出血，趋于液化，而右侧病灶为亚急性出血；增强后（D）病灶囊壁明显强化

　　在弥散加权成像（DWI）图像上，子宫内膜异位囊肿信号不一。多数病灶因内容物黏稠或含有血凝块而呈高信号，ADC 值减低；陈旧性病灶可趋于水样信号，因 T2 透射效应表现为假性弥散受限，在 DWI 及 ADC 图上均呈高信号；富含含铁血黄素等陈旧性出血产物时可呈高低混杂信号[3,6]（图 13-0-7，图 13-0-8）。

　　依据文献报道及我们的经验，脂肪抑制序列（尤其是脂肪抑制 T1WI）对子宫内膜异位囊肿的准确诊断非常重要。一方面，脂肪抑制序列可以准确地与卵巢畸胎瘤鉴别，后者因脂肪成分信号被抑制而呈低信号，内膜异位囊肿仍为高信号；另一方面，脂肪抑制 T1WI 图像能够更清晰的显示病灶边界，有利于小的内膜异位灶检出和定位。对于脂肪抑制 T2WI，推荐应用频率饱和法进行脂肪抑制，但该脂肪抑制方法仅能在高场强 MRI 应用。短时间反转恢复法（STIR）对场强要求不高，但出血与脂肪的反转时间相仿，在 STIR 序列上子宫内膜异位囊肿内的出血信号也可被抑制而呈低信号，易误判为畸胎瘤。

449

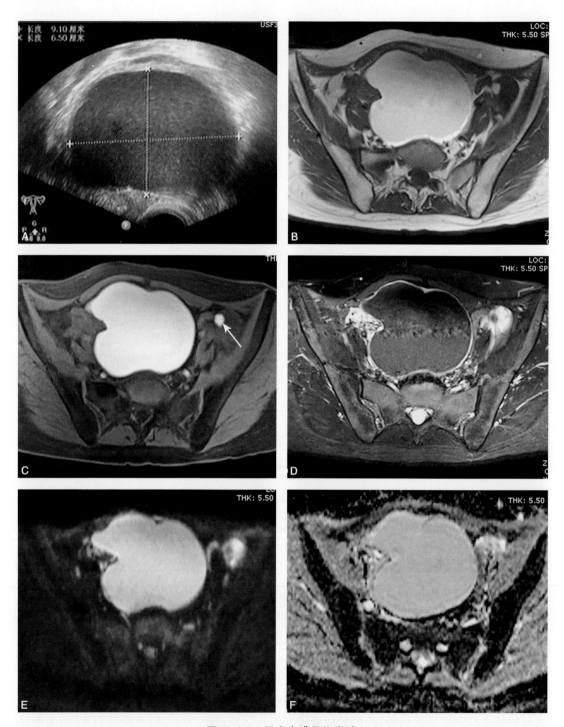

图 13-0-7　子宫内膜异位囊肿

超声（A）示右侧附件区巨大无回声包块；T1WI（B）和脂肪抑制（C）呈显著高信号，左侧卵巢亦见一高信号内膜异位灶（箭），抑脂后更易分辨；T2WI 脂肪抑制（D）示右卵巢巨大肿块和左卵巢异位灶呈明显低信号，这是由于血液与脂肪反转时间接近，在 STIR 序列产生非脂肪特异性信号抑制，勿认为是脂肪成分；DWI（E）及 ADC 图（F）病灶均呈高信号，说明是 T2 穿透效应所致假性弥散受限

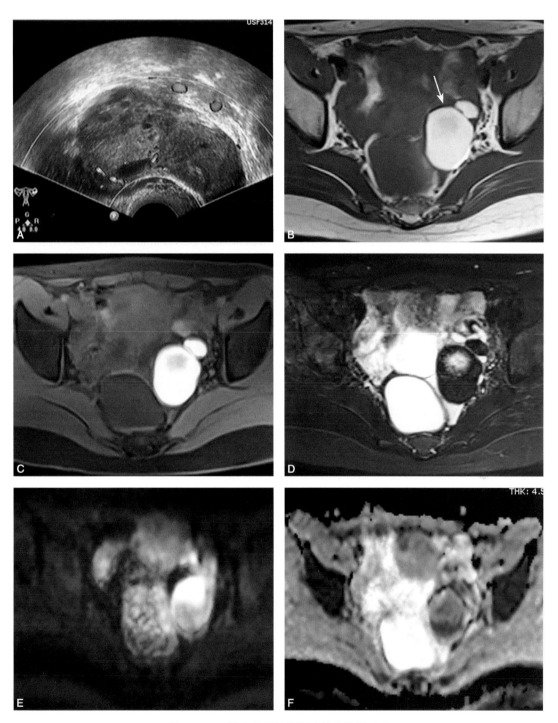

图 13-0-8　子宫内膜异位囊肿伴血凝块形成

超声(A)示左侧附件区混杂回声包块,无血流;T1WI(B)及脂肪抑制(C)呈显著高信号,内部血凝块呈略低信号(箭),左侧有一小子囊;T2WI 脂肪抑制(D)示病灶呈显著低信号,内部血凝块呈高信号;另子宫直肠窝见 T1WI 低信号、T2WI 高信号囊肿;DWI(E)示血凝块呈高信号,其他区域呈等信号;ADC 图呈混杂低信号(F)

451

子宫内膜异位囊肿需与卵巢其他囊性病变鉴别。内膜异位囊肿典型 CT 表现为小至中等大小囊肿,呈卵圆形或葫芦状,单房、双房或多房,囊肿分界模糊,囊壁及囊内分隔略厚,囊液密度略高,增强后囊壁及分隔呈轻中度至明显强化,结合病史一般不难诊断。不典型时需与卵巢浆液性、黏液性囊腺瘤或癌、单纯性和功能性囊肿、中肾管囊肿相鉴别。浆液性囊腺瘤多表现为光滑薄壁单房囊肿,体积较大,囊壁常无或仅轻度强化,钙化较常见。黏液性囊腺瘤常表现为巨大、多房、光滑、薄壁囊肿,多房时子囊常位于主囊内,并可见囊内囊,子囊间密度也可有明显差异。单纯性囊肿常为单发、光滑、单房、薄壁囊肿,囊液密度较低,囊壁无或仅轻微强化。功能性囊肿多较小,单房薄壁,囊液密度可较高,囊壁一般无强化。中肾管囊肿为单发、单房,囊壁菲薄,囊液 CT 值较低,一般小于 10HU,但它常与内膜异位囊肿并存,诊断时需注意。子宫内膜异位囊肿 T1WI 上表现为特征性的高信号,需与畸胎瘤、黏液性囊性肿瘤和其他出血性囊肿鉴别。畸胎瘤存在化学位移伪影及脂肪成分,可以用脂肪抑制序列识别。黏液性囊性肿瘤虽然 T1WI 也呈高信号,但信号强度不如脂肪及出血。最难以鉴别的是出血性黄体囊肿(hemorrhagic corpus luteum cyst),出血性囊肿多为单侧、单发、单房,无 T2WI 阴影征,随访可吸收。卵巢癌有时也可继发出血,但可见实性成分及分隔。

3. 深部浸润型　深部浸润型子宫内膜异位症常表现为不规则状、星芒状、结节状或局部增厚软组织影,宫骶韧带、后穹窿、直肠子宫陷凹处的病灶有时可形成柱状肿块,类似肿瘤性病变。病灶的形态及信号改变与间质功能、腺体组织、出血情况和炎症反应范围有关。在 T2WI 上,深部浸润型子宫内膜异位症因富含纤维和增生平滑肌常呈低信号,少数情况下伴有腺体扩张时内部可见内部灶状高信号。在 T1WI 上,多为中等信号,含有出血时呈高信号(图 13-0-9)。增强扫描对深部浸润型子宫内膜异位症的诊断价值尚不明确,根据炎症反应、腺体和纤维化的比例不同,病灶的强化程度不一,不能可靠的与背景纤维肌性结构区分。另外,宫旁组织、盆腔小静脉、腹膜炎症也可以出现强化,容易误判为子宫内膜异位症病灶。文献报道,MRI 对各型子宫内膜异位症的诊断敏感性、特异性和准确性见表 13-0-2[9-11]。

表 13-0-2　MRI 对子宫内膜异位症的诊断价值

累及部位	敏感性	特异性	准确性
腹膜型	5%	93.9%	56.9%
卵巢型	98.2%	87%	93.3%
深部浸润型	90.3%	91%	90.8%
宫骶韧带	76%	83.3%	80.5%
阴道	76%	95.4%	93.3%
阴道直肠隔	80%	97.8%	96.9%
直肠乙状结肠	88%	97.8%	94.9%

深部浸润型子宫内膜异位症主要累及后盆腔,以子宫直肠陷凹为中心向周围侵犯,向上累及宫骶韧带,向下侵犯阴道直肠隔,向后累及直肠,向前侵犯子宫峡部及阴道穹窿。以宫骶韧带受累最常见(69.2%),其次为直肠子宫陷凹(约占 56%)、阴道(约占 14.5%)等。盆底组织解剖上为纤维肌性结构,深部浸润型子宫内膜异位症在病理上主要为平滑肌增生,子

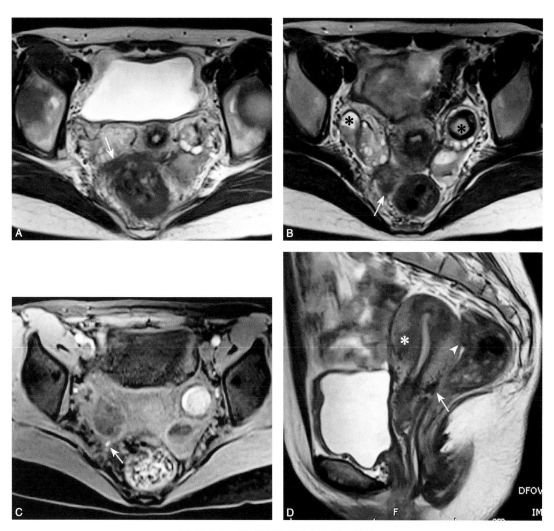

图 13-0-9　深部浸润型子宫内膜异位症

横断面 T2WI(A)示右侧骶前韧带明显增粗(箭);上部层面(B)示右侧骶前间隙见低信号的星芒状结节(箭),两侧卵巢见内膜异位囊肿(*)呈高和低混杂信号;T1WI 脂肪抑制(C)示右侧骶前韧带点状高信号(箭),左侧卵巢内膜异位囊肿呈高信号,左侧卵巢囊肿呈不均匀低信号;矢状位 T2WI(D)示直肠子宫陷凹闭塞,子宫后倾,直肠前壁向前成角,二者间见低信号粘连带(白箭头),宫颈后区子宫圆突处见低信号斑片状内膜异位灶(箭)。该患者还合并有子宫腺肌病,可见前壁结合带增厚(白色星号)

宫内膜腺体稀少甚至缺如,因周期性出血而继发不同程度的炎症反应和纤维化,在 T1WI 呈中等信号,T2WI 呈低信号,与背景纤维肌性结构信号差异并不明显,是导致诊断困难的重要因素。高分辨 MRI 图像、熟悉细节解剖结构对诊断至关重要[12,13]。

后盆腔解剖空间狭小,所包含的纤维肌性结构众多,主要有宫底韧带、阴道壁、直肠前壁、直肠及乙状结肠等。在 MRI 检查时,应用超声耦合剂充盈阴道(50ml)和直肠(150ml),使得阴道腔及肠腔在 T2WI 呈高信号,可以更清晰的勾勒出宫颈、阴道穹窿、直肠前壁和直肠乙状结肠交界处,对显示内膜异位症病灶很有帮助。依据我们的经验,阅片时应着重观察以下结构:①阴道壁和直肠壁:形态纤细(≤3mm),边界清晰,T2WI 呈低信号。②阴道后穹窿:

呈弧形,为阴道盲端与宫颈后下部附着处,附着点上方即为子宫圆突(torus uterus)。③阴道直肠隔:位于阴道后壁与直肠前壁之间,起自子宫直肠陷凹最底部,止于会阴体,在含有脂肪组织时才能显示;无脂肪组织时,阴道后壁与直肠前壁相互重叠,不能区分。④子宫直肠陷凹:为腹膜腔最低点,约93%可至阴道中1/3水平,前缘为宫颈与子宫峡部,后缘为直肠乙状结肠前壁,局部有液体积聚时才可清晰显示。⑤宫骶韧带:为腹膜下纤维束,自宫颈后外侧朝向骶骨体部呈弧形走行,紧邻阴道穹窿和直肠前外侧壁。⑥子宫圆突(torus uterus):位于宫颈后部,为两侧宫底韧纤维束横行穿插所致的局部增厚区,下方即为阴道穹窿。⑦输尿管:输尿管无积水扩张时一般不能显示,其走行位置在阴道穹窿外侧1~1.5cm处。常规T2WI图像具有高信号的脂肪组织作为背景衬托,可以更好地显示上述低信号解剖结构及子宫内膜异位症病灶,要优于T2WI脂肪抑制序列[14]。

宫骶韧带子宫内膜异位症可以累及单侧或双侧,以韧带近端、宫颈后外侧区受累多见,可直接扩展至阴道穹窿和直肠前外侧壁。MRI上表现为韧带弥漫性增厚(≥9mm),两侧受累时呈弓环样围绕子宫圆突,颇具特征性。但也有学者认为两侧宫骶韧带形态不对称、单侧韧带结节状增粗或挛缩诊断特异性更高。宫骶韧带子宫内膜异位症在T2WI呈低信号,在T1WI呈等或高信号。但是单凭信号改变并不能可靠的诊断,尤其是缺少出血所致T1WI高信号时。另外,当合并卵巢内膜异位囊肿、粘连、后屈子宫时,因盆腔解剖结构扭曲也会导致诊断困难[12-15]。

圆韧带受累时多表现为腹股沟区疼痛性肿块,大小可随月经周期而变化,右侧多见,可能与乙状结肠阻挡内膜异位症向左侧播散有关。影像上类似宫骶韧带子宫内膜异位症,表现为韧带弥漫或结节状增粗,在T2WI呈低信号,增强后可见强化[6]。

子宫圆突内膜异位症指宫颈后方、阴道穹窿附着点上方区域的结节或斑片状子宫内膜异位症病灶,可以扩展至直肠和阴道穹窿,几乎都伴有宫骶韧带内膜异位症,还可见到纤维粘连所致子宫后屈、直肠前壁成角[12-15]。

子宫直肠陷凹内膜异位症常表现为边界不清的增厚软组织影,在T2WI呈低信号,T1WI呈高信号。一些病灶也可因腺体丰富、纤维反应轻微,在T1WI呈高信号,在T2WI信号不一。增强后实性腺体成分可有强化。当宫颈后区病灶扩展至直肠前壁可导致子宫直肠陷凹闭塞,表现为:直肠成角前移,与子宫后壁分界不清;肠道与子宫间纤维连接;子宫浆膜面见纤维斑块;阴道后穹窿抬高,高于子宫峡部。子宫直肠陷凹内见到肠袢是除外闭塞的可靠征象[12-15](图13-0-10)。

阴道深部浸润型子宫内膜异位症表现为穹窿区低信号结节或肿块,多伴有直肠子宫陷凹闭塞。阴道直肠隔病灶起源于苗勒管残留物化生,可以分为三类:阴道直肠隔型(10%)、后穹窿型(65%)和纺锤型(25%)。直肠阴道隔型通常较小,位于阴道后壁和直肠前壁间,不与宫颈相连,位于直肠子宫陷凹返折处;后穹窿型自后穹窿至直肠阴道隔,病灶通常较小,不延伸至直肠阴道隔和直肠壁;纺锤型起自直肠阴道隔、向上延伸至直肠壁,病灶通常较大,可超过3cm,易于侵犯直肠前壁,位于直肠子宫陷凹腹膜返折以下[6,12,15](图13-0-11)。

盆腔粘连是深部浸润型子宫内膜异位症的重要间接征象。粘连直接征象表现为相邻器官间脂肪界面消失或模糊不清、出现T2WI低信号纤维条缩影,急性期因炎性反应可出现强化。间接征象表现为子宫及卵巢移位、后穹窿抬高、相邻肠管扭曲、输尿管移位、包裹性积液等。当病灶分布广泛,形成团块状软组织,盆腔结构广泛纤维化粘连时可形成冰冻骨盆(图13-0-12)。

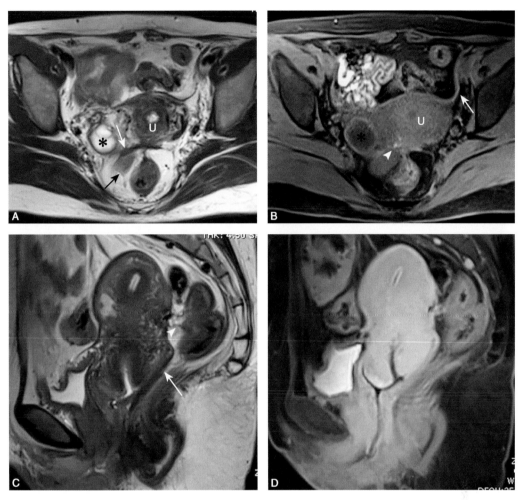

图 13-0-10　深部浸润型子宫内膜异位症

横断面 T2WI(A)示右侧骶前韧带增厚(白箭),骶前间隙模糊,直肠子宫间见斑片条索影(黑箭);
T1WI 脂肪抑制(B)示子宫浆膜面及宫骶韧带内点状高信号(箭头),左侧圆韧带增厚,信号增高
(箭),右侧卵巢滤泡囊肿(黑色星号);矢状位 T2WI(C)示直肠子宫陷凹闭塞(箭),子宫颈抬高,直
肠前壁向前成角,与子宫后壁间见低信号粘连带,内见点状高信号(箭),增强后可见强化(D)

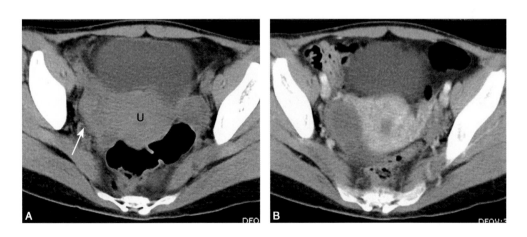

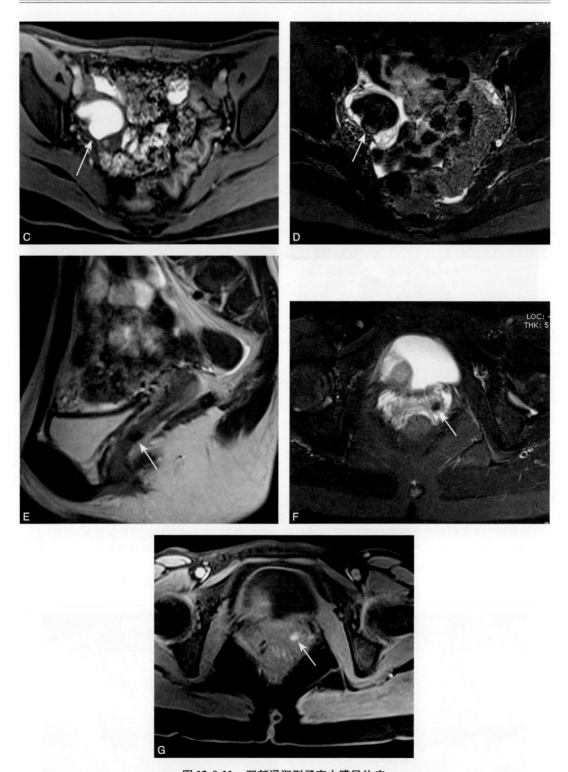

图 13-0-11　深部浸润型子宫内膜异位症

CT 平扫（A）示右侧附件区软组织密度肿块（箭），边界不清；CT 增强（B）示病灶轻度环形强化。T1WI 脂肪抑制（C）示病灶呈显著高信号（箭），形态不规则；T2WI 脂肪抑制（D）示病灶呈显著低信号（箭），周边可见多个小卵泡结构；矢状位 T2WI（E）示阴道左侧壁见小结节灶（箭），呈低信号；横断位 T2WI 脂肪抑制（F）呈低信号（箭）；横断位 T1WI 脂肪抑制（G）呈明显高信号（箭）

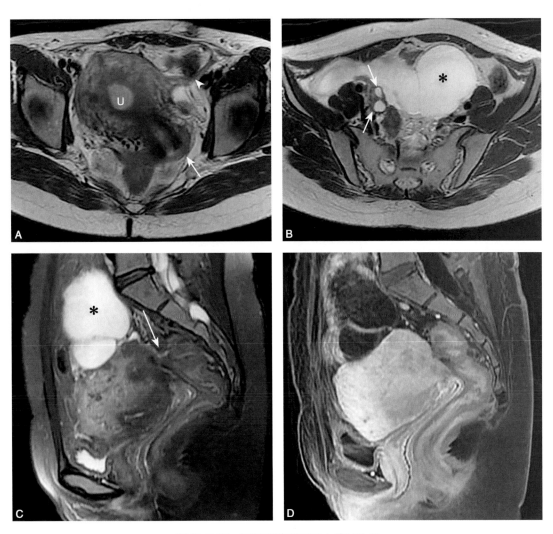

图 13-0-12　深部浸润型子宫内膜异位症

横断位 T2WI(A)示左侧宫骶韧带增厚,骶前间隙模糊,子宫颈向左上移位,左侧圆韧带亦见增厚(箭头);其上部层面(B)示右侧卵巢结构(箭),位置抬高,固定于右侧盆壁,左侧输卵管明显积水扩张(黑色星号);矢状位 T2WI(C)示子宫直肠陷凹闭塞和广泛的低信号粘连带,直肠前壁向前成角(箭)。矢状位 T1WI 增强(D)示粘连带无强化,提示为慢性纤维成分,输卵管壁可见明显强化;子宫增大。术中探察见子宫增大,活动差,表面遍布炎性滤泡,宫底、子宫后壁与肠段紧密粘连,子宫前壁下段与膀胱粘连,左侧输卵管严重扭曲粘连成团,管径增粗达 4cm,并与肠段相互粘连包裹形成8cm×7cm×7cm 囊性团块,左侧卵巢未探及,右卵巢及输卵管粘连于子宫右后壁及肠段之间

输卵管子宫内膜异位症约占子宫内膜异位症的 30%。病理上,输卵管子宫内膜异位症主要累及输卵管浆膜面。影像上,约 60% 表现为单纯性的输卵管扩张积液,在 T1WI 呈低信号,T2WI 呈高信号;约 40% 在 T1WI 呈高信号,但 T2WI 低信号并不多见,这是因为输卵管内膜异位症为出血后的炎症反应导致粘连、积液,缺少长期反复出血、蛋白凝聚过程(图 13-0-13)。子宫内膜也可异位至子宫颈,表现为宫颈内囊性病灶,信号因出血时期而异,多伴有其他部位子宫内膜异位症[3,8,15,16](图 13-0-14)。

4. 其他部位内膜异位症

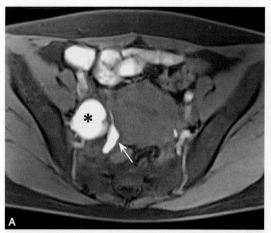
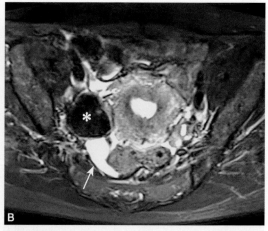

图 13-0-13 输卵管子宫内膜异位症

T1WI 脂肪抑制(A)示右侧卵巢内膜异位囊肿(星号),呈显著高信号;其内侧见扩张输卵管(箭),呈显著
高信号;T2WI 脂肪抑制(B)示内膜异位囊肿呈显著低信号(阴影征),输卵管积液仍为高信号(箭)

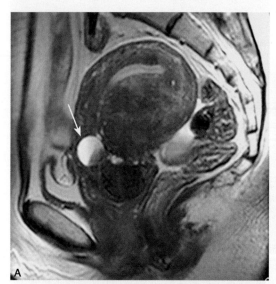
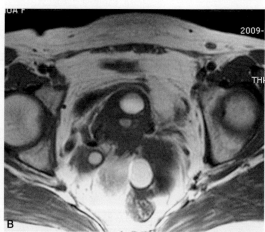

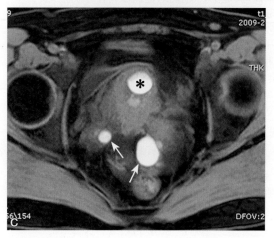

图 13-0-14 宫颈子宫内膜异位症

矢状位 T2WI(A)示宫颈囊性灶,可见液-液平
面(箭);子宫后壁结合带明显增厚,为子宫腺
肌病。横断位 T1WI(B)和脂肪抑制(C)示宫
颈病灶呈不均匀高信号和液-液平面;两侧卵
巢见高信号内膜异位囊肿(箭)

（1）胃肠道发生率占子宫内膜异位症的 9.9% ~ 37%，发病部位以直肠和乙状结肠最多见，其次为阑尾、盲肠和远端回肠等。异位内膜多局限于浆膜，有时也可侵犯浆膜下层并继发肌层增厚纤维化，很少穿透至黏膜层，因此内镜检查多呈阴性。病灶周期性出血及继发炎症反应可导致肠道粘连、狭窄、梗阻等。

直肠乙状结肠区子宫内膜异位症表现为直肠前壁增厚、直肠前移、与正常肠壁呈钝角相交，有时可见到直肠乙状前壁与子宫后壁完全粘连，几乎都伴有子宫圆突内膜异位症。当病灶侵犯到黏膜或黏膜下层，在 T2WI 固有肌层肥厚、纤维化呈低信号，其表面覆盖的黏膜和（或）黏膜下层仍然保持完整呈高信号，称为"蘑菇帽征"，具有诊断特异性。但 MRI 诊断肠道子宫内膜异位症总体敏感性很低，文献报道在 33% 左右，可能与以下因素有关：①病灶内富含纤维成分，在 T2WI 呈低信号，与肠壁肌肉信号难以区分；②病灶常附着于肠壁呈斑块状，易误认为肠腔内气体；③在病灶内出血灶微小或无出血，在 T1WI 无高信号区[11,13]（图 13-0-15 ~ 图 13-0-17）。

（2）泌尿道发生率占子宫内膜异位症 6.4% ~ 20%，膀胱受累最常见，其次为输尿管。约50%的患者有妇科手术史，约75%伴有盆腔其他部位子宫内膜异位症，约75%会出现膀胱刺激、耻骨上压迫感或血尿症状。膀胱子宫内膜异位症的治疗以局部切除为主，输尿管子宫内膜异位症除局部切除外通常还需要行尿路分流术。

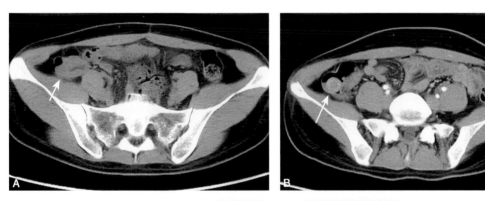

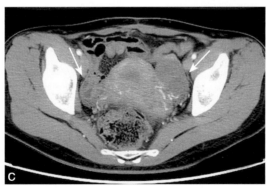

图 13-0-15　盲肠子宫内膜异位症

CT 平扫（A）示回盲部肠壁增厚（箭）；增强后（B）可见明显强化结节灶（箭），稍下层面（C）见双侧卵巢内膜异位囊肿（箭），呈不均匀混杂密度

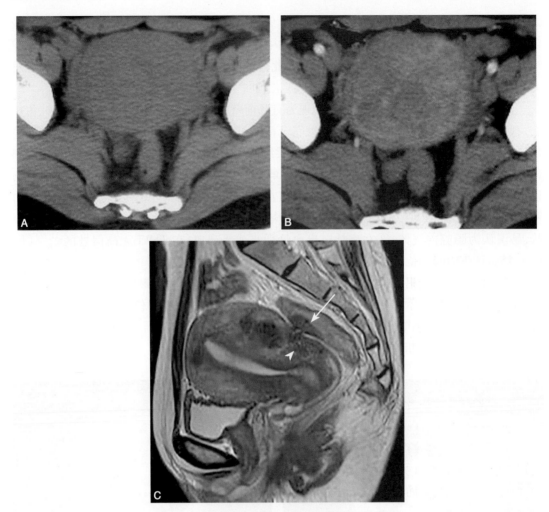

图 13-0-16　直肠子宫内膜异位症

CT 平扫（A）和增强图像（B）示子宫明显增大，后壁强化稍弱，密度不均匀，并与直肠前壁粘连；同一病例矢状位 T2WI（C）示直肠前壁局限性增厚，呈斑片状低信号影（箭），子宫峡部后壁见低信号内膜异位症病灶（箭头），与直肠前壁粘连

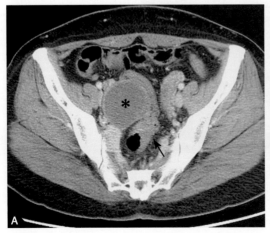

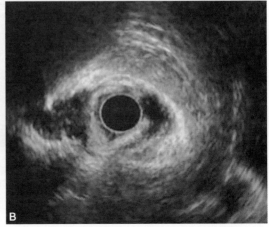

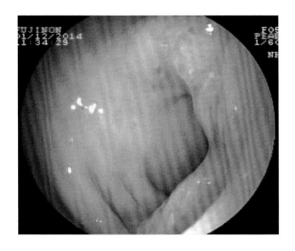

图13-0-17　乙状结肠子宫内膜异位症
增强CT(A)示右侧卵巢内膜异位囊肿(黑色星号),推移乙状结肠向左,左后方肠壁增厚(箭);(B)超声内镜示乙状结肠黏膜下区及肌层低回声灶;肠镜(C)示乙状结肠约2cm隆起凹陷性病灶,表面高低不平,质脆易出血

　　膀胱子宫内膜异位症多局限于浆膜面,以后壁顶部多见,多由膀胱阴道隔病灶直接侵犯而来。少数病灶可侵犯黏膜下层及肌层,黏膜层受累罕见,故膀胱镜检查多为阴性。影像学上表现为膀胱子宫陷凹闭塞,膀胱壁局限性增厚,在T2WI呈低信号,在T1WI可见点状高信号,膀胱形态可因周围粘连带牵拉而形态异常。

　　输尿管子宫内膜异位症非常少见,占子宫内膜异位症0.1%～1%,多累及输尿管远端,很少超过骶髂关节水平。输尿管子宫内膜异位症常由盆腔其他部位子宫内膜异位症病灶(如卵巢、阔韧带、宫底韧带等)直接延续而来(外在型),少数可经静脉或淋巴引流至输尿管内(内在型)。与膀胱子宫内膜异位症相似,输尿管子宫内膜异位症也多局限于浆膜面,但常继发肌层肥厚、纤维化、管腔狭窄,导致输尿管扩张、肾积水,约30%的患者会出现肾功能损害。影像上,内在型输尿管内膜异位症表现为输尿管内结节灶,在T2WI呈低信号,T1WI呈中等信号;外在型表现为输尿管管壁增厚,周边纤维条带影,在T2WI呈低信号,当盆腔内膜异位灶与输尿管间脂肪间隙消失时也提示输尿管子宫内膜异位症[17,18](图13-0-18,图13-0-19)。

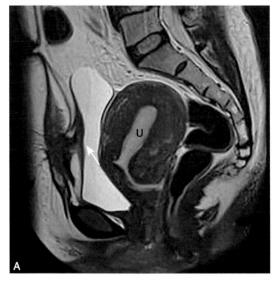

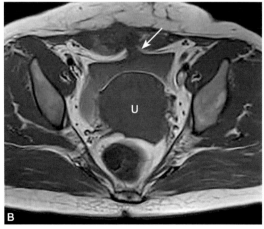

461

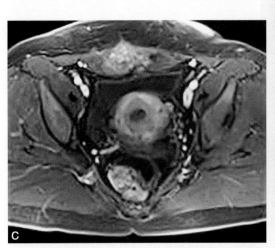
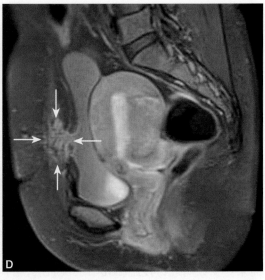

图 13-0-18 膀胱和腹直肌子宫内膜异位症

矢状位 T2WI(A)示膀胱形态呈长条状,膀胱前壁局限性增厚(箭),膀胱前脂肪间隙模糊不清,与腹直肌间见纤维粘连;腹直肌明显肿胀,边缘模糊,呈不均匀等低信号。横断位 T1WI(B)示膀胱前壁等低信号病灶与腹直肌相连,其间脂肪界面中断(箭);腹直肌增粗,边缘不规则。横断位增强动脉期(C)示膀胱前壁、腹直肌病灶明显强化(箭);矢状位增强延迟期(D)示病灶持续明显强化,形态不规则(箭)

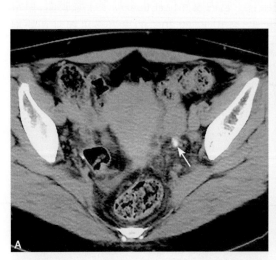
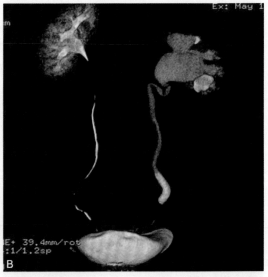

图 13-0-19 输尿管子宫内膜异位症

横断位 CT 增强延迟期(A)示左侧附件区水平输尿管内高密度对比剂潴留,周围脂肪间隙模糊,可见条索影;容积重建(B)示左肾积水,左侧输尿管扩张,于下段病变区中断

(3) 胸部子宫内膜异位症几乎均伴有盆腔子宫内膜异位症,主要表现为气胸(73%)、血胸(14%)、咯血(7%)、肺结节(6%)等[1]。

(4) 腹盆壁瘢痕内膜异位症患者多有妇科手术史,约 57% 有剖宫产手术史,约 11% 有子宫切除手术史,14% ~26% 伴有盆腔子宫内膜异位症。文献报道,剖宫产术后腹盆壁瘢痕子宫内膜异位症的发生率为 0.03% ~0.4%。患者可有腹壁疼痛、肿胀或紧绷感,不一定与

月经周期相关,也可无明显症状。病理上,病灶可位于皮肤、皮下组织或腹盆壁肌肉内,常有不同程度的平滑肌增生、炎症反应及纤维化。

腹盆壁瘢痕子宫内膜异位症的影像改变与月经周期、病程长短、间质和腺体数量、出血及炎症反应有关。超声上多表现为实性、不均匀的低回声肿块,伴有点状或条索状高回声,病灶形态不规则,向周围软组织浸润。有时表现为皮肤及皮下软组织结节状增厚,伴有宽度及连续性不一高回声。偶尔表现为点状低回声空腔。CDFI 显示多数子宫内膜异位症具有血供,可见单支或多支血管进入肿块。CT 表现无特异性,表现为术区实性软组织肿块,密度可高于肌肉,增强后中等至明显强化。

MRI 能够较超声和 CT 更好的显示腹壁肌肉、皮下组织及子宫内膜异位症病灶,对明确手术安全切缘很有价值。怀疑前腹盆壁瘢痕内膜异位症时,MRI 检查应在前部放置饱和带,以避免磁场不均匀干扰对病变的显示。腹盆壁瘢痕子宫内膜异位症位于手术瘢痕区,在 T1WI 呈等或不均匀高信号,在 T2WI 多呈不均匀高信号。慢性期病灶病理上以纤维化成分为主,可见棘状突起,呈星芒状,T2WI 呈低信号。病灶血供相对丰富,增强后呈中度至明显强化,病灶内部或周边可见供血血管。也可以表现为不均匀软组织结节,是由于不同期相出血、纤维化及炎症反应所致[3,11,19](图 13-0-20)。

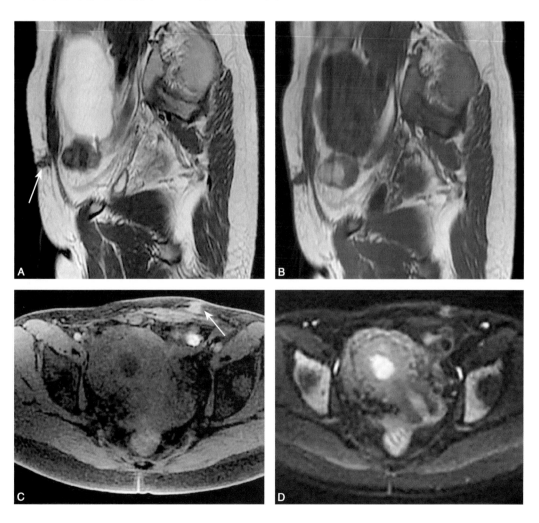

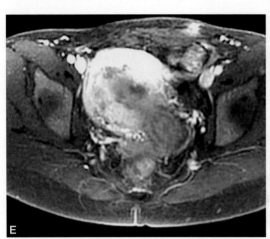
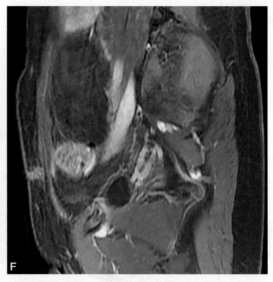

图 13-0-20　腹壁子宫内膜异位症

女,38 岁,剖宫产术后 4 年。矢状位 T2WI(A)和 T1WI(B)示前下腹壁皮下脂肪层内不规则结节影(箭),均呈低信号;T1WI 脂肪抑制(C)呈等信号(箭);DWI(D)呈高信号(箭);增强动脉期(E)示病灶明显强化,增强延迟期(F)呈持续明显强化(箭)

5. 子宫内膜异位症恶变　子宫内膜异位症恶变罕见,由 Sampson 于 1925 年首次报道,发生率为 0.6% ~0.8%。约 75% 源于卵巢病灶,25% 发生于生殖系统以外,病理类型以腺癌(70%)和肉瘤(12%)多见。腺癌主要是内膜样癌和透明细胞癌,较浆液性卵巢癌发病年龄更轻(10 ~20 岁)、恶性度更低、预后更好。肉瘤以子宫内膜间质肉瘤最多见,也可以是腺肉瘤、癌肉瘤等,多见于 40 岁以上女性,少数可有 CA125 升高。

卵巢子宫内膜异位囊肿恶变常表现为单侧出血性囊性肿块伴强化壁结节,壁结节的显示对诊断至关重要,减影法有助于显示较小强化壁结节。诊断时应注意以下几点:①勿将邻近卵巢组织判定为强化壁结节,卵巢组织位于囊外,呈新月形,内含滤泡结构。②囊内血块可类似壁结节,但增强后无强化。③妊娠期异位囊肿蜕膜变可类似壁结节,但在 T2WI 呈宽基底高信号,随访有助于明确。另外,T2WI 阴影征消失也提示恶变,这是由于病灶增大或肿瘤分泌物致原有出血产物稀释。腹水及网膜转移较浆液性卵巢癌少见。影像学难以鉴别子宫内膜异位囊肿恶变性与原发卵巢癌及肉瘤(图 13-0-21,图 13-0-22)。

约 25% 子宫内膜异位症恶变起源于卵巢外病灶,发病率依次为直肠阴道隔(36%)、肠道(11%)、膀胱(9%)、阴道(7%)、盆腔韧带(4%)、宫颈(4%)、输卵管(4%)等,可出现血行及淋巴转移。卵巢外子宫内膜异位症癌变通常表现为实性肿块,在 T1WI 及 T2WI 呈中等信号,增强后明显强化[20-22]。

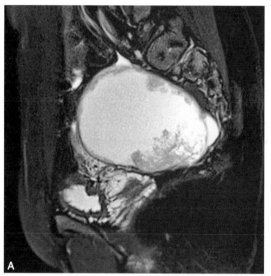

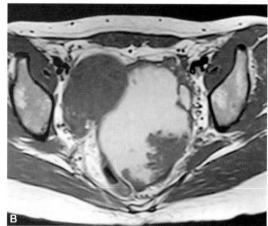

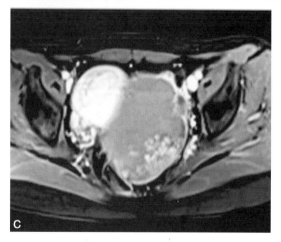

图 13-0-21　子宫内膜异位症恶变(内膜样癌)

矢状位 T2WI 脂肪抑制(A)示盆腔巨大囊性肿块,边界清晰,囊液呈高信号,囊内壁可见多发大小不等壁结节,呈中等信号;横断位 T1WI(B)示囊液呈高信号,壁结节呈低信号;增强后动脉期(C)示壁结节明显强化,囊液无强化

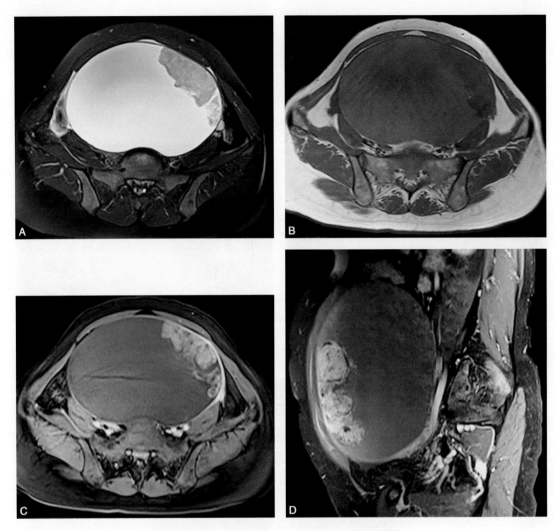

图 13-0-22　子宫内膜异位症恶变（透明细胞癌）

横断位 T2WI 脂肪抑制（A）示盆腔巨大囊性肿块，边界清晰，囊液呈高信号，囊内壁结节较大，呈中等信号；T1WI（B）示囊液呈稍高信号，壁结节呈低信号；横断位增强后动脉期（C）壁结节明显强化，边缘不规则；矢状位延迟期（D）壁结节持续强化，囊液无强化

（强金伟　李若坤）

参 考 文 献

1. Woodward P. Endometriosis：radiologic-pathologic correlation. Radiographics，2001，21（1）：193-216.

2. Koninckx PR，Ussia A，Adamyan L，et al. Deep endometriosis：definition，diagnosis，and treatment. Fertility and sterility 2012，98（3）：564-571.

3. de Venecia C，Ascher SM . Pelvic endometriosis：spectrum of magnetic resonance imaging findings. Semin Ultrasound CT MR，2015，36（4）：385-393.

4. 强金伟，周康荣，廖治河，等. 卵巢子宫内膜异位囊肿的 CT 诊断. 实用放射学杂志，2003，19（3）：251-254.

5. 周康荣，严福华，曾蒙苏. 腹部 CT 诊断学. 上海：复旦大学出版社，2010.

6. Siegelman ES, Oliver ER. MR imaging of endometriosis: ten imaging pearls. RadioGraphics, 2012, 32 (6): 1675-1691.

7. Glastonbury CM. The shading sign. Radiology, 2002, 224(1): 199-201.

8. Khashper A, Addley HC, Abourokbah N, et al. T2-hypointense adnexal lesions: an imaging algorithm. Radio-Graphics, 2012, 32(4): 1047-1064.

9. Bazot M, Darai E, Hourani R, et al. Deep pelvic endometriosis: MR imaging for diagnosis and prediction of extension of disease. Radiology, 2004, 232(2): 379-389.

10. Kataoka ML, Togashi K, Yamaoka T, et al. Posterior cul-de-sac obliteration associated with endometriosis: MR imaging evaluation. Radiology, 2005, 234(3): 815-823.

11. Bennett G, Slywotzky CM, Cantera M, et al. Unusual manifestations and complications of endometriosis: spectrum of imaging findings—pictorial review. Am J Roentgenol, 2010, 194(6 suppl): WS34-WS46.

12. Del Frate C, Girometti R, Pittino M, et al. Deep retroperitoneal pelvic endometriosis: MR imaging appearance with laparoscopic correlation. RadioGraphics, 2006, 26(6): 1705-1718.

13. Barrow TA, Elsayed M, Liong SY, et al. Complex abdominopelvic endometriosis: the radiologist's perspective. Abdom Imaging, 2015, 40 (7): 2541-2556.

14. Loubeyre P, Petignat P, Jacob S, et al. Anatomic distribution of posterior deeply infiltrating endometriosis on MRI after vaginal and rectal gel opacification. Am J Roentgenol, 2009, 192(6): 1625-1631.

15. Coutinho A Jr, Bittencourt LK, Pires CE, et al. MR imaging in deep pelvic endometriosis: a pictorial essay. RadioGraphics, 2011, 31(2): 549-567.

16. Rezvani M, ShaabanAM. Fallopian tube disease in the nonpregnant patient. RadioGraphics, 2011, 31 (2): 527-548.

17. Sillou S, Poirée S, Millischer AE, et al. Urinary endometriosis: MR imaging appearance with surgical and histological correlations. Diagn Interv Imaging, 2015, 96 (4): 373-381.

18. Busard MP, Mijatovic V, Lüchinger AB, et al. MR imaging of bladder endometriosis and its relationship with the anterior uterine wall: experience in a tertiary referral centre. Eur J Radiol, 2012, 81(9): 2106-2111.

19. Gidwaney R, Badler RL, Yam BL, et al. Endometriosis of abdominal and pelvic wall scars: multimodality imaging findings, pathologic correlation, and radiologic mimics. Radio Graphics, 2012, 32(7): 2031-2043.

20. Takeuchi M, Matsuzaki K, Uehara H, et al. Malignant transformation of pelvic endometriosis: MR imaging findings and pathologic correlation. Radio Graphics, 2006, 26(2): 407-417.

21. McDermott S, Oei TN, Iyer VR, et al. MR imaging of malignancies arising in endometriomas and extraovarian endometriosis. RadioGraphics, 2012, 32(3): 845-863.

22. Tanaka YO, Okada S, Yagi T, et al. MRI of endometriotic cysts in association with ovarian carcinoma. Am J Roentgenol, 2010, 194(2): 355-361.

第十四章
输卵管病变

第一节 输卵管炎性病变

一、急性输卵管炎

急性输卵管炎很少独立存在,大多数为急性盆腔炎症的一个组成部分或发展阶段,往往与子宫颈、子宫内膜、子宫肌层或子宫周围的炎症同时存在并相互影响。

1. 组织病理学 引起急性输卵管炎的常见病原菌为特异性淋球菌和一般非特异性化脓菌。近年来,由沙眼衣原体和支原体感染引起的急性输卵管炎呈日益上升趋势。在英美等国家,性传播疾病上行播散已成为最常见的急性输卵管炎的病因,淋球菌和沙眼衣原体为最常见病原体,两者可单独感染或双重感染。其他较常见的病原菌有:人分枝杆菌、混合性厌氧菌、需氧菌和兼性需氧菌。在我国,淋球菌和沙眼衣原体感染也逐渐成为急性输卵管炎的主要病因,易发生在不洁性交后、月经期性交和宫腔操作后。

病原体可由子宫颈的淋巴组织播散到子宫旁结缔组织,侵犯输卵管浆膜层,首先发生输卵管周围炎,然后累及肌层,继而累及内膜;亦可沿子宫颈黏膜、子宫内膜向上蔓延,引起急性输卵管黏膜炎,造成输卵管黏膜充血、肿胀;严重者输卵管上皮发生退变或成片脱落,内膜的皱襞结构破坏,导致褶皱的消失或形成凹凸不平的瘢痕,炎症引起输卵管粘连,导致输卵管远侧阻塞。随后,浆液、血液或脓液在输卵管内不断积聚导致输卵管扩张。由于输卵管系膜长度固定,不能随积液的输卵管囊壁的扩张而相应延长,故积液扩张的输卵管向系膜侧弯曲,卷曲向后,可游离或与周围组织粘连,形成特征性的腊肠状结构。炎症进一步扩散累及卵巢,形成输卵管-卵巢脓肿[1]。

2. 临床表现 急性输卵管炎临床常表现为三大症状:下腹痛、宫颈触痛、附件压痛。此外还有38℃以上的高热,白细胞增高等表现。身体活动、排尿、排便及性生活等可加重疼痛症状。

3. 影像学表现 炎症感染的初始阶段,仅表现为输卵管壁的肿胀、增厚,增强扫描可见输卵管壁明显强化,输卵管周围脂肪间隙模糊,常结合临床表现进行诊断。炎症发展致输卵管及周围组织粘连,引起输卵管远端阻塞,分泌液无法排出,形成腔内含脓的输卵管结构。此时,CT及MRI常可观察到积液扩张的输卵管呈C形或S形外观(图14-1-1),MRI病灶中还可观察到不强化细线状分隔(图14-1-2)及T2WI上无定形信号丢失或地图样阴影,对积脓的诊断有较大提示作用[2]。输卵管积脓时管壁增厚,注射对比剂后可见管壁明显不均匀强化,研究认为以0.25cm为界值时,对输卵管积脓的诊断正确性为83%,敏感性及特异性分别为 72% 和 95%[3]。积脓病灶在 T1WI 上呈 II 级信号,T2WI 呈 IV 级信号,DWI 多呈高信号,少数为等信号。Oto 等[4]认为以 ADC 值 $2.0 \times 10^{-3} \text{mm}^2/\text{s}$ 为界可区分脓肿与非感染性腹水,而我们的研究证实以 $2.0 \times 10^{-3} \text{mm}^2/\text{s}$ 为界诊断急性输卵管积脓比较可靠,但对慢性积脓的诊断有一定局限性[3]。

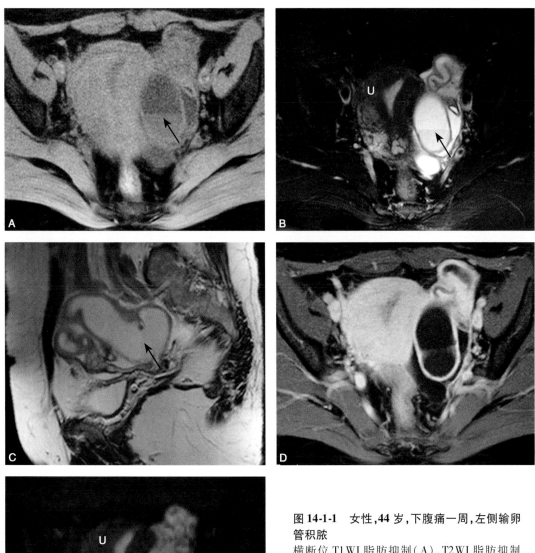

图 14-1-1 女性,44 岁,下腹痛一周,左侧输卵管积脓

横断位 T1WI 脂肪抑制(A)、T2WI 脂肪抑制(B)及矢状位 T2WI(C)见左附件区粗细不均、扭曲折叠的管状结构(I 型),内见液-液平面(黑箭);增强(D)后可见管壁较均匀增厚(大于 0.25cm)。DWI(E)(b 值 800)见囊液呈上低下高信号,囊液下部 ADC 值为 $1.35 \times 10^{-3} \text{mm}^2/\text{s}$。矢状位有利于观察病灶的整体形态。U:子宫

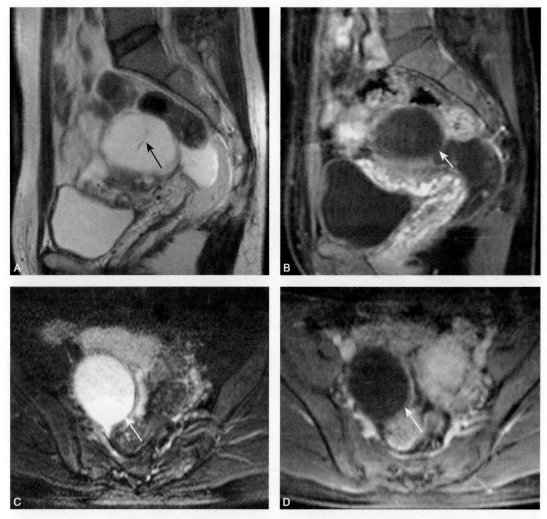

图 14-1-2　女性,40 岁,不规则腹痛数月,右侧输卵管积脓
矢状位及横断位 T2WI(A、C)可见一囊性病灶(Ⅲ型),形态尚规则,壁不均匀增厚,内见低信号线状结构(黑箭);矢状位和横断位 T1WI 脂肪抑制增强(B、D)示病灶壁可见明显强化,其内细线影未见明显强化

二、慢性输卵管炎

好发于育龄期女性,是继发不孕的主要原因,可单独发生,也可在其他疾病导致输卵管远端阻塞时发生。

1. 组织病理学　输卵管中的积液可能有两个来源:

(1) 因炎症而发生峡部及伞端粘连,阻塞后形成腔内渗出液的积聚;

(2) 输卵管积脓,当腔内的脓细胞及坏死组织分解而被吞噬细胞清除后,最终成为水样液体。动物研究证明,受雌激素的影响,在排卵期及黄体期输卵管液分泌较多,更容易造成输卵管积液。

2. 临床表现　临床表现多样,常见症状为反复下腹部或盆腔隐痛,伴有或不伴有发热,也可无明显症状,因不孕检查而发现。引起输卵管远侧阻塞并形成输卵管积液的最常见原因是盆腔炎症,子宫内膜异位、宫腔操作,输卵管癌及输卵管妊娠等亦可引起输卵管积液。

3. 影像学表现　积液扩张的输卵管大体上呈"C"形或"S"形,起自一侧的子宫角,与同侧卵巢不相连,可见"束腰征"或"喙征",其内液体信号强度取决于液体成分。扩张扭曲的输卵管内壁可见纵向皱褶,此征象是输卵管积液的特异性表现,镜下为输卵管内不完全退化的黏膜或黏膜下皱襞,但也有些病例输卵管皱襞可变平或消失,MRI 无法观察到纵向皱褶,此时积液扩张的输卵管可被误诊为卵巢复杂囊肿或囊腺瘤[5,6]。

　　CT 和 US 常根据扩张输卵管的典型结构进行诊断,MRI 因其对软组织分辨率较高,故近年在盆腔疾病的应用中逐渐受到重视。MRI 观察附件区最好的位置是子宫矢状位与子宫横断位相结合[7],部分输卵管积液与卵巢肿块鉴别困难,通常需要横断位、矢状位和冠状位结合,并辅以脂肪抑制和增强扫描[5]。通常,只有在盆腔液体衬托下,MRI 才可观察到无扩张的输卵管。

　　我们[3]根据积液的 MRI 形态学表现,从鉴别诊断的角度将输卵管积液的 MRI 类型分为三型:Ⅰ型,病灶呈典型的管状结构(图 14-1-1);Ⅱ型,囊状病灶合并管状结构(图 14-1-3,图 14-1-4);Ⅲ型,囊状病灶、无管状结构(图 14-1-5)。其中Ⅰ型和Ⅱ型病灶可观察到典型的管

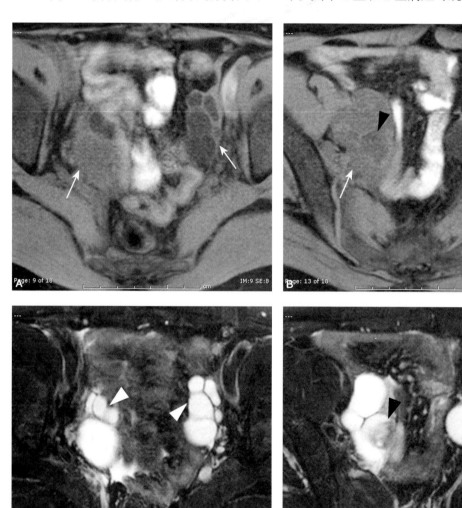

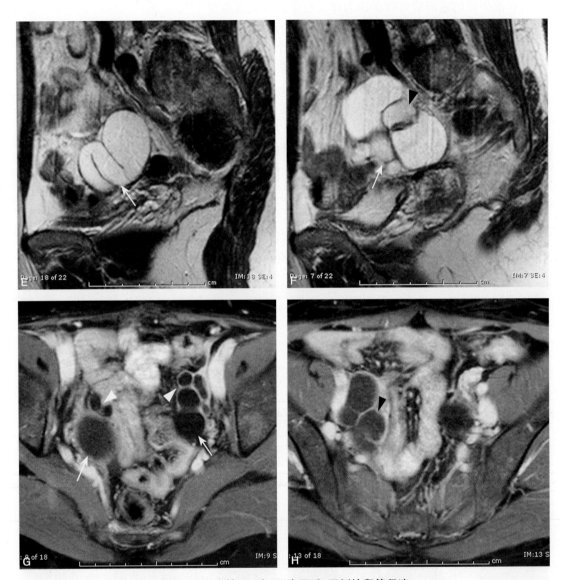

图 14-1-3　女性,49 岁,下腹不适,双侧输卵管积液

横断位 T1WI(A,B)和 T2WI 脂肪抑制(C,D)见 T1WI 低信号和 T2WI 高信号的囊样结构(箭)以及
与之相连的管状结构(白箭头),为Ⅱ型表现;冠状位 T2WI 脂肪抑制(E 为左侧、F 为右侧)示折叠的
管状结构;横断位 T1WI 脂肪抑制增强(G,H)病灶囊壁较均匀强化。另右侧病变内见一类圆形囊性
病灶,T1WI 低信号(B),T2WI 中等和高信号(D,F),增强后(H)囊壁明显强化(黑箭头),病理证实
为合并的黄体囊肿

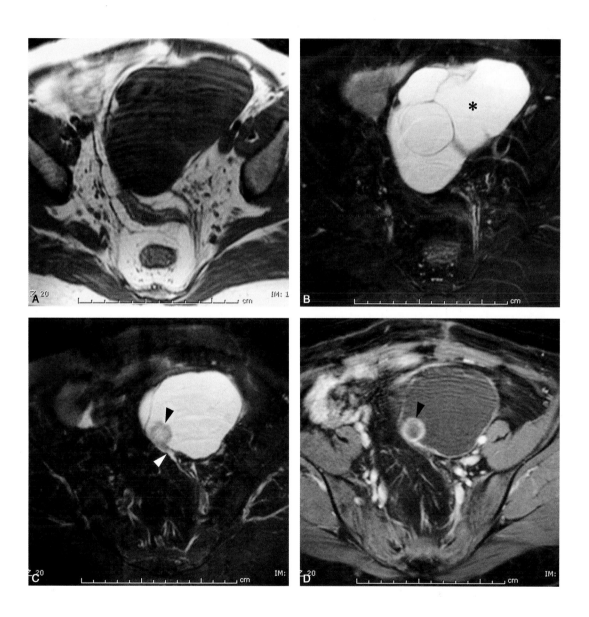

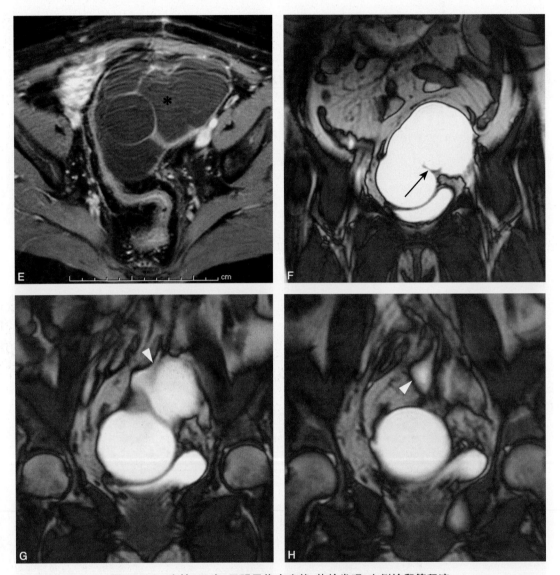

图 14-1-4 女性,47 岁,无明显临床症状,体检发现,左侧输卵管积液

横断位 T1WI(A)和 T2WI 脂肪抑制(B,C)示左侧附件区巨大多囊状病灶,内部见一中等信号厚壁小囊状结构(C,黑箭头)及一侧壁呈鼠尾状改变(白箭头),为输卵管积液 Ⅱ 型;横断位 T1WI 增强(D,E)显示囊壁及囊内分隔厚薄不均,呈中度强化,厚壁小囊明显强化(D,黑箭头),病理证实为黄体囊肿;冠状位 T2WI 像(F ~ H)示囊内不全分隔(黑箭),大囊后方显示相连的管状结构(白箭头)为轻度扩张的输卵管。术前 MRI 误诊为囊腺瘤

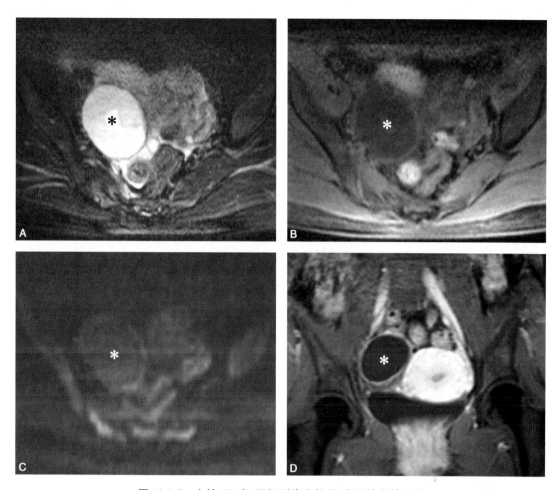

图 14-1-5　女性,40 岁,不规则腹痛数月,右侧输卵管积液

横断位 T2WI(A)和 T1WI(B)脂肪抑制可见右侧附件区一卵圆形单房囊性病灶(星号),囊壁光滑,厚薄均匀,未见管状结构,为输卵管积液Ⅲ型;DWI(C)呈等信号,ADC 值为 2.5×10^{-3} mm²/s;冠状位 T1WI 增强显示囊壁中度强化

状结构,较易作出输卵管积液的诊断,但Ⅱ型的管状结构相对不明显,需多方位连续观察;Ⅲ型病灶则无特征性表现,易误诊为盆腔其他囊性病变,如囊腺瘤、卵巢囊肿等[8]。复旦大学附属金山医院一组输卵管积液共 41 例 56 个病灶,Ⅲ型病灶 9 个,其中 7 个误诊,分别误诊为卵巢囊腺瘤 4 个,卵巢囊腺癌、囊肿和内膜异位囊肿各 1 个;回顾性分析见 C 形或 S 形外观显示率为 55%,不完全分隔显示率为 38%,通过典型表现诊断输卵管积液的准确性为 89%,与文献报道的类似[6]。

4. 鉴别诊断　典型输卵管积液表现为 C 形或 S 形外观,病灶内见不完全分隔,较易诊断。当积液程度较重时需与囊肿、囊腺瘤、输卵管癌等鉴别。

(1) 卵巢冠囊肿、盆腔包裹性积液:前者是位于阔韧带之内的单房性囊肿,囊腔与输卵管管腔不通,同侧卵巢清晰完整,与囊肿无关联。该囊肿张力一般较低、腔内少见分隔、活动范围大、经数个月经周期依然存在;后者多为肠管、大网膜、乙状结肠壁及内生殖器官之间的浆液纤维性渗出及粘连,囊性区无定形、无明确包膜、位置固定、囊内可有完全性纤细分隔。抗炎治疗后随访可见包裹性积液范围逐步缩小[9]。

(2)卵巢囊腺瘤:当扩张的输卵管直径超过 10cm 时,其形态类似于多房性卵巢肿瘤,如黏液性囊腺瘤。黏液性囊腺瘤瘤内分隔常完整,并且可见分房内分房,囊壁薄而不均,少有乳头状突起,囊液信号多变,不同分房间信号常不一致。

(3)输卵管癌:表现为附件区腊肠形实性肿块,或呈管状囊性肿块,管壁可呈局限性增厚,或可见管腔内乳头状结节,为输卵管癌的相对特征性征象;肿瘤也可呈囊实性,表现缺乏特征性,结合临床下腹疼痛、阴道排液或绝经后阴道流血、盆腔包块"三联症"表现,可提示诊断[2,10]。

三、输卵管结核

女性生殖器结核近年来发病率有上升趋势,输卵管结核(tuberculosis of fallopian tube)占女性生殖器结核的 90% ~ 100%[11]。女性盆腔结核患者妊娠率为 19.2%,活产率仅为 7.2%[12],如在输卵管结核的早期阶段进行抗结核治疗,可使约 30% 的患者恢复生育能力[13]。

1. 组织病理学　输卵管结核常继发于其他部位的结核,如肺结核、肠结核、腹膜结核等。常见的传播途径为血行传播,其次为直接浸润,淋巴传播比较少见。结核菌感染肺部后,大约 1 年内可感染内生殖器。由于输卵管黏膜有利于结核菌的潜伏,故结核分枝杆菌首先侵犯输卵管,腹膜结核、肠结核可直接蔓延到内生殖器,消化道结核可通过淋巴管传播感染内生殖器[14]。结核分枝杆菌多同时侵犯双侧输卵管,致使输卵管僵直变粗,呈串珠样改变,管腔内形成干酪样物质,输卵管丧失正常功能而致不孕[15]。

2. 临床表现　女性生殖器结核多发生于 20 ~ 40 岁妇女,症状及体征不明显,可有急、慢性盆腔疼痛、不孕、阴道流血及不同程度的低热、盗汗、消瘦、乏力等全身症状,部分患者可有腹泻表现。多数患者无特殊表现,常在不孕检查时发现。50% 的患者可合并有结核性腹膜炎,其 CA-125 升高,与卵巢癌及癌性腹膜炎的症状、体征相似,常难以鉴别。但对于有明显发热病史的年轻女性需考虑结核可能。

3. 影像学表现　输卵管结核多为双侧受累[16],约半数患者 CT 表现为附件区不均质肿块,其余表现为输卵管增粗,或输卵管增粗伴腊肠样扩张;半数病变边界不清,与邻近结构有粘连。病变区常可见钙化灶,CT 观察到钙化灶对疾病诊断有较大提示作用(图 14-1-6)。绝大多数患者可见腹膜增厚,一般为均匀增厚,增强后可见腹膜明显强化;大网膜增厚也常见,多数呈污垢状增厚,也可为网状增厚,较少形成实性网膜饼;肠系膜也常受累,表现为系膜密度增高,结节状;盆腹腔可见广泛粘连,患者常有腹水,腹水多数呈高密度(CT 值>20HU),可为包裹性腹水[16,17]。

MRI 图像中 T2WI 多表现为混杂不均匀肿块,内可见高信号的囊性成分及低信号的实性成分,T1WI 常为低信号,可因出血及含蛋白成分不同而信号有所差异[18](图 14-1-7,图 14-1-8);当合并结核性腹膜炎时,可见腹膜尤其是盆腔腹膜均匀增厚,但厚度多小于 5mm[19]。注射对比剂增强后腹膜常显著强化,受侵大网膜表面见细而致密的网膜线[20];盆腹腔广泛粘连,表现为肠管、肠系膜、大网膜粘连包裹成团等[21]。

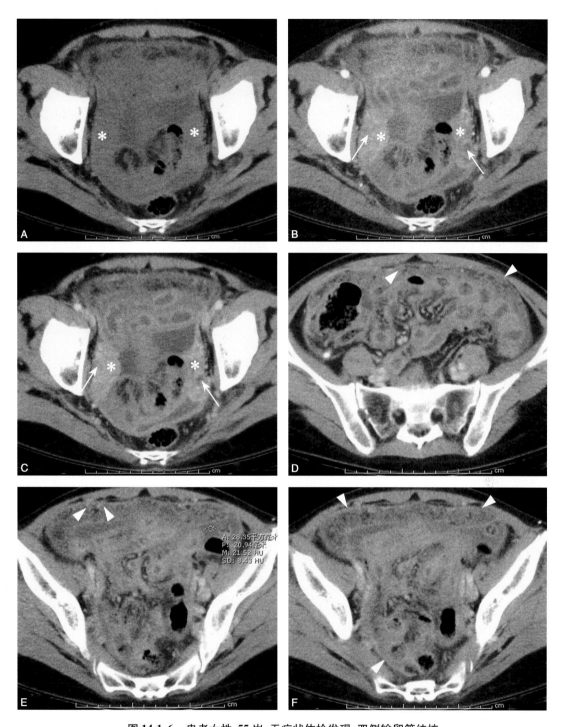

图 14-1-6　患者女性,55 岁,无症状体检发现,双侧输卵管结核

平扫 CT(A)可见双侧附件区密度略不均一肿块(星号);增强动脉期(B)和静脉期(C)可见病灶实性部分呈进行性强化,病灶内可见不规则低强化区(白箭)。大网膜、腹膜及肠系膜较均匀性增厚,约 3mm,密度增高(D～F,箭头)。腹腔内见中等量积液,积液密度略高,CT 值 21HU

477

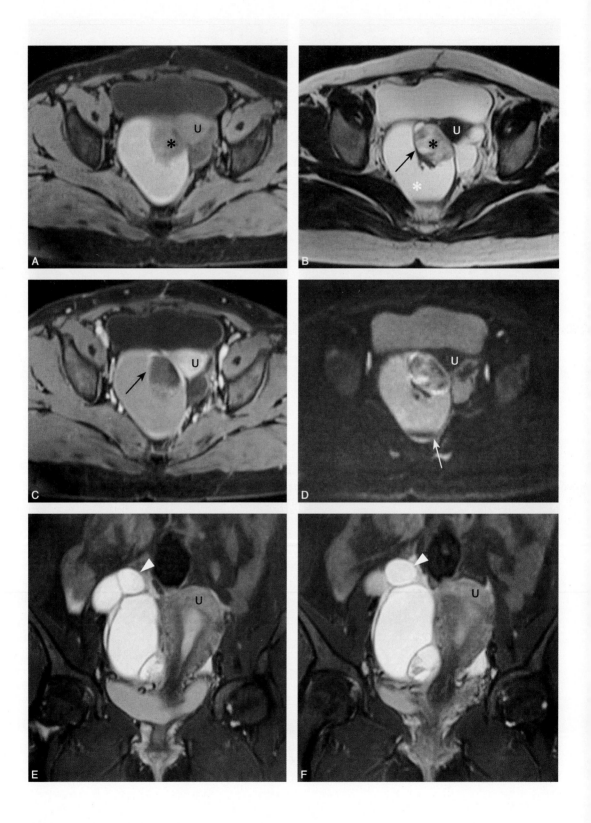

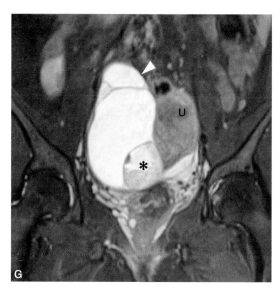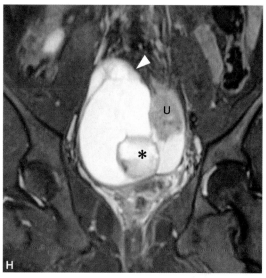

图 14-1-7　患者女性,47 岁,腹胀 10 余天,右侧输卵管结核

右附件区可见一囊性肿块,横断位 T1WI 脂肪抑制序列(A)呈高信号,内见混杂低信号区(黑星号);T2WI(B)高信号大囊(白星号)内见不均匀混杂等高信号子囊(黑星号),分隔(黑箭)呈极低信号,后部见液-液平面,下液面呈低信号;增强后(C)囊壁及分隔可见强化;DWI(D)见大囊呈略高信号,下液平面低信号(白箭),子囊呈混杂高、等及低信号。冠状位 T2WI 脂肪抑制连续层面(E~H)见管状结构(白箭头)与病灶相连。U 为子宫

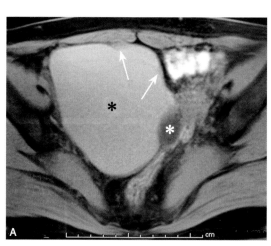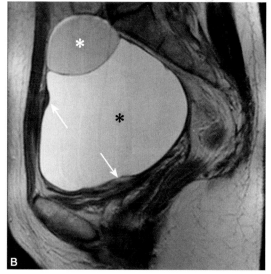

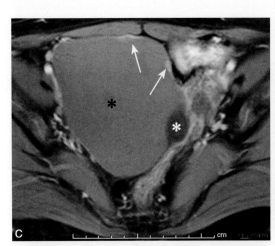
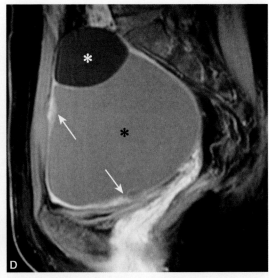

图 14-1-8　患者女性,38 岁,停经 2 月,无不适,右侧输卵管结核

右附件区可见一多房囊性肿块,横断位 T1WI 脂肪抑制(A)呈高信号,囊壁局部增厚(箭);矢状位 T2WI 脂肪抑制序列(B)可见诸房信号不等(黑、白星号),各房内信号均匀,局部增厚囊壁呈低等信号(箭);横断位和矢状位 T1WI 增强(C、D)可见局部增厚的囊壁明显强化(箭)

4. 鉴别诊断

(1) 生殖系统结核与卵巢癌及癌性腹膜炎的症状、体征相似,且前者 CA-125 亦可明显升高,故需进行鉴别诊断[22,23]。

卵巢癌不引起输卵管的扩张,其形成的肿块形态较规则,境界较清晰,很少伴有盆腔炎症改变。当合并癌性腹膜炎时,则多表现为不规则或结节状增厚的腹膜及网膜饼,后者轮廓多不规则,盆腹腔粘连表现的程度及范围较结核性腹膜炎轻,癌性腹水多为大量游离的低密度腹水。结合输卵管结核的较特异的征象能够提高疾病的诊断准确性。

(2) 输卵管结核也须与非结核性输卵管-卵巢脓肿相鉴别,后者常表现为附件区管状结构或腊肠样输卵管征象、多房分隔样囊实性肿块及盆腔炎症改变,炎症多局限在盆腔内,很少发生腹腔广泛粘连,也不出现盆腹腔腹膜连续的均匀增厚强化、大量腹水等腹膜炎征象[16]。

(3) 有时还需与原发性输卵管癌鉴别。输卵管癌发病年龄大,发病率低,而双侧输卵管癌更少见,因此不难鉴别[16]。

四、输卵管放线菌病

正常状态下,放线菌不致病。当人体抵抗力降低或组织创伤时,放线菌侵入附件的健康组织引起病变;机械因素或其他细菌感染导致黏膜破裂使放线菌转移至黏膜下层,在一些细菌的协同作用下导致放线菌病的发生[24]。女性生殖道感染放线菌的可能途径主要有以下几种:①宫腔内放置节育器;②由直肠传播至阴道,再上行感染宫腔及卵巢等部位;③口咽部放线菌经性活动传播至生殖道。其他高危因素有:肿瘤、糖尿病、个体的易感倾向、应用甾体激素和其他免疫抑制因素等,肠道手术或误食异物也可诱发此病[25]。

1. 组织病理学 放线菌病较少见,是一种亚急性或慢性多窦脓肿性、肉芽肿性炎症,起病隐匿,病变呈进行性浸润性生长,并可向远处播散,形成肉芽肿及纤维化,产生酷似于肿瘤性结节或肿瘤扩散征象。可发生于身体任何部位,主要侵犯颌颈部和胸腹部,发生于卵巢等女性生殖系统者临床少见,易被误诊为肿瘤或结核。近20年来,盆腔放线菌病的发病率呈上升趋势,妇科来源者占全部病例的1/3以上[24]。

2. 临床表现 盆腔放线菌病最常见的三大症状是腹痛(85%)、体重下降(44%)、阴道分泌物异常(25%)。60%的患者合并发热,70%的患者合并有白细胞升高。早期症状隐匿,就诊时常酷似晚期恶性肿瘤。病理镜检观察到硫磺颗粒和革兰阳性杆菌有助确诊。

3. 影像学特征 影像学表现缺乏特异性,常表现为附件区以实性成分为主或囊实混合性的肿块,肿块内多发小脓肿、肉芽组织和纤维化为其常见表现。肿块周围向外延伸的明显强化粗条索反映放线菌病的侵袭性,为相对特异的影像学表现。CT检查不仅可以判断盆腹腔脏器的受累范围,识别肿块内环形强化的脓肿壁,还可以引导脓肿的穿刺、引流。实性或囊实性肿块在MRI T2WI上呈低信号为主的不均质肿块,低信号反映肿块的纤维化,不均质部分常为多发小脓肿,增强后脓肿壁明显强化。侵袭性病灶自肿块呈条索状向外放射,T2WI亦呈低信号,增强后呈明显强化。少数情况下,肿块也可呈厚壁囊性表现,导致诊断困难,但侵袭性表现为肿块的共同特征[17,24,26,27]。

第二节 输卵管癌

原发性输卵管癌(primary fallopian tube carcinoma)是一种少见的妇科恶性肿瘤,约占妇科肿瘤的0.14%~1.8%[10,28]。近年的研究表明:部分高级别卵巢浆液性腺癌实际上源自输卵管上皮内层,病理上高级别浆液性腺癌尤其晚期患者实际上常卵巢、输卵管同时受累及,因此输卵管癌的真实发病率被低估[28-30]。

1. 组织病理学 病理学上,原发性输卵管癌的诊断标准如下:①肿瘤来自输卵管内膜;②组织学类型为输卵管黏膜上皮;③如果输卵管壁受累,应该可见清晰的良恶性上皮之间的移行区;④子宫内膜正常或者卵巢肿块小于输卵管[31,32]。浆液性癌是最常见的病理类型,占70%~90%,其次为子宫内膜样癌(10%~15%)和移行细胞癌(10%),其他为透明细胞癌、黏液腺癌、鳞癌及未分化癌8%~10%[30,33,34]。

输卵管癌因肿瘤大小和生长部位不同而在标本巨检时有不同表现。肿瘤平均大小为5cm,输卵管增粗、不规则形或腊肠状;部分病例输卵管轻微膨胀,术中可能被误认为输卵管积水、输卵管积血或输卵管积脓。双侧输卵管癌占10%~20%[35]。肿瘤早期局限于黏膜层时,仅在手术时见输卵管小结节状增粗,触诊可及柔软结节;若侵犯肌层,则结节或肿块硬度增加。当管腔充满肿瘤组织时,输卵管可呈腊肠形。肿瘤表现为黄色或褐色结节或肿块,充满输卵管腔,出血或坏死常见。大多数肿瘤位于输卵管内,通常位于输卵管远端2/3处,少数位于输卵管伞端。

输卵管癌的组织学分型分为3级[31,32]:①乳头型(papillary)1级:肿瘤局限于黏膜,无肌层浸润,肿瘤呈乳头状向腔内突出,乳头被覆柱状立方上皮,复层排列,形态不规则,核染色深,有分裂象,常可见到正常黏膜与癌的过渡区;②乳头腺泡型(papillary alveolar)2

级：乳头结构仍存在，但细胞分化较差，异型性明显，并有小腺泡或腺腔形成，常伴有输卵管肌层浸润；③髓样型（medullary）3级：细胞分化差，核分裂象多。细胞弥漫生长成片，其间有时可见腺泡结构，肌层浸润明显。这三种组织类型为逐渐演变的过程，乳头型往往为较早期病变，恶性程度较低；而乳头腺泡型及髓样型则往往为较晚期及恶性程度较高者。

2. 临床表现　原发性输卵管癌的平均发病年龄为60岁，约6%的患者在40岁以下。输卵管癌的临床表现常较隐匿和无特异性，术前诊断困难[30,36]。早期输卵管癌多无症状，随着病变的进展，可出现以下临床表现：①阴道排液：癌组织在输卵管内生长，渗出较多，加上输卵管伞端又常常阻塞封闭，从而向宫腔排液，经阴道流出，这是输卵管癌的重要临床症状，约50%以上的患者有阴道排液。排出的液体多为浆液性或浆液血性，量或多或少。②腹痛：输卵管肿块可导致下腹不适或隐痛。发生剧烈腹痛者少见，多为不同程度的隐痛或不适。③盆腔包块：附件肿块是输卵管癌的重要体征，术前检查发现盆腔肿块占61%～65%，大小不一，表面光滑，活动受限或固定，较大的肿块患者可自行扪及。典型的输卵管癌症状是上述"三联症"，但仅见于6%～15%的患者[2]。

其他症状如阴道流血：由肿瘤坏死或侵蚀血管引起，这种出血量常不多。若混在分泌液体中，则呈浆液血性。若围绝经期女性发生不规则阴道出血而诊刮阴性者，应高度怀疑输卵管癌的可能。此外，增大的肿瘤可压迫或累及周围器官，导致腹胀、尿频、尿急等症状，晚期可呈恶病质表现。由于原发性输卵管癌相对少见，加上对其认识不足，临床上仅3%～15%的患者能够术前明确诊断，大多数患者误诊为卵巢癌[2,37,38]。

3. 影像学表现　多数原发性输卵管癌源自输卵管壶腹部，其次来自伞端。肿瘤早期局限于输卵管，外形可无明显变化；肿瘤进展致输卵管弥漫性膨胀，形成实性或实性为主伴小囊的腊肠形或梭形肿块，此为典型表现（图14-2-1）；也可进一步发展成实性不规则形肿块[37-40]；肿瘤常分泌浆液，致输卵管积液扩张，明显时可形成囊实性肿块，易误诊为卵巢浆液性腺癌[2,37,39]（图14-2-2）；浆液可经输卵管排入宫腔和腹腔，形成宫腔积液和腹水[2,31,37]（图14-2-3）。

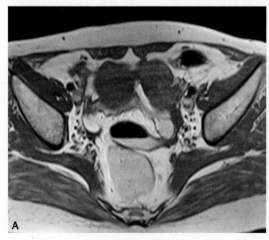
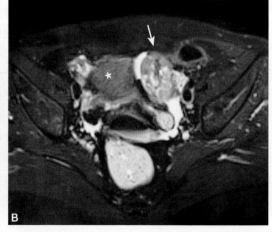

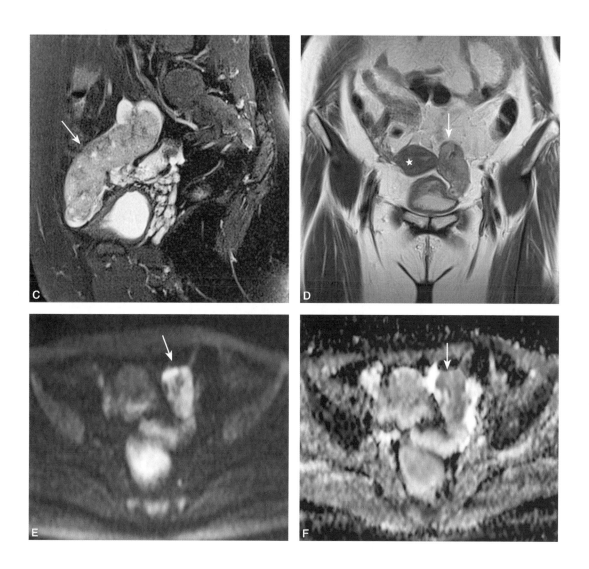

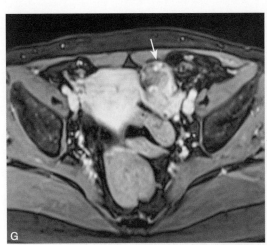

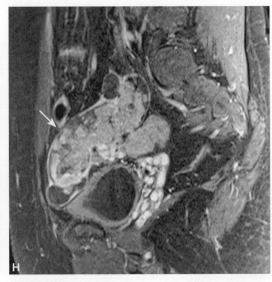

图 14-2-1　左侧输卵管癌

女性 52 岁,绝经 10 个月,阴道排液 8 个月,CA 125:72.3U/ml。横断位 T1WI(A)示子宫左旁可见不规则肿块,呈等信号;横断位、矢状位 T2WI 脂肪抑制(B,C)及冠状位 T2WI(D),示肿块位于左侧宫角旁,呈腊肠状改变,信号略不均(箭);DWI(E)肿块呈高信号;ADC 图(F)呈低信号;横断位和矢状位 T1WI 脂肪抑制增强(G,H),示肿块呈中度不均匀强化,前缘见表面光滑的输卵管壁(H,箭)

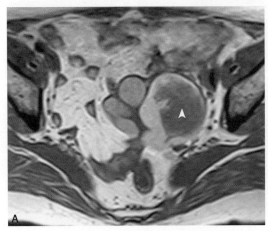

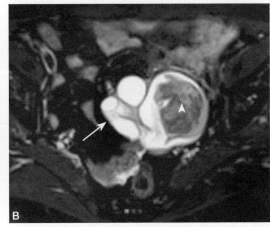

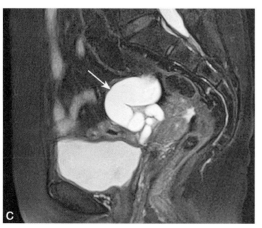
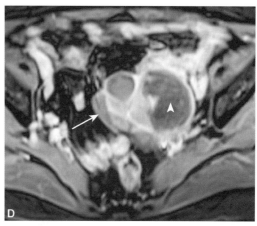

图 14-2-2 左侧输卵管癌

患者 62 岁,绝经 10 年,腹胀 8 个月,CA 125:122.3U/ml。A ~ B:横断位 T1WI 和 T2WI 脂肪抑制见左侧输卵管迂曲扩张,T1WI、T2WI 均呈高信号(箭),明显扩张的管腔内可见软组织肿块影,T1WI 呈等低信号,T2WI 呈稍高信号(箭头);矢状位 T2WI 脂肪抑制(C)迂曲扩张的输卵管显示更清晰(箭);横断位 T1WI 脂肪抑制增强(D)示输卵管壁明显强化(箭),软组织肿块轻微强化(箭头)

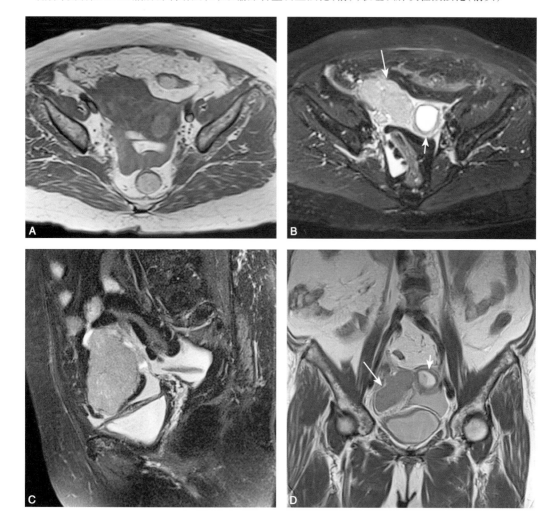

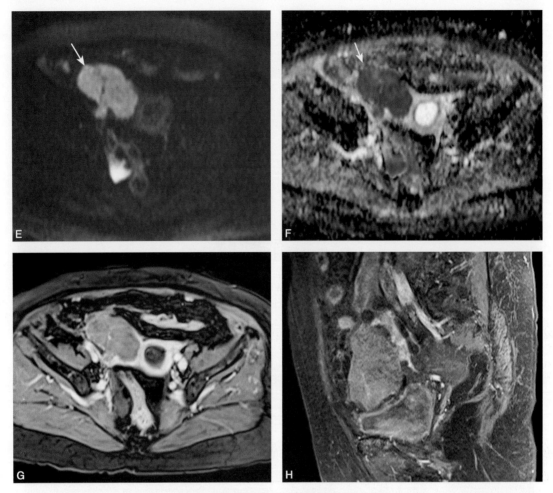

图 14-2-3　右侧输卵管癌

体检发现盆腔占位 1 个月。A 为横断位 T1WI,子宫右旁可见不规则肿块,呈等信号,宫腔扩大,呈略高信号;图 B ~ D 为横断位、矢状位及冠状位 T2WI 像,显示右侧附件区梭形实性肿块(长箭),T2WI 呈略高信号,宫腔扩张积液,T2WI 呈明显高信号(短箭),盆腔内见积液;DWI(E)肿块呈高信号(箭);ADC 图(F)呈低信号(箭);G,H 为横断位和矢状位 T1WI 脂肪抑制增强,示肿块轻度强化,子宫肌层明显强化,宫腔内积液无强化

编者[41]总结一组 23 例 27 个原发性输卵管癌,所有病例均为高级别浆液性癌;11 例 (48%)伴阴道出血或水样溢液,7 例(30%)伴腹痛或腹胀,5 例(22%)无任何症状。78% 的患者伴 CA 125 增高。单侧 19 例,双侧 4 例,肿瘤大小 1.4 ~ 12.1cm,平均 6.1cm。肿瘤源自壶腹部 11 个(41%),伞端 7 个(26%),累及伞端及壶腹部 9 个(33%)。肿瘤呈腊肠样 (80%)和不规则状(20%),实性 20(74%)和囊实性 7(26%),信号均匀(78%),轻度或中度强化 21 个(78%),明显强化 6 个(22%)。14 个(52%)肿瘤合并同侧输卵管积液,7 例 (30%)患者合并子宫腔积液,5 例(22%)见腹水。肿瘤 I 期 6 例(26%),II 期 11 例 (48%),III 期 5 例(22%),IV 期 1 例(4%)(图 14-2-4)。与上皮性卵巢癌相比,原发性输卵管癌常为中等大小的腊肠形肿块,呈均匀信号和轻度或中度强化,常合并输卵管积液或子宫腔积液[41]。而上皮性卵巢癌常为较大、不规则或椭圆形、不均匀信号的肿块,增强后以明显强化为主,不伴输卵管积液或宫腔积液[41-43]。

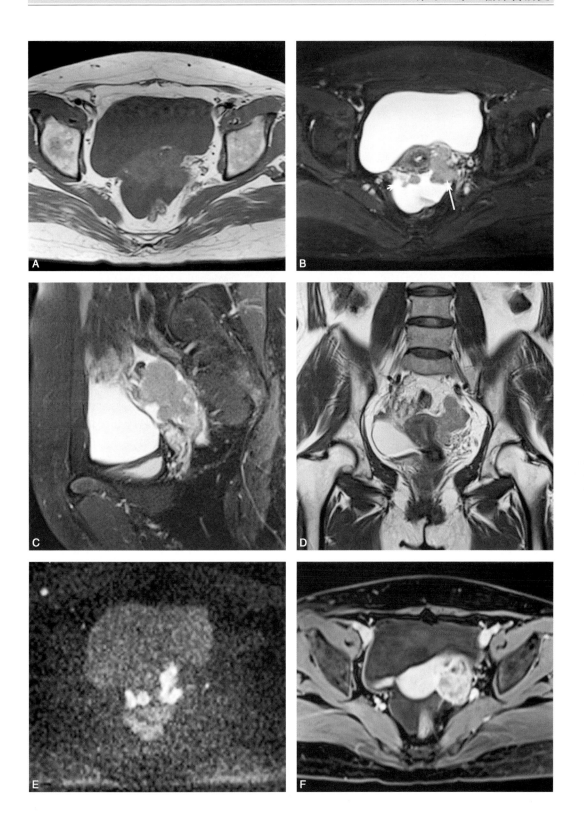

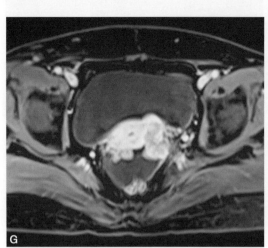
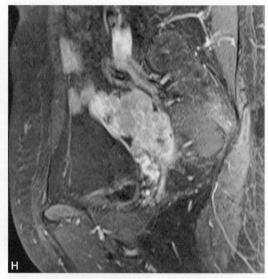

图 14-2-4　左侧输卵管癌

腹胀 1 个月,体检发现盆块 1 周,CA 125:144U/ml;A 为横断位 T1WI,子宫左旁可见不规则肿块,边界欠清晰,呈等信号;图 B~D 为横断位、矢状位及冠状位 T2WI 像,显示左侧附件区不规则形态实性肿块(长箭),T2WI 呈略高信号,后陷凹见积液,子宫右后旁可见不规则结节影(B,短箭),术后病理证实为后陷凹腹膜转移灶;DWI(E)肿块及结节呈高信号(箭);横断位(F,G)T1WI 脂肪抑制增强,示肿块中度不均匀强化,后陷凹结节明显强化;矢状位(H)示肿块不规则短腊肠样

　　虽然理论上原发性输卵管癌与上皮性卵巢癌有较多差异,附件区腊肠样肿块伴发输卵管积液或宫腔积液对原发性输卵管癌的诊断具有特征性,但有时临床中遇到的肿瘤腊肠形并不典型,而且明显扩张的输卵管常呈葫芦状盘曲在实性肿块周围,易误诊为卵巢囊腺癌[2,38,41,44]。因此对附件区肿块应在多个方位、多个层面进行仔细分析,以确定肿块的真正形态,有无迂曲扩张的输卵管,仔细观察宫腔有无积液,后两者的出现将有助于鉴别诊断。当肿块实性成分较小,输卵管积液较明显或合并卵巢-输卵管脓肿时,易造成肿瘤漏诊,DWI有助于病变的发现和定性[41](图 14-2-5,图 14-2-6)。此外,当肿块较大时,判断肿瘤来自输卵管或卵巢还是非常困难[36,38,41,44]。我们的病例组术前仅 10 例(43%)作出了正确诊断。

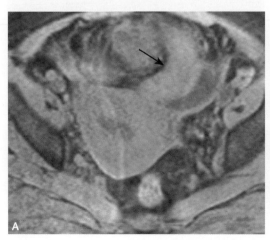
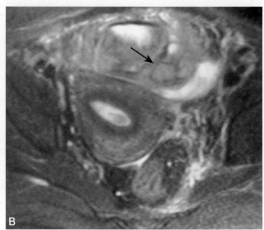

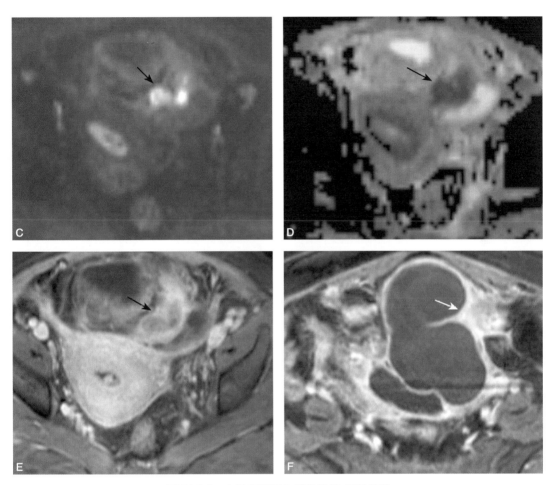

图 14-2-5 左输卵管癌合并输卵管-卵巢脓肿

女性,54 岁,下腹痛 2 个月。CA125:94.6U/ml(<35U/ml),中性粒 81.81%(43%~76%),手术病理证实输卵管低分化浆液性癌合并化脓性炎症。横断位 T1WI 脂肪抑制(A)见左侧附件区等信号腊肠状肿块(黑箭);T2WI 脂肪抑制(B)见肿瘤呈稍高信号(黑箭),周围见液性高信号,肠系膜脂肪信号增高,结构紊乱;DWI(C)(b=800s/mm²)见肿瘤部分呈不规则明显高信号;ADC 图(D)呈明显低信号,ADC 值为 0.748×10⁻³ mm²/s;横断位 T1WI 脂肪抑制增强(E)显示肿瘤轻度强化,周围输卵管壁增厚并明显强化;上一层面(F)可见输卵管-卵巢脓肿,伴明显强化较厚的脓肿壁(白箭),邻近肠系膜和腹膜明显强化。术前仅诊断输卵管-卵巢脓肿

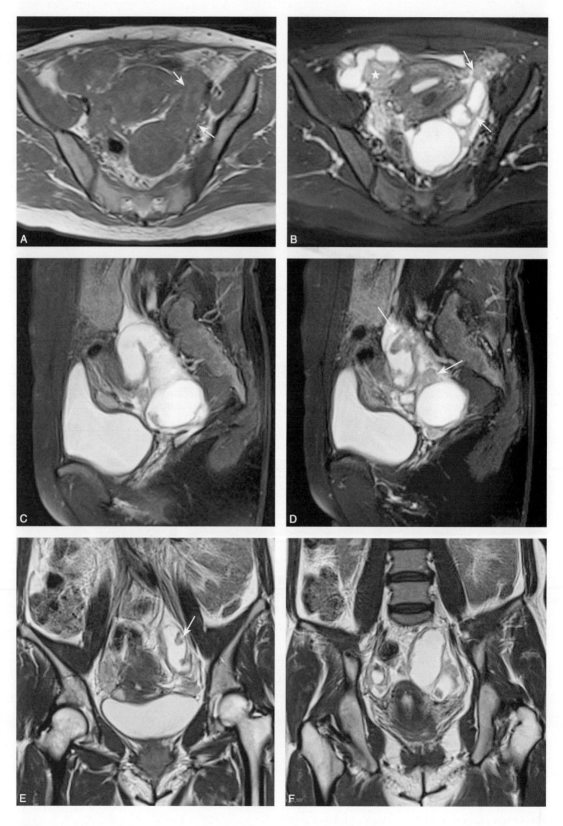

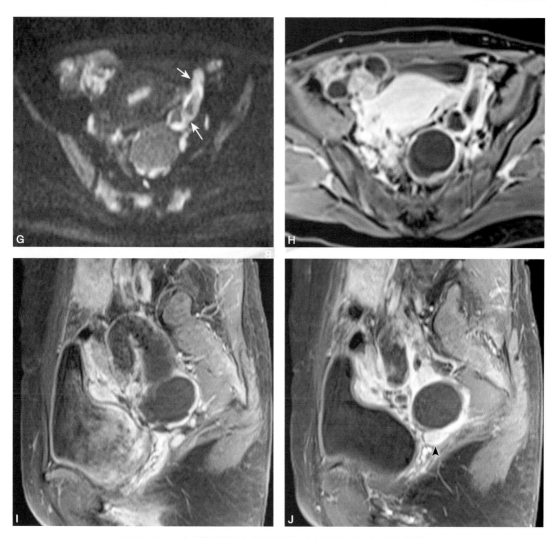

图 14-2-6　左侧输卵管癌伴双卵巢、右侧输卵管、盆腔多发转移

患者因白带发黄，体检发现盆块 1 个月，CA 125：815U/ml。A 为横断位 T1WI，左侧附件区可见腊肠状肿块（箭），右侧附件区可见不规则肿块，边界尚清晰，呈等信号；图 B~F 为横断位、矢状位及冠状位 T2WI 像，显示左侧附件区可见腊肠状扩张输卵管，管壁内可见多枚大小不等壁结节（箭），T2WI 呈略高信号；右侧附件区不规则实性为主肿块，T2WI 呈略高信号（五角星）；DWI（G）示右侧附件区肿块、左侧输卵管壁结节均呈高信号（箭）；H~J 为横断位及矢状位 T1WI 脂肪抑制增强图像，右侧附件区肿块中度欠均匀强化，左侧输卵管管壁及壁结节轻度、中度强化，后陷凹结节明显强化（箭头）

（强金伟　李勇爱　马凤华）

参 考 文 献

1. 林仲秋，邓婕. 急性输卵管炎的病因和诊治. 中国实用妇科与产科杂志，1999，15（4）：5-7.

2. Ghattamaneni S，Bhuskute NM，Weston MJ，et al. Discriminative MRI features of fallopian tube mass. Clin Radiol，2009，64（8）：815-831.

3. 李勇爱，强金伟，蔡宋琪，等. 输卵管积液的 MRI 研究. 放射学实践，2015，30（6）：651-654.

4. Oto A，Schmid-Tannwald C，Agrawal G，et al. Diffusion-weighted MR imaging of abdominopelvic abscesses. Emerg-

Radiol,2011,18(6):515-524.

5. Rezvani M,Shaaban AM. Fallopian tube disease in the nonpregnant patient. Radiog Gaphics,2011,31(2):527-548.

6. Tukeva TA,Aronen HJ,Karjalainen PT,et al. MR imaging in pelvic inflammatory disease:comparison with laparoscopy and US. Radiology,1999,210(1):209-216.

7. Ubeda B,Paraira M,Alert E,et al. Hysterosalpingography:spectrum of normal variants and nonpathologic findings. Am J Roentgenol,2001,177(1):131-135.

8. Outwater EK,Siegelman ES,Chiowanich P,et al. Dilated fallopian tubes:MR imaging characteristics. Radiology,1998,208(2):463-469.

9. 徐子宁,王灵燕,张竹君,等. 经阴道二维超声对输卵管积水的鉴别诊断. 中国医学计算机成像杂志,2006,12(6):405-407.

10. Kawakami S,Togashi K,Kimura I,et al. Primary malignant tumor of the fallopian tube:appearance at CT and MR imaging. Radiology,1993,186(2):503-508.

11. 曾正国. 现代实用结核病学. 北京:科学技术文献出版社,2003.

12. Tripathy SN. Infertility and pregnancy outcome in female gential tuberculosis. Int J Gynaecol Obstet,2002,76(2):159-163.

13. deVynck WE,Kruger TF,Joubert JJ,et al. Gential tuberculosis associated with female infertility in the western Cape. S Afr Med J,1990,77(12):630-631.

14. 王琳,史常旭. 结核杆菌的生物学特性与妇女生殖器结核的发病机制. 实用妇产科杂志,2006,22(11):641-642.

15. 吴华英,陈恩,陈金兰. 36 例输卵管结核的临床分析. 中外医疗,2012,31(6):90.

16. 张兰芳,沈文荣,郭震,等. 输卵管结核伴结核性腹膜炎的 CT 诊断. 放射学实践,2011,26(12):1266-1269.

17. Epstein BM,Mann JH. CT of abdominal tuberculosis. Am J Roentgenol,1982,139(5):861-866.

18. Kim SH,Kim SH,Yang DM,Kim KA. Unusual causes of tubo-ovarian abscess:CT and MR imaging findings. RadioGraphics,2004,24(6):1575-1589.

19. Rodriguez E,Pombo F. Peritoneal tuberculosis versus peritoneal carcinomatosis:distinction based on CT findings. J Comput Assist Tomogr,1996,20(2):269-272.

20. Ha HK,Jung JI,Lee MS,et al. CT differentiation of tuberculous peritonitis and peritoneal carcinomatosis. Am J Roentgenol,1996,167(3):743-748.

21. Sharma JB,Jain SK,Pushparaj M,et al. Abdomino-peritoneal tuberculosis masquerading as ovarian cancer:a retrospective study of 26 cases. Gynecol Obstet,2010,282(6):643-648.

22. Bilgin T,Karabay A,Dolar E,et al. Peritoneal tuberculosis with pelvic abdominal mass,ascites and elevated CA125 mimicking advanced ovarian carcinoma:a series of 10 cases. Int J Gynecol Cancer,2002,11(4):290-294.

23. Barutcu O,Erel HE,Saygili E,et al. Abdominopelvic tuberculosis simulating disseminated ovarian carcinoma with elevated CA-125 level:report of two cases. Abdom Imaging,2002,27(4):465-470.

24. 邓姗,黄惠芳. 盆腔放线菌病. 中华妇产科杂志,2003,38(3):180-181.

25. 罗营. 放线菌病和盆腔放线菌病. 国外医学·妇产科学分册,2001,28(4):164-165.

26. 彭田芳,周彦杰. 盆腔放线菌病 1 例报告及文献分析. 现代妇产科进展,2014,23(7):591-592.

27. 孙静涛,段丽,李文会. 卵巢放线菌病 1 例及文献循证分析. 中国辐射卫生,2013,22(1):110-111.

28. Singh N,Gilks CB,Wilkinson N,et al. Assignment of primary site in high-grade serous tubal ovarian and peritoneal carcinoma:a proposal. Histopathology,2014,65(2):149-54.

29. Kurman RJ,Shih IM. The origin and pathogenesis of epithelial ovarian cancer:a proposed unifying theory. Am J Surg Pathol,2010,34(3):433-443.

30. Vang R,Shih IM,Kurman RJ. Fallopian tube precursors of ovarian low-and high grade serous neoplasms. Histopathology,2013,62(1):44-58.

31. Hu CY,Taymor ML,Hertig AT. Primary carcinoma of the fallopian tube. Am J Obstet Gynecol,1950,59(1):58-67.

32. Sedlis A. Carcinoma of the fallopian tube. Surg Clin North Am,1978,58(1):121-129.

33. Buy JN,Ghossain M. Gynecological Imaging. 2013 DOI 10. 1007/978-3-642-31012-6-20.

34. Woolas R,Jacobs I,Davies AP,et al. What is the true incidence of primary fallopian tube carcinoma? Int J Gynecol Cancer,1994,4(6):384-388.

35. Markman M,Zaino RJ,Fleming PA,et al. Carcinoma of the fallopian tube. In:Hoskins WJ,Perez CA,Young RC,eds. Principles and practiceof gynecologic oncology. Philadelphia,PA:Lippincott Williams & Wilkins, 2000:1099-1112.

36. Koo YJ,Im KS,Kwon YS,et al. Primary fallopian tube carcinoma:a clinicopathological analysis of a rare entity. Int J Clin Oncol,2011,16(1):45-49.

37. Shaaban AM,Rezvani M. Imaging of primary fallopian tube carcinoma. Abdom Imaging,2013,38(3):608-618.

38. Mikami M,Tei C,Kurahashi T,et al. Preoperative diagnosis of fallopian tube cancer by imaging. Abdom Imaging,2003,28(5):743-747.

39. Kim MY,Rha SE,Oh SN,et al. MR imaging findings of hydrosalpinx:a comprehensive review. Radio Graphics, 2009,29(2):495-507.

40. Slanetz PJ,Whitman GJ,Halpern EF,et al. Imaging of fallopian tube tumors. Am J Roentgenol,1997,169(5):1321-1324.

41. Cai SQ,Ma FH,Qiang JW,et al. Primary fallopian tube carcinoma:correlation between magnetic resonance and diffuse weighted imaging characteristics and histopathologic findings. J Comput Assist Tomogr,2015,39(2):270-275.

42. Bazot M,Darai E,Nassar-Slaba J,et al. Value of magnetic resonance imaging for the diagnosis of ovarian tumors:a review. J Comput Assist Tomogr,2008,32(5):712-723.

43. Thomassin-Naggara I,Balvay D,Aubert E,et al. Quantitative dynamic contrast-enhanced MR imaging analysis of complex adnexal masses:a preliminary study. Eur Radiol,2012,22(4):738-745.

44. Ma FH,Cai SQ,Qiang JW,et al. MRI for differentiating primary fallopian tube carcinoma from epithelial ovarian cancer. J Magn Reson Imaging,2015,42(1):42-47.

第十五章
阴道和外阴病变

第一节　前庭大腺囊肿和阴道囊肿

　　前庭大腺源自泌尿生殖窦，是分泌黏液的腺体。前庭大腺囊肿（Bartholin's gland cyst）通常由腺管的结石或狭窄阻塞所致，常为感染或外伤引起。囊肿在耻骨联合平面以下，常位于阴道下部后外侧，常为偶然发现。阴道囊肿较多见，主要来源于胚胎残留组织，包括中肾管囊肿、副中肾管囊肿、包涵囊肿及尿道上皮囊肿等。女性中肾管囊肿常发生于子宫阔韧带、卵巢、输卵管、阴道、大阴唇、腹膜后等部位，其中，位于外阴阴道的中肾管囊肿亦称为 Gartner 囊肿（Gartner's duct cyst）。Gartner 囊肿与前庭大腺囊肿与尿道旁腺囊肿（Skene gland cysts）和宫颈纳氏（Nabothian）囊肿（宫颈腺囊肿）的主要鉴别在于位置不同[1]（图 15-1-1）。

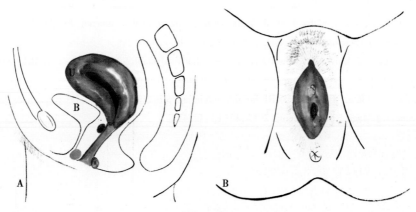

图 15-1-1

图 A 中红色圆点是阴道 Gartner 囊肿的起源位置，在阴道壁的前外侧，高于耻骨联合下缘水平。图 A、B 中蓝色圆点是 Bartholin 前庭大腺囊肿的起源位置，在阴道远端或阴道外口的后外侧。图 A、B 中绿色圆点是 Skene 尿道旁腺囊肿的位置，临近尿道远端

1. 组织病理学　前庭大腺囊肿(Bartholin 囊肿,巴氏腺囊肿)可因急性炎症消退后前庭大腺管阻塞,分泌物积聚而成。也可因腺腔内的黏液浓稠或先天性腺管狭窄排液不畅导致。会阴与阴道裂伤后瘢痕阻塞腺管口,或会阴侧切开术损伤腺管均可导致。多由小逐渐增大,有些可持续数年不变。

Gartner 囊肿大体观透明,内含浆液性透明液体。囊壁由非黏液性立方或柱状上皮组成。阴道前壁囊肿与尿道旁腺囊肿在手术前较难鉴别。

尿道旁腺位于尿道周围,近似平行于尿道走行,开口于尿道,其中最大的两个尿道旁腺称 Skene 腺,开口于尿道口黏膜 5 点和 7 点处。尿道旁腺囊肿(Skene 腺囊肿)分为先天性和继发性。先天性尿道旁腺囊肿由于胚胎期泌尿生殖窦结合处上皮连接不完善或错位,导致腺体导管梗阻。继发性尿道旁腺囊肿主要继发于尿道炎症、会阴部损伤、尿道梗阻或医源性因素。

宫颈纳氏囊肿(Nabothian 囊肿)常由于宫颈糜烂愈合过程中,新生的鳞状上皮覆盖宫颈腺管口或伸入腺管将腺管口阻塞形成,也可因腺管周围结缔组织增生或瘢痕形成压迫腺管使腺管变窄甚至阻塞,腺体分泌物引流受阻形成。囊内的黏液清澈透明,呈清白色囊泡突起,如果合并感染则呈混浊脓性。

2. 临床表现　Bartholin 囊肿若小且无感染,患者可无自觉症状;若囊肿大,患者可感到外阴有坠胀感或有性交不适。反复性交可刺激 Bartholin 囊肿体积增大。

Gartner 囊肿多发生于青春期以后,育龄期由于内分泌功能活动,上皮细胞分泌活动增强,使囊腔扩张而产生症状,高峰年龄 40～50 岁。部分囊肿是隐匿性的,常常无症状,甚至终生都不能发现,仅依赖临床检查很难确诊。囊肿位于阴道内,在尿道水平可压迫尿道,引起相应的临床症状。

Skene 腺囊肿好发于 20～40 岁,临床表现通常不典型。可表现为排尿困难,性交困难。可见邻近尿道外口,位于阴道外口前方的囊性肿块。病变很大可以导致尿道梗阻和排尿困难。可发生感染(Skene 腺炎),表现为疼痛和黏膜水肿。

宫颈 Nabothian 囊肿一般不需要治疗,患者也没有不适的症状。

3. 影像学表现

(1) CT 表现:Bartholin 囊肿位于前庭大腺区域,在阴道远端或阴道外口的后外侧,低于耻骨联合下缘水平。典型者单发,偶尔也可为多发,双侧发生,偶见薄的分隔。囊肿多呈圆形或卵圆形单房囊性薄壁肿块。CT 表现为阴道外口的后外侧低密度,边缘光滑肿块。增强内部无强化,壁很薄,而且均匀一致,壁可以轻微强化。肿块周围组织结构没有明显的炎性反应,应注意与大阴唇腹股沟疝相鉴别。

阴道 Gartner 囊肿常见于沿阴道上部的前外侧分布,常高于耻骨联合下缘水平。Gartner 囊肿 CT 表现为边界清楚,圆形或卵圆形,单房,囊性薄壁肿块,平均直径 2cm,内部可有分隔。因囊内蛋白含量不同而致囊液的密度不同,含有蛋白或出血成分的 Gartner 囊肿密度可能比较高。囊壁可钙化。增强扫描囊壁没有明显强化,囊液无强化(图 15-1-2)。极少数见到结节状或肿块样强化。提示囊肿恶变。

Skene 腺囊肿 CT 见会阴前部低密度囊性病变,位于尿道远端侧缘或后缘圆形或类圆形病变,阴道外口前方。低于耻骨联合下缘水平。如伴有出血可能为高密度。增强内部无强化,有薄壁。感染时可有不规则的囊壁强化;肿块样强化提示少见的恶变。

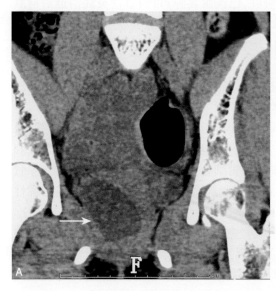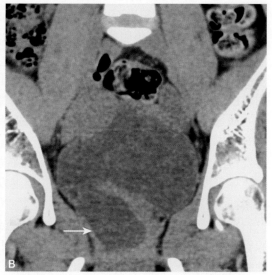

图 15-1-2　阴道囊肿

患者 15 岁,腹痛一周,发现盆腔包块来诊。A 为患者 2013 年 12 月 CT,见阴道右侧椭圆形单房囊性病灶,囊壁菲薄,囊液密度均匀如水。B 为 2015 年 2 月 CT,显示由于内分泌功能活动,病灶明显增大,囊腔扩张(箭),术后病理证实为阴道囊肿

宫颈 Nabothian 囊肿表现为小而分散的类圆形低密度影,成分复杂者密度可升高,多位于宫颈,常为多发,大小不等,小的如米粒大小,大的直径可达甚至超过 1cm。增强无强化。

(2) MRI 表现:不含蛋白成分的囊肿 T1WI 为低信号,T2WI 呈均匀一致的高信号。薄壁,边界清楚。含有蛋白成分的囊肿 T1WI 信号取决于蛋白成分高低,常为中高信号;囊肿出血 T1WI 呈高信号;并发炎症或脓肿时表现为不均匀的信号[1]。

Bartholin 囊肿表现为阴道外口后外侧的囊性病变,可见内部薄分隔。通常大小 1 ~ 4cm,也可以长大至 10cm。T1WI 抑脂增强序列显示病变内部无强化,薄分隔可以轻微强化。如果囊壁增厚并强化可提示感染(前庭大腺炎)。如果发现结节或肿块样强化提示恶变可能。由于 MRI 能够多平面显示病变且软组织分辨率好,因此推荐 MRI 检查。

Gartner 囊肿位于阴道黏膜下,MRI 可显示更多特点。典型的呈 T1WI 均匀低信号,T2WI 均匀高信号,与宫颈和尿道等结构分界清楚。如果合并感染、出血、或含有高蛋白成分,则囊肿的信号不典型。增强扫描囊壁可轻度强化或无强化,囊液无强化,囊壁轻度强化常提示感染(图 15-1-3)。偶尔可见薄分隔。结节状或肿块样强化提示恶变可能。

Skene 腺囊肿在 MRI 上表现为邻近尿道远端(尿道外口)、位于会阴浅表、阴道口前部的囊性肿块,典型者较小,通常小于 2cm,可以与阴道壁分开。低于耻骨联合下缘水平。单纯性 Skene 囊肿 T1WI 为低等信号,T2WI 为均匀一致的高信号,增强后囊肿内部不强化,薄壁无或轻度强化。伴发感染信号可不均匀,增强后见囊壁增厚,周围组织强化。囊肿伴出血或囊液含高蛋白成分,T1WI 信号升高。

宫颈纳氏囊肿一般小而分散,多位于宫颈,常为多发,大小不等,小的如米粒大小,大的直径可达甚至超过 1cm,T1WI 低信号,T2WI 高信号。含有高蛋白成分的囊肿 T1WI 可呈现高信号(图 15-1-4)。

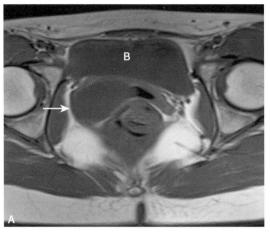

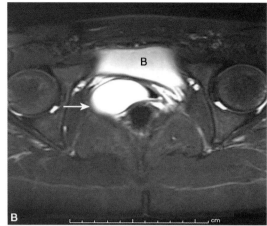

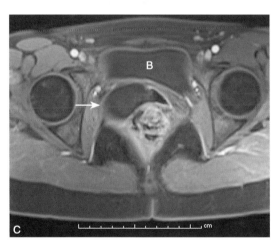

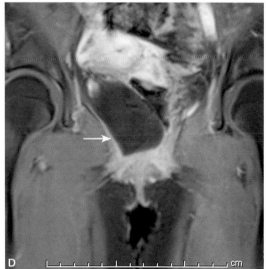

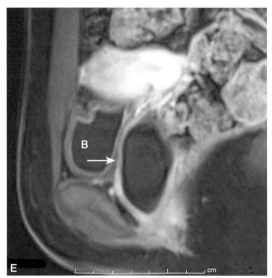

图 15-1-3　与图 15-1-2 同一病例，为 2014 年 12 月该患者的 MRI 图像

A 为横断位 T1WI 图像，示阴道右侧类圆形单房囊性病灶，T1WI 呈低信号。B 为横断位 T2WI 脂肪抑制图像，病灶呈高信号。C 为横断位 T1WI 脂肪抑制增强图像，显示囊壁轻度强化，提示感染。囊液未见增强。D 和 E 为冠状位和矢状位 T1WI 脂肪抑制增强图像，显示囊肿邻近膀胱，与膀胱分界清楚，冠状位和矢状位有利于确定病灶起源于阴道壁

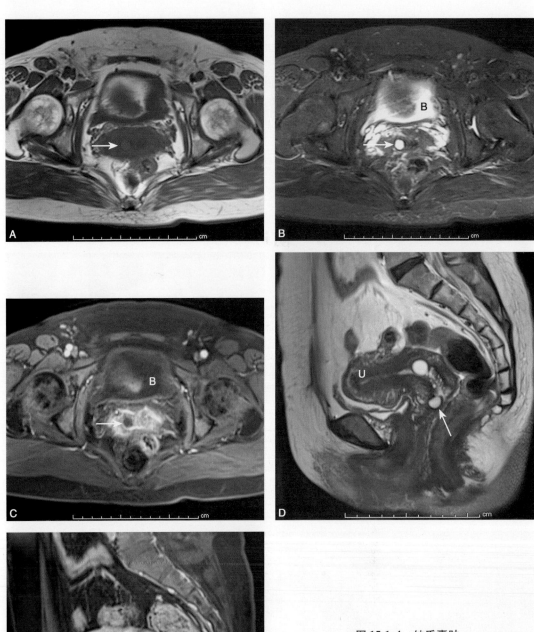

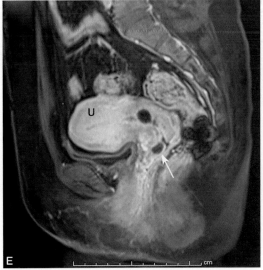

图 15-1-4 纳氏囊肿

患者,49 岁,临床无明显症状。A 为横断位 T1WI 图像,示宫颈偏右侧类圆形等及稍高信号;B 为横断位 T2WI 脂肪抑制图像,病灶呈高信号;C 为横断位 T1WI 脂肪抑制增强图像,显示囊液未见增强;D 为矢状位 T2WI 图像,病灶呈高信号;E 为矢状位 T1WI 脂肪抑制增强图像

4. 鉴别诊断　Bartholin 囊肿与前庭大腺炎、表皮包含囊肿和 Bartholin 腺癌鉴别。前庭大腺炎是前庭大腺囊肿的感染,表现为囊肿壁增厚并有邻近组织的炎性改变。表皮包含囊肿是常起自大阴唇的皮下病变,可移动,无触痛,常常继发于外伤后或手术。Bartholin 腺癌含有明显强化的软组织成分。

Gartner 囊肿需与苗勒管囊肿、Skene 囊肿、尿道憩室和异位输尿管疝鉴别。苗勒管囊肿与 Gartner 囊肿类似,两者的鉴别在临床中并不重要。Skene 囊肿位于会阴浅表、阴道口前部的囊性肿块,常低于耻骨联合水平。尿道憩室常发生于中尿道,在耻骨联合水平,特征性表现是憩室与尿道之间可见一个憩室颈将两者连接起来。异位的输尿管远端囊性扩张,与输尿管相连。

第二节　阴道良性肿瘤

一、阴道平滑肌瘤

阴道平滑肌瘤(vaginal lciomyoma)是一种少见的良性阴道间叶细胞来源肿瘤,是阴道单克隆平滑肌肿瘤。

1. 组织病理学　阴道壁平滑肌瘤几乎没有有丝分裂和核异型性。可源于阴道的血管平滑肌、竖毛肌、阴道黏膜下平滑肌及圆韧带平滑肌。阴道良性肿瘤常发于阴道前壁黏膜下肌层,呈结节状生长,质硬、有蒂、边界清楚,突向阴道,阴道黏膜表面光滑。与子宫肌瘤相似,阴道平滑肌瘤可以发生变性、坏死、液化、囊样变和钙化。肿瘤多呈单发性生长,大小不一,直径一般为 1～5cm,偶可达 10cm。

2. 临床表现　阴道平滑肌瘤非常少见,好发于育龄期(35～50 岁)妇女,多无明显临床症状,几乎都是良性肿瘤。阴道壁平滑肌瘤较大时,临床症状与肿瘤生长部位有关,如:阴道前壁的肿瘤压迫膀胱和尿道易引起尿路刺激症状;位于阴道口的肿瘤可引起性交困难,而体积小的肿瘤可无症状,多数在常规体检时发现。通常经阴道手术切除治疗,术后预后良好。

3. 影像学表现　阴道平滑肌瘤是阴道壁来源的实质性软组织肿块。可发生于阴道壁的任何部位,常见于阴道前壁中线部位,发生于阴道后壁或非中线部位的为非典型肿瘤。影像学表现为阴道前壁圆形肿块或结节状肿块,边界清楚,突向阴道,表面光滑,直径一般1～5cm,内部结构较均匀,可有螺旋样改变(图 15-2-1)。肿瘤通常为单发病灶,极少多发。由于阴道平滑肌瘤与阴道壁、会阴部软组织密度接近,因此即使增强 CT 有时也难以诊断,偶尔可见阴道轮廓异常或肿瘤内钙化。由于含有平滑肌成分,MR T1WI 和 T2WI 像均显示为均匀一致的低信号,如内含水肿成分,T2WI 可见高信号。增强后呈中等强化,强化程度小于子宫肌层的强化。偶尔可见动脉早期明显强化。如发生变性,可因变性的类型不同而呈不同表现,类似子宫平滑肌瘤变性的信号表现。

4. 鉴别诊断　阴道平滑肌瘤中平滑肌瘤细胞增生特别活跃者考虑为交界性平滑肌肿瘤,需与平滑肌肉瘤、阴道癌、阴道壁炎症、阴道横纹肌肉瘤和宫颈癌鉴别。阴道平滑肌肉瘤

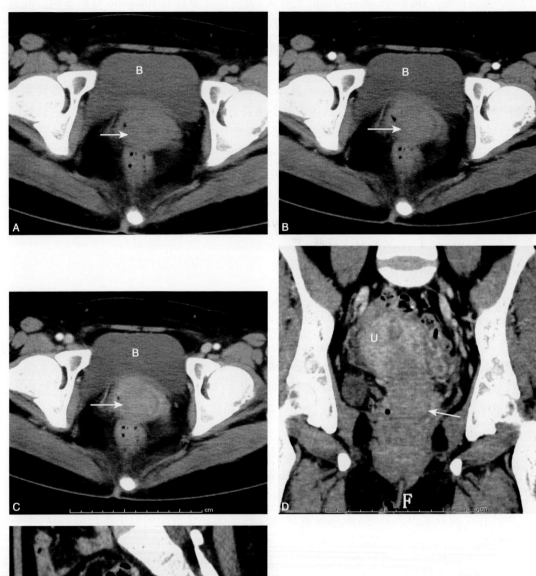

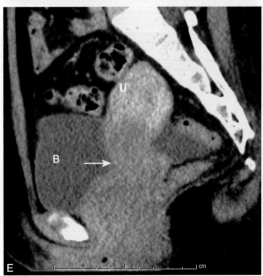

图 15-2-1 阴道壁平滑肌瘤

患者女性,45岁,自觉外阴肿块脱出5个月,不痛,无瘙痒,无尿频尿急。妇科检查见阴道前壁肿块直径约3cm。A为CT平扫,示阴道区类圆形软组织密度影;B和C为CT增强扫描动脉期和静脉期图像,显示病灶动脉期轻度强化。静脉期中度强化。肿块与阴道前壁分界不清(箭),推移阴道腔向后,D和E分别为CT增强静脉期冠状位和矢状位重建图像,显示阴道平滑肌瘤增强后呈中等强化(箭),强化程度低于子宫肌层。U:子宫;B:膀胱是大的不均匀实性肿块,侵袭周围组织,T2WI 呈中高信号,组织病理学检查是确诊阴道平滑肌瘤的"金标准"。阴道癌是实性的扁平的不均质肿块,易侵袭周围组织。阴道壁炎症性病变主要为结核,一般表现为阴道血性分泌物,溃疡少见,生长慢,有其他部位结核病史则有利于鉴别。阴道横纹肌肉瘤主要发生于儿童的巨大不均质肿块,T2WI 呈中高信号。宫颈癌起源于宫颈,表现为宫颈 T2WI 高信号肿块,肿瘤明显时常累及阴道壁。

二、阴道纤维瘤

1. 组织病理学　阴道纤维瘤(vaginal fibroma)是一种较少见的阴道良性肿瘤。分为硬纤维瘤和软纤维瘤。硬纤维瘤是指有包膜的由增生纤维组织构成的硬性结节,肉眼大多体积小,平均直径 2~3cm,有明显包膜,切面呈灰白色、编织状。软纤维瘤又称皮赘,多见于女性外阴、面部、腋窝和躯干皮肤,常向外突起下垂,形成息肉样瘤结节,没有包膜,质软,直径1~2cm。镜下肿瘤无包膜,由黏液样间质、疏松的纤维和脂肪组织构成,偶见炎细胞浸润。

孤立性纤维瘤(solitary fibrous tumor,SFT)是一种少见的梭形细胞硬纤维瘤,目前多数学者认为其可能起源于表达 CD34 抗原的树突状间质细胞,其免疫组化 Vimentin,CD34,Bcl-2 表达阳性。阴道孤立性纤维瘤起源于阴道壁,较为少见,常为单发,质硬,基底部活动,有不明显的包膜,多发生在阴道前壁。SFT 大部分为良性,但有 10%~20% 为恶性或倾向恶性。

侵袭性纤维瘤(aggressive fibromatosis)的发病率极低,原发于阴道者尤为罕见。

2. 临床表现　阴道纤维瘤肿瘤小者可无症状,增大时可出现阴道下坠感、性感不快及压迫症状,肿物穿透阴道壁后可以出现接触性出血。

侵袭性纤维瘤虽为良性病变,却有着浸润性生长和反复复发的临床特点,死亡率高达9%。阴道侵袭性纤维瘤在发病初期无明显的自觉症状,肿瘤潜伏于腹膜后呈蟹足样生长,发现时肿瘤多已较大,甚至出现压迫症状。如果压迫膀胱、直肠、输尿管,则相应造成排尿困难,大便变细,输尿管积水等症状。

3. 影像学表现　CT 表现为边缘清楚的孤立性肿块,无分叶或可见浅小分叶,纤维瘤的实性部分密度一般较均匀,呈软组织密度,囊变坏死区为低密度,MR T1WI 呈等信号,T2WI 呈等低信号;囊变坏死区 T1WI 呈低密度,T2WI 呈高信号。增强扫描阴道纤维瘤实性部分一般呈轻到中度强化,可延迟强化。SFT 为富血供的肿瘤,以早期强化为其特征,囊变坏死区不强化。SFT 与盆壁及盆底关系密切、与邻近结构分界消失、具有侵袭性提示恶性。

4. 鉴别诊断　阴道前壁孤立性纤维瘤应与膀胱和尿道占位相鉴别。阴道后壁孤立性纤维瘤与肠道间质瘤鉴别。因孤立性纤维瘤不是向阴道腔内生长,故阴道黏膜完整,妇科检查常不能发现阴道异常,而直肠指检可以触及肿物,因此需要与肠道间质瘤鉴别。

三、阴道神经纤维瘤

阴道神经纤维瘤(vaginal neurofibroma)是少见的女性生殖器官肿瘤,多为良性。神经纤维瘤为常染色体显性遗传疾病,系外胚层神经组织发育不良,过度增生,肿瘤形成。多生长在皮肤和皮下组织,可单发或多发。单发经纤维瘤多见于腋窝,肘侧和颊部等处。神经纤维瘤病是由 Von Recklinghuasen 在 1882 年提出的。病变主要位于躯干四肢的皮肤及软组织。发生在皮肤及软组织外的神经纤维瘤病仅有 1%,而且主要在胃肠道及膀胱。发生于女性内生殖道的神经纤维瘤病极为罕见,可以累及阴道、宫颈、子宫及卵巢。

1. 组织病理学　单发神经纤维瘤呈结节状或息肉状,边界清,无包膜,剖面灰白或胶冻样,质实,2%～5%肿瘤有恶变可能,病理可确诊良恶性。阴道的神经纤维瘤病,可见阴道壁增厚变硬。镜下观察:阴道壁的间质或平滑肌之中弥漫浸润短梭形的肿瘤细胞。

2. 临床表现　阴道神经纤维瘤生长缓慢,病程可长达 30 年。各个年龄均可发生。临床检查可发现阴道壁边界清楚的实性肿块,并向阴道内突出。治疗以手术切除为主,手术后容易复发。手术中应注意肿瘤的瘤蒂常附着正常器官,手术时以剔除肿瘤为宜。

3. 影像学表现　单发阴道神经纤维瘤 CT 呈单发的阴道内软组织密度影,也可表现为阴道壁增厚,边界清楚。MRI 像上,T1WI 呈等低信号,T2WI 呈等高信号肿块,边界清楚,增强可有强化。

第三节　阴道恶性肿瘤

阴道恶性肿瘤(vaginal malignant tumor)占妇科恶性肿瘤的 2%。阴道恶性肿瘤以继发者多见。绝大多数发生在停经后,主要症状为出血。MRI 和 CT 在阴道病变的应用主要是确定恶性肿瘤的浸润深度及淋巴结转移等情况。

一、转移瘤

阴道是妇科恶性肿瘤和全身其他部位恶性肿瘤如膀胱、尿道或尿道旁腺、乳腺或肺恶性肿瘤的常见转移部位。阴道是滋养细胞肿瘤中仅次于肺的第二常见转移部位。

1. 组织病理学　阴道转移瘤的临床诊断主要基于妇科检查时见到阴道壁凸起肿物或紫蓝色结节。阴道转移瘤组织较脆。阴道静脉丛丰富并缺乏静脉瓣膜,因此一旦阴道转移瘤破溃出血多较凶猛、难以控制、反复发生。

2. 临床表现　阴道转移性肿瘤比原发肿瘤多见,多由宫颈、宫体和外阴转移而来,恶性滋养细胞肿瘤常发生阴道转移,少数来自膀胱、卵巢、尿道和直肠癌,肾和乳腺癌。转移途径包括直接扩散,淋巴途径,血行播散,直接种植。

3. 影像学表现　阴道转移瘤多见于阴道前壁,尿道口多见。阴道转移性肿瘤中直接侵及阴道的肿瘤,首先累及阴道上段(图 15-3-1)。CT 表现如为单发,呈边界清楚的阴道软组织密度肿块,增强后早期周边强化,找到原发肿瘤病史可提示阴道病灶为转移瘤。如果病灶为多发性,且阴道黏膜完整,则阴道转移瘤可能性大。

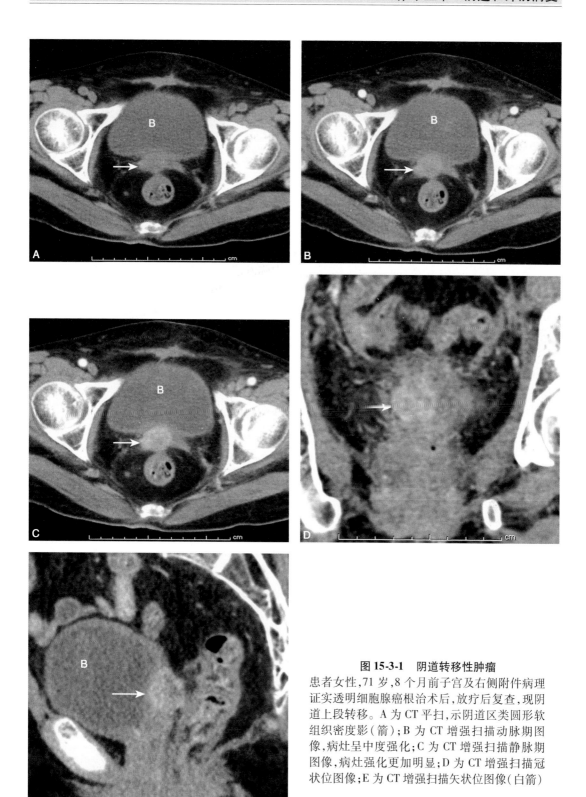

图 15-3-1 阴道转移性肿瘤

患者女性,71 岁,8 个月前子宫及右侧附件病理证实透明细胞腺癌根治术后,放疗后复查,现阴道上段转移。A 为 CT 平扫,示阴道区类圆形软组织密度影(箭);B 为 CT 增强扫描动脉期图像,病灶呈中度强化;C 为 CT 增强扫描静脉期图像,病灶强化更加明显;D 为 CT 增强扫描冠状位图像;E 为 CT 增强扫描矢状位图像(白箭)

MRI 可表现为单发,边界清楚阴道肿块;也可为多发性病变,阴道黏膜显示完整。T2WI肿块呈轻度高信号,增强后早期周边强化,延迟期略有向内充填。患者如有原发肿瘤病史,需考虑阴道转移癌[3]。MRI 有利于观察肿瘤起源及软组织结构,较 CT 具有优势。

4. 鉴别诊断　找到原发肿瘤病史可提示阴道病灶为转移瘤。晚期阴道转移性肿瘤则很难区别原发于阴道或由其他部位肿瘤侵犯阴道。如果为外阴癌侵及下段,病变主体常常在阴道以外。阴道平滑肌肉瘤或者阴道癌 T2WI 为高信号,特点是边界不清,局灶浸润,常伴出血、坏死,增强后肿块呈不均匀强化。阴道平滑肌瘤起自阴道前壁中线部位,类圆形,边界清楚,呈 T1WI 低信号,T2WI 低信号,增强后均匀强化。

二、阴道癌

原发性阴道癌(vaginal carcinoma)少见,占妇科恶性肿瘤的 1% ~2%[4]。其中以阴道鳞状细胞癌最多见,占 85%[4]。原发性阴道癌诊断标准为肿瘤原发部位在阴道。诊断阴道癌应首先排除来源于生殖器官或生殖道外的肿瘤转移至阴道。肿物生长或扩散到宫颈外口,子宫颈外口区域有肿瘤,应归于宫颈癌。大多数阴道癌发生于绝经后或老年妇女。发生于年轻妇女者,其病因可能与宫颈病变有关,也即与人乳头状瘤病毒有密切的关系。原发性阴道癌预后较差,与分期、病理类型、分级、部位及治疗方法有关。阴道癌患者 Ⅰ~Ⅳ期五年生存率分别为 73%,48%,28%,11%。

1. 组织病理学　阴道上皮最常见的病变是鳞状上皮病变。阴道上皮内瘤变是阴道浸润癌的癌前病变,占女性下生殖道上皮内瘤变的 1%。大约 9% 的原发阴道癌为腺癌。原发性阴道癌大体病理分外生型、内生型和表浅型。外生型最常见,约占 67%。内生型为肿瘤向阴道四周浸润,阴道壁增厚,变硬。表浅型少见,病变局限于黏膜。

根据 FIGO/IGCS 妇科恶性肿瘤分期及临床实践指南,原发性阴道癌的分期见表 15-3-1。

表 15-3-1　阴道癌 FIGO 和 TNM 分期

FIGO 分期	标　准	TNM 分期
0 期	原位癌;上皮内瘤变 3 级	Tis
Ⅰ 期	肿瘤局限于阴道	T_1
Ⅱ 期	肿瘤累及阴道旁组织,但未达盆侧壁	T_2
Ⅲ 期	肿瘤扩散到盆侧壁	T_3
Ⅳ 期	肿瘤扩散范围超出真骨盆或侵犯膀胱或直肠黏膜;泡状水肿不能分为Ⅳ期	T_4
Ⅳ A	肿瘤侵犯膀胱和(或)直肠黏膜和(或)超出真骨盆	T_4
Ⅳ B	扩展到远处器官	M_1

2. 临床表现　阴道癌患者无特异的临床症状。早期阴道癌的表现可能轻微,主要症状为无痛性不规则阴道出血、分泌物异常,与宫颈疾病症状相似。晚期患者侵犯神经或骨质引起下腹痛或腰痛;侵犯或压迫膀胱、尿道引起尿频、尿痛排尿困难或血尿;压迫或侵犯直肠引起排便困难、里急后重、便血等。

阴道鳞状细胞癌常见于绝经后妇女,平均诊断年龄是 60 岁。腺癌发病年龄较轻。暴露在己烯雌酚下可以发生阴道腺癌,也可以发生在尿道腺周围及子宫内膜。透明细胞癌的预后较好。总体生存率为 78%。非透明细胞腺癌的生存率明显低于鳞状细胞癌。

最近报道阴道癌的五年生存率与宫颈癌相近。Anderson 肿瘤中心最近发表 193 例的病例报告。50 例 I 期患者五年生存率为 85% 。97 例 II 期患者的五年生存率为 78% 。46 例 III ~ IV 期患者的五年生存率为 58% 。

3. 影像学表现

（1）CT 表现：自然状态下阴道前后壁紧贴影响观察，因此 CT 检查时应放置阴道栓。早期阴道癌未突破包膜时，阴道外形改变不明显，单凭 CT 难以诊断。肿瘤较大时，阴道外形改变，病灶可表现为局部的软组织增厚或结节状改变，其密度不均，尤其肿瘤有坏死时，出现低密度区。突破包膜时，正常脂肪间隙消失。与盆腔侧壁脂肪层影闭塞，为盆壁受侵，提示 III 期。脏器受累表现为与肿瘤接触部位的局限性增厚。CT 确定淋巴结有无转移时根据其大小来划定，当直径大于 1cm 时认为有转移，敏感度为 70% ~ 80% 。CT 对阴道癌的诊断有一定的困难，只有当阴道癌长大到改变阴道外形轮廓时才能发现。

（2）MRI 表现：T2WI 图像能够很好地观察阴道癌细节及其与邻近组织的关系，阴道癌在 T1WI 上呈等低信号，类似肌肉组织，有时难以发现。T2WI 上阴道癌大部分都能显示，表现为阴道内膜线消失或变形，局部阴道壁增厚，阴道壁肌层低信号中断，肿块可为不规则形状边界不清或边界清楚的肿块、壁厚浸润型或外生型。肿瘤呈中等或稍高信号，信号高于肌肉，低于脂肪组织，容易和低信号的阴道壁区分。肿瘤内部坏死显示为 T2WI 局灶性高信号，提示肿瘤分化差[4]。外生型阴道癌比浸润性阴道癌预后好。

MRI 有助于阴道癌术前分期，I 期局限于阴道壁内或腔内，T2WI 呈稍高信号，低信号的阴道肌层完整（图 15-3-2）。II 期侵袭到阴道周围组织，T2WI 低信号的阴道肌层不完整甚至消失，突破阴道外膜，T1WI 见阴道周边正常脂肪间隙消失，局部条索状低信号影。III 期阴道癌向周围侵犯到盆壁，在 T2WI 上显示低信号的盆壁肌肉中有高信号肿块侵犯。IVA 期侵犯直肠或膀胱，表现为膀胱阴道脂肪消失或直肠阴道隔膜消失。IVB 期超出盆腔，可以侵犯腹膜、小肠、大肠。最常见远处转移器官是肺，肝和骨[4]。阴道恶性肿瘤通常使用阴道镜即可诊断，影像学主要是观察肿瘤范围和淋巴结转移。CT 和 MRI 在肿瘤分期上较超声准确，观察肿瘤向阴道周边侵犯方面 MRI 优于 CT，两者在淋巴结转移的敏感性方面作用相当。肿瘤生长局限于尿道者为尿道癌。局限于外阴为外阴癌。阴道癌或宫颈癌放疗后的纤维化需与肿瘤复发鉴别。放疗后纤维化通常在 T1WI 和 T2WI 上为中等信号。

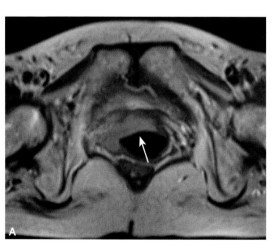
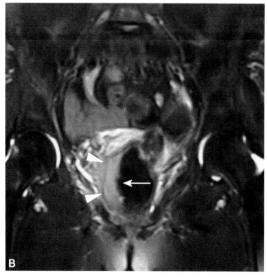

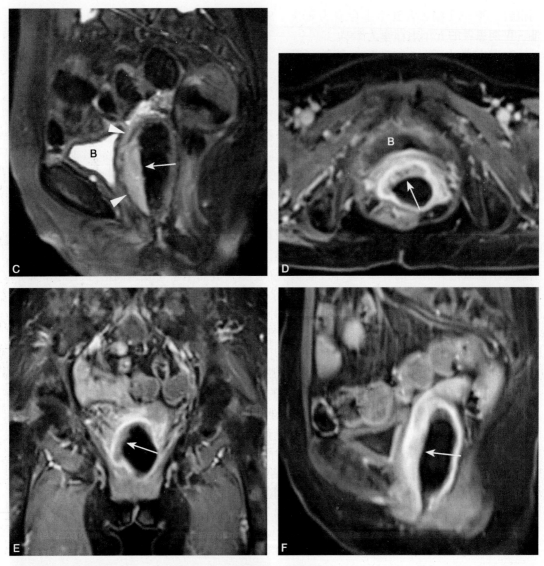

图 15-3-2　阴道癌

患者 69 岁,绝经后阴道不规则出血两个月,病理证实为阴道鳞癌 I 期。A 为横断位 T1WI 图像,示肿块侵袭阴道前壁和右侧壁,肿瘤呈扁平状,突入阴道腔内,呈稍高信号影(箭);B 和 C 分别为冠状位和矢状位 T2WI 脂肪抑制图像,示阴道癌为新月形稍高信号(箭),同时显示完整低信号阴道肌层(箭头),提示阴道癌局限于阴道壁,没有侵犯阴道周围的组织结构;D ~ F分别为横断位、冠状位和矢状位 T1WI 脂肪抑制增强图像,示病灶中度不均匀强化(箭),阴道壁显示完整,强化明显

4. 鉴别诊断　阴道癌需与阴道转移瘤和阴道平滑肌瘤鉴别。阴道转移瘤可单发或多发,在 T2WI 上呈轻度高信号,阴道黏膜常显示完整,增强后早期周边强化,延迟期略有向内充填。如患者有原发肿瘤病史,考虑阴道转移瘤较高的发生率,应高度提示阴道病灶为转移性。阴道平滑肌瘤起自阴道前壁中线部位,类圆形,边界清楚,呈 T1WI 低信号,T2WI 低信号,增强后均匀强化。

三、黑色素瘤

阴道黑色素瘤(melanoma)是罕见的高度恶性肿瘤,发病率约4.1/100万,占女性恶性肿瘤的0.4% ~0.8%,约占女性黑色素瘤的1.6%。恶性黑色素瘤中老年多见,平均发病年龄为49岁。阴道恶性黑色素瘤的恶性程度高,易复发转移,预后极差,五年生存率小于25%。

1. 组织病理学　阴道黑色素瘤罕见。几乎全部发生于白人妇女。最常发生于阴道下1/3,尤其在阴道前壁和侧壁。阴道黑色素瘤大多数为深部浸润癌。典型恶性黑色素瘤的胞质内含有黑色素颗粒,在光镜下容易诊断。恶性黑色素瘤的细胞形态多样,大小差别很大,没有固定的组织结构及生长方式。确诊主要依靠病理学检查,免疫组化染色 HMB4 有特异性。

2. 临床表现　阴道黑色素瘤常见于绝经后女性,平均诊断年龄58岁。早期以阴道不规则流血、白带增多为主。晚期肿瘤侵犯膀胱或直肠时,可有尿频或里急后重。也有5% ~ 10%患者无症状。妇科检查可见阴道壁肿块,0.5~4cm,可伴感染出血,或部分阴道壁变硬,见结节、糜烂、溃疡或出血。

3. 影像学表现　阴道恶性黑色素瘤的影像相关报道罕见。CT 表现为与肌肉类似强化程度的肿块。可以侵袭周围的结构。

黑色素瘤含有的黑色素是顺磁性物质,具有顺磁性效应,可以缩短 T1 和 T2 时间,MRI 表现为具有特征的 T1WI 高信号、T2WI 高信号的阴道肿块[5],在脂肪抑制序列高信号显示更加清楚;DWI 呈稍高或高信号。部分病例可因黑色素成分较少而呈低或中等信号。较大的肿瘤可以伴有出血或坏死,出血在 T1WI、T2WI 均为稍高或高信号,坏死为T1WI 低、T2WI 高信号。增强后肿瘤呈明显均匀强化,出血或坏死区无强化。MRI 上盆腔淋巴结转移的标准为淋巴结大于1cm。淋巴结肿大 T1WI 为中等信号,T2WI 为稍高信号[6](图 15-3-3)。

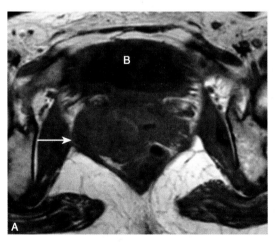
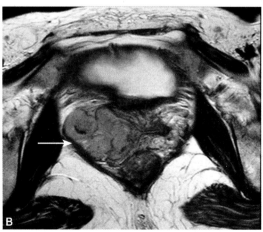

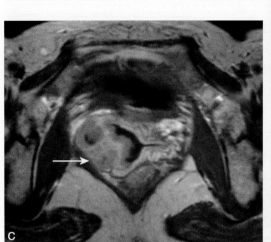
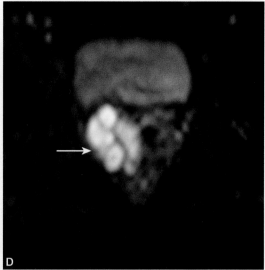
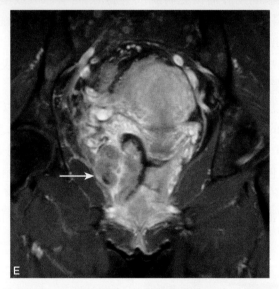

图 15-3-3　阴道黑色素瘤

患者女性,46 岁,间歇性阴道溢液 4 个月,妇科检查发现阴道右壁中上部黑色菜花样肿块。术后病理证实为阴道黑色素瘤。A 为横断位 T1WI 图像,示阴道区病灶呈等信号,边缘为稍高信号,表明含有顺磁性物质,是阴道黑色素瘤的特点;B 为横断位 T2WI 图像,示病灶呈稍高信号,右侧肛提肌受侵;C 为横断位 T1WI 增强图像,示病灶中度增强,强化较均匀,内部坏死区域不强化;D 为 MRI 平扫 DWI 图像,示病灶呈高信号(箭);E 为冠状位 T1WI 脂肪抑制增强图像,示多发盆腔转移(中山大学孙逸仙纪念医院刘庆余教授[4]提供)

　　4. 鉴别诊断　首先,需要与阴道癌鉴别。阴道癌来源于阴道黏膜,沿阴道壁弥漫生长,多数肿块密度不均匀,可以存在钙化、囊变,与周围组织边界不清,T1WI 呈等信号,T2WI 呈均匀的中等信号肿块。增强呈明显不均匀强化。

　　其次,与宫颈癌鉴别。宫颈癌可突破宫颈口,沿阴道腔内生长,肿块密度不均,囊变多见,可见钙化,侵犯阴道壁时,边界不清。T1WI 上呈低信号,T2WI 呈中高或高信号,结合临床不难鉴别。

再次,与阴道转移瘤鉴别。阴道转移瘤常见,占阴道肿瘤的80%。多为邻近器官恶性肿瘤直接侵犯阴道,因此要除外其他部位癌转移至阴道的可能。

最后,与阴道肉瘤鉴别。通常是平滑肌肉瘤,表现为不均质的肿块,内部常伴出血和坏死,T2WI呈高信号。

四、阴道平滑肌肉瘤

阴道平滑肌肉瘤(leiomyosarcoma)是一种阴道间质来源的恶性肿瘤,在成年妇女最常见的阴道肉瘤。总体发病率低,仅占妇科恶性肿瘤1%,阴道恶性肿瘤的2%[7]。

1. 组织病理学 肿瘤起源于阴道黏膜下组织,常见于阴道后壁上段,其次为阴道后壁下段,偶尔可发生于沿着阴道的任何部位。肿瘤浸润性生长,可以侵袭周围组织及宫颈、膀胱、尿道、直肠等结构。直径1~10cm不等。肿瘤以局部扩散为主,可以血行转移。

2. 临床表现 好发于40~60岁女性,平均年龄47岁。放疗后可发生[7]。可出现阴道、直肠或膀胱疼痛、阴道口脱出肿瘤。可有阴道流血、流液。可有直肠压迫症状。膀胱受侵可有膀胱刺激症状。由于肿瘤容易发生早期血行转移和频繁的局灶复发,所以预后差。手术需要广泛切除,确保边缘不残留肿瘤。

3. 影像表现 阴道平滑肌肉瘤的典型CT表现为阴道上部后壁的巨大等低混合密度肿块,边缘光滑,推移子宫向上移位;低密度位于肿块中心,为肿瘤出血、坏死或囊变。增强扫描肿块呈不均匀强化或环形强化,可有延迟强化,或显示快进慢出的强化方式。中央低密度出血、坏死或囊变区无强化。少数患者可为后壁的囊性肿块。侵犯周围的组织或器官,可见肿块与相应组织或器官分界不清,严重者可造成宫颈或尿道梗阻。CT对于评价肺、肝、骨的远处转移有价值。

MRI的T1WI图像上,阴道平滑肌肉瘤常表现为位于阴道后壁的等和低信号肿块;T2WI图像上为不均匀的高信号肿块,内部有坏死和出血。T1WI脂肪抑制增强图像上肿块显示为不均匀强化。MRI对局灶性阴道平滑肌肉瘤的分期、有无宫颈、膀胱、直肠侵犯情况及淋巴结转移情况的评估有帮助。

4. 鉴别诊断 首先需要与阴道良性平滑肌瘤鉴别。两者治疗方法和预后完全不同。阴道良性平滑肌瘤一般只需简单切除;而阴道平滑肌肉瘤手术需要广泛切除,确保边缘不残留肿瘤,如果肿瘤超过手术范围还要给予放疗或化疗。良性平滑肌瘤表现为边界清楚、密度或信号一致、强化均匀的阴道肿块,平均直径3cm,多位于阴道前壁[7]。

其次与阴道癌鉴别。阴道癌向阴道腔内生长,肿块呈不规则形状,边界可清楚或不清,阴道壁呈浸润型增厚。由于病灶位于阴道腔内,器械可确诊。

最后与宫颈癌侵犯阴道鉴别。宫颈癌侵犯阴道可见不均质的肿块以宫颈为中心,侵犯阴道。

第四节 外 阴 癌

外阴良性肿瘤较少见,主要有外阴乳头瘤、纤维瘤、汗腺瘤及汗管瘤、脂肪瘤、平滑肌瘤等。神经纤维瘤、淋巴管瘤、血管瘤等罕见。影像学上外阴良性肿瘤表现主要特点是边界较清楚,密度及信号均匀。外阴平滑肌瘤一般为单发,呈圆形或椭圆形,表面光滑,质硬,有包膜。多数患者无症状。外阴平滑肌瘤与子宫平滑肌瘤有着相似的病理学特性,也会发生各种变性或恶变。外阴良性肿瘤位置表浅,通常仅需作局部活检就能明确诊断,不需影像学诊断,因此本节主要介绍外阴恶性肿瘤。

外阴恶性肿瘤(malignant tumor of the vulva)占女性全身恶性肿瘤的 1% ,占女性生殖道恶性肿瘤的 3%~5% 。外阴转移瘤约占外阴恶性肿瘤的 3%~4% ,多数来自子宫颈癌、子宫内膜癌、阴道癌和绒毛膜癌。少数来自卵巢、胃肠道、肾、膀胱及乳腺癌,晚期直肠癌[8]。

1. 组织病理学 鳞癌占外阴癌的 80%~90% 。其他有黑色素癌、基底细胞癌、前庭大腺癌、PAGET 病、疣状癌及外阴肉瘤等。外阴癌大阴唇多见,其次为小阴唇、阴蒂及阴道口。病变大体上分为外生型(或菜花型)和内生型。外生型肿物呈乳头状或菜花状,易出现破溃,继发感染和出血;内生型肿瘤向邻近器官浸润,外阴局部出现"蚕食"样缺损。

转移性肿瘤多为皮下局限性病灶,呈单发或多发结节,覆盖皮肤可无明显改变,晚期因肿瘤坏死而破溃,转移性腺癌可早期侵犯皮肤。

2. 临床表现 外阴恶性肿瘤主要发生于绝经后妇女,多见于 60 岁以上妇女。临床最常见外阴瘙痒,外阴肿块,角化过度的硬结或赘生物,可见溃疡、色素沉着等。发现外阴部结节、溃疡等应及时活检明确诊断。晚期邻近部位器官受累可出现相应症状。2009 年国际妇产科联盟外阴癌的分期见表 15-4-1。

表 15-4-1　外阴癌 FIGO 分期(2009 年)

分期	标准
Ⅰ期	肿瘤局限于外阴,无淋巴结转移
ⅠA 期	肿瘤局限于外阴(含会阴),最大径不超 2cm,间质浸润不超 1mm
ⅠB 期	肿瘤局限于外阴(含会阴),最大径大于 2cm 或间质浸润大于 1mm
Ⅱ期	肿瘤侵犯尿道下 1/3,阴道下 1/3 或肛门,无淋巴结转移
Ⅲ期	肿瘤侵犯尿道下 1/3,阴道下 1/3 或肛门,有腹股沟-股淋巴结转移
ⅢA 期	5mm 以上转移淋巴结 1 个或小于 5mm 转移淋巴结两个
ⅢB 期	5mm 以上转移淋巴结两个以上或小于 5mm 转移淋巴结三个以上
ⅢC 期	转移淋巴结包膜外转移
Ⅳ期	肿瘤侵犯上 2/3 尿道或上 2/3 阴道或远处转移
ⅣA 期	肿瘤侵犯上 2/3 尿道或上 2/3 阴道,膀胱,直肠黏膜,或肿瘤侵及盆壁
ⅣB 期	远处转移(含盆腔淋巴结转移)

外阴鳞癌(squamous cell carcinoma of the vulva)病理多为小的浅表、高出来的硬溃疡或硬结节,也可大片融合伴感染、坏死、出血。周围皮肤可以增厚及色素改变。临床主要为久治不愈的外阴瘙痒和不规则形态的外阴结节、菜花、溃疡、乳头状肿物,晚期或合并感染可疼

痛、渗出、出血。如有转移可触到腹股沟区肿大、质硬、固定的淋巴结。外阴癌的预后与肿瘤大小、深度、部位、分期、分化程度、淋巴结转移及治疗措施等多因素有关。

外阴黑色素瘤(melanoma of the vulva)占外阴恶性肿瘤第二位,为2% ~ 3%。外阴黑色素瘤多于阴道恶性黑色素瘤,好发于光滑黏膜,高发于60 ~ 70 岁。临床表现缺乏特异性,为外阴稍隆起病灶,可见异常色素沉着,常为棕褐色或蓝黑色,可有溃疡。可伴发瘙痒、出血、色素沉着范围扩大。外阴黑色素瘤高度恶性,五年生存率为36% ~ 54%。外阴黑色素瘤早期征象四个特点:不对称病变,边缘不规则,颜色多样,直径增大。

外阴基底细胞癌(basal cell carcinoma of the vulva)为少见外阴恶性肿瘤,常发病于58 岁左右。临床症状为局部瘙痒或烧灼感,也可无症状。多位单发。外阴基底细胞癌治愈率高,五年生存率为80% ~ 95%。

3. 影像学表现　小的外阴癌仅表现为外阴表面不规则,因此 CT 可能无法显示。大的外阴癌显示为外阴增大,形态不规则,见外生型软组织密度肿块,表面可有缺损,提示表面溃疡形成,边界不规则。Ⅱ期以上病例可见周边脂肪间隙模糊,盆底、会阴及阴道间隙内可见软组织影,也可见盆腔或腹股沟淋巴结转移,表现为血管周围淋巴结肿大,直径>1.0cm。CT 可显示外阴癌邻近结构侵犯情况,对浸润深入和肿瘤大小评价有限。

小的外阴癌或斑样外阴癌 MRI 也可能无法显示。大的外阴癌 MRI 表现为外阴不均匀增大,正常脂肪信号为肿瘤信号所代替。一般来说,T1WI 为低信号,肿瘤与外阴部的高信号脂肪形成良好对比。T2WI 肿瘤呈中等或高信号,肿瘤内如有坏死或囊变则信号不均匀,坏死或囊变为 T1WI 低信号、T2WI 高信号。增强扫描肿瘤轻中度不均匀强化(图 15-4-1)。MRI 可以多序列和多平面观察,软组织对比度高,显示外阴癌浸润深度、周围组织或器官的浸润、盆壁和盆底受累及淋巴结转移方面均优于 CT。T2WI 对外阴癌的范围评价最有价值。脂肪抑制序列有利于显示病变向周围的侵犯情况,高信号脂肪间隙消失提示肿瘤外侵。比较特殊的是外阴部黑色素瘤,表现为 T1WI 高信号、T2WI 低信号。

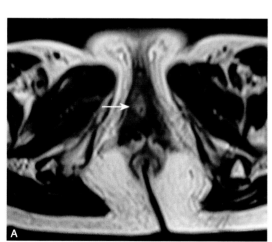

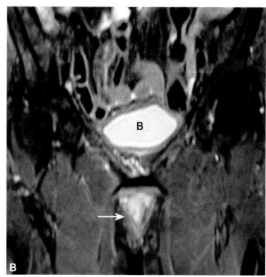

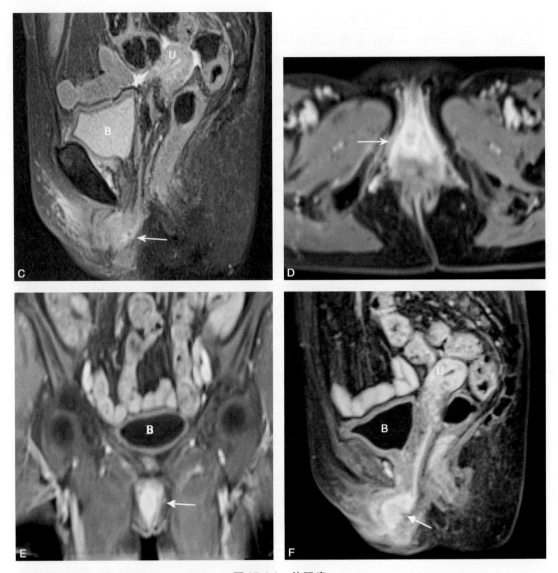

图 15-4-1　外阴癌

患者女性,74 岁,自行发现外阴肿块 3 个月,术后病理证实为外阴鳞癌Ⅲ期。A 为 MRI 横断位 T1WI
图像,示外阴区病灶呈等低信号,肿瘤与外阴部的高信号脂肪形成良好对比;B 和 C 为冠状位和矢状
位 T2WI 脂肪抑制图像,示病灶呈稍高信号;D ~ F 分别为横断位、冠状位和矢状位 T1WI 脂肪抑制增
强图像,显示外阴癌肿块明显强化,尿道受侵,提示为Ⅲ期(箭)

4. 鉴别诊断　外阴部恶性肿瘤须与外阴囊肿、外阴良性肿瘤及炎症病变相鉴别。外阴
囊肿较少见,主要是前庭大腺囊肿。通常直径 1 ~ 5cm,边界清,MRI 表现为均匀 T1WI 低或
高信号,T2WI 高信号。囊肿边界清楚,壁光滑。外阴良性肿瘤的边界较清楚,信号均匀。外
阴部炎症性病变主要为结核,外形与外阴癌相似但边界较锐,表面有黄苔,向周边形成瘘管。
晚期外阴癌侵及阴道和阴道癌侵及外阴在影像学上难以鉴别。

(强金伟　陆娜)

参 考 文 献

1. Walker DK,Salibian RA,Salibian AD,et al. Overlooked diseases of the vagina:a directed anatomic-pathologic approach for imaging assessment. RadioGraphics,2011,31(6):1583-1598.

2. Shaaban AM. Diagnostic imaging:Gynecology. 2nd edition. Elsevier,2014.

3. Cantisani V, Mortele KJ, Kalantari BN, et al. Vaginal metastasis from uterine leiomyosarcoma. Magnetic resonance imaging features with pathological correlation. J Comput Assist Tomogr,2003,27(5):805-809.

4. Parikh JH,Barton DP,Ind TE,et al. MR imaging features of vaginal malignancies. RadioGraphics,2008,28(1): 49-63,322.

5. Kim H,Jung SE,Lee EH,et al. Case report:magnetic resonance imaging of vaginal malignant melanoma. J Comput Assist Tomogr,2003,27(3):357-360.

6. Liu QY,Zeng YP,Lin XF,et al. MRI findings in primary vaginal melanoma-a report of four cases. Clin Imaging, 2015,39(3):533-537.

7. Yang DM, Kim HC, Jin W, et al. Leiomyosarcoma of the vagina:MR findings. Clin Imaging, 2009,33(6): 482-484.

8. 王霄英,蒋学祥. 中华影像医学:泌尿生殖系统卷. 第 2 版. 北京:人民卫生出版社,2012:386-387.

第十六章
盆底功能障碍

盆底功能障碍(pelvic floor disfunction)是多种临床病变的总称,它包括尿失禁(urinary incontinence)、盆腔器官脱垂(pelvic organ prolapse)、排粪功能障碍、下尿路感觉及排空异常、性功能障碍及一些慢性疼痛综合征。有超过15%的多产妇女受到该病的困扰,10%~20%的患者曾因排泄功能异常去消化科或泌尿科就诊。随着相关一系列症状的出现,将严重影响患病妇女的生活质量。目前,仅凭借临床妇科检查很难对该病、尤其是后部盆腔器官和盆底器官前、中、后部联合脱垂作出正确的诊断。临床诊断的准确性直接影响了手术方案的制订,这也是盆腔器官脱垂患者术后复发的重要原因之一。

第一节　盆底影像检查技术

盆底疾病的传统影像检查方法包括经阴道超声评估膀胱和肛提肌、尿动力学测试、排粪造影或膀胱阴道直肠造影。随着成像技术的发展,目前静态、动态相结合的磁共振成像越来越多地被用于盆腔器官脱垂的评估。

一、超声成像

超声成像可对大、小便失禁或尿潴留的患者进一步评估。具体成像技术有经腹部、经阴道、直肠腔内、经会阴及3D超声。它的优势在于简单、易行、价格低廉,且没有电离辐射。然而,超声探头可对盆底器官(如尿道、膀胱、阴道等)造成压迫,导致对器官形态的评估产生偏差,并且它无法对盆底状况进行整体的评估。超声成像对盆底器官脱垂的诊断价值仍有待研究。

二、X线透视检查

用于盆底器官脱垂的X线检查有排尿期膀胱尿道造影、排粪造影、膀胱直肠造影和膀胱阴道直肠造影。这些检查的优势在于能够在更接近患者生理状况的立位或坐位中进行检查,检查过程相对简单、可操作性强。共同缺陷在于检查过程有一定的侵入性、无法同时评估全盆底的情况、并且存在电离辐射。其中排粪造影是常用的评估方法。该检查主要是针对便秘和排泄功能异常的患者。检查前需向直肠内注入对比剂(如硫酸钡淀粉混悬剂),检查时患者坐于排便桶上,在透视监控下,动态观察患者排泄前、排泄时和排泄后直肠形态,进行摄片并测量(图16-1-1)。

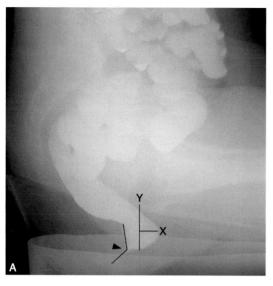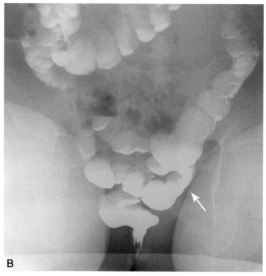

图 16-1-1　排粪造影力排相图像

女性,42 岁,反复便秘 5 年。力排相侧位片(A)患者直肠肛管角为 136 度(黑箭头),直肠前壁明显膨出(Y 表示直肠前壁正常边界,X 代表直肠前壁膨出最远点至 Y 线的距离);力排相正位片(B)示乙状结肠迂曲冗长(箭)

1. 造影前准备

(1) 前日午后 2,4,8 时用 9~15g 番泻叶沸水冲泡饮服,每次 500ml 以清除积粪,以利于肠黏膜的显示。检查前 2~3 小时服钡剂以显示小肠,可明确有无小肠疝和内脏下垂等。

(2) 造影剂选用浓度(W/V)75%~100% 含羟甲基纤维素(CMC)0.25% 的硫酸钡悬液。

2. 造影所用工具

(1) 排粪桶:由可透一定量 X 线的材料制成,可升降转动,用一次性塑料袋收集排出钡剂(可计量)。

(2) 测量尺:根据所拍照片的大小/缩小率制成,所测长度为实际数值。

3. 操作步骤　先行钡灌肠,一般灌至降结肠,需钡剂 300~400ml,如需同时检查大肠,则先大肠造影后做排粪造影。拔肛管时留少许钡以显示肛管。患者坐在排粪桶上,调整高度使左右股骨重合,显示耻骨联合,即在躯干与下肢成钝角的情况下,分别摄取静坐(rest)、提肛(lifting;肛门紧闭上提)、力排(defecation;用力排粪,肛门开大)时的直肠侧位相,力排包括开始用力时(初排)充盈相和最大用力黏膜相。检查前一定要解释清楚,以取得患者的充分理解配合。注意摄片要包括耻骨联合、骶尾骨和肛门,另外还需加摄正位以显示直肠情况及其与小肠、乙结肠的关系[1]。

三、磁共振成像

相对于以上传统检查方法,MRI 具有较高的软组织分辨率,以及空间和时间分辨率,能够多方位、实时对盆腔内各器官、肌肉、韧带的情况进行评估,是一种无电离辐射、简单方便的无创性检查。MRI 对于那些前、中、后盆腔多器官脱垂、后盆腔器官脱垂、严重脱垂和盆底器官脱垂修补术后的患者更具优势。

目前并没有形成一套标准的盆底器官脱垂 MR 成像方法。成像的关键是获得患者放松状态和腹压最大状态中的多平面图像。关于检查体位，通常采用的是仰卧位，这可能不利于患者做增大腹压的动作。开放性磁共振系统的使用，可使患者在生理性排泄体位下完成检查。Bertschinger 等[2]将两者比较后认为两种成像体位评估结果并没有显著的差异。

1. 检查前准备　检查前是否需要将膀胱充盈，阴道和直肠内是否需要注入对比剂（如超声耦合剂）仍然存在争议。一些学者认为由于 MR 良好的分辨率和软组织对比性，无需充盈膀胱，阴道和直肠内也不需注入对比剂。而另一些学者认为检查前应当使膀胱处于半充盈状态，阴道和直肠内应当注入适量对比剂以更好的显示宫颈和直肠肛管交界处。笔者单位在日常实践中，均嘱患者于检查前排便、充盈膀胱，并向阴道（少量）和直肠内缓慢注入 60～120ml 超声耦合剂。检查时，患者首先以仰卧头先进模式放松平躺于检查床上，周身覆盖吸水垫巾。

2. MR 扫描序列　盆底器官脱垂的 MR 检查分为静息期、提肛期和排泄期。静息期通常扫描T2WI（如 T2WI-Blade 序列）横断位（垂直于肛管长轴）、矢状位和冠状位图像。前者能够清楚的显示前、中、后盆腔各器官的形态和信号，有利于参考水平的选取，对于评估静息状态下各器官的位置非常重要。后两者能够观察盆底支持结构（如耻骨直肠肌、耻骨尾骨肌、髂骨尾骨肌、肛门内外括约肌等）的形态改变，主要表现为肌束扭曲、变薄、断裂、失去对称性等。

提肛期和排泄期需要采用快速序列扫描正中矢状位图像，半傅里叶采集单次激发快速自旋回波（half Fourier acquisition single shot turbo spin echo，HASTE）序列或真实稳态进动快速成像（true state imaging with steady state precession，TRUE-FISP）序列，嘱患者做提肛和排泄动作，观察盆底各器官的动态变化。Hecht 等[3]认为后者是动态成像必不可少的序列。在动态扫描中，如何保证患者在排泄期腹压达到最大限度，是一个至关重要的问题，直接影响了检查结果的准确性。检查前，指导患者如何进行 Valsava 呼吸；动态检查时，嘱患者多次增大腹压，分别进行快速扫描，直到脱垂器官的位置不再进一步下降为止。Tumbarello 等[4]认为重复多次 Valsava 呼吸有助于减少 MR 分级与临床分级的差异。另外，仰卧位可能导致患者做 Valsava 动作有一定困难，笔者单位在实践中嘱患者仰卧同时轻度屈曲膝关节有助于用力，由于扫描时间短，运动伪影较少见。目前，评估用力程度的标准尚未建立（图 16-1-2）。

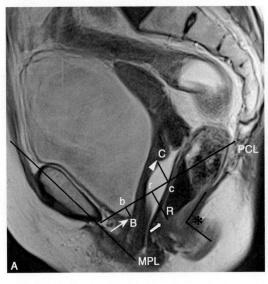
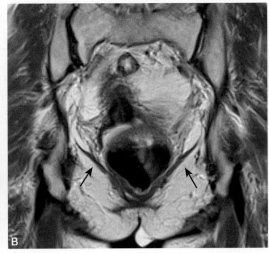

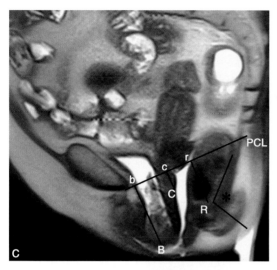

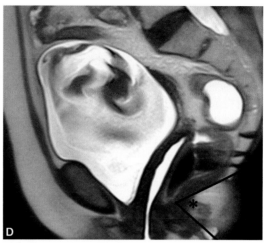

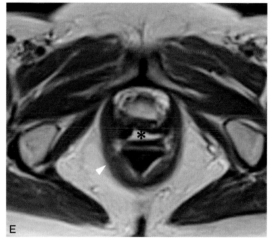

图 16-1-2　盆腔器官脱垂患者各序列图示

静息期 T2WI 矢状位(A)可见前、中、后盆腔结构、耻骨联合、骶尾骨等。图中可见盆腔器官脱垂分级较常运用的参考线,耻尾线(PCL)为正中矢状位上耻骨联合下缘至末节尾骨关节的连线,代表整个盆底的水平;耻骨中线(MPL)为通过耻骨联合长轴的直线,B 代表膀胱最低点(白箭);C 代表宫颈前唇最低点(白箭头);R 代表直肠肛管交界处(黑框箭)。直肠肛管角大小在正常范围内(星号)。静息期 T2WI 冠状位(B)可见双侧髂骨尾骨肌及耻骨尾骨肌(黑箭),图中可见该肌束松弛、局部肌纤维模糊、中断。排泄期 T2WI-HASTE(C)可见患者由于用力做排泄动作引起膀胱内尿液涡流,同时膀胱最低点 B、宫颈前唇最低点 C 相对于参考径线发生较明显的变动,直肠肛管角(星号)因排泄动作变大。提肛期 T2WI 矢状位(D)见直肠肛管角(星号)较图(A)变锐利。静息期 T2WI 横断位(E)可见“U”形耻骨直肠肌(白箭头),形态尚正常,阴道“H”形结构消失(星号)。该患者盆腔器官脱垂分级结果为前Ⅲ中Ⅰ后Ⅲ

第二节　盆底影像解剖

盆底是一个动态平衡的三维系统,从头端至尾端主要的支持结构为盆内筋膜和韧带、盆膈和尿生殖膈。盆底结构的支撑依赖于肛提肌,以及筋膜和韧带之间的相互制约。其中之一发生损伤,则需要其他支持结构进行代偿,长此以往将导致整个盆底功能障碍。

盆内筋膜指附着于骨盆、且整片覆盖肛提肌和盆腔脏器的组织平面。它的前部为支撑膀胱的耻骨宫颈筋膜,损伤后将导致膀胱位置下降或脱垂;而它的后部(直肠阴道筋膜)损伤将导致直肠前膨出或肠疝。位于侧面的盆内筋膜组成的盆筋膜腱弓,为盆底器官和肛提肌提供侧方支持。盆底其他的支持韧带包括:尿道周、尿道旁和耻骨尿道韧带,支撑尿道和膀胱颈。

盆膈由四个肌群组成:坐骨尾骨肌和肛提肌,后者由耻骨直肠肌、耻骨尾骨肌和髂骨尾骨肌组成。坐骨尾骨肌位于肛提肌的后方,起自坐骨棘,止于骶尾骨外侧缘。耻骨直肠肌自耻骨发出、围绕直肠形成一个"U"形结构,该结构的最佳观察平面为轴位。髂骨尾骨肌起自盆筋膜腱弓、沿盆壁向后延伸止于直肠后方,呈水平走向止于尾骨。耻骨尾骨肌也呈水平走行,起自耻骨联合前支,止于盆筋膜腱弓和尾骨。髂骨尾骨肌和耻骨尾骨肌的最佳观察平面为冠状位,该平面有助于显示肌纤维的正常厚度和对称性。两者与直肠后方和尾骨前方融合形成提肌平面(图 16-2-1,图 16-2-2)。

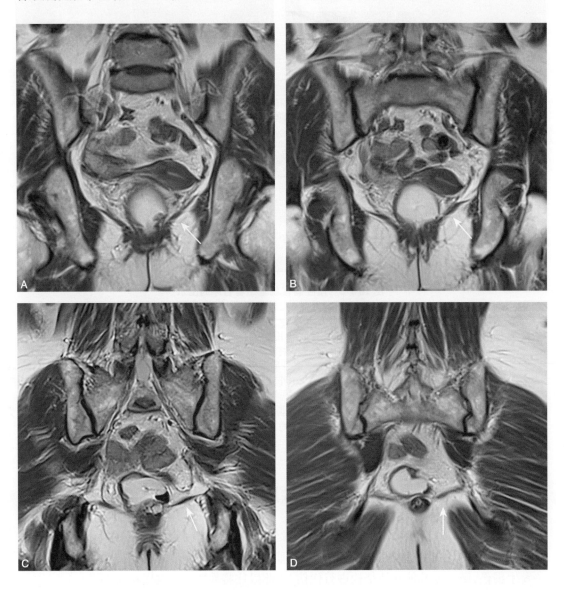

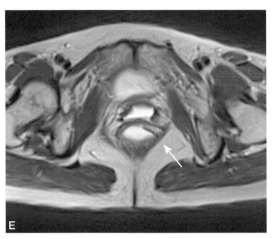
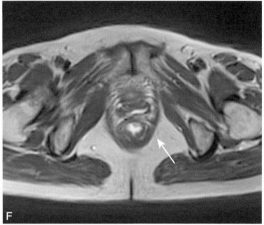
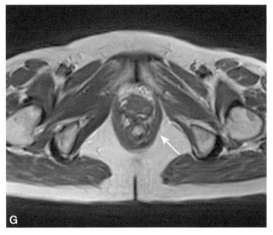

图 16-2-1 盆底肛提肌影像解剖

冠状位 T2WI(A~D)髂骨尾骨肌及耻骨尾骨肌连续层面示意图(箭);横断位 T2WI(E~G)耻骨直肠肌连续层面示意图(箭)

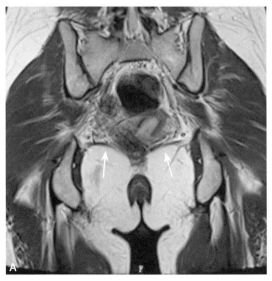
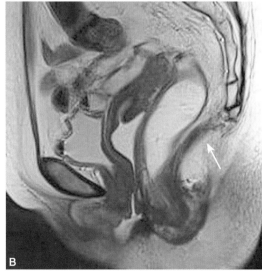

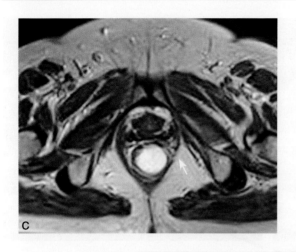

图 16-2-2　盆底肛提肌影像解剖
冠状位 T2WI（A）可清楚的显示双侧髂骨尾骨肌和耻骨尾骨肌（长箭）；矢状位 T2WI（B）于直肠后方、尾骨前方可见肛提肌平面（箭）；横断位 T2WI（C）可见耻骨直肠肌的"U"形结构，耻骨直肠肌左侧肌束较右侧明显薄弱（短箭）

　　盆底位于最尾端的结构即尿生殖膈。它在坐骨支之间水平走行，延伸至会阴体和肛门外括约肌。会阴体位于肛管和阴道外口之间，也被称为会阴中心腱，是许多结构的附着部位，包括盆内筋膜、肛门外括约肌、尿生殖膈、球海绵体肌和耻骨直肠肌。

　　这些肌肉具有慢反应肌纤维，能够保持持续收缩状态，以抵御重力和腹压增大时所带来的作用力。肛提肌收缩会关闭泌尿生殖裂孔，向耻骨方向压迫尿道、阴道和直肠肛管连接处。经阴道分娩、长期提重物、便秘和慢性阻塞性肺疾患都会增大腹压，导致盆腔器官脱垂。

第三节　盆底测量的方法及意义

一、排粪造影

　　1. 测量项目及正常标准　图像评估所需骨性标志有耻骨联合、坐骨结节和尾骨。由于每个单位所用的设备不同和患者的体重差异，以上骨性标志有时显示不清。盆底下降程度可以通过测量直肠肛管交界处至骨性标志的距离来判断。目前较常用的参考线为耻尾线（PCL），为正中矢状位上耻骨联合下缘至末节尾骨关节的连线，接近肛提肌平面，代表了整个盆底的水平[5]。

　　排泄前，直肠肛管交界处应当处于或高于 PCL 水平。正常排泄时，盆底结构下降，耻骨直肠肌和括约肌放松，直肠肛管角增大，肛管缩短、增宽。排泄完成后，直肠肛管角变小，盆底结构回到排泄前水平。常用的测量项目如下[1]（图 16-3-1，图 16-3-2）。

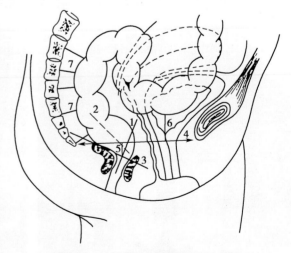

图 16-3-1　排粪造影测量项目示意图
1. 肛管轴线；2. 直肠轴线；3. 近似直肠轴线；4. 耻尾线；5. 肛上距；6. 乙耻距；7. 骶直间距

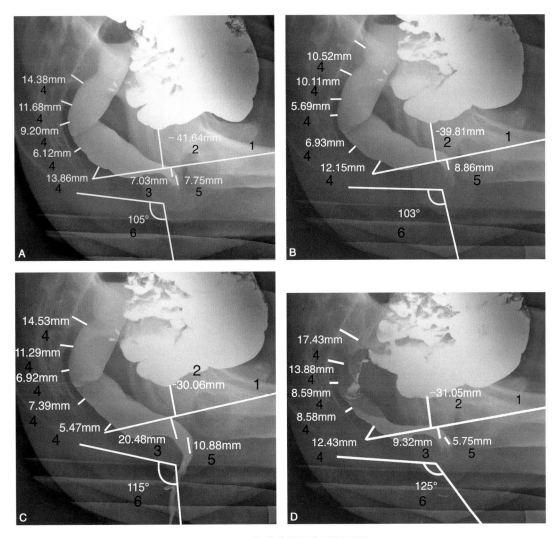

图 16-3-2 排粪造影及各测量项目

图 A~D 分别示排粪造影的静坐相、提肛相及力排双相侧位片,显示各测量项目结果在正常范围。

数字 1~6 分别代表以下各测量项目:耻尾线、乙耻距、肛上距、骶直间距、肛管长度、肛直角

(1)肛直角:肛直角是用肛管轴线与直肠轴线或近似直肠轴线的夹角,前者为前角,后者为后角。后者易划且准确,故常选择后角作为肛直角。肛直角反映盆底肌群主要是耻骨直肠肌的活动情况,静坐和提肛时因耻骨直肠肌处于收缩状态,肛直角小,以提肛时最小;力排时该肌放松而肛直角增大。肛直角对诊断盆底痉挛综合征、耻骨直肠肌肥厚症和肛周瘢痕等有用。其正常值为:静坐时 101.9°±16.4°,力排时 120.2°±16.7°。力排与静坐差 18.3°±16.5°。

(2)耻尾线肛上距:肛管上部即肛管直肠结合部,正常平静时刚巧位于耻骨线下缘。肛上距为肛管上部中点至耻尾线的垂直距离。该点在耻尾线上为负值,以下为正值。其正常值:男静坐时 11.7±9.1mm,力排时 23±13.6mm。女静坐时 15.0±10.02mm,力排时 32.8±

10.02mm。正常人肛上距力排比静坐明显增大,女性明显大于男性,而且年龄愈大,经产次数愈多肛上距愈大。据文献报道,建议国人肛上距的正常参考值定为≤30mm;经产妇放宽至≤35mm。超过即为会阴下降。

（3）乙耻距和小耻距:即耻尾线乙状结肠距和耻尾线小肠距,为充钡的乙状结肠或小肠最下曲的下缘与耻尾线的垂直距离。同肛上距一样也是上为负下位正。其正常值在力排时应为负值,否则,即为内脏下垂。

（4）肛管长度:为肛管上部中点至肛门的距离。其正常值:男 37.67±5.47mm;女 34.33±4.19mm。且力排时正常人男>女。

（5）骶直间距:为充钡的直肠后缘至骶骨前缘的距离,分别测量骶 2、3、4、骶尾关节和尾骨尖五个位置。正常值应<10mm,而>20mm 应考虑为异常,但应全面结合确定其临床意义。如为均匀增宽,则可能无甚重要性。

二、排粪造影的临床应用

目前排粪造影主要用于对"功能性出口梗阻"所致的长期顽固性便秘患者作出明确的诊断,如直肠前膨出、直肠内陷或套叠、耻骨直肠肌矛盾收缩或盆底痉挛,内脏下垂等。由于"功能性出口梗阻"往往是多种异常并存,实践证明治疗时必须兼顾,否则疗效不佳(图 16-3-3)。常见的"功能性出口梗阻"的排粪造影表现如下[1]。

（1）会阴下降:为力排时肛上距≥31mm,经产妇≥35mm。多数会阴下降者伴有其他异常,故有会阴下降综合征之称(图 16-3-4)。

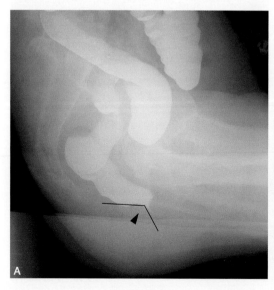
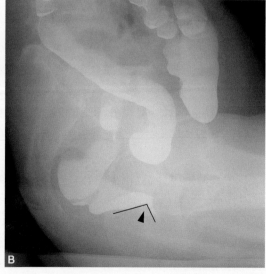

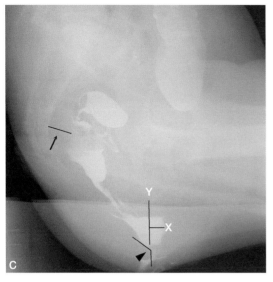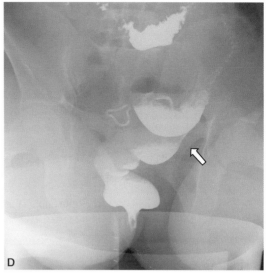

图 16-3-3　排粪造影图示直肠前突,乙状结肠冗长

女性,45 岁,反复排便困难 1 年半,两天一次。静坐相侧位片(A)直肠肛管角为 140°(箭头)。提肛侧位片(B)示直肠肛管角为 104°(箭头)。力排侧位片示(C)第三骶椎水平处骶直间隙为 2.3cm(箭),直肠向前下方移位,直肠肛管角为 156°(箭头),直肠向前膨出(Y 线代表正常直肠前缘,X 线代表直肠前壁突出最远点至 Y 线距离)。力排相正位片(D)示乙状结肠迂曲、冗长(黑框箭)(湖州市妇幼保健院放射科方向明、费正华医生提供)

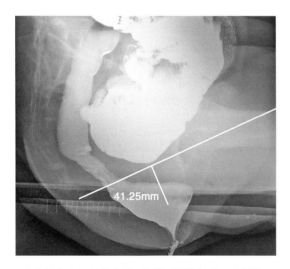

图 16-3-4　患者女性,60 岁,便秘 10 年,大便软

排粪造影示会阴下降。力排时患者肛上距约 41mm

(2) 直肠前壁黏膜脱垂:是增粗而松弛的直肠黏膜脱垂于肛管上部前方,造影时该部呈凹陷状,而直肠肛管结合部的后缘光滑连续(图 16-3-5)。

(3) 直肠膨出或直肠前突:它为直肠壶腹部远端呈囊袋状突向前方(阴道),深度 >6mm 者。依前突深度将直肠膨出分为三度:轻度:6 ~ 15mm;中度 16 ~ 30mm;重度 >31mm 和伴有其他异常(图 16-3-6)。轻度者不宜手术,因效果差;单纯中、重度者经修补后效果良好且愈后佳。

(4) 盆底痉挛综合征:即用力排粪时盆底肌肉收缩而不松弛的功能性疾病。力排时肛直角不大,仍保持在 90° 或更小,且多出现耻骨直肠肌痉挛,即可诊断盆底痉挛综合征。盆底痉挛综合征合并直肠前突时出现"鹅征"(图 16-3-7)。依据肛直角的变化程度及耻骨直肠肌压迹的有无等将盆底痉挛综合征分为四度:

Ⅰ度:肛直角静坐正常,力排<90°;

Ⅱ度:肛直角静坐、力排均<90°;

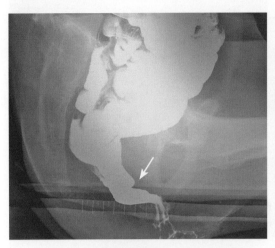

图 16-3-5　排粪造影示直肠前壁黏膜脱垂
患者女性,35 岁,常年便秘。箭头所指为肛管上部前方受脱垂直肠黏膜所压形成的凹陷

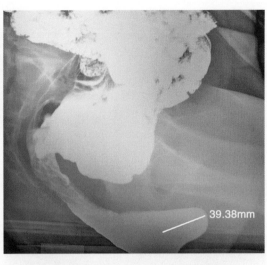

图 16-3-6　排粪造影示直肠膨出(重度)
患者女性,50 岁,排便困难半年,大便不成形。静坐相侧位片中直肠壶腹部远端膨出约39mm

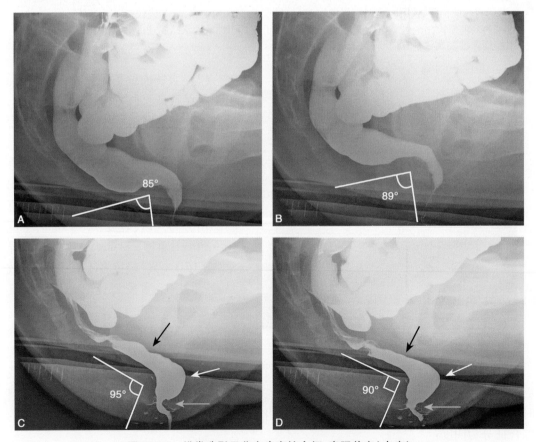

图 16-3-7　排粪造影示盆底痉挛综合征,直肠前突(中度)
患者女性,48 岁,便秘一年。由静坐相(A)、提肛相(B)至力排双相(C、D)侧位片显示肛直角无明显增大,均保持在 90°左右,且力排双相侧位片可见鹅征。蓝色箭头指向肛管(鹅嘴),白色箭头指向前突(鹅头)黑色箭头指向痉挛变细的直肠远段(鹅颈)

Ⅲ度：肛直角大部<90°,力排<90°,伴耻骨直肠肌压迹(PRMI)及会阴下降(PD)；

Ⅳ度：静坐、力排肛直角均<90°,并伴 PRMI 及 PD。

（5）耻骨直肠肌肥厚症：是耻骨直肠综合征的主要原因,是便秘的主要原因之一。排粪造影的表现有：肛直角变小,肛管变长,对比剂不排或少排和耻骨直肠肌搁架征。搁架征表现为静坐、提肛和力排时耻骨直肠部均平直不变或少变呈搁板状(图 16-3-8)。

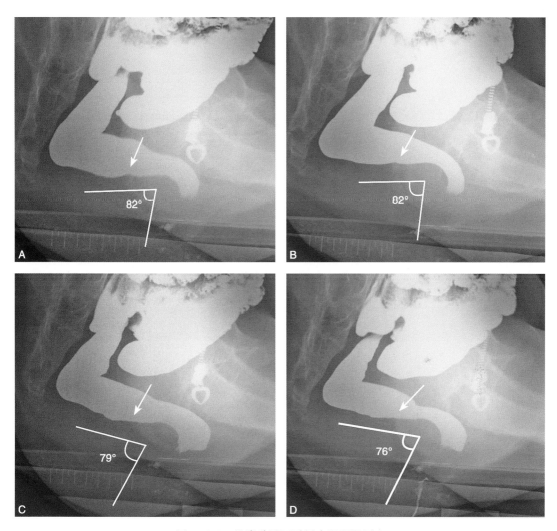

图 16-3-8　排粪造影示耻骨直肠肌肥厚症

患者女性,22 岁,便秘两年。排粪造影静坐相(A)、提肛相(B)、力排充盈相(C)和力排黏膜相(D)侧位图,显示由静坐相、提肛相到力排两相肛直角变小,肛管长度变长,对比剂排出量较少。箭头所指耻骨直肠部平直不变,呈隔板状

（6）内脏下垂：盆腔脏器如小肠、乙状结肠和子宫等的下缘下垂在耻骨联合以下者。见于力排时,乙耻距、小耻距均为正值(图 16-3-9)。

（7）盆底疝：根据疝内容的不同,分为小肠疝和乙状结肠疝。以疝囊内容物的最低点为准,把盆底疝分为三度：Ⅰ度乙状结肠对直肠有压迫,其下缘位于耻尾线以上；Ⅱ度位于耻尾线与坐尾线之间；Ⅲ度位于坐尾线以下(图 16-3-10)。

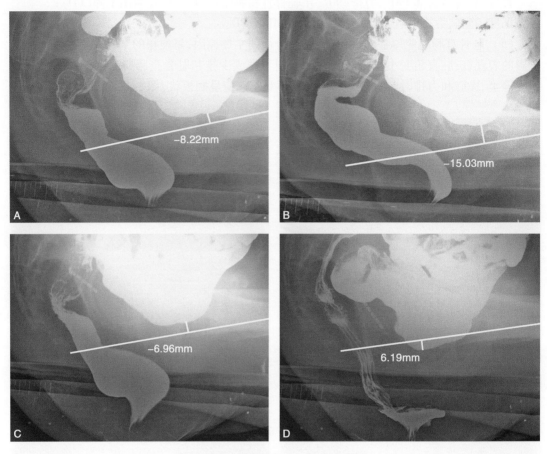

图 16-3-9　患者女性,41 岁,常年便秘

排粪造影示内脏下垂。静坐相(A)、提肛相(B)及力排充盈相(C)侧位片中乙耻距均为负值,而力排黏膜相侧位片(D)可见乙耻距为正值,约 6mm

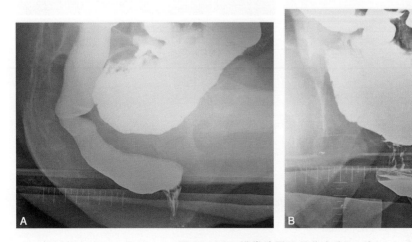

图 16-3-10　排粪造影显示盆底疝(Ⅰ度)

患者女性,60 岁,便秘十余年,大便软。静坐侧位相(A)可见部分乙状结肠后缘与直肠重叠;静坐正位相(B)见直肠位于乙状结肠后方,可判定乙状结肠对直肠存在压迫,且乙状结肠最下缘位于耻尾线上方

（8）骶直分离：力排时第三骶椎水平处骶直距>20mm且直肠近端向前下移位并摺屈成角，部分小肠位于骶直间，直肠亦可有左右摺屈而影响排粪（图16-3-11）。

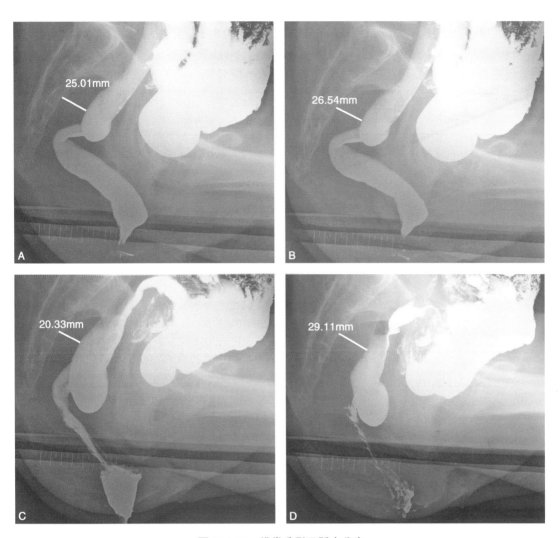

图16-3-11　排粪造影示骶直分离

患者女性，60岁，便秘五年。静坐相（A）、提肛相（B）及力排双相（C、D）侧位片均可见第3骶椎水平处骶直距离大于20mm

三、盆底动态磁共振成像的测量

1. 盆腔器官位置的测量　盆底的测量需在正中矢状位图像上进行，可同时显示前、中、后盆腔器官和部分支持结构的形态、大小、位置和信号改变。为了便于描述和评估盆底器官脱垂，女性盆底器官通常被划分为三个部分：①前盆腔，包括膀胱和尿道；②中盆腔，包括阴道和子宫，③后盆腔则为直肠肛管。选取合适的参考标准线后，测量各器官的参考点至参考径线的垂直距离，根据不同的分级方法来评价器官脱垂的程度。目前采用较多的器官参考点为：前盆腔：膀胱颈部或膀胱基底部的最低点；中盆腔：宫颈前唇的最低点或阴道穹窿的最高点(全子宫切除术后患者),宫颈前后唇不对称者,将宫颈的最前下点作为参考点;后盆腔:直肠肛管交界处的前部。

目前国内外对于测量盆腔器官脱垂程度的参考线并没有统一的标准,较多使用的参考标准线为耻尾线(PCL)。正常情况下,盆底各器官参考点均位于 PCL 线上方,即使在腹压最大的情况下器官参考点的位置变化也很小。2000 年 Singh 等[6]提出将耻骨中线(MPL)作为衡量盆底器官脱垂的参考径线。它是正中矢状位上耻骨联合面的长轴线,大量尸检表明它最接近女性处女膜缘。PCL 及 MPL 分级方法具体见表 16-3-1(图 16-3-12)。

表 16-3-1　PCL 及 MPL 对应分级方法

参考线及分级	分 级 标 准
PCL	
0	参考点位于 PCL 线上方
I	参考点位于 PCL 线下方 <3cm
II	参考点位于 PCL 线下方 3～6cm 之间
III	参考点位于 PCL 线下方 >6cm
IV	盆底器官完全脱出
MPL	
0	参考点在 MPL 上方 3cm 以上
I	参考点在 MPL 上方 1cm 到 3cm 之间
II	参考点在 MPL 上方 1cm 至下方 1cm 之间
III	参考点在 MPL 下方 1～2cm 之间
IV	器官脱垂超过 III 度或完全脱出

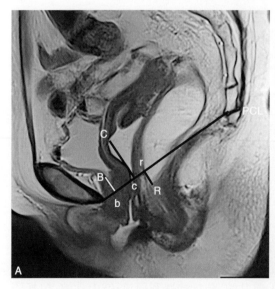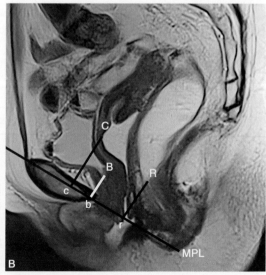

图 16-3-12　PCL 及 MPL 两种参考径线测量方法图

女性,73 岁,阴道块物脱出六年,伴排尿不畅,盆腔器官脱垂。静息期 T2WI 正中矢状位图像(A,B),PCL 为自耻骨联合下缘至末节尾骨关节的直线;MPL 为通过耻骨联合长轴的直线。B、C、R 分别代表膀胱颈部、宫颈最前下点和直肠肛管交界处。Bb、Cc 和 Rr 分别代表了以上三个参考点到 PCL 及 MPL 的垂直距离

（1）前盆腔器官脱垂：主要指膀胱脱垂。正常放松状态下膀胱颈部或基底部最低点位于 PCL 上方或 MPL 上方 2cm 处，用力排泄时位置下降不超过 PCL 下方 1cm，或 MPL 上方 1.5cm，超过以上范围则可诊断为膀胱脱垂（图 16-3-13）。

（2）中盆腔器官脱垂：主要指子宫和阴道脱垂，如果宫颈前唇的最低点或阴道穹窿的最高点（全子宫切除术后患者）超过 PCL、位于 MPL 上方 1~3cm 之间或更低，可诊断子宫或阴道脱垂（图 16-3-14）。

（3）后盆腔器官脱垂

1）直肠膨出：分级方法为：直肠膨出最远点至正常直肠边界 <2cm 为轻度；≥2cm~4cm 为中度；≥4cm 为重度膨出。通常发生在直肠前壁，偶尔累及直肠后壁。另一种 MRI 较常用的分级方法为直肠前壁膨出最远端低于参考线的程度[7]。MRI 能够动态观察直肠排空过程，膨出部分对比剂残留可支持该诊断（图 16-3-15）。

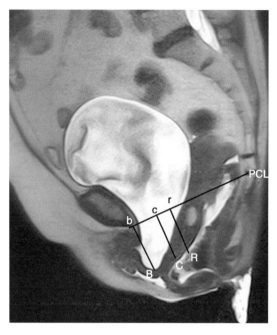

图 16-3-13　膀胱脱垂

女性，55 岁，排泄期矢状位 T2WI 见膀胱最低点（B）、宫颈最低点（C）及直肠肛管交界处（R）均位于 PCL 下方，其中 Bb 距离为 4.5cm

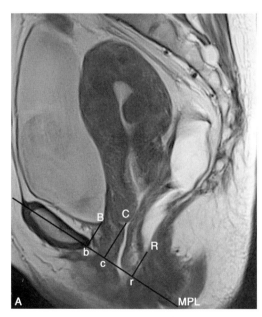

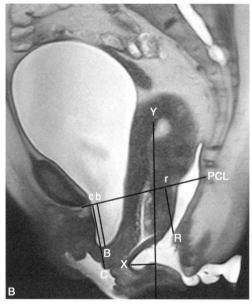

图 16-3-14　子宫脱垂

女性，52 岁，静息期矢状位 T2WI（A）见膀胱最低点（B）、子宫颈最低点（C）、直肠肛管交界处（R）均位于 PCL 上方。排泄期矢状位 T2WI（B）见 B、C、R 各参考点均显著低于 PCL；Bb、Cc、Rr 分别代表它们到 PCL 的垂直距离。另可见直肠前壁膨出，图中 Y 线代表直肠前壁的正常位置，X 线代表膨出的直肠前壁最远点到正常直肠边界的距离

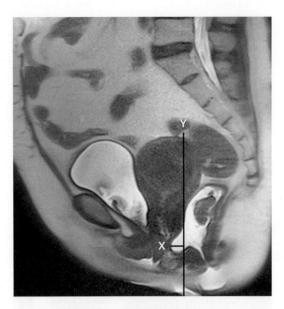

图 16-3-15　直肠前壁局限性膨出
矢状位 T2WI 图示 Y 线约为直肠正常边界，X 线为直肠前壁局限性膨出，膨出肠壁最远端至正常直肠边界约 3.0cm

2）直肠套叠或脱垂：指肠壁全层脱垂。根据肠脱垂最下端距离肛管边缘的位置，分为直肠内、肛管内和肛门外脱垂。MRI 对于区分单纯直肠黏膜脱垂和肠壁全层脱垂有着潜在优势（图 16-3-16）。

3）肠疝：盆腔腹膜囊疝入直肠生殖间隙，直肠前壁与阴道后壁分离，深度达阴道上 1/3 下方。疝囊内可包括脂肪、小肠、乙状结肠。MRI 诊断肠疝的标准包括：直肠与阴道之间出现肠道、肠道位置低于 PCL、直肠阴道间隙增宽变深。疝囊最低点位于 PCL 下方 3cm 以内为轻度；在 PCL 下方 3cm（包括 3cm）与 6cm（包括 6cm）之间为中度；在 PCL 下方超过 6cm 为重度。

近年来，国内外一些学者将盆腔器官脱垂的 MRI 分级与临床广泛应用的盆

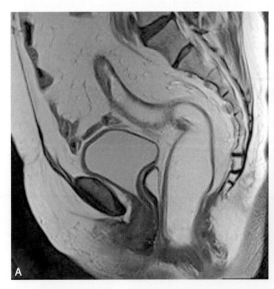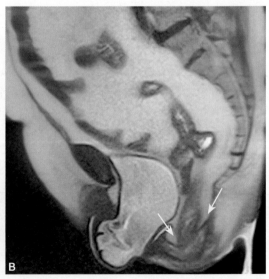

图 16-3-16　直肠脱垂
女性，65 岁，静息期矢状位 T2WI（A）未见异常；排泄期（B）可见直肠壁全层内陷进入肛管内（箭）；另见膀胱脱垂

腔器官脱垂定量分期法（pelvic organ prolapse quantification，POP-Q）所得结果比较。两者的一致性似乎并不理想。高鑫等[8]的 46 例盆底动态 MRI 研究采用了 Pannu 等提出的 HMO 分度系统[9]，结果表明动态 MRI 分级在前、中盆腔的相关性较好，后盆腔较差。Novellas 等[10]的动态 MRI 研究认为 PCL 相对 MPL 在 POP 分级方面更加简单、可靠。但 Woodfield 等[11]的

研究则认为尽管此两条参考线与临床分级都未达到很好的一致性,但 MPL 分级与临床分级相关性较 PCL 高,尤其是对于盆腔器官重度脱垂的患者。Pannu 等[12]认为 PCL 及 MPL 与 POP-Q 分级相关性相近,且动态 MRI 在膀胱脱垂方面与临床诊断的一致性最高。Lakeman 等[13]认为没有一条 MRI 参考线能够独立的在 POP 的分级中与临床分级取得较好的相关性,可能需要多条参考线联合评价。临床评估与 MRI 评估之间存在差异的原因可能是:①检查体位:MRI 检查体位可能导致患者做 Valsava 动作有一定困难;②参考水平的组织类型:临床检查所用的处女膜缘参考水平为软组织结构,做 Valsava 动作时,可能变动幅度更大。而 MRI 检查采用的参考水平是骨性结构,不随体位和腹压变化而变动。③腹压大小:临床检查和 MRI 检查时患者是否达到最大腹压是确保分级准确性的重要因素。后盆腔 MRI 分级结果与临床 POP-Q 分级结果一致性均不够理想。临床检查无法直接观察在患者放松和腹压增大时,后盆腔器官的动态变化。体格检查时,不可避免地要使用阴道扩张器,会对盆底器官的自然状态产生影响,进而影响分级结果。Kelvin 等[14]研究表明临床体格检查只能对 51% 的肠疝患者作出诊断。而 MRI 却能够客观、实时反映放松和腹压增大状态下盆腔脏器位置和形态的改变。

2. 盆底结构松弛的测量和意义　盆底松弛的评估径线通常为 H 线和 M 线。前者是耻骨联合下缘至直肠肛管交界处与直肠后壁交点(相当于直肠后壁耻骨直肠肌附着点)的连线,代表提肌裂孔的宽度,正常值≤5cm。后者是 H 线的末端(直肠后壁耻骨直肠肌附着点)到 PCL 的垂直距离,代表提肌裂孔垂直下降的距离,正常值≤2cm。盆底肌肉筋膜等支持结构的损伤会导致提肌裂孔增宽、提肌平面下降。随着盆底松弛程度的进展,H 线和 M 线的值都会增大(图 16-3-17)。Ginath 等[15]和 Rosenkrantz 等[16]对无症状志愿者的观察分别认为 h 角(H 线与 PCL 的夹角)和提肌平面角的增大(提肌平面与 PCL 的夹角)可能与盆底结构松弛相关,其与盆腔器官脱垂的确定关系还有待进一步研究。

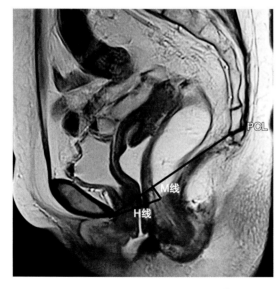

图 16-3-17　H 线和 M 线的测量示意图
矢状位 T2WI 显示 H 线为耻骨联合下缘至直肠肛管交界处与直肠后壁交点连线,M 线为 H 线与直肠后壁交点至 PCL 的垂直距离

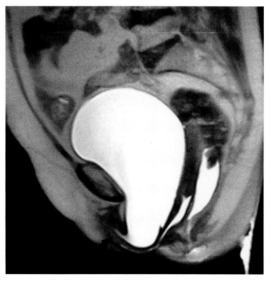

图 16-3-18　膀胱脱垂,尿道漏斗样改变
女性,70 岁,排泄相矢状位 T2WI 见尿道轴明显翻转,甚至超过水平位,尿道近端扩张呈漏斗样(箭),膀胱脱垂

3. 膀胱及尿道周围支持结构的测量和意义　正常尿道轴与盆底垂线夹角为30°,当尿道内括约肌损伤时,腹压增大后会导致尿道轴翻转大于30°或至水平位,称为尿道过度运动,通常伴中到重度膀胱脱垂。老年女性、经阴道分娩、怀孕和肥胖所致的肌肉、筋膜损伤是主要的致病因素。

尿道漏斗样改变,指尿道近端异常扩张,有时可见尿道缩短。此表现可能预示患者尿道内括约肌功能失调。尿道漏斗样改变是尿失禁的非特异性表现。一部分膀胱脱垂患者可能导致尿道膀胱连接处扭曲,可能是尿潴留的潜在因素。这一表现与尿失禁相关,可导致尿路感染(图16-3-18)。

4. 直肠肛管角的测量和意义　直肠肛管角是指直肠下端后壁的切线与肛管长轴线的交角,静息状态下为108°~127°,肛门括约肌收缩和排泄时的变化范围为15°~20°。它是直肠肛管交界处的尖端,是耻骨直肠肌于该处后部环绕的压迹。正常情况下,提肛动作时,耻骨直肠肌收缩,该角度变得更加锐利;用力排泄时,耻骨直肠肌放松使角度变钝。因此,直肠肛管角反映了耻骨直肠肌的功能状态。

一些盆底痉挛综合征患者表现为顽固的便秘,至今病因不明,主要是由于盆底肌肉不自主、不协调的矛盾收缩所致。MRI可显示患者为用力排泄时盆底位置没有相应下降,耻骨直肠肌的矛盾收缩使直肠肛管角无法正常打开,导致排便时间延长或粪便残留。该类患者耻骨直肠肌肥厚,排泄时在直肠后壁形成明显的压迹(图16-3-19,图16-3-20)。

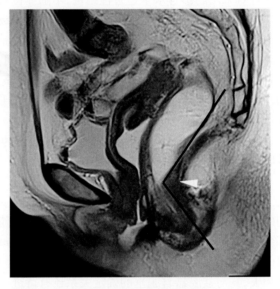

图16-3-19　盆腔器官脱垂
女性,73岁,静息期正中矢状位T2WI见直肠最下端后壁的切线与肛管轴线的交角-直肠肛管角(箭)

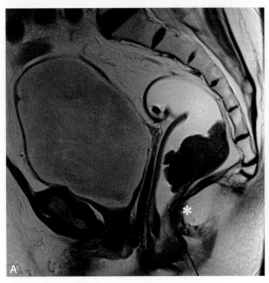

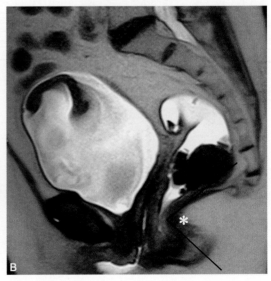

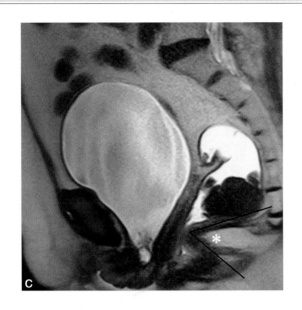

图16-3-20　盆底痉挛综合征,伴膀胱脱垂

女性,74岁,子宫全切术后,绝经24年,发现阴道块物脱出4年余,伴顽固便秘。静息期矢状位T2WI(A)示直肠肛管角约为113°(星);提肛期(B)该角度变锐利,约为78°(星);排泄期(C)直肠肛管角却反而缩小,约56°(星),另见膀胱脱垂

四、盆底静态磁共振成像

1. 盆底横断位静态磁共振成像　盆底横断位静态MRI主要观察的结构有:耻骨直肠肌、肛门内外括约肌和阴道的形态。耻骨直肠肌起自前方耻骨,向后包绕直肠后壁形成"U"形结构。MRI横断位可观察耻骨直肠肌的形态、对称性、肌束的厚薄变化。该肌肉损伤时可表现为双侧肌束不对称、一侧肌束变薄、肌纤维断裂。盆底痉挛综合征患者肛直肠后方可见肥大的耻骨直肠肌。肛门内外括约肌在T2WI横断位上表现为双层同心圆状影,肛门内括约肌呈T2WI等信号,肛门外括约肌T2WI信号较低,在诊断括约肌萎缩方面MRI优于超声。

横断位中正常的阴道形态为"H"形,或水平状,其正常形态的维持与阴道旁支持结构相关,尤其是在阴道中段,阴道旁支持结构更直接参与在冠状位方向将阴道附着于盆壁。在这一水平,前方的耻骨宫颈筋膜支撑膀胱防止其脱垂,后方的直肠阴道筋膜的支撑防止直肠膨出和肠疝的发生。阴道旁支持结构损伤将使阴道失去"H"形结构。Tillack等[17]认为,正常阴道形态消失、发生扭曲,预示患者存在盆底结构松弛的可能性,但这一征象并不具有诊断效力,还需要进一步临床评估(图16-3-21)。

2. 盆底冠状位静态磁共振成像　肛提肌中的耻骨尾骨肌及髂骨尾骨肌的最佳观察平面为冠状位。正常放松情况下,它们为水平走行,呈拱顶样,用力排泄时会变平并且反转和加宽。双侧肌束形态对称、厚薄相近。损伤时表现为一侧或双侧肌束扭曲、断裂、变薄、失去水平走行而变得倾斜。

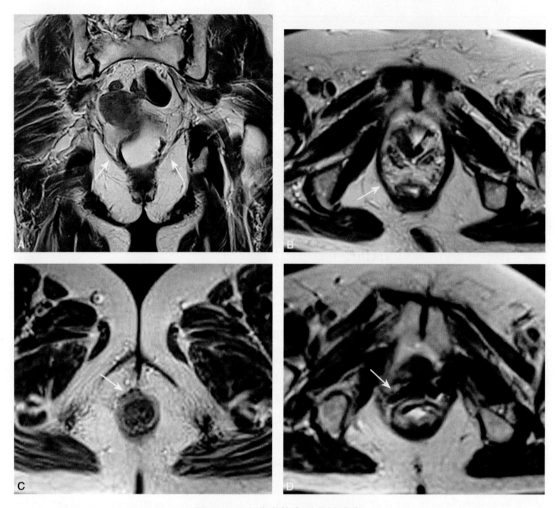

图 16-3-21　盆底静态磁共振成像

女性,60 岁,盆腔器官脱垂患者。静息期冠状位 T2WI(A)见双侧髂骨尾骨肌及耻骨尾骨肌失去拱顶状形态,肌束倾斜、松弛,双侧肌束失去对称性,左侧较右侧明显薄弱(箭)。另一名 61 岁盆腔器官脱垂患者。静息期横断位 T2WI(B)见耻骨直肠肌"U"形结构不对称,右侧肌束明显薄弱(箭)。横断位 T2WI(C)见肛门内、外括约肌呈同心圆状(箭);阴道失去"H"形正常形态(箭)(D)

第四节　盆底器官脱垂术后的 MRI 应用和评价

　　随着静态、动态相结合的 MRI 在盆底功能障碍中越来越广泛的应用,它在盆底器官脱垂术后的评估中也能起到重要的作用。

　　MRI 能够通过评价术后盆腔器官位置和形态的变化,比较不同盆腔器官脱垂手术方式(如经阴道和经腹部)的效果。它能够清晰的显示经阴道或经腹腔镜放置的阴道、直肠网片,包括它的位置、覆盖范围、术前、术后盆腔器官的位置变化,以及随着术后时间的推移,网片是否发生消融、患者是否出现感染、盆腔痛和性生活障碍等,以此对手术近期、中期及远期效果进行评估。Brocker 等[18]认为,MRI 对于患者术后早期复发的诊断更加准确,因此临床医生应当在术后给患者进行分时段、彻底的 MRI 检查,在其盆底器官脱垂症状出现之前早期诊断和预防。MRI 在无张力阴道悬吊术的耻骨后吊带的成像方面存在优势。尽管目前并不使用 MRI 寻找悬吊带位置,但它能够帮助诊断术后与悬吊带相关的并发症(如血肿、脓肿、肌炎)。增强检查时表现为阴道吊带周围高信号围绕。

目前,动态 MRI 尚无法完全替代临床体格检查,如前文所述,盆腔器官脱垂的动态 MRI 分级与临床分级还没有达到较高的一致性,可能还需要做更深入的研究以提出一种新的 MRI 分级方法。Woodfield 等[19]认为 MRI 在显示和评估盆底支持结构(如筋膜、韧带、肌肉)的形态变化方面存在优势,将是临床和科研的兴趣点所在。在技术方面,采用腔内线圈(如尿道腔内线圈、阴道腔内线圈等)和高分辨率序列,可以显示受损的盆底器官相关支持结构的确切位置,更有利于临床医生制订治疗方案。Pizzoferrato 等[20]认为 MRI 在盆底器官脱垂中最有前景的应用是评估肛提肌的损伤及盆底修复手术的疗效。一方面是肛提肌在 MRI 上易于显示,另一方面是肛提肌损伤为发生盆腔器官脱垂及术后复发的重要危险因素,而临床触诊则常常会低估肛提肌的损伤程度。

(强金伟　刘佳　邓林　张国福)

参 考 文 献

1. 卢任华,徐振花.排粪造影的检查方法和正常测量.第二军医大学学报,1990,11(3):244-249.

2. Bertschinger KM,Hetzer FH,Roos JE,et al. Dynamic MR imaging of the pelvic floor performed with patient sitting in an open-magnet unit versus with patient supine in a closed-magnet unit. Radiology,2002,223(2):501-508.

3. Hecht EM,Lee VS,Tanpitukpongse TP,et al. MRI of pelvic floor dysfunction:dynamic true fastImaging with steady-state precession versus HASTE. AJR Am J Roentgenol,2008,191(2):352-358.

4. Tumbarello JA,Hsu Y,Lewicky-Gaupp C,et al. Do repetitive Valsava maneuvers change maximum prolapse on dynamic MRI? Int Urogynecol J,2010,21(10):1247-1251.

5. Broekhuis SR,Fütterer JJ,Barentsz JO,et al. A systematic review of clinical studies on dynamic magnetic resonance imaging of pelvic organ prolapse:the use of reference lines and anatomical landmarks. Int Urogynecol J Pelvic Floor Dysfunct,2009,20(6):721-729.

6. Singh K,Reid WM,Berger LA. Assessment and grading of pelvic organ prolapse by use of dynamic magnetic resonance imaging. Am J Obstet Gynecol,2001,185(1):71-77.

7. Kluivers KB,Kluivers KB,Hendriks JC,et al. Dynamic magnetic resonance imaging:reliability of anatomical landmarks and reference lines used to assess pelvic organ prolapse. Int Urogynecol J Pelvic Floor Dysfunct,2009,20(2):141-148.

8. 高鑫,王文艳,有慧,等.动态 MRI 评价女性盆腔器官脱垂的初步研究.磁共振成像,2010,1(3):204-207.

9. Pannu HK. Dynamic MR imaging of female organ prolapse. Radiol Clin North Am,2003,41(2):409-423.

10. Novellas S,Mondot L,Bafghi A,et al. Evaluation of two classifications systems for pelvic prolapse on dynamic MRI. J Radiol,2009,90(11):1717-1724.

11. Woodfield CA,Hampton BS,Sung V,et al. Magnetic resonance imaging of pelvic organ prolapse:comparing pubococcygeal and midpubic lines with clinical staging. Int Urogynecol J,2009,20(6):695-701.

12. Pannu HK,Scatarige JC,Eng J,et al. MR diagnosis of pelvic organ prolapse compared with clinical examination. Acad Radiol,2011,18(10):1245-1251.

13. Lakeman MM,Zijta FM,Peringa J,et al. Dynamic magnetic resonance imaging to quantify pelvic organ

prolapse：reliability of assessment and correlation with clinical findings and pelvic organ symptoms. Int Urogynecol J,2012,23(11)：1547-1554.

14. Kelvin FM,Hale DS,Maglinte DD,et al. Female pelvic organ prolapse：diagnostic contribution of dynamic cystoproctography and comparison with physical examination. AJR Am J Roentgenol,1999,173 (1)：31-37.

15. Ginath S,Garely A,Luchs JS,et al. MRI pelvic landmark angles in the assessment of apical pelvic organ prolapse. Arch Gynecol Obstet,2011,284(2)：365-370.

16. Rosenkrantz AB,Lewis MT,Yalamanchili S,et al. Prevalence of pelvic organ prolapse detected at dynamic MRI in women without history of pelvic floor dysfunction：Comparison of two reference lines. Clin Radiol,2014,69 (2)：e71-e77.

17. Tillack AA,Joe BN,Yeh BM,et al. Vaginal shape at resting pelvic MRI：predictor of pelvic floor weakness？ Clin Imaging,2015,39(2)：285-288.

18. Brocker KA,Alt CD,Corteville C,et al. Short-range clinical,dynamic magnetic resonance imaging and P-QOL questionnaire results after mesh repair in female pelvic organ prolapse. Eur J Obstet Gynecol Reprod Biol, 2011,157(1)：107-112.

19. Woodfield CA, Krishnamoorthy S, Hampton BS, et al. Imaging pelvic floor disorders：trend toward comprehensive MRI. AJR Am J Roentgenol,2010,194(6)：1640-1649.

20. Pizzoferrato AC,NyangohTimoh K,Fritel X,et al. Dynamic magnetic resonance imaging and pelvic floor disorders：how and when？ Eur J Obstet Gynecol Reprod Biol,2014,181：259-266.

第十七章
慢性盆腔疼痛

第一节 慢性盆腔痛的病因、诊断和治疗

慢性盆腔痛(chronic pelvic pain)定义为由各种功能性和(或)器质性原因引起的、以骨盆及其周围组织和器官的周期或非周期性疼痛为主要症状、时间超过6个月、严重影响患者生活质量、并需要药物或手术治疗的一组疾病或综合征[1]。慢性盆腔痛仍然是一个笼统的涵盖很多病因的概括性诊断,涉及妇科、胃肠道、泌尿系统、神经和骨骼系统等(表17-1-1)。慢性盆腔痛的病因不明确,发病隐匿,自然病史复杂,诊断困难,可以发生在青春期、育龄期及绝经期各个阶段,但以育龄期妇女最多见。虽然慢性盆腔疼痛并不具备紧急手术探查的指征,但它会导致生活质量的下降。因此,对于慢性盆腔疼痛的研究具有重要的临床价值和广泛的社会学意义。

表 17-1-1 慢性盆腔痛的常见病因

妇科	胃肠道	泌尿系统	神经及骨骼系统	全身性疾病
非周期性	肠激惹综合征	慢性膀胱尿道炎	神经卡压综合征	纤维肌痛
粘连	溃疡性结肠炎	尿道综合征	脊柱后凸或侧弯	间断性卟啉症
子宫内膜异位症	克罗恩病	间质性膀胱炎	腰椎峡部裂	偏头痛
输卵管-卵巢炎	癌症	尿道憩室或息肉	脊柱损伤	结缔组织病
卵巢残留综合征	感染	膀胱癌	炎症	淋巴瘤
盆腔淤血	部分性肠梗阻	尿道梗阻	肿瘤	神经纤维瘤
卵巢肿瘤	憩室炎	异位肾	骨质疏松	
周期性	疝		退行性变	
原发性痛经	腹部绞痛		尾椎痛	
继发痛经	慢性阑尾炎		肌筋膜综合征	
子宫内膜异位症				
子宫或阴道异常				
致经血流出受阻				
宫腔粘连				
子宫内膜息肉				
子宫肌瘤				
腺肌症				
盆腔淤血综合征				

慢性盆腔痛临床治疗的困难之处在于盆腔疼痛难以定位、定性和定量。现代医学观念中慢性盆腔痛可理解为"社会—精神心理—生物"3个层次的综合疾病模式。任何层次的功能紊乱都可致慢性盆腔痛,任何层次的处理不当都会影响治疗效果。因此,临床评估不仅需要对患者进行详尽的病史采集和体格检查,辅助恰当的影像学手段,综合多学科力量,尚须充分考虑并恰当干预患者的精神心理状态和社会家庭关系,才能达到有效治疗的目的[2-4]。

国内外文献报道不同人群中慢性盆腔痛患病率差别较大,为4%~25%[5,6],由于许多女性慢性盆腔痛患者从未寻求任何医疗帮助,或认为慢性盆腔痛是女性的常见伴随症状而不接受治疗,故慢性盆腔痛的真实患病率被低估。根据2006年WHO系统评价资料显示,美国15~50岁女性慢性盆腔痛的患病率达15%[7];英国每年因慢性盆腔痛就诊的女性比例为38/1000(年龄15~73岁),患病率达24%[8]。国内据李伟娟等[6]对5219例普通妇科疾病患者的调查,20~40岁组慢性盆腔痛发病率为27%,41~55岁组慢性盆腔痛发病率为15%,故更多见于育龄期女性。美国每年40%的腹腔镜手术以及12%的子宫切除均与慢性盆腔痛有关[5,9]。

一、病因

(一) 妇科原因

在慢性盆腔痛的诸多病因中,妇科因素广受关注。很多妇科疾病,包括内膜异位症、盆腔炎性疾病(pelvic inflammatory disease)、盆腔粘连、子宫肌瘤、盆腔淤血综合征、子宫腺肌病以及盆底功能障碍及其相关手术治疗等都可能导致慢性盆腔痛。腹腔镜检查是鉴别慢性盆腔痛妇科因素的"金标准"。在腹腔镜检查中,最常见的妇科疾病是内膜异位症(33%,详见第十三章)和盆腔粘连(24%)。其他妇科疾病如良性或恶性卵巢肿瘤,子宫平滑肌瘤,与这些基础疾病有关的疼痛通常并不严重,通常手术后治愈。33%~55%的慢性盆腔痛患者腹腔镜检查没有发现明显疾病,清醒状态下的腹腔镜疼痛分布图(laparoscopic pain mapping)可帮助明确病变部位并指导组织活检,为慢性盆腔痛的评估和治疗提供有用信息。

一些原因不明的慢性盆腔痛患者需要考虑盆腔淤血综合征的可能。1954年,Taylor认为精神压力可能导致组织神经功能紊乱,表现为平滑肌痉挛以及卵巢和子宫的静脉淤血[10]。盆腔静脉淤血综合征表现为盆腔静脉丛扩张、血液淤滞,引起子宫及附件区肿胀、淤血、结缔组织的增生。慢性盆腔痛妇女行子宫静脉造影时,通常会发现子宫和卵巢静脉的对比剂排泄延迟。盆腔淤血通常影响生育年龄的女性,典型症状为下腹部钝性酸痛或下坠感、低位腰痛、极度疲劳感、性交痛、淤血性痛经、白带过多、外阴和阴道肿胀、坠痛等。特点是长时间站立或活动后疼痛加剧而卧床休息后减轻。考虑到妊娠期妇女存在无症状性盆腔淤血,因此尚无法确定盆腔淤血在慢性盆腔痛发病中的作用。

(二) 胃肠道原因

子宫、宫颈和附件与回肠下段、乙状结肠和直肠由相同的内脏神经支配,其痛觉信号经交感神经到达脊髓的T10至L1节段。因此,确定下腹痛究竟是妇科还是肠道来源通常比较困难。熟练的病史采集和体格检查对鉴别疼痛究竟是妇科原因还是胃肠道原因非常重要。可通过全面的病史采集、查体、肠镜活检等辅助检查排除炎性肠病,如克罗恩病、溃疡性结肠炎、感染性肠炎、肠道肿瘤等。

肠激惹综合征(irritable bowel syndrome)是一种以持续或间歇性腹痛、腹部不适伴排便习惯改变为特征的功能性肠病,该病缺少可解释症状的形态学改变和生化异常。肠激惹综合征是最常见的下腹痛原因之一,占慢性盆腔痛在妇科就诊患者的 35%[11]。最显著的症状是腹痛,其他症状如腹胀、腹泻和便秘交替,肠蠕动前疼痛加重、肠蠕动后疼痛减轻,疼痛常为间歇性。根据 Rome Ⅲ 的诊断标准[12],分为三型:①肠激惹综合征合并腹泻:>25% 的时间为稀便,<25% 的时间为干便,约占 1/3 以上;②肠激惹综合征合并便秘:>25% 的时间为干便,<25% 的时间为稀便,约占 1/3 以上;③肠激惹综合征合并混合性的排便或呈周期性类型:>25% 的时间为干便和软便,占 1/3 ~ 1/2。症状持续至少 6 个月,在过去的 3 个月内有每月 >3 天的反复发作的腹痛与不适,至少有 2 项下列特点:排便后症状改善,与排便频率改变及粪便性状有关。

(三) 泌尿系统原因

慢性盆腔痛的泌尿系统起因可能与反复发作的膀胱尿道炎、尿道综合征、不明原因的感觉性尿急和间质性膀胱炎有关。间质性膀胱炎(interstitial cystitis)是一种原因不明的膀胱慢性炎性疾病,以尿频、尿急、尿痛和夜尿为主要临床表现。其特点是膀胱壁纤维化,伴有膀胱容量减小,排空膀胱后症状缓解。该病多见于 30 ~ 50 岁女性,女性发病率是男性的 6 ~ 11 倍。据文献报道,因慢性盆腔痛就诊的患者中,38% ~ 85% 有间质性膀胱炎[13,14]。

依照膀胱镜下表现不同,间质性膀胱炎的分两大类:Hunner 溃疡型(经典型)和非溃疡型(早期型),前者以 Hunner 溃疡为特征,后者表现为多发性斑点状出血,两者多累及膀胱三角区。间质性膀胱炎的病因尚未明确,当前研究显示间质性膀胱炎是一种多因素的疾病,主要和以下三个方面有关[15]:①自身免疫:有研究表明患者血清中存在抗膀胱抗体和抗核抗体,但这一发现缺乏特异性,很可能不是主要病因;②膀胱上皮功能障碍:研究表明部分患者的上皮层缺乏硫酸糖胺多糖,使黏膜屏障功能障碍而导致黏膜的通透性增加;③肥大细胞增多:肥大细胞可分泌组织胺引起间质性膀胱炎的疼痛、纤维化、充血等症状,肥大细胞可能是经典型间质性膀胱炎的重要介质。

尿道综合征(urethral syndrome)首次由 Powell NB 和 Powell EB 于 1949 年提出[16],传统上尿道综合征定义为尿培养阴性的任何尿道刺激症状。这一术语现在包括更多的限制条件以及其他相关的实体病变。尿道综合征为一组非特异性症状的症候群,包括尿频,尿急,夜尿增多,疼痛或烧灼排尿(排尿困难),耻骨上疼痛和其他症状,如性交困难和性交后尿道不适,而尿道或膀胱无任何器质性病变[17]。尿道综合征的病因不明,可能与亚临床感染、尿道梗阻和精神性、过敏性因素有关[17]。

(四) 神经和肌肉骨骼方面的病因

神经卡压:腹部皮神经损伤或卡压可以自行发生,也可在耻骨上横切口或腹腔镜手术切口后的数周或数年内发生。髂腹股沟或髂腹下神经可能被卡压在腹横肌或腹内斜肌之间,肌肉收缩时尤其明显。此外,股神经是妇科开腹手术时损伤最常见的神经之一。神经卡压症状包括锐痛、烧灼痛,及受损神经支配的皮肤部位的疼痛或感觉异常。发生神经卡压时,屈髋、运动或行走通常会加重疼痛。

纤维肌痛(fibromyalgia):是一种慢性疼痛障碍,特点是广泛的软组织疼痛,被认为是由于中枢神经系统超敏引起患者对慢性疼痛的感觉异常所致[18,19]。19 世纪初,Balfour 和 Scudamore 第一次提出软组织疼痛为骨骼肌中纤维结缔组织炎症所导致[20,21]。由于缺少软组织炎症的证据,又将纤维肌痛看作一种身心疾病。随着疼痛机制研究的深入,以及纤维肌痛常常与其他功能性并发症如颞下颌关节紊乱、肠易激综合征等共存,现在认为纤维肌痛既不是抑郁症,也不是原发性肌肉功能障碍,而是一种中枢性疼痛处理紊乱,从而引起广泛的多系统致敏[22]。美国,女性纤维肌痛发病率约为 3.4%,平均发病年龄为 30~50 岁,发病高峰为 50~59 岁[23]。诊断此综合征,腹部的四个分区必须都有疼痛触发点。

肌筋膜疼痛综合征:是以肌筋膜触痛点引起的腹部广泛和深部的疼痛[24]。15% 的慢性盆腔痛患者有肌筋膜疼痛综合征。肌筋膜触痛点是高敏感点,通常位于骨骼肌筋膜或肌肉被覆的筋膜,分为活动性和潜伏性两种。活动性的肌筋膜触痛点在休息时产生与压迫该点相同的疼痛,潜伏性的肌筋膜触痛点不引起自发性疼痛,但可能限制运动,导致肌肉萎缩。如果仔细检查,会发现患者有疼痛触发点,位于一束紧张的骨骼肌或筋膜的敏感区域。据报道,疼痛触发点见于 74%~85% 的患者[25,26]。触发点由内脏或肌肉来源的病理性自主神经反射启动,压迫时产生疼痛。肌筋膜疼痛综合征在女性和男性的比例为 54%:45%,常发生于 30~40 的女性,在基础医疗保健人群中的比例为 30%,而在疼痛中心中比例高达85%~93%[24]。

二、临床诊断

(一) 病史及体格检查

根据慢性盆腔痛的定义,如果患者自述腹部、盆腔、腰骶部、会阴或臀部非周期性疼痛,持续时间超过 6 个月,则不论辅助检查是否有阳性发现,都应诊断为慢性盆腔痛。进行全面细致的体格检查和神经精神方面的评估,包括患者的步态、站立的姿势、坐位的姿势及仰卧位的姿势,让患者指出疼痛部位。如果患者用一个手指指出疼痛的部位,说明疼痛部位局限,引起疼痛的病因可能单一;如果泛泛的指认,说明范围不确定,引起疼痛的病因不易明确。

(二) 辅助检查

根据患者的病史、体征和接受程度等选择相应的辅助检查。

1. 实验室检查　根据血液白细胞计数、分类等判断是否为炎症引起的盆腔痛;对慢性盆腔痛伴尿频、尿急、尿痛等泌尿系统症状的患者,要进行尿液分析或培养;怀疑性病引起的炎症时,进行性病相关检查。

2. 超声检查　经阴道超声可发现盆腔包块、积液、炎症性改变等,是诊断慢性盆腔痛必不可少的辅助检查。

3. 影像学检查　盆腔 CT 或 MRI 可明确盆腔包块、盆腔炎等的病变部位,并进行鉴别诊断,而盆腔 MRA 是确诊盆腔静脉淤血综合征的必要辅助手段。

4. 腹腔镜检查　是诊断和治疗慢性盆腔痛的有效检查手段,可明确诊断由子宫内膜异位症、慢性盆腔炎、粘连等引起的盆腔痛,也是诊断特发性慢性盆腔痛常用的排除诊断手段。其他内镜检查如膀胱镜可明确有无间质性膀胱炎,怀疑肠易激综合征时可行结肠镜排除肠道器质性病变。

三、治疗

慢性盆腔痛治疗的目的是解除疼痛、恢复功能、提高生活质量、防止复发和功能缺失。通过详细的临床评估后,可将患者分为三种:第一种有明确病因的慢性盆腔痛;第二种有病理改变但症状不明显的的慢性盆腔痛;第三种是没有明确病理改变的慢性盆腔痛。对于有病因的慢性盆腔痛,针对疾病本身进行相应治疗;对于第二种及第三种慢性盆腔痛,往往需要药物治疗、手术干预和心理支持治疗等多种治疗方法的综合治疗。

1. 药物治疗　非甾体消炎药是治疗原发痛经和内异症相关疼痛的一线用药之一,也广泛适用于多种疼痛类型的治疗[27]。对于有抑郁症的慢性盆腔痛患者,要用抗抑郁药进行治疗,常用的有三环类抗抑郁药和选择性5-羟色胺再摄取抑制剂,可减少患者对疼痛药物的依赖、增强活动能力,减少疼痛对女性总体生活的影响。激素治疗可以有效缓解与内异症及盆腔淤血综合征相关的疼痛,临床上常用的激素类药物包括口服避孕药、孕激素、促性腺激素释放激动剂等。

2. 手术治疗　目前普遍认为治疗慢性盆腔痛的首选手术为腹腔镜探查术,在诊断的同时进行相应的治疗。子宫内膜异位症是慢性盆腔痛最常见的病因,如果患者年轻有生育要求,应行保留生育功能的手术,尽量切除病灶,保留子宫。盆腔粘连也是引起慢性盆腔痛的重要原因之一,致密的纤维性粘连可导致严重的慢性盆腔痛,而粘连松解术是切除异常的粘连组织,恢复正常的解剖关系的有效手段。对于子宫有器质性病变的患者,全子宫切除术是治疗慢性盆腔痛的较常用的方法。对于已完成生育者、子宫腺肌病、重症子宫内膜异位症或盆腔淤血综合征等患者,可考虑子宫切除术[28]。

第二节　盆腔炎性病变

盆腔炎性病变(pelvic inflammatory disease)是妇科常见疾病,为女性内生殖器及其周围结缔组织、盆腔腹膜炎性病变的总称,多由病原体经阴道和宫颈逆行性感染引起[29]。大多发生在性活跃期、有月经的妇女,初潮前、绝经后或未婚者很少发生。病原体分外源性及内源性两种。炎症可发生在一个部位或多个部位如子宫、输卵管、卵巢和周围结缔组织等,并可波及盆腹腔腹膜[30]。

根据病程进展的快慢,分为急性盆腔炎和慢性盆腔炎。急性盆腔炎可发展为弥漫性腹膜炎、败血症、甚至危及生命。如炎症急性期不能彻底治愈,可转变为慢性盆腔炎,反复发作,严重时导致不孕、输卵管妊娠和慢性盆腔痛。盆腔炎性病变引起慢性盆腔疼痛的发生率为20%,而3次或以上发作的盆腔炎症引起慢性盆腔疼痛的发生率增加到67%[31]。本节主要介绍与慢性盆腔痛相关的慢性盆腔炎。

1. 病原体　正常情况下,虽然盆腔在解剖上与外界相通,但宫颈黏液栓成为隔绝盆腔与外界的屏障,加之外阴、阴道及子宫内膜的屏障作用,可阻止病原体侵入。如果生理防御功能遭到破坏,机体免疫力降低,加上内分泌变化,均可导致盆腔炎症发生。

(1) 病原体:引起盆腔炎的病原体包括内源性病原体和外源性病原体。内源性病原体来自寄居于阴道的菌群,包括需氧菌和厌氧菌。链球菌和葡萄球菌是最为常见的需氧菌,前者以B组溶血性链球菌致病力最强,可产生溶血素和多种酶,使感染容易扩散;后者以金黄色葡萄球菌致病力最强,多见于产后、剖宫产术后、流产后或妇科手术后通过阴道上行感染。厌氧菌主要有脆弱类杆菌和消化链球菌,前者致病力最强,是引起严重盆腔感染的主要厌氧菌;后者主要见于产褥感染、流产感染和输卵管炎。厌氧菌感染的特点是易形成盆腔脓肿、感染性血栓静脉炎,脓液有粪臭及气泡。外源性病原体主要为性传播疾病的病原体,主要有淋病奈瑟菌和沙眼衣原体,两者均易侵袭泌尿生殖道的黏膜上皮,可经宫颈上行感染,通过宫腔和输卵管,引起淋菌性盆腔炎,最终导致输卵管黏膜结构和功能严重破坏。

(2)感染途径:主要有四种[32]:①沿生殖道黏膜上皮上行蔓延。病原体经外阴、阴道侵及宫颈黏膜、子宫内膜、输卵管黏膜蔓延到卵巢及盆腹腔。淋病奈瑟菌、衣原体及葡萄球菌多为此种形式播散,为非妊娠期、非产褥期盆腔炎的主要感染途径。②经淋巴系统蔓延。病原体经外阴、阴道、宫颈及宫体创伤处的淋巴管侵入盆腔结缔组织及内生殖器其他部分。链球菌、大肠埃希菌和厌氧菌多按此种方式播散,是产褥期、流产及宫腔操作时的主要感染途径。③经血液循环传播。病原体侵入人体其他系统后,经血液循环感染生殖器,是结核感染的主要途径。④直接蔓延。盆腔其他脏器感染直接蔓延至内生殖器。阑尾炎可直接引起右侧输卵管、卵巢炎甚至盆腔腹膜炎。

2. 组织病理学

(1)慢性子宫内膜炎:子宫内膜充血、水肿,有炎性渗出物,严重者内膜坏死、脱落形成溃疡。镜下见间质大量浆细胞或淋巴细胞浸润。

(2)慢性输卵管炎与输卵管积水:慢性输卵管炎以双侧居多,输卵管轻度或中度肿大,伞端部分或完全闭锁,并与周围组织粘连。若伞端闭锁,浆液性渗出物积聚、充满管腔可形成输卵管积水。积水的输卵管表面光滑、管壁薄,因输卵管系膜不能随积水的输卵管囊壁增长而相应延长,故积水的输卵管弯向系膜侧,形似腊肠卷曲。

(3)输卵管卵巢炎及输卵管卵巢脓肿:卵巢炎很少单独发生,输卵管炎常常波及卵巢,两者相互粘连形成炎性肿块,称为输卵管卵巢炎。炎症可通过卵巢排卵的破孔侵入卵巢实质形成卵巢脓肿,脓肿壁与输卵管积脓粘连并贯通,形成输卵管-卵巢脓肿。

(4)盆腔腹膜炎:盆腔器官发生严重感染时,往往蔓延到盆腔腹膜,发炎的腹膜充血、水肿,并有少量含纤维素的渗出液,形成盆腔脏器粘连。当有大量脓性渗出液积聚于粘连的间隙内,可形成散在小脓肿;积聚于直肠子宫陷凹处形成盆腔脓肿,较多见。

(5)慢性盆腔结缔组织炎:多由慢性宫颈炎发展而来,由于宫颈的淋巴管与宫旁结缔组织相通,病原体经淋巴管进入盆腔结缔组织而引起组织充血、水肿及中性粒细胞浸润。以宫旁结缔组织炎最常见,纤维组织增生、变硬,子宫固定及宫旁组织增厚。

目前盆腔炎性病变引起盆腔慢性疼痛的原因尚不完全清楚,可能与炎症后导致盆腹腔粘连或盆腔形态结构异常有关。盆腔炎症时局部组织充血水肿,伴有炎性渗出物积聚;淋巴细胞浸润,纤维组织增生并广泛粘连及瘢痕形成,导致盆腔组织张力增高;同时炎症反应产生、释放各种细菌毒素及化学致痛物质,作用于盆腔神经末梢,引起弥漫的疼痛。当炎症波及盆腔甚至腹腔壁层腹膜时,可引起定位精确的疼痛[33,34]。

3. 临床表现　可因炎症轻重及范围大小而有不同的临床表现。轻者无症状或症状轻微,常见症状为下腹痛、发热、阴道分泌物增多。腹痛为持续性、活动或性交后加重。月经期发病可出现经量增多、经期延长。若有腹膜炎,可出现消化系统症状如恶心、呕吐、腹胀、腹泻等。如有脓肿形成,可有下腹盆腔包块及局部压迫刺激症状,膀胱刺激症状如尿频、尿痛,甚至排尿困难;直肠刺激症状如腹泻、里急后重感或排便困难。慢性炎症表现为长期反复发作的下腹部坠胀疼痛或腰骶部酸痛,白带增多,月经失调,劳累或性交后加重,或伴有疲乏无力、低热,较难完全治愈。

患者体征差异也较大,轻者无明显异常或妇科检查仅发现宫颈举痛或宫体、附件区压痛。严重者呈急性病容,体温升高、心率加快,下腹部压痛、反跳痛及肌紧张。妇科检查阴道可见脓性分泌物,宫颈充血、水肿,穹窿触痛明显,宫颈举痛,宫体压痛、活动受限,两侧附件区压痛明显。若为输卵管积脓或输卵管卵巢脓肿,可触及包块且压痛显著。宫旁结缔组织炎时,可扪及宫旁一侧或两侧片状增厚,或两侧宫骶韧带水肿、增厚,压痛明显。常见的并发症为输卵管积水、慢性盆腔痛、异位妊娠、不孕及盆腔炎性疾病反复发作[35-37]。

4. 诊断及影像学表现　根据病史、症状、体征及实验室检查可作出初步诊断。由于盆腔炎性病变的临床表现差异较大,临床诊断准确性不高。理想的盆腔炎性病变诊断标准,既要敏感性高,又要特异性强,避免非炎症患者使用抗生素。2006 年美国疾病控制中心推荐的盆腔炎性病变的诊断标准见表 17-2-1。

表 17-2-1　盆腔炎性病变的诊断标准

最低标准	血 C-反应蛋白升高
宫颈举痛或子宫压痛或附件区压痛	实验室证实的宫颈淋病奈瑟菌或衣原体阳性
附加标准	特异标准
体温≥38.3℃	子宫内膜活检组织学证实子宫内膜炎
宫颈或阴道异常黏液脓性分泌物	阴道超声或 MR 检查显示输卵管增粗、积液,伴或不伴盆
阴道分泌物涂片见到大量白细胞	腔积液、输卵管卵巢肿块,以及腹腔镜检查发现盆腔炎性
红细胞沉降率升高	病变征象

盆腔炎的 CT 特征如下[38-40]:子宫内膜增厚、不均匀强化伴宫腔积液,提示子宫内膜炎;输卵管迂曲管状增厚或多房厚壁囊性病变提示输卵管炎、输卵管卵巢炎(图 17-2-1);盆腔脂肪模糊伴盆腹腔积液,提示腹膜炎[40,41]。Lee 等[40]对 32 例急性盆腔炎进行上述征象的诊断效能分析,发现肝脏包膜动脉期强化、盆腔脂肪模糊及输卵管壁增厚是急性盆腔炎的相对特异性 CT 特征。

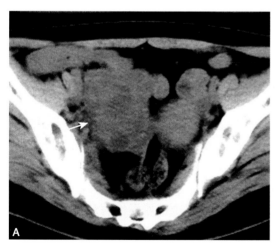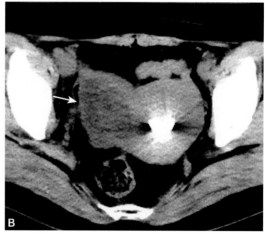

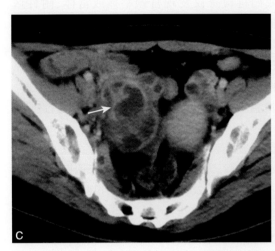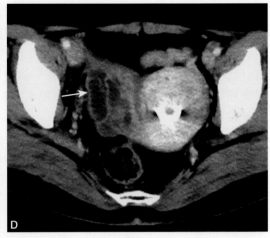

图 17-2-1　右侧输卵管炎

A、B 分别为不同层面 CT 平扫,见子宫右旁团块状囊性病变,密度欠均匀(箭);C 和 D 为对应层面的增强 CT 图像,见右侧附件区病变呈多房囊性改变,囊壁及分隔可见中度强化,其中部分分房呈管状(箭),为输卵管扩张和积液,迂曲呈肿块状,子宫肌层明显均匀强化,左侧附件区亦见类似表现较小肿块,为左侧输卵管炎

　　输卵管炎表现为单侧或双侧输卵管扭曲增粗,管壁增厚伴积液,内壁可不规则,但一般无壁结节。根据积液的量及部位不同,积液的输卵管形态可分为腊肠状、曲颈瓶状及囊袋状,发生率分别为 60.4%、30.2% 和 9.4%[42]。MRI 可清晰显示迂曲、扩张输卵管,尤其 T2WI 序列可清晰显示管腔内积液,注入对比剂后扫描见囊性扩张输卵管的管壁环形强化(图 17-2-2)。输卵管-卵巢脓肿表现为囊壁较厚的囊性、囊实性包块,T1WI 呈等低信号,T2WI 呈稍高信号,可伴囊腔内分隔或液-液平面,增强后脓肿壁环形强化(图 17-2-3),病灶内积气是输卵管-卵巢囊肿的相对特异性征象,但此征象较少见[43]。子宫累及时,子宫体积增大,T2WI 信号升高,可伴有子宫结合带与肌层分界消失,子宫内膜增厚等。其他征象如输卵管系膜前移,宫骶韧带增厚,盆腹腔积液,盆腔侧腹壁或盆腔中央的筋膜或腹膜增厚,膀胱、直肠及骶骨前方的脂肪组织密度不均匀性升高。结核性盆腔炎可见盆腔腹膜及肠系膜等广泛软组织增厚(图 17-2-4)[44]。此外,CT 或 MRI 可以显示炎症是否累及其他邻近器官,如阑尾,盲肠或大网膜。子宫边界模糊提示附件来源炎症(图 17-2-5),可有助于区分输卵管-卵巢脓肿与其他原因引起的腹痛,如憩室炎。Li 等[44]用 DWI 评价盆腔炎性病变,显示 DWI 高信号、低 ADC 值、T2WI 呈高或中等信号、增强后无强化的病灶高度提示脓肿,这一结果与脑脓肿表现类似。由此,联合 DWI 和常规 MRI 可提高诊断敏感性及准确性。

　　卵巢炎症导致其增大水肿,边界不清,周围可伴单个或多个壁厚囊性病灶,囊壁内一般无壁结节,外壁毛糙,周围脂肪间隙模糊(图 17-2-6)。囊液多为 T1WI 为低信号,T2WI 高信号,如囊液蛋白含量较高,可表现为 T1WI 和 T2WI 高信号,或腔内液-液分层信号。增强后囊壁强化明显,囊液无强化[45]。

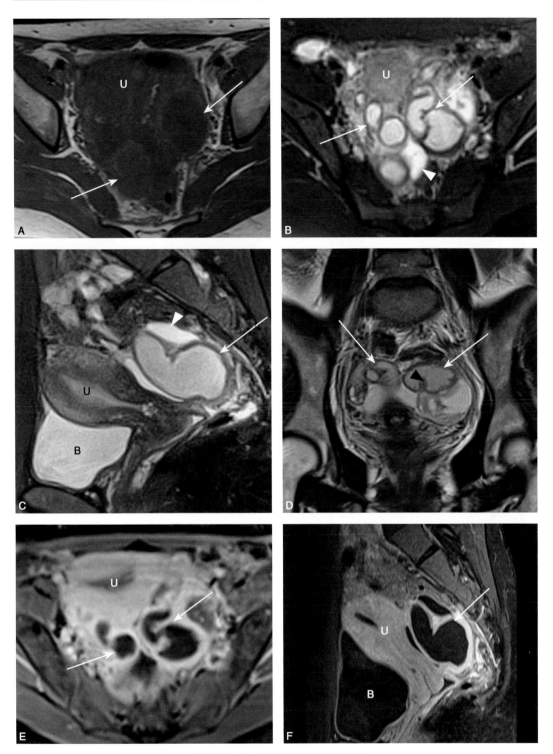

图 17-2-2　双侧输卵管炎症、积液
平扫横断位 T1WI(A)、横断位和矢状位 T2WI 脂肪抑制(B,C)、冠状位 T2WI(D),显示双侧输卵管扭曲增粗呈腊肠状(箭),管腔明显扩张积液,可见输卵管折叠形成的不全分隔(D,黑箭头),右侧积液呈 T1WI 等高信号,左侧积液呈 T1WI 低信号(A,箭),T2WI 均匀高信号,管壁明显增厚,后陷凹可见游离液体(白箭头);横断位和矢状位 T1WI 脂肪抑制增强扫描(E,F)见双侧输卵管管壁及不全分隔明显强化(箭),内壁光滑,无壁结节,囊液无强化。B 为膀胱,U 为子宫

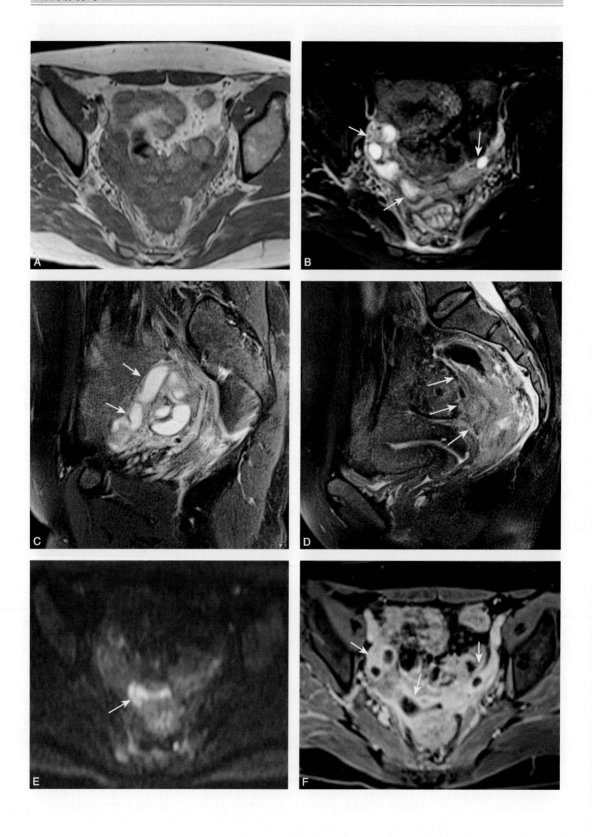

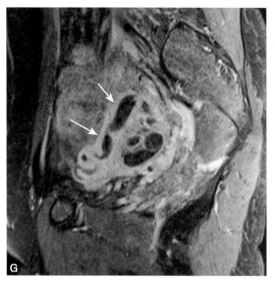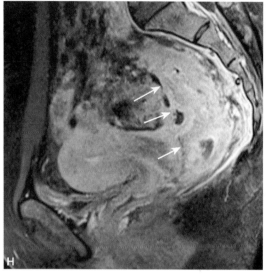

图 17-2-3 盆腔炎

横断位 T1WI(A)、横断位和矢状位 T2WI 脂肪抑制(B～D),显示双侧附件区及子宫直肠窝可见斑片状异常信号灶,T1WI 呈稍低信号,T2WI 以等略高信号为主,内可见迂曲扩张输卵管(B、C,箭),后陷凹软组织明显增厚(D,箭);DWI(E)病变以等信号为主,局部可见管状高信号(箭);横断位和矢状位 T1WI 脂肪抑制增强扫描(F～H),示病灶明显不均匀强化,呈斑片状分布,双侧输卵管管壁增厚,明显强化(F、G,箭头),直肠后陷凹增厚软组织亦较明显强化(H,箭),与直肠壁分界不清

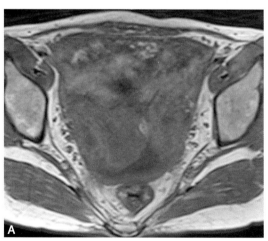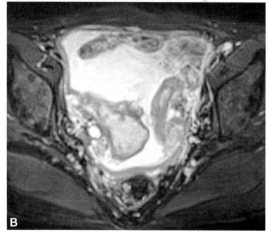

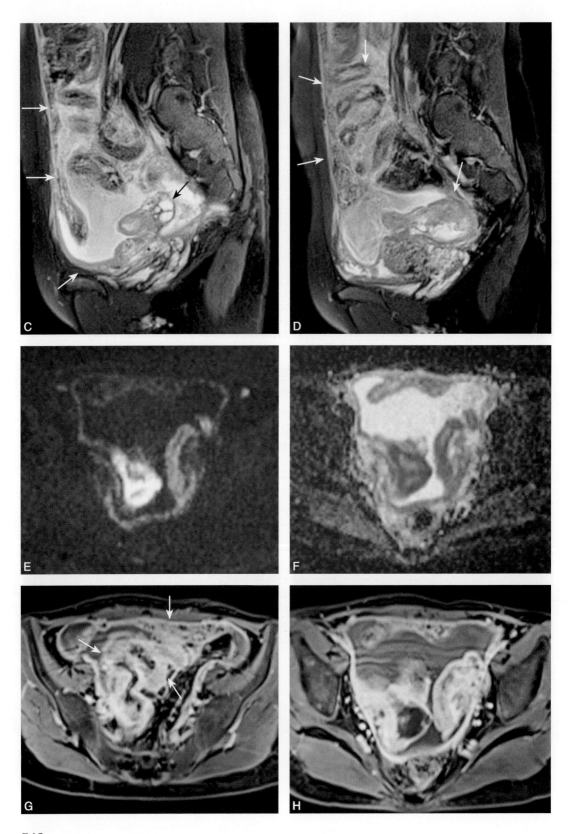

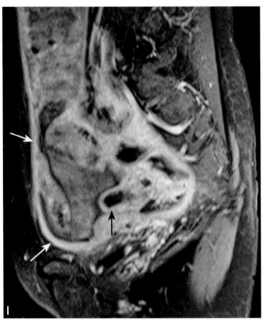

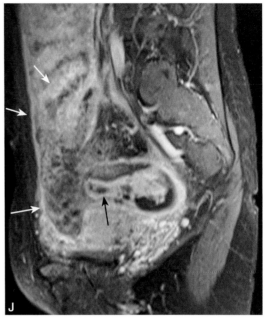

图 17-2-4 结核性盆腔炎

横断位 T1WI(A)、横断位和矢状位 T2WI 脂肪抑制(B~D),显示双侧附件不规则增大,盆腔不规则形态液性区,盆腔腹膜及肠系膜普遍增厚(白箭),两侧附件区可见管状分布及团片状分布的异常信号灶,T1WI 呈稍低信号,T2WI 以等略高信号为主,盆腔及肠管间隙可见大量积液,右侧卵巢显示清晰(C,黑箭);DWI(E)病变以等信号为主,盆腔液性区呈高信号,ADC 图(F)呈低信号,为脓肿形成;横断位(G,H)和矢状位(I,J)T1WI 脂肪抑制增强扫描,示两侧附件区病变、盆腔腹膜及肠系膜明显不均匀强化,呈斑片状、线状分布(白箭),双侧输卵管管壁增厚明显(黑箭)

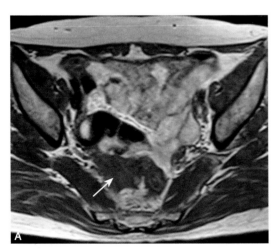

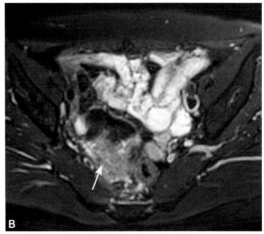

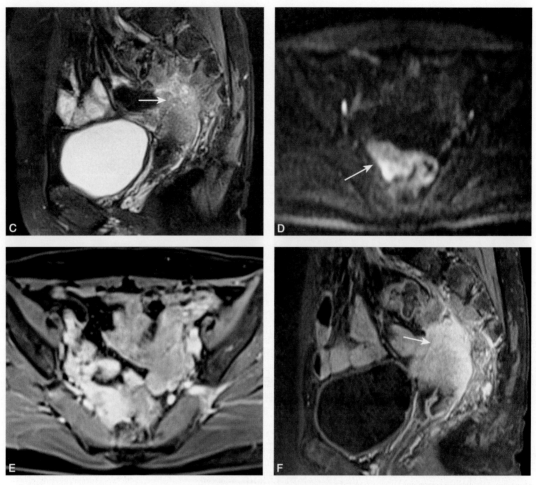

图 17-2-5 右侧输卵管慢性炎

横断位 T1WI、横断位和矢状位 T2WI 脂肪抑制（A～C）示子宫右上旁可见团片状增厚软组织，
T1WI 呈稍低信号，T2WI 以等略高信号为主，与子宫分界不清（箭）；DWI（D）示病变以稍高信号
为主（箭）；横断位和矢状位 T1WI 脂肪抑制增强扫描（E,F）示病变明显强化，呈斑片状分布，与
子宫分界仍不清晰（F,箭）

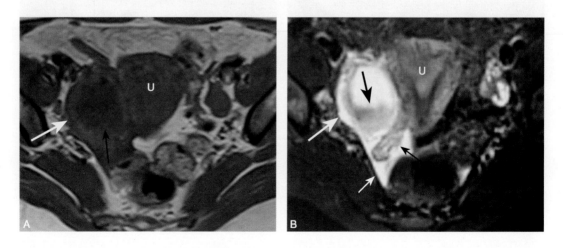

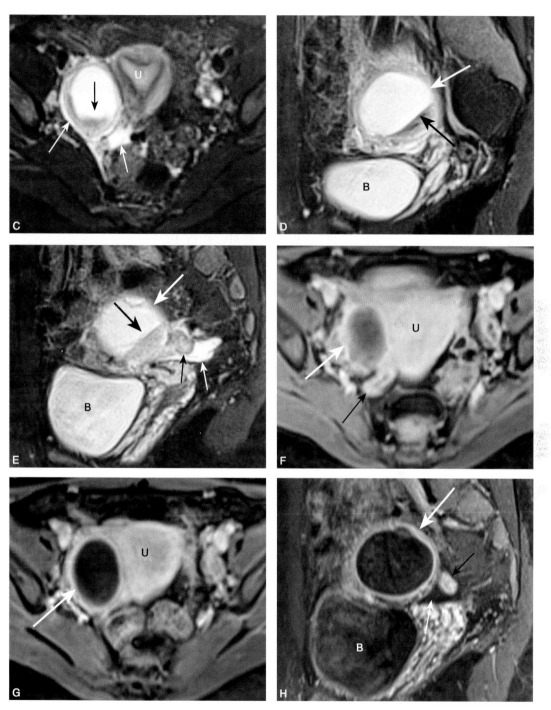

图 17-2-6　右卵巢炎性囊肿

横断位 T1WI(A)、横断位(B,C)和矢状位 T2WI 脂肪抑制(D,E),显示厚壁囊肿(AB,粗白箭),内壁光滑,外壁毛糙,周围脂肪间隙模糊,囊腔内可见液-液平面,上方液体呈 T1WI 低、T2WI 高信号,下方液体呈 T1WI 和 T2WI 等高信号(CDE,黑箭),囊肿后方可见增粗输卵管(E,细黑箭),后陷凹可见少量积液(CE,细白箭);横断位(F,G)和矢状位(H)T1WI 脂肪抑制增强扫描示囊肿壁明显强化,囊内壁光滑,囊液无强化(粗白箭),后方增粗输卵管管壁强化,呈轨道样(F,细黑箭)。U:子宫;B:膀胱

551

5. 鉴别诊断 需要与盆腔囊性占位进行鉴别:①卵巢生理性囊肿:卵巢生理性囊肿囊壁菲薄,形态较规则,周围脂肪结构清晰,增强扫描囊壁强化不明显。②子宫内膜异位囊肿:表现多种多样,MRI 信号取决于囊内不同时期的出血和增生的纤维组织,T1WI 呈高信号,T2WI 常见地图样低信号,在大囊周围常伴有多个小囊肿,呈"卫星囊样"改变,具有特征性。临床典型症状为痛经和下腹痛,伴随月经周期出现和消失,可以相鉴别。③卵巢囊腺瘤或囊腺癌:呈单房或多房结构,囊内分隔为完全分隔,囊腺癌于病灶内可见壁结节,并可见明显强化表现。而输卵管积液的囊内分隔为不完全分隔,不同平面成像时形态变化较大,且囊内无壁结节。④巨输尿管、输尿管囊肿以及肾盂输尿管重复畸形等泌尿系统疾病:表现为类圆形、长柱形或腊肠样囊性病灶,但是向上追踪检查可显示输尿管全程扩张及合并不同程度肾积水,可以进行区分[46-49]。

第三节 盆腔淤血综合征

盆腔淤血综合征(pelvic congestion syndrome)是由于卵巢静脉功能不全导致的慢性盆腔疼痛,伴有静脉内反流和静脉扩张,其特异性表现为子宫阔韧带和卵巢静脉丛扩张,是引起慢性盆腔疼痛的常见原因[50]。临床以"三痛二多一少"为特点,即下腹盆腔坠痛、腰背疼痛、深部性交痛;月经量多、白带增多;妇科检查阳性体征少。1949 年 Taylor 首先对其病因学、病理学、病理生理学、临床表现和防治进行描述,所以又称 Taylor 综合征[51]。

1. 发病机制 任何使盆腔静脉血流出不畅或受阻的因素,均可导致盆腔静脉淤血。和男子相比,女性盆腔循环在解剖学、循环动力学和力学方面有很大不同,是容易形成盆腔淤血的基础。

(1) 盆腔静脉及静脉丛特征:盆腔静脉与同名的动脉伴行,但数量明显多于动脉数量,少则 2~3 条,多则 5~6 条;各静脉之间有较多的吻合支,形成蔓状静脉丛,如阴道静脉丛、子宫静脉丛、卵巢静脉丛和膀胱静脉丛等;膀胱、生殖器官和直肠三个系统的盆腔静脉丛之间彼此相通,任何一个系统循环障碍皆可以影响其他两个系统。与身体其他部位的静脉相比,盆腔静脉壁薄,缺乏由筋膜组成的外鞘,没有瓣膜,缺乏弹性,受压后容易扩张。盆腔静脉内血流缓慢,容易发生血流淤滞甚至逆流。

(2) 体质因素:有些患者由于体质的因素,血管壁组织显著薄弱,弹力纤维少,弹性差,易于形成静脉血液淤滞和静脉曲张。卵巢静脉具有相对的特异性,通常由出卵巢的几条甚至 5~6 条静脉,到出盆腔后逐渐汇合成一条静脉,单独引流一段距离后进入上一级静脉,即下腔静脉。右侧卵巢静脉直接在肾静脉水平进入下腔静脉,而左侧卵巢静脉则首先进入左侧肾静脉,然后汇入下腔静脉。由于左侧卵巢静脉走行较长,并以直角汇入左肾静脉,不利于血液回流,因此盆腔淤血综合征常累及左侧卵巢静脉[52]。

(3) 力学因素:不同力学因素能够影响盆腔血管的流速,从而改变局部血管的压力,静脉更容易受影响。①体位:长期从事站立工作者,盆腔静脉压力持续增加,易于形成盆腔淤血综合征;②子宫后位:虽然子宫后位不一定都产生盆腔静脉淤血,但常常是引起盆腔淤血的重要因素。盆腔淤血症患者的子宫多数是后位的,当用子宫托使后位的子宫维持前位时,腰痛就明显减轻。子宫后倾时,卵巢血管丛随子宫体下降弯曲在骶凹的两侧,使静脉压力增高,回流受到影响,以致使卵巢静脉处于淤血状态[53];③早婚、早育及孕产频率:妊娠期间因大量雌孕激素的影响,加上增大的子宫对周围静脉的压迫,可引起子宫周围静脉扩张[54,55]。研究显示妊娠期卵巢静脉的血容量比非孕期间增加60多倍,卵巢静脉张力比非孕期间增加2.86倍;④便秘:便秘影响直肠的静脉回流,而直肠和子宫引流静脉相互吻合,痔丛充血必然引起子宫阴道丛充血,故习惯性便秘易于产生盆腔淤血综合征;⑤阔韧带裂伤:阔韧带筋膜裂伤使得构造上薄弱而缺乏弹性、缺乏固有血管外鞘的静脉更失去支持,从而形成静脉曲张;⑥自主神经紊乱:尽管有上述种种原因及解剖学病变,但至今不少妇产科医生认为盆腔淤血综合征的主要症状如易疲劳、腰痛等,很大程度上与自主神经紊乱相关。

2. 组织病理学　外阴可见静脉充盈以致曲张,阴道黏膜紫蓝着色,宫颈肥大、水肿,周围黏膜紫蓝着色。绝大多数患者子宫后位在骶凹内,表面呈紫蓝色淤血状或黄棕色淤血斑,浆膜下水肿,可见到充盈、曲张的子宫静脉,两侧卵巢静脉丛像一堆蚯蚓状弯曲在后位的宫体两旁。

3. 临床表现　盆腔静脉淤血综合征的主要临床表现是以盆腔为中心的慢性盆腔痛,极度的疲劳感和某些神经衰弱的症状,其中以下腹部慢性钝痛、低位腰痛、性感不快、极度的疲劳感、白带过多和痛经最为常见。几乎90%以上的患者有程度不同的上述症状。所谓慢性疼痛,指各种形式的疼痛历时半年以上。疼痛与体位有关,长时间站、蹲及活动后会使症状加重,卧床后会使症状有所缓解。此外,还可出现月经过多、经前期乳房胀痛、经前期排便痛,膀胱刺激症状及阴道、肛门坠胀感。这些症状在下午、晚上或站立后加重,月经来临前更甚。

妇科检查见外阴、阴道呈紫蓝色,部分患者可见曲张的静脉,有的患者还可出现臀部、下肢静脉曲张。宫颈肥大,呈紫蓝色,子宫多为后位,稍大或正常,后穹窿触痛,附件区压痛,可触及增厚感[56,57]。根据病史及症状疑有盆腔静脉淤血,或临床检查发现外阴部或臀部静脉曲张时,需进行影像学检查明确盆腔深部静脉有无扩张。

4. 影像学表现　盆腔静脉淤血综合征常用的影像学技术包括盆腔静脉造影、逆行卵巢静脉造影、超声、CT血管成像(CTA)和MR血管成像(MRA)等。盆腔静脉造影和逆行卵巢静脉造影为有创性介入手术,目前临床应用价值不大。经腹或阴道超声检查无创、简便易行,作为盆腔淤血综合征的首选筛查方法。超声检查表现为输卵管下方或子宫体两旁存在宽窄或长度不一的、走行方向各异的多条暗带或长椭圆形液性暗区,期间可见较细的网格样或蚯蚓样回声。周立明等[58]研究显示正常盆腔静脉的内径为(0.3±0.12)cm,静脉内最大血流速度(14±4)cm/s;盆腔淤血综合征患者的静脉的内径为(0.65±0.18)cm,静脉内最大血流速度(6±3)cm/s。B型超声诊断盆腔淤血综合征的手术证实符合率为76%,而结合彩色多普勒技术的诊断符合率高达97%,阴性结果并不能除外盆腔淤血综合征的可能[59]。

MRI是一种无创性的检查方法,检查过程没有辐射,尤其适用于育龄女性,可多方位显示病变及其周围的情况,提供较多信息。MRA的应用,能更加准确直观地反映同一循环时相的盆腔血管系统(图17-3-1)。Fergus等[60]提出盆腔静脉曲张的MRI诊断参考为:同一侧的宫旁静脉中至少有4条扩张,管径粗细不均,其中至少有一条静脉的直径大于4mm;或者卵巢静脉的直径大于8mm。MRI上可见曲张的盆腔静脉位于宫旁,T1WI由于流空效应而表现为无信号,T2WI表现为高或混杂信号,与静脉内血流缓慢有关,静脉走行迂曲(图17-3-2,图17-3-3),管径粗细不均,它可以沿子宫阔韧带向一侧发展,累及盆壁,或向下与外阴静脉丛相交通。动态增强扫描可进一步观察到卵巢静脉内的反流[61,62]。

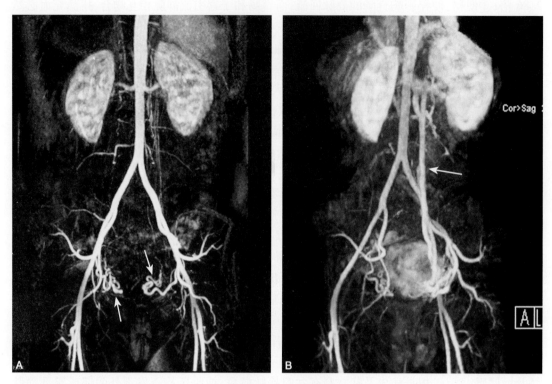

图 17-3-1 盆腔正常血管

A 为动脉早期 MRA, 两侧髂内外动脉及子宫动脉显示清晰 (箭), 管腔走形自然, 未见明显异常血管影;
B 为动脉晚期 MRA, 子宫强化明显, 呈团片状高信号, 左侧卵巢静脉显示 (箭), 直接汇入左侧肾静脉

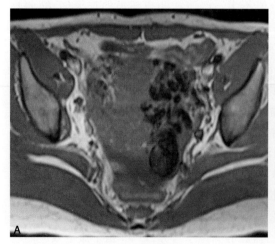
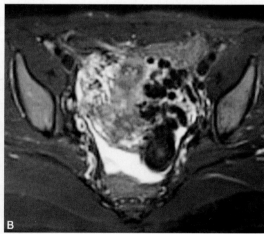

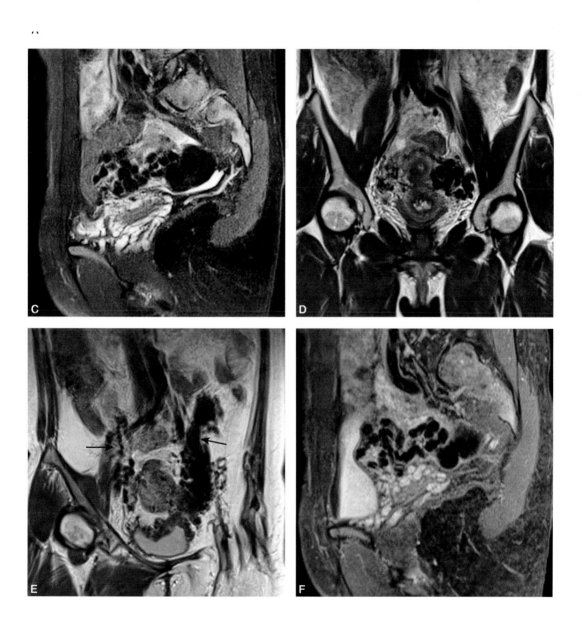

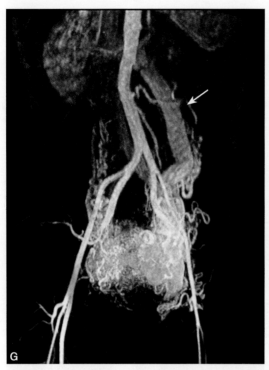
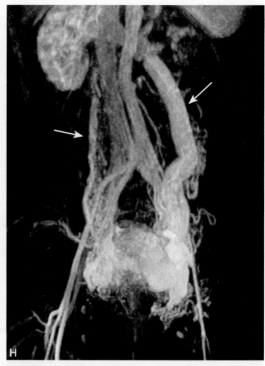

图 17-3-2　盆腔静脉淤血伴动静脉瘘

平扫横断位 T1WI（A）、横断位和矢状位 T2WI 脂肪抑制（B,C）、冠状位 T2WI（D,E），示子宫两旁多发迂曲增粗静脉,左侧显著;冠状位见两侧增粗的卵巢静脉（E,黑箭）,T1WI、T2WI 均呈流空低信号,呈蚯蚓状扭曲;矢状位 T1WI 脂肪抑制增强扫描（F）示迂曲血管仍呈流空状,强化不明显;动脉早期 MRA（G）示盆腔内团块状显著强化血管,分界不清,左侧卵巢静脉早期显影,明显增粗（箭）;静脉期 MRA（H）盆腔仍见显著强化血管团,两侧卵巢静脉均增宽（箭）,左侧回流至左肾静脉,右侧直接回流至下腔静脉

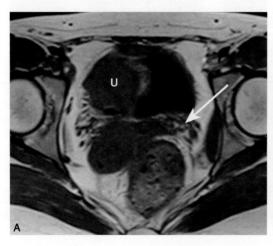
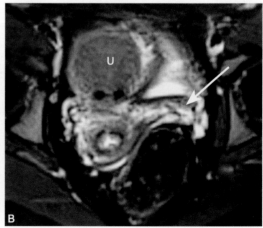

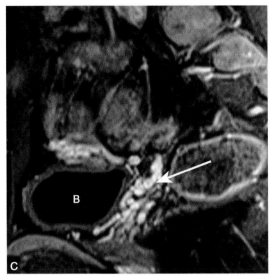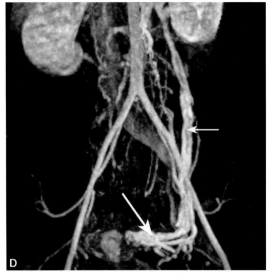

图 17-3-3　盆腔静脉淤血综合征

A、B 分别为横断位 T1WI 和 T2WI 脂肪抑制,见左侧宫旁走行迂曲的静脉丛(粗箭),管径粗细不均,呈 T1WI 等信号,T2WI 高信号。C 为矢状位 T1WI 脂肪抑制增强扫描,见宫旁明显强化的迂曲静脉丛(粗箭)。MRA(D)见左侧增粗的卵巢静脉(细箭)和宫旁迂曲扩张的静脉丛(粗箭)。U:子宫;B:膀胱

（强金伟　马凤华　谢洁林　张国福）

参 考 文 献

1. 李晓宏,高崇荣,李光仪,等. 慢性盆腔痛的研究进展. 国际麻醉与复苏杂志,2008,29(6):528-531.

2. Nelson P, Apte G, Justiz R, et al. Chronic female pelvic pain-part 2:differential diagnosis and management. Pain Pract,2012,12(2):111-141.

3. Daniels JP, Khan KS. Chronic pelvic pain in women. BMJ,2010,341:c4834.

4. Apte G, Nelson P, Brismee JM, et al. Chronic female pelvic pain-part 1:clinical pathoanatomy and examination of the pelvic region. Pain Pract,2012,12(2):88-110.

5. Howard FM. Chronic pelvic pain. Obstet Gynecol,2003,101(3):594-611.

6. 李伟娟,王亚南,马艳宏,等. 慢性盆腔痛病因及发病率分析. 中国医药导报,2012,9(35):140-145.

7. Latthe P, Latthe M, Say L, et al. WHO systematic review of prevalence of chronic pelvic pain:a neglected reproductive health morbidity. BMC Public Health. 2006,6:177.

8. Zondervan KT, Yudkin PL, Vessey MP, et al. Prevalence and incidence in primary care of chronic pelvic pain in women:evidence from a national general practice database. Br J Obstet Gynecol,1999,106(11):1149-1155.

9. Mathias SD, Kupperman M, Liberman RF, et al. Chronic pelvic pain:prevalence,health related quality of life, and economic correlates. Obstet Gynecol,1996,87(3):321-327.

10. Taylor HC. Pelvic pain based on a vascular and autonomic nervous system disorder. Am J Obstet Gynecol, 1954,67(6):1177-1196.

11. Rost CC, Jacqueline J, Kaiser A, et al. Prognosis of women with chronic pelvic pain during pregnancy:a long-term follow-up study. Acta Obstet Gynecol Scand,2006,85(7):771-777.

12. World Gastroenterology Organization Global Guidelines. Irritable bowel syndrome：a global perspective. World Gastroenterology Organization 2015. Available at：http：／／www. worldgastroenterology. org ／ irritable-bowelsyndrome. html.

13. Parsons CL，Bullen M，Kahn BS，et al. Gynecologic presentation of interstitial cystitis as detected by intravesicular potassium sensitivity. Obstet Gynecol，2001，98（1）：127-132.

14. Clemons JL，Arya LA，Myers DL. Diagnosing interstitial cystitis in women with chronic pelvic pain. Obstet Gynecol，2002，100（2）：337-334.

15. 夏同礼. 现代泌尿病理学. 北京：人民卫生出版社，2002.

16. Powell NB，Powell EB. The female urethra：a clinicopathological study. J Urol 1949，61（5）：557-570.

17. Drutz HP，Herschorn S，Diamant NE. Female Pelvic Medicine and Reconstructive Pelvic Surgery. ISBN 1-85233-479-7 Springer-Verlag London Berlin Heidelberg，2003，http：//www. springer. co. uk.

18. Bailey A，Bernstein C（eds.）. Pain in Women：A Clinical Guide. Springer Science+Business Media New York 2013；DOI 10. 1007/978-1-4419-7113-5-3.

19. 郎景和，向阳，主译. 妇科学. 第2版. 北京：人民卫生出版社，2008.

20. Balfour GW. Observations on the pathology and cure of rheumatism. Edinburgh Med Surg J，1815，15（1）：168-187.

21. Scudamore C. A treatise on the nature and cure of rheumatism. London：Longmans，Rees，Orme，Brown and Green；1827.

22. Yunus MB. Role of central sensitization in symptoms beyond muscle pain，and the evaluation of a patient with widespread pain. Best Pract Res Clin Rheumatol，2007，21（3）：481-497.

23. Goldenberg DL，Burckhardt C，Crofford L. Management of fibromyalgia syndrome. JAMA. 2004，292（19）：2388-2395.

24. 杨欣. 非妇因素致慢性盆腔痛. 中国实用妇科与产科杂志，2013，29（3）：183-186.

25. Gerwin RD，Shannon S，Hong CZ，et al. Interrater reliability in myofascial trigger point examination. Pain，1997，69（1）：65-73.

26. Hsueh TC，Yu S，Kuan TS，et al. Association of active myofascial trigger points and cervical disc lesions. J Formos Med Assoc，1998，97（3）：174-180.

27. 冷金花. 重视慢性盆腔痛的诊治. 中国实用妇科与产科杂志，2013，29（3）：161-163.

28. 曹泽毅. 中华妇产科学. 北京：人民卫生出版社，2010.

29. Judlin PG，Thiebaugeotges O. Pelvic inflammatory diseases. Gynecol Obstet Fertil，2009，37（2）：172-182.

30. 樊尚荣，黎婷. 2015年美国疾病控制中心性传播疾病诊断和治疗指南（续）-盆腔炎的诊断和治疗指南. 中国全科医学，2015，18（28）：3423-3425.

31. 张震宇. 慢性盆腔疼痛的妇科原因. 实用妇产科杂志，2007，23（4）：194-195.

32. 孔北华. 妇产科学. 北京：高等教育出版社，2005.

33. James，Carter. Surgical treatment for chronic pelvic pain. JSLS，1998，1（2）：129-139.

34. 廖碧，钟燕桃. 妇女慢性盆腔痛妇科原因浅析. 国际医药卫生导报，2005，11（8）：28.

35. Margaret Gradison. Pelvic inflammatory disease. Am Fam Physician，2012，86（8）：791-796.

36. Li W，Zhang Y，Cui Y，et al. Pelvic inflammatory disease：evaluation of diagnostic accuracy with conventional MR with added diffusion-weighted imaging. Abdom Imaging，2013，38（1）：193-200.

37. Mi YK，Sung ER，Soon NO，et al. MR imaging findings of hydrosalpinx：a comprehensive review. RadioGraphics，2009，29（2）：495-507.

38. Sam JW,Jacobs JE,Birnbaum BA. Spectrum of CT findings in acute pyogenic pelvic inflammatory disease. Radio Graphics,2002,22(6):1327-1334.

39. Lee MH,Moon MH,Sun CK,et al. CT findings of acute pelvic inflammatory disease. Abdom Imaging 2014,39 (6):1350-1355.

40. Bennett GL,Slywotzky CM,Giovanniello G. Gynecologic causes of acute pelvic pain:spectrum of CT findings. Radio Graphics,2002,22(4):785-801.

41. Buy JN,Ghossain M. Gynecological Imaging. 2013 DOI 10. 1007/978-3-642-31012-6-20.

42. 东强,史靖,储成凤,等.输卵管积液的 MRI 诊断及其临床应用价值.实用放射学杂志,2015,31(7): 1144-1147.

43. Tukeva TA,Aronen HJ,Karjalainen PT. et al. MR imaging in pelvic inflammatory disease:comparison with laparoscopy and US. Radiology,1999,209(1):210-216.

44. Li WH,Zhang YZ,Cui YF,et al. Pelvic inflammatory disease:evaluation of diagnositc accuracy with conventional MR with added diffusion-weighted imaging. Abdom Imaging,2013,38(1):193-200.

45. Lareau SM,Beigi RH. Pelvic inflammatory disease and tubo-ovarian abscess. Infect Dis Clin North Am,2008, 22(4):693-708.

46. Brown DL,Dudiak KM,Laing FC. Adnexal masses:US characterization and reporting. Radiology,2010,254 (2):254-354.

47. Rajkotia K,Veeramani M,Macura KJ. Magnetic resonance imaging of adnexal masses. Top Magn Reson Imaging,2006,17(6):379-397.

48. 雷维民,张东友,韩瑞.卵巢多房囊性病变的 MRI 误诊分析(附 14 例报道).放射学实践,2015,30(2): 161-164.

49. Guo SL,Lei J,Jiang SK. Application of multi-slice spiral CT urography in diagnosis of upper ureteric obstruction. J Modern Urol,2006,11(2):86-88.

50. Kim CY,Miller MJ,Merkle EM. Time-resolved MR angiography as a useful sequence for assessment of ovarian vein reflux. Am J Roentgenol,2009,193(11):458-463.

51. Taylor HJ. Life situations,emotions and gynecologic pain associated with congestion. Res Publ Assoc Res Nerv Ment Dis,1949,29(8):1051-1056.

52. 曹缵孙,陈晓燕.妇产科综合征.北京:人民卫生出版社,2003:285-298.

53. Lambert A,Loffroy R,Guiu B,et al. Rotator cuff tears:value of 3. 0 T MRI. J Radiol,2009,90(5):583-588.

54. Gultash NZ,Kurt A,Ipek A,et al. The relation between pelvic varicose veins,chronic pelvic pain and lower extremity venous insufficiency in women. Diagn Interv Radiol,2006,12(1):34-38.

55. Park SJ,Lim JW,Ko YT,et al. Diagnosis of pelvic congestion syndrome using transabdominal and transvaginal sonography. Am J Roentgenol,2004,182(3):683-688.

56. Belenky A,Bartal G,Atar E,et al. Ovarian varices in healthy female kidney donors:incidence,morbidity,and clinical outcome. Am J Roentgenol,2002,179(3):625-627.

57. Liddle AD,Davies AH. Pelvic congestion syndrome:chronic pelvic pain caused by ovarian and internal iliac varices. Phlebology,2007,22(3):100.

58. 周立明,郝力丹,陈文卫,等.盆腔静脉曲张症的彩色多普勒与手术测值相关性研究.中国医学影像技术,1996,1(4):258-259.

59. 周立明,郭瑞强,孙有刚,等.经腹与经会阴部彩色多普勒超声对盆腔静脉瘀血症诊断价值比较.中华超声影像学杂志,2003,12(12):733-735.

60. Fergus VC, Shaju LV, Hedvig H. CT and MRI of pelvic varices in women. J Comput Assist Tomogr, 1999, 23 (3):429-434.

61. 孟令惠, 李树青, 王桂英, 等. 盆腔静脉淤血综合征的 MRI 表现. 实用放射学杂志, 2013, 29 (10): 1624-1626.

62. Dick EA, Burnett C, Anstee A, et al. Time-resolved imaging of contrast kinetics three-dimensional (3D) magnetic resonance venography in patients with pelvic congestion syndrome. Br J Radiol, 2010, 83 (994):882-887.

第十八章
胎 盘 病 变

第一节　胎盘影像检查技术

一、超声

超声是检查胎盘的首选方法,诊断病变的敏感性与特异性分别为94%与97%[1]。优点是简便易行,价格便宜;缺点是操作者依赖,且受患者体型体重及胎盘位置的影响[2]。超声检查胎盘的内容包括:胎盘位置、大小、数目、内部回声、成熟度、胎盘下缘与宫颈内口的关系、胎盘后结构回声及胎盘内多普勒血流情况[3]。

二、MRI

MRI 技术的快速发展已使其成为评估胎盘的重要方法。多平面成像,良好的软组织分辨能力,不受患者体重及胎盘位置的影响等优势,可以更好地观察胎盘,尤其是后位胎盘,后者在超声上常显示欠佳。MRI 可用来评估多种超声诊断不明确或难以诊断的病例[4,5],如对胎盘植入异常及胎盘形态异常的敏感性为74%,明显高于超声的47%[2]。

使用 1.5T MRI 成像仪,6 通道以上相控阵体线圈。采用半傅里叶单激发快速自旋回波序列(HASTE)和真实稳态进动快速成像序列(True FISP)。HASTE:TR 1350ms;TE 92ms;层厚4mm;层间隔0mm;反转角 40°;视野 320mm×320mm;矩阵 256×192;扫描时间 10～15 秒。True FISP:TR3.89ms;TE1.69ms;层厚 4mm;层间隔 0mm;反转角 55°;视野 320mm×320mm;矩阵 224×224;扫描时间 10～20 秒。横断位 T1WI 超快速 FLASH 序列(Turbo FLASH):TR145ms;TE4.8ms;层厚 4mm;层间隔 0mm;反转角 70°;视野 320×320mm;矩阵 256×192;扫描时间 19 秒。横断位 DWI 自旋回波技术:TR3200ms;TE94ms;层厚 4mm;层间隔 1mm;视野320mm×320mm;矩阵 128×128,扫描时间 51 秒。控制吸收率(specific absorption rates,SAR)在 1.5W/kg 以下[6]。

561

第二节　胎盘解剖和影像表现

一、胎盘解剖

胎盘呈圆盘状,中央厚边缘薄。向着羊膜腔的一面光滑,称为子面,脐带位于其中央。脐带中有血管,呈分支状连接各绒毛子叶。另一面粗糙,称为母面,也就是剥离的底蜕膜组织撕裂断面。胎盘的主体部分是树枝状的绒毛。绒毛的表层是滋养层上皮,中层为结缔组织和血管。胎盘有两套血液循环,绒毛中心的属胎儿系统;绒毛间隙与蜕膜区的属母体系统。

胎盘由羊膜、叶状绒毛膜和底蜕膜构成。

1. 羊膜是胎盘的最内层。羊膜光滑,无血管、神经及淋巴,具有一定的弹性。

2. 叶状绒毛膜是胎盘的主要结构。囊胚着床后,着床部位的滋养层细胞迅速分裂增殖,形成细胞滋养细胞和合体滋养细胞,细胞滋养层细胞可向合体滋养细胞分化,合体滋养细胞为绒毛雏形。绒毛形成经历了三个阶段:①初级绒毛;②次级绒毛;③绒毛内中胚层分化出血管即形成三级绒毛。一个初级绒毛干及其分支形成一个胎儿叶,一个次级绒毛干及其分支形成一个胎儿小叶,一个胎儿叶包括数个胎儿小叶。足月妊娠时绒毛表面积达 12 ~ 14m^2,相当于成人肠道总面积。绒毛末端悬浮于充满母血的绒毛间隙中的称游离绒毛,长入底蜕膜中的称固定绒毛。与底蜕膜相接触的绒毛,因营养丰富发育良好,最终形成叶状绒毛膜。母儿间的物质交换均在胎儿小叶的绒毛处进行,说明胎儿血液是经脐动脉直至绒毛毛细血管,经与绒毛间隙中的母血进行物质交换,两者并不直接相通。

3. 底蜕膜构成胎盘的母体部分。底蜕膜表面覆盖一层来自固定绒毛的滋养层细胞与底蜕膜共同形成绒毛间隙的底,称为蜕膜板,从此板向绒毛膜方向伸出一些蜕膜间隔,将胎盘母体面分成肉眼可见的 20 ~ 30 个左右母体叶,每个母体叶包含数个胎儿叶(图 18-2-1)。

二、超声表现

孕 9 周开始,二维超声可显示出胎盘呈月牙状强回声围绕在孕囊周边,孕 12 周后胎盘基本形成,超声可清楚显示胎盘轮廓,胎盘实质呈中等回声,光点细而均匀,胎盘后方呈混合回声,为蜕膜、子宫肌层及子宫血管形成的"胎盘后复合体"。彩色多普勒超声可评估胎盘血流,孕 12 ~ 13 周,彩色多普勒可显示胎盘内绒毛间血流;孕 16 ~ 18 周,可显示胎盘内小动脉;孕晚期,可清晰显示胎盘后及胎盘内动脉血流。许多病理情况下可表现为胎盘内动脉多普勒血流速度异常[2,3]。

三、MRI 表现

由于胎盘含水量较多,MRI T2WI 及 HASTE 可很好地显示胎盘结构(图 18-2-2)。孕 12 周胎盘已基本形成,但尚未成熟,MRI 表现为均一等信号;随着胎盘的成熟,T2WI 及 HASTE 可清晰显示胎盘的三层结构:①胎盘胎儿面的绒毛膜。T2WI 及 HASTE 表现为胎儿面的线

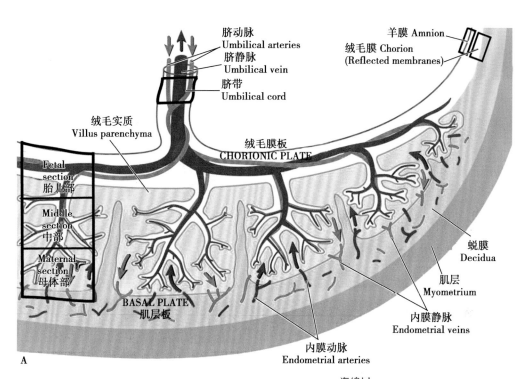

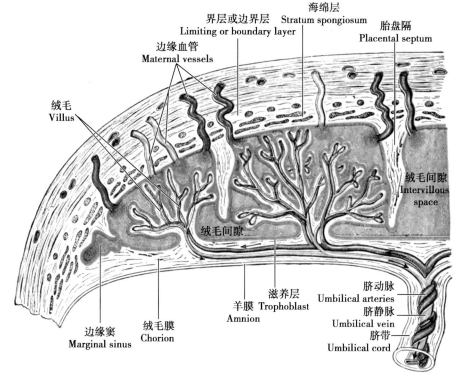

图 18-2-1　正常胎盘解剖示意图

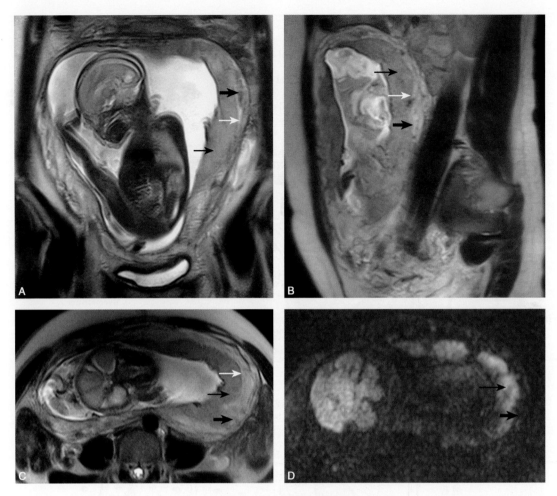

图 18-2-2　孕中期正常胎盘

冠状位、矢状位和横断位 T2WI(A,B 和 C)示胎盘与肌层分界清楚,胎盘绒毛膜及基底膜呈线状低信号(白箭),胎盘实质呈稍低信号(黑箭),信号高于胎盘绒毛膜及基底膜,但低于肌层信号(粗箭)。DWI 横断位(D)显示胎盘实质呈高信号(黑箭),肌层呈低信号(粗箭)

状低信号影,随着胎龄的增长,出现绒毛膜切迹增多加深,呈锯齿状。②胎盘实质。T2WI 及 HASTE 呈中等或稍高信号;随着胎盘成熟,内见低信号分隔和极低信号血管流空。③胎盘母体面的基底膜。T2WI 及 HASTE 表现为自基底部向胎儿面的低信号分隔;随着胎盘的成熟,基底部明显凹凸不平,使其与子宫肌层分界更清晰[7](图 18-2-3 ~ 图 18-2-8)。虽然 MR 对比剂的使用可更好地显示胎盘结构,但是对比剂可通过胎盘屏障,必须慎用。

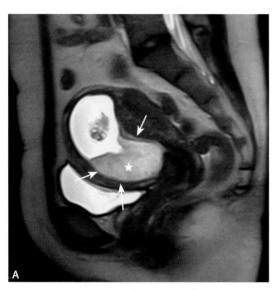
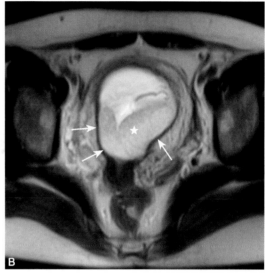

图 18-2-3 孕 15 周病例,合并胎盘前置状态

矢状位及横断位 HASTE 序列(A 和 B)胎盘实质呈均匀高信号(五角星),胎盘与肌层分界清晰(箭)。横断位 HASTE 序列(B)示胎盘信号均质,呈中等稍高信号(五角星)

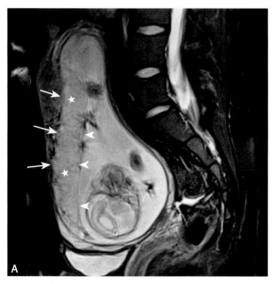
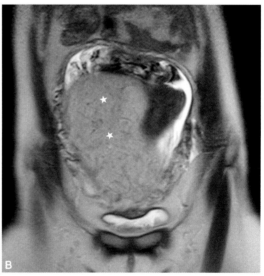

图 18-2-4 孕 19 周正常胎盘

矢状位 T2WI 脂肪抑制序列(A)示胎盘与肌层分界清楚,胎盘绒毛膜及基底膜呈线状低信号(三角及箭),胎盘实质呈均匀高信号(五角星),胎盘与肌层分界清晰(箭)。冠状位 HASTE 序列(B)示胎盘信号均质,呈中等稍高信号(五角星)

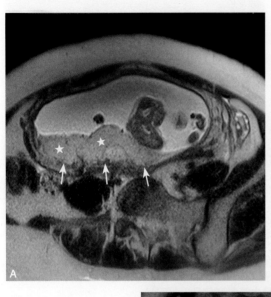

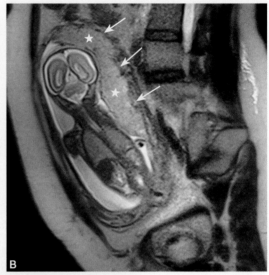

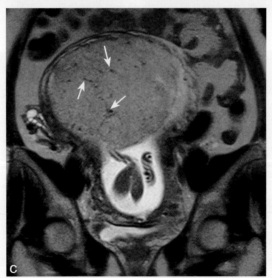

图 18-2-5　孕 22 周胎盘

横断位及矢状位 HASTE 序列(A 和 B)示胎盘位于右后壁,胎盘与肌层分界清晰(箭),胎盘实质(五角星)呈均匀稍高信号。冠状位 HASTE 序列(C)胎盘内部信号欠均匀,可见低信号流空血管(箭)

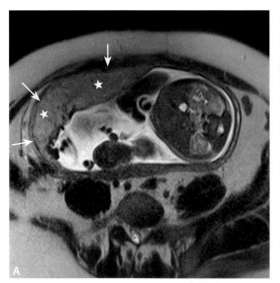
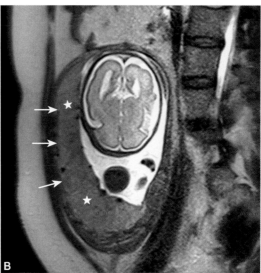
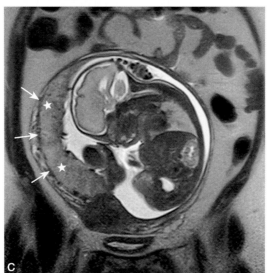

图 18-2-6　孕 26 周胎盘

横断位及矢状位、冠状位 HASTE 序列(A~C)示胎盘位于右前壁,胎盘实质(五角星)呈中等信号,
胎盘与肌层分界清晰(箭)。胎盘内部信号尚均匀,局部可见低信号流空血管

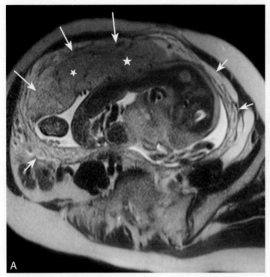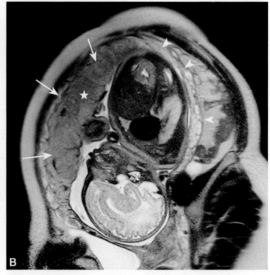

图 18-2-7　孕 32 周胎盘

　　横断位及冠状位 HASTE 序列（A 和 B）示胎盘位于右前壁,胎盘实质（五角星）较子宫肌层（短箭）信号降低,胎盘与肌层分界清晰（箭）,肌层呈高信号。胎盘内部信号欠均匀,可见低信号胎盘间隔（箭）

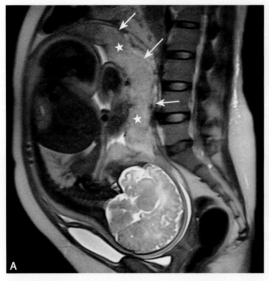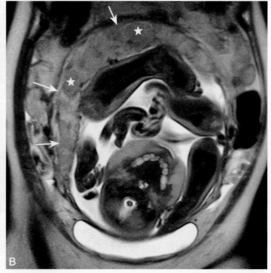

图 18-2-8　孕 38 周胎盘

　　矢状位及冠状位 HASTE 序列（A 和 B）示胎头已入盆,胎盘位于右后壁,胎盘实质（五角星）信号不均,呈中等或稍高信号,肌层明显变薄,呈高信号,胎盘与肌层分界尚清晰（箭）

第三节 胎盘异常

一、前置胎盘

胎盘正常情况下附着于子宫体的后壁、前壁或侧壁。前置胎盘（placenta previa）是指妊娠 28 周后胎盘仍附着于子宫下段，甚至胎盘下缘达到或覆盖宫颈内口，其位置低于胎先露部[3]。前置胎盘可分为中央性（又称完全性）前置胎盘、部分性前置胎盘、边缘性前置胎盘、低置胎盘四类（图 18-3-1）。完全性前置胎盘指胎盘组织完全覆盖宫颈内口；部分性前置胎盘指胎盘组织部分覆盖宫颈内口；边缘性前置胎盘指胎盘组织达到宫颈内口边缘；低置胎盘指胎盘下缘距宫颈内口 2cm 以内，但未覆盖宫颈内口任何部位。妊娠中期的前置胎盘则称为胎盘前置状态[7,8]。前置胎盘多见于经产妇，尤其是多产妇，是妊娠晚期严重并发症之一，也是无痛性阴道流血的常见原因。

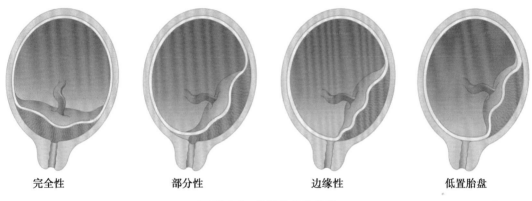

| 完全性 | 部分性 | 边缘性 | 低置胎盘 |

图 18-3-1 前置胎盘的分类

完全性前置胎盘：胎盘组织完全覆盖宫颈内口；部分性前置胎盘：胎盘组织部分覆盖扩张的宫颈内口；边缘性前置胎盘：胎盘组织达到宫颈内口边缘；低置胎盘：胎盘下缘距宫颈内口 2cm 以内，但未覆盖宫颈内口任何部位。引自 Oyelese Y，Smulian JC. Placenta Previa，Accreta，and Vasa Previa. Obstet Gynecol，2006，107（4）：927-941

1. 超声表现 超声可显示胎盘与宫颈内口位置。完全性前置胎盘可显示胎盘实质完全覆盖宫颈内口。边缘性或部分性前置胎盘可显示胎盘实质下缘达到或覆盖部分宫颈内口，但超声难以明确区分[3]。因此统称为不完全性前置胎盘。低置胎盘，可显示胎盘下缘距宫颈内口 2cm 以内。

2. MRI 表现 MRI 软组织分辨率高，成像序列多，可多方位、多角度成像，不受孕妇肥胖、胎儿体位、胎盘位置、并发肌瘤及羊水量等因素影响，显示胎盘位置较超声更具有优势，减少了前置胎盘诊断的假阳性率和假阴性率，敏感性及特异性均高于超声。矢状位观察前置胎盘最好，尤其是位于后位的胎盘，胎盘下缘与宫颈内口关系可明确显示。当胎盘边缘与宫颈口关系不明时，应该结合冠状位及横断位图像全面观察以作出正确诊断。MRI 可明确诊断完全性前置胎盘、部分性前置胎盘、边缘性前置胎盘及低置胎盘（图 18-3-2，图 18-3-3，图 18-3-4）。对于合并胎盘植入的高危患者，尤其对于胎盘位置靠后下者，超声不能作出明确诊断时，MRI 可提高诊断准确性[7]。

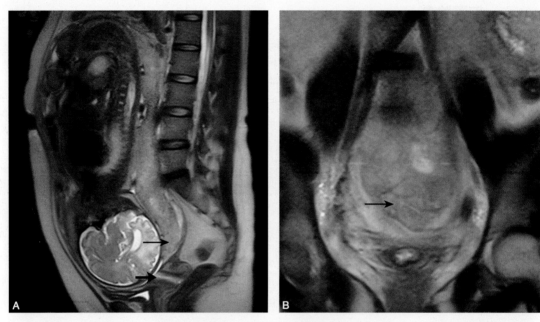

图 18-3-2　边缘性前置胎盘
矢状位和冠状位 T2WI(A,B)显示胎盘下缘(黑箭)接近宫颈内口(粗箭)

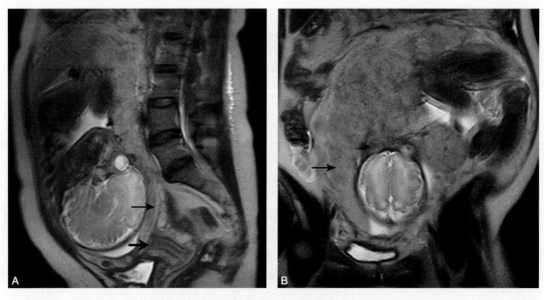

图 18-3-3　部分性前置胎盘
矢状位和冠状位 T2WI(A,B)显示胎盘下缘(黑箭)部分覆盖宫颈内口(粗箭)

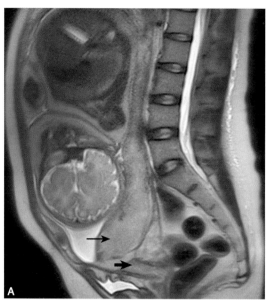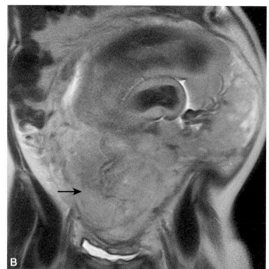

图 18-3-4　完全性前置胎盘
矢状位和冠状位 T2WI(A,B)显示胎盘下缘(黑箭)完全覆盖宫颈内口(粗箭)

二、胎盘血肿

由于胎盘血供丰富,胎盘及其周围组织在妊娠过程中易发生出血或因血管性病变而导致出血。大部分临床症状不明显。根据出血发生部位,可分为胎盘前出血,胎盘内出血和胎盘后出血。

1. 超声表现　胎盘前出血表现为邻近胎盘组织相对低回声区域,形态为条形或不规则形,界限不清。新鲜血肿为液性暗区,病程较长者可表现为强回声区。彩色多普勒显示该区域未见彩色血流。胎盘内出血以胎盘中部及上缘多见,下缘少见,超声表现为胎盘内部不规则状的无回声液性暗区,可伴中-强回声斑点或团块。胎盘后出血表现为胎盘深部与肌层的较小的新月形、梭形不均质低回声液性暗区,边界清晰,可伴强回声斑块[9]。

2. MRI 表现　超声对较小的胎盘后血肿难以显示,与肌瘤难以鉴别。MRI 显示胎盘出血更具有优势。新鲜出血在 T1WI 上表现为胎盘内或周围斑片状或团块状高信号灶(图 18-3-5);陈旧性出血表现为混杂信号;血肿吸收后可表现为液体信号的坏死灶。DWI 对显示早期出血具有优势,表现为高信号,而此时 T1WI 和 T2WI 无异常表现[10]。

3. 鉴别诊断　胎盘绒毛膜血管瘤:多表现为单发、病灶呈圆形,边界清,凸向羊膜腔。部分患者可合并羊水过多。超声呈低回声,彩色多普勒可显示病灶内血流信号。

子宫肌瘤:边界清楚,彩色多普勒可显示彩色血流。T1WI 及 T2WI 表现为等信号或低信号,合并出血者可伴高信号灶。

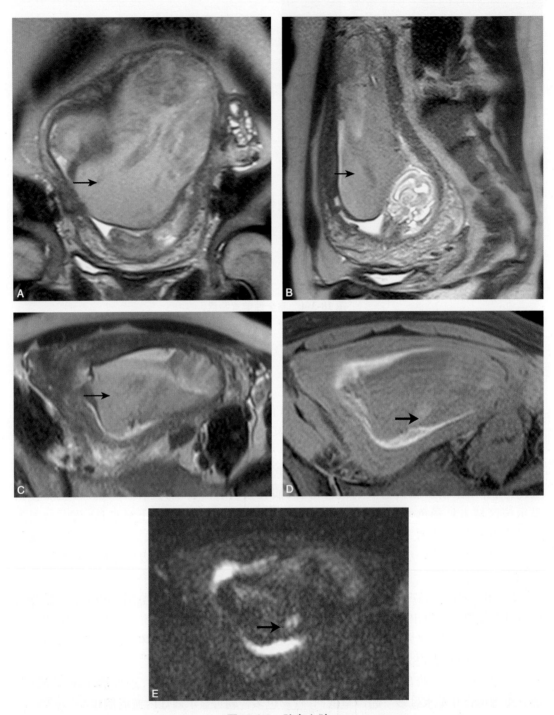

图 18-3-5　胎盘血肿
冠状位、矢状位和横断位 T2WI（A,B 和 C）显示胎盘体积明显增大,呈低、等和高混杂信号（黑箭）;
横断位 T1WI 脂肪抑制和 DWI（D,E）显示胎盘内弧形和斑片状高信号出血灶（粗箭）

三、胎盘梗死

胎盘梗死是指胎盘实质局部缺血性绒毛坏死,其原因为进入绒毛间隙的母体血流被阻断,包括孕妇全身性或局部血管病变,常见于妊娠高血压综合征、慢性肾炎、原发性高血压及糖尿病伴小血管病的孕妇胎盘中。梗死可发生在胎盘任何部位,以胎盘边缘者略多。梗死灶大小不一,形态各异,常为多灶性。若整个胎盘或胎盘大部分急性梗死,可引起产妇分娩时突然死亡,暴发性子痫,子宫胎盘卒中等。梗死灶范围大于 10% 者将对胎儿造成较大威胁。广泛性胎盘梗死可导致胎儿缺氧,宫内发育迟缓,甚至胎死宫中。面积小于 5% 的胎盘梗死灶一般不会影响胎盘功能[11]。

1. 超声表现　胎盘实质内可见蜂窝状低回声,彩色多普勒未见彩色血流。

2. MRI 表现　据 Malian 等[12]报道,胎盘梗死的 MRI 表现为 T1WI 和 T2WI 低信号,增强扫描梗死区无强化,与明显强化的胎盘和子宫肌层形成对比。梗死区可伴斑点状混杂信号。对于早期梗死 DWI 具有优势,表现为明显高信号,而此时常规 MRI 图像可无异常发现[10]。陈旧性梗死,MRI 表现为液体信号,DWI 表现为等低信号。

3. 鉴别诊断　胎盘绒毛膜血管瘤:多为单发,病灶呈圆形,边界清,凸向羊膜腔。部分患者可合并羊水过多。超声呈低回声,彩色多普勒可显示血流信号。

胎盘早剥:超声呈索状无回声区,位于胎盘基底面,可合并阴道出血[11]。

四、胎盘植入

胎盘植入按其侵入程度分为三种:侵入性胎盘(placenta accreta),植入性胎盘(placenta increta)及穿透性胎盘(placenta percreta)。侵入性胎盘是一种由于底蜕膜缺失,胎盘滋养细胞侵入蜕膜的病理状态[13]。严重的情况下,胎盘滋养细胞侵入至肌层,形成植入性胎盘,甚至侵入或超过浆膜面,形成穿透性胎盘。其中,胎盘组织直接与子宫肌层接触,为胎盘粘连(图 18-3-6)。导致胎盘植入相关的因素包括剖宫产憩室,刮宫,瘢痕子宫,前置胎盘,抽烟,35 岁以上孕妇,多产,反复流产等[13-15]。

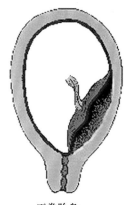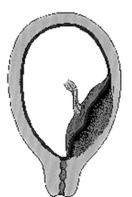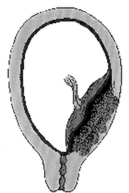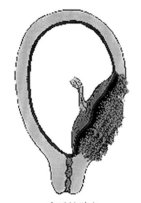

正常胎盘　　　　侵入性胎盘　　　　植入性胎盘　　　　穿透性胎盘
Normal　　　Placenta Accreta　　Placenta Increta　　Placenta Percreta

图 18-3-6　胎盘植入分类示意图

1. 超声表现　超声是胎盘植入的首选检查与筛选技术,可经腹或经阴道检查[16]。胎盘植入的超声表现为血管或胎盘组织侵入至胎盘-肌层界面,或肌层-浆膜界面,或穿透子宫浆膜面,胎盘后低回声带消失,正常胎盘-肌层界面缺失,出现胎盘腔隙(血管腔);肌层-浆膜层分界消失。胎盘肌层界面彩色血流增多;子宫浆膜面与膀胱壁出现异常彩色血流,胎盘腔隙出现涡流,胎盘后方子宫肌层厚度小于1mm[17,18]。然而,超声不能可靠地确定胎盘组织侵入子宫肌层的程度;并且受到胎盘位置的限制,如胎盘附着部位位于宫底部或子宫后壁,超声检查的假阴性率较高[19-23]。

2. MRI 表现　MRI 由于其多方位成像,良好的软组织分辨率,不受患者体重及胎盘位置的影响,可以更好地确定胎盘植入程度,比超声更具优势,可作为评估胎盘植入的常规影像技术,帮助临床选择合适的治疗手段[24-26]。MRI 可显示胎盘植入的解剖部位及相关血管系统[13],通过使用钆对比剂,可更好地区分胎盘-肌层界面,区分侵入性胎盘与植入性胎盘,进一步提高 MRI 诊断胎盘植入的特异性。尽管目前没有足够的证据证明钆对比剂对人类胎儿有不利影响,但其可通过胎盘屏障,美国放射年会 MRI 安全执行指导文件建议妊娠期避免静脉注射钆造影剂,除非是病情必需[27]。

胎盘植入的 MRI 表现为子宫膨大,胎盘信号不均匀,T2WI 上胎盘内见低信号条带,子宫肌层变薄或消失,子宫肌壁可见局部裂隙,膀胱可见幕状隆起,严重时可见胎盘组织侵入到骨盆组织[28]。胎盘植入的周边可形成褶皱,对植入病灶形成包裹,子宫与胎盘交界面可呈结节样肿块,肿块边界可光整,通常信号不均匀。动态增强显示结节样肿块明显强化,部分可表现为特征性"花环样"强化;当合并出血坏死时,T1WI 及 T2WI 信号多混杂不均[29]。

胎盘植入不同程度的 MRI 表现:①胎盘侵入:子宫与胎盘间低信号的蜕膜层局部缺失(图 18-3-7);②胎盘植入:低信号的子宫肌层出现等或稍高信号的胎盘组织(图 18-3-8);③胎盘穿透:胎盘高信号组织穿透子宫肌层及浆膜面,与子宫周围组织分界不清(图 18-3-9),且膀胱壁出现不规则改变[30-32]。

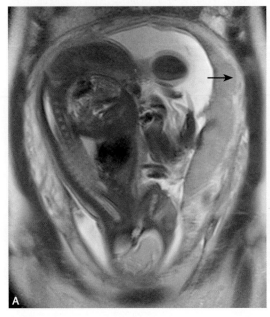

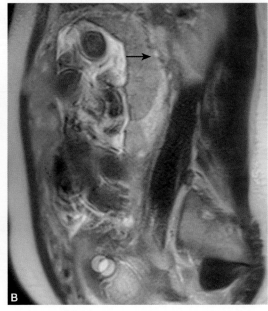

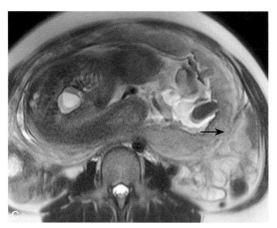

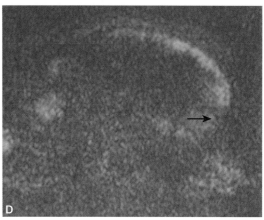

图 18-3-7　胎盘侵入

T2WI 冠状位、矢状位和横断位(A,B 和 C)示胎盘大小未见异常,信号尚均匀,大部分胎盘与肌层分界清楚,左后壁胎盘局部突向肌层组织,与肌层分界不清(黑箭),DWI 横断位(D)显示胎盘信号均匀,大部分中等信号胎盘组织与高信号肌层组织分界清楚,左后壁胎盘局部与肌层分界不清(黑箭)

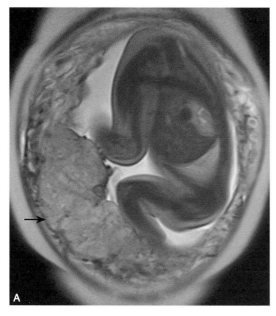

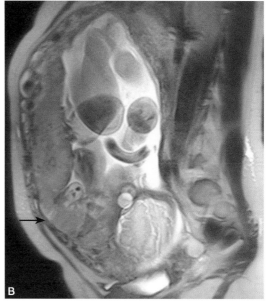

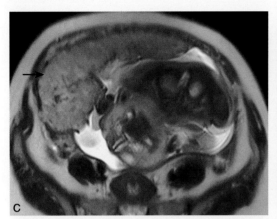

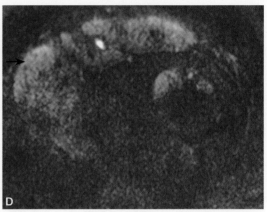

图 18-3-8 胎盘植入

冠状位、矢状位和横断位 T2WI(A,B 和 C)示胎盘体积增大,信号不均匀,与肌层分界不清,胎盘肌层分界线消失,右前壁胎盘组织侵入肌层(黑箭),肌层变薄。DWI 横断位(D)显示右前壁胎盘呈不均匀高信号,胎盘组织突入低信号肌层组织(黑箭)

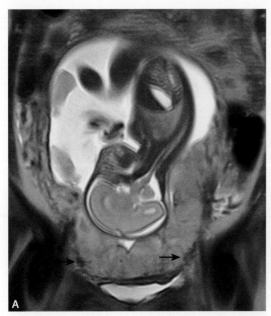

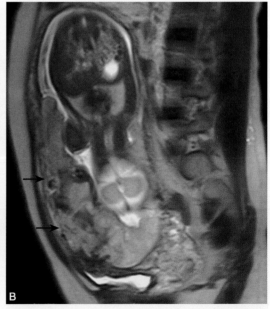

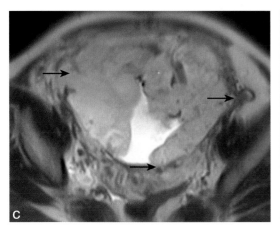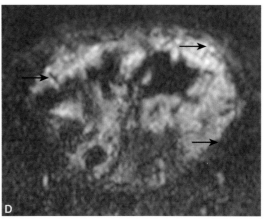

图 18-3-9　胎盘穿透
冠状位、矢状位和横断位 T2WI(A,B 和 C)示胎盘体积增大,信号混杂,与肌层分界消失,大部分胎盘组织突入肌层,前壁及两侧壁胎盘组织突破肌层,甚至穿透肌层(黑箭)。DWI 横断位(D)显示胎盘信号混杂,高信号的胎盘组织突入低信号肌层组织,前壁及两侧壁胎盘组织突破肌层,甚至穿透肌层(黑箭)

第四节　胎 盘 肿 瘤

一、滋养细胞肿瘤

妊娠滋养细胞疾病(gestational trophoblastic disease)是一组源于胎盘滋养细胞的疾病,根据组织学将其分为葡萄胎、侵蚀性葡萄胎、绒毛膜癌,胎盘部位滋养细胞肿瘤及上皮样滋养细胞肿瘤。由于侵蚀性葡萄胎和绒毛膜癌临床表现和诊治原则基本相同,故临床上将两者合称为妊娠滋养细胞瘤。传统认为,除葡萄胎外,其余均为恶性肿瘤。2014 年WHO 基于妊娠滋养细胞疾病的组织学特征及其生物学认识,将绒毛膜癌、胎盘部位滋养细胞肿瘤和上皮样滋养细胞肿瘤归类为肿瘤,侵蚀性葡萄胎属于介于葡萄胎和绒毛膜癌的交界性肿瘤,归为葡萄胎妊娠(molar pregnancy)。因该分类颁布时间较短,故目前临床上尚未广泛应用[33]。

滋养细胞肿瘤除继发于妊娠外,尚有极少数来源于卵巢或睾丸生殖细胞,称为非妊娠性绒癌(参见第九章),不在本章讨论范围内。

1. 妊娠滋养细胞的发育与分化　妊娠滋养细胞由胚胎的胚外层细胞演化而来。在孕卵着床时,囊胚最外层与子宫内膜接触的一层扁平细胞演变为细胞滋养细胞(cytotrophoblast),受精后 7~8 日,着床部位的细胞滋养细胞又分化出合体滋养细胞(syncytiotrophoblast)。合体滋养细胞为绒毛的雏形;细胞滋养细胞为滋养干细胞,具有增殖活性和分化能力,其有两种分化形式,位于绒毛表面的细胞滋养细胞直接分化为合体滋养细胞,位于绒毛外与胎盘床相连的锚定绒毛(anchoring villi)部位的细胞滋养细胞则分化为中间型滋养细胞(intermediate trophoblast),合体滋养细胞为分化成熟细胞,合成妊娠相关的各种激素,并承担胎儿与母体间的物质交换。

2. 滋养细胞生物学行为　在正常妊娠时,滋养细胞具有增生活跃、侵袭和破坏母体组织和血管等特性。研究表明,子宫蜕膜细胞分泌的表皮生长因子和血管内皮生长因子,滋养细胞内 Wnt 信号,以及通过滋养细胞与母体免疫细胞"对话"获得的免疫耐受等均在此过程中发挥关键的调控作用。当滋养细胞增生和侵袭超过一定程度时,便形成各种滋养细胞疾病。

总之,妊娠滋养细胞由胚胎胚外层细胞演化而来,包括细胞滋养细胞,合体滋养细胞和中间型滋养细胞。当滋养细胞增生和侵袭超过一定程度时,便形成各种滋养细胞疾病。

(一) 葡萄胎

葡萄胎(hydatidiform mole)是因妊娠后胎盘绒毛滋养细胞增生和间质水肿而形成大小不一的水泡,水泡间借蒂相连成串,形如葡萄而名之,也称水泡状胎块,是胎盘绒毛的一种良性病变。可发生于育龄期的任何年龄,以 20 岁以下和 40 岁以上女性多见,这可能与卵巢功能不足或衰退有关。本病发生有明显的地域性差别,欧美国家比较少见,约 2000 次妊娠中有一次发病,而东南亚地区的发病率比欧美国家高 10 倍左右。该病在我国也比较常见,约 1/150 次妊娠。葡萄胎可分为完全性葡萄胎和部分性葡萄胎。

1. 病因和发病机制[34]　葡萄胎发生的确切原因虽未完全清楚,但已取得一些重要进展。

近年来,葡萄胎染色体研究表明,80% 以上完全性葡萄胎为 46XX,可能在受精时,父方的单倍体精子 23X 在丢失了所有母方染色体的空卵中自我复制而成纯合子 46XX,两组染色体均来自父方,缺乏母方功能性 DNA。其余 10% 的完全性葡萄胎为空卵在受精时和两个精子结合(23X 和 23Y),染色体核型为 46XY。上述情况提示完全性葡萄胎均为男性遗传起源,由于缺乏卵细胞的染色体,故胚胎不能发育。

部分性葡萄胎的核型绝大多数为 69XXX 或 69XXY,极偶然的情况下为 92XXXY。由带有母方染色体的正常卵细胞(23X)和一个没有发生减数分裂的双倍体精子(46XY)或两个单倍体精子(23X 或 23Y)结合所致。

营养状况及社会经济因素是可能的高危因素。饮食中缺乏维生素 A 及其前体胡萝卜素和动物脂肪者发生葡萄胎的概率显著升高。年龄是另一高危因素,大于 35 岁和 40 岁妇女妊娠时葡萄胎的发生率分别是年轻妇女为 2 倍和 7.5 倍。前次妊娠有葡萄胎史也是高危因素,有过 1 次或 2 次葡萄胎妊娠者,再次葡萄胎的发生率分别为 1% 和 15% ~ 20% 。

2. 组织病理学　葡萄胎分为完全性和部分性。若所有绒毛均呈葡萄状,称为完全性葡萄胎。部分绒毛呈葡萄状,部分绒毛保持正常,伴或不伴有胎儿或其附属器官者,称为不完全性葡萄胎或部分性葡萄胎。绝大多数葡萄胎发生于子宫内,个别病例也可发生在子宫外异位妊娠的所在部位。

大体:病变局限在宫腔内,不侵入肌层,胎盘绒毛高度水肿,形成透明或半透明的薄壁水泡,内含清亮液体,有蒂相连,形似葡萄。镜下,葡萄胎有以下三个特点:①绒毛因间质高度水肿、疏松黏液变性而增大。②绒毛间质内血管消失,或见少量无功能的毛细血管,内无红细胞。③滋养层细胞有不同程度的增生,包括合体细胞滋养层细胞和细胞滋养层细胞,两者以不同比例混合存在,并有轻度异型性。滋养层细胞增生为葡萄胎最重要的特征。正常绒毛在妊娠 3 个月后,滋养层细胞仅剩合体滋养层细胞,而葡萄胎时,这两种细胞皆持续存在,失去正常排列,呈多层或成片聚集。

3. 临床表现　停经后阴道流血和子宫异常增大是葡萄胎最常见的临床表现。

(1) 停经后阴道流血。是最常见的症状,见于 80% 的患者,常在停经 8 ~ 12 周左右开始有不规则阴道流血,多少不等。

(2) 子宫异常增大,变软。约有半数以上的患者子宫大于停经月份,质地变软,为葡萄胎迅速增长及宫腔内积血所致,并伴有血清 hCG 水平异常升高。

(3) 妊娠呕吐。出现时间一般比正常妊娠早,症状重,持续时间长。

(4) 子痫前期征象。出现症状比妊娠更早(妊娠 24 周前),更严重,但子痫罕见。

(5) 甲状腺功能亢进。约 7% 的患者可出现轻度甲状腺功能亢进表现,血清游离 T3,T4 水平升高,但突眼少见。

(6) 腹痛。因葡萄胎增长迅速和子宫过度快速扩张所致,表现为阵发性下腹痛,一般不剧烈,能忍受。若发生卵巢黄素囊肿扭转或破裂,可出现急腹症。

(7) 卵巢黄素化囊肿。因大量 hCG 刺激卵巢卵泡内膜细胞发生黄素化而形成,常为双侧,也可单侧,大小不等。黄素化囊肿一般无症状,多由超声检查作出诊断,常在水泡状胎块清除后 2 ~ 4 个月自动消退。

在正常情况下,葡萄胎排空后,血清 hCG 稳步下降,首次降至正常的平均时间大约为 9 周,一般最长不超过 14 周。若葡萄胎排空后,hCG 持续异常要考虑妊娠滋养细胞肿瘤。完全性葡萄胎发生子宫局部侵犯和(或)远处转移概率约为 15% 和 4%,部分性葡萄胎发生子宫局部侵犯的概率为 4%,一般不发生转移。

4. 影像学表现

(1) 超声:葡萄胎水肿绒毛所引起的特征性超声图像改变使超声检查成为诊断葡萄胎的一项重要辅助检查。最好采用经阴道彩色多普勒超声检查。完全性葡萄胎典型超声图像表现为子宫明显大于正常孕周,无妊娠囊,宫腔内充满不均质密集状或短条状回声,呈“落雪”状,若水泡较大而形成大小不等的回声区,则呈“蜂窝”状。常可测到两侧或一侧卵巢囊肿,多房,囊壁薄,内见部分纤细分隔。彩色多谱勒超声检查可见子宫动脉血流丰富,但子宫肌层内无血流,或仅可见稀疏“星点”状血流信号。部分性葡萄胎宫腔内可见有水泡状胎块所引起的大小不等的回声区,有时可见胎儿或羊膜腔,胎儿常合并畸形。

(2) MR:表现为子宫体积不同程度增大,宫腔增大,腔内出现大量信号较均匀的 T1WI 低信号、T2WI 高信号囊泡影,典型的呈“蜂窝”状或“葡萄”状,T2WI 相上,囊泡间可见条状低信号的分隔,分隔较均匀,病理上为连接各水泡的纤维血管蒂。病灶包膜完整,局限于宫腔内,子宫内膜较规整,未侵犯肌层,肌层仅呈受压改变。增强扫描显示囊泡间分隔较明显强化,“蜂窝”状或“葡萄”状囊腔未见强化,病理上绒毛间质内血管消失或仅见少量无功能的毛细血管。DWI 示“蜂窝”状或“葡萄”状囊泡样结构扩散不受限(图 18-4-1,图 18-4-2)。

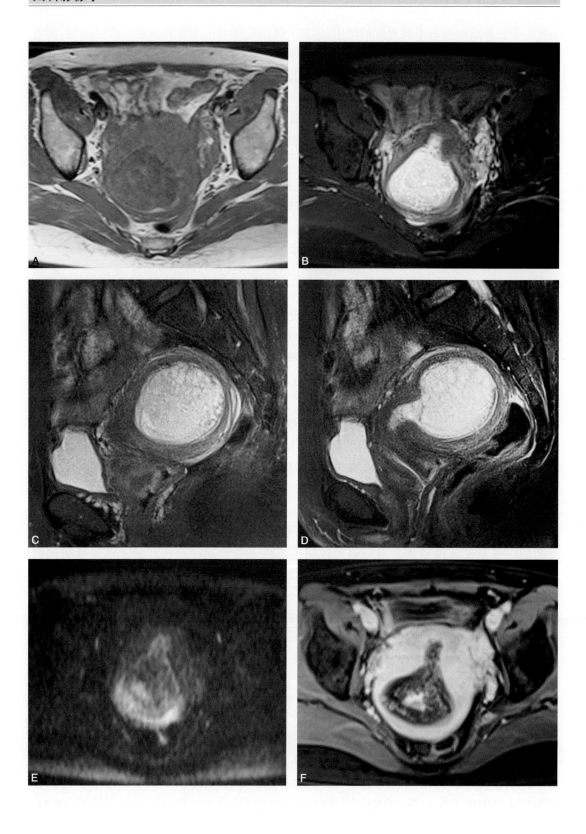

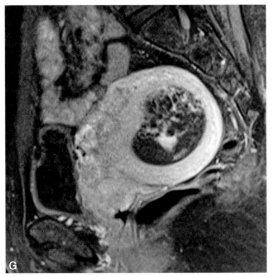

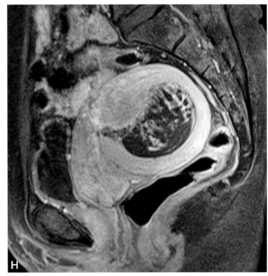

图 18-4-1　葡萄胎

49 岁,停经 10 个月,不规则阴道出血 2 个月,尿妊娠试验(+),血 hCG 144886mIU/ml,超声提示宫腔内蜂窝状不均质回声团,考虑葡萄胎。横断位 T1WI、T2WI 及矢状位 T2WI 脂肪抑制(A~D)示宫腔显著扩大,内可见蜂窝状形态的囊性肿块,T1WI 呈低信号,T2WI 呈不均高信号,局部呈蜂窝状改变;DWI(E)显示病灶呈不均匀等和稍高信号;横断位、矢状位 T1WI 脂肪抑制增强图像(F~H)显示宫腔内肿块不均质强化,呈蜂窝状改变

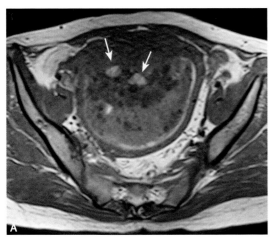

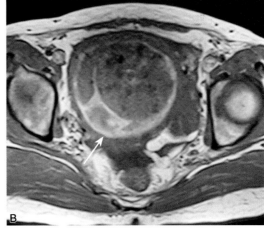

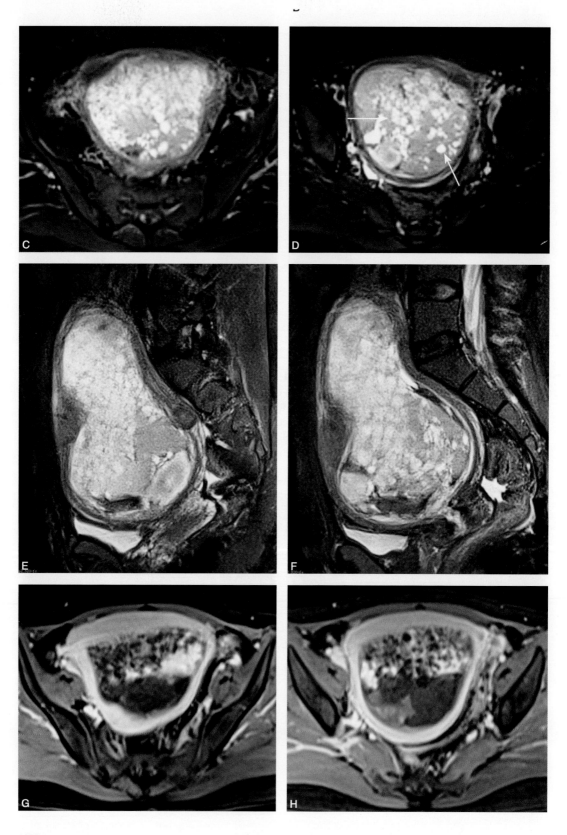

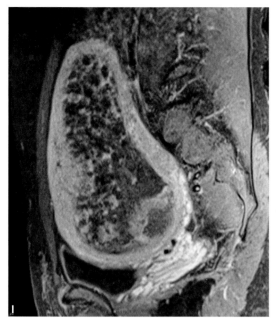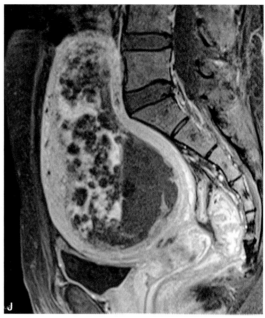

图 18-4-2　葡萄胎

46 岁,停经 3 个月,不规则阴道出血 1 个月,血 hCG>225 000mIU/ml,超声提示宫腔内混合性回声团,考虑葡萄胎。横断位 T1WI、T2WI 及矢状位 T2WI 脂肪抑制(A～E),宫腔显著扩大,内可见蜂窝状改变的囊性为主肿块,T1WI 以低信号为主,肿块与肌层见弧形高信号,内部亦见多发大小不等的斑片状高信号(箭);T2WI 呈不均高信号,局部呈蜂窝状囊泡改变,矢状位 T2WI 近宫颈处可见斑片状 T2WI 低信号血肿;横断位 T1WI 脂肪抑制增强动脉期图像(G,H)显示肿块不均匀强化,呈蜂窝状改变,部分呈明显结节状强化;矢状位增强静脉期(I,J)示肿块持续不均匀明显强化,肿块后部无强化

5. 鉴别诊断

(1) 流产葡萄胎病史与先兆流产相似,容易混淆。但先兆流产超声可见胎囊和胎心搏动。而葡萄胎时,多数子宫大于相应孕周的正常妊娠,HCG 水平持续升高,超声显示出葡萄胎特征。

(2) 剖宫产术后子宫瘢痕妊娠是剖宫产术后的一种并发症,胚囊着床于子宫瘢痕部位,表现为停经后的阴道流血,容易与葡萄胎相混淆,超声检查有助于鉴别。

(3) 双胎妊娠子宫大于相应孕周的正常单胎妊娠,hCG 水平略高于正常,容易与葡萄胎相混淆,但双胎妊娠无阴道流血,超声检查可确诊。

(4) 子宫内膜多发息肉:与葡萄胎的 MRI 表现非常相似,显示为子宫腔内“蜂窝”状T1WI 低信号、T2WI 高信号,以及 T1WI 和 T2WI 中等信号的分隔,但前者的分隔更加均匀,一般无妊娠病史及阴道流血等症状,亦无 hCG 异常。

总之,葡萄胎为良性疾病,其中部分可发展为妊娠滋养细胞肿瘤。完全性葡萄胎染色体核型为二倍体,均来自父系,而部分性葡萄胎绝大多数为三倍体,多余一套染色体也来自父系。葡萄胎的镜下特征有绒毛水肿及滋养细胞增生等,完全性葡萄胎与部分性葡萄胎最为重要的鉴别要点是前者缺失胚胎或胎儿组织,而后者存在。停经后阴道流血和子宫异常增大,是葡萄胎最常见的临床表现,超声检查和 hCG 测定是重要的临床依据,MRI 可显示葡萄胎的特征性表现,是超声检查的重要补充。但组织学是最终诊断。

(二) 妊娠滋养细胞肿瘤

妊娠滋养细胞肿瘤60%继发于葡萄胎,30%继发于流产,10%继发于足月妊娠或异位妊娠,其中侵蚀性葡萄胎全部继发于葡萄胎妊娠(完全性或部分性),绒毛膜癌可继发于葡萄胎妊娠,也可继发于非葡萄胎妊娠。侵蚀性葡萄胎一般恶性程度不高,多数仅造成局部侵犯,远处转移较少,预后较好。绒毛膜癌恶性程度极高,在化疗药物问世以前,其死亡率高达90%以上,由于化疗的发展,绒毛膜癌的预后目前已得到极大的改善[33]。

1. 组织病理学[34]

(1) 侵蚀性葡萄胎:为介于葡萄胎与绒毛膜癌之间的交界性肿瘤,侵蚀性葡萄胎与良性葡萄胎主要区别是水泡状绒毛侵入子宫肌层,引起子宫肌层出血坏死,甚至向子宫外侵袭累及阔韧带,或经血管栓塞播散至阴道,肺,脑等远隔器官。绒毛不会在栓塞部位继续生长,可自然消退,和转移有明显区别。镜下,滋养层细胞增生程度和异型性比良性葡萄胎显著。常见出血坏死,病灶可查见水泡状绒毛和坏死的绒毛,有无绒毛是本病与绒毛膜癌的主要区别。大多数侵蚀性葡萄胎对化疗敏感,预后良好。

(2) 绒毛膜癌:大体,癌结节呈单个或多个,位于子宫的不同部位,大者可突向宫腔,常侵入深肌层,甚至穿透肌壁达浆膜外。由于明显出血坏死,癌结节质软,暗红或紫蓝色。镜下,癌组织由分化不良的类似细胞滋养层和合体细胞滋养层两种癌细胞组成,细胞异型性明显,核分裂象易见。两种细胞混合排列呈巢状或条索状,偶见个别癌巢主要由一种细胞组成。肿瘤自身无间质血管,依靠侵袭宿主血管获取营养,故癌细胞与周围正常组织有明显出血坏死。癌细胞不形成绒毛和水泡状结构,这一点和侵袭性葡萄胎明显不同。除子宫外,与葡萄胎一样,发生异位妊娠的相应部位也可发生绒毛膜癌。绒毛膜癌侵袭破坏能力很强,极易经血道转移,以肺(90%以上)最常见,其次为阴道(30%),盆腔(20%),肝(10%),脑(10%)等。少数病例在原发病灶切除后,转移灶可以自行消退。

2. 临床表现　葡萄胎流产和妊娠数月至数年后,阴道出现持续不规则流血,子宫增大,血、尿中 hCG 显著升高。血行转移是绒毛膜癌的显著特点,最常见的转移部位是肺(90%以上)。局部出血是各部位转移灶的共同特点。如肺转移可出现咯血;阴道转移灶常位于阴道前壁及穹窿,呈紫蓝色结节,易破溃出血;肝转移是预后不良因素之一,常伴有肺转移;脑转移可出现头疼,呕吐,瘫痪及昏迷,预后凶险,为主要的致死原因;肾转移可出现血尿等症状。转移性滋养细胞肿瘤常同时见原发病灶,但也有少数患者原发灶消失,仅表现为转移灶的症状,容易误诊。

3. 临床分期　国际妇产科联盟(FIGO)妇科肿瘤委员会颁布的临床分期(2002 年)包括解剖学分期和预后评分系统两个部分,解剖学分期分为 Ⅰ 、Ⅱ 、Ⅲ 和Ⅳ期(表 18-4-1)。

表 18-4-1　滋养细胞肿瘤解剖学分期(FIGO,2000)

分期	病变范围
Ⅰ 期	病变局限于子宫
Ⅱ 期	病变扩散,但仍局限于生殖器官(附件,阴道,阔韧带)
Ⅲ 期	病变转移至肺,有或无生殖系统病变
Ⅳ 期	所有其他转移

4. 影像学表现

（1）X线为常规检查，肺转移的典型X线征象为棉球状或团块状阴影，以右肺中下野较为多见。

（2）CT：主要用于发现肺部较小的转移病灶和脑、肝等部位的转移。对X线片阴性者应常规检查胸部CT；对X线胸片及（或）胸部CT阳性者，应常规检查脑，肝CT或MRI。

（3）超声子宫可以正常大小或不同程度的增大，肌层内可见高回声团块，边界清晰但无包膜；或肌层内有回声不均匀区域或团块，边界不清且无包膜；也可表现为整个子宫呈弥漫性增高回声，内部伴不规则低回声或无回声。彩色多普勒超声主要显示出病灶丰富的血流信号和低阻力型血流频谱。

（4）MRI：子宫不同程度的增大。病变主要位于子宫肌层内（图18-4-3），可突破浆膜层，也可伴有宫腔内病灶。少数绒毛膜癌可发生在子宫体外，如输卵管，阔韧带。病灶多为单个发生[35]，形态不规则，包膜不完整，侵犯肌层，与周围组织边界不清。肿块可呈特征性的"蜂窝"状或"葡萄"状改变（图18-4-4）；也可呈囊实性[36]。T1WI多呈低信号，伴有出血者以低信号为主的混杂高信号，或以高信号为主；T2WI均呈高信号，或以高信号为主的混杂信号影。80%以上的肿块可见出血，其中部分病变中央有不规则片状T1WI低信号、T2WI高信号，增强扫描为血管样强化的"血湖"[37]。肿块位于宫腔内时，子宫内膜常中断破坏，呈混杂信号，部分肿块与肌层内肿块相连，结合带中断破坏。滋养细胞具有亲血管特点，在破坏邻近血管获取营养的同时，可逆行侵蚀子宫螺旋动脉或较大的各级子宫动脉分支，使子宫动脉直接开放并形成新生血管，造成病变区及周围血流异常丰富[38]。MRI上85%以上的滋养细胞肿瘤的子宫腔内、肌层，宫旁两侧可见密集如"蚯蚓"状的粗大、迂曲的流空血管影（图18-4-5），其中侵蚀性葡萄胎发生率为90%以上，绒癌的发生率约60%，差异有助于两者的鉴别[39,40]。增强扫描肿块大部分不强化，内部分隔及实性部分有强化。与周围明显强化的肌层对比，病灶范围显示更清楚。DWI显示肿块内"蜂窝"状及囊实性结构扩散受限。病变常合并双侧卵巢黄素囊肿。肿瘤常发生血行转移，很少出现盆腔及腹股沟淋巴结转移，此为与子宫内其他恶性肿瘤的鉴别点之一。

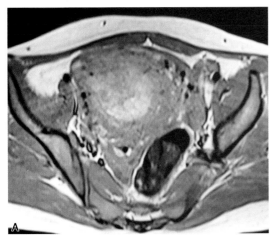
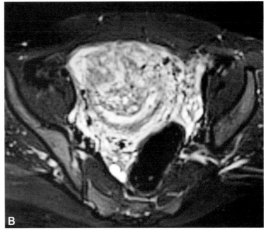

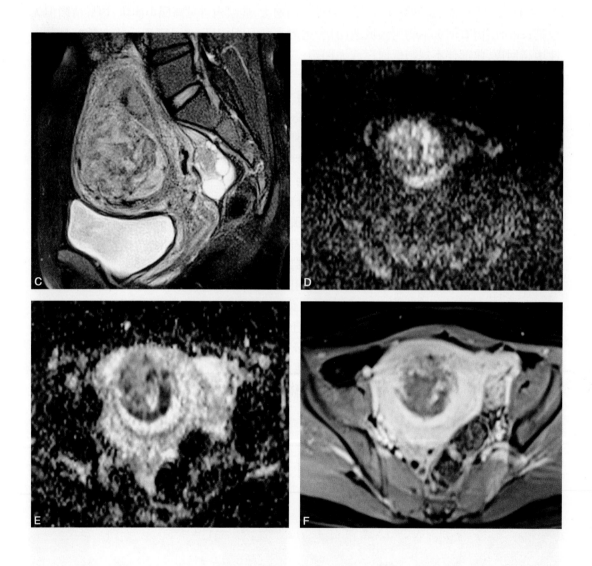

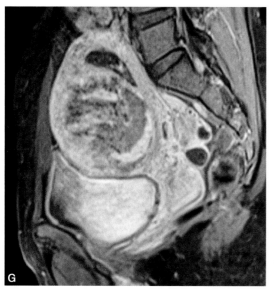
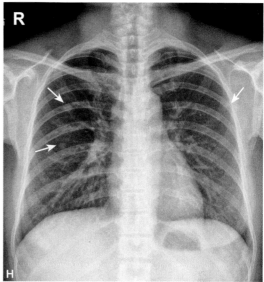

图 18-4-3 绒毛膜癌

32 岁,葡萄胎清宫术后 3 年,阴道不规则出血 2 个月,血 hCG>200 000mIU/ml。横断位 T1WI、T2WI 及矢状位 T2WI 脂肪抑制(A ~ C),示子宫前壁肌层内团块状混杂肿块,T1WI 以稍高信号为主,T2WI 呈等高低混杂信号;DWI(D)肿块呈不均匀高信号;ADC 图(E)呈不均匀低信号;横断位、矢状位 T1WI 脂肪抑制增强图像(F ~ G)显示肿块混杂不均匀弱强化及片状明显强化,肿块与肌层分界不规则,宫腔受压推移。胸片(H)见两肺多发转移结节(箭)

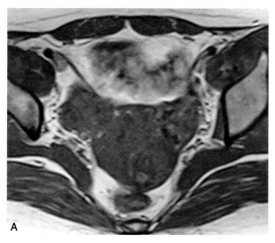
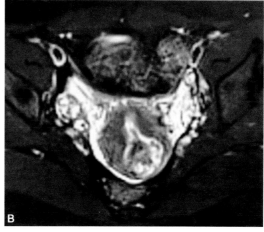

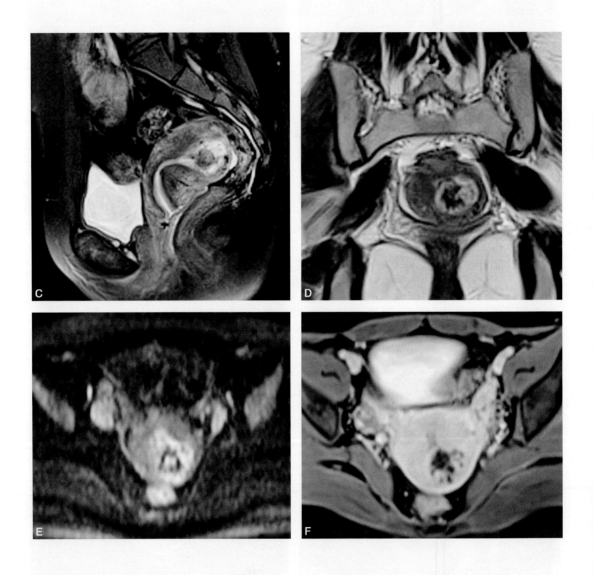

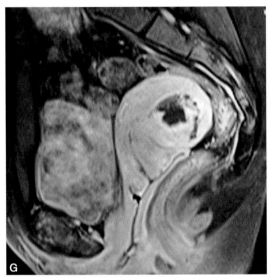
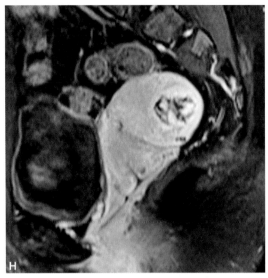

图 18-4-4 妊娠滋养细胞肿瘤

28 岁,二次葡萄胎清宫术后,发现 hCG 升高 3 天,血 hCG 32 168mIU/ml,超声提示左侧宫角处不均质回声。横断位 T1WI、横断位和矢状位 T2WI 脂肪抑制及冠状位 T2WI(A ~ D),示子宫底部团块状混杂肿块,T1WI 呈等及稍高混杂信号,T2WI 呈中央低及等信号,周围高信号;DWI(E)示肿块高低混杂信号;横断位和矢状位 T1WI 脂肪抑制增强图像(F ~ H)显示肿块不均质明显强化,与肌层分界不清

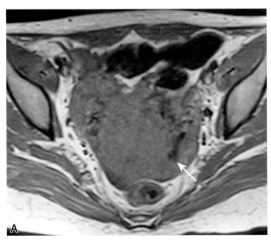
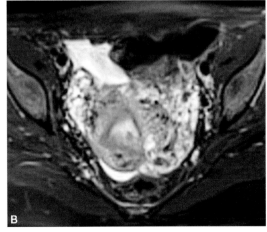

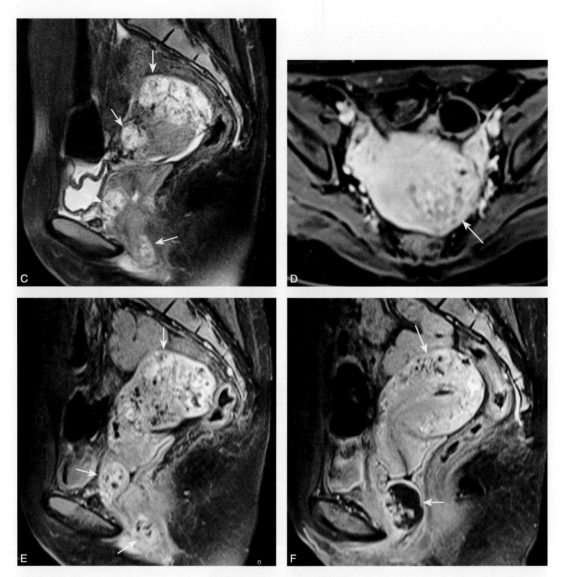

图 18-4-5　妊娠滋养细胞肿瘤

27 岁,足月产后 3 个月,阴道间断流血 1 个月余,咯血 10 天,血 hCG 383 360mIU/ml,超声提示子宫底部突起混合占位。横断位 T1WI、T2WI 及矢状位 T2WI 脂肪抑制(A～C),示子宫底部偏左侧肌层内团块状混杂肿块,边界不清,T1WI 以等低信号为主,T2WI 呈混杂低、等和高信号;宫体两旁软组织内可见多发迂曲血管(A,箭),前穹窿、阴道壁可见多个大小不等的类似肿块(C,箭);横断位和矢状位 T1WI 脂肪抑制增强图像(D～F)显示子宫肌层肿块及前穹窿和阴道壁病灶显著不均匀强化(箭),内有较多条点状流空血管影

5. 鉴别诊断

(1) 葡萄胎:主要区别在于子宫肌层有无侵蚀,T2WI 上病变毗邻处低信号结合带消失是判断子宫肌层侵蚀的有效指标。因此,仔细观察结合带的形态和信号有助于良性和恶性葡萄胎的鉴别。

(2) 子宫内膜癌:患者多为老年女性,表现为绝经后阴道流血。肿块位于子宫腔内,侵袭性生长,表现为子宫内膜不均匀增厚并向深部侵犯。T1WI 呈低信号,T2WI 呈中等高信号,肿块信号低于正常内膜信号,强化较弱。而妊娠滋养细胞肿瘤患者均为育龄期妇女,肿瘤表现为特征性的"血管流空"信号、多灶出血,明显强化。

(3) 子宫腺肌症子宫有不同程度的增大,有时可见子宫分层结构变形;病灶表现为结合带弥漫性、局限性增厚或外肌层结合带样信号灶,T2WI 可混杂局灶性高信号。当有出血时,T1WI 也可混杂局灶性高信号灶;增强后病灶呈结合带样强化[41];与妊娠滋养细胞肿瘤结合带破坏明显不同。

(4) 异位妊娠:由于妊娠滋养细胞肿瘤也可发生于子宫以外的地方,应注意鉴别。文献报道,当异位妊娠的组织以富血供的肿块显示于附件区,而并非显示为囊胚的时候易误诊,hCG 明显异常持续升高(>10 000U/L)有助于两者鉴别[42]。

(5) 妊娠残余:MRI 表现与妊娠滋养细胞肿瘤相似,鉴别较困难。可依据临床表现来诊断,妊娠残余清宫术后,hCG 一般在 4 周内均降至正常范围。

(6) 子宫肌瘤宫体增大,可伴有宫体周围粗大流空血管影,但子宫肌瘤边界清晰,呈 T1WI 和 T2WI 低信号,明显区别于其他子宫肿瘤。

侵蚀性葡萄胎和绒毛膜癌临床上统称为妊娠滋养细胞肿瘤,可继发于任何妊娠,但以葡萄胎最为常见。侵蚀性葡萄胎的病理特征为水泡状组织侵入子宫肌层,而绒毛膜癌在镜下可见细胞滋养细胞及合体滋养细胞广泛侵入子宫肌层,但不形成绒毛和水泡状结构。血清 hCG 异常升高为主要诊断依据,影像学证据和组织学证据均不是必要的。但妊娠滋养细胞肿瘤在 MRI 上的表现具有特征性,如出血及血管流空影等。MRI 能更好地显示肿块的位置、大小、范围及侵犯肌层的情况,对诊断、化疗效果评估、治疗后的随访具有重要临床价值。

(三) 胎盘部位滋养细胞肿瘤

胎盘部位滋养细胞肿瘤(placental site trophoblastic tumor, PSTT)是一种罕见的滋养细胞肿瘤,来源于种植性中间型滋养细胞。PSTT 发生率占所有滋养细胞疾病的 0.31% ~ 2%[43],好发于育龄期妇女,常继发于各种类型妊娠,以足月产和流产最常见,偶有绝经后的病例报道。肿瘤一般局限于子宫,10% ~15% 出现恶变,并发生转移。转移灶可见于肺、脑、阴道等处,病死率约为 20%。最常见临床表现为停经和阴道流血。血清 hCG 水平通常较其他类型妊娠滋养细胞疾病低,并与肿瘤大小不成比例。

1. 超声表现 超声是诊断胎盘部位滋养细胞肿瘤的首选方法,表现为子宫增大,肌层内或宫腔内呈"蜂窝状"囊性不均质偏强回声,与周围肌层组织分界不清。胎盘增厚,内见多发 3~5mm 无回声暗区,可呈现典型的"暴风雪"样回声。彩色多普勒显示肿块有显著的低阻血流指数。当肿瘤区有大的囊性病变,尤其当直径大于 3cm 且有显著的低阻血流时,PSTT 的可能性极大[44]。

2. MRI 表现 MRI 能显示超声未发现的病变,用于肿瘤的精准定位及明确浸润范围。PSTT 表现为宫腔或肌层内 T1WI 低或等信号、T2WI 混杂高信号灶,多数肿瘤有囊性区,病变周边可见扩张迂曲的"流空血管"影,密集分布[45]。出血坏死较少。增强扫描早期强化,后期由于子宫肌层明显强化,病灶呈相对低信号[46]。滋养细胞肿瘤良、恶性区别主要在于子宫肌层有无侵犯[47],MRI 可显示子宫肌层有无浸润及浸润程度(图 18-4-6)。

3. 鉴别诊断 本病需与绒毛膜癌鉴别。与 PSTT 相比,绒毛膜癌出血坏死明显,hCG 水平显著增高[48]。PSTT 彩色多普勒显示病灶血供丰富,病灶内部及周围组织内血管破坏,新生血管呈五彩镶嵌的"火球征"及"马赛克镶嵌征"[49,50]。

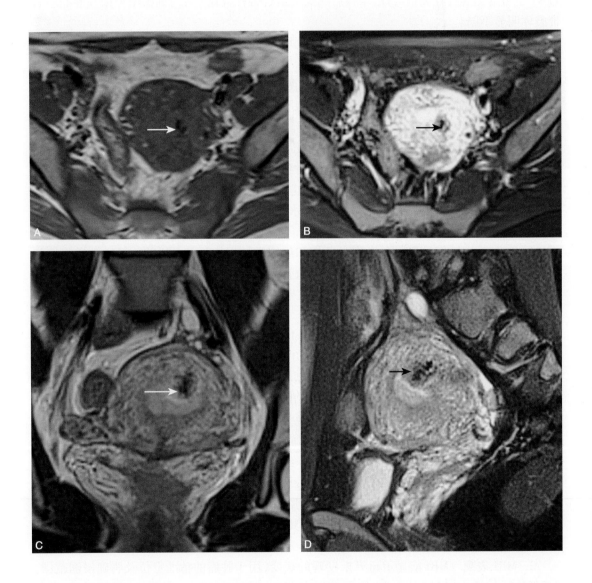

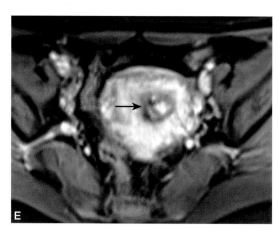
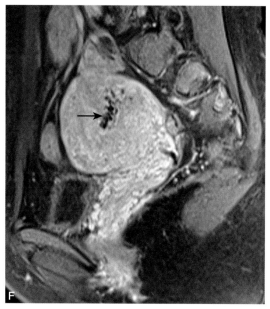

图 18-4-6 胎盘部位滋养细胞肿瘤
横断位 T1WI(A)显示子宫增大,中央见极低信号血管流空信号(箭);横断位(B)、冠状位(C)和矢状位 T2WI(D)显示宫腔左后上方及肌层不规则形态病灶,呈混杂稍高、低和极低信号,后者为迂曲血管(黑箭);内膜呈均匀高信号,子宫肌层呈编织状高信号;横断位和矢状位 T1WI 脂肪抑制增强(E,F)显示病灶不均匀强化(黑箭),周边较多迂曲流空血管

二、绒毛膜血管瘤

胎盘绒毛膜血管瘤(chorioangioma)是发生于绒毛间胚叶组织的血管肿瘤,是胎盘最常见的肿瘤。可发生于胎盘的任何部位,以胎盘胎儿面多见。多为单发,常合并羊水过多,非免疫性水肿,胎儿心力衰竭等严重并发症[51]。胎盘绒毛膜血管瘤较为罕见,发病率为 0.7% ~ 1.6%[52]。李宝姝等 1992 年报道胎盘绒毛膜血管瘤发病率为 0.56% ~1.60%[53]。临床上仅有约 50% 的诊断率,因此漏诊及误诊率较高[54]。胎盘绒毛膜血管瘤是良性肿瘤,通常无临床症状。但血管瘤可改变胎盘血流,破坏胎儿的正常血液供应,以及异常的血液循环可引起胎儿生长受限、胎儿水肿、贫血、心衰等严重的母婴并发症[5]。Vazquez 等[55]和 Ozer 等[56]认为:胎盘绒毛膜血管瘤直径<5cm 者对孕妇和胎儿发育无明显影响,直径>5cm 或靠近脐带根部者可引起孕妇压迫症状,羊水过多,胎儿生长迟缓、胎儿贫血和心衰等,应考虑终止妊娠。

1. 超声表现 超声检查是诊断妊娠期绒毛膜血管瘤的“金标准”,可以显示肿块的多支供血血管。超声表现为胎盘实质内的圆形或椭圆形实性低回声及中低回声肿块,回声均匀,低于胎盘,边界清晰。彩色多普勒可显示肿块内丰富的血流信号,呈树枝状、分叉状及网格状[51]。可合并羊水过多、胎儿心衰、水肿等征象。任芸芸等[57]认为应用彩色多普勒超声密切随访胎盘绒毛膜血管瘤的大小及血供情况、监测羊水量、及胎儿有无心衰表现,发现胎儿出现早期心衰表现时,及时终止妊娠对于降低围产儿死亡率至关重要。

2. MRI 表现 当胎盘位于子宫后壁,超声难以检出胎盘肿瘤。MRI 可多方位多平面成像,不受胎盘位置及孕妇体型的影响,可有效的辅助产前诊断。但目前有关胎盘绒毛膜血管瘤的 MRI 报道极少。胎盘绒毛膜血管瘤的 MRI 表现为胎盘内边界清楚的类圆形肿块,以实性为主,可伴部分囊性变。实性部分 T2WI 呈稍高或等信号,T1WI 呈等或低信号,部分病灶T1WI 呈高信号,可能与胎盘出血性梗死的血液成分有关。DWI 显示扩散轻度受限,ADC 值稍低于胎盘[58]。

3. 鉴别诊断

(1) 胎盘静脉血池:胎盘实质内不规则低回声区、内见细点状回声如泥沙样蠕动,定期复查体积变化不明显。

(2) 副胎盘:为一胎盘的副叶,与主胎盘相间隔并有血管相通,信号、回声及血流显像与主胎盘一致。

(3) 胎盘畸胎瘤:发生于胎盘的羊膜和绒毛膜之间,圆形或椭圆形,表面光滑,呈囊实性。内部回声多种多样,有强光团,后方伴声影[59]。MRI T1WI 和 T2WI 呈高信号,脂肪抑制序列可见脂肪信号消失。

(4) 胎盘早剥、血肿形成:胎盘与子宫壁之间不规则高回声或中低回声,彩色多普勒示胎盘及子宫壁间无血流信号。MRI 显示胎盘与子宫壁之间不规则 T1WI 高信号,增强后血肿无强化。

(5) 胎盘囊肿:在胎盘的胎儿面,向羊膜腔突出,亦可发生在胎盘的母体面及实质中。囊肿有包膜,内部呈均匀无回声区,彩色多普勒示无血流信号。MRI 显示边缘清晰的液体信号,增强后无强化[51]。

三、畸胎瘤

胎盘畸胎瘤来源于原始生殖细胞,由多个胚层组织构成,偶见含一个胚层成分。肿瘤组织多数分化成熟,少数未成熟[60]。胎盘畸胎瘤均为单发,多位于胎盘胎儿面的羊膜及绒毛膜之间,亦可位于胎盘边缘的胎膜上。肿瘤圆形或椭圆形,表面光滑,直径 3~8cm,偶有直径达 14~16cm 者,部分肿瘤可有蒂与胎盘相连。胎盘畸胎瘤极为少见,自 1925 年 Morville报告了第一例,到目前为止全世界文献报告不足 30 例[61]。近年来,国内陆续有个例报道,偶有未成熟畸胎瘤的报道[62]。胎盘畸胎瘤体积小时可无临床症状。

1. 超声表现　超声表现为胎盘增大,厚度大于 3.8cm,肿瘤多位于胎盘胎儿面的羊膜与绒毛膜之间,有时可见于胎盘边缘的胎膜上。肿瘤圆形或椭圆形,表面光滑,呈囊实性,内部回声多种多样,有强光团,后方有声影[63]。其特征表现有脂液分层征、面团征、瀑布征、垂柳征、壁结节征、多囊征、杂乱结构征、线条征及星花征等。

2. MRI 表现　胎盘畸胎瘤的 MRI 表现同其他部位畸胎瘤相仿,呈囊性或囊实性,T1WI上可见高信号脂肪,脂肪抑制序列信号明显消失,见到此特征性表现可明确诊断。增强后囊性成分无强化,实性成分无或轻度强化。

3. 鉴别诊断　无心无定形畸形(fetus amorphous acardious):见于单卵双胎,有脐带存在,有充足的器官样结构,可区分头部和尾部。而胎盘畸胎瘤无脐带,由胎盘静脉分支供血,无器官样结构,无法区分头部及尾部,早期超声显示单胎妊娠[64]。

寄生胎:为寄生于胎儿体内的有较完整椎骨系统及其他器官或肢体的包块,有明显的胎儿外形,外表有皮肤组织[65]。

(强金伟　庄严　马凤华　杨蔚　张国福)

参 考 文 献

1. Algebally AM, Yousef RR, Badr SS, et al. The value of ultrasound and magnetic resonance imaging in diagnostics and prediction of morbidity in cases of placenta previa with abnormal placentation. Pol J Radiol, 2014,79(1):409-416.

2. Jauniaux E, Jurkovic D. Placenta accreta:pathogenesis of a 20th century iatrogenic uterine disease. Placenta, 2012,33(4):244-251.

3. 李胜利.胎儿畸形产前超声诊断学.北京:人民军医出版社,2004,524.

4. Levine D, Hulka CA, Ludmir J, et al. Placenta accreta:evaluation with color Doppler US, power Doppler US, and MR imaging. Radiology,1997,205(3):773-76.

5. Derman AY, Nikac V, Haberman S, et al. MRI of placenta accreta:a new imaging perspective. Am J Roentgenol, 2011,197(6):1514-1521.

6. Yamashita Y, Namimoto T, Abe Y, et al. MR imaging of the fetus by a HASTE sequence. Am J Roentgenol, 1997,168(2):513-519.

7. 郭媛,罗柏宁,张中伟,等.正常中晚孕期胎盘磁共振影像的初步研究.中山大学学报(医学科学版), 2008,29(4):473-476.

8. 姚庆东,许崇永,王小蓉,等.前置胎盘和胎盘前置状态的 MRI 诊断价值.放射学实践,2014,29(7): 827-830.

9. 杨中柱.胎盘出血超声诊断的进展.临床医药实践,2014,23(7):548-549.

10. Kazumi K, Kazuo M, Masatoshi K, et al. Microembolic signals and diffusion-weighted MR imaging abnormalities in acute ischemic stroke. Am J Neuroradiol,2001,22(6):1037-1042.

11. 王晓玲.超声诊断胎盘出血性梗死1例.中国超声医学杂志,2003,19(3):231.

12. Malian V, Lee JH. MR imaging and MR angiography of an abdominal pregnancy with placental infarction. Am J Roentgenol,2001,177(6):1305-1306.

13. ACOG Committee on Obstetric Practice. ACOG Committee Opinion. Number. 266, January 2002:placenta accreta. Obstet Gynecol,2002,99(1):169-170.

14. Clark SL, Koonings PP, Phelan JP. Placenta previa/accreta and prior cesarean section. Obstet Gynecol,1985,66 (1):89-92.

15. Gielchinsky Y, Rojansky N, Fasouliotis SJ, et al. Placenta accreta:summary of 10 years:a survey of 310 cases. Placenta,2002,23(2-3):210-214.

16. Kazumi K, Kazuo M, Masatoshi K, et al. Microembolic signals and diffusion-weighted MR imaging abnormalities in acute ischemic stroke. Am J Neuroradiol,2001,22(6):1037-1042.

17. Esakoff TF, Sparks TN, Kaimal AJ, et al. Diagnosis and morbidity of placenta accreta. Ultrasound Obstet Gynecol,2011;37(3):324-327.

18. Baughman WC, Corteville JE, Shah RR. Placenta accreta:spectrum of US and MR imaging findings. RadioGraphics,2008,28(7):1905-1916.

19. Comstock CH, Lee W, Vettraino IM, et al. The early sonographic appearance of placenta. Accreta J Ultrasound Med,2003,22(1):19-23.

20. Comstock CH, Love JJ, Bronsteen RA et al. Sonographic detection of placenta accreta in the second and third trimesters of pregnancy. Am J Obstet Gynecol,2004,190(4):1135-1140.

21. Finberg HJ, Williams JW. Placenta accreta:prospective sonographic diagnosis in patients with placenta previa and prior cesarean section. J Ultrasound Med,1992,11(7):333-343.

22. McGahan JP, Phillips HE, Reid MH:The anechoic retroplacental area:a pitfall in diagnosis of placental-endom-

etrial abnormalities during pregnancy. Radiology,1980,134(2):475-478.

23. Wong HS,Cheung YK,Zuccollo J et al:Evaluation of sonographic diagnostic criteria for placenta accreta. J Clin Ultrasound,2008,36(9):551-559.

24. Publications Committee,Society for Maternal-Fetal Medicine,Belfort MA. Placenta accreta. Am J Obstet Gynecol,2010,203(5):430-439.

25. Palacios Jaraquemada JM,Bruno CH. Magnetic resonance imaging in 300 cases of placenta accreta:surgical correlation of new findings. Acta Obstet Gynecol Scand,2005,84(8):716-724.

26. Seet EL,Kay HH,Wu S,et al. Placenta accreta:depth of invasion and neonatal outcomes. J Matern Fetal Neonatal Med,2012,25(10):2042-2045.

27. Kanal E,Barkoich AJ,Bell C,et al. ACR guidance document forsafe MR practices:2007. Am J Roentgenol,2007,188(6):1447-1474.

28. Lax A,Prince MR,Mennitt KW,et al. The value of specific MRI features in the evaluation of suspected placental invasion. Magn Reson Imaging,2007,25(1):87-93.

29. 姚庆东,许崇永,王小蓉,等. 前置胎盘和胎盘前置状态的 MRI 诊断价值. 放射学实践,2014,29(7):827-830.

30. Masselli G,Brunelli R,Casciani E,et al. Magnetic resonance imaging in the evaluation of placental adhesive disorders:correlation with color Doppler ultrasound. Eur Radiolo,2008,18(6):1292-1299.

31. Maldjian C,Adam R,Relosi M,et al. MRI appearance of placenta precreta and placenta accrete. J Magn Reson I maging,1999,17(7):965-971.

32. Dwyer BK,Belogolovkin V,Tran L,et al. Prenatal diagnosis of placenta accreta:sonography or magnetic resonance imaging. J Ultrasound,2008,27(9):1275-1281.

33. 沈铿,马丁. 妇产科学. 第3版. 北京:人民卫生出版社,2015.

34. 李玉林. 病理学. 第8版. 北京:人民卫生出版社,2013.

35. ShihIe M. Trophoblastic vasculogenie mimicry in gestational chorioearcinoma. Mod Pathol,2011,24(5):646-652.

36. Yeasmin S,Nakayama K,Katagiri A,et al. Exaggerated placental site mimicking placental site trophoblastic tumor:case report and literature review. Eur J Gynaecol Oncol,2010,31(5):586-589.

37. 荆彦平,张焱,程敬亮,等. 妊娠滋养细胞疾病的 MRI 诊断及病理对照. 放射学实践,2012,27(3):333-336.

38. 扬昂,张雪林,张玉忠. MRI 对恶性妊娠性滋养层细胞肿瘤的诊断价值. 中华放射学杂志,2007,41(10):1090-1092.

39. 王晓秋,许为,于伟,等. 妊娠滋养细胞肿瘤临床诊断的研究进展. 中国妇幼健康研究,2006,17(6):524-526.

40. 张建民,朱杨丽,王照明,等,中间滋养细胞疾病病理简介. 临床与实验病理学杂志,2003,19(6):651-652.

41. 杜龙庭,陈辉,陈小伟,等. 子宫腺肌病的 MRI 诊断. 放射学实践,2011,26(2):202-204.

42. Gerson RF,Lee EY,Gorman E. Primary extrauterine ovarian choriocarcinoma mistaken for ectopic pregnancy:sonographic imaging findings. Am J Roentgenol,2007,11(5):189-280.

43. Papadopoulos AJ,Foskett M,Seckl MJ,et al. Twenty-five years' clinical experience with placetal site trophoblastic tumors. J Reprod Med,2002,47(6):460-464.

44. 李桂玲,归绥琪,徐丛剑. 胎盘部位滋养细胞肿瘤 7 例回顾性分析. 实用妇产科杂志,2007,23(3):175-176.

45. 刘艳,赵峰,张越,等. 磁共振成像诊断恶性滋养细胞肿瘤. 中国医学影像技术,2009,25(4):665-667.

46. Allen SD, Lim AK, Seckl MJ, et al. Radiology ofgestational trophoblastic neoplasia. Clin Radiol, 2006, 61(4): 301-313.

47. Nikolic B, Rakic S, Pavlovic D, et al. Significance of transvaginal Doppler uhrasonography for detection of malignant geatational trophoblasfic disease. Vojnosanit Pregl, 2005, 62(2): 103-105.

48. 张颖, 向阳. 胎盘部位滋养细胞肿瘤的诊治进展. 现代妇产科进展, 2005, 11(3): 212-214.

49. 刘学, 蒙静芳, 杜瑛. 经阴道超声对胎盘部位滋养细胞肿瘤的诊断价值, 临床超声医学杂志, 2012, 14(5): 351.

50. 孙莉, 常才. 胎盘部滋养细胞肿瘤的彩色多普勒超声检查价值. 中华超声影像学杂志, 2005, 14(4): 295-297.

51. 李菁华, 高凤云, 李晓菲, 等. 胎盘绒毛膜血管瘤超声征象对比研究. 首都医科大学学报, 2012, 33(1): 26-29.

52. Vazquez CEE, Sanchez HR, Garcia G, et al. Placentachorioangiom, acase report at hospital Espanol. Gynecol Obstet Mex, 2007, 75(7): 404-407.

53. 赵蕾, 肖梅, 陈欣林, 等. 巨大胎盘绒毛膜血管瘤 2 例及文献复习. 中国妇幼健康研究, 2008, 19(5): 524-525.

54. Zanardini C, Papageorghiou A, Bhide A, et al. Giant placental chorioangioma: natural history and pregnancy outcome. Ultrasound Obstet Gynecol, 2010, 35(3): 332-336.

55. Abdalla N, Bachanek M, Trojanowski S, et al. Placental tumor (chorioangioma) as a cause of polyhydramnios: a case report. Int J Womens Health, 2014, 6: 955-959.

56. Ozer EA, Duman N, Kumral A, et al. Chorioangiomatosis presenting with severe anemia and heart failure in a new born. Fetal Diagn Ther, 2008, 23(1): 526.

57. 任芸芸, 李笑天, 常才. 胎盘绒毛膜血管瘤的超声诊断. 中国临床医学影像杂志, 2007, 18(8): 606-607.

58. 郑伟增, 熊浪, 刘肖敏, 等. 胎盘绒毛膜血管瘤影像表现一例. 中华放射学杂志, 2014, 48(11): 942.

59. 顾蔚荣, 李笑天. 胎盘绒毛膜血管瘤六例临床分析. 中华妇产科杂志, 2006, 4(7): 476-477.

60. 王萍, 庞磊. 足月妊娠合并胎盘畸胎瘤 1 例. 中国优生优育, 2002, 13(1): 25.

61. 刘磊玉, 周赤, 苏波. 胎盘畸胎瘤 1 例临床病理分析并文献复习. 中外健康文摘, 2013, 10(4): 111-112.

62. 李伟华, 徐瑛, 杨春林. 胎盘未成熟畸胎瘤一例报告及文献复习. 中华妇产科杂志, 2011, 46(10): 777-778.

63. 杨琰, 贾贺. 胎盘继发性肿瘤的影像学诊断、鉴别诊断及处理. 中国实用医药, 2009, 4(21): 114-115.

64. Kudva R, Monappa V, Rai L. Placental teratoma: a diagnostic dilemma with fetus acardius amorphous. Indian J Pathol Microbiol, 2010, 53(2): 378-379.

65. 牛会林, 张美德. 寄生胎 13 例临床病理学分析. 临床与实验病理学杂志, 2005, 21(3): 311-313.

第十九章
妊娠异常及并发症

第一节　异位妊娠

异位妊娠(ectopic pregnancy)是指受精卵种植在子宫体腔以外部位的妊娠,又称宫外孕。虽然临床上习惯称宫外孕,但严格讲两者是有区别的。前者含义较广,应包括后者;宫外孕仅指子宫以外的妊娠,不包括宫颈妊娠、宫角妊娠、间质部妊娠等位于子宫的妊娠。异位妊娠是妇科急腹症的最常见原因之一,其发病率逐年增加。

根据受精卵种植的部位不同,异位妊娠分为:①输卵管妊娠;②宫角妊娠;③宫颈妊娠;④剖宫产切口妊娠;⑤卵巢妊娠;⑥腹腔妊娠;⑦阔韧带妊娠等(图19-1-1)。其中以输卵管妊娠最常见,占90% ~95%;其他部位如腹腔妊娠占1.5%,卵巢妊娠占0.5%,宫颈妊娠罕见,占0.03%[1]。由于急救医疗体制的完善,诊断和治疗技术的进步,尤其β-hCG测定、B超检查的普及,多数异位妊娠患者在发生严重并发症之前即能得到明确诊断,从而得到及时治疗,故患者的死亡率在下降,但发病率呈逐年上升趋势[2]。

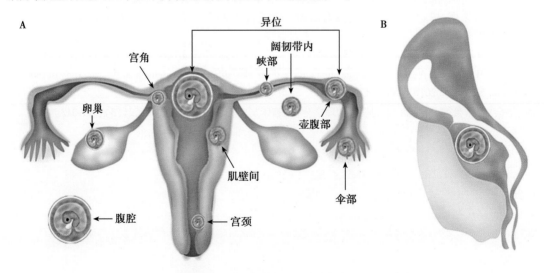

图19-1-1　常见异位妊娠分布图
图A为子宫及两侧附件的前后位图,常见异位妊娠部位包括输卵管、宫角、宫颈、卵巢、上腹部等;图B为子宫侧位图,妊娠囊位于子宫前壁下段剖宫产切口处。摘自Krolu等.Jpn J Radiol, 2013;31:75-80

一、输卵管妊娠

1. 病因　输卵管妊娠的确切病因尚未明了,主要分为[3-5]:①输卵管异常:输卵管黏膜炎和输卵管周围炎均为输卵管妊娠的常见病因,60%的输卵管妊娠患者以前患过输卵管炎;输卵管发育不良、输卵管过长、肌层发育差等均可成为输卵管妊娠的病因;输卵管绝育术后再通、输卵管粘连分离术、输卵管成形术等可使不孕患者有机会怀孕,同时增加了输卵管妊娠的可能。②宫内节育器:随着宫内节育器的广泛使用,异位妊娠发生率增加,可能与使用宫内节育器后的输卵管炎有关。③受精卵游走:一侧卵巢排卵,受精卵经宫腔或腹腔向对侧输卵管移行,移行时间过长,在对侧输卵管内着床的机会增大;受精卵游走也是辅助生殖技术中输卵管妊娠发生率提高的原因之一。④其他:输卵管周围肿瘤如子宫肌瘤、卵巢肿瘤等压迫输卵管,影响输卵管管腔的通畅,使受精卵运行受阻;子宫内膜异位症可增加受精卵着床于输卵管的可能性。

2. 临床表现　典型异位妊娠的三联症是停经、腹痛及不规则阴道出血。随着临床医生对异位妊娠的逐渐重视,特别是 B 超联合血或尿 hCG 的连续监测,早期诊断、及时救治的异位妊娠越来越多。

95%以上的输卵管妊娠以腹痛为主诉就诊,部分患者由于腹腔内急性出血及剧烈腹痛,入院时即处于休克状态,表现为面色苍白、四肢厥冷、脉搏快而细弱、血压下降。25%的异位妊娠患者无明显停经史。阴道流血常表现为短暂停经后不规则阴道出血,一般量少;也有部分患者似月经量;约 5%的患者表现为大量阴道流血。若存在不规则阴道出血伴或不伴腹痛的生育期妇女,即使无停经史也不能除外异位妊娠。

腹部体征主要有下腹明显压痛、反跳痛,压痛以输卵管妊娠处最为明显;妇科检查可见阴道少量流血,后穹窿饱满、触痛,75%的患者宫颈举痛明显,40%的患者直肠子宫陷凹可触及包块。根据典型临床表现并借助血尿 β-hCG 阳性、B 超、后穹窿穿刺等化验结果,多数病例可及时作出正确诊断。

3. 影像学表现

(1) 超声:对于怀疑异位妊娠患者,选择经阴道超声已成为首选检查方法。输卵管妊娠典型声像图为:①子宫内不见妊娠囊,内膜增厚;②宫旁一侧见边界不清、回声不均的混合性包块,有时宫旁包块可见妊娠囊、胚芽及原始心血管搏动,是输卵管妊娠的直接证据;③直肠子宫陷凹有积液[6-8]。最具特征性的超声图像为宫外孕囊的识别,约见于 26%的患者;另一常见征象为卵巢外输卵管环,见于 40% ~68%的患者[9]。

(2) CT:虽然异位妊娠的首选检查方法是经阴道超声,但部分患者往往急腹症入院,CT不仅可以观察附件区包块,可有助于显示盆腔内出血等情况。附件区混杂密度包块,伴稍高密度影或出血灶,有助于异位妊娠的诊断。急性期血肿 CT 值可达 30 ~45HU(图 19-1-2),凝血块密度更高,稍高于子宫,CT 值达 60HU(图 19-1-3,图 19-1-4)。"哨兵血块征"是指高密度凝血块位于出血部位旁,根据其出现的位置可估计出血部位。增强 CT 扫描如发现接近血管密度的强化,可考虑活动性出血。林云等[10]报道附件区包块中"项圈征",即平扫见到高密度的出血灶形成一圆形或椭圆形的环,中心见低密度孕囊,增强后"项圈征"更为明显,可能是由于包裹项圈的输卵管壁强化,这与超声所见"输卵管环"影结构相似(图 19-1-5)。盆腔内见边界不清的混杂性附件包块,伴中到大量盆腔积液时,应高度怀疑宫外孕破裂。

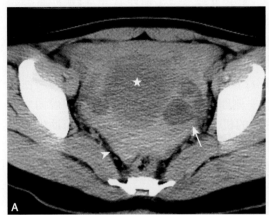
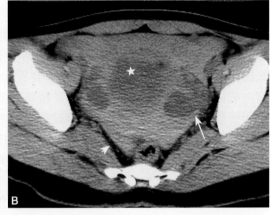

图 19-1-2 左侧输卵管壶腹部妊娠流产,盆腔炎

25岁,晨起下腹隐痛、阴道不规则褐色出血,量少,未重视,晚间感腹痛加剧,晕厥一次,有肛门坠胀感,有恶心、呕吐,无畏寒发热;尿妊娠试验阳性。急诊CT平扫显示:盆腔内见大量稍高密度影,伸入子宫附件间隙,为盆腔出血(箭头),子宫呈相对低密度(五角星);左侧附件区可见类圆形稍低密度影及周边管状混杂密度影,为孕囊(箭);右侧附件区可见条片状略低密度影

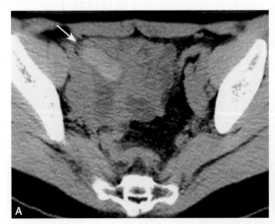
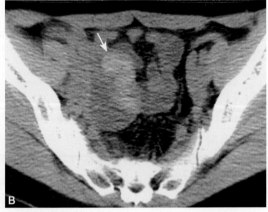

图 19-1-3 右侧输卵管峡部妊娠

31岁,停经41天,阴道出血1周,右下腹痛半天,呈持续性隐痛,伴恶心,无呕吐,无腹泻、发热等不适。尿妊娠试验弱阳性。急诊CT平扫显示:右侧附件区管状迂曲的高密度影(箭)伴周围液性低密度,为右侧输卵管异位妊娠破裂出血

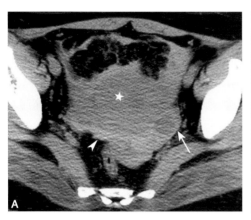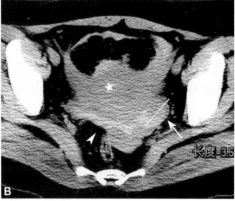

图 19-1-4　左侧输卵管妊娠破裂

30 岁,突发下腹疼痛,程度进行性加重,伴肛门坠胀感,伴头晕乏力,无阴道出血。尿 hCG(+)。急诊 CT 平扫显示左侧附件区可见团片状不均稍高、稍低混杂密度影(箭),毗邻子宫直肠陷凹及子宫后缘见条片状高密度出血灶(箭头);子宫(五角星)边界消失,周围见稍高密度出血伸入肠道周围间隙

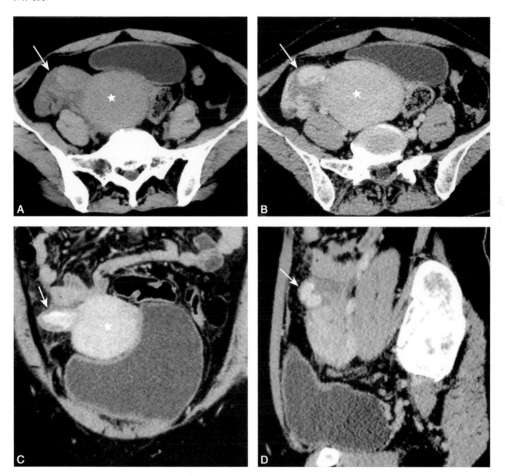

图 19-1-5　右侧输卵管壶腹部妊娠

40 岁,右下腹痛 3 天,尿妊娠试验阳性。CT 平扫(A)显示子宫(五角星)右旁可见团片状略高密度影,内部密度欠均匀(箭),输卵管增粗,明显强化;增强 CT 扫描(B)右侧附件区病灶不规则环形明显强化(箭),内部见不强化液性区;冠状位(C)和矢状位重建(D)可见迂曲、强化输卵管(箭)

（3）MRI：MRI 具有良好的软组织对比、精确的空间分辨，不仅有助于出血成分的识别，还可以识别孕囊的精确部位。MRI 特征包括输卵管积血、出血性或混杂性肿块、血性腹水、输卵管扩张伴管壁强化[11,12]。特异性征象是发现子宫外孕囊（图 19-1-6），表现为囊性结构伴周围厚壁包裹，与超声图中"输卵管环"相对应。增强后囊性结构边缘强化，与超声图中典型的"火环征"相仿；输卵管管壁扭曲、强化。急性血肿可见血肿周围独特的低信号环（图 19-1-7）。约 10% 的患者可见宫腔内假孕囊。

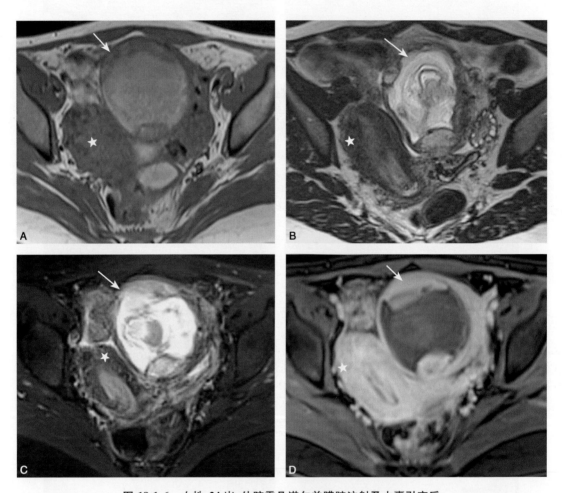

图 19-1-6　女性,24 岁,外院雷凡诺尔羊膜腔注射及水囊引产后

横断位 T1WI(A)、T2WI(B) 和脂肪抑制(C) 见左侧宫旁可见类圆形孕囊，囊壁较厚，内部信号不均,T1WI 呈不均匀高信号,T2WI 呈不均匀高低混杂信号(箭)，盆腔右侧为单角子宫(五角星)；横断位 T1WI 脂肪抑制增强(D)见孕囊壁较明显强化，孕囊内部不强化，左侧宫旁孕囊局部与右侧单角子宫密切相连

4. 鉴别诊断　当宫腔外没有发现孕囊时，要和黄体破裂、卵巢子宫内膜异位囊肿破裂等鉴别。黄体破裂无停经史，在黄体期突发一侧下腹疼痛，可伴有肛门坠胀、无阴道流血。妇科检查子宫正常大小，质地中等，附件一侧压痛，后穹窿穿刺可抽出不凝血，血及尿 hCG 阴性。卵巢子宫内膜异位囊肿破裂通常有痛经病史，表现突发下腹一侧疼痛，伴肛门坠胀，无阴道出血。妇科检查子宫正常大小，患侧附件扪及触痛结节，B 超检查可见后穹窿积液，可穿刺出巧克力样液体。宫外孕鉴别诊断见表 19-1-1。

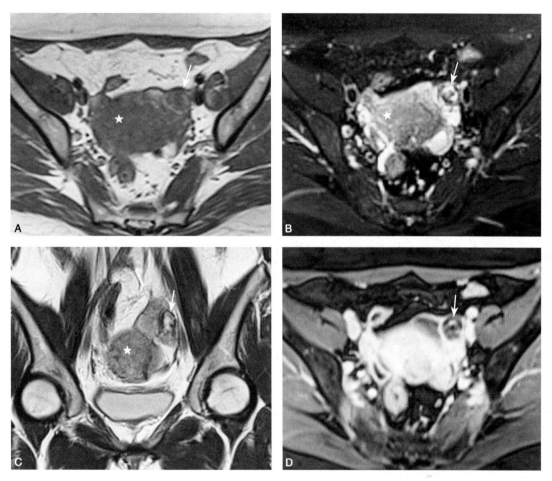

图 19-1-7　左侧输卵管壶腹部妊娠

女性,28 岁,下腹痛 4 天,尿妊娠试验阳性。横断位 T1WI(A)显示子宫增大(五角星),子宫左旁可见椭圆形等信号,周边为环形略高信号(箭),邻近见片状高信号;横断位 T2WI 脂肪抑制(B)和冠状位 T2WI(C)显示病灶呈高低混杂信号,周边见低信号环(箭);横断位 T1WI 脂肪抑制增强(D)显示病灶内部片状强化,周边呈环形强化(箭)

表 19-1-1　宫外孕的鉴别诊断

临床表现	宫外孕	流产	急性输卵管炎	急性阑尾炎	黄体破裂	卵巢扭转
停经	多有	有	无	无	多无	无
腹痛	突发撕裂样剧痛,自下腹一侧始向全腹扩散	下腹中央阵发性坠痛	两下腹持续性疼痛	持续性疼痛,自上腹始至右下腹	下腹一侧突发疼痛	下腹一侧突发疼痛
阴道流血	量少,暗红色,可有蜕膜组织排出	先量少,后增多,鲜红色,有小血块或绒毛排出	无	无	无或如月经量流血	无

临床表现	宫外孕	流产	急性输卵管炎	急性阑尾炎	黄体破裂	卵巢扭转
休克	程度与外出血不成比例	程度与外出血成比例	无	无	无或轻度休克	无
体温	正常	正常	升高	升高	正常/升高	稍高
血红蛋白	下降	正常	正常	正常	下降	正常
后穹窿穿刺	可抽出不凝血	阴性	可抽出渗出液或脓液	阴性	可抽出血液	阴性
hCG	阳性	阳性	阴性	阴性	阴性	阴性
超声	附件区低回声,可见孕囊	宫腔可见孕囊	两侧附件区低回声区	阴性	一侧附件区低回声	一侧附件区肿块
CT	附件区高低混杂密度,孕囊低密度	宫腔不均匀低密度	两侧附件增厚,强化明显	阑尾增粗,周围脓肿	附件区高密度	附件区肿块,强化蒂
MRI	附件区高低混杂信号,孕囊低密度	宫腔混杂信号孕囊或出血	双输卵管增粗,明显强化	阑尾增粗,周围脓肿	卵巢出血信号	卵巢大,强化血管蒂

二、宫角妊娠

宫角妊娠是指受精卵种植在子宫角部,并在此生长发育。宫角妊娠与输卵管间质部妊娠不同,其受精卵附着在输卵管口近宫腔侧,胚胎向宫腔侧发育生长而不是在间质部发育,约占所有异位妊娠的 2% ~4%[13]。因宫角妊娠有破裂的风险,致死率为 2.5%[14]。

1. 临床表现　早孕时常有下腹疼痛,如发生流产可有大量阴道流血。患者常在妊娠 12 周左右诉严重的腹痛,伴或不伴阴道流血,也可在孕中期或晚期发生剧烈的腹痛、内出血、休克等子宫破裂的体征。如能继续妊娠甚至足月可顺利分娩,但胎儿娩出后,胎盘滞留于子宫一角,需人工剥离。

2. 影像学表现　宫角妊娠的诊断标准如下:①有腹痛,子宫不对称性增大,可发生流产或足月经阴道分娩;②子宫一侧角扩大,可见妊娠囊结构,妊娠囊外可见薄层肌层围绕,紧邻宫腔内膜;③胎儿娩出后,胎盘滞留在子宫角。符合上述任何一项,可考虑宫角妊娠。超声检查发现子宫角突出的孕囊,内可见胎芽胎心。由于输卵管间质部与宫角位置靠近、紧密相连,超声鉴别间质部与宫角妊娠有一定困难。梁新等[16]研究显示超声对孕囊型宫角妊娠的初次诊断正确率仅46%,一周后动态观察可提高诊断正确率至67%。MRI 因其良好的软组织对比及多方位成像,可以较好的鉴别间质部妊娠与宫角妊娠。MRI 可显示一侧宫角部的孕囊结构,表现为厚壁囊性结构,T1WI 低信号,T2WI 高信号,周边可见中等信号环形囊壁(图 19-1-8)。

3. 鉴别诊断　宫角妊娠主要和输卵管间质部妊娠鉴别,鉴别要点包括:①宫角妊娠孕囊与子宫相同,孕囊周围有内膜包绕;输卵管间质部妊娠孕囊与子宫腔不相通;②宫角妊娠

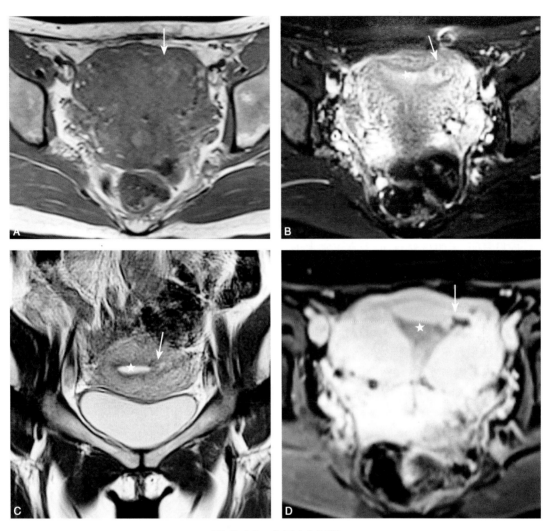

图 19-1-8　左侧宫角妊娠

女性,28 岁,B 超提示左侧宫角异常回声。横断位 T1WI(A)显示子宫增大,左侧宫角区可见斑片状稍高信号(箭);横断位 T2WI 脂肪抑制(B)和冠状位 T2WI(C)左侧宫角扩大,可见类圆形高低混杂信号结构(箭);横断位 T1WI 脂肪抑制增强扫描(D)显示左侧宫角区可见斑片状明显强化灶及斑片状无强化囊性区(箭)。子宫肌层及宫腔明显增大(五角星)

孕囊周围有部分内膜包绕型,而输卵管间质部妊娠孕囊与子宫内膜之间有子宫壁相隔;③宫角妊娠时宫角突出,周围有完整的肌层包绕,输卵管间质部妊娠时双侧宫角基本对称,孕囊部分有肌层包绕[15]。孕囊或包块与内膜有无关联是超声诊断宫角妊娠的关键[16],MRI 多方位、多序列成像有助于显示孕囊或包块与内膜的关系。

三、宫颈妊娠

宫颈妊娠(cervical pregnancy)是很少见的一种妊娠,指受精卵种植在宫颈管内,在组织学内口以下水平,并在该处生长发育。宫颈妊娠发病率为 1:2500～1:12 000,占所有异位妊娠的 0.03%～1%[1,9],属于异位妊娠中罕见且危险的类型。近年来,随着辅助生殖技术的大量开展以及各种宫腔手术的增多,宫颈妊娠的发病率有所增高。宫颈妊娠若未得到早期诊断,或是由于误诊而行诊刮术,都极有可能导致致命性的阴道大量流血。

1. 病因　尚不明确,可能与下列因素有关[17,18]:①受精卵运行过快:受精卵在其具有种植能力以前已经入宫颈管,在此种植生长发育。②子宫内膜发育迟缓,受精卵到达宫腔时,子宫内膜发育不同步,受精卵无法在宫腔内着床而进入宫颈管,并在宫颈黏膜种植、发育。③宫腔内膜损伤:人工流产、中期流产、剖宫产及宫内节育器使子宫内膜受损或宫腔内环境改变,干扰受精卵的正常着床;④子宫发育不良、子宫畸形、子宫肌瘤,内分泌失调。⑤辅助生育技术的应用:特别是体外受精胚胎移植,可能是由于移植后子宫收缩引发宫颈妊娠。

2. 临床表现　多数宫颈妊娠患者有人工流产、剖宫、引产或助孕的病史。宫颈妊娠的早期诊断对于早期治疗,避免致命性的大出血尤为重要。典型临床主诉为停经后无痛性阴道流血,多发生于妊娠5周左右。由于宫颈平滑肌组织少,应用宫缩剂效果差,在妇科检查或刮宫过程中可能诱发大出血,严重者可发生休克。查体时可有宫颈膨大呈圆锥状,着色变软,内口紧闭,无明显触痛,而子宫正常大小或稍大,硬度正常。

3. 影像学表现　超声检查:①子宫体正常或略大,宫腔空虚,子宫蜕膜较厚;②宫颈膨大如球状,与宫体相连呈沙漏状;③宫颈管内可见完整的孕囊,有时还可见到胚芽或原始心管搏动,如胚胎已死亡则回声紊乱;④宫颈内口关闭;胚胎不超过内口。彩色多普勒超声检查可显示胚胎着床后特征性的滋养层血流;通过确定妊娠部位协助诊断。MRI可显示宫颈管扩大,宫颈内可见类圆形孕囊结构,孕囊中央T1WI呈低信号,T2WI呈高信号;孕囊壁较厚,呈环形等或稍高信号(图19-1-9)。

4. 鉴别诊断　宫颈妊娠临床容易误诊,影响疾病的处理及预后。需要鉴别的疾病包括:①难免流产:子宫大小与停经周数相符或稍小,宫颈口已扩张,可见胚胎组织或脱落于宫颈口的孕囊,但彩色多普勒超声显示;宫颈孕囊周围无滋养细胞层血流信号,并且孕囊呈皱缩的锯齿状,无原始心管搏动。而宫颈妊娠的孕囊在宫颈口处呈典型的圆形或椭圆形。②滋养细胞肿瘤:多发生于葡萄胎或妊娠之后,可有盆腔、肺部转移的病灶。③宫颈管肌瘤:宫颈可呈局限性膨胀,有不规则阴道流血,但血β-hCG阴性。④子宫血管畸形:多有妊娠、宫腔操作的病史,以阴道流血为主诉,有时为难以控制的大出血,但患者血β-HCG阴性,血管造影可以帮助诊断。

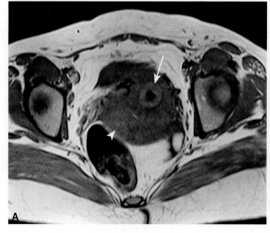
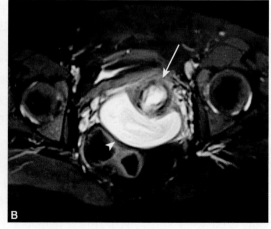

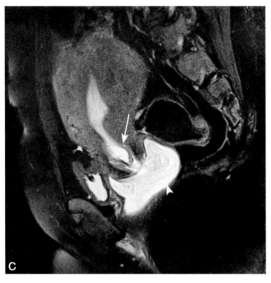
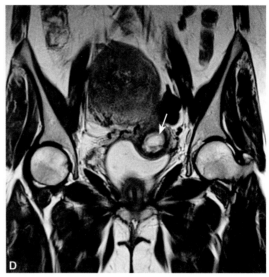

图 19-1-9 宫颈妊娠

女性,26 岁,超声提示宫颈异常回声。横断位 T1WI(A)显示宫颈管扩张,管腔内可见环形稍高信号孕囊,孕囊中央呈低信号(箭),宫颈周围可见大片状低信号(箭头);横断位(B)、矢状位 T2WI 脂肪抑制(C)和冠状位 T2WI(D)显示宫颈管扩张,颈管内可见环形高信号孕囊,孕囊壁周边呈稍低信号(箭);子宫明显增大;前后穹隆可见大片状液体信号(箭头)

四、剖宫产瘢痕妊娠

剖宫产瘢痕妊娠(cesarean scar pregnancy)是一种少见的异位妊娠,指妊娠物种植于剖宫产子宫切口瘢痕处,可导致子宫破裂、大出血等严重并发症[19]。随着剖宫产数量的增加,瘢痕妊娠近年来明显增多,国外报道其发生率为 1∶1800～2216,占异位妊娠的 6.1%[20]。北京协和医院统计发生率为 1∶1221,占异位妊娠的 1.06%[19]。目前认为其发生机制为剖宫产引起子宫内膜限制缺乏,着床的受精卵底蜕膜缺损,滋养细胞直接侵入子宫肌层,植入或穿透子宫壁[21],因此瘢痕妊娠也是一种特殊的胎盘植入。

1. 超声表现 超声是瘢痕妊娠的首选影像诊断方法,表现为宫腔内及宫颈管内未见孕囊。子宫下部切口部位可见孕囊及包块。彩色多普勒可见孕囊及包块周边的丰富血流,可显示滋养血流来自子宫下段前壁肌层。孕囊切面子宫肌层缺乏连续性,孕囊与膀胱间肌壁薄弱[22,23]。但是由于妊娠早期孕囊发育快速,孕囊可向宫腔内延伸,因此,宫腔内无孕囊不是诊断瘢痕妊娠的绝对依据,但需注意瘢痕妊娠有一部分妊娠物位于瘢痕处,另一部分位于宫腔下段,此时妊娠囊常变形,伸入瘢痕处的妊娠囊成锐角,或妊娠囊被拉长,可与宫内妊娠鉴别[24,25]。

2. MRI 表现 MRI 可清晰显示孕囊与瘢痕的关系、孕囊大小、孕囊植入情况及包膜是否完整,动态增强可了解孕囊血供情况,为临床治疗方案提供更多信息[26]。瘢痕妊娠可分为粘连型和植入型两种。粘连型孕囊黏附于子宫瘢痕区;植入型:孕囊植入子宫瘢痕区,瘢痕区增大,严重者可呈反"3"或"C"形征切口疝。孕囊位于子宫前壁下段峡部剖宫产瘢痕部位,手术瘢痕表现为子宫肌层连续性中断,局部向内凹陷或变薄。MRI 表现为条状 T1WI 和 T2WI 低信号,子宫前壁变薄。多数孕囊向子宫肌层浸润同时又向宫腔内生长;孕囊也可完全植入肌层,使子宫前下壁菲薄前凸,呈反"3"或"C"形。孕囊边缘清晰,呈卵圆形、类圆形或不规则形,T1WI多为等和低信号,可混杂斑片状高信号或边缘弧形高信号;T2WI及STIR序列呈混杂高信号,周围可见低信号包膜。增强扫描囊壁强化明显、均匀,内容物强化不明显[27,28](图19-1-10~图19-1-12)。

3. 鉴别诊断　瘢痕妊娠需与滋养细胞瘤、宫颈妊娠、子宫肌瘤变性和子宫瘢痕处血肿鉴别[20,25]。滋养细胞瘤病灶位于宫体内,侵犯肌层,边界不光整,锯齿样中断或边界不清。彩色多普勒可显示病灶内部及子宫肌层的丰富血流。而瘢痕妊娠多表现为孕囊或包块的周边丰富血流。且滋养细胞肿瘤hCG明显异常升高,而瘢痕妊娠血hCG常低于正常妊娠。宫颈妊娠:宫颈管膨大,内有妊娠囊。宫颈内口关闭,妊娠物不超过宫颈内口。子宫下段剖宫产瘢痕处子宫肌层连续。彩色多普勒显示丰富血流来自宫颈肌层。子宫肌瘤变性:无子宫前壁肌层变薄及孕囊、环征等特征,临床病史及实验室检查有助于鉴别诊断。子宫瘢痕处血肿:肿块位于子宫前壁下段瘢痕处,但彩色多普勒显示周边血流信号不丰富,MRI增强后无强化。停经史及血hCG有助于鉴别。

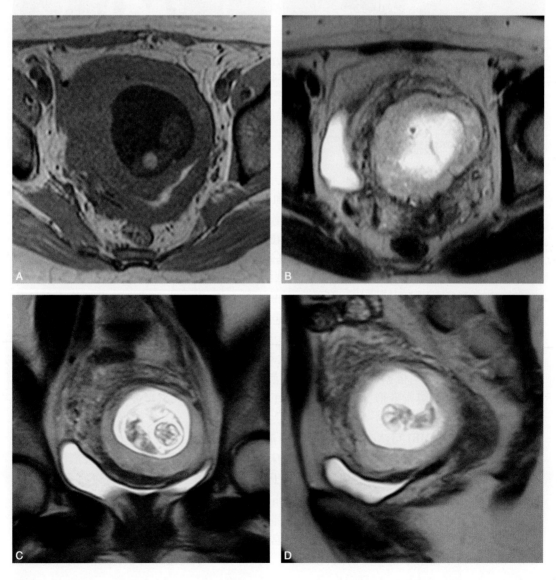

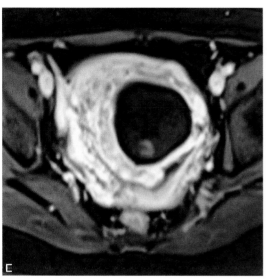
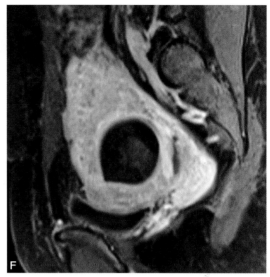

图 19-1-10 剖宫产瘢痕妊娠

横断位 T1WI(A)显示宫腔内低信号妊娠囊,内见等信号胎儿影及胎盘影。横断位、矢状位和冠状位 T2WI(B~D)显示妊娠囊与子宫前壁肌层关系密切,局部突入子宫前壁肌层,以胎盘突入明显。横断位 和矢状位 T1WI 脂肪抑制增强(E,F)显示妊娠囊内胎盘组织强化,强化的胎盘组织与前壁肌层分界不清,局部突向前壁肌层

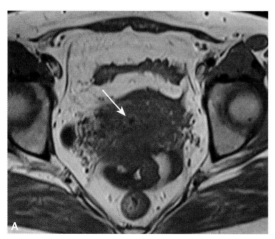
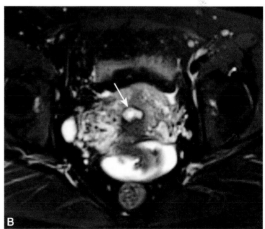

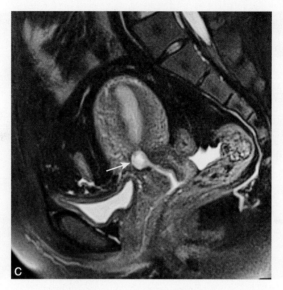

图 19-1-11　剖宫产瘢痕妊娠

女性,33 岁,B 超提示剖宫产切口妊娠。横断位 T1WI
(A)显示子宫下段前壁环形稍高信号(箭);横断位(B)
和矢状位 T2WI 脂肪抑制(C)显示剖宫产切口处环形孕
囊,囊腔呈水样高信号,周边呈稍高信号(箭),子宫内膜
稍增厚,子宫直肠腺凹可见斑片状积液信号

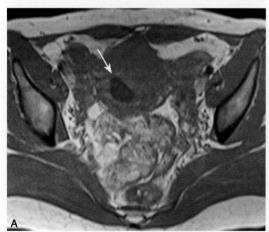

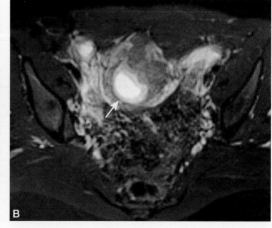

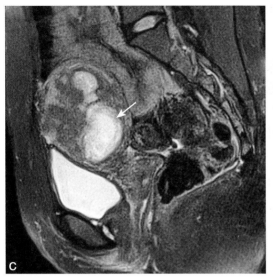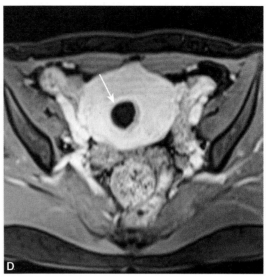

图 19-1-12　剖宫产瘢痕妊娠

女性,35 岁,B 超提示剖宫产切口妊娠。横断位 T1WI(A)显示子宫腔偏右侧可见椭圆形低信号(箭),子宫左前壁明显增厚;横断位(B)和矢状位 T2WI 脂肪抑制(C)显示子宫下段剖宫产切口区较大椭圆形孕囊,囊腔呈高信号,周边呈稍低信号(箭),子宫体部前壁不均匀增厚,呈高低混杂信号,宫腔侧界面不规则;上部宫腔见内膜增厚;横断位 T1WI 脂肪抑制增强(D)示孕囊壁环形强化,内部不强化(箭),前壁肌层明显增厚

第二节　子宫破裂

　　子宫破裂是指子宫体部或子宫下段于分娩期或妊娠末期发生撕裂,为产科严重并发症。子宫破裂如未及时诊断、处理,常导致胎儿及产妇死亡,主要死于出血、感染、休克。近年来国内报道子宫破裂者孕妇病死率约为 12% ,占孕妇死亡总数的 6.4%[29]。

　　1. 病因　子宫破裂可以分为瘢痕子宫破裂与非瘢痕子宫破裂。瘢痕子宫破裂约占58%,非瘢痕妊娠子宫破裂的发生率是 1/15 000 ~ 1/8000,但由于选择阴道分娩的孕妇人数较多,因此,这两者的实际发生人数相差并不大。

　　(1) 子宫破裂的普遍危险因素:①梗阻性难产:包括骨盆狭窄、胎位异常、巨大胎儿,脑积水或骨盆内有肿瘤阻塞等。②催产:无论使用什么方法来催产,都将使子宫破裂的危险性增加。对于瘢痕妊娠的妇女,在分娩过程中使用前列腺素 E2 联合缩宫素时,其子宫破裂发生率会明显升高,并且使用频率比使用剂量更具有威胁。③创伤:在临产时受到创伤的孕妇相较于那些没有受到创伤的孕妇会发生更为严重的并发症,包括子宫破裂[30]。④胎盘植入:近年来随着人流率及剖宫产率的提高,植入性胎盘的发生率也有上升趋势。植入性胎盘引起的子宫破裂多发生于妊娠中晚期[31]。⑤多产:分娩 4 胎以上的经产妇发生子宫破裂的概率比 4 胎以下的高 3 倍,7 胎以上高 7 倍以上。这是由于多次妊娠及分娩使肌纤维损伤或瘢痕形成[32]。

　　(2) 瘢痕子宫破裂的一些特殊危险因素:①与前次剖宫产的伤口位置有关:目前广泛采用的子宫下段横切口剖宫产,如果切口位置选择不当,选择在子宫体部或与下段交界处,缝合时易出现上下切缘解剖对合不良而影响愈合,增加子宫破裂发生的风险[32]。②与前次剖

611

宫产采用的缝合方式有关：近年来，剖宫产时子宫的单层缝合因更简便的操作而得到了广泛应用。但一项将近3000例的队列研究表明，相对于双层缝合，采用单层缝合的孕妇再次妊娠时子宫破裂的发生率会提高4~6倍，为3%。而采用双层缝合的孕妇子宫破裂的发生率仅为0.5%[33]。③与前次剖宫产术后切口愈合情况有关：术中切口延裂，易造成切口局部血肿和感染，愈合后瘢痕组织大，再次妊娠时瘢痕会限制子宫下段形成，更易发生破裂。④与剖宫产的次数、两次妊娠间隔时间长短有关：进行过两次剖宫产的孕妇再次妊娠时子宫破裂的发生率为1.7%，而仅进行过一次剖宫产的孕妇子宫破裂的发生率为0.6%[34]。当妊娠间隔短于6个月时，再次妊娠发生子宫破裂的发生率为2.7%。倘若采用更长的时间间隔，该发生率仅为0.9%[35]。

2. 临床表现　绝大多数子宫破裂发生在临产过程中，一般分为先兆破裂和破裂两个阶段，由于子宫破裂的原因不同，破裂时间、部位、范围、出血量、胎儿及胎盘情况不同，临床表现不尽相同。子宫破裂先兆如产妇烦躁不安，下腹胀痛难忍，排尿困难、血尿和少量阴道出血，产妇心率、呼吸加快，腹部检查上下段子宫交界呈环状凹陷，此凹陷会逐渐上升达脐平或脐部以上，称为病理缩复环。因宫缩强而频繁，胎儿供血受阻，表现为胎动频繁、胎心加快或减慢、胎儿宫内窘迫。

子宫破裂根据破裂程度范围不完全性、完全性两种。破裂常发生于瞬间，产妇突然感到下腹撕裂样剧痛，强烈宫缩突然停止，出血量大可出现产妇呼吸急促、脉搏快而微弱，血压下降等休克现象，腹部检查全腹压痛、反跳痛，腹肌强直，腹壁下胎体可清楚扪及，胎动停止、胎心消失。

3. 诊断　根据病史、典型临床表现及体征，诊断一般不难。轻型或不典型者容易被忽略，如子宫后壁破裂症状与体征不典型且程度较轻；发生于子宫下段剖宫产瘢痕的子宫破裂，如位于肌层薄、无血管区时，常无明显症状和体征，容易漏诊。

超声是诊断子宫破裂以及先兆子宫破裂最为有效的手段。超声若发现子宫下段瘢痕出现缺陷或下段厚薄不均，下段局部失去肌纤维结构或羊膜囊自菲薄的子宫下段向母体腹部前壁膀胱方向膨出，应考虑先兆子宫破裂或者子宫不完全破裂。子宫破裂发生后，胎物均排入腹腔，超声图像非常复杂，应按一定顺序进行检查：①先找已收缩的子宫；②寻找胎儿是否在腹腔内；③寻找胎盘。检查重点：观察子宫大小、内部回声，胎儿情况及腹腔积液情况，并结合临床进行诊断。如果发生了胎盘植入并子宫破裂，超声检查可提示腹腔积液，胎盘后间隙消失，该处子宫肌层低回声带变薄或消失，子宫壁片状液性暗区或胎盘后壁不规则片状液性暗区。可疑病例时可行MR检查，明确子宫有无破裂及其部位。

4. 鉴别诊断　主要和胎盘早剥鉴别，后者常因发病急、剧烈疼痛、内出血、休克等症状与之混淆。胎盘早剥常伴阴道出血，阴道出血量与全身失血症状不成正比，超声检查可见胎盘后血肿。

第三节　妊娠产物滞留

如果产后出血用宫缩药物效果不好、药物流产或意外流产后，应及时进行超声或MRI检查，以明确是否有残留物，以便决定治疗方案。宫内有残留物时，超声检查可看到宫腔内有异常的回声，如强的团状回声、点状回声、局部强回声伴有声影液性暗区等。MRI检查可清楚显示子宫结构，宫腔内异常信号灶（图19-3-1），T1WI呈等和稍高混杂信号，T2WI呈不均

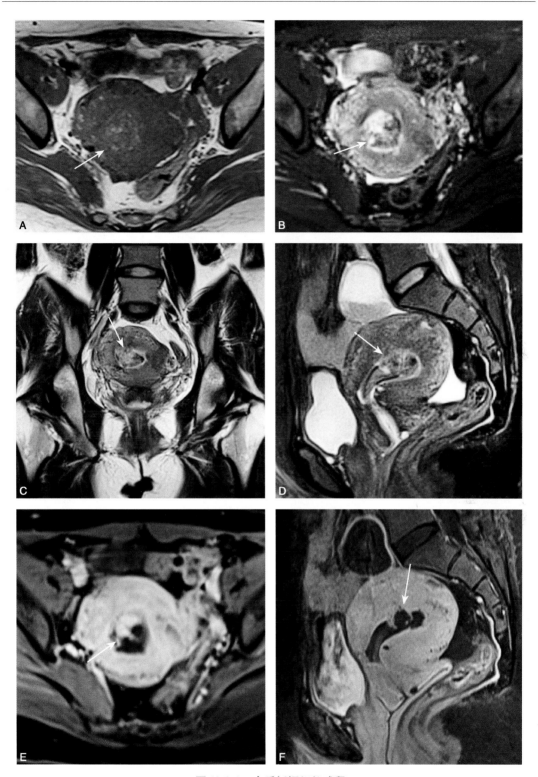

图 19-3-1　产后妊娠组织残留

女性,31 岁,分娩后血性白带淋漓不尽。横断位 T1WI(A)显示宫腔内等高混杂信号;横断位(B)、冠状位 T2WI(C)和矢状位 T2WI 脂肪抑制(D)显示宫腔内可见条片状等、高、低混杂信号,沿子宫长轴分布(箭);横断位(E)和矢状位 T1WI 脂肪抑制增强(F)显示宫腔内边缘不规则的斑片状明显强化(箭)

613

匀混杂低和高信号;伴有宫腔内积血时,可出现特征性 T1WI、T2WI 高信号。胎盘残留时,可见 T1WI 等、稍低或略高信号,T2WI 呈不均稍高信号。也有部分患者早期稽留流产或药物流产不完全,常伴妊娠产物残留(图 19-3-2)。妊娠产物残留时,一般有流产史或分娩病史,结合临床表现,不难诊断。

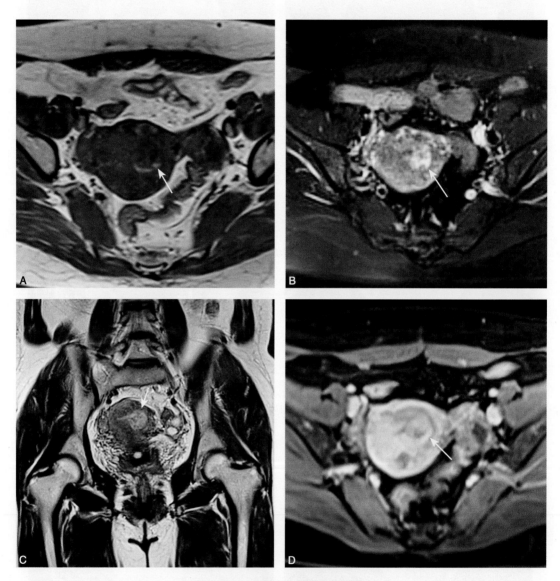

图 19-3-2 左侧宫角妊娠组织残留

女性,31 岁,人流术后,超声提示左侧宫角异常回声。横断位 T1WI(A)显示宫腔左侧宫角区可见椭圆形等信号为主信号,周边可见环形略高信号(箭),子宫外形未见异常;横断位 T2WI 脂肪抑制(B)和冠状位 T2WI 显示病灶呈不均匀稍高信号,边界欠清晰(箭);T1WI 脂肪抑制增强扫描(D)显示病灶局部小斑片状强化(箭)

(强金伟 庄严 马凤华 张国福)

参 考 文 献

1. Dialani V,Levine D. Ectopic pregnancy：a review. Ultrasound Q,2004,20（3）:105-117.

2. Tamai K,Koyama T,Togashi K. MR features of ectopic pregnancy. Eur Radiol,2007,17（12）：3236-3246.

3. Barnhart KT,Sammel MD,Gracia CR,et al. Risk factors for ectopic pregnancy in women with symptomatic first trimester pregnancies. Fertil Steril,2006,86（1）:36-43.

4. Ankum WM,Mol BWJ,Van der Veen F,et al. Risk factors for ectopic pregnancy：a meta-analysis. Fertil Steril,1996,65（6）:1093-1099.

5. Peterson HB,Xia Z,Hughes JM,et al. The risk of ectopic pregnancy aftertubal sterilization：US Collaborative Review of Sterilization Working Group. N Engl J Med,1997,336（11）:762-767.

6. Stadtmauer LA,Tur-Kaspa I. Ultrasound Imaging in Reproductive Medicine. Springer-Verlag New York. 2014. DOI 10. 1007/978-1-4614-9182-8_25.

7. 苏琳,李胜利,欧阳淑媛,等. 超声对少见部位异位妊娠的诊断和鉴别诊断. 中华医学超声杂志,2011,8（11）:2366-2371.

8. 汤萍萍,刘欣燕,陈娜,等. 宫颈妊娠的诊断和治疗. 中国医学科学院学报,2010,32（5）:497-500.

9. Krolu M,Kayhan A,Soylu FN. MR imaging of ectopic pregnancy with an emphasis on unusual implantation sites. Jpn J Radiol,2013,31（2）:75-80.

10. 林云,李清水,袁国奇,等. 异位妊娠的CT影像特征及临床分析. 现代医用影像学,2003,12:110-113.

11. Nagayama M,Watanabe Y,Okumura A,et al. Fast MR imaging in obstetrics. Radio Graphics,2002,22（3）:563-582.

12. Kao LY,Scheinfeld MH,Chernyak V,et al. Beyond ultrasound：CT and MRI of ectopic pregnancy. Am J Roentgenol,2014,202（4）:904-911.

13. JivrajS,Naguib N,Mellows H. MRI and methotrexate in the managementof a cornual ectopic pregnancy. Gynecol Surg,2007,4（2）:111-112.

14. Kucera E,Helbich TH,Klem I,et al. Systemic methotrexate treatment of interstitial pregnancy-magnetic resonance imaging（MRI）as a valuable tool for monitoring treatment. Wien Klin Wochenschr,2000,112（17）:772-775.

15. Fedele L,Bianchi S,Frontino G. Septums and synechiae：approaches to surgical correction. Clin Obetet Gynecol,2006,49（4）:767-788.

16. 梁新,陈书文,高露露,等. 经腹及经阴道超声对宫角妊娠的诊断与分析. 中国医学影像技术,2012,28（3）:534-537.

17. 陈晓,邓昌辉,韩凌霄. 宫颈妊娠的诊疗进展. 医学综述,2010,16(8):1188-1190.

18. VelaG,TulandiT. Cervical pregnancy：the importance of early diagnosis and treatment. J Minim Invasive Gynecol,2007,14（4）:481-484.

19. 方必东,许崇永,毛传万,等. 剖宫产术后子宫瘢痕处妊娠的MRI表现. 医学研究杂志,2012,41（2）:150-152.

20. Rotas MA,Haberman S,Levgur M. Cesarean scar ectopic pregnancies：etiology,diagnosis and management. Obstet Gynecol,2006,107（6）：1373-1381.

21. Surapaneni K,Silberzweig JE. Cesarean section scar diverticulum：appearance on hysterosalpinggraphy. Am J Roentgenol,2008,190（4）：870-874.

22. Godin PA,Bassil S,Donnez XJ. An ectopic pregnancy developing in a previous cesarean section scar. Fertil Steril,1997,67（2）：398-400.

23. 洪燕,符小艳,覃伶伶. 彩色多普勒超声在瘢痕子宫妊娠诊治中的价值. 临床超声医学杂志,2008,10

（6）：407-408.

24. 宋蕾,王一凡,张丽,等.彩色多普勒超声在诊治剖宫产子宫疤痕妊娠中的价值.医学影像学杂志,2012,22（9）:1541-1543.

25. 罗卓琼,周平,高峰,等.腔内彩超诊断剖宫产术后子宫下段早期疤痕妊娠的临床价值.中国超声医学杂志,2008,24（1）:65-67.

26. Filhastre M,Dechaud H,Lesnik A,et al. Interstitial pregnancy：role of MR. Eur Radiol,2005,15（1）：93-95.

27. 李莉,陈汉威,刘德祥.MRI对剖宫产瘢痕妊娠的诊断价值.放射学实践,2014,29（1）:81-84.

28. 石华亮,庞倩芸,卢再鸣.剖宫产瘢痕妊娠的MRI特点及MRI对其诊治指导价值.中国临床医学影像杂志,2011,22（1）：51-54.

29. 张光玕,熊庆.产科急症.北京：协和医科大学出版社,2006：281-282.

30. El-Kady D,Gilbert WM,Anderson J,et al. Trauma duringpregnancy：an analysis of maternal and fetal outcomes in a largepopulation. Am J Obstet Gynecol,2004,190（6）：1661-1668.

31. Hung FY,Wang PT,Weng SL,et al. Placenta percreta presenting as a pinhole uterinerupture and acute abdomen. Taiwan J Obstet Gynecol,2010,49（1）:115-116.

32. 张建平,王曌华.子宫破裂的诊断和治疗.中国实用妇科与产科杂志.2011,27（2）:118-120.

33. Bujold E,Bujold C,Hamilton EF,et al. The impact of a single-layeror double-layer closure on uterine rupture. Am J Obstet Gynecol,2002,186（6）:1326-1330.

34. Landon MB. Predicting uterine rupture in women undergoing trialof labor after prior cesarean delivery. Semin Perinatol,2010,34（4）：267-271.

35. Stamilio D,DeFranco E,Para E,et al. Short interpregnancy interval：risk of uterine rupture and complications of vaginal birthafter cesarean delivery. Obstet Gynecol,2007,110（5）：1075-1082.

第二十章
盆腔非妇科的类似病变

第一节 后腹膜肿瘤

一、神经源性肿瘤

神经源性肿瘤占后腹膜原发肿瘤的 10%~20%，主要有以下病理类型：①神经鞘起源，包括神经鞘瘤、神经纤维瘤、神经纤维瘤病、恶性神经鞘瘤；②神经节细胞起源，包括节神经母细胞瘤、神经母细胞瘤；③副神经节细胞起源，包括副神经节瘤、嗜铬细胞瘤。本节主要介绍常见的神经鞘瘤和神经纤维瘤。

1. 组织病理学及临床表现 神经鞘瘤(schwannoma)约占后腹膜肿瘤的6%，患者多无症状，20~50岁多见，男女比例约1:2。大体观，肿瘤与神经相连，多呈圆形或椭圆形，境界清楚，有包膜。镜下，肿瘤可分为 Antoni A 区和 Antoni B 区，Antoni A 区由密集的梭形细胞有序排列构成，Antoni B 区瘤细胞疏松，无序排列，常发生黏液变或囊变。较大肿瘤易继发出血、囊变、钙化及透明样变。

神经纤维瘤(neurofibroma)好发年龄20~40岁，男性多见。90%为特发性，10%伴发 I 型神经纤维瘤病。大体观，神经纤维瘤呈分叶状或不规则形，无包膜，境界清楚。镜下，神经纤维瘤由神经鞘膜细胞和成纤维细胞构成，细胞排列成小束，分散在神经纤维之间，伴有网状胶原纤维和黏液样基质，可继发黏液变性、神经膨胀性改变，囊变少见。

2. 影像学表现 神经鞘瘤与腹膜后神经关系密切，多沿着神经干走行区域分布，多位于椎旁和骶前间隙，直径多大于 5cm。CT 呈圆形或椭圆形，边界清晰，有包膜，因富含黏液成分平扫密度较低。肿瘤内部易出血、囊变而呈囊实性，可见斑片状、针尖状或弧形钙化。肿瘤也可完全囊变，囊壁通常较厚，但内外壁光整[1,2]。Antoni A 区 T1WI 呈低信号、T2WI 呈低信号；Antoni B 区 T1WI 呈低信号、T2WI 呈高信号；囊变区 T2WI 呈显著高信号。增强扫描实性区域呈轻-中度强化。恶性神经鞘瘤非常少见，形态多不规则，边界不清，包膜不完整，邻近结构可见侵犯[1-4]（图 20-1-1~图 20-1-3）。

神经纤维瘤 CT 表现为类圆形、分叶状或不规则形低密度肿块，边界清晰，因为 Schwann 细胞内富含脂质，CT 值偏低(20~50HU)。肿瘤多均匀强化，偶有靶样强化。T1WI 病灶中央区域呈高信号(神经组织)，T2WI 病灶外周区域呈高信号(黏液变)。神经纤维瘤可穿出

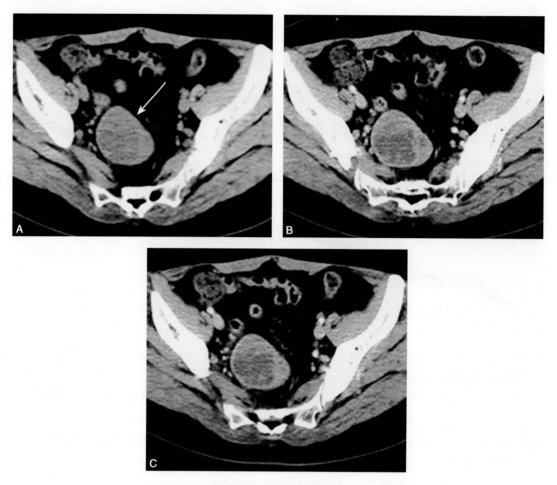

图 20-1-1　盆腔神经鞘瘤

CT 平扫(A)盆腔内一椭圆形软组织肿块(箭),边界清晰,密度不均匀,中央区见低密度囊变坏死;增强
动脉期(B)病灶实性成分明显强化;增强静脉期(C)病灶实性成分持续强化,囊性坏死区始终无强化

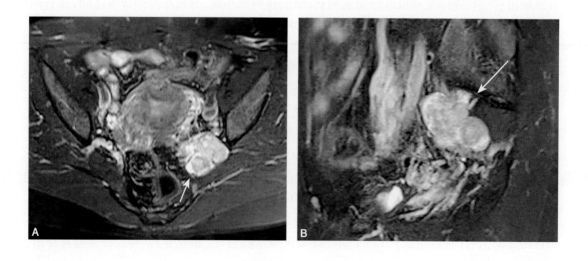

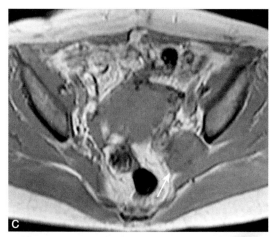

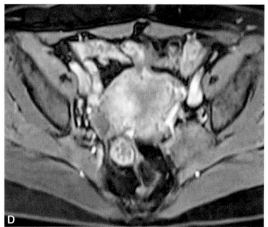

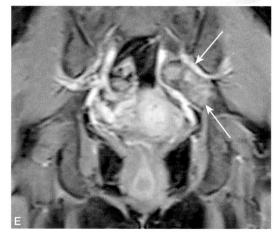

图 20-1-2 盆腔神经鞘瘤
横断位 T2WI 脂肪抑制（A）示盆腔内子宫左后方软组织肿块（箭），呈分叶状，边界清晰，以中等信号为主（Antoni A 区），内见斑片状高信号区（Antoni B 区）；矢状位 T2WI 脂肪抑制（B）示肿块起自骶椎间孔，椎间孔可见扩大；横断位 T1WI（C）病灶呈低信号；T1WI 脂肪抑制增强动脉期（D）示病灶轻度强化；延迟期冠状位 T1WI（E）示病灶持续强化，髂内静脉内移提示病灶非卵巢来源

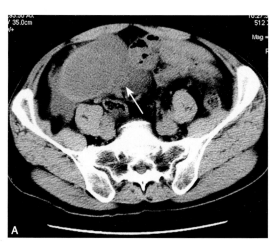

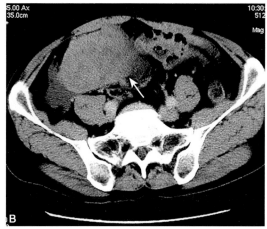

图 20-1-3 恶性神经鞘瘤
CT 平扫（A）盆腔内软组织肿块（箭），形态不规则，边界不清，内见略低密度坏死区；增强静脉期（B）病灶不均匀强化（箭）

619

神经孔,导致椎间孔扩大,病变呈哑铃状。多形性神经纤维瘤可表现为膨胀性、浸润性生长。神经纤维瘤恶变较神经鞘瘤常见,多见于伴有神经纤维瘤病的患者[3,4](图20-1-4,图20-1-5)。

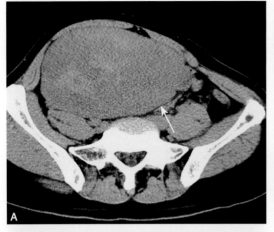

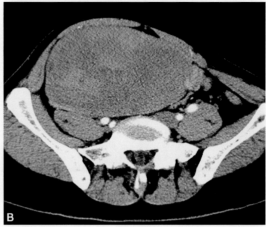

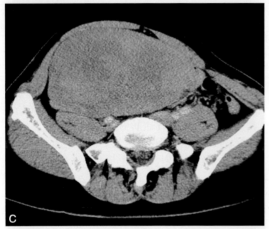

图20-1-4 盆腔神经纤维瘤
CT平扫(A)示盆腔内巨大软组织肿块(箭),边界清晰,呈等及低密度;增强动脉期(B)病灶强化不明显;增强静脉期(C)病灶呈渐进性轻中度延迟强化

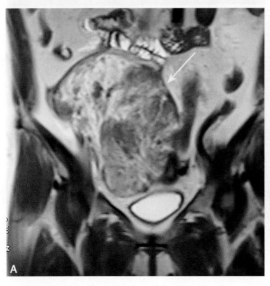

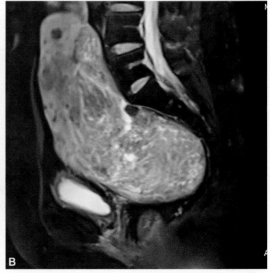

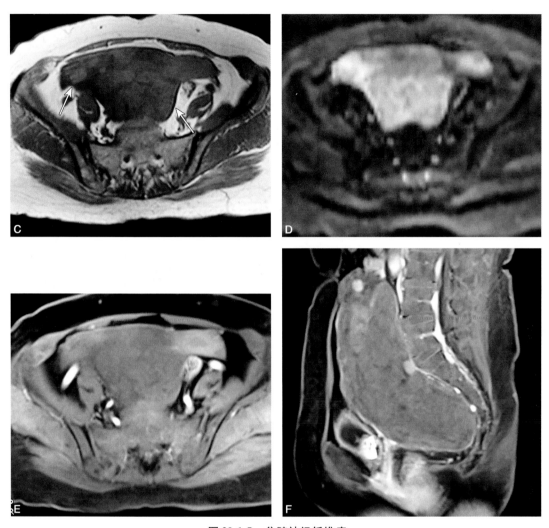

图 20-1-5　盆腔神经纤维瘤

冠状位 T2WI(A)示盆腔内巨大软组织肿块(箭),边界清晰,呈高低混杂信号;矢状位 T2WI 脂肪抑制(B)示病灶信号极不均匀,可见条索状低信号及斑片状高信号,沿间隙生长;横断位 T1WI(C)示病灶呈不均匀低信号,内见斑片状稍高信号(箭);DWI(D)示病灶存在弥散受限,呈高信号;增强动脉期(E)示病灶轻度强化,子宫推向左前方;延迟期矢状位(F)示病灶轻度延迟强化

二、畸胎瘤

生殖细胞肿瘤 1%~2.5% 发生于性腺外,后腹膜是性腺外生殖细胞肿瘤继纵隔后的第二好发部位,病理类型包括精原细胞瘤和非精原细胞肿瘤,后者包括胚胎癌、卵黄囊瘤、绒毛膜癌、畸胎瘤和混合型生殖细胞肿瘤。本节主要介绍易与卵巢肿瘤混淆的畸胎瘤。

1. 组织病理学及临床表现　畸胎瘤发生部位与胚生学体腔的中线前轴或中线旁区有关,多见于骶尾部、纵隔、腹膜后和性腺等部位。后腹膜畸胎瘤约占后腹膜肿瘤的 6%~11%,病理上包含至少 2 个成熟胚层结构;多见于女性,婴幼儿及青少年;患者早期常无症状,肿瘤较大时可出现腹部肿块、腹痛等。

2. 影像学表现　成熟畸胎瘤以囊性为主,56% 可见钙化,93% 可见脂肪,81% 可见绒毛状实性突起(头结节),脂液平面及化学位移伪影具有确诊意义(图20-1-6,图20-1-7)。

不成熟畸胎瘤罕见,占畸胎瘤的2%~3%,多见于青少年,病理上含有更多的未分化组织(>10%),约50%患者有血清AFP升高。影像上病灶以实性为主,囊壁较厚,边缘不规则,内部见散在脂肪组织及不定型钙化灶,周围器官可见浸润[3,4]。

3. 鉴别诊断　后腹膜畸胎瘤应着重与卵巢畸胎瘤鉴别,需仔细观察病变位置及邻近解剖关系以避免误诊。卵巢畸胎瘤远较后腹膜畸胎瘤多见,病灶较小时可见到同侧卵巢结构,但卵巢结构常因受压变形呈弧形或长条状,在T2WI看到病灶内部高信号的小卵泡结构有助于定位。病灶较大或绝经后女性因无法显示同侧卵巢,需通过各种间接征象来帮助定位。后腹膜解剖空间狭小,又因后部脊柱及肌肉阻挡,后腹膜肿瘤多突向腹腔生长,腹腔脏器向前推移,病灶前缘为后腹膜结构,与腹腔脏器之间可见广泛、光滑、锐利的交界面。而卵巢畸胎瘤位于腹膜腔,生长空间较大,占位效应不如后腹膜畸胎瘤明显

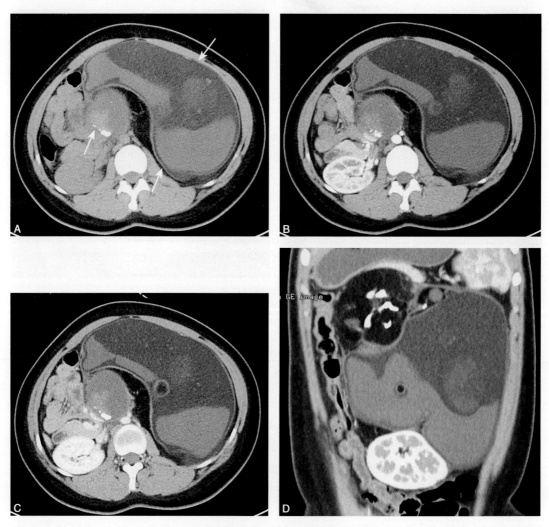

图20-1-6　后腹膜畸胎瘤

CT平扫(A)示腹腔内巨大不规则肿块,密度混杂,可见脂肪、钙化及软组织密度(箭);增强后动脉期(B)病灶轻度周边强化,门脉期(B)轻度环形强化;冠状面重建图像(D)示病灶钻缝样生长,腹腔脏器被推移

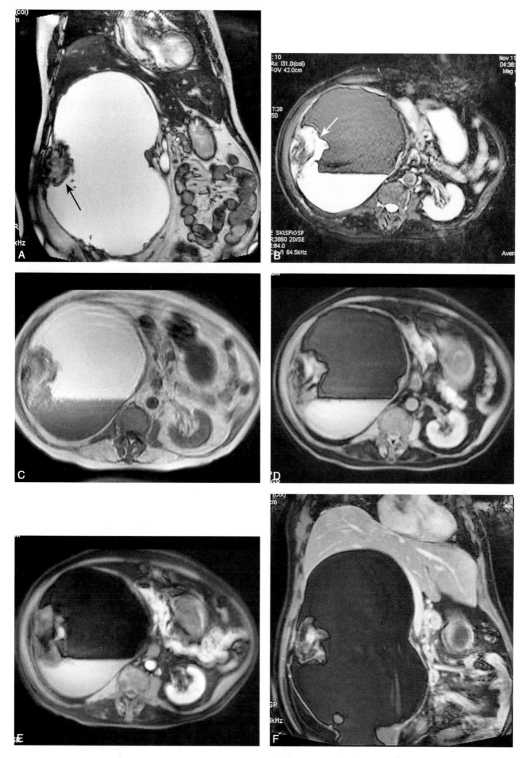

图 20-1-7　后腹膜畸胎瘤

冠状位 T2WI(A)示后腹膜巨大不规则肿块,囊液呈高信号,可见头结节(箭);横断位 T2WI 脂肪抑制
(B)、横断位 T1WI(C)及脂肪抑制(D)示病灶内脂-液平面,上部为脂肪成分,T1WI 呈显著高信号,脂肪
抑制序列信号被抑制,下部为液体成分,呈 T1WI 低、T2WI 高信号,头结节呈 T1WI 低、T2WI 高信号
(箭);增强后动脉期(E)病灶轻度周边强化;延迟期(F)头结节可见轻度强化

三、后腹膜肉瘤

后腹膜肉瘤非常少见,发病率约 0.3/10 万,占全身软组织肉瘤的 15%,5 年生存率 31% ~60%。肿瘤多位于季肋部及髂窝水平,约半数患者就诊时肿瘤超过 15cm,其组织病理类型多样,以脂肪肉瘤最为常见,其次为未分化多形性肉瘤,其他少见类型包括平滑肌肉瘤、滑膜肉瘤、软骨肉瘤等。本节主要介绍脂肪肉瘤、未分化多形性肉瘤及平滑肌肉瘤三种类型。

(一)脂肪肉瘤

1. 组织病理学　脂肪肉瘤起源于原始间充质干细胞并向脂肪细胞分化而成,根据 2002 年 WHO 软组织肿瘤分类,将其分为分化型(包括脂肪瘤型、硬化型、炎症型、梭形细胞型)、黏液型、去分化型、多形性型和混合型。不同组织学亚型具有不同的肿瘤生物学行为,分化型为低度恶性,黏液型为中度恶性,去分化型、多形性型和混合型为高度恶性。

2. 临床表现　脂肪肉瘤发病高峰年龄在 40 ~60 岁,男女发病率大致相等,早期症状不明显,后期肿瘤较大时会产生压迫症状,如腹痛、腹胀或肠梗阻等。

3. 影像学表现　脂肪肉瘤 CT 表现多样,可以具有完整包膜,也可因浸润性生长而边界不清,脂肪及软组织成分多少不一,约 30% 可见钙化,可能与脂肪细胞去分化、骨软骨化生有关,提示预后不良。

分化型脂肪肉瘤主要由脂肪组织构成,在脂肪瘤型中脂肪组织含量达 75% 以上,CT 上一般以脂肪密度为主,在 T1WI 及 T2WI 均呈高信号,脂肪抑制序列信号减低,内部可见不规则分隔及软组织密度结节影,在 T2WI 脂肪抑制呈高信号,增强后可见强化。硬化型脂肪肉瘤所含脂肪成分较少,纤维胶原成分较多,并可聚集成团,CT 上表现为脂肪及软组织混杂肿块,在 T2WI 呈肌肉样中等信号,增强后早期轻中度强化,延迟期强化更为明显。炎症型因淋巴细胞及浆细胞在脂肪成分内浸润,在 T2WI 呈广泛高信号,具有一定特征(图 20-1-8)。

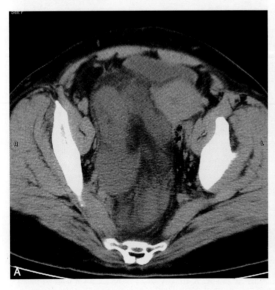
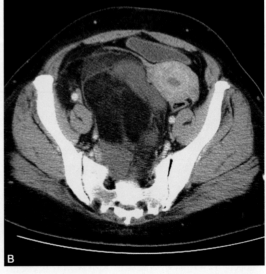

图 20-1-8　脂肪肉瘤(分化型)CT 平扫(A)示腹腔内巨大不规则肿块,密度混杂,可见脂肪及软组织密度,增强后(B)病灶实性成分轻度强化,子宫受压向左前方推移

黏液性脂肪肉瘤富含黏液基质,CT 平扫表现为液性低密度肿块,内见粗细不均、排列紊乱的分隔,增强后呈渐进性网格状、云絮状强化。T1WI 呈低信号,T2WI 呈显著高信号,内部纤维间隔呈低信号。此型脂肪含量较少(<10%),CT 一般难以发现,在 T1WI、T2WI 可表现为无定型、结节状或线样高信号,脂肪抑制序列信号减低。增强后肿瘤细胞密集区呈渐进性延迟强化,富含黏液基质区无强化(图 20-1-9)。

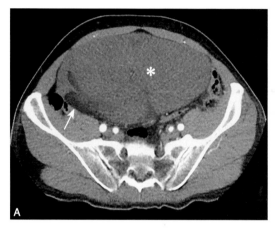
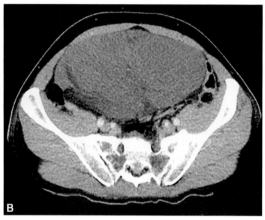

图 20-1-9　脂肪肉瘤(黏液型)
CT 动脉期(A)示腹腔内巨大肿块(星号),呈均匀稍低密度,边缘见少许脂肪密度(箭),轻度强化,门脉期(B)病灶轻度持续强化

去分化型脂肪肉瘤病理上可见高分化的脂肪肉瘤与分化差的非脂肪源性肉瘤共存,高分化区多位于外周,去分化区多位于中心,可以为多形性未分化肉瘤、平滑肌肉瘤、骨肉瘤或软骨肉瘤等类型。该型 CT 及 MRI 具有一定特征性,表现为脂肪成分和软组织肿瘤成分间分界清楚,分界处呈突然中断征象,增强后实性成分早期即明显强化,延迟期持续强化。文献报道,局灶性结节/水样密度区域、富血供、囊变坏死、邻近脏器浸润等征象可以预测去分化型脂肪肉瘤,其预测敏感性、特异性分别为 97.8%/39.4%、95.6%/60%、86.7%/48.5% 和 75.6%/48.5%(图 20-1-10)。

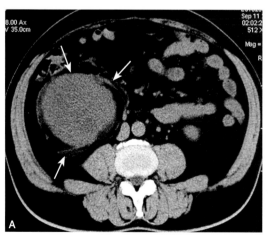
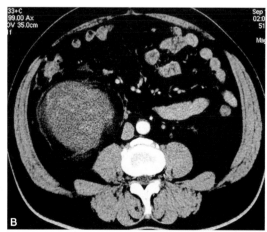

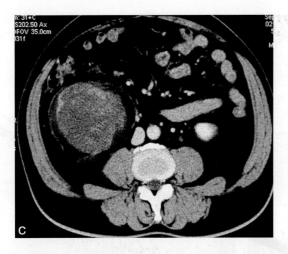

图 20-1-10 脂肪肉瘤(未分化型)
CT 平扫(A)示右下腹腔混杂密度肿块,中心为软组织密度,周边为脂肪密度(箭),邻近下腔静脉受压变扁;CT 动脉期(B)示中心软组织肿块轻度条索状、斑片状强化,门脉期(C)持续强化

混合型脂肪肉瘤为各种亚型的不同组合,其 CT 及 MRI 表现取决于各种组织成分的多少、分布及混合方式,一般表现为脂肪成分和实性成分共存,两者界限不清,脂肪成分不规则分布,可见增粗的血管及间隔组织,增强后实性成分明显强化(图 20-1-11)。

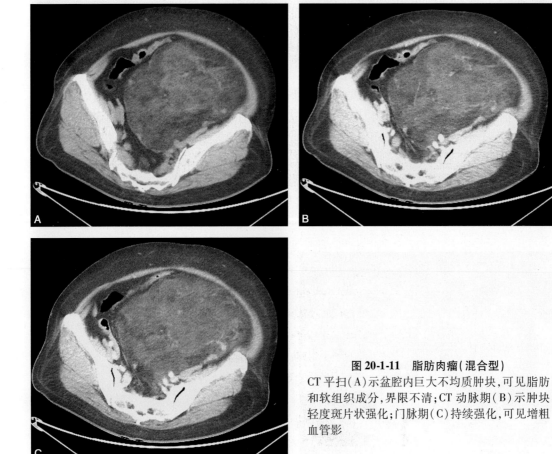

图 20-1-11 脂肪肉瘤(混合型)
CT 平扫(A)示盆腔内巨大不均质肿块,可见脂肪和软组织成分,界限不清;CT 动脉期(B)示肿块轻度斑片状强化;门脉期(C)持续强化,可见增粗血管影

多形性型脂肪肉瘤分化程度极低,通常无脂肪成分,常见囊变、出血、坏死,增强后明显强化[5,6](图 20-1-12)。

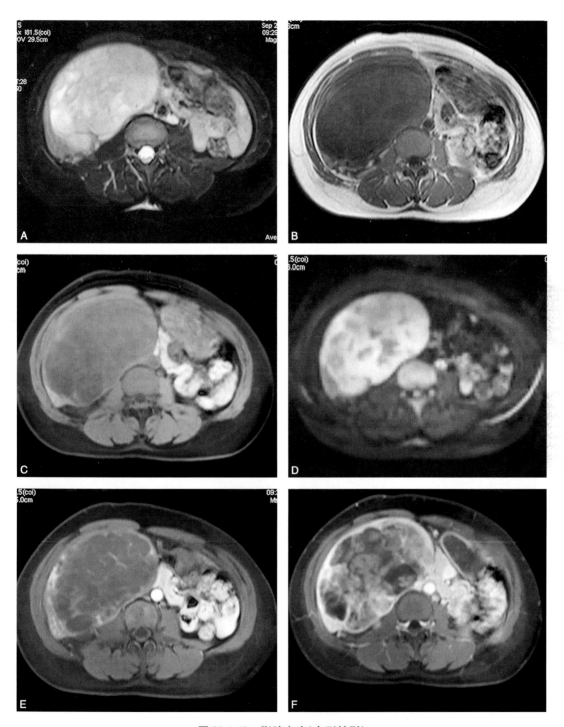

图 20-1-12　脂肪肉瘤(多形性型)
MRI 示右下腹腔肿块,T2WI(A)呈不均匀高信号;T1WI(B)及 T1WI 脂肪抑制(C)呈低信号,内部未见明显脂肪成分;DWI(D)呈不均匀高信号;增强动脉期(E)示肿块周边及内部分隔强化;门脉期(F)持续强化

（二）未分化多形性肉瘤

1. **组织病理学** 未分化多形性肉瘤好发于四肢深部软组织,原发于后腹膜者非常少见。组织学上,肿瘤内可见梭形细胞、组织细胞样炎细胞和纤维间质,根据组织成分不同分为5种类型:

（1）纤维型,最多见,主要由长梭形细胞构成;

（2）巨细胞型,肿瘤内含有较多硬骨细胞样多核巨细胞;

（3）黏液型,肿瘤内富含黏液成分;

（4）炎症型,肿瘤内有炎细胞浸润及肉芽组织;

（5）血管瘤型,肿瘤间隙内见较多扩张血管。

2. **临床表现** 未分化多形性肉瘤好发于中老年男性,早期症状不明显,后期可出现腹部肿块、腹痛、邻近脏器压迫症状。

3. **影像学表现** 影像上,未分化多形性肉瘤通常表现为巨大软组织肿块,常超过10cm,向周围浸润性生长,可推移、侵犯周围脏器,包绕主动脉及下腔静脉等腹部大血管。未分化多形性肉瘤恶性程度高,生长速度快,内部出血坏死显著,CT呈不均匀软组织密度,T1WI呈中等偏低信号,T2WI呈不均匀高信号;新鲜出血CT呈高密度,在T1WI及T2WI呈高信号;坏死及黏液成分CT呈低密度,在T2WI呈高信号。5%～20%的肿瘤可见团块状或环形钙化,为相对特异征象,病理上为肿瘤基质内骨软骨化生所致。增强后多数肿瘤呈结节状或周边明显强化[4]（图20-1-13）。

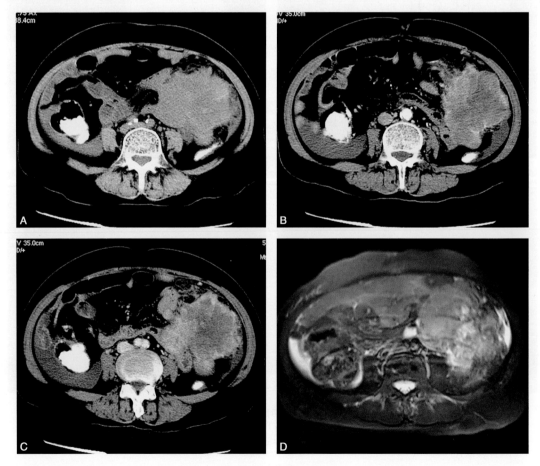

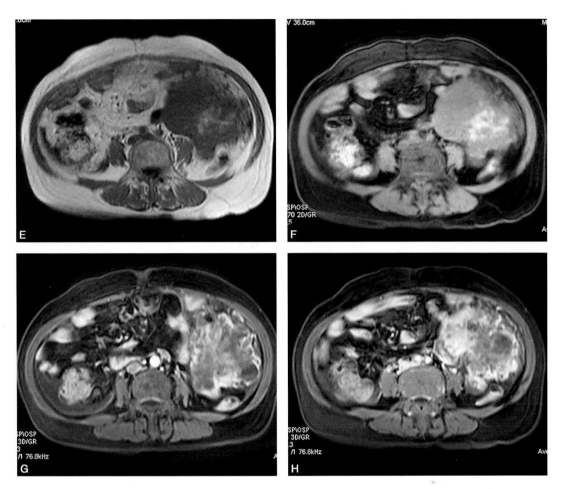

图 20-1-13　未分化多形性肉瘤
CT 平扫（A）示盆腔内软组织肿块，密度不均，界限不清，邻近脂肪间隙模糊不清；CT 动脉期（B）示肿块明显周边强化，门脉期（C）持续强化，内见大片坏死；T2WI（D）呈不均匀高信号，T1WI（E）及 T1WI 脂肪抑制（F）呈低信号，内见斑片状高信号出血灶；增强动脉期（G）示肿块明显不均匀强化；门脉期（H）持续强化，表面形态不规则

（三）平滑肌肉瘤

1. 组织病理学　平滑肌肉瘤起源于腹膜后平滑肌组织，包括血管壁平滑肌、腹膜后潜在腔隙平滑肌以及胚胎残余平滑肌等。大体上，肿瘤直径多大于 5cm，起源于血管壁者根据生长方式分为腔外型（62%）、腔内型（5%）和混合型（33%），与腹膜后结构通常存在明显界限。镜下，肿瘤富含细胞成分，间质含量较少，瘤细胞多为中等分化，由细长或轻度肥胖细胞组成，细胞核周围可有空泡。

2. 临床表现　平滑肌肉瘤女性多见，好发年龄为 50～60 岁。早期无临床症状，后期肿瘤较大时可产生压迫症状。

3. 影像学表现　CT 平扫肿瘤多呈等或略低密度（相对于肌肉），边界清楚，边缘常见不规则尖角样突起，与腹膜后大血管关系密切，部分肿瘤直接侵犯腹主动脉等腹膜后大血管。因肿瘤细胞密集、间质水分较少，在 T1WI 呈略低信号，T2WI 呈等或略高信号。肿瘤内部常见灶状坏死，致密度或信号不均匀，钙化非常少见。增强后动脉期多中等至明显强化，延迟期持续强化，有时可见到肿瘤滋养血管[4]（图 20-1-14）。

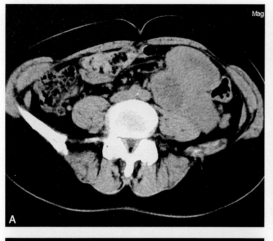

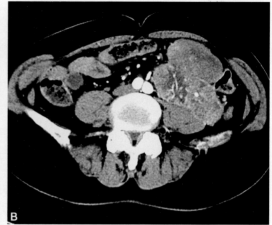

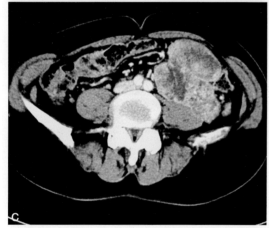

图 20-1-14 平滑肌肉瘤
CT 平扫(A)示盆腔内不规则形态的软组织肿块,密度不均匀,内见片状坏死;CT 动脉期(B)示肿块明显不均匀强化,内含较多条点状血管影;门脉期(C)持续强化

    后腹膜脂肪肉瘤需与卵巢畸胎瘤鉴别。畸胎瘤来源于多个胚层,成分更为复杂,除脂肪外还含有钙化、牙齿、骨骼或毛发等,脂液平面为其特异表现。多形性脂肪肉瘤、未分化多形性肉瘤、平滑肌肉瘤无脂肪成分,表现为不均质实性肿块,需与卵巢癌鉴别。后腹膜肉瘤恶性度高,边界不清,内部出血坏死更为明显。卵巢癌常表现为边界清晰的囊实性肿块。另外,显示正常卵巢结构通常也可以除外卵巢肿瘤。

第二节 肠道和系膜肿块

一、间质瘤

    间质瘤(gastrointestinal stromal tumor)是原发于胃肠道、网膜及肠系膜的间充质来源肿瘤,以干细胞生长因子受体 CD117 阳性为特征,占胃肠道肿瘤的 0.1% ~3%。

    1. 组织病理学 根据发生部位分为胃肠道间质瘤和胃肠道外间质瘤,两者具有相同的组织学和免疫组化表现。胃肠道间质瘤约占90%,源于胃肠壁 Cajal 细胞,发生率依次为胃(60% ~70%)、小肠(20% ~30%)、结直肠(5%)及食管(5%)。胃肠道外间质瘤少见,约占10%,可能起源于可向 Cajal 细胞分化的原始间质干细胞,可以位于网膜、系膜或后腹膜。大体观,间质瘤大小0.5 ~44cm 不等,平均约 8.6cm,质地柔软,呈灰白色,有包膜。依据与胃肠道关系分为外生型、内生型及混合型,以外生型多见。内生型可使消化道变窄,外生型则突向腹腔并挤压推移邻近器官。镜下,肿瘤由梭形细胞和上皮细胞构成,梭形细胞常交织成束状或栅栏状;上皮细胞呈多角形或圆形,排列呈片状或小巢状。免疫组化显示 CD117 阳性(95%),CD34 阳性(82%)。

2. 临床表现　间质瘤好发于 50 岁以上人群,男性略多见,临床上可有腹痛、消化道出血、腹部肿块及压迫症状等,很少引起肠梗阻。

3. 影像学表现　间质瘤通常单发,少数也可多发,肿瘤向腔外膨胀性生长,多呈圆形或椭圆形,少数形态可不规则。较小病灶 CT 平扫呈均匀软组织密度,与肠壁肌肉相仿;较大病灶常因内部出血坏死而密度不均匀,钙化少见。间质瘤在 T1WI 呈低信号,T2WI 呈高信号,因内部出血坏死 T2WI 呈显著高信号,DWI 因弥散受限而呈高信号。增强后实性成分早期明显强化,延迟期持续强化。约50%的肿瘤可见病变肠道黏膜面溃疡,少数情况下可到肿瘤与肠腔交通产生气液平面。约10%的间质瘤可继发肠梗阻,有时也可因侵犯黏膜下神经丛引起肠腔动脉瘤样扩张(图 20-2-1,图 20-2-2)。

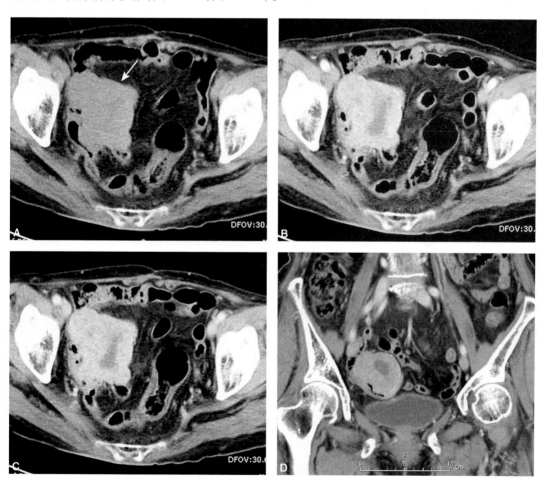

图 20-2-1　小肠间质瘤
CT 平扫(A)盆腔内分叶状软组织肿块(箭),密度不均匀,内见略低密度囊变坏死区;增强动脉期(B)病灶明显强化,囊变坏死区不强化;增强静脉期(C)病灶呈持续明显强化,囊变坏死区始终无强化;冠状面重建(D)示肿块与肠壁关系密切

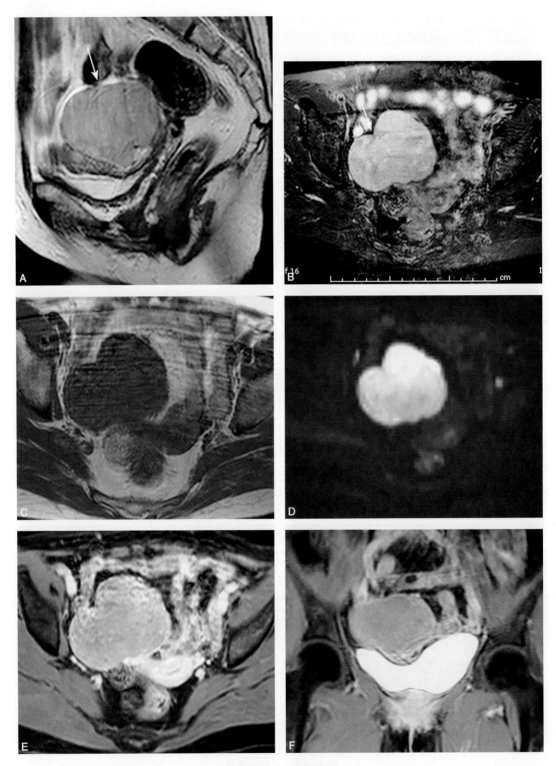

图 20-2-2　小肠间质瘤

矢状位 T2WI(A)和横断位 T2WI 脂肪抑制(B)示盆腔分叶状实性肿块(箭),呈均匀稍高信号;横断位 T1WI(C)示病灶呈均匀低信号;DWI(D)示病灶呈显著高信号;横断位 T1WI 增强(E)示病灶中等强化;冠状位延迟期(F)示病灶持续强化。该病例术前误诊为卵巢纤维卵泡膜细胞瘤

　　胃肠道外间质瘤通常较大(>10cm),呈分叶状或不规则形,上下径常大于横径,可能与肿瘤生长受重力向下牵引以及周围脏器限制等因素有关。平扫CT密度或MRI信号多不均匀,常有出血、囊变;增强后实性成分多明显强化;肿瘤内可见条状、簇状血管影,供血血管增粗,病灶周围血管可呈"抱球征"环绕。肿瘤常压迫周围器官使之移位变形,侵犯周围结构时,组织交界面模糊不清,甚至沿腹膜后间隙浸润生长,一般无淋巴结转移及肠梗阻[7-9](20-2-3,图20-2-4)。

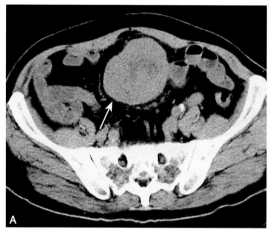
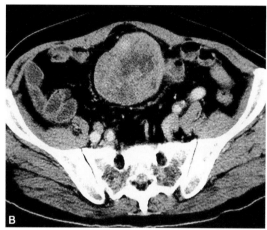

图 20-2-3　肠系膜间质瘤(低度风险)
CT平扫(A)示盆腔内类圆形软组织肿块(箭),边界清晰,内见低密度坏死区;增强静脉期(B)显示病灶明显强化,坏死区无强化

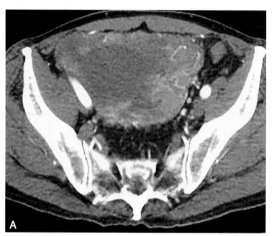
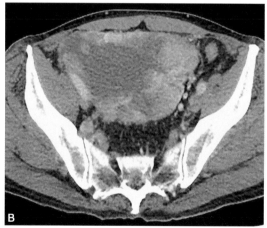

图 20-2-4　肠系膜间质瘤(高度风险)
CT增强动脉期(A)示盆腔内类圆形明显强化软组织肿块,内可见迂曲肿瘤血管影;静脉期(B)病灶持续强化,坏死囊变区无强化

　　恶性间质瘤约占间质瘤的20%,胃肠道外恶性间质瘤比例更高。肿瘤>5cm、分叶状轮廓。肿瘤周围组织受侵及肿瘤实性成分不均匀强化常提示恶性。Burkill等[10]一组病例分析显示,恶性间质瘤好发部位依次为小肠(45%)、胃(40%)、结直肠(11%)和肠外(3%),肿瘤平均大小约13cm,常表现为不均匀软组织密度、明显环形强化,67%可见中央液性密度,61%伴有转移灶,其中约87%转移至肝脏和腹膜,淋巴结转移和腹水少见(图20-2-5,图20-2-6)。

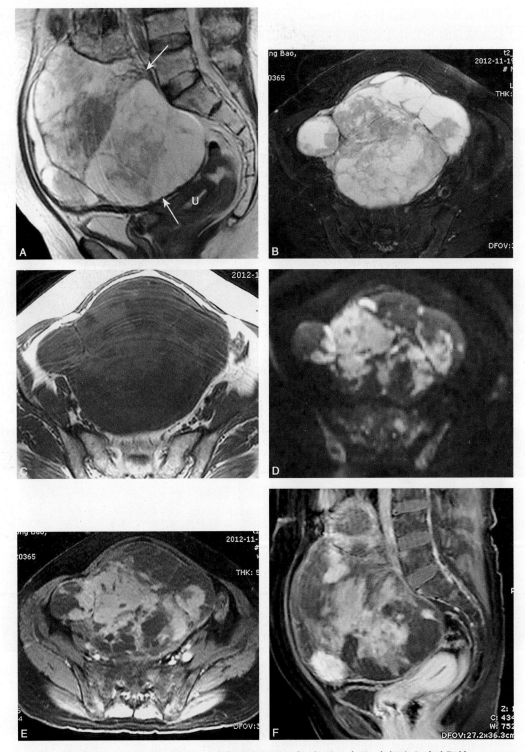

图 20-2-5　患者女性,74 岁,下腹部隐痛不适 1 年,加重 1 个月,大便隐血试验阳性

小肠恶性间质瘤,术前误诊为卵巢癌。矢状位 T2WI(A)和横断位 T2WI 脂肪抑制(B)示盆腔巨大囊实性肿块(箭),信号极不均匀,可见大片囊变坏死;横断位 T1WI(C)示病灶呈低信号;DWI(D)示病灶实性区域呈高信号,囊变坏死区呈低信号;横断位 T1WI 增强(E)示病灶实性区域明显强化,形态极不规则;矢状位延迟期(F)示病灶延迟强化,坏死区无强化

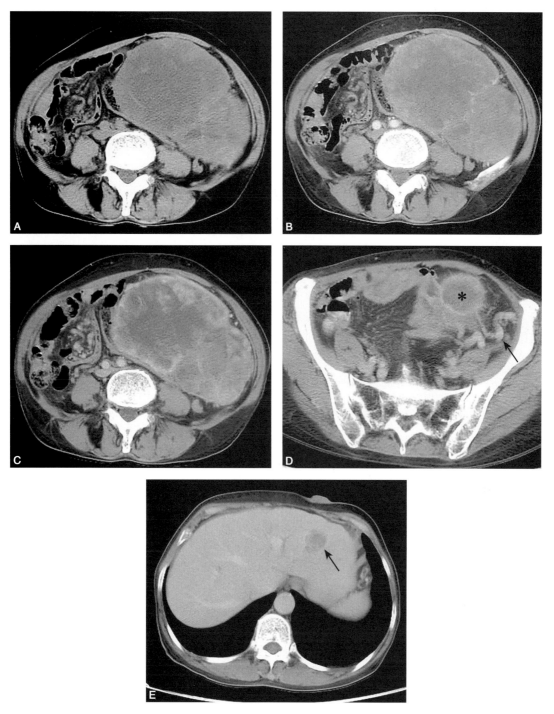

图 20-2-6 肠系膜恶性间质瘤

CT 平扫(A)示盆腔内不规则软组织肿块,密度不均,内见大片坏死囊变;增强后动脉期(B)示病灶少量
条片状明显强化;静脉期(C)病灶持续强化(黑色星号),可见扩张引流静脉(D);上腹部 CT 增强示肝左
叶转移灶(箭)

4. 鉴别诊断　体积较大的间质瘤常向肠腔外生长,肿瘤与肠管相连,但卵巢肿瘤较大时,四周也包绕肠管,特别是绝经后患者正常或病变卵巢常难以明确显示,此时肿瘤定位有一定难度,当肿瘤位于盆腔时常引起误诊。一方面,间质瘤可误诊为卵巢肿瘤;另一方面,卵巢肿瘤也可误诊为间质瘤。间质瘤最常误诊为卵巢性索间质肿瘤和卵巢癌。卵巢性索间质肿瘤在 T2WI 呈低信号,轻度或中度强化,较少发生出血或坏死;而间质瘤在 T2WI 呈高信号,显著强化。间质瘤伴明显囊变坏死时应着重与卵巢癌鉴别,后者常表现为囊实性肿块,可见乳头状壁结节,囊性区可较大,与实性区分界清楚;常有淋巴结转移、网膜转移和腹水,而这在间质瘤中较为少见。CT 多平面重建(MPR)显示病灶起源于肠壁,CT 血管造影(CTA)显示肿瘤由肠系膜血管分支供血也提示间质瘤。此外,仔细观察卵巢窝有无卵巢结构将有助于两者鉴别。

二、孤立性纤维瘤

孤立性纤维瘤(solitary fibrous tumor)是罕见的间充质来源肿瘤,可发生于全身各器官,位于盆腔者约占 15%。孤立性纤维瘤属于侵袭性肿瘤,具有潜在恶性,手术切除是首选方法。

1. 组织病理学　大体观,孤立性纤维瘤边界清楚、苍白色质硬肿块,切面可见旋涡状纤维组织。镜下,肿瘤主要由纤维束状排列的梭形细胞构成,内部富含成熟血管及胶原纤维,可继发透明样变,免疫组化显示 CD99 阳性。

2. 临床表现　孤立性纤维瘤好发年龄为 50~70 岁,无明显性别差异。盆腔孤立性纤维瘤可以表现为腹部肿块、腹痛和泌尿系梗阻,也可无症状。部分孤立性纤维瘤可分泌类胰岛素生长因子 2(insulin-like growth factor 2)而出现低血糖症状,称作 Doege-Potter 综合征。

3. 影像学表现　因盆腔空间较大,加上肿瘤生长缓慢,较少侵犯周围器官,患者产生症状较晚,发现时盆腔孤立性纤维瘤往往较大,多在 9cm 以上。肿瘤边缘清晰,膨胀性生长,呈类圆形或浅分叶状,有包膜,部分肿瘤沿周围组织间隙呈舌样生长。

孤立性纤维瘤因富含纤维结构,CT 平扫密度偏高,与肌肉密度相仿,内部密度相对均匀,可见灶状坏死及斑片状钙化,反映了病灶的惰性生物学特征。增强后早期轻中度强化,延迟期持续强化。孤立性纤维瘤的 MRI 表现颇具特征性,富纤维区域在 T1WI 及 T2WI 均呈低信号,动脉期轻度强化伴延迟强化;富肿瘤细胞及血管区域 T1WI 呈低信号、T2WI 呈高信号,可见血管流空征象,动脉期明显强化伴延迟强化。少数病灶因纤维丰富、玻璃样变性也可无明显强化[11-13](图 20-2-7~图 20-2-9)。

4. 鉴别诊断　孤立性纤维瘤需与子宫浆膜下或阔韧带肌瘤和卵巢性索间质肿瘤鉴别。子宫浆膜下或阔韧带肌瘤强化明显,与子宫强化类似,T2WI 呈等低信号,多方位观察可见肿瘤与子宫的密切关系[12]。卵巢性索间质肿瘤 T2WI 常呈等低信号,轻度或中度强化,瘤内无血管流空征象,可伴雌激素增多表现。

三、阑尾黏液性肿瘤

阑尾黏液性肿瘤(appendiceal mucinous neoplasm)占阑尾原发肿瘤的 0.2%~0.3%。肿瘤起源于阑尾腺上皮,可分泌大量黏液,30%~50% 以急性阑尾炎起病,也可表现为腹部肿块、消化道出血等。

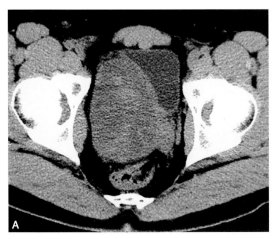
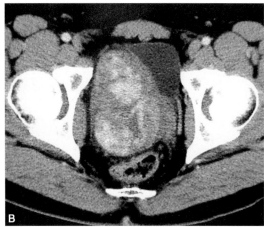

图 20-2-7 孤立性纤维瘤

CT 平扫(A)示盆腔内不规则软组织肿块,呈不均匀等及略低密度;增强后动脉期(B)示病灶明显不均质强化。子宫、膀胱向左推移

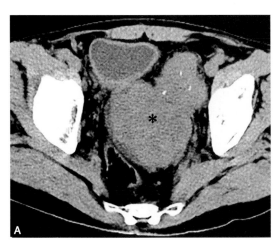
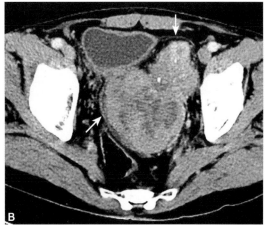

图 20-2-8 孤立性纤维瘤

CT 平扫(A)示盆腔内不规则软组织肿块(星号),钻缝样生长,内见斑点状钙化灶;增强后静脉期(B)示病灶明显强化,肿瘤内侧缘见盆腔后腹膜向前内受压移位(箭),提示肿瘤来自后腹膜

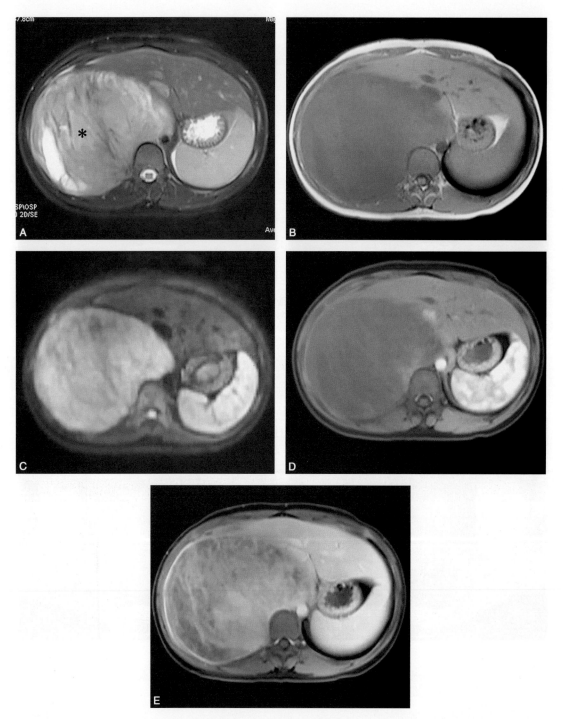

图 20-2-9　孤立性纤维瘤

横断位脂肪抑制 T2WI(A)示右上腹部肿块(黑色星号),呈不均匀高信号,内见斑片状、条索状低信号影;T1WI(B)呈低信号;DWI(C)呈明显高信号;增强后动脉期(D)轻度不均匀强化,延迟期(E)明显强化

1. 组织病理学　阑尾黏液性肿瘤属于上皮来源肿瘤Ⅰ型,2010年WHO将其分成五大类:①阑尾黏液性腺瘤与囊腺瘤;②阑尾低级别黏液性肿瘤;③源自阑尾的低级别腹膜假性黏液瘤;④阑尾黏液腺癌;⑤源自阑尾的高级别腹膜假性黏液瘤。囊腺瘤见黏膜层轻度异型增生,呈挤压式生长,不向腔内突出,不累及肌层及浆膜层,囊壁厚薄均匀、光滑完整。囊腺癌见黏膜向腔内突出,阑尾腔内有游离实质性成分及漂浮异型细胞,向肌层及浆膜层浸润生长,导致囊壁厚薄不均、毛糙,囊液不均质。阑尾黏液性腺癌及少数低级别黏液性瘤可穿破浆膜发生种植,形成腹膜假性黏液瘤。实际上,绝大多数腹膜假性黏液瘤源自阑尾黏液性肿瘤种植。少数阑尾黏液性肿瘤可直接穿孔形成窦道侵犯其他脏器,血行播散和淋巴道转移少见。

2. 影像学表现　阑尾黏液性肿瘤表现为卵圆形或梨形的囊性肿块,边界清晰,轮廓光整。超声呈低回声,后方可伴声影。CT呈低密度,囊壁厚薄可不均匀,约50%可见钙化,呈附壁蛋壳样或囊内砂砾状。在T1WI呈等或低信号,T2WI呈显著高信号;肿瘤长径常超过6cm,内壁不光整,存在壁结节;肿瘤血供不丰富,增强后呈结节样、分隔样轻中度强化(图20-2-10),出现腹水等提示恶性[14,15](图20-2-11)。阑尾黏液性肿瘤继发感染时可见囊壁毛

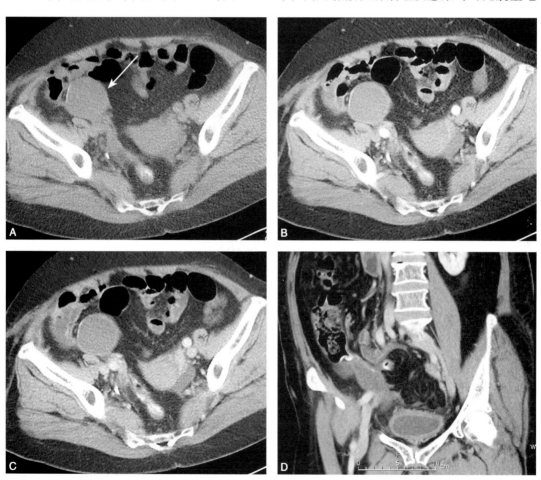

图20-2-10　阑尾黏液性交界性囊腺瘤

CT平扫(A)示右盆腔内囊性肿块(箭),囊壁弧形钙化,囊液密度较高,边界清晰,轮廓光整;增强后动脉期(B)示囊壁轻度强化;门脉期(C)囊壁持续强化,囊液无强化;冠状面重建图像(D)示病灶呈腊肠样,起源于阑尾

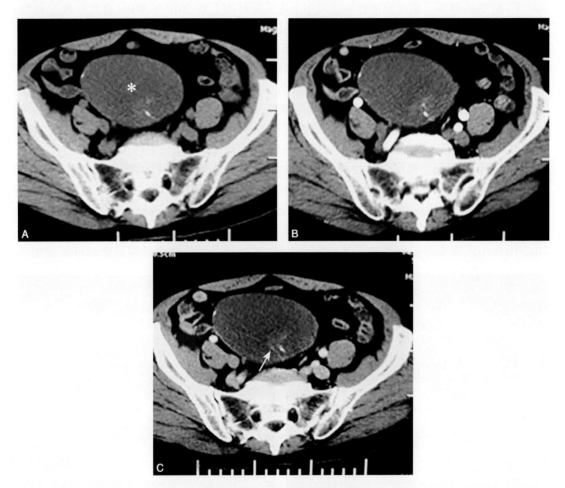

图 20-2-11　阑尾黏液性囊腺癌

CT 平扫（A）示盆腔内右下腹囊性肿块（白色星号），边界清晰，轮廓光整，内见点状钙化；增强后动脉期（B）示囊壁轻度强化；门脉期（C）囊壁持续强化，内见分隔强化，囊液无强化

糙，腔内出现气体，周边脂肪间隙模糊等。穿孔时原发病灶缩小，周围见高密度黏液样物质，实质成分漂浮在高密度的黏液样物质或腹水中；种植最常见于卵巢，形成卵巢巨大囊性肿瘤，肿瘤也常种植至腹膜、肠系膜、膈肌、腹壁等处，可见密度较高或水样信号的囊性结节状突起，肝脾边缘可见扇贝样压迹[14]（图 20-2-12）。此时，原发阑尾肿瘤常较小、表现不明显而漏诊（图 20-2-13）。

3. 鉴别诊断　阑尾黏液性肿瘤原发病灶位于阑尾区，与卵巢肿瘤不难鉴别。但当发生腹膜腔种植时，特别是种植至卵巢时，常表现为双侧卵巢多房囊性肿瘤，与原发性卵巢黏液性囊性肿瘤鉴别困难，但后者常单侧发生，肿瘤巨大，不同分房的囊液密度或信号常高低不等。形成腹膜假性黏液瘤时需与原发卵巢肿瘤伴腹膜转移鉴别，后者常表现为腹膜、系膜和大网膜的实性或囊实性结节或肿块，增强见实性成分明显强化；而腹膜假性黏液瘤绝大多数源自阑尾黏液性肿瘤，增强后常无明显强化的实性成分，仔细观察阑尾区有无囊性病变有助于两者的鉴别。

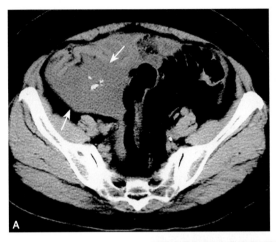 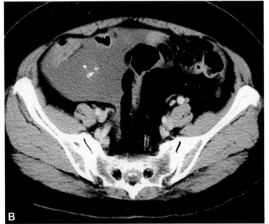

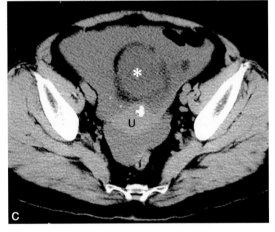

图 20-2-12　阑尾黏液性囊腺癌、腹膜假性黏液瘤

CT 平扫（A）示右下腹及盆腔内不规则低密度影（箭），内见点状钙化；增强后静脉期（B）无明显强化；延伸至盆腔下部层面，包绕子宫及膀胱（白色星号），可见不定形钙化（C）

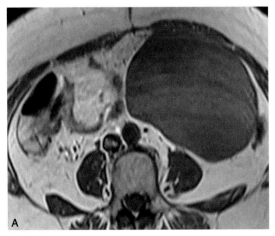 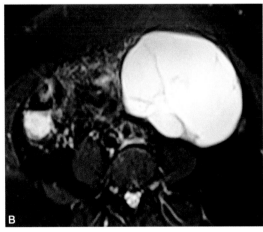

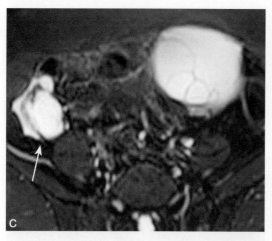
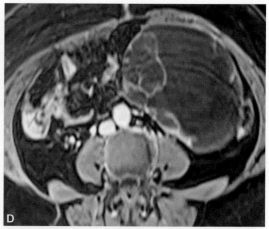

图 20-2-13 女,63 岁,阑尾及盲肠低级别黏液腺癌伴左侧卵巢转移

T1WI(A)见左下腹巨大低信号肿块,边缘光滑;T2WI 脂肪抑制(B,C)示肿块为多房囊性。阑尾区见一小囊性病灶,稍高层面较明显(箭);增强(D)见囊壁及分隔中度强化。术前诊断为卵巢黏液性囊腺瘤。阑尾原发病变漏诊

四、阑尾脓肿

1. 临床表现　阑尾脓肿是急性坏疽性阑尾炎穿孔后的并发症,穿孔可导致大网膜、肠系膜、肠襻包裹形成局限性炎性肿块或脓肿,临床上多表现为急性病程,有下腹痛、麦氏点压痛及反跳痛,白细胞升高。

2. 影像学表现　阑尾脓肿主要位于右下腹,也可沿着右结肠旁沟向上引流引起膈下脓肿或向下引流引起盆腔脓肿。脓肿形成早期,病变边界不清,周边可见明显渗出。脓肿晚期,病变呈圆形或类圆形,也可不规则;常见包膜;部分病灶可有分隔,为纤维组织增生包裹、分隔化脓组织所致。CT 表现为阑尾管状结构不连续或消失,代之以边缘模糊的类圆形或不规则囊腔,部分囊腔内有液平面,可见积气及粪石;增强后显示脓肿壁较厚,明显强化。阑尾穿孔处见阑尾壁强化不连续,多平面重建显示更清晰[16,17](图 20-2-14,图 20-2-15)。

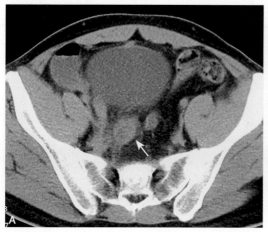
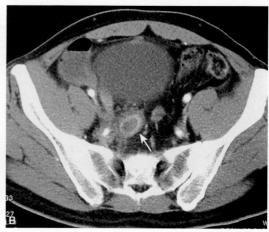

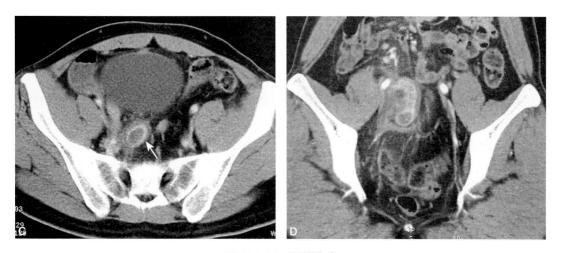

图 20-2-14　阑尾脓肿

CT 平扫(A)示盆腔内囊性病灶(箭),囊壁毛糙,周边脂肪间隙模糊;增强后动脉期(B)示囊壁厚,明显环形强化;静脉期(C)持续强化,囊液无强化;多平面重建(D)清晰显示病灶为阑尾结构

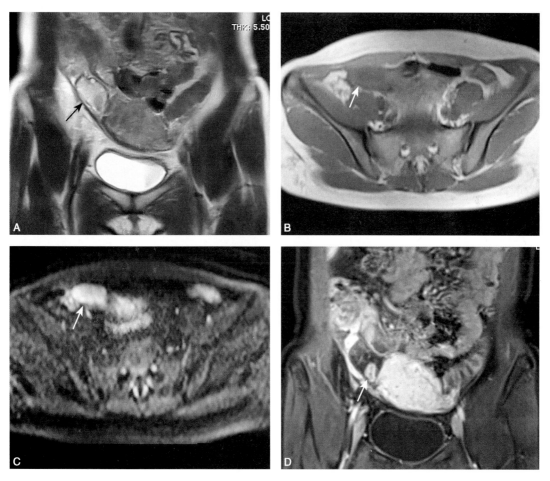

图 20-2-15　阑尾脓肿

冠状位 T2WI(A)示右下腹部囊性病灶(箭),呈不均匀高信号;横断位 T1WI(B)呈低信号(箭);DWI(C)呈明显高信号(箭);增强后(D)示阑尾明显环形强化,连续性中断(箭),周围脓肿不强化

643

在 MRI 图像上,脓肿壁 T1WI 呈高信号、T2WI 呈低信号。脓液信号因病程长短而动态改变,T1WI 总体为低信号,信号强度随时间推移逐渐增高;T2WI 总体为高信号,在 7~10 天达到最高,以后逐渐下降,与脓液由液态变为凝胶状及坏死碎屑逐渐增加有关。脓液内富含细胞碎屑,黏稠度较高,导致水分子弥散受限,在 DWI 上呈高信号[18]。

3. 鉴别诊断 阑尾脓肿位于盆腔时需与卵巢脓肿或卵巢囊性病变伴扭转鉴别。盆腔阑尾脓肿可追溯至阑尾区的炎症,可见阑尾腔增宽和积液、阑尾壁强化缺损区或阑尾腔与脓肿相连,脓肿内常见积气;卵巢脓肿位于双侧附件区域,常伴输卵管积脓,后者呈增粗的管状结构;除产气菌感染外,卵巢脓腔一般无积气。卵巢囊性肿瘤扭转时呈急腹症表现,肿瘤囊壁常明显增厚,但强化不明显,形态较盆腔阑尾脓肿或卵巢脓肿规则。此外如观察到正常形态的阑尾则可排除盆腔阑尾脓肿。

五、淋巴瘤

淋巴瘤是原发于淋巴结或淋巴组织的恶性肿瘤,可累及全身各部位,居全国恶性肿瘤排序第 11 位,其发病机制不明,可能与病毒感染、环境因素和免疫功能低下等有关。

1. 组织病理学和临床表现 淋巴瘤病理上分为非霍奇金淋巴瘤(NHL)和霍奇金淋巴瘤(HL)两种类型,NHL 远较 HL 多见,约占 90%。根据自然病程可分为高度侵袭性、侵袭性和惰性淋巴瘤,根据细胞起源可分为 B 细胞、T 细胞和 NK 细胞淋巴瘤。

临床上主要表现为无痛性进行性淋巴结肿大及肝脾肿大,可伴有发热、盗汗、消瘦、皮肤瘙痒等全身症状。腹盆部受累者可出现腹部隐痛、消化道出血、腹部包块等。实验室检查无特异性。

2. 影像表现 腹盆部淋巴瘤主要表现为淋巴结肿大,主要位于腹膜后区、髂血管周围和肠系膜根部,CT 平扫与肌肉相仿,T1WI 呈等信号,T2WI 呈偏低信号,增强后 90% 明显均匀强化,10% 表现为不均匀或环形强化(主要见于淋巴细胞衰减型)。约 1/4 患者肿大淋巴结融合成不规则软组织团块,可包绕血管和肠管,呈"三明治"征或"夹心饼"征,具有一定特征性(图 20-2-16)。

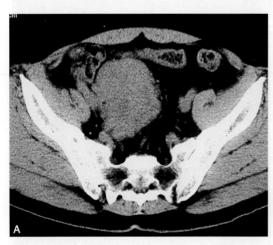
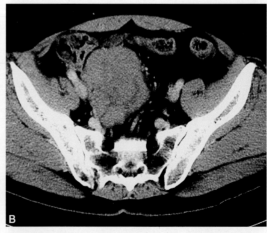

图 20-2-16 后腹膜淋巴瘤
CT 平扫(A)示盆腔内软组织肿块,表面高低不平,内部密度基本均匀,主要位于髂血管周围;增强后(B)肿块轻度强化

　　淋巴瘤累及腹膜和系膜相对少见,发生率约5%,主要表现为网膜及系膜增厚、密度增高、结节或肿块,多伴有后腹膜淋巴结肿大。

　　淋巴瘤累及肠道时表现为肠道肿块或肠壁增厚,密度一般较均匀,增强后轻中度强化。一般无肠梗阻征象,肠腔可出现动脉瘤样扩张,被认为是小肠淋巴瘤较特异表现,主要是由于肿瘤侵犯肌层神经丛致肠管张力减低,可同时伴有肝脾肿大和淋巴结肿大[19,20](图20-2-17)。

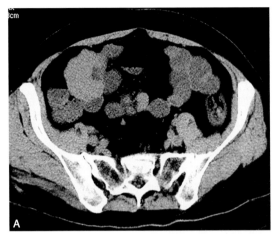
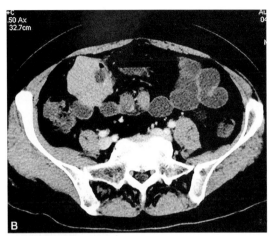
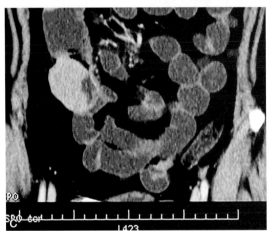

图20-2-17　空肠淋巴瘤

CT平扫(A)示盆腔肿块,与肠壁关系密切,内部密度较均匀;增强后(B)肿块轻度强化,冠状面MPR(C)示肿块为肠壁起源,肠腔轻度狭窄,未见明显梗阻征象

第三节　腹　膜　病　变

一、腹膜包涵囊肿

　　腹膜包涵囊肿(peritoneal inclusion cyst)也称多囊性包涵囊肿、良性多囊性间皮瘤、炎性腹膜囊肿,通常认为是各种原因所导致的腹膜损伤继发腹膜细胞反应性间质增生。也有学者认为它是良性间皮性肿瘤,具有惰性生物学特征,可以局部复发或恶变。

1. 组织病理学　大体观,腹膜包涵囊肿大小不等(0.1~45cm),平均3.0cm,常由多发、透明的液体囊肿构成,可沿着盆腔腹膜呈匍匐状生长,病灶较大时可延伸至上腹腔。镜下,肿瘤由多发、薄壁、不规则囊肿组成,被覆扁平柱状间皮细胞,内含嗜酸性浆液,间质内有炎性细胞和纤维成分,局部可见反应性间皮增生。

2. 腹膜包涵囊肿好发于女性,约占85%,以育龄期多见,绝经后女性少见。患者多无症状,少数可有间歇性下腹痛、腹肌紧张、腹部肿块、排尿痛、便秘等。一般认为,卵巢具有分泌功能,但盆腔粘连,腹膜腔液体吸收障碍,是导致腹膜包涵囊肿的重要原因。约70%的患者有导致腹膜损伤的病史及基础疾病,如子宫内膜异位症、盆腔炎、腹盆部手术史以及外伤史。

3. 影像学表现　典型腹膜包涵囊肿表现为盆腔内多房囊性病灶,有占位效应。超声表现为无回声肿块,间隔内可见低阻抗血流,病理为穿行于间皮内的血管分支。CT及MRI呈液性密度或信号,囊壁菲薄,约1/3可见不全分隔,偶有钙化。增强早期多无强化,少数可见分隔强化。约60%可见病灶包绕同侧卵巢,具有明显分界,呈"蜘蛛在网"征,为其特征性表现(图20-3-1,图20-3-2)。

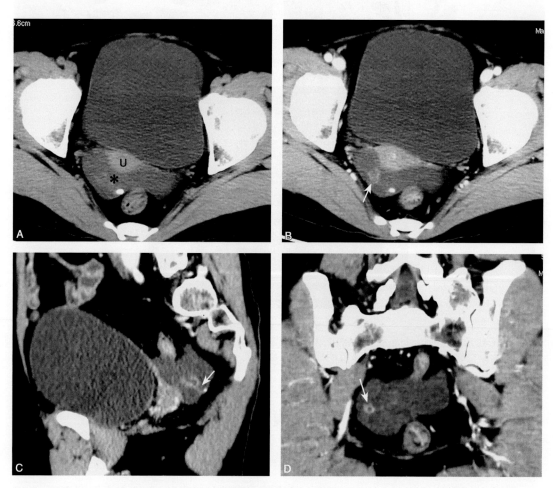

图20-3-1　腹膜包涵囊肿

CT平扫(A)示子宫后方低密度灶(星号),形态不规则,边缘钙化;CT增强横断面(B)、矢状面(C)及冠状面(D)重建示病灶为液性低密度,沿盆腔间隙伸展,形态不规则,内部见多环状强化结节(箭),与囊壁不相连,为右侧卵巢(蜘蛛在网征)

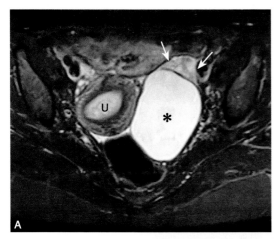
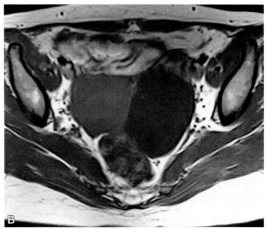
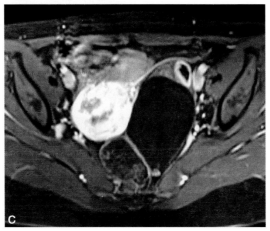

图 20-3-2　腹膜包涵囊肿

横断位 T2WI 脂肪抑制(A)示左侧附件区囊性肿块(星号),边界清晰,其旁见软组织影,内见卵泡结构,为左侧卵巢(箭);横断位 T1WI(B)示病灶呈低信号;增强动脉期(C)示病灶无强化,左侧卵巢内可见明显环形强化灶,为黄体囊肿

4. 鉴别诊断　不典型腹膜包涵囊肿见于以下表现:

(1) 约12%完全位于盆腔外,与卵巢无解剖相关性。

(2) 约22%可见出血成分及碎屑。

(3) 约12%显示"囊中囊"征象。后两者易误诊为卵巢囊腺瘤,但腹膜包涵囊肿缺少壁结节和实性成分,无淋巴结受累,有助于鉴别[21,22]。

二、结核性腹膜炎

结核性腹膜炎(tuberculous peritonitis)由结核分支杆菌感染腹膜引起,好发于青壮年,女性多见,多由血行播散所致,也可为腹腔原发病灶(胃肠道、输卵管、淋巴结结核等)破裂引起。

1. 组织病理学　根据腹水及软组织成分的多少,结核性腹膜炎可分为渗出型、粘连型和干酪型。渗出型最为常见,主要表现为腹膜充血水肿,表面有纤维蛋白渗出并形成黄白色细小结节,可融合成较大斑块,腹水少量至中等量,可有浆液纤维蛋白渗出。粘连型常由渗出型在腹水吸收后形成,可见大量纤维组织增生,腹膜、网膜及系膜明显增厚,肠袢相互粘连,肠管可因压迫和束缚出现梗阻。干酪型常由渗出型和粘连型演变而来,病理以干酪样坏死为主,肠管、腹膜、网膜及系膜与腹腔脏器相互粘连,形成许多分房,可继发脓肿、窦道、瘘管形成。

2. 临床表现　结核性腹膜炎一般起病缓慢隐匿,早期症状较轻或无明显症状,常见腹痛、腹泻、发热、盗汗、消瘦等。少数起病急骤,以高热和急腹症为主要表现。体检可见腹部肿块、腹水等,腹部柔韧感为特征性表现。实验室检查可见结核菌素试验阳性。

3. 影像学表现　渗出型主要表现为腹腔大量积液,可以呈游离状或包裹性,因富含蛋白及细胞成分,CT 值通常偏高(20~45HU),但也可呈水样密度。

粘连型主要表现为网膜及系膜结节、饼样增厚或肿块,常有肠袢聚拢固定。网膜及系膜可不同程度累及,肠系膜受累分为局灶性和弥漫性,增强后明显强化。

干酪型主要表现为肠系膜增厚、纤维粘连及干酪样结节。结节通常表现为软组织密度,可强化。可伴有胰周、肝门、系膜及后腹膜淋巴结肿大,肿大的淋巴结中央常见低密度坏死区,增强呈环形强化。其他间接征象包括肝脾粟粒状小脓肿、脾大、淋巴结钙化、回盲部肠壁增厚等(图 20-3-3)。

结核性腹膜炎影像表现缺乏特异性,需要与肿瘤腹膜播散、非结核性腹膜炎、间皮瘤鉴别,诊断应密切结合临床及实验室检查[22,23]。

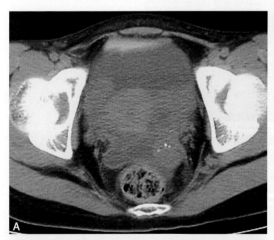
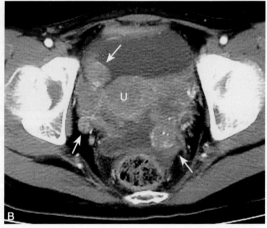
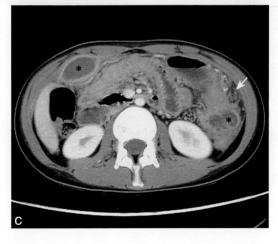

图 20-3-3　结核性腹膜炎

CT 平扫(A)示盆腔不规则软组织结节影,伴点状钙化,可见盆腔积液;(B)增强后动脉期示病灶位于双侧附件区及子宫(U)直肠陷凹,显著强化(箭);(C)示大网膜、肠系膜增厚,明显强化(箭),可见结核脓肿,呈环形强化(星号)

第四节　骨盆肿瘤

骨盆肿瘤多为间叶源性或骨髓源性,病理类型复杂,恶性居多。其起病较为隐匿,确诊时肿瘤体积常较大,可向盆腔内生长,表现为盆腔肿块,需与卵巢肿瘤、子宫肌瘤等妇科病变鉴别。成人骨盆肿瘤主要包括脊索瘤、软骨肉瘤、淋巴瘤、巨细胞瘤和转移瘤等,青少年以骨肉瘤、滑膜肉瘤、原始神经外胚层肿瘤等多见。准确定位肿瘤发生部位、熟悉其影像表现有助于正确诊断。

不同病理类型骨盆肿瘤具有一定影像学特征,对诊断具有提示意义。脊索瘤多发生于骶尾骨交界区,易形成软组织肿块;软骨肉瘤常表现为膨胀性骨质破坏,内部环形、半环形或团块样钙化为特征表现;淋巴瘤好发于中老年,骨质破坏较轻而软组织肿块明显,可有"浮冰征";骨巨细胞瘤多发生于骶骨上半,有明显膨胀性骨质破坏,骨壳完整;骨肉瘤有肿瘤骨形成及明显的骨膜反应;滑膜肉瘤常表现为软组织肿块,30%可见边缘钙化。原始神经外胚层肿瘤表现为浸润性骨质破坏,伴明显软组织肿块,轻度强化,可侵犯骶孔、骶管和邻近大血管,多伴有淋巴结转移[24](图 20-4-1,图 20-4-2)。

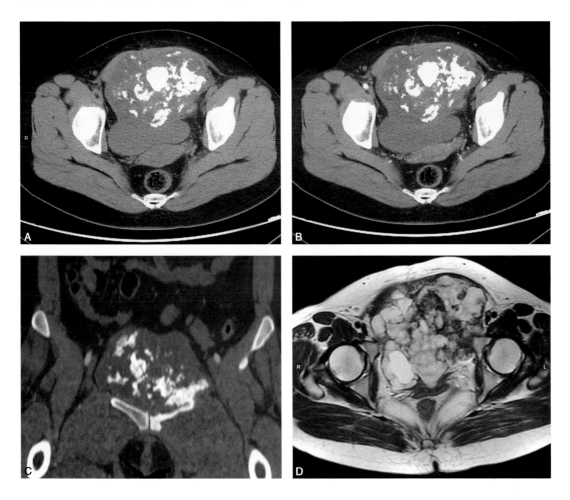

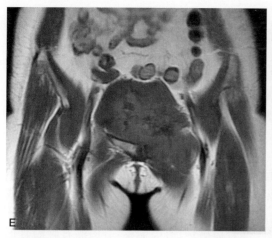
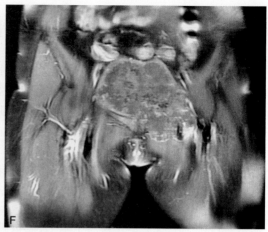

图 20-4-1　耻骨软骨肉瘤

CT 平扫(A)示盆腔内软组织肿块,内见弥漫性斑片状钙化;CT 动脉期(B)示肿块软组织成分轻度强化;冠状面 MPR(C)示肿块与左侧耻骨关系密切,可见左耻骨破坏;同一患者 MRI,横断位 T2WI(D)呈不均匀蜂窝状高信号,内见斑片状及线形低信号分隔;冠状位 T1WI(E)呈不均匀低信号;增强动脉期(F)示肿块周边及内部分隔样强化,左侧耻骨破坏

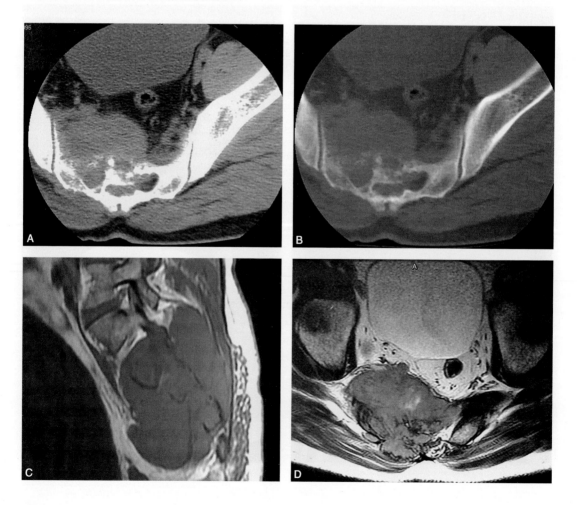

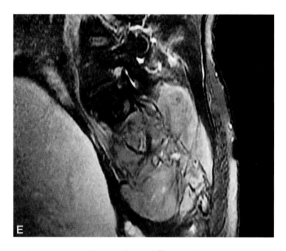

图 20-4-2 骶骨淋巴瘤
CT 平扫(A)示盆腔内软组织肿块,边界不清,CT 骨窗
(B)示骶骨骨质破坏;矢状位 T1WI(C)示肿块向盆腔内
外生长,呈均匀低信号;横断面 T2WI(D)及矢状位 T2WI
(E)示肿块呈中等偏低信号

(强金伟 李若坤)

参 考 文 献

1. 周康荣,严福华,曾蒙苏. 腹部 CT 诊断学. 上海:复旦大学出版社,2010.

2. 周建军,曾蒙苏,严福华,等. CT 鉴别腹膜后良恶性神经鞘瘤的诊断价值及其病理基础. 临床放射学杂志,2010,29(7):910-914.

3. Rajiah P,Sinha R,Cuevas C,et al. Imaging of uncommon retroperitoneal masses. Radiographics,2011,31(4):949-976.

4. Shanbhogue AK,Fasih N,Macdonald DB,et al. Uncommon primary pelvic retroperitoneal masses in adults:a pattern-based imaging approach. Radiographics,2012,32(3):795-817.

5. Craig WD,Fanburg-Smith JC,Henry LR,et al. Fat-containing lesions of the retroperitoneum:radiologic-pathologic correlation. Radiographics,2009,29(1):261-290.

6. Shiraev T,Pasricha SS,Choong P,et al. Retroperitoneal sarcomas:a review of disease spectrum,radiological features,characterisation and management. J Med Imaging Radiat Oncol,2013,57(6):687-700.

7. Kukar M,Kapil A,Papenfuss W,et al. Gastrointestinal stromal tumors(GISTs)at uncommon locations:A large population based analysis. J Surg Oncol,2015,111(6):696-701.

8. Da Ronch T,Modesto A,Bazzocchi M. Gastrointestinal stromal tumour:spiral computed tomography features and pathologic correlation. Radiol Med,2006,111(5):661-673.

9. Sandrasegaran K,Rajesh A,Rydberg J,et al. Gastrointestinal stromal tumors:clinical,radiologic,and pathologic features. Am J Roentgenol,2005,184(3):803-811.

10. Burkill GJ,Badran M,Al-Muderis O,et al. Malignant gastrointestinal stromal tumor:distribution,imaging features,and pattern of metastatic spread. Radiology,2003,226(2):527-532.

11. Levy AD,Rimola J,Mehrotra AK,et al. Benign fibrous tumors and tumorlike lesions of the mesentery:radiologic-pathologic correlation. Radiographics,2006,26(1):245-264.

12. 周建功,马小龙,汪建华,等. 盆腔孤立性纤维瘤的 MR 特征与病理结果对照. 中华放射学杂志,2014,48

（1）：47-51.

13. 单艳,曾蒙苏,林江,等.腹盆部孤立性纤维瘤的 CT 和 MRI 征象分析.中国医学计算机成像杂志,2015,21（1）：43-47.

14. Pickhardt PJ,Levy AD,Rohrmann CA Jr,et al. Primary neoplasms of the appendix:radiologic spectrum of disease with pathologic correlation. Radiographics,2003,23（3）：645-662.

15. Moyle PL,Kataoka MY,Nakai A,et al. Nonovarian cystic lesions of the pelvis. Radiographics,2010,30（4）：921-938.

16. Pinto Leite N,Pereira JM,Cunha R,et al. CT evaluation of appendicitis and its complications:imaging techniques and key diagnostic findings. Am J Roentgenol,2005,185（2）：406-417.

17. 刘文,强金伟,孙荣勋.多层螺旋 CT 及多平面重建鉴别穿孔与非穿孔性急性阑尾炎.复旦学报（医学版）,2013,40（2）:167-172.

18. 韦骏,马强华,叶建军,等.磁共振 DWI 结合常规 MRI 对腹盆腔脓肿的诊断价值.放射学实践,2009,24（4）：418-421.

19. Chung EM,Biko DM,Arzamendi AM,et al. Solid tumors of the peritoneum,omentum,and mesentery in children:radiologic-pathologic correlation:from the radiologic pathology archives. Radiographics,2015,35（2）：521-546.

20. Johnson PT,Horton KM,Fishman EK. Nonvascular mesenteric disease:utility of multidetector CT with 3D volume rendering. Radiographics,2009,29（3）：721-740.

21. Veldhuis WB,Akin O,Goldman D,et al. Peritoneal inclusion cysts:clinical characteristics and imaging features. Eur Radiol,2013,23（4）：1167-1174.

22. Levy AD1,Shaw JC,Sobin LH. Secondary tumors and tumorlike lesions of the peritoneal cavity:imaging features with pathologic correlation. Radiographics,2009,29（2）：347-373.

23. Burrill J,Williams CJ,Bain G,et al. Tuberculosis:a radiologic review. Radiographics,2007,27（5）：1255-1273.

24. 陈阿梅,江新青,莫蕾,等.骨盆原发性恶性肿瘤的影像学诊断.放射学实践,2012,27（1）：85-88.

第二十一章
附件区肿块的鉴别诊断

　　附件区肿块组织病理学种类众多,包括良性、交界性和恶性肿瘤,肿瘤样病变,急性和慢性炎症,生理性表现,以及先天性异常。肿块可源自卵巢,子宫及其韧带,输卵管,胚胎残余,以及盆腔肠道。疾病形态学表现复杂,根据大体形态可分为纯囊性肿块、囊性为主肿块伴实性成分、囊实性肿块和实性肿块四大类,每一大类中包含约二十种左右的病变,其中绝大多数病变有两种及以上表现类型;不少病变有三种大体表现类型,如卵巢交界性肿瘤、卵巢癌、输卵管癌、Sertoli-Leydig 细胞瘤、畸胎瘤等;有些疾病可兼有四种形态学类型,如黏液性交界性肿瘤、颗粒细胞瘤、转移性肿瘤等。此外,附件经常同时发生两种或以上病变,如畸胎瘤可同时伴发囊腺瘤,内膜异位囊肿常合并输卵管积液,卵巢冠囊肿常伴发其他肿瘤性病变。本章将从上述大体形态学角度简述各种肿块病变的病理学和影像学特点及其鉴别诊断。

第一节　附件区囊性肿块的鉴别诊断

一、附件区纯囊性肿块

1. 常见病变
（1）卵巢滤泡囊肿
（2）卵巢内膜异位囊肿
（3）卵巢浆液性囊腺瘤
（4）卵巢黏液性囊腺瘤
（5）卵巢成熟性畸胎瘤

2. 少见病变
（1）卵巢冠囊肿
（2）卵巢包涵囊肿
（3）卵巢黄体囊肿
（4）卵巢黏液性交界性肿瘤
（5）输卵管积液/积脓/卵巢-输卵管脓肿

3. 重要罕见病变
（1）腹膜包涵囊肿
（2）卵巢囊腺纤维瘤

（3）卵巢颗粒细胞瘤

（4）卵巢转移性黏液性肿瘤

（5）卵泡膜黄素囊肿

二、附件区囊性为主肿块伴实性成分

1. 常见病变

（1）卵巢浆液性交界性肿瘤

（2）卵巢黏液性交界性肿瘤

（3）卵巢成熟性畸胎瘤

（4）卵巢内膜样腺癌

（5）卵巢透明细胞癌

2. 少见病变

（1）卵巢黏液性腺癌

（2）卵巢浆液性腺癌

（3）卵巢转移性肿瘤

（4）卵巢-输卵管脓肿

（5）卵巢颗粒细胞瘤

3. 重要罕见病变

（1）卵巢浆液性囊腺瘤

（2）卵巢囊腺纤维瘤

（3）内膜异位囊肿

（4）卵巢甲状腺肿

（5）输卵管癌

滤泡囊肿（follicular cyst）

同义名称:生理性囊肿;优势滤泡

定义

- 激素依赖的功能性囊肿
- 月经周期滤泡期滤泡未退化,在黄体期持续发展

病理

- 大体:薄壁、光滑、单房囊肿
- 镜下:囊壁内层为颗粒细胞,外层为卵泡膜细胞

临床

- 多数无症状,不需处理
- 少数疼痛,扪及肿块
- 伴出血或破裂可有急腹症

影像学

1. 一般特征

- 绝经前妇女绝大多数单纯性卵巢囊肿为发育中的滤泡或滤泡囊肿
- 多数在2个或数个月经周期自行消失
- 位于卵巢皮质;典型2~8cm,多数小于5cm

- 圆形或卵圆形,光滑,薄壁,单房;可伴发出血
- 可见卵丘:围绕卵母细胞的细胞簇在排卵前后的滤泡囊肿边缘形成的薄分隔

　　2. CT

- 附件区薄壁、液体密度囊肿
- 合并出血可等密度或高密度
- 囊壁和卵丘显示光整的强化
- 增强可见卵巢实质受压强化环及周围发育中的滤泡

　　3. MRI(图 21-1-1)

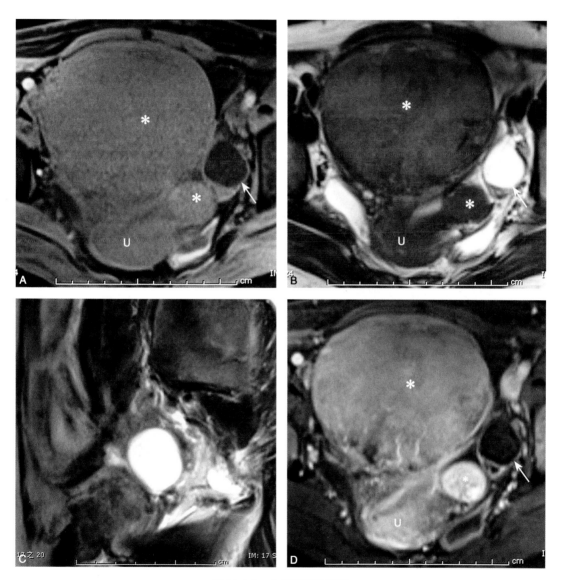

图 21-1-1　左卵巢滤泡囊肿

患者,女,43 岁,自觉下腹包块 1 年余。横断位 T1WI 脂肪抑制(A)、横断位及矢状位 T2WI(B、C)示左附件区类圆形薄壁单房囊性病灶(箭),形态规则,边界清,T1WI 低信号,T2WI 高信号;增强后囊性病灶囊壁轻度强化,囊液无强化(D)。另见子宫(U)前方及左侧均匀实性病灶,T1WI 等信号,T2WI 低信号,增强后明显强化(星号),病理证实为子宫肌瘤

655

- 卵巢薄壁单纯性囊肿
- 囊壁 TIWI 低信号,T2WI 中等信号
- 囊内液体信号:TIWI 低信号,T2WI 高信号
- 伴发出血时囊液 T1WI 高信号,T2WI 信号多变,但无低信号阴影
- 可见卵巢实质受压及周围发育中的滤泡,增强显示更明显
- 囊壁和卵丘显示光整强化

  4. 鉴别诊断
  (1) 卵巢包涵囊肿
  (2) 卵巢内膜异位囊肿
  (3) 黄体囊肿
  (4) 卵巢上皮性肿瘤
  (5) 卵巢脓肿
  (6) 卵巢畸胎瘤

黄体囊肿(corpus luteal cyst)

同义名称:囊性黄体;功能性囊肿;黄体化功能性囊肿
  定义

- 分泌激素的功能性囊肿,为植入准备和支持早期妊娠
- 月经周期黄体期和分泌期正常生理性黄体囊状扩张
  病理
- 大体:圆形,分叶状边缘,囊壁厚而不规则,囊液为浆液性或浆液血性
- 镜下:囊壁黄体化,含三类细胞:颗粒黄体细胞,卵泡膜黄体细胞和 K 细胞
  临床
- 多数无症状
- 少数盆腔疼痛,扪及肿块
- 伴出血、破裂或扭转可出现急腹症

  影像学
  1. 一般特征
- 厚壁单房囊肿
- 位于卵巢皮质
- 典型小于 3cm
- 不规则轮廓或锯齿状富血管囊壁
- 伴发出血、塌陷或内卷时可类似实性肿块
- 为绝经前妇女最常见的卵巢实性表现肿块
  2. CT
- 附件区非特异性囊肿
- 合并出血可高密度,类似实性肿块
- 囊壁锯齿状增厚,明显强化
- 囊内不强化,无囊壁结节

- 囊肿塌陷或内卷时表现为明显强化的实性肿块
  3. MRI(图 21-1-2)
- 不规则厚壁囊肿
- 囊壁 T1WI 中等信号,T2WI 中等或低信号
- 囊内容物信号:水样信号或出血信号
- 出血信号多变,可见液-液平面,但无 T2WI 低信号阴影

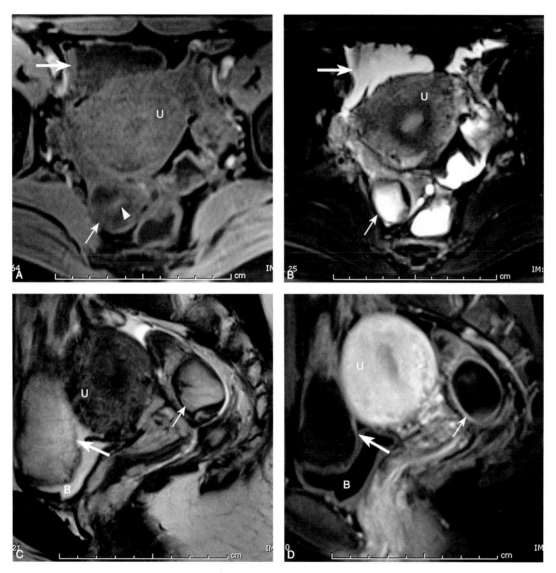

图 21-1-2 右卵巢黄体囊肿破裂出血

患者,女,36 岁,右附件区疼痛数日。横断位 T1WI 脂肪抑制(A)示右附件区类圆形单房囊性病变(细箭),内见小斑片状略高信号(箭头),子宫前方见不均匀液体信号(粗箭);横断位 T2WI 脂肪抑制(B)和矢状位 T2WI(C)示右卵巢囊性病变呈混杂信号(细箭),中央明显高信号,周围见不规则低信号影,子宫前方液体高信号(粗箭);矢状位 T1WI 脂肪抑制增强(D)示病灶壁明显强化,囊壁光滑(细箭),病灶内部见片状等信号,未见异常强化。U:子宫,B:膀胱

657

- 囊壁明显强化,动脉期强化,囊内容物不强化
- 囊肿塌陷或内卷时表现为明显强化的实性肿块

4. 鉴别诊断

（1）内膜异位囊肿

（2）异位妊娠

（3）上皮性肿瘤

（4）卵巢脓肿

（5）滤泡囊肿

（6）卵巢性索间质肿瘤（囊性或实性）

（7）卵巢生殖细胞肿瘤（囊性或实性）

卵泡膜黄素囊肿（theca lutein cysts）

同义名称:高反应性黄素化

定义

- 功能性囊肿的一种,多发性黄素囊肿,继发于增高的 β-HCG 或对 β-HCG 高敏

病理

- 最常由滋养细胞肿瘤引起;也可由多胎妊娠和三倍体妊娠引起
- 大体:显著水肿和充血的卵巢实质;许多单房囊肿;囊内含琥珀色浆液血性液体
- 镜下:许多黄体化滤泡囊肿;卵泡膜细胞显著黄体化;卵泡膜内层明显水肿;间质含黄体化间质细胞

影像学

1. 一般特征

- 双侧增大的卵巢包含许多不同大小囊肿,囊肿通常数厘米
- 可误认为多房囊肿,囊壁薄,为残余卵巢组织组成,无结节或实性成分
- 囊肿可破裂或出血;卵巢可扭转

2. CT

- 双侧卵巢多发水样密度,有时可等或稍高密度
- 间质强化呈轮辐状表现

3. MRI（图 21-1-3）

- 双侧卵巢多发单房囊肿,信号多变
- T1WI:囊肿通常低信号;也可因出血呈中等或稍高信号
- T2WI:囊肿常高信号,强度可不同
- DWI:卵巢间质高信号,ADC 图高信号
- 卵巢间质强化呈轮辐状表现

4. 鉴别诊断

（1）卵巢黏液性囊腺瘤

（2）卵巢黏液性交界性瘤

（3）妊娠黄体瘤

（4）卵巢高刺激综合征

（5）卵巢转移性黏液性肿瘤

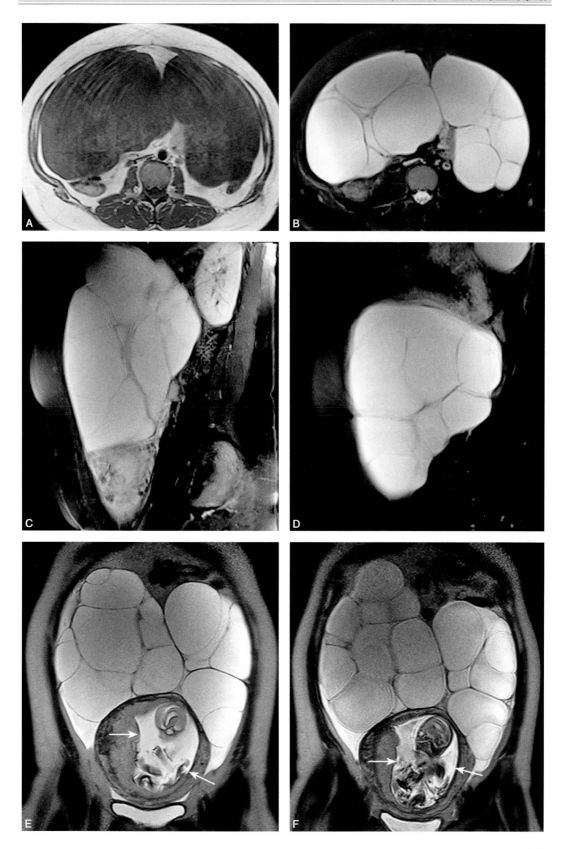

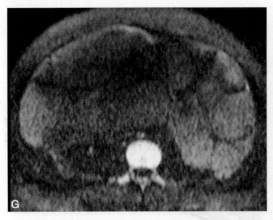
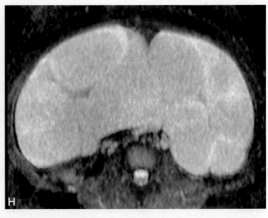

图 21-1-3　双侧卵巢黄素化卵泡囊肿

患者,女,37 岁,孕 18^{+3} 周第 3 胎 1 产,检查发现盆腔包块 1 个月。横断位 T1WI 序列(A)示双侧中下腹部巨大均匀低信号占位;横断位(B)、左右侧矢状位 T2WI 脂肪抑制(C,D)及冠状位 T2WI 序列(E,F),示双侧卵巢不规则多囊性占位,类似多房囊肿,囊液呈水样高信号,信号均匀,边缘光整。宫腔内见胎儿影(白箭);DWI(G)示双侧病灶呈低信号;ADC 图(H)呈高信号

卵巢内膜异位囊肿(endometrioma)

同义名称:内膜囊肿;巧克力囊肿

定义

- 卵巢内异位子宫内膜组织受激素刺激反复出血引起的卵巢囊性肿块
- 内膜组织通过输卵管或手术异位,或异位内膜化生

病理

- 大体:1/3 ~ 1/2 双侧;小至中等大小,很少大于 10cm;囊壁厚、纤维性;囊壁光滑或粗糙;囊内容半液体或稠厚巧克力样,血性液体少见;纤维粘连致周围结构固定和变形;其他红色、棕色或白色内膜斑块
- 镜下:常位于卵巢皮质;单纯和(或)扩张内膜腺体;囊壁上皮和间质稀少或缺失,由肉芽组织取代;陈旧性囊肿可钙化、骨化和层状出血

临床

- 常见表现:月经紊乱;不规则出血;疼痛;性交痛;不育;无任何症状
- 少见表现:囊肿破裂可引起急腹症
- 症状可周期性出现
- 育龄期多见,青少年和绝经后少见

影像学

1. 一般特征

- 卵巢厚壁出血性囊性肿块;形态多样;单侧或双侧(30% ~ 50%)
- 单房或多房;薄或厚分隔;可含液-液平面;<10cm
- 常合并内膜异位症:表浅内膜斑块;深部浸润性斑块;输卵管积血;盆腔粘连
- 恶变:卵巢内膜样癌;卵巢透明细胞癌

2. CT

- 低密度或等密度囊性肿块,增强囊内容物不强化,囊壁轻度至明显强化

3. MR(图 21-1-4)

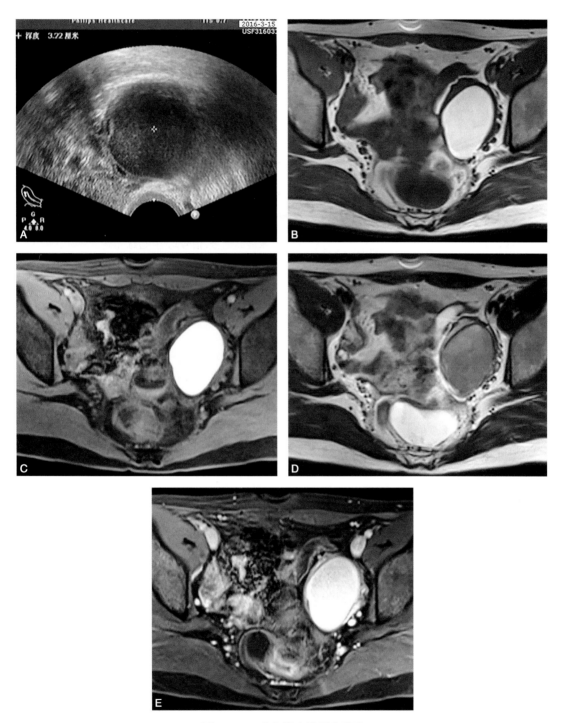

图 21-1-4　左卵巢内膜异位囊肿

患者女性,32 岁,下腹痛 5 年,月经期加重。超声(A)示盆腔内左侧附件区低回声肿块,边界清晰;横断位 T1WI 和脂肪抑制序列(B,C)示左卵巢卵圆形显著均匀高信号病灶,周围见等信号壁;T2WI 脂肪抑制序列(D)示病灶呈均匀低信号;增强动脉期(E)示病灶壁中度和明显强化,内部未见强化

- T1WI:单个或多发高信号囊性肿块,脂肪抑制信号不降;罕见可为低信号(7%);低信号囊壁
- T2WI:囊内容物常见低信号;也可中等至高信号;可见阴影征,黑点征;稍厚的低信号纤维囊壁;合并异常:低信号粘连条索,腹膜斑块,肠圈成角,子宫直肠陷凹和器官表面消失
- DWI:50%囊肿弥散受限
- 增强:囊壁不同程度强化,一般较轻;明显实性成分强化应考虑恶变

　　4. 鉴别诊断
　　(1) 卵巢出血性功能性囊肿
　　(2) 卵巢成熟性囊性畸胎瘤
　　(3) 卵巢黏液性囊腺瘤/交界性肿瘤
　　(4) 浆液性囊腺瘤
　　(5) 卵巢脓肿

卵巢冠囊肿(paraovarian cyst)

同名术语
输卵管旁囊肿;输卵管系膜囊肿;卵巢旁囊肿;伞端囊肿
定义
- 单纯上皮覆盖的附件囊肿,与卵巢分开
病理
- 占 10%~20% 附件肿块
- 大体:单纯单房囊性肿块;囊壁菲薄;囊液清亮;可扭转
- 镜下:囊内壁被覆单层立方或柱状上皮;细胞可含纤毛或非纤毛,可受压萎缩变扁
临床
- 无症状,偶然发现
- 常见表现:疼痛、腹围增大,月经不规则,厌食,恶心,呕吐
- 少见表现:不育,出血、破裂、感染或扭转致急腹症

影像学
　　1. 一般特征
- 单纯单房附件囊肿,与卵巢分开;囊壁菲薄
- 囊壁增厚或囊内出血预示囊肿扭转
　　2. CT
- 与卵巢分开的囊性肿块,分隔薄而光滑,轻度强化
　　3. MRI(图 21-1-5)
- T1WI:囊液低信号,高信号为扭转和出血引起
- T2WI:囊液高信号;囊壁及分隔薄而光滑;囊液不均匀提示扭转出血;少数可多房囊性、有小壁结节
- 增强:囊壁无或轻度强化;扭转或出血可致囊壁局部增厚
　　4. 鉴别诊断
　　(1) 卵巢功能性囊肿

（2）腹膜包涵囊肿

（3）输卵管积液/积脓

（4）盆腔淋巴管囊肿

（5）异位输卵管妊娠

（6）阑尾黏液囊肿

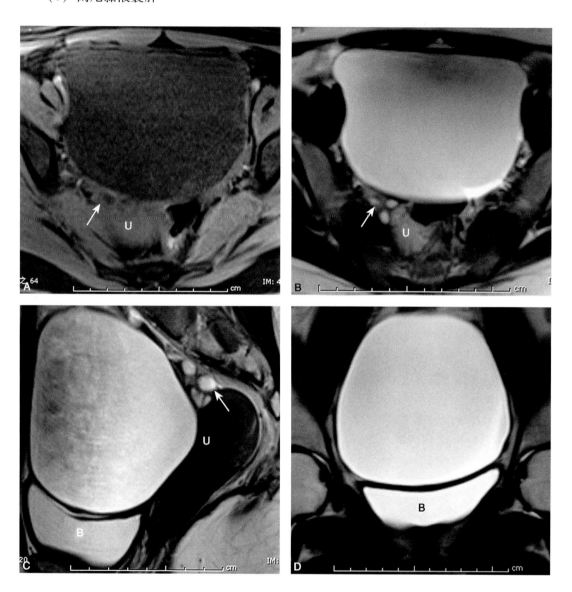

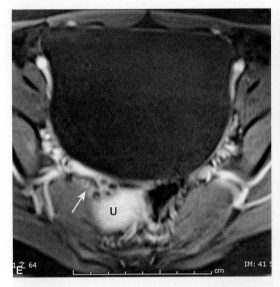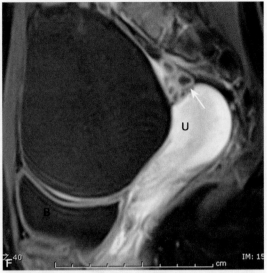

图 21-1-5 右卵巢冠囊肿

患者女,23岁,月经欠规律3年,发现盆腔包块1年余。横断位T1WI脂肪抑制(A)、横断位、矢状位及冠状位T2WI(B~D)示右附件区巨大单房、薄壁囊性肿块,张力较低,形态欠规则,囊液T1WI均匀低信号,T2WI均匀高信号,同侧可见正常卵巢结构(箭);横断位和矢状位T1WI脂肪抑制增强(E,F)示囊壁菲薄,轻度强化,囊液未见强化。B:为膀胱,U:子宫

卵巢包涵囊肿(ovarian inclusion cyst)

同义名称:上皮包涵囊肿;皮质包涵囊肿;生殖包涵囊肿;卵巢上皮包涵

定义

- 卵巢皮质表面上皮内陷,与卵巢表面不相连形成囊肿

病理

- 排卵后卵巢表面上皮内陷引起
- 大体:卵巢表浅皮质内透明囊肿
- 镜下:囊肿由卵巢间质包绕;内衬单层柱状上皮、纤毛或非纤毛浆液立方上皮或扁平上皮;可见砂粒体;直径大于1cm认为系良性浆液性囊腺瘤

影像学

1. 一般特征
- 圆形或卵圆形、单房、薄壁单纯性囊肿,绝经后女性常见
- 源于皮质,紧贴卵巢表面
- 常<10mm

2. CT
- 卵巢表面较小的、圆形或卵圆形低密度病变;可因部分容积效应而呈稍低或等密度
- 囊壁薄,轻度强化,囊内不强化

3. MRI(图21-1-6)
- T1WI:较小的低信号囊肿,信号低于卵巢间质
- T2WI:囊液高信号,囊壁薄而均匀,信号低于卵巢间质

- 增强:囊内不强化,囊壁轻度强化,无壁结节

　　4. 鉴别诊断

　　(1) 发育中的卵泡

　　(2) 卵巢滤泡囊肿

　　(3) 卵巢冠囊肿

　　(4) 浆液性囊腺瘤

　　(5) 卵巢黄体囊肿

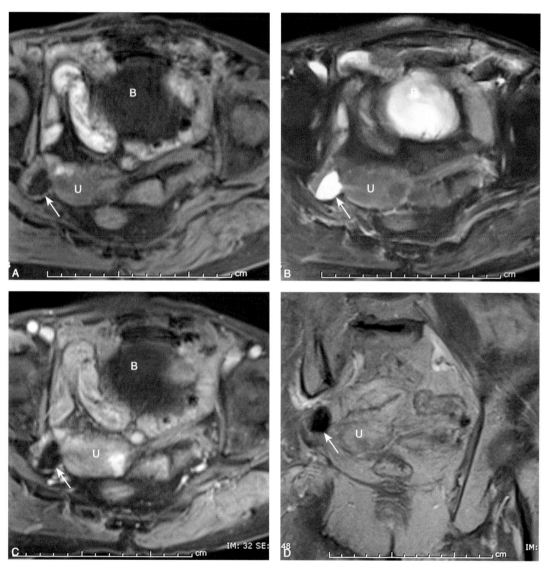

图 21-1-6　右卵巢包涵囊肿

患者女,75 岁,发现右下腹包块二十余日。横断位 T1WI 和 T2WI 脂肪抑制(A,B)示右附件区小囊性病变,形态欠规则,张力较低,呈 T1WI 低信号、T2WI 高信号;横断位和冠状位 T1WI 脂肪抑制增强后(C,D)示肿块无明显强化,囊壁菲薄无法见到(箭)。B:膀胱;U:子宫

腹膜包涵囊肿(peritoneal inclusion cyst)

同名术语

腹膜假性囊肿;盆腔腹膜炎性囊肿;多房包涵囊肿;包埋卵巢囊肿/综合征;良性囊性腹膜间皮瘤;术后腹膜囊肿;良性乳头状腹膜囊肿

定义

- 继发于非肿瘤性反应性间皮增生的良性盆腔囊性肿块
- 几乎都发生于绝经前妇女,患者卵巢功能活跃、盆腔粘连伴腹膜液体吸收障碍

病理

- 常继发于盆腔外科、创伤、炎症和内膜异位征
- 大体:卵巢周围的囊性包块;卵巢表面受累及而卵巢实质正常;囊液清亮或黄色浆液,偶尔为血性
- 镜下:囊壁被覆单层扁平或立方形间皮细胞,周围围绕含成纤维细胞、嗜酸性粒细胞、淋巴细胞和肉芽组织的结缔组织;囊液细胞学评价通常无特异性或无法诊断

临床

- 20~40 岁常见
- 常见表现:腹痛、腹胀,下腹不适,腹块
- 许多患者无症状;10% 的患者偶然发现
- 除非合并内膜异位症,CA 125 通常无升高

影像学

1. 一般特征

- 单房或多房盆腔囊性肿块;可见囊内正常卵巢,形成"蜘蛛在网"征;分隔菲薄
- 与盆腔轮廓相一致,边缘平滑、圆形或成角;分布于盆腔脏器之间的盆腔间隙,无真正囊壁;大小多变

2. CT

- 无实性成分的单房或多房囊性肿块
- 分隔薄而光滑,轻度强化
- 囊肿中心或偏于一侧可见正常卵巢("蜘蛛在网"征)

3. MRI(图 21-1-7)

- T1WI:囊液低信号,偶因出血而呈稍高信号
- T2WI:囊液高信号;囊壁及分隔薄而光滑,中等信号;卵巢位于囊肿的中心或略偏于一侧,形成"蜘蛛在网"征
- 增强:囊壁及分隔轻度强化;无明显强化的实性成分;正常卵巢可明显强化,避免误认为实性成分

4. 鉴别诊断

(1) 卵巢旁囊肿

(2) 卵巢癌

(3) 输卵管积液/积脓

(4) 卵泡囊肿

（5）包裹性腹水

（6）阑尾黏液囊肿

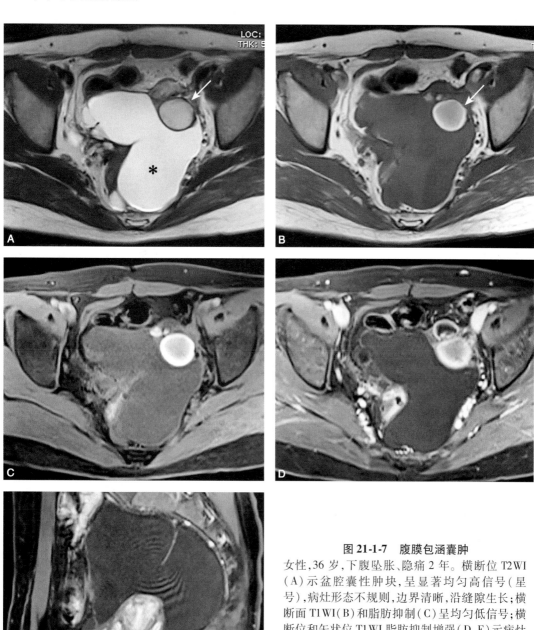

图 21-1-7　腹膜包涵囊肿

女性，36 岁，下腹坠胀、隐痛 2 年。横断位 T2WI（A）示盆腔囊性肿块，呈显著均匀高信号（星号），病灶形态不规则，边界清晰，沿缝隙生长；横断面 T1WI（B）和脂肪抑制（C）呈均匀低信号；横断位和矢状位 T1WI 脂肪抑制增强（D,E）示病灶以肠道、子宫及盆腔为界，囊壁菲薄或看不到，轻度强化，内部见一轻度强化的细分隔。该患者左侧卵巢见一内膜异位囊肿（箭）

输卵管积液（hydrosalpinx）

定义

- 输卵管扩张、积液

病理

- 多由于盆腔炎症引起的粘连，导致输卵管壶腹部梗阻
- 大体：输卵管伞端阻塞，输卵管扩张；液体为清亮浆液，管壁薄；管壁可慢性增厚
- 镜下：囊内壁上皮扁平或立方形，黏膜皱襞为柱状上皮

临床

- 通常无症状
- 可出现下腹痛或不孕，偶然发现或不孕检查时发现
- 多继发于输卵管阻塞、慢性盆腔炎或内膜异位症

影像学

1. 一般特征

- 位于子宫和卵巢间的管状囊性结构
- 呈"S"或"C"形皱襞构型；不完全分隔
- 周围无炎症

2. CT

- 子宫旁、与卵巢分开的管状、液性低密度结构；壁薄，轻度强化

3. MRI（图21-1-8）

- 位于子宫和卵巢间的管状液体结构；囊管可盘曲类似多房囊肿
- T1WI：低信号，合并内膜异位症或蛋白成分时呈等信号或高信号
- T2WI：高信号，内可见不完全分隔或皱襞；管壁薄而光滑，黏膜皱襞未完全消失时可见薄层纵行皱襞；多方位成像以明确管状结构
- 管壁薄而光滑，轻度强化；周围无合并炎症表现

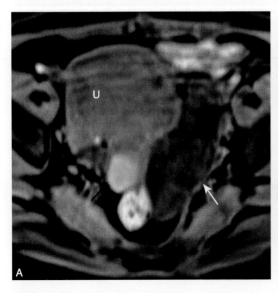
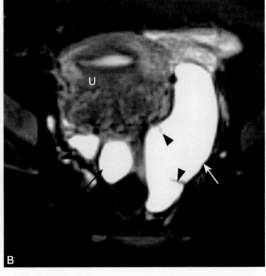

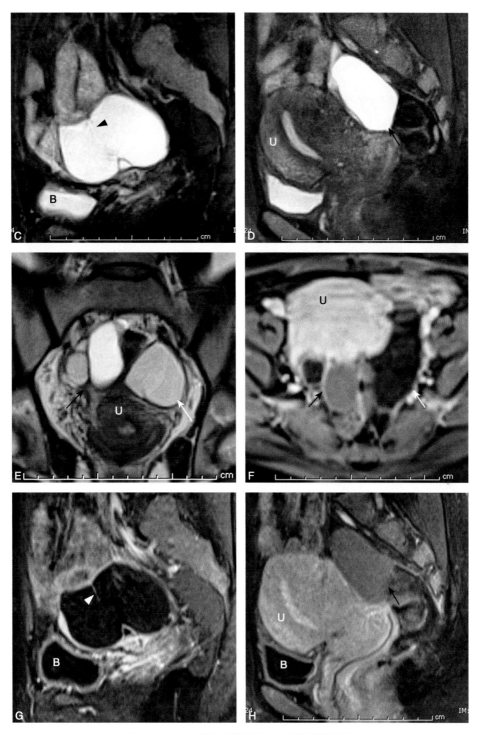

图 21-1-8　左侧输卵管积液，右侧输卵管积血

患者女，40 岁，发现盆腔包块 1 个月余。横断位 T1WI 脂肪抑制（A）示左附件区腊肠样低信号，右附件区混杂多囊低和高信号；横断位、左和右侧矢状位 T2WI 脂肪抑制（B～D）及冠状位 T2WI（E）示左附件区管状病灶呈均匀高信号（白箭），内见不完全分隔（箭头）；右侧附件区囊性病灶亦呈盘曲管状，信号不等（黑箭）；横断位、左侧和右侧矢状位 T1WI 脂肪抑制增强（F～H）示双侧管壁结构壁（箭）及分隔（箭头）菲薄，轻度强化。U：子宫；B：膀胱

669

4. 鉴别诊断

（1）输卵管积脓

（2）卵巢黏液性囊腺瘤

（3）小肠梗阻

（4）原发性输卵管癌

（5）腹膜包涵囊肿

（6）阑尾黏液囊肿

输卵管积脓（pyosalpinx）

定义

- 输卵管炎症伴管腔梗阻和积脓

病理

- 淋球菌、化脓菌、沙眼衣原体和支原体等感染致输卵管炎，管壁水肿，输卵管腔和周围粘连引起伞端堵塞，脓液在管腔在积聚和扩张

- 大体：输卵管壁炎症增厚，表面纤维素性渗出，管腔内脓液可从伞端渗出

- 镜下：管壁各层水肿；细胞溶解、脱落；血管充血

临床

- 常见表现：发热，腹盆痛，阴道排黏液脓性液体，子宫出血

- 35%盆腔炎症可无症状

影像学

1. 一般特征

- 附件区管状肿块，管壁增厚

- 盆腔脂肪炎症改变，腹膜增厚和强化

- 双侧常见

2. CT

- 管状低密度结构，混杂液体；管壁增厚、明显强化

- 卵巢肿大，边缘不清，多囊状明显强化

- 盆腔脂肪水肿、腹膜增厚，明显强化

3. MRI（图21-1-9）

- 管状多变信号结构；也可盘曲呈多房囊性；管壁增厚、明显强化

- T1WI：管腔内容物低至中等低信号

- T2WI：管腔内容物中等至高信号，盆腔脂肪高信号条索，腹膜增厚

- 管壁厚，明显强化；卵巢增大，明显多囊性强化，边缘不清；盆腔明显强化的脂肪条索和增厚的腹膜

4. 鉴别诊断

（1）输卵管积液/积血

（2）异位妊娠

（3）附件扭转

（4）原发性输卵管癌

（5）小肠梗阻

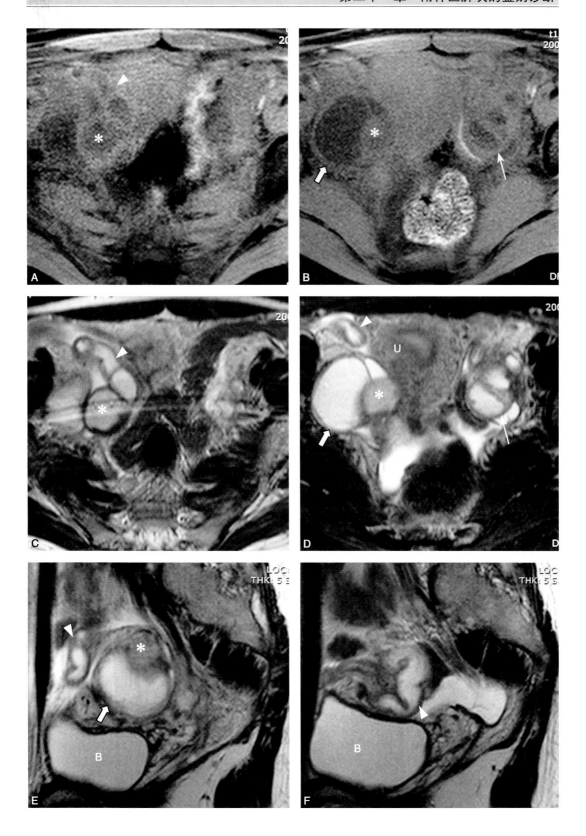

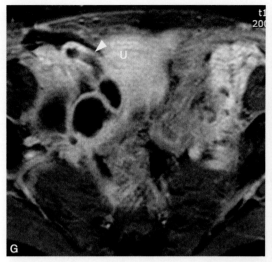
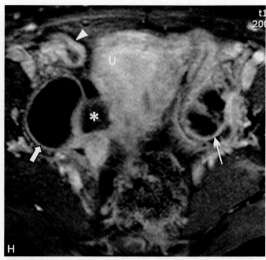

图 21-1-9　双侧输卵管积脓

患者女,26 岁,下腹痛 3 天。横断位不同层面 T1WI 脂肪抑制(A,B)、T2WI 及脂肪抑制(C,D)示双侧附件区多囊性病灶,形态不规则;右侧病灶见管状结构(箭头),其旁见 T2WI 明显高信号多囊状病灶(空心箭),内侧见类圆形 T2WI 高信号囊性病变(星号),底部可见极低信号沉积;左侧病灶不规则多囊状(箭);矢状位 T2WI(E)示右侧病变的管状结构未与多囊性病变相通;矢状位 T2WI(F)示左侧病变呈扭曲折叠的管状结构;增强后(G,H)见双侧病变区管状结构囊壁呈不均匀明显强化,右附件区多囊性病灶囊壁呈较均匀强化。病理证实双侧管状结构为输卵管积脓,空心箭所示为囊腺瘤,星号为黄体囊肿。U:子宫,B:膀胱

输卵管-卵巢脓肿(tubo-ovarian abscess)

定义

- 女性上生殖道的感染,包括子宫内膜、输卵管和卵巢
- 化脓性盆腔炎症导致输卵管和卵巢正常结构破坏,被炎性物质包绕

病理

- 淋球菌、衣原体、多种细菌、放线菌、结核等感染
- 大体:取决于感染的严重程度和检查的时间;输卵管黏膜水肿、管腔积脓,管壁破坏,累及卵巢;周围炎症性肉芽组织包裹
- 镜下:输卵管壁破坏,细胞溶解、脱落;脓肿壁炎性细胞,血管充血,肉芽组织

临床

- 育龄期女性多见
- 常见表现:发热,腹盆痛,阴道脓性排液,子宫出血
- 宫颈及附件举痛,性交痛,排尿困难、恶心、呕吐
- 预后:宫外孕概率增加,慢性盆腔痛,不孕

影像学

1. 一般特征

- 输卵管-卵巢复杂肿块;典型者为囊实性、内部分隔、囊壁不规则结节状,液体-碎屑平面,偶见气体

- 盆腔炎症、积液;继发邻近器官受累,如肠梗阻、反应性肠壁增厚,输尿管扩张
- 脓肿破裂导致腹盆腔脓肿,Fitz-Hugh-Curtis 综合征(肝包膜下、门脉周围、结肠旁沟,胆囊窝炎症、积液)

  2. CT

- 多房囊性附件区肿块
- 囊壁及分隔增厚;内部积气少见,但具有特异性
- 盆腔脂肪网格状改变和盆腔积液;腹膜增厚、明显强化

  3. MRI(图 21-1-10)

- 边界不清的附件区混杂信号肿块
- T1WI:脓液低信号;合并出血或蛋白类成分时高信号;不规则增厚囊壁;囊腔内壁可见高信号环
- T2WI:脓液中等至高信号;可见液-液平面;囊壁及分隔不规则增厚呈稍低信号;子宫旁脂肪水肿呈高信号;盆腔脂肪内可见低信号线状纤维束
- DWI:脓液呈高信号;ADC 图呈低信号
- 肿块囊壁和分隔明显强化,盆腔脂肪网格状强化;子宫韧带增厚

  4. 鉴别诊断
  (1) 子宫内膜异位症
  (2) 卵巢囊实性肿瘤(浆液性癌、黏液性癌、内膜样癌)
  (3) 附件扭转
  (4) 卵巢出血性囊肿
  (5) 其他来源盆腔脓肿

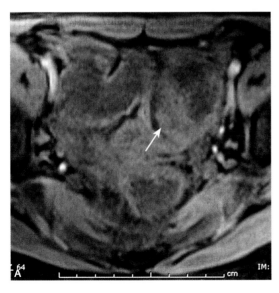
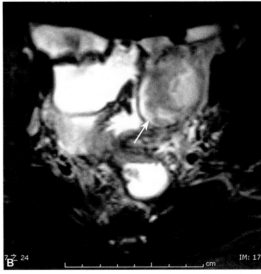

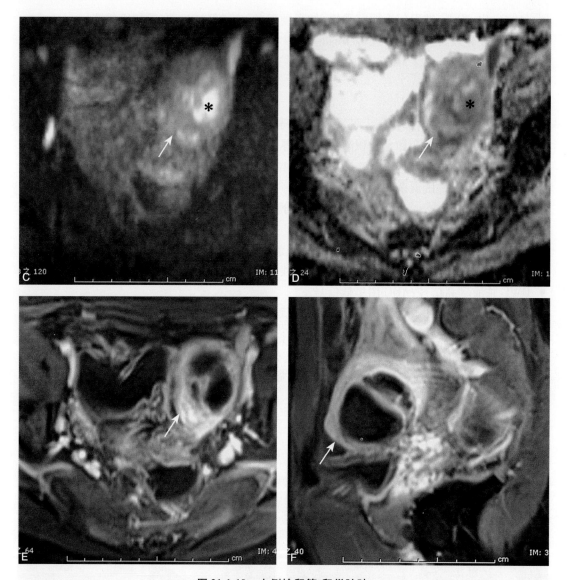

图 21-1-10　左侧输卵管-卵巢脓肿

患者,女,24 岁,间歇性下腹痛 1 月余,加重 1 天。横断位 T1WI 和 T2WI 脂肪抑制(A,B)示左附件区边界不清的混杂信号肿块(箭),T1WI 呈等和低信号,T2WI 稍高信号和高信号;DWI(C)病灶呈不规则片状稍高信号和高信号(星号);ADC 图(D)呈等和稍低信号;横断位和矢状位 T1WI 脂肪抑制增强(E,F)示不规则多房囊性肿块,囊壁明显增厚且明显强化(箭),囊内见不规则厚分隔;肿块周围结构紊乱,明显强化

卵巢浆液性囊腺瘤(serous cystadenoma)

定义

- 良性卵巢上皮性肿瘤

病理

- 占所有良性卵巢肿瘤的 25%,浆液性肿瘤的 50% ~70%
- 大多数源自卵巢上皮包涵体,后者被认为源自输卵管上皮

- 大体:巨大,平均直径10cm,通常单房,也可多房,囊壁光滑或可见小乳头状突起
- 镜下:囊壁内衬单层良性上皮,与输卵管黏膜相仿,可形成乳头状结构,囊壁由纤维基质组成,约15%的肿瘤可见砂砾体钙化

临床

- 任何年龄,40~60岁常见
- 多数无症状
- 肿瘤大时可产生相应的压迫症状;偶尔因肿瘤扭转出现急腹症

影像学

1. 一般特征

- 巨大、光滑、壁薄单房囊肿;也可多房
- 双侧发生12%~20%

2. CT

- 附件区非特异性囊肿,均匀水样密度
- 壁薄,通常<3mm;无增厚分隔、囊壁结节或实性成分

3. MRI(图21-1-11)

- T1WI:囊液低信号,偶可高信号
- T2WI:囊液高信号,囊壁或分隔均匀菲薄,无囊内外赘生物
- 囊壁或分隔轻度或中度强化

4. 鉴别诊断

（1）卵巢功能性囊肿
（2）卵巢内膜异位囊肿
（3）卵巢冠囊肿
（4）交界性浆液性肿瘤
（5）黏液性囊腺瘤
（6）成熟囊性畸胎瘤

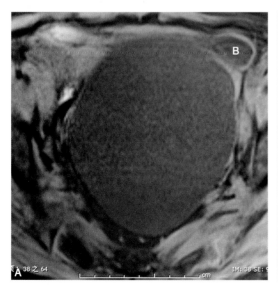
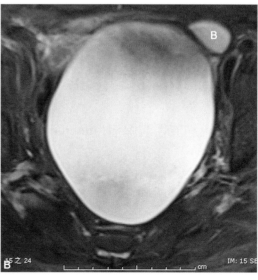

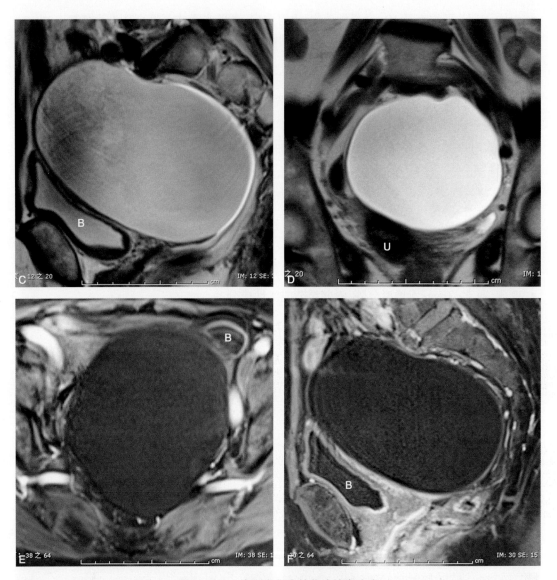

图 21-1-11　右侧卵巢良性浆液性囊腺瘤

患者,女,66 岁,体检发现盆腔包块 1 个月余。横断位 T1WI 和 T2WI 脂肪抑制(A,B),矢状位和冠状位 T2WI(C,D)示盆腔内巨大单房、薄壁卵圆形囊性肿块,边界光滑,囊液呈水样信号;横断位和矢状位 T1WI 脂肪抑制增强(E,F)示囊壁菲薄,轻微强化,未见壁结节。膀胱(B)受压推移,U:子宫

卵巢黏液性囊腺瘤(mucinous cystadenoma)

定义

- 卵巢良性上皮性肿瘤

病理

- 占所有良性卵巢肿瘤的 20% ~25%;黏液性肿瘤的 75% ~85%
- 大体:体积最大的卵巢肿瘤,平均大小 15cm;表面分叶状;多房囊性含囊内囊;囊内含黏液,囊壁及囊内分隔多厚薄不等

- 镜下:囊腔充满黏液,内壁衬单层分泌黏液的上皮,与宫颈管或肠上皮相仿;囊壁由纤维间质组成;乳头少见;黏液腺体破裂可形成肉芽肿;卵巢间质富含细胞和黄素化灶
   临床
- 任何年龄,30~60岁常见
- 常见症状:腹盆部包块,腹围增加,腹痛
- 肿瘤巨大产生相应的压迫症状;偶因肿瘤扭转出现急腹症如下腹痛、发热
- CA 125可轻度升高

   影像学

   1. 一般特征

- 多房囊性肿块,分隔<3mm,无实性成分
- 囊液可因出血或细胞碎屑成分而信号混杂
- 囊壁光滑,双侧仅占2%~5%

   2. CT

- 多房囊性肿块;囊壁和分隔薄,轻中度强化;无增厚分隔及实性成分
- 囊腔密度因黏液成分而呈不同密度;可见囊壁和分隔钙化

   3. MRI(图21-1-12)

- T1WI:囊液常低信号,分房囊液可因黏液或出血呈等或稍高信号
- T2WI:多房囊性肿块;囊液呈高信号;不同分房也可呈低、中等和高信号形成"染色玻璃征";囊壁及分隔薄而光滑,无内生或外生乳头结构
- 囊壁及分隔轻度或中度强化

   4. 鉴别诊断
   (1) 卵巢浆液性囊腺瘤
   (2) 卵巢黏液腺癌
   (3) 卵巢功能性囊肿
   (4) 腹膜包涵囊肿
   (5) 内膜异位囊肿
   (6) 成熟囊性畸胎瘤

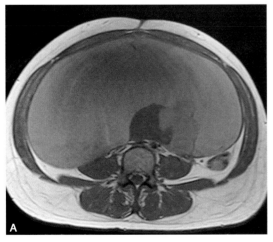
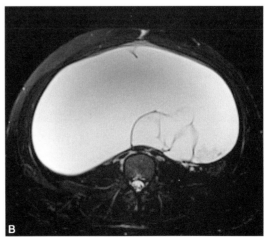

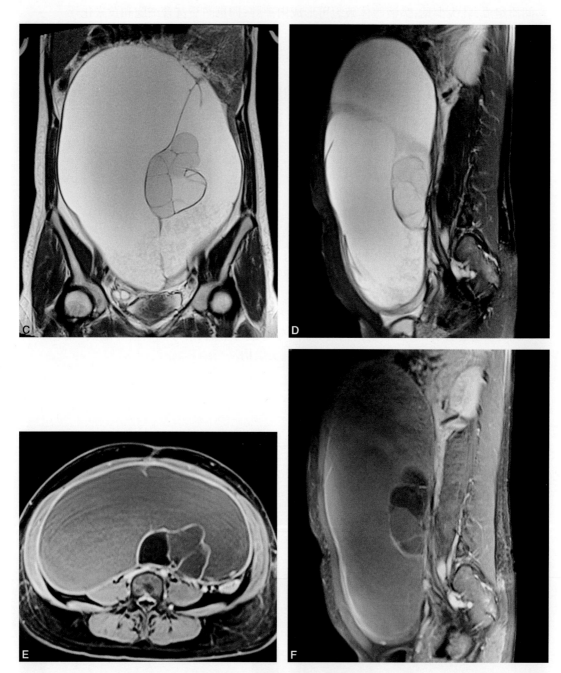

图 21-1-12 右侧卵巢黏液性囊腺瘤

横断位 T1WI（A）和横断位 T2WI 脂肪抑制、冠状位 T2WI 及矢状位 T2WI 脂肪抑制（B～D）显示盆腹腔巨大多房囊性肿块，大部分分房囊液均呈 T1WI 和 T2WI 高信号，小部分分房囊液呈水样信号。横断位及矢状位 T1WI 脂肪抑制增强（E，F）示肿瘤囊壁及分隔强化

卵巢浆液性交界性肿瘤（serous borderline ovarian tumor）

定义

- 为低度恶性肿瘤,有细胞异型性但无间质浸润,可发生腹膜种植和淋巴转移,预后较好,但易复发

病理

- 占浆液性肿瘤的15%,交界性肿瘤的50%~65%
- 大体:巨大,通常单房,也可多房;三种类型:囊性为主伴壁结节、囊实性、实性;囊壁内外见多发小乳头状突起,或单个桑葚样腔内乳头;囊液清亮
- 镜下:囊壁内衬覆2~3层输卵管型上皮细胞;瘤细胞轻至中度典型性;无间质浸润,乳头状结构分支复杂,砂粒体常见。

临床

- 15~70岁,平均37岁
- 多数无临床症状,少数下腹胀、腹痛或压迫症状
- 约半数血清CA 125轻度升高,1/3 CA 199升高

影像学

1. 一般特征

- 单房囊性肿块伴多发小壁结节或单个大结节;少数呈囊实性或完全实性
- 囊液水样密度或信号;实性成分明显强化
- 双侧性50%

2. CT

- 附件区巨大囊性为主肿块;也可囊实性或实性;囊性成分低密度
- 增强后小壁结节或大结节显示清晰,实性成分明显强化

3. MRI（图21-1-13,图21-1-14）

- 单房囊性肿块伴多发小壁结节或单个大结节;少数呈囊实性或完全实性
- T1WI:囊液低信号;壁结节、实性成分等信号
- T2WI:囊液高信号;壁结节或实性成分稍高信号或高信号;较大结节内见树枝状低信号;实性肿块呈卵巢表面生长,可见正常卵巢结构
- 壁结节及实性成分明显强化,实性肿块表现呈菜花状,内部见强化弱的树枝状结构及正常形态卵巢

4. 鉴别诊断

（1）卵巢浆液性囊腺瘤

（2）卵巢浆液性癌

（3）卵巢黏液性交界性瘤

（4）卵巢黏液性癌

（5）卵巢内膜样癌

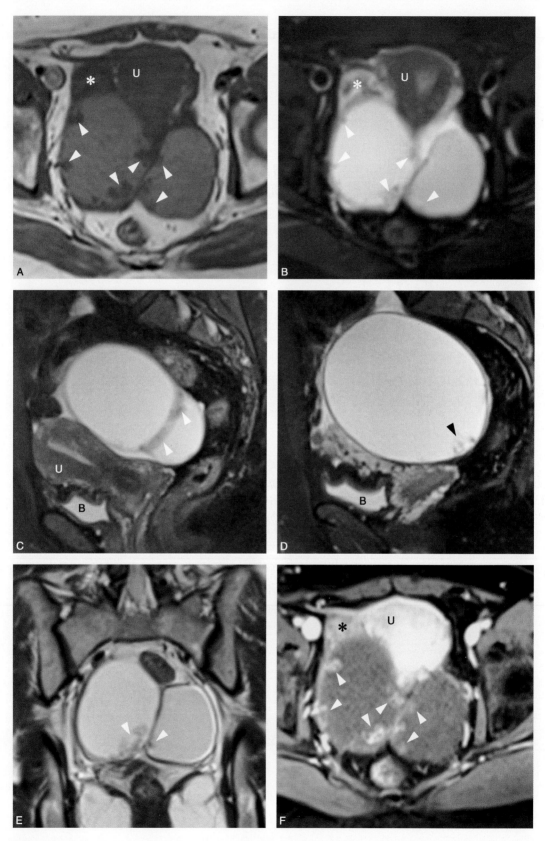

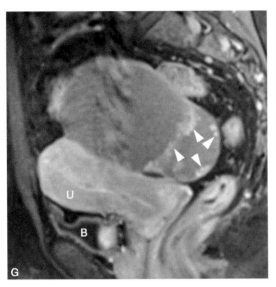

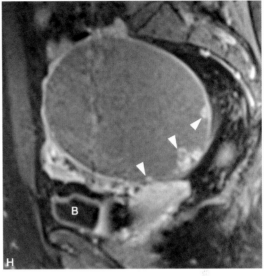

图 21-1-13　双侧卵巢浆液性交界性瘤

患者,女,55 岁,发现盆腔包块 1 年余。横断位 T1WI(A)、横断位、左侧和右侧矢状位 T2WI 脂肪抑制
(B~D)及冠状位 T2WI(E)示双侧附件区囊性肿块,囊液呈 T1WI 稍高信号、T2WI 高信号;囊内侧壁可见
大小不等结节(箭头),呈 T1WI 等信号、T2WI 等信号;左侧囊肿内见一较厚分隔;横断位、左侧和右侧矢
状位 T1WI 脂肪抑制增强(F~H)示壁结节明显强化,显示较其他序列清晰。右侧囊性肿块前外壁见实
性成分,有明显强化(星号),为右侧病灶外生乳头。U:子宫,B:膀胱

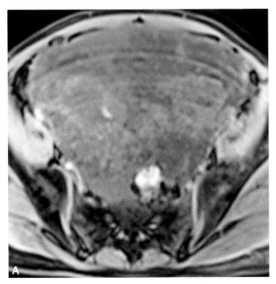

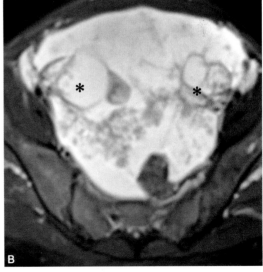

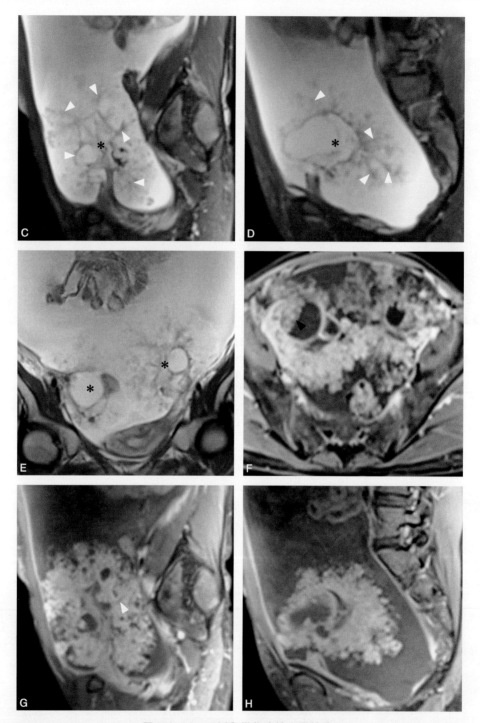

图 21-1-14 双侧卵巢浆液性交界性瘤

体检发现包块 1 年余。横断位 T1WI 脂肪抑制(A)示盆腔巨大混杂信号肿块,呈等、低信号,可见小片状高信号;横断位(B)、矢状位 T2WI 脂肪抑制(C,D)及冠状位 T2WI(E)示双侧附件区菜花状实性肿块,呈不均匀高信号,内见稍低信号的树枝状和结节状结构(典型分支乳头结构)(箭头);左侧肿块(C)中央可见结构扭曲的卵巢(黑星),右侧肿块(D)呈可见囊状扩张的卵巢(黑星);腹腔大量积液;横断位和矢状位 T1WI 脂肪抑制增强(F~H)可见实性肿块结节状明显强化,强化程度高于子宫肌层,其内分枝结构弱强化(白箭头)

卵巢黏液性交界性肿瘤(mucinous borderline ovarian tumor)

定义

- 为低度恶性上皮性肿瘤,有细胞异型性,但无间质浸润,可发生腹膜种植和淋巴转移,预后较好,但易复发

病理

- 占卵巢黏液性肿瘤的 10% ~ 15%,交界性肿瘤的 30% ~ 50%

- 大体:巨大;多房囊性;可见结节状实性区域或分隔增厚;同一肿瘤不同分房囊液性状多样,可为透亮或淡黄色黏液、透亮黏冻状黏液和白色半固态胶状

- 镜下:上皮 2 ~ 3 层,分为肠型(85%)和宫颈管型(15%);肠型多单侧发生,宫颈管型双侧性 40%,常为混合浆黏液性或混合 Mullerian 黏液性;瘤细胞轻至中度典型性;无间质浸润

临床

- 年龄 9 ~ 70 岁,平均 35 岁

- 多数无症状;少数表现为下腹胀、腹痛或压迫症状

- 1/3 患者血清 CA 125 升高;30% 患者 CA 199 升高

影像学

1. 一般特征

- 巨大多房囊性肿块;囊壁或分隔轻度增厚;通常无实性成分或较大壁结节

- 同一肿瘤不同分房密度或信号混杂

2. CT

- 附件区巨大多房囊性肿块;不同分房形态、大小、密度不同

- 囊壁或分隔的轻度不规则增厚,细小壁结节,增强后轻度或中等强化

3. MRI(图 21-1-15)

- 附件区巨大多房囊性肿块;大囊内无数小分房聚集形成蜂窝状分房

- T1WI:多数大分房囊液呈低信号;不同分房囊液可低、中等和高信号

- T2WI:囊液呈高信号;蜂窝状分房常低信号;不同分房也可呈低、中等和高信号形成"染色玻璃征";囊壁及分隔稍厚

- 增强后囊壁及分隔呈中度或明显强化,可见强化的细小壁结节;少数呈囊实性或实性,实性区轻中度强化。

4. 鉴别诊断

(1) 卵巢黏液性囊腺瘤

(2) 卵巢黏液腺癌

(3) 卵巢转移性肿瘤

(4) 卵巢浆液性交界性瘤

(5) 内膜异位囊肿

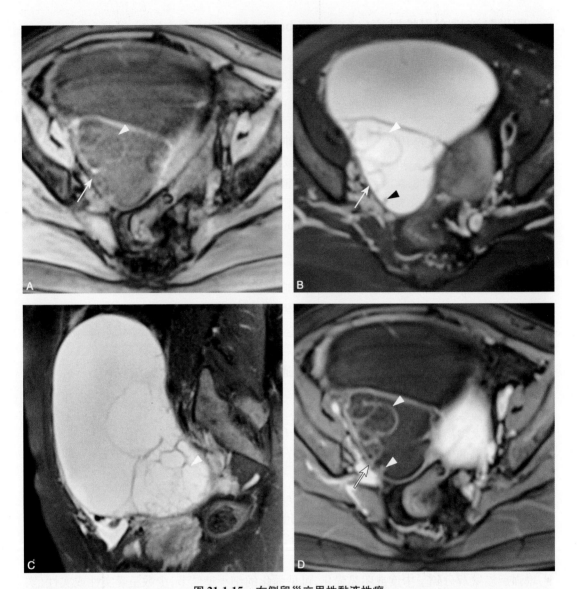

图 21-1-15　右侧卵巢交界性黏液性瘤

患者,女,51 岁,发现盆腔包块 2 年,平素月经紊乱。横断位 T1WI 脂肪抑制、横断位及矢状位 T2WI 脂肪抑制(A~C)示右侧附件区巨大多房囊性肿块(箭),边界清,T1WI 呈低信号,T2WI 呈水样高信号;肿块一侧见蜂窝状分房(箭头),部分分隔稍增厚,内壁见小结节(黑箭头);横断位 T1WI 脂肪抑制增强(D)见蜂窝状分房囊壁和小壁结节中度强化(白箭头)

卵巢(囊)腺纤维瘤(ovarian cystadenofibroma and adenofibroma)

定义
- 为卵巢良性上皮性肿瘤,囊腺纤维瘤(CAF)囊性成分为主,腺纤维瘤(AF)纤维间质成分为主

病理
- 大体:不同比例的囊实性成分,囊内壁平或有局限乳头状突起

- 镜下:腺样结构散布在致密纤维组织中;纯囊性肿块含小灶状纤维间质;根据上皮类型可分为浆液性、内膜样、黏液性、透明细胞、混合性;根据上皮增生或非典型性及间质有无侵犯分为良性、交界性和恶性

  临床

- 40~60岁多见(15~65岁)
- 常无症状
- 少见症状:盆块,腹胀,模糊胃肠症状,扭转可致急腹症

  影像学

  1. 一般特征

- 中等大小,AF 呈 T2WI 低信号实性肿块,可伴高信号灶;CAF 呈单房或多房囊性肿块,伴 T2WI 低信号实性成分

  2. CT

- AF 呈不均匀轻度强化的软组织密度肿块;CAF 呈单房或多房囊性肿块伴实性成分

  3. MRI(图 21-1-16)

- T1WI:实性成分等低信号;囊性成分低信号,多房黏液性可呈"染色玻璃状"
- T2WI:实性成分低信号;AF 见实性区内高信号微囊,呈海绵状表现;CAF 单房或多房高信号囊性肿块,伴低信号实性成分或厚分隔或壁
- 实性成分 DWI 低信号;轻度强化

  4. 鉴别诊断

  (1) 卵巢浆液性/黏液性囊腺瘤(与 CAF)

  (2) 卵巢浆液性/黏液性癌

  (3) 卵巢功能性囊肿(与 CAF)

  (4) 卵巢纤维卵泡膜细胞瘤

  (5) 卵巢转移瘤

  (6) 卵巢 Brenner 瘤

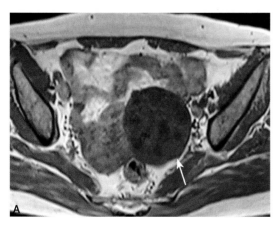
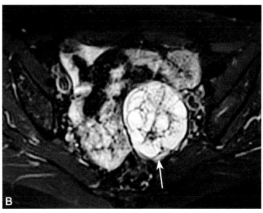

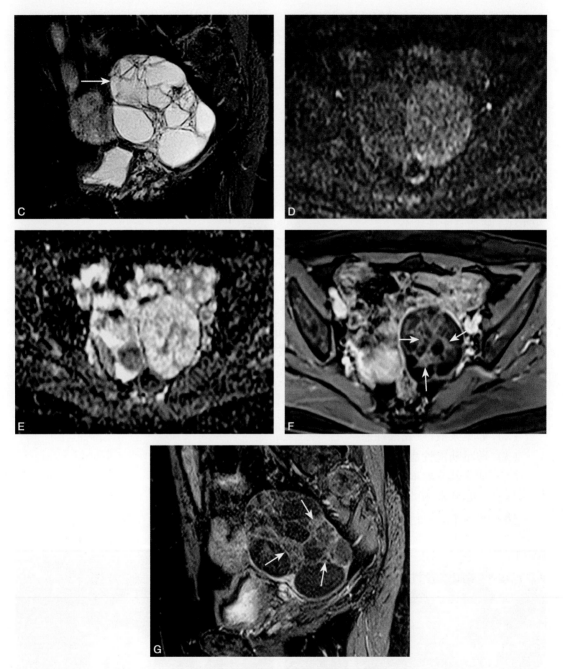

图 21-1-16　左侧卵巢黏液性囊腺纤维瘤

患者,女,58 岁,阴道排液增多两年。横断位 T1WI 序列(A)示左侧卵巢囊性为主肿块,呈不均匀等低信号(箭);横断位和矢状位 T2WI 脂肪抑制序列(B,C),示肿块呈边界清晰的多房囊性(箭),内部见许多不规则低信号分隔和片状实性区;DWI(D)示肿块等低信号;ADC 图(E)为高信号;横断位和矢状位 T1WI 脂肪抑制增强序列(F,G),示肿块囊壁、分隔和小片状实性区中度强化(箭),囊腔内液体无强化

卵巢成熟囊性畸胎瘤(mature cystic teratoma of ovary)

同义名称:皮样囊肿,成熟性畸胎瘤

定义

- 为良性生殖细胞肿瘤
- 先天性分化良好的卵巢良性囊性肿瘤,至少由 2 个胚层结构组成

病理

- 占所有卵巢肿瘤的5% ~25%
- 大体:88% 为单房,少数为多房;囊内含油脂,体温时液性,室温时半固体;囊壁突向囊腔的 Rokitansky 结节或头结节,内含脂肪、毛发、钙化和其他组织
- 镜下:由分化良好的三胚层生殖细胞组成:外胚层(皮肤衍生物和神经组织),中胚层(脂肪,骨,软骨,肌肉)和内胚层(胃肠道及支气管上皮,甲状腺组织);囊壁衬以鳞状上皮,受压的卵巢基质构成囊外表面;几乎所有肿瘤见外胚层组织,90% 以上见中胚层组织,多数病例见内胚层组织;67% ~75% 见脂肪,1/3 见牙齿

临床

- 通常无症状,常在常规盆腔体检时发现
- 常见症状:腹痛、腹胀,腹部包块
- 偶尔因肿瘤扭转可出现急腹症

影像学

1. 一般特征

- 大小不一、单房含脂肪成分的囊性肿块;6% 肿瘤 CT 或 MR 未见脂肪
- 单侧多见,双侧占 20%

2. CT

- 脂肪密度囊性肿块(−90 ~ −130HU);牙齿或钙化约占 56%
- 脂液界面可见"浮球征";囊壁向腔内突起的头结节,头结节可不同密度
- 实性成分可轻度强化,并不一定为恶性

3. MRI(图 21-1-17)

- T1WI:皮脂腺或脂肪成分呈高信号,钙化、骨骼、毛发及纤维组织呈低信号;化学位移成像(同反相位)可发现少量脂肪成分,即反相位图中信号降低;脂肪抑制高信号脂肪被抑制呈低信号
- T2WI:信号较混杂,可呈不均质高信号,或高低混杂信号
- 由于角蛋白类物质,肿瘤在 DWI 呈高信号,ADC 值降低
- 实性成分可轻度强化

4. 鉴别诊断

(1) 内膜异位囊肿
(2) 卵巢出血性囊肿
(3) 浆膜下带蒂脂肪平滑肌瘤
(4) 未成熟性畸胎瘤

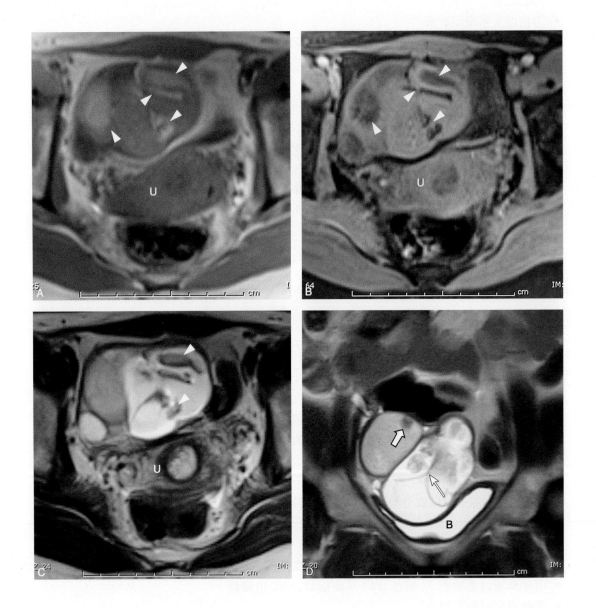

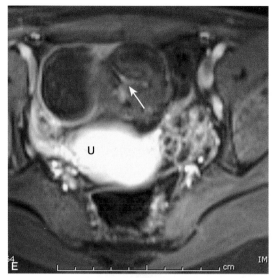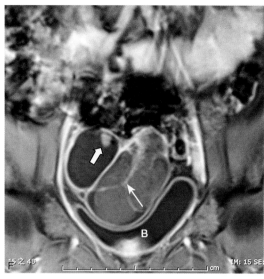

图 21-1-17　右侧卵巢成熟性囊性畸胎瘤

患者女,33 岁,痛经较前加重就诊。横断位 T1WI 和脂肪抑制(A,B)示右附件区混杂等及稍高信号(箭头)肿块,脂肪抑制后高信号区信号减低为低信号(箭头);横断位和冠状位 T2WI(C、D)示病灶呈双房高信号囊性,T1WI 高信号区为等低信号(箭头),右侧分房内侧壁可见低信号结节(空心箭);横断位和冠状位 T1WI 脂肪抑制增强(E,F)示囊壁、分隔(箭)及结节(空心箭)呈中等度强化

卵巢甲状腺肿(struma ovarii)

定义

- 甲状腺组织>50% 的成熟性畸胎瘤,属于高度特异分化的卵巢单胚层成熟性畸胎瘤

病理

- 占所有卵巢肿瘤的 0.5% ;所有卵巢生殖细胞肿瘤的 2% ;所有卵巢畸胎瘤的 1% ~3%
- 大体:肿瘤表面光滑,可呈实性,囊实性或完全囊性;实性区呈灰黄色或灰红色,有出血或坏死;囊性区内含油脂
- 镜下:肿瘤主要由典型的成熟甲状腺组织构成,滤泡大小不等,衬覆单层立方上皮或柱状上皮细胞,无异型性,滤泡内含有多少不等均质的甲状腺胶质

临床

- 好发于生育期女性
- 多数患者无明显症状;常见表现:腹胀,腹痛,泌尿道或肠道梗阻,不孕,潮红
- 5% ~15% 的患者伴发甲状腺功能亢进;17% 的患者伴腹水
- 少数患者 CA 125 可轻度升高

影像学

1. 一般特征

- 光滑、多房囊性肿块伴明显强化的实性成分;也可多房纯囊性或实性为主
- 常单侧发生,可伴成熟囊性畸胎瘤
- 体积大小不等,但通常<10cm

689

2. CT

- 多房囊性肿块伴实性成分；部分分房呈高密度，CT值58～98HU；由于甲状腺组织内含碘，实性成分显示高密度
- 囊壁、分隔或实性成分上可见钙化
- 实性成分增强后显著强化

3. MRI(图21-1-18)

- 多房囊性肿块，分房信号多样
- T1WI：分房低信号、中等或高信号；囊壁、分隔或实性成分上见针尖状高信号，脂肪抑制序列信号不降低；实性成分中等或稍高信号
- T2WI：多数分房高信号；部分分房极低信号；实性成分低至中等信号
- 增强：囊壁、分隔或实性成分明显强化；囊内容物不强化

4. 鉴别诊断

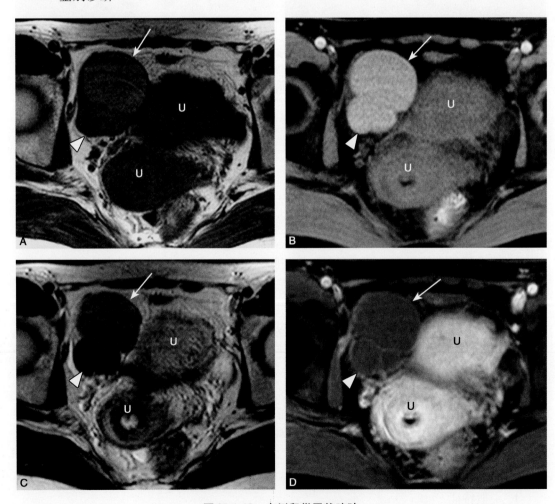

图21-1-18 右侧卵巢甲状腺肿

横断位T1WI(A)示右附件葫芦状双房肿块，呈中等(箭头)和稍高信号(箭)；T1WI脂肪抑制(B)时肿块稍高信号(箭)，高于子宫信号；横断位T2WI(C)示前方分房中等信号(箭)，后方分房明显低信号(箭头)；增强(F)见囊壁中度强化，囊内容无强化。U:子宫

（1）卵巢成熟性囊性畸胎瘤

（2）卵巢黏液性囊腺瘤

（3）卵巢黏液性囊腺癌

（4）子宫内膜异位囊肿

第二节　附件区囊实性和实性肿块的鉴别诊断

一、附件区囊实性肿块

1. 常见病变

（1）卵巢浆液性腺癌

（2）卵巢透明细胞癌

（3）卵巢内膜样腺癌

（4）卵巢黏液性腺癌

（5）卵巢转移性肿瘤

2. 少见病变

（1）卵巢浆液性交界性肿瘤

（2）输卵管癌

（3）卵巢颗粒细胞瘤

（4）卵巢囊腺纤维瘤

（5）卵黄囊瘤

3. 重要罕见病变

（1）卵巢未成熟性畸胎瘤

（2）Brenner 瘤

（3）Sertoli-Leydig 细胞瘤

（4）卵泡膜纤维类肿瘤

（5）卵巢黏液性交界性肿瘤

二、附件区实性肿块

1. 常见病变

（1）卵巢浆液性腺癌

（2）卵巢透明细胞癌

（3）卵巢内膜样腺癌

（4）卵泡膜纤维类肿瘤

（5）子宫浆膜下/阔韧带肌瘤

2. 少见病变

（1）卵巢转移性肿瘤

（2）卵巢黏液性腺癌

（3）输卵管癌

（4）小肠源性间质瘤

（5）卵巢无性细胞瘤

3. 重要罕见病变

（1）卵巢颗粒细胞瘤

（2）卵巢未成熟性畸胎瘤

（3）卵巢浆液性交界性肿瘤

（4）卵巢卵黄囊瘤

（5）卵巢硬化性间质瘤

卵巢浆液性腺癌（ovarian serous carcinoma）

定义

- 为恶性卵巢上皮性肿瘤

病理

- 占所有卵巢恶性肿瘤的60%~70%

- 分为低级别浆液性癌（LGSC，Ⅰ型）和高级别浆液性癌（HGSC，Ⅱ型）

- LGSC

  ➢ 占10%，从良性囊腺瘤经交界性瘤发展而来

  ➢ 惰性行为，发现时多限于卵巢

  ➢ 无TP53突变

- HGSC

  ➢ 占90%，可能来自于输卵管伞端上皮

  ➢ 侵袭性强，发现时常晚期

  ➢ 多有*TP53*突变，合并*BRCA1*和*BRCA2*基因

- 大体：常为单房或含分隔的囊性肿块伴乳头状实性突起

- 镜下：输卵管型上皮；乳头状、腺管状和实性生长；常含腺体，成片细胞或裂隙；瘤细胞常广泛侵犯纤维间质；30%见层状砂粒体

临床

- 常见表现：盆腔肿块、盆腔痛、腹胀、腹水

- 80%患者CA 125>35U/ml；Ⅱ期及以上90% CA 125增高

- 贫血、恶病质

影像学

1. 一般特征

- 附件区复杂囊性肿块伴实性或乳头状成分

- 双侧性约80%，常见腹膜种植

- 大小不等

- LGSC：囊性为主伴乳头状实性成分；HGSC：复杂囊性肿块伴实性成分，可完全实性

2. CT

- 低密度囊性肿块伴强化的软组织密度实性成分

- 12%可见钙化

3. MRI(图 21-2-1)

- 囊性成分 T1WI 低至中等信号,T2WI 高信号
- 实性成分 T1WI 中等信号,T2WI 混杂信号,明显强化

4. 鉴别诊断

（1）卵巢浆液性交界性瘤

（2）卵巢黏液性囊腺瘤/交界性瘤/腺癌

（3）卵巢透明细胞癌

（4）卵巢内膜样癌

（5）卵巢转移瘤

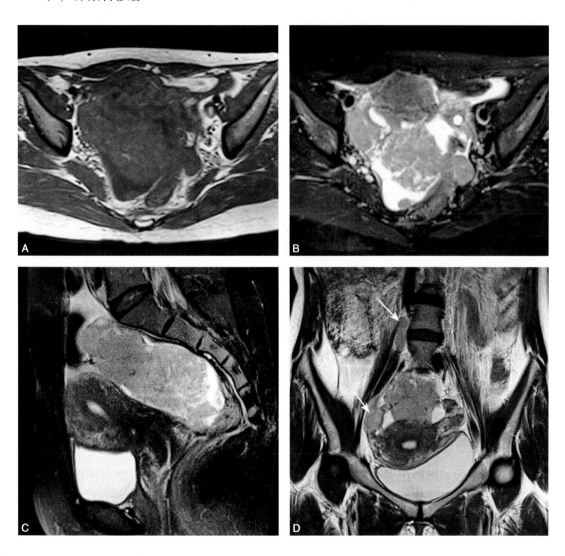

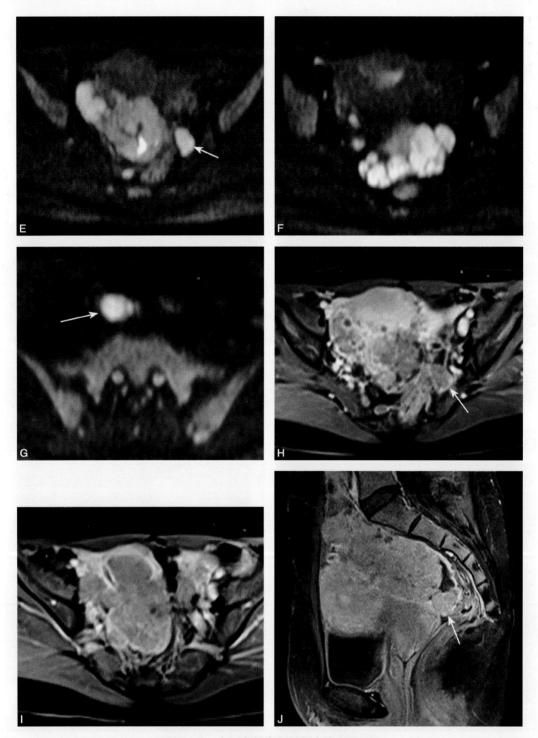

图 21-2-1 右侧卵巢高级别浆液性癌Ⅲc 期

患者 42 岁,发现盆块 10 天,CA 125:462U/ml。横断位 T1WI(A)和横断位、矢状位 T2WI 脂肪抑制及冠状位 T2WI 图像(B～D)示子宫后方巨大不规则实性肿块,T1WI 以等低信号为主,局部见小条片稍高信号;T2WI 呈不均匀稍高信号,子宫直肠陷凹种植灶、髂血管旁肿大淋巴结(箭);DWI(E～G)示肿块及转移灶(箭)均呈显著高信号;横断位和矢状位 T1WI 脂肪抑制增强序列(H～J)显示肿块中度不均匀强化,淋巴结(H,箭)及子宫直肠陷凹转移灶(J,箭)亦呈中度强化

卵巢内膜样癌(ovarian endometrioid carcinoma)

定义

- 为恶性卵巢上皮性肿瘤

病理

- 第二常见的卵巢上皮癌,占 15% ~20% ;80% 恶性,20% 交界性
- 可源自内膜异位症
- 合并异常:①子宫内膜增生或内膜癌(20% ~35%);同时双原发癌(卵巢内膜样癌和子宫内膜癌);②Lynch 综合征(遗传性非息肉病性结直肠癌);③内膜异位症,可高达 42% ;
- 大体:与其他上皮癌相似;不同囊实性成分肿块,可完全实性
- 镜下:腺管结构镶嵌于纤维胶原间质;瘤细胞缺乏黏液

临床

- 绝经前后妇女
- 腹围增大,绝经后阴道出血,月经过多
- CA 125 增高

影像学

1. 一般特征

- 体积大、复杂实性、多房囊性肿块伴软组织成分
- 源自内膜异位囊肿,表现为囊肿增大、T2 阴影消失,壁结节>3cm 和强化
- 常伴子宫内膜增生或内膜癌
- 30% 双侧性

2. CT

- 低密度囊性肿块伴壁结节或实性成分
- 壁结节或实性成分强化

3. MRI(图 21-2-2)

- 原发癌呈混杂囊实性肿块
    - ➢ 囊性成分 T1WI 低至中等信号、T2WI 高信号;
    - ➢ 实性成分 T1WI 中等信号、T2WI 中等或混杂信号
- 源自内膜异位囊肿(恶变)表现为囊性肿块伴壁结节
    - ➢ 囊性成分 T1WI 高信号、T2WI 高信号,T2 阴影可不出现
    - ➢ 实性成分 T1WI 低或中等信号、T2WI 中等或高信号
- 实性成分明显强化

4. 鉴别诊断

(1) 卵巢浆液性癌

(2) 卵巢透明细胞癌

(3) 内膜异位囊肿

(4) 卵巢浆液性交界性瘤

(5) 卵巢黏液性交界性瘤

(6) 卵巢黏液性腺癌

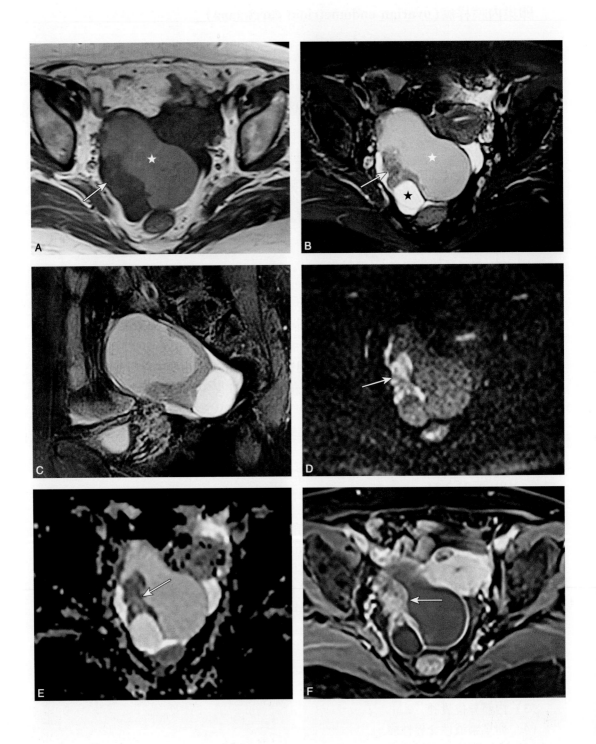

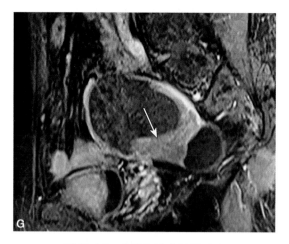

图 21-2-2　右侧卵巢内膜样腺癌

患者,女,56 岁,体检发现盆腔包块半月。横断位 T1WI 序列(A)示右侧卵巢囊性为主肿块(箭),囊液呈均匀高信号(五角星),实性壁结节呈等信号。横断位和矢状位 T2WI 脂肪抑制序列(B,C)示囊液呈稍高信号(白五角星)及明显高信号(黑五角星),壁结节呈等信号(箭)。DWI(D)示壁结节呈高信号(箭);ADC 图(E)示壁结节低信号(箭);横断位和矢状位 T1WI 脂肪抑制增强序列(F,G),示囊壁和壁结节明显强化(箭),囊性成分不强化

卵巢透明细胞癌(ovarian clear cell carcinoma)

定义

- 为恶性卵巢上皮性肿瘤

病理

- 占上皮性卵巢癌的 10% ~15%,东亚妇女常见,占 15% ~25%;西方妇女占5% ~13%
- 大体:大囊性肿块伴单个或多个实性结节突入囊腔
- 镜下:几乎都为恶性,交界性非常罕见,无良性肿瘤;多面细胞含丰富的透明胞质和偏心核;细胞呈簇状或形成小管;多数肿瘤见大头钉细胞;
- 45% ~49%合并内膜异位症;Trousseau 综合征(静脉血栓症)
- 两类组织学来源:①囊性透明细胞癌,常合并内膜异位症、Ⅰ 期肿瘤、5 年生存率90%;②腺纤维瘤相关透明细胞癌,5 年生存率50%

临床

- 绝经后妇女
- 常见表现:盆腔肿块、盆腔痛、腹胀、腹水
- 高钙血症(副瘤综合征)、血栓并发症

影像学

1. 一般特征

- 体积大、厚壁、单房或多房囊性肿块伴壁结节
- 可源自内膜异位囊肿恶变,表现为囊肿增大、T2 阴影消失,壁结节>3cm 和强化
- 原发癌与其他上皮癌难于鉴别
- 40% 双侧性

2. CT
- 低密度囊性肿块伴软组织密度实性成分
- 囊性区可因出血呈高密度,实性成分强化

3. MRI(图 21-2-3)
- 囊性成分 T1WI 信号多变,从低至非常高信号取决于有无出血,T2WI 高信号
- 实性成分 T1WI 中等信号,T2WI 中等至高信号或混杂信号,明显强化

4. 鉴别诊断
(1) 卵巢浆液性癌
(2) 卵巢内膜样癌
(3) 内膜异位囊肿
(4) 卵巢黏液性交界性瘤
(5) 卵巢浆液性交界性瘤
(6) 卵巢黏液性腺癌

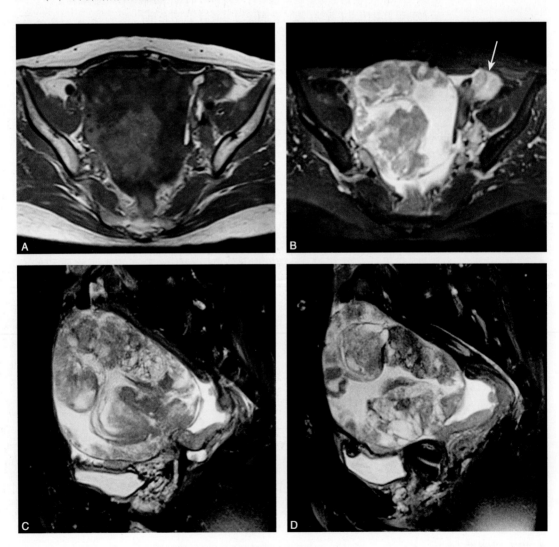

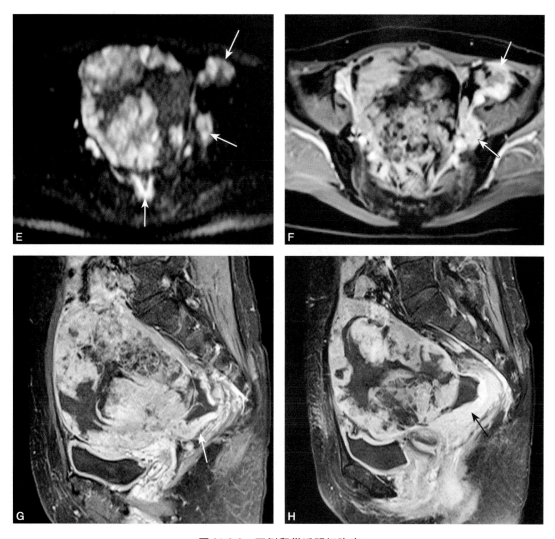

图 21-2-3　双侧卵巢透明细胞癌

患者 50 岁,体检发现盆腔包块 6 年,增大 3 个月余。横断位 T1WI(A)显示盆腔椭圆形囊实混合性肿块,实性组织呈等信号,囊液呈低信号;横断位和矢状位 T2WI 脂肪抑制(B~D)显示肿块实性组织形态不规则,呈不均匀等信号和稍高信号,囊性区呈明显高信号,左侧附件区、髂血管区及子宫直肠陷凹亦可见实性不均匀结节(箭);DWI(E)示实性组织呈不均匀高信号,左侧附件区及髂血管结节状亦呈高信号(箭);横断位和矢状位 T1WI 增强序列(F~H)显示实性组织明显不均匀强化,左侧附件区、髂血管区及子宫直肠陷凹病变亦较明显均匀强化,分别为左卵巢、髂血管淋巴结和子宫直肠陷凹转移灶(箭)

卵巢黏液性腺癌(mucinous adenocarcimoma)

同义名称:卵巢黏液性囊腺癌
定义
- 为恶性卵巢上皮性肿瘤
  病理
- 约占卵巢癌的 5%

- 瘤内可含良性、交界性、非浸润性癌和浸润性癌多种成分；从囊腺瘤经交界性瘤发展而来
- 大体：单侧卵巢、大的多房囊性肿块，含凝胶状物质；单侧卵巢小于13cm或双侧性黏液性囊性肿瘤为转移性
- 镜下：黏液癌细胞类似于为胃幽门、肠和宫颈内膜上皮；同一肿瘤内见良性、交界性、非浸润性和浸润性癌；肿瘤由腺体、筛孔类型和实性片组成；高级别瘤细胞质内见少量黏液

  临床
- 围绝经期或绝经后
- 常见表现：盆腔肿块、盆腔疼痛、腹胀、腹水
- 少数贫血、恶病质

  影像学

  1. 一般特征
- 巨大、多房囊性卵巢肿块伴实性壁结节
- 分房密度或信号多变
- 几乎总是单侧

  2. CT
- 多房低密度囊性肿块
- 部分分房黏液含高蛋白呈高密度
- 增强后见增厚分隔和实性壁结节中度强化

  3. MRI（图21-2-4）
- T1WI不同分房信号可不同；水样黏液低信号，厚黏液中等信号，胶样物质高信号
- T2WI不同分房信号可不同；水样黏液高信号，厚黏液中等低信号，胶样物质低信号；实性壁结节中等信号
- 增强后见增厚分隔和实性壁结节中度强化

  4. 鉴别诊断
  （1）卵巢良性黏液性囊腺瘤
  （2）卵巢黏液性交界性肿瘤
  （3）卵巢浆液性癌
  （4）卵巢转移瘤
  （5）卵巢透明细胞癌
  （6）卵巢内膜样癌

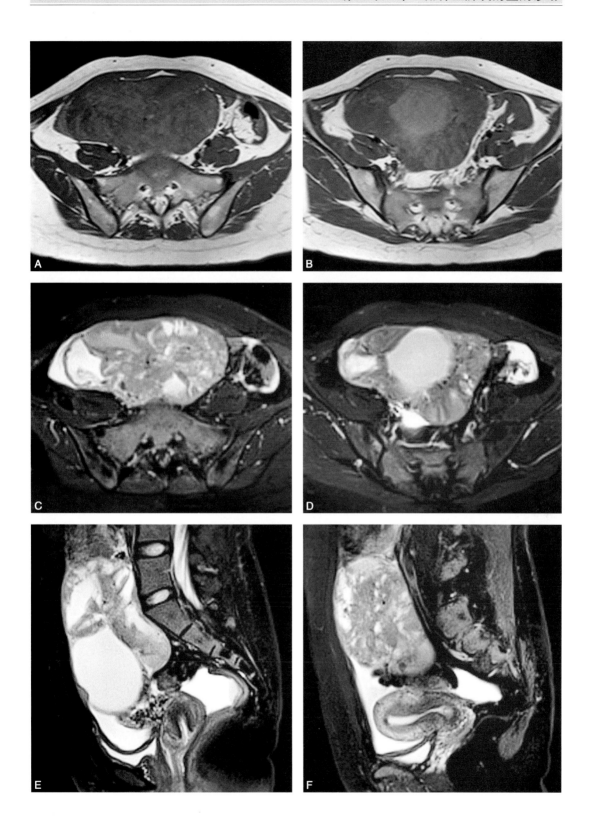

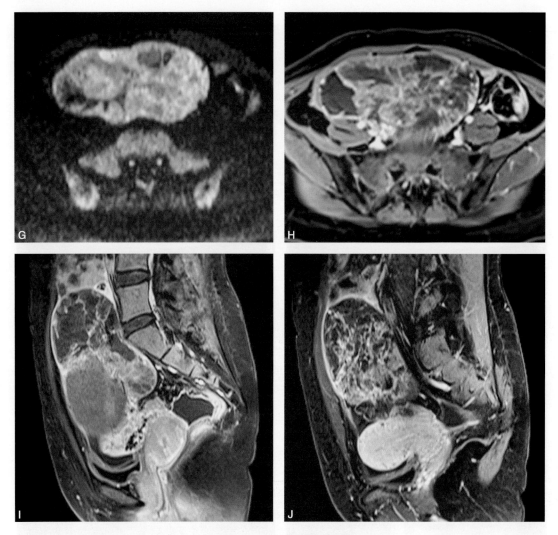

图 21-2-4 右侧卵巢黏液腺癌

患者 39 岁,下腹痛 5 天,CA 125:659U/ml,CA 199>1200U/ml。横断位 T1WI(A,B)示盆腔巨大囊实性肿块,实性成分呈等信号,囊性成分稍高信号;横断位和矢状位 T2WI 脂肪抑制(C~F)显示肿块实性组织呈不均匀稍高信号,内见多发片状明显高信号,囊性区呈明显高信号;DWI(G)示实性组织不均匀高信号;横断位及矢状位 T1WI 脂肪抑制增强序列(H~J)显示实性组织明显不均匀性强化,内见不规则无强化囊变及坏死区,肿瘤呈网格状改变

卵巢 Brenner 瘤

定义

- 为卵巢上皮性肿瘤,99% 为良性,极少数为交界性和恶性
  病理
- 约占所有卵巢肿瘤的 5%
- 大体:完全实性或者实性伴有大小不一的囊肿,囊内含浆液性或黏液性液体,实质区质硬,白色或褐色。

- 镜下:孤立散在的上皮细胞巢;实性巢中常见小囊腔、腺管状、筛孔状结构,但无异型;巢间见明显间质和纤维组织

  临床
- 50~60 岁中老年多见
- 常无症状;少见表现:下腹痛,阴道流血

  影像学

  1. 一般特征
- 中等大小,实性或囊实性肿块,常伴无定型钙化

  2. CT
- 实性或囊实性肿块;实性成分密度均匀,半数以上见无定型钙化;囊性成分单房或多房低密度;实性成分轻中度强化

  3. MRI(图 21-2-5)
- 实性或囊实性;实性成分 T1WI 和 T2WI 均为低信号;囊性成分 T2WI 高信号
- 轻度或中等度强化

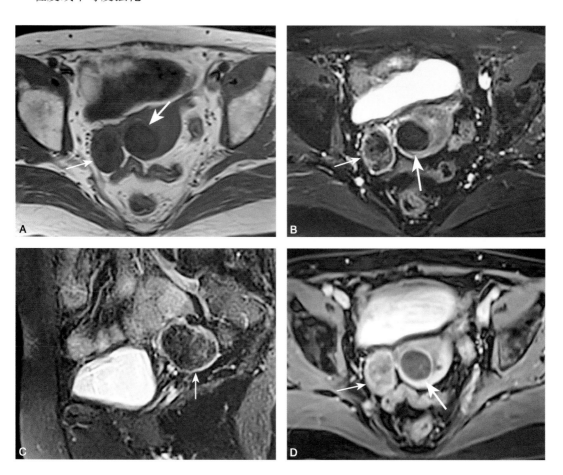

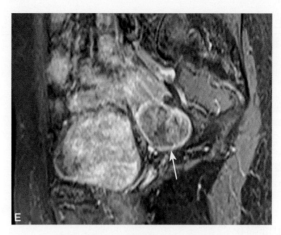

图 21-2-5　右侧卵巢 Brenner 瘤
患者,女,63 岁,检查发现盆腔包块。横断位 T1WI 序列
(A)示右侧卵巢肿块呈等低信号(细箭),子宫肌层内见
低信号病灶(粗箭);横断位和矢状位 T2WI 脂肪抑制序
列(B,C),示肿块呈不均匀低信号,周围见高信号包膜
(箭);子宫肌层内病灶呈明显低信号(粗箭);横断位和
矢状位 T1WI 脂肪抑制增强序列(D,E),示右侧卵巢肿块
呈中度延迟性强化(细箭),包膜明显强化;子宫肌层内病
灶无明显强化,为子宫肌瘤(粗箭)

4. 鉴别诊断
(1) 卵巢纤维卵泡膜细胞瘤
(2) 浆膜下子宫肌瘤
(3) 卵巢腺纤维瘤
(4) 卵巢转移瘤
(5) 卵巢硬化性间质瘤

纤维卵泡膜细胞肿瘤(fibrothecoma)

定义
- 良性卵巢肿瘤,性索间质肿瘤
- 包括纤维瘤,卵泡膜细胞瘤和纤维卵泡膜细胞瘤
病理
- 最常见的性索-间质肿瘤,占卵巢肿瘤的 4%
- 1% 患者合并 Meigs 综合征,表现为腹水、胸水
- 大体:灰白色致密旋涡状;少数纤维瘤可呈囊性,10% 可钙化
- 镜下:纤维瘤由胶原间质和镶嵌的细梭形细胞索组成;纤维卵泡膜细胞瘤在细梭形细胞
(纤维瘤样细胞)的背景上有片状和巢状富含脂质的肥胖梭形细胞(卵泡膜样细胞);可混
杂黄体细胞,后者可分泌激素
临床
- 纤维瘤平均年龄 48 岁,卵泡膜细胞瘤多发生于绝经后
- 多数无症状,偶然发现

- 附件肿块,附件扭转
- 分泌雌激素或雄激素导致的症状

   影像学

   1. 一般特征
- 边界清(卵)圆形、分叶或双叶状实性卵巢肿块
- 中等大小,肿瘤大可囊变或钙化

   2. CT
- 等密度实性肿块,可含钙化
- 早期轻微强化,延迟期进行性强化

   3. MRI(图 21-2-6)
- T1WI 均匀等低信号;钙化为极低信号;如卵泡膜细胞瘤成分明显,可略高信号,正反相位成像可显示脂质
- T2WI 等低信号,多数信号均匀;肿瘤大可含囊变或水肿,呈高或稍高信号
- 不同程度增强;早期强化轻微,延迟期进行性强化;卵泡膜细胞团强化中度或明显

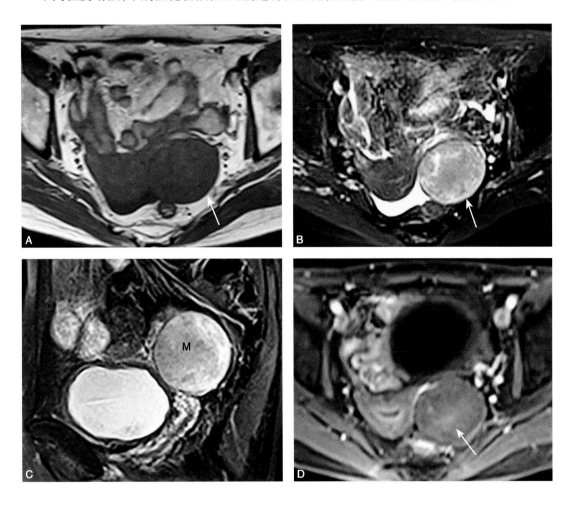

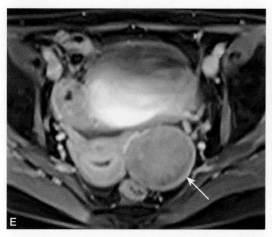
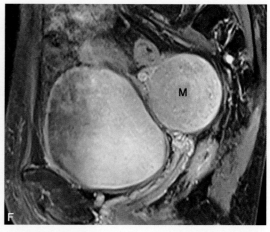

图 21-2-6　左侧卵巢纤维卵泡膜细胞瘤

患者,女,62 岁,体检发现盆腔包块。横断位 T1WI 序列(A)示左侧卵巢实性均匀等信号肿块,边缘光滑(箭);横断位和矢状位 T2WI 脂肪抑制序列(B,C),示肿块呈不均匀稍高信号和高信号(箭),边界清晰;横断位 T1WI 脂肪抑制增强动脉期(D)示肿块轻度强化;静脉期(E)轻度和中度持续强化,后者为卵泡膜细胞团,包膜明显强化(箭);矢状位 T1WI 脂肪抑制增强延迟期(F)示肿块呈均匀明显持续性强化(M)

4. 鉴别诊断

(1) 浆膜下/阔韧带肌瘤

(2) Krukenberg 瘤

(3) 卵巢(囊)腺纤维瘤

(4) Brenner 瘤

(5) 无性细胞瘤

卵巢颗粒细胞瘤(granulose cell tumor of ovary,GCTO)

定义

- 为性索-间质肿瘤

- 分两类:成年型占 95%,青少年型占 5%

病理

- 源自围绕卵泡的颗粒细胞

- 占卵巢恶性肿瘤的 3%~5%;性索间质肿瘤的第二位;最常见的恶性性索间质肿瘤

- 大体:大的光滑或分叶状有包膜的肿块;含不等量的实性和囊性区;肿瘤大时常出血和坏死;成年性和青少年型表现相似

- 镜下:在纤维卵泡膜瘤样间质中有至少 10% 的颗粒细胞;成年型瘤细胞核有特征性纵沟和 Call-Exner 体,稀少胞质;青少年型无核纵沟和 Call-Exner 体,胞质丰富

临床

- 常见表现:80% 患者有雌激素增多症状(异常阴道出血、内膜增生、息肉、肿瘤)

- 腹痛、盆腔肿块,CA 125 增高

- 少数性早熟,腹水,急腹痛,Meigs 综合征(胸腹水),男性化

影像学

1. 一般特征

- 典型:大的囊实性肿块,子宫增大,内膜增厚
- 其他类型:多房囊性含实性成分;实性;海绵样实性;厚壁完全囊性
- 9%成年型和2%青少年型双侧

    2. CT

- 实性强化的肿块,伴不同类型的低密度囊变,或出血和坏死区

    3. MRI(图21-2-7)

- T1WI 囊实性肿块;囊性区可因出血呈高信号
- T2WI 常见表现:多房囊性肿块含实性成分,或实性肿块伴多发囊肿(瑞士奶酪表现);囊内出血低信号或液-液平面;实性区或厚分隔偏低信号
- T2WI 少见表现:单房囊性肿块;完全实性;青少年型实性肿块高信号
- 实性成分中度或明显强化

    4. 鉴别诊断

    (1) 卵巢内膜样癌(与多房囊性含实性 GCTO)

    (2) 卵巢黏液性癌(与多房囊性含实性 GCTO)

    (3) 卵巢囊腺瘤(与单房囊性 GCTO)

    (4) 出血性卵巢囊肿(与出血性 GCTO)

    (5) 纤维卵泡膜细胞瘤(与完全实性 GCTO)

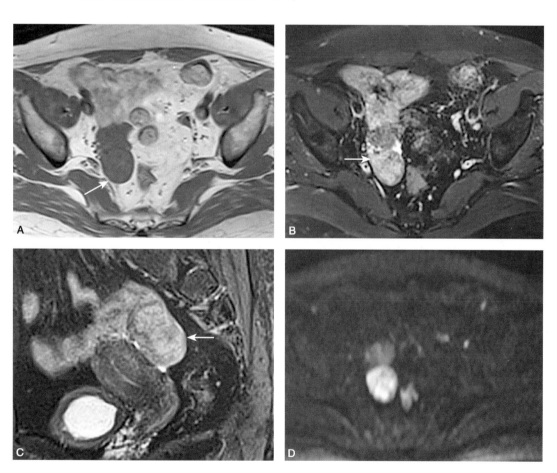

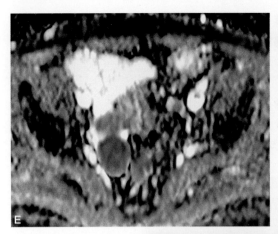
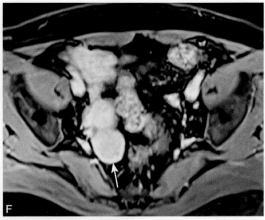
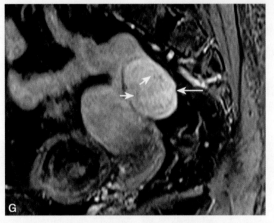

图 21-2-7　右侧卵巢成年型颗粒细胞瘤

患者,女,60 岁,体检发现盆腔包块。横断位 T1WI 序列(A)示右侧卵巢类圆形实性肿块(箭),呈等信号,边界清晰;横断位和矢状位 T2WI 脂肪抑制序列(B,C),示实性肿块呈不均匀高信号(箭);DWI(D)示肿块高信号;ADC 图(E)示肿块低信号。横断位和矢状位 T1WI 脂肪抑制增强序列(F,G),示肿瘤明显强化,与前方子宫强化相仿(长箭),肿块内见小裂隙样无强化区,具有一定特征性(短箭)

Sertoli-Leydig 细胞瘤(Sertoli-Leydig cell tumors,SLCTs)

同义名称:男性细胞瘤;男性母细胞瘤

定义

- 为一组卵巢性索-间质肿瘤,包括 Sertoli-Leydig 细胞瘤,Sertoli 细胞瘤,Leydig 细胞瘤,Sertoli-Stromal 细胞瘤,低、中等、高分化

  病理

- 罕见,占卵巢肿瘤<1%,其中 Sertoli-Leydig 细胞瘤最常见

- 大体:黄褐色,结节状实性肿瘤;低分化肿瘤易出血或坏死

- 镜下:不同比例的 Sertoli 细胞,Leydig 细胞,成纤维细胞,丛上皮细胞;Sertoli-Leydig 细胞瘤可分高、中等或低分化及网状型;可含异源成分如类癌、间叶或黏液上皮组织

  临床

- 年轻女性,平均年龄 25 岁

- 男性化如痤疮,胡须,声音低沉、阴蒂增大
- 女性特征丧失如月经过少或闭经,乳房萎缩
- 血清睾酮和雄甾酮增高;Sertoli 细胞常分泌雌激素
- 腹胀,腹痛,红细胞计数增加

影像学

1. 一般特征

- 边缘清楚、强化明显的实性肿块;可含囊性,坏死和出血
- 大小不同,分泌激素者肿瘤较小

2. CT

- 实性软组织密度,均匀或不均匀明显强化,可见不强化的囊变、坏死和出血区

3. MRI(图 21-2-8)

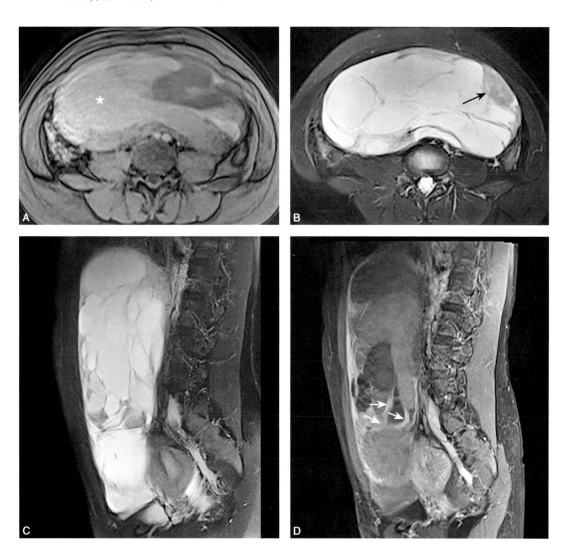

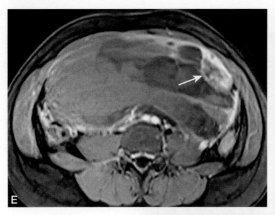
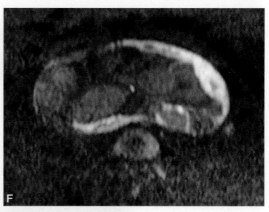
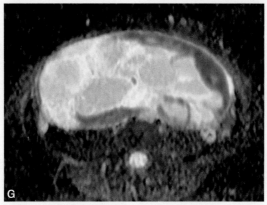

图 21-2-8　左侧卵巢 Sertoli-Leydig 细胞瘤伴广泛出血坏死

患者,女,20 岁,反复阴道少量流血。横断位 T1WI 脂肪抑制序列(A)示腹盆腔巨大囊性为主肿块,囊液呈高信号(五角星),实性成分呈低信号;横断位和矢状位 T2WI 脂肪抑制序列(B,C),示多房囊性为主肿块,不同分房囊液信号不等,伴中等信号的厚壁和厚分隔实性成分(箭);横断位和矢状位 T1WI 脂肪抑制增强序列(D,E),示肿块实性成分明显强化(箭),囊性成分不强化;DWI(F)示肿块实性区明显高信号;ADC 图(G)示实性成分低信号

- T1WI 实性成分信号不同,取决于纤维和脂质成分含量
- T2WI 实性成分中等信号,纤维间质多时低信号;囊性或坏死区高信号
- 均匀或不均匀明显强化

　　4. 鉴别诊断

　　(1) 卵巢颗粒细胞瘤

　　(2) 纤维卵泡膜细胞类肿瘤

　　(3) 卵巢黏液性囊腺瘤

　　(4) 交界性或恶性浆液性肿瘤

　　(5) 交界性或恶性黏液性肿瘤

卵巢硬化性间质瘤(sclerosing stromal tumor)

　　定义

- 为卵巢良性性索-间质肿瘤

病理

- 源自卵泡周围卵泡外膜的肌样间质细胞
- 大体:单侧、致密、实性、分叶状肿块;3~5cm;有时见囊变区
- 镜下:假小叶细胞区与无细胞水肿区或致密结缔组织区间隔;细胞区含丰富血管;瘤细胞圆形含空泡或嗜酸性胞质,混合梭形细胞;细胞周围明显硬化

临床

- 年轻女性,平均年龄28岁
- 常见症状:盆腔痛,月经过多,月经不规则
- 少见症状:盆腔肿块,男性化,异常子宫出血,腹水,无排卵

影像学

1. 一般特征
- 肿瘤周围早期明显强化,延迟进行性向中央充填
- 实性或复杂囊性含壁结节;大小3~5cm

2. CT
- 不均匀密度实性肿块;周围结节状实性密度,中央不规则低密度
- 早期、明显周围强化,延迟向心性进行性强化

3. MRI(图21-2-9)
- T1WI外周薄层低信号环,外周部中等信号,中央部低信号
- T2WI外周薄层低信号环(受压的卵巢皮质),外周部中低信号假小叶,轮辐状高信号间隔,中央部高信号
- 早期、明显周围结节状强化(假小叶细胞区),延迟向心性进行性强化(水肿间质),中央无强化区为胶原无细胞区;内部可见小裂隙或囊性区

4. 鉴别诊断
（1）卵巢纤维卵泡膜细胞瘤
（2）卵巢上皮癌
（3）卵巢转移性肿瘤
（4）卵巢颗粒细胞瘤

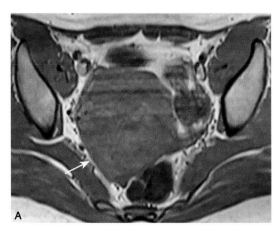
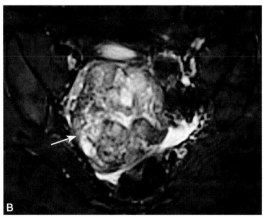

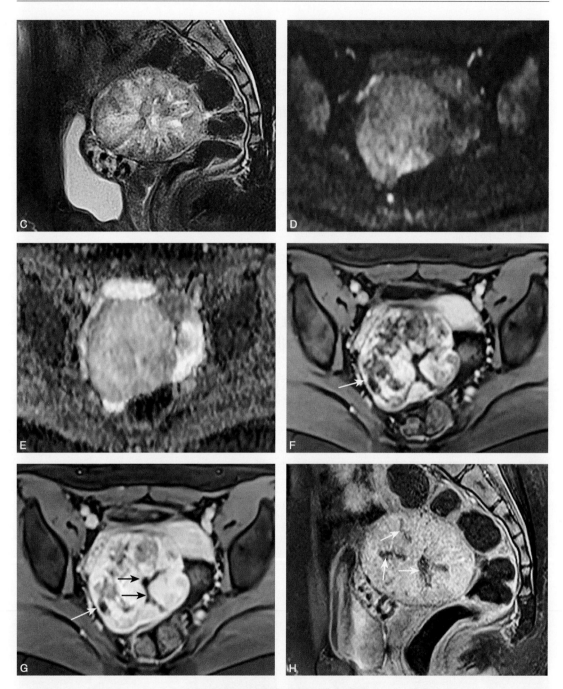

图 21-2-9 右侧卵巢硬化性间质瘤

患者,女,19 岁,检查发现盆腔包块。横断位 T1WI 序列(A)示右侧卵巢实性肿块呈等信号,边缘光滑(箭);横断位和矢状位 T2WI 脂肪抑制序列(B,C),示肿块周围呈结节状稍高信号,中央呈不均匀高信号(箭),肿块包膜清晰,周围少量积液;DWI(D)示肿块呈等信号;ADC 图(E)呈高信号;横断位 T1WI 脂肪抑制增强动脉期(F)和静脉期(G)示肿块明显不均匀向心性强化,周围结节强化弱,中央部分强化明显,有不强化裂隙(黑箭),肿瘤包膜明显强化(白箭);矢状位增强延迟期(H)示肿块显著持续强化,内见条索状无强化裂隙(箭)

卵巢无性细胞瘤(dysgerminoma)

定义

- 为恶性生殖细胞肿瘤,对应男性睾丸精原细胞瘤

病理

- 为最常见的卵巢恶性生殖细胞肿瘤,约占所有卵巢恶性生殖细胞瘤的 35% ,原发性卵巢肿瘤的 1% ~2%
- 纯无性细胞瘤不分泌激素,5% 含合胞滋养层产生 β-HCG
- 大体:巨大(平均 15cm)、实性、含包膜,切面软、肉质、分叶状,可含凝固性坏死和出血区
- 镜下:均一的圆形细胞,纤维索分隔,淋巴细胞浸润;细胞含嗜酸性胞质和大的核;有丝分裂象多

临床

- 任何年龄,年轻女性常见
- 腹盆痛,腹盆块,腹部膨胀
- 压迫症状:便秘,恶心,呕吐,泌尿系症状

影像学

1. 一般特征
- 巨大分叶状实性肿块,纤维血管分隔成多个小叶
- 少数呈多房囊性肿块伴乳头状突起和不规则分隔
- 双侧性 6.5% ~10%

2. CT
- 多分叶实性软组织密度肿块,相对均匀强化,纤维血管隔明显强化

3. MRI(图 21-2-10)
- T1WI 低信号实性肿块,出血呈高信号
- T2WI 实性成分中等或稍高信号;分隔低或等信号,也可因水肿呈高信号;囊性或坏死区高信号
- 肿块均匀中度强化,纤维血管隔明显强化

4. 鉴别诊断
（1）纤维卵泡膜细胞类肿瘤
（2）卵巢颗粒细胞瘤
（3）卵巢浆液性交界性/恶性肿瘤
（4）卵巢黏液性交界性/恶性肿瘤
（5）卵巢转移性肿瘤

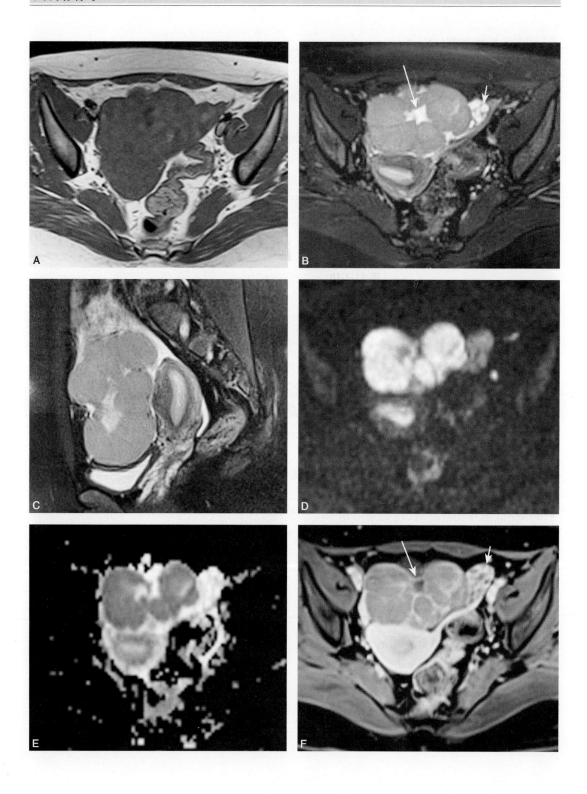

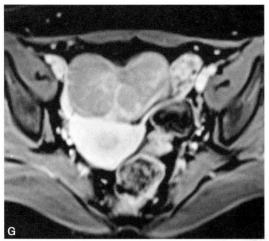
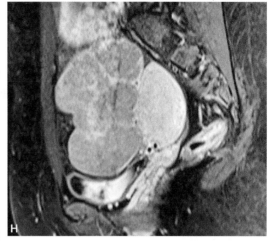

图 21-2-10　右侧卵巢无性细胞瘤

患者 24 岁,体检发现盆块。横断位 T1WI(A)示子宫前方不规则肿块,呈均匀等信号;横断位和矢状位 T2WI 脂肪抑制(B,C)示肿块不规则分叶状,内部形成多个结节状小叶,由低信号纤维血管分隔,肿块呈中等信号,中央见小片高信号囊变区(长箭);肿块旁可见左侧卵巢(短箭)。DWI(D)示肿块明显高信号;ADC 图(E)呈低信号;横断位和矢状位 T1WI 脂肪抑制增强(F~H)示实性肿块轻度均匀强化,纤维血管分隔明显强化,囊变区无强化(长箭),左侧卵巢欠均匀强化(短箭)

卵黄囊瘤(ovarian yolk sac tumor)

同义名称:内胚窦瘤

定义

- 为卵巢恶性生殖细胞肿瘤

病理

- 占恶性卵巢肿瘤的 1%,恶性生殖细胞瘤的 15%,列第二位;儿童卵巢肿瘤的9%~16%
- 10%患者对侧卵巢包含成熟性畸胎瘤
- 大体:大的囊实性肿块,有包膜,实性成分灰黄,伴广泛出血和坏死区;囊性成分散在分布,使肿瘤呈蜂窝状;肿块成长快速,27%包膜破裂
- 镜下:细胞结构类似原始卵黄囊细胞;最常见网状类型,内衬清晰胞质和明显的核仁;20%见 Schiller-Duval 体

临床

- 常<30 岁
- 腹痛,腹盆块迅速增大,腹胀,腹围增加
- AFP 增高
- 少见症状:急腹痛(出血、破裂、扭转)

影像学

1. 一般特征

- 巨大、明显强化的实性肿块,伴不同大小囊性成分、出血和坏死
- 血供丰富,增强后见"亮点征"

2. CT

- 明显强化的软组织密度肿块,伴低密度坏死和出血区
- "亮点征"

   3. MRI(图21-2-11)

- T1WI 实性为主肿块低信号,可见高信号出血
- T2WI 实性区不均匀高信号;囊性区、出血和坏死明显高信号;多发流空信号
- 周围区明显强化;中央不规则不强化的坏死和出血区;"亮点征"

   4. 鉴别诊断

   (1) 卵巢无性细胞瘤

   (2) 卵巢浆液性癌

   (3) 卵巢内膜样癌

   (4) 卵巢透明细胞癌

   (5) 成熟性囊性畸胎瘤

   (6) 卵巢绒毛膜癌

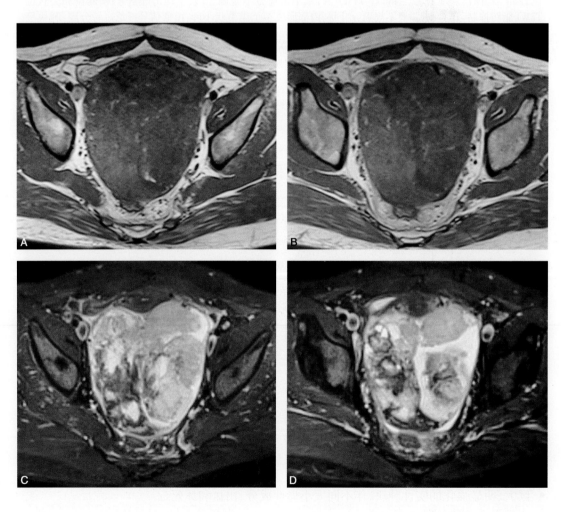

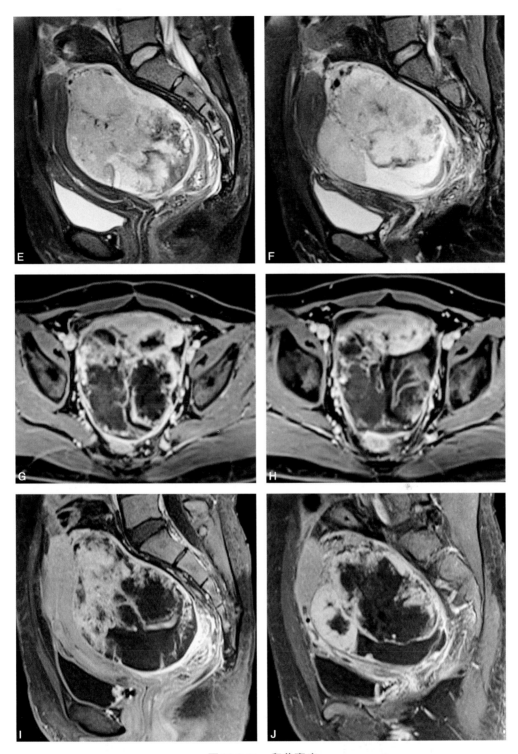

图 21-2-11　卵黄囊瘤

患者 31 岁,下腹坠痛 1 个月余,CA 125:163U/ml。横断位 T1WI(A,B)示盆腔巨大椭圆形肿块,T1WI 呈低信号为主,局部可见小斑片状稍高信号;横断位(C,D)及矢状位(E,F)T2WI 脂肪抑制像,肿块内部信号混杂,呈低、中等和高信号;G~J 为横断位及矢状位 T1WI 脂肪抑制增强图像,显示肿块呈不规则显著强化,内部见明显强化的"亮点征",并包含大片不规则形态无强化出血、坏死和囊变区

卵巢未成熟性畸胎瘤(immature teratoma of ovary)

定义

- 畸胎瘤的恶性类型,包含未成熟或胚胎组织,为恶性生殖细胞肿瘤

病理

- 占所有卵巢恶性肿瘤<1%,第三常见的恶性生殖细胞瘤
- 合并同侧卵巢成熟性畸胎瘤26%,合并对侧卵巢成熟性畸胎瘤10%
- 大体:实性为主肿块,有包膜;切面结节状,棕色、粉红色或灰白色,常有出血和坏死区;可含脂肪、油脂和毛发,以及浆液、黏液或油脂性小囊
- 镜下:三个胚层成熟和未成熟组织混杂

临床

- 常<20岁
- 无症状单侧盆块
- 少见症状:急腹痛10%(出血、破裂、扭转),腹胀,阴道流血,合并卵黄囊瘤时AFP增高

影像学

1. 一般特征

- 巨大实性肿块内散在分布小片状脂肪、不规则钙化和大小不等囊性区

2. CT

- 软组织密度肿块,散在分布极低密度脂肪、低密度囊性区和高密度钙化
- 不均匀中度或明显强化

3. MRI(图21-2-12)

- 复杂实性肿块,中度或明显强化,内部散在分布囊性区、脂肪、钙化
- 实性成分T1WI等信号,T2WI不同信号强度;囊性区T1WI低信号、T2WI高信号;脂肪T1WI和T2WI高信号;钙化T1WI和T2WI低信号

4. 鉴别诊断

(1) 成熟性囊性畸胎瘤

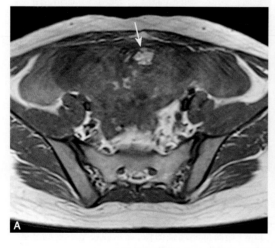
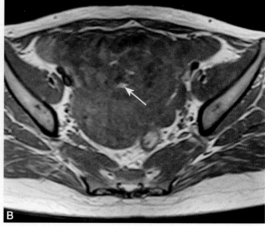

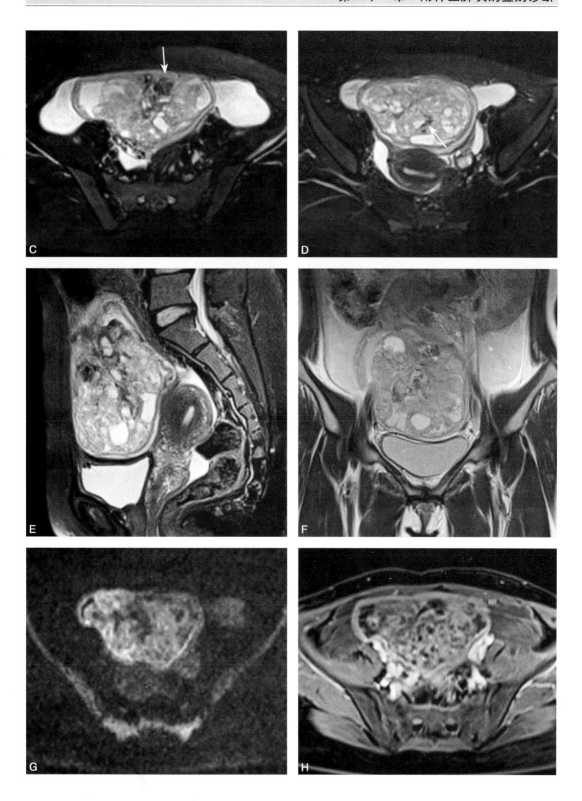

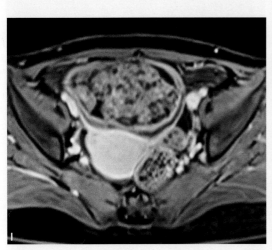
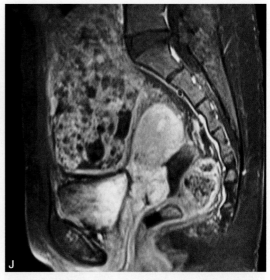

图 21-2-12　右侧卵巢未成熟畸胎瘤Ⅲ级

患者 26 岁,下腹胀痛 1 周,CA 125:165.7U/ml,AFP 401ng/ml。横断位 T1WI(A,B)示盆腔巨大不规则肿块,T1WI 以低信号为主,局部可见条状和小斑片状稍高信号(箭)及点状更低信号;横断位(C,D)、矢状位 T2WI 脂肪抑制(E)及冠状位 T2WI(F),显示肿瘤实性为主,T2WI 呈不均匀高、中和低混杂信号,T1WI 高信号脂肪在脂肪抑制序列呈低信号(箭);DWI(G)示肿瘤呈不均匀高信号;横断位(H,I)和矢状位 T1WI 脂肪抑制增强(J)见肿瘤实性成分不均匀中度至明显强化,脂肪和囊性区不强化,肿瘤呈蜂窝状改变

(2) 成熟性实性畸胎瘤

(3) 卵巢上皮癌

(4) 卵巢颗粒细胞瘤

(5) 输卵管-卵巢脓肿

卵巢转移性肿瘤(ovarian metastases)

定义

- Krukenberg 瘤为细胞间质中含 10% 以上印戒细胞;常源自胃肠道,76% 源自胃癌
- 卵巢高级别黏液性肿瘤常为转移性,易误诊为原发性卵巢黏液性肿瘤

  病理

- 占卵巢恶性肿瘤的 5% ~15%;Krukenberg 瘤占转移瘤的 30% ~40%
- 转移途径:血源性、淋巴、经腹膜、直接侵犯
- 非妇科性原发瘤:结肠 30%,胃 16%,阑尾 13%,乳腺 13%,胰腺 12%,胆道 15%;肝 4%;妇科性原发瘤:子宫体 23%,宫颈 4%
- 大体:实性、囊实性或多囊性;常保留卵巢轮廓;瘤内可见出血或坏死
- 镜下:卵巢间质细胞增生伴 10% 以上印戒细胞
- 转移瘤特性:双侧性;结节样累及;间质浸润类型;卵巢表面微小病灶;印戒细胞;细胞漂浮在黏液中;卵巢门或外淋巴血管侵犯

  临床

- 常见表现:腹痛、盆腔肿块
- 其他表现:可因反应性间质增生分泌激素引起的症状

- 多数患者有原发肿瘤史,少数患者以卵巢肿块首诊

    影像学

    1. 一般特征
- 常见双侧卵巢肿块
- 常见轮廓光滑实性分叶肿块;源自结直肠或阑尾的转移瘤多为囊性

    2. CT
- 软组织密度肿块,明显不均匀强化,可伴囊变或坏死区
- 源自结直肠或阑尾的肿块常多房囊性,分房密度可不同

    3. MRI(图 21-2-13,图 21-2-14)
- T1WI 实性成分中等信号,可伴斑片状高信号;囊性或坏死区低信号
- T2WI 实性成分不均匀信号,囊性或坏死区高信号;多房囊性不同分房可信号不同
- 实性成分显示不均匀强化

    4. 鉴别诊断
    (1) 卵巢浆液性癌
    (2) 卵巢内膜样癌
    (3) 卵巢透明细胞癌
    (4) 卵巢黏液腺癌
    (5) 卵巢颗粒细胞瘤

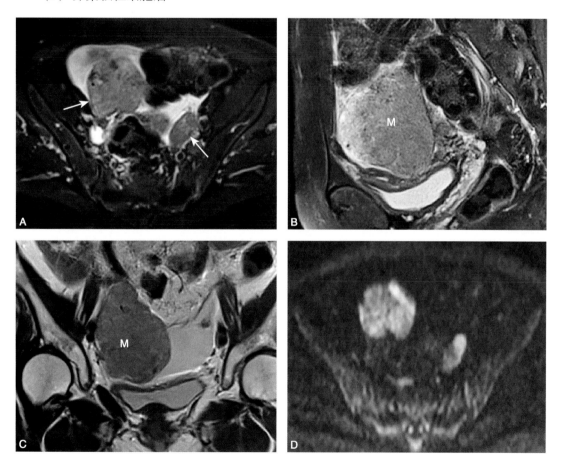

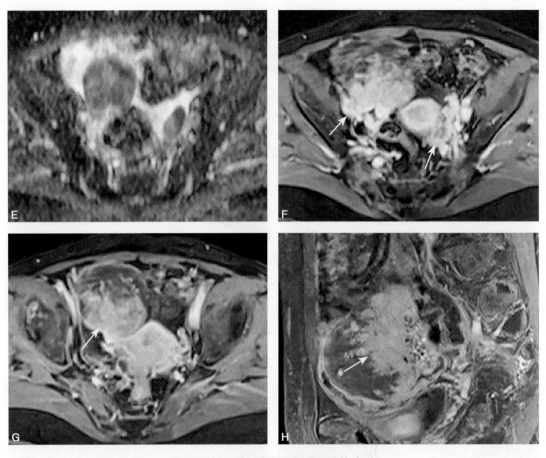

图 21-2-13　双侧卵巢消化道源性转移瘤

患者,女,66 岁,右下腹痛半年。横断位和矢状位 T2WI 脂肪抑制(A,B)及冠状位 T2WI 序列(C),示双侧卵巢不对称性实性肿块,呈中度至稍高信号(箭),右侧肿块分叶状,边界清晰(M),肿块周围见积液;DWI(D)示双侧卵巢肿块高信号;ADC 图(E)呈低信号;横断位(F,G)和矢状位(H)T1WI 脂肪抑制增强序列,示双侧卵巢肿块呈不均匀明显强化(箭),右侧肿块强化边缘不规则

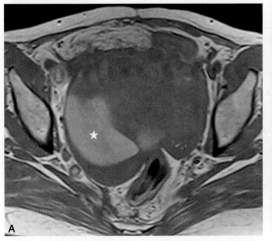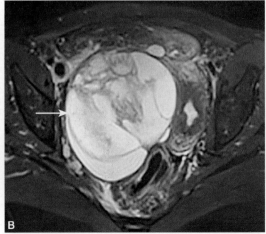

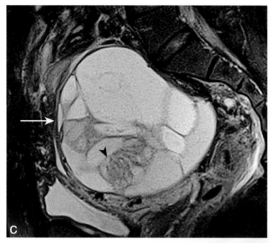
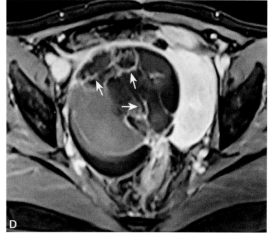

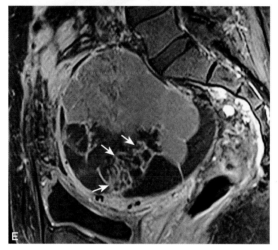

图 21-2-14　右侧卵巢转移性黏液腺癌

患者,女,59 岁,直肠癌术后,检查发现右盆肿块。横断位 T1WI 序列(A)示右侧卵巢巨大囊性肿块,囊液呈高信号(五角星)和低信号。横断位和矢状位 T2WI 脂肪抑制序列(B,C),示肿块呈多房囊性(白箭),内见多个低信号边界清晰分隔,部分区域密集,形成蜂窝状分房(箭头)。横断位和矢状位 T1WI 脂肪抑制增强序列(D,E)示肿块内分隔不规则增厚,中度至明显强化(短箭),囊壁光整,部分轻度增厚;囊内液体未见强化

卵巢淋巴瘤(ovarian lymphoma)

定义

- 常继发于全身淋巴瘤,原发性淋巴瘤罕见

病理

- 卵巢是淋巴瘤最常累及的生殖器官,尸解 7% ~26% 的淋巴瘤累及卵巢;原发性卵巢淋巴瘤占所有卵巢肿瘤的 1.5% ,占所有非霍奇金淋巴瘤的 0.5%

- 大体:致密、橡胶状或柔软肿块,巨大时可包含囊变和坏死

- 镜下:弥漫或结节状累及;淋巴细胞在卵巢内聚集成岛状或薄排;最常见的类型为弥漫性大 B 细胞淋巴瘤和 Burkitt 淋巴瘤

临床

- 30~40 岁多见

- 常见症状;腹盆部肿块,腹痛,淋巴结肿大,阴道流血

- 系统性症状为恶心、呕吐,发热、盗汗、体重减轻

影像学

1. 一般特征

- 实性均质卵巢肿块,正常卵巢形态保留,无周围结构侵犯或腹水

- 单侧或双侧卵巢

2. CT

- 边缘清、均质低密度肿块;轻中度均匀强化;囊变和坏死区罕见

3. MRI(图 21-2-15)

- T1WI 实性、均匀低信号

- T2WI 实性、均匀低信号肿块;中高信号的增大卵巢,卵泡消失或推移

- 强化较明显

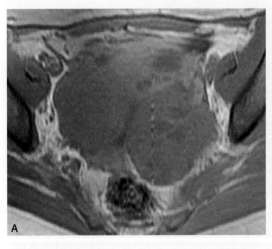
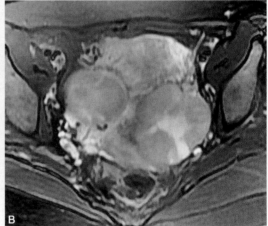
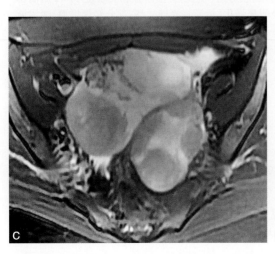
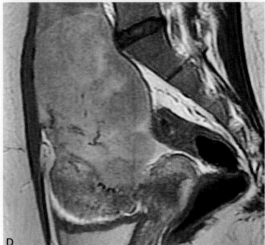

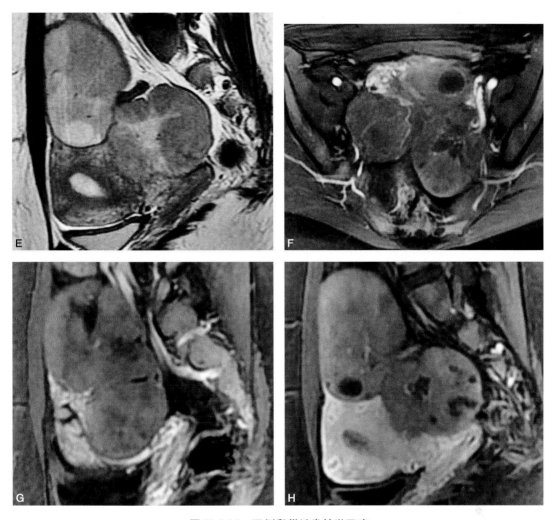

图 21-2-15 双侧卵巢继发性淋巴瘤

患者,女性,35 岁,发现盆腔肿块;体格检查:右乳上方肿块,右腋窝淋巴结肿大,腋下肿块穿刺证实为恶性淋巴瘤。横断位 T1WI(A)示双侧卵巢较大实性低信号肿块,边缘光滑;横断位 T2WI 脂肪抑制(B,C)及矢状位 T2WI(D,E)示双侧卵巢肿块分叶状,由位于皮质的多个稍低信号均匀实性结节融合而成,中央可见稍高信号区。横断位和矢状位 T1WI 脂肪抑制增强(F~H)示双侧卵巢肿块中度稍均匀强化,内见囊状及片状无强化区(复旦大学附属肿瘤医院童彤教授提供)

4. 鉴别诊断

(1) 卵巢上皮癌

(2) 卵巢转移性瘤

(3) 卵巢纤维卵泡膜细胞瘤

(4) 卵巢无性细胞瘤

(5) 卵巢颗粒细胞瘤

原发性输卵管癌(primary fallopian tube carcimoma,PFTC)

分类

- PFTC 组织学类型包括:乳头状浆液性癌(70%~90%);内膜样癌(10%~20%);移行细胞癌(12%);透明细胞癌(2%);混合性(4%~17%)

病理

- 占 0.3%~1.8% 女性生殖系恶性肿瘤
- BRCA 突变者高危;16% 患者有 BRCA 突变;隐匿性 PFTC 见于 5.6% 的预防性输卵管-卵巢切除的 BRCA 突变患者
- 大体:多数起源于壶腹部,突入输卵管腔,常引起堵塞;生长类型:结节状、乳头状、浸润性或大块状
- 镜下:最常见的组织学类型为浆液性乳头状癌(与卵巢浆液性癌相同),产生大量浆液,引起输卵管扩张和积水;乳头状结构含索状或片状多形性瘤细胞

临床

- 常见 40~60 岁(平均 55 岁)
- 腹痛 30%~50%;阴道出血 50%~60%;腹盆块 60%;腹水 15%
- 典型"三联症"15%:①间断阴道大量排浆液血性液;②排液后腹部绞痛缓解;③附件肿块
- 血清 CA 125 增高 80%

影像学

1. 一般特征

- 附件区腊肠样实性肿块;混杂囊实性肿块;管状囊性结构伴乳头状突起;肿瘤分泌浆液进入腹腔和宫腔引起肿块周围液体和宫腔内积液

2. CT

- 附件区边缘清晰、腊肠样软组织密度肿块;混杂囊实性肿块呈软组织和低密度;管状囊性伴乳头状突起以低密度为主;实性部分轻中度强化;囊性部分不强化;可见正常卵巢结构

3. MRI(图 21-2-16)

- 附件区边缘清晰、腊肠样实性肿块;混杂囊实性肿块;管状囊性伴乳头状突起
- T1WI:实性成分稍低信号;囊性成分低信号,伴出血时可高信号
- T2WI:实性成分稍高信号;囊性成分高信号;DWI:实性成分明显高信号
- 增强:实性成分不均匀轻度或中度强化;囊性成分不强化
- 伴随改变:肿块周围液体、腹水;宫腔内积液;腹膜种植灶

4. 鉴别诊断

(1) 卵巢浆液性癌

(2) 卵巢子宫内膜样癌

(3) 卵巢透明细胞癌

(4) 卵巢浆液性/黏液性交界性瘤

(5) 输卵管-卵巢脓肿

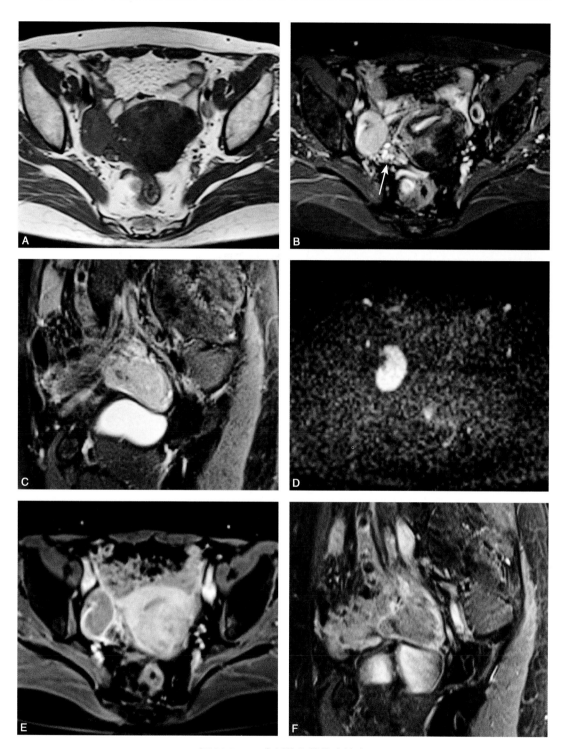

图 21-2-16　右侧输卵管浆液性癌

患者女性,52 岁,发现盆块半月,CA 125:36U/ml。横断位 T1WI(A)示右附件区不规则等信号肿块;横断位和矢状位 T2WI 脂肪抑制(B,C)示肿块呈腊肠状,略高信号(箭),毗邻后方见右侧卵巢结构(箭);DWI(D)示肿块明显高信号;横断位和矢状位 T1WI 脂肪抑制增强(E,F),示肿块呈轻度不均匀强化,周围见薄层环形强化的输卵管壁

子宫浆膜下/阔韧带肌瘤（uterine subserosal/broad ligament leiomyoma）

定义

- 源自子宫平滑肌细胞的良性肿瘤

病理

- 最常见的子宫肿瘤
- 大体：边缘清楚球形肿块，有假包膜；剖面白色、致密；肿瘤大时常伴各种类型退行性改变，包括玻璃样变、黏液变性、红色变性、囊变、水肿
- 镜下：整齐旋涡状排列的平滑肌细胞；不等量的纤维结缔组织；各种变性表现；细胞有丝分裂、非典型少或无

临床

- 育龄期妇女常见，50 岁前 80%
- 多数无症状
- 少数压迫症状：如尿路、便秘、性交不适；神经受压致背痛、腿痛、耻上痛、钝性痛
- 退变、蒂扭转可引起急腹症

影像学

1. 一般特征

- 边缘清楚球形肿块，毗邻浆膜，子宫肌层不包绕整个肿块，或带蒂外生性，或位于阔韧带内
- 肿瘤>8cm 常有退行性改变
- 连接子宫和肿块的血管（桥血管征）有助于确定肿块来源

2. CT

- 与子宫等密度，退变区呈低密度
- 早期强化常弱于子宫，后期持续明显强化；退变区轻中度强化或无强化

3. MRI（图 21-2-17）

- T1WI 等信号；退变区信号多变：水肿、囊变、钙化低信号；玻璃样变、黏液变信号多变，可高信号；红色变可有高信号环
- T2WI 低信号；周围高信号环（由于水肿、扩张的血管和淋巴管）；退变区信号多变：水肿、囊变、黏液变高信号；玻璃样变低信号为主；红色变低信号环，内部信号多变
- 强化程度不一，多数明显强化，退变区轻中度强化或不强化（囊变、完全红色变性）

4. 鉴别诊断

（1）卵巢纤维卵泡膜细胞瘤

（2）子宫平滑肌肉瘤

（3）子宫腺肌瘤

（4）卵巢颗粒细胞瘤

（5）卵巢 Brenner 瘤

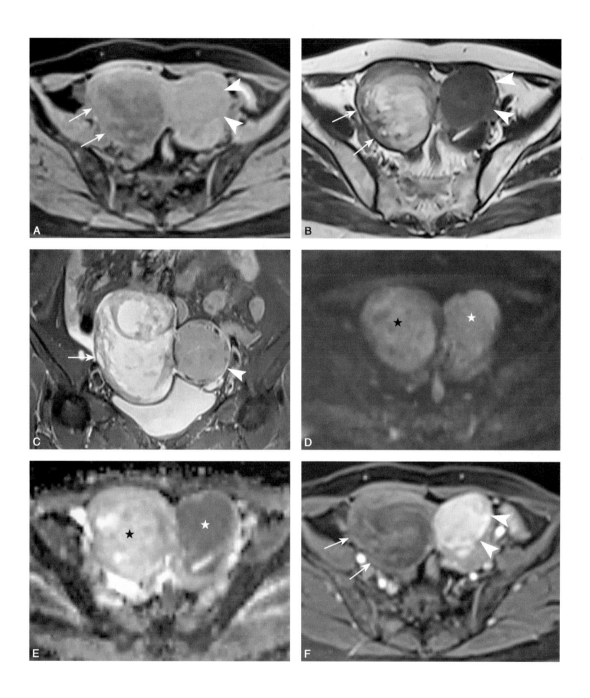

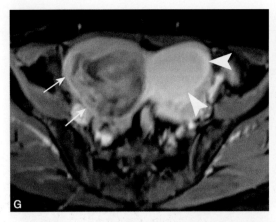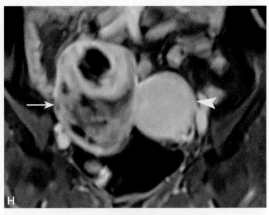

图 21-2-17 子宫浆膜下肌瘤伴黏液变性,子宫肌壁间普通型肌瘤

患者,女,55 岁,检查发现盆腔包块。横断位 T1WI 脂肪抑制(A)、横断位 T2WI 和冠状位 T2WI 脂肪抑制序列(B,C),示子宫右侧浆膜下见类圆形软组织肿块影(箭),T1WI 不均匀等低信号,T2WI 不均匀高信号,边界清晰;子宫肌壁间另见类圆形 T1WI 均匀等信号、T2WI 均匀低信号影(箭头);DWI(D)和 ADC 图(E)示浆膜下变性肌瘤分别等信号和稍高信号(黑五角星),子宫肌壁间肌瘤呈等信号和低信号(白五角星)。横断位 T1WI 脂肪抑制增强动脉期和静脉期(F,G)及冠状位延迟期(H)示子宫浆膜下变性肌瘤呈早期轻度不均匀强化、晚期明显不均匀强化(白箭),部分区域无强化;子宫肌壁间普通肌瘤所有期相明显均匀强化(箭头)

胃肠道间质瘤(gastrointestinal stromal tumor,GIST)

定义

- 原发于胃肠道、网膜及肠系膜的间充质来源肿瘤,以 CD117 阳性为特征
- 90% 位于胃肠道,10% 位于胃肠道外
- 分为低度、中度、高度风险

病理

- 大体:分为外生型、内生型及混合型;切面呈灰白色,边缘光滑,可有假包膜;腔内生长者可致消化道管腔狭窄;约 50% 可见肠道黏膜面溃疡
- 镜下:分为梭形细胞型(70%)、上皮细胞型(20%)和混合型(10%)
- 免疫组化:95% CD117(+)、82% CD34(+)

临床

- 发病率约 0.1/10 万,好发年龄 50~60 岁
- 小的 GIST 多无症状,大的 GIST 常有腹痛、消化道出血等症状,梗阻少见(10%)

影像学

1. 一般特征
- 单发,圆形或椭圆形实性肿块,少数形态可不规则
- 胃肠道外 GIST 常较大(>10cm),上下径常大于横径
- 当位于盆腔特别是源自小肠及系膜时,需要子宫浆膜下肌瘤和卵巢肿瘤鉴别

2. CT
- 小病灶呈均匀软组织密度,与肠壁相仿
- 大病灶常有出血坏死,钙化少见

- 实性区早期明显强化,延迟期持续强化

3. MRI(图 21-2-18)

- T1WI 呈等低信号,T2WI 呈高信号,DWI 呈高信号,出血坏死呈显著高信号
- 实性区早期明显强化,延迟期持续强化
- 恶性 GIST 约占 20%,肿瘤>5cm、分叶状轮廓、明显环形强化、周围组织受侵
- 多方位、多序列成像显示肿瘤与肠道、子宫和卵巢关系以避免误诊

4. 鉴别诊断

(1) 消化道上皮性恶性肿瘤(胃癌、小肠腺癌等)

(2) 消化道其他间叶源性肿瘤(平滑肌瘤、神经鞘瘤等)

(3) 浆膜下/阔韧带肌瘤

(4) 卵巢性索间质肿瘤

(5) 卵巢上皮癌

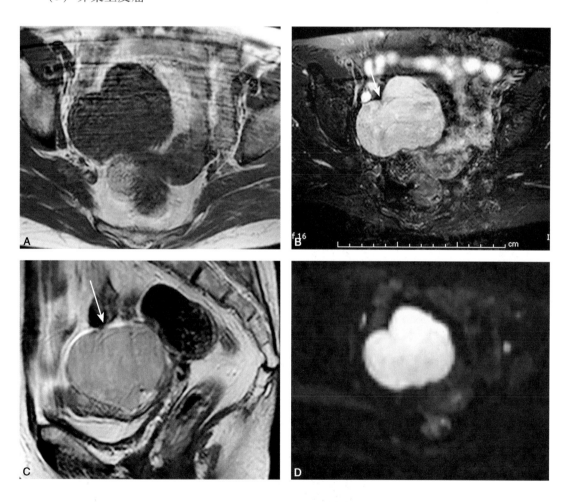

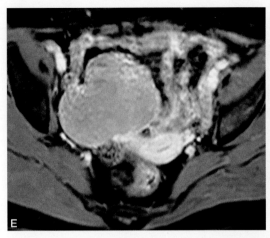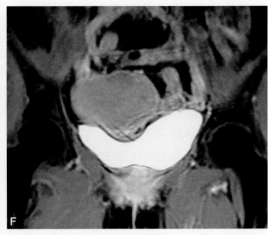

图 21-2-18 小肠间质瘤,术前误诊为卵巢纤维卵泡膜细胞瘤

横断位 T1WI(A)示病灶呈均匀低信号;横断位 T2WI 脂肪抑制(B)和矢状位 T2WI(C)示盆腔分叶状实性肿块(箭),呈均匀稍高信号;DWI(D)示病灶呈显著高信号;横断位 T1WI 增强(E)示病灶中等强化;冠状位延迟期(F)示病灶持续中度强化

（强金伟）

第二十二章
儿童妇科病变

第一节　女性儿童生殖系统解剖

在女性一生各阶段,生殖系统具有不同的解剖和生理特征。熟悉儿童妇科生殖系统的胚胎发生过程及解剖特点,对于了解和掌握女性生殖系统疾病的诊断至关重要。

一、女性生殖系统的胚胎发育

在胚胎发育第 4 周左右,卵黄囊内胚层内出现多个大于体细胞的生殖细胞,成为原始生殖细胞(primordial germ cell),是卵泡和精子的前体。在孕第 5 周时,体腔背面基底部两侧各出现两个由体腔上皮增生形成的隆起,成为泌尿生殖嵴(urogenital ridge),位于中肾管的内侧,这是原始的性索;男女胎儿没有差别。直至第 7 周开始出现差异[1]。在胚胎发育第 6 周,原始生殖细胞沿后肠的背侧系膜迁移至生殖嵴并被原始性索包围,形成原始生殖腺,这时的原始生殖腺并未发育好。在前 3 个月,胚胎具有双向性别分化的潜能,由于缺乏 Y 染色体,女性胎儿的原始生殖腺分化为卵巢,有皮质(包含卵泡前体)和髓质(由卵巢间质组成)。在两条 X 染色体影响下,女性胚胎未分化腺体皮质形成次级性索,维持和调节卵泡的发育,第 10 周左右出现原始的卵巢。男性胚胎在 SRY 蛋白、雄激素和 MIS(müllerian inhibiting substance)的影响下向男性分化。在胚胎分化至 4 ~ 5 个月时,原始卵泡排列在卵巢皮质。在 5 ~ 6 个月时,有 6 百万 ~ 7 百万原始卵泡(在胎儿出生时有 2 百万 ~ 4 百万卵泡),被一层上皮细胞包绕形成初级卵母细胞。随着胎儿生长,一方面上腹部比盆腔生长速度要快的多,另一方面在卵巢窝引带(子宫卵巢韧带和子宫圆韧带的前体)的作用下,在第三个月左右,成熟的卵巢下降到盆腔[2]。卵巢如果下降不良,可停留在椎旁后腹壁至盆腔的任何位置。在儿童出生后至 18 岁,卵巢最常见的位置是盆腔一侧,位于髂嵴下方和耻骨联合上方,靠近髂前上棘[3]。对于未生育过的成年女性,卵巢常位于直肠子宫一侧,在子宫阔韧带的后方,输尿管和髂内动脉的前方[4]。

中肾有两对纵行管道,一对为中肾管(也称沃夫管,为男性生殖管道始基),生殖腺发育成卵巢后,中肾管退化;另一对为副中肾管(也称苗勒管,为女性生殖管道始基)。在第 8 周,副中肾管位于中肾管的内侧。两侧副中肾管头端形成双侧输卵管,两侧副中肾管中段及尾段融合,构成子宫和阴道上 2/3,这个过程叫侧向融合;开始中间有分隔分成两个腔,随后在 12 周末此分隔消失,融合成单一腔。分隔可以不消失而持续存在形成各种类型畸形[2,5]。

副中肾管发育畸形常与肾脏畸形伴发,而不是卵巢的畸形。副中肾管最尾端与尿生殖窦相连(纵向融合),并同时分裂增殖,形成一个实质圆柱形体,称作阴道板。随后阴道板由上向下穿通形成阴道腔。阴道腔与尿生殖窦之间有一层薄膜成为处女膜。外阴则是由尿生殖窦分化而来。女性生殖系统的胚胎发育详见第三章。

二、女性生殖系统解剖及儿童期的变化特点

成年女性生殖系统解剖见第一章。

在儿童期不同阶段,女性生殖系统会有不同变化。在出生后4周以内的新生儿,受胎盘及母体卵巢产生的性激素的影响,血中的性激素水平较高,此时新生儿外阴较丰满,乳房略隆起或少量泌乳。出生4周后激素水平迅速下降,甚至可以出现少量阴道出血。新生儿期卵巢体积为 $1 \sim 3.5 cm^3$,卵泡与囊肿常见;子宫长径约 3.5cm,宫体与宫颈比例约 2:1。儿童期卵巢体积为 $0.5 \sim 1.5 cm^3$,卵泡数目小于6个,囊肿少见;子宫长径为 $1 \sim 3cm$,宫体与宫颈比例约 1:1。青春期之前卵巢体积为 $1 \sim 4 cm^3$,卵泡与囊肿常见;子宫长径为 $3 \sim 4.5cm$,宫体与宫颈比 $1 \sim 1.5:1$。青春期卵巢体积为 $2 \sim 6 cm^3$,卵泡与囊肿常见;子宫长径为 $5 \sim 8cm$,宫体与宫颈比例为 $1.5 \sim 2:1cm$。生育期卵巢体积为 $4 \sim 16 cm^3$,卵泡与囊肿常见;子宫长径为 $8 \sim 9cm$,宫体与宫颈比约 2:1[6]。8岁以前儿童,HPOA(下丘脑-垂体-卵巢轴)的功能处于抑制状态,卵巢不能分泌雌激素。生殖器处于幼稚状态,阴道狭长,子宫小,宫颈较长,宫颈与宫体比约 2:1;输卵管弯曲且比较纤细;卵巢长而窄,体积小,卵泡仅发育至窦前期即闭锁。子宫、输卵管及卵巢位于腹腔内,这也是儿童妇科病变位置往往比较高的原因。8岁以后,抑制状态解除,垂体开始分泌促性腺激素,卵巢开始发育并分泌性激素,卵巢开始变大,成卵圆形。子宫、输卵管及卵巢逐渐向骨盆内下降。12岁左右开始进入青春期,开始出现第二性征,生殖器官逐渐发育成熟。

第二节　儿童盆腔炎性病变

女性盆腔内脏器主要由肠道、生殖系统及泌尿系统组成。盆腔炎是由阴道及宫颈的微生物上行感染引起的子宫内膜炎、输卵管炎、输卵管-卵巢脓肿或盆腔腹膜炎的统称[7]。国内未见关于儿童时期盆腔炎的发病率的报道;但是在美国和欧洲,儿童期盆腔炎发病率并不低。美国 1/5 的盆腔炎症患者发生在19岁以下。据欧洲疾病控制中心 2009 年数据,约30% 的支原体感染发生在 $15 \sim 19$ 岁女性[7]。

一、病原体及感染途径

感染途径主要为上行性感染,淋巴系统及血行感染也可以引起[8],尤其是在性活跃期的儿童($14 \sim 19$ 岁)。感染主要包括子宫内膜炎、输卵管炎、输卵管积脓、卵巢炎、输卵管-卵巢脓肿、腹膜炎及肝周炎(Fitz-Hugh-Curtis 综合征)。国外有报道在 $15 \sim 19$ 岁性活跃期儿童中,沙眼衣原体和淋病奈瑟菌是主要的致病菌[9,10],其他像放线菌及结核分枝杆菌也可以致病。盆腔炎常双侧发病,单侧炎性病变可能为阑尾炎、克罗恩病或少数由手术后引起的脓肿。

二、临床表现

患者表现为下腹痛、盆腔痛、发热、甚至肠梗阻;体检发现附件区压痛和宫颈举痛。很多患者没有明显症状或临床症状不典型。随着炎症的发展,可以导致生殖器官管腔的破坏、瘢痕形成、输卵管梗阻,进而引起异位妊娠、输卵管-卵巢脓肿、盆腔粘连、慢性盆腔痛(20%)及不孕等严重并发症。实验室检查可出现血沉加快、C-反应蛋白升高等,但与其他盆腔炎性病变(如阑尾炎等)不易鉴别。腹腔镜是盆腔炎诊断的"金标准",镜下可见到脓性渗出和盆腔结构水肿等炎症改变。但腹腔镜是有创检查,价格较昂贵,并且对于局限在生殖器官管道内炎症及子宫内膜炎症价值有限。

三、影像学表现

在早期盆腔炎症的患者,如子宫内膜炎,CT 检查可以没有异常的发现。子宫内膜炎比较重的时候,超声表现为子宫内膜回声增强,内膜厚度超过 14mm。CT 可见子宫内膜的增厚及异常强化,伴有宫腔内积液或积气。MRI 可更清晰地显示增厚的内膜和宫腔内积液,前者在 T2WI 上呈高信号,后者信号更高,为均匀水样信号;增强后内膜见异常强化,而宫腔积液不强化,两者形成鲜明对比;结合带变得不清楚。

正常情况下输卵管的管径不超过 4mm,很难在超声、CT 或 MRI 图上显示[8]。当炎症累及输卵管时,输卵管迂曲、延长、扩张呈管状,管壁增厚,内伴有积液、积脓或积血;当病变较轻、输卵管积液和扩张不明显时,CT 常难于明确有无输卵管扩张及输卵管内容物的性状;MRI 具有非常好的组织分辨率,可很好地显示轻度扩张积液的管状输卵管,并且可鉴别内容物的成分。单纯积液和积脓呈 T1WI 低信号和 T2WI 高信号,但积脓常伴 T2WI 等低信号和液-液平面,DWI 呈高信号;积血呈 T1WI 和 T2WI 高信号,脂肪抑制信号不降低。增强后增厚的输卵管壁可见明显强化,MRI 较 CT 显示清晰(图 22-2-1,图 22-2-2)。

当炎症累及卵巢时,可见卵巢增大,边界不清楚,但 CT 表现不明显,仅见类圆形轻度低密度区;MRI 可见卵巢结构分界模糊。炎症严重同时累及输卵管卵巢时,形成输卵管-卵巢脓肿,表现为复杂的多囊性肿块,增强后囊壁明显强化,其 CT 表现与子宫内膜异位症很难鉴别;MR T1WI 表现为囊性、实性或混合性低信号为主肿块,T2WI 上表现为不均匀高信号。

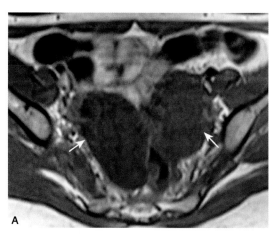
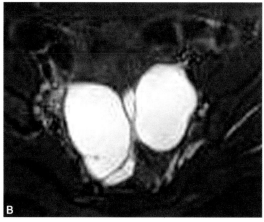

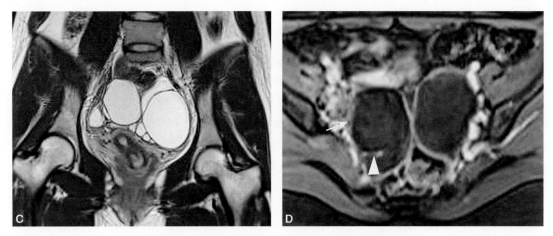

图 22-2-1 患者 18 岁,下腹部不适,双侧输卵管积水
横断位 T1WI(A)和横断位 T2WI 脂肪抑制(B)显示双侧附件区边界清楚囊状占位(箭),囊壁薄,其内液体信号均匀,呈 T1WI 低信号,T2WI 为高信号;冠状 T2WI 脂肪抑制(C)显示囊状占位呈盘曲管状,为双侧输卵管积水;横断位 T1WI 脂肪抑制增强(D)显示囊壁中度强化(箭),见不全分隔(箭头),囊内成分未见强化

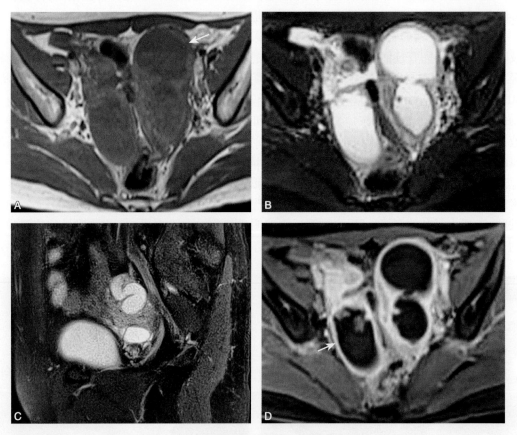

图 22-2-2 17 岁,下腹痛伴发热,双侧输卵管积脓
横断位 T1WI(A)和横断位 T2WI 脂肪抑制(B)显示双侧附件区边界清楚囊状占位(箭),左侧呈葫芦形,囊壁较厚,信号略低,囊内液体信号均匀,呈 T1WI 等低信号,T2WI 为高信号;矢状位 T2WI 脂肪抑制(C)显示囊状占位呈盘曲管状;横断位 T1WI 脂肪抑制增强(D)显示囊壁明显强化(箭),左侧囊内见不全分隔,右侧囊内见不规则强化较弱的壁结节,囊内成分未见强化

736

脓肿壁明显增厚,在 T1WI 为等信号,T2WI 为稍低信号,增强后可见脓肿壁显著强化,并可见脓肿周围组织结构的明显强化。形成慢性脓肿时临床症状可不典型,病灶边界不清,脓肿壁因纤维化在 T2WI 呈低信号。MRI 对于腹盆腔积液的显示敏感性及积液性质的判断明显优于 CT,积液信号可以均匀,也可以因脓液、坏死组织和细胞碎屑而变得不均匀。病灶进一步发展,可以形成盆腔脓肿,CT 和 MRI 表现与输卵管-卵巢脓肿类似[11]。另外盆腔炎症还可以引起周围组织的改变,包括在盆底筋膜炎、宫骶韧带增厚、盆腔脂肪水肿等,CT 常无法显示具体细节,MRI 表现为上述结构边缘模糊,信号增高。

随着炎症的进展,可以引起反射性肠淤积甚至引起肠梗阻,表现为肠壁增厚、T2WI 信号增高,肠腔扩张积液。累及输尿管可引起肾积水。炎症沿结肠旁沟或淋巴系统蔓延可引起右上腹腹膜炎,也称 Fitz-Hugh-Curitis Syndrome,进一步可发生腹腔广泛腹膜炎,表现为腹膜明显增厚及明显强化,周围脂肪组织 T2WI 信号明显增高,动脉晚期见明显强化的右上腹膜和肝包膜是诊断盆腔炎症的可靠的征象[12]。MRI 诊断盆腔炎症的敏感度为 95%,特异度为 89%,准确度为 93%[8]。

四、鉴别诊断

1. 卵巢扭转　在儿童患者中扭转的卵巢本身可以没有病变,仅仅为单纯的卵巢扭转(图 22-2-3);在成人患者中常伴有囊肿或肿块,最常见的是成熟性畸胎瘤,其次为卵巢囊肿、良性囊腺瘤。卵巢扭转可以引起妇科急腹症,表现为突然出现的下腹痛,可合并恶心和呕吐,可短期内自行缓解,症状可以反复出现;也有些卵巢扭转的患者症状可不明显。扭转病程较长发生卵巢坏死时可引起炎性标志物及白细胞计数的增高。扭转早期或扭转程度较轻时,卵巢肿胀、间质水肿,CT 或 MRI 表现为卵巢增大,卵巢位置异常,移向内侧或外侧,可见伴发的肿块。扭转明显或时间较长时,卵巢血供受限,导致出血性梗死,甚至卵巢坏死。CT 或 MRI 增强扫描可显示扭转的卵巢血管蒂,呈鸟嘴样或涡轮状改变。扭转明显时卵巢不强化,周围组织明显强化(图 22-2-3,图 22-2-4)。除卵巢离开正常位置外,子宫可向扭转侧偏移,常伴腹盆腔积液[10]。

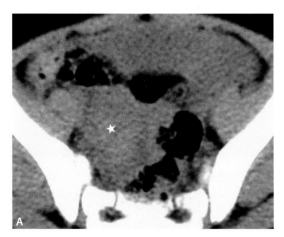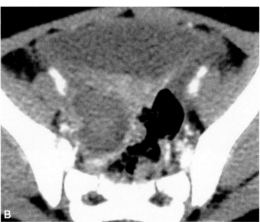

图 22-2-3　女童,15 个月,右卵巢扭转
横断位 CT 平扫(A)显示右侧附件区肿块(五角星),较正常卵巢明显增大,内部密度稍高,为梗死卵巢内出血,周围密度略低;横断位增强(B)显示肿块内部未见强化,肿块周围软组织见增厚和明显强化

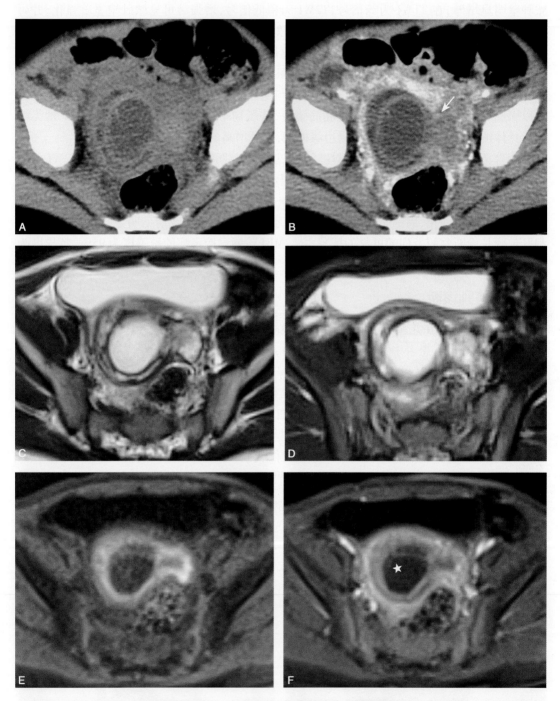

图 22-2-4　女童,2 岁,卵巢畸胎瘤合并扭转

横断位 CT 平扫(A)显示右附件区卵圆形囊性肿块,囊壁较厚,后侧囊壁外可见弧形液体密度,周围脂肪间隙不清楚,肿块左侧见边缘不清的略高密度区;增强后(B)囊内容及囊壁未见明显强化,肿块周围可见明显强化,左侧平扫略高密度区未见明显强化,为扭转蒂部(箭)。C ~ F 为同一患者 MR 图,T2WI(C)及其脂肪抑制序列(D)显示病灶内部为液性高信号,囊壁明显增厚,可见低-高-低三层信号结构;T1WI 脂肪抑制(E)显示肿块内部为低信号,囊壁及肿块左侧见高信号,为囊壁内及扭转的卵巢蒂出血;增强后(F)囊内未见强化(五角星),囊壁及扭转的卵巢蒂未见明显强化,最外层和蒂部可见薄层强化

2. 阑尾炎　阑尾炎通常由管腔阻塞引起,导致阑尾腔张力增高,黏膜缺血损伤,导致细菌繁殖,引起炎症,进一步导致阑尾穿孔,形成阑尾周围脓肿或盆腔脓肿,继发性腹膜炎,导致腹盆腔积液。儿童阑尾炎的诊断有时并不容易,约有1/3儿童阑尾炎患者临床表现并不典型[13],主要原因为:患儿不能准确表述准确的临床症状;儿童神经系统发育不成熟;腹直肌发育薄弱,肌紧张不明显;另外阑尾的位置变化较大。男性多于女性,女性青春期患儿阑尾炎需要与妇科炎性病变鉴别,实验室检查两者有许多相似之处。CT或MRI上表现为阑尾增粗(大于6mm),阑尾壁增厚,阑尾周围脂肪间隙模糊。43%～50%患者伴阑尾粪石;可以伴回盲部淋巴结肿大。阑尾穿孔可见阑尾腔外积气和粪石,阑尾周围脓肿或盆腔脓肿(图22-2-5)。

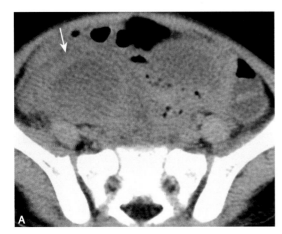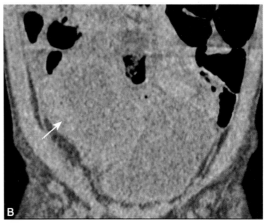

图22-2-5　女童,2岁,右侧阑尾炎伴阑尾周围脓肿形成
横断位CT平扫(A)和冠状面重建图像(B)显示右下腹阑尾区厚壁肿块(箭),病灶内部为液体密度,周围脂肪间隙模糊不清,病灶周围肠管充气少

其他鉴别诊断:包括盆腔结核,泌尿系统感染(肾盂肾炎、泌尿系统结石等),以及胃肠道炎症如溃疡性结肠炎和克罗恩病等。结合临床表现,实验室检查结果及影像学表现,鉴别起来相对容易。

第三节　儿童原发性闭经的影像诊断

原发性闭经(primary amenorrhea)是指实际年龄超过16岁、第二性征已发育、月经还未来;或者年龄超过14岁、第二性征未发育者。正常月经的建立、维持及其周期性有赖于下丘脑-垂体-卵巢轴的神经内分泌的调节、子宫内膜对性激素的周期性反应以及下生殖道的通畅。任何影响以上环节的因素均可以导致闭经。

原发性闭经的病因多为遗传性原因或先天性缺陷引起,约30%患者伴有生殖道异常。原发性闭经的原因根据是否伴发第二性征(乳房发育),分为第二性征存在和第二性征缺乏两类[14,15]。第二性征存在(乳房发育)的原发性闭经,约占30%,常见的原因包括:

1. 苗勒管发育不良综合征(Mayer-Rokitansky-Kuster-Hauser syndrome,MRKHS)　约占原发闭经的10%。苗勒管的发育异常普遍采用美国生殖协会(American Fertility Society)提出的分型。MRKHS是其中一种联合型的畸形。最典型的表现为先天性无子宫及阴道上段缺如,而卵巢及输卵管多数正常。不典型的表现包括卵巢和输卵管异常,甚至肾脏和骨骼的异常。

2. 雄激素不敏感综合征(androgen insensitivity syndrome) 约占原发性闭经的9%。染色体型46,XY。睾丸多位于腹腔内或腹股沟内(图22-3-1)。分完全型与不完全型两类。完全型雄激素不敏感综合征,外生殖器完全为女性;不完全型则多有两性畸形。

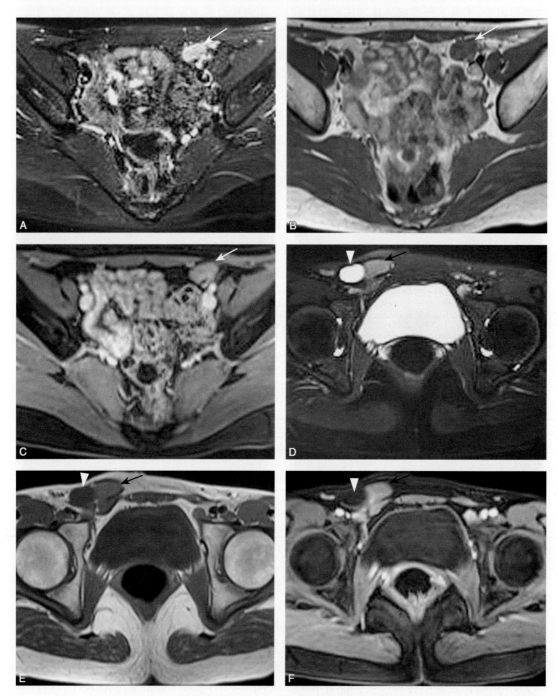

图 22-3-1 15(46,XY)岁,女性外阴,完全性雄激素不敏感综合征
A~C 分别为横断位 T2WI 脂肪抑制、T1WI 平扫及脂肪抑制增强扫描,显示位于左侧腹股沟管内口的睾丸(白箭),T1WI 为等肌肉信号,T2WI 为高信号,增强后强化明显;D~F 位于稍下层面横断位 T2WI 脂肪抑制、T1WI 平扫及脂肪抑制增强扫描,右侧腹股沟的右侧睾丸(黑箭)伴鞘膜积液(箭头),信号与左侧睾丸类似

3. 阴道隔膜　约占到原发性闭经的 2%,分横隔和纵隔两种。横隔主要由双侧副中肾管汇合后的尾端与尿生殖窦相连接处未贯通或部分贯通所致,以阴道中上段多见。多数阴道横隔中央或侧方有小孔,月经血可以少量排出;完全性横隔少见。纵隔为双侧副中肾管汇合后,隔未消失或未完全消失所致,也分为完全性及不完全两种。完全性形成双阴道,可合并双宫颈及双子宫,有时偏向一侧可以形成斜隔,导致一侧阴道完全闭锁,经血潴留,形成局部包块(图 22-3-2)。

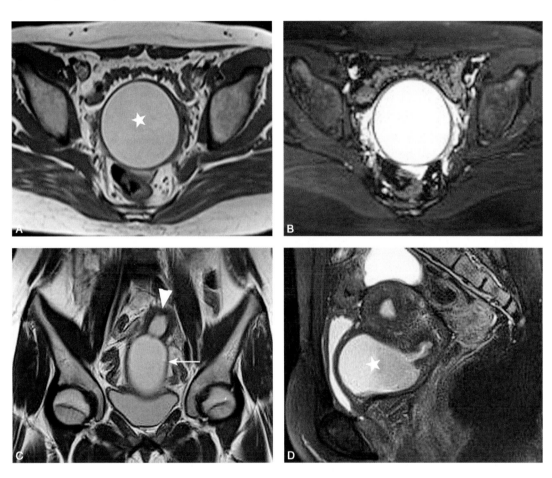

图 22-3-2　16 岁,月经未见来潮,阴道横隔
横断位 T1WI(A)、横断位抑制脂肪 T2WI(B),显示阴道扩张积液/积血,T1WI 为高信号(五角星);冠状位 T2WI(C)显示扩张阴道(箭)及与之相连的子宫(箭头)。矢状位 T2WI 脂肪抑制(D)显示阴道内积液扩张(五角星),挤压膀胱向前,并推移与之相连的宫颈

4. 处女膜闭锁约占原发性闭经的 1%。由于尿生殖窦上皮未能贯穿前庭所致。经血聚集于阴道,严重时累及子宫、输卵管,甚至腹腔。

第二性征缺乏的原发性闭经约占所有原发闭经的 40%,卵泡刺激素(FSH)升高和性腺发育不良导致卵巢功能缺乏。染色体型为 46XX/45 XO/46 XY。卵泡刺激素下降的原因包括:①原发性青春期发育延迟,约占 10%;②泌乳素瘤,约占 5%;③Kallman 综合征,约占 2%;④其他神经系统病变,约占 3%;⑤压力、体重减轻、神经性厌食,约占 3%;⑥多囊卵巢综合征,约占 3% ;⑦先天性肾上腺发育不良,约占 3% ;⑧其他病变,约占 1% 。

第四节　儿童盆腔囊性肿块的影像诊断

一、卵巢来源囊性病变

（一）卵巢囊肿

1. 新生儿卵巢囊肿　新生儿卵巢囊肿是一类特殊类型的卵巢囊肿,病理上主要是滤泡囊肿,发病率约 1/2500[16]。正常卵泡大小不超过 1cm,直径超过 1cm 病变均可认为是新生儿卵巢囊肿。而 Vogtlander 等[17]认为约 20% 的女性新生儿有超过 1cm 的卵巢囊肿。多数的新生儿卵巢囊肿是由于卵泡形成过程中出现了异常。

（1）临床表现:比较小的囊肿可以退化甚至消失,故一般只需随访。对于病灶较大,逐渐生长的囊肿,则需要干预。严重的并发症包括出血性休克、腹水、腹膜炎、破裂造成粘连、腹股沟疝造成卵巢嵌顿。单纯囊肿继发出血、囊肿产前扭转可导致急腹症[18]。卵巢囊肿越大,产前扭转的可能越大。

（2）影像学表现:新生儿期由于卵巢位置较高,卵巢囊肿位置亦较高,常位于下腹部。单纯性囊肿 CT 表现为单囊的椭圆形病变伴均匀一致的薄壁,囊液为低密度;伴出血时可以表现为稍高信号(图 22-4-1),甚至出现液-液平面。偶尔可以伴发钙化(图 22-4-2)。伴发小的子囊是卵巢囊肿特征性的表现[19]。Lee 等[19]回顾性研究了 23 例儿童下腹部囊性病灶,发现在 11 例卵巢囊肿中 9 例出现这种征象,敏感性为 82% ,特异性及准确性均达到 100% 。新生儿卵巢囊肿的诊断标准为:女性新生儿,排除胃肠道及尿道结构病变,且偏离中线的薄壁囊肿[16]。MRI 上囊肿的表现比较复杂,单纯性囊肿表现为薄壁的囊性病灶,囊液在 T1WI 上呈低信号,T2WI 为高信号,增强后囊壁可见强化;伴出血时囊液呈 T1WI 及 T2WI 等或高信号,可以出现液-液平面,取决于出血的不同时期,囊肿内部甚至可出现类似肿块的出血(图 22-4-3)。

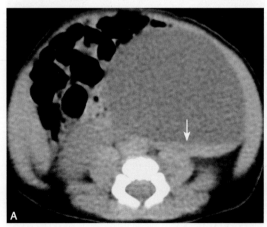
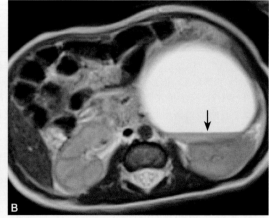

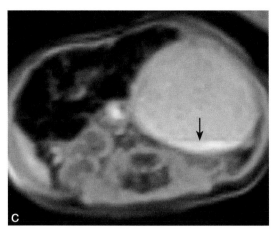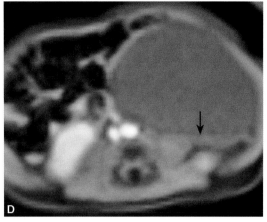

图 22-4-1 女婴,出生 4 天,左侧新生儿卵巢囊肿

横断位 CT 平扫(A)显示左下腹盆部巨大低密度为主占位,后部见等密度区,两者交界形成液-液平面(白箭),囊壁菲薄。B~D 为同一病例 MR,横断位 T2WI(B)、横断位 T1WI 脂肪抑制平扫和增强(C,D)显示左下腹盆部巨大薄壁囊性肿块,边界清楚,内部可见液-液平面(黑箭),囊液上层为 T1WI 等信号,T2WI为高信号,下层为 T1WI 高信号,T2WI 等低信号,增强后囊内容物未见强化,周围囊壁光滑、菲薄,轻度强化

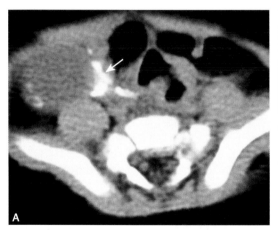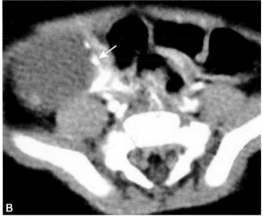

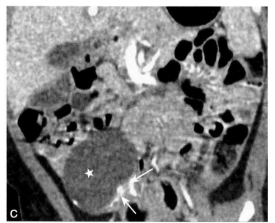

图 22-4-2 新生儿,15 天,产前发现腹部肿块,右侧新生儿卵巢囊肿

横断位 CT 平扫(A)、增强(B)和冠状位增强重建(C)显示右下腹部薄壁囊性占位(五角星),囊液密度均匀,囊壁菲薄,可见钙化(箭),增强后囊壁轻度强化

743

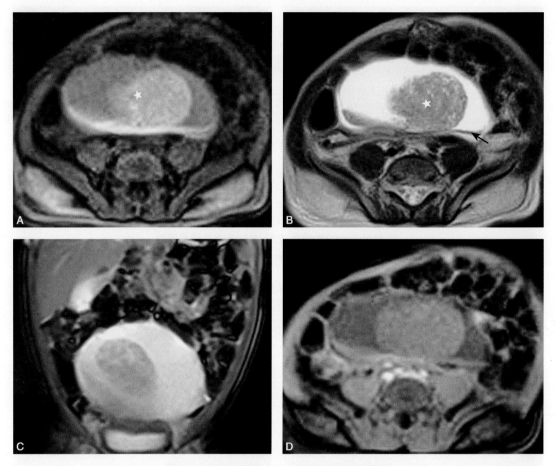

图 22-4-3　女婴,28 天,右侧新生儿卵巢囊肿
横断位 T1WI 脂肪抑制(A)、T2WI(B)、冠状位 true-FISP(C)、横断位增强 T1WI(D)。下腹巨大薄壁囊性
占位,可见液-液平面(黑箭)及出血,上层囊液呈 T1WI 等信号、T2WI 高信号,下层囊液呈 T1WI 高信号、
T2WI 低信号。出血位于囊肿中央,呈团块状 T1WI 高信号、T2WI 低信号(五角星);增强后囊液及出血团
块未见强化,周围囊壁轻度强化

　　(3) 鉴别诊断:其他腹盆腔囊性病变,需要与新生儿卵巢囊肿鉴别。网膜囊肿:在女性
新生儿患者如果看到复杂囊性结构且双侧卵巢结构正常,应高度怀疑网膜囊肿;网膜出血:
网膜可以出血,与复杂卵巢囊肿有时很难鉴别。另外,新生儿卵巢囊肿还需要与泌尿系统、
胃肠道病变甚至生殖系统畸形等鉴别,这些畸形包括多囊肾、膀胱重复畸形、输尿管扩张、肠
重复畸形、泄殖腔畸形、脐尿管囊肿、肠系膜囊肿、神经肠源性囊肿、淋巴管瘤以及骶前脊膜
膨出等(图 22-4-4)。
　　2. 卵巢生理性囊肿　卵巢生理性囊肿包括滤泡囊肿、黄体囊肿和黄素囊肿等。
　　(1) 病理表现:当卵泡排卵失败或退化失败时候就可以形成滤泡性囊肿,其内见清亮的
液体。大小 3~8cm,但很少超过 5cm。当囊肿大小超过 5cm 时,与卵巢浆液性囊腺瘤很难
鉴别。但与肿瘤不同的是滤泡囊肿可以在同一月经周期或不同周期中发生变化或消退。囊
肿为单房薄壁,可为单纯性,也可伴少量出血。排卵后优势卵泡所在的卵泡窝蜕化失败就形
成黄体囊肿,常在月经的黄体期及孕期出现。黄体期早期也表现为囊性,此时不应该认为系

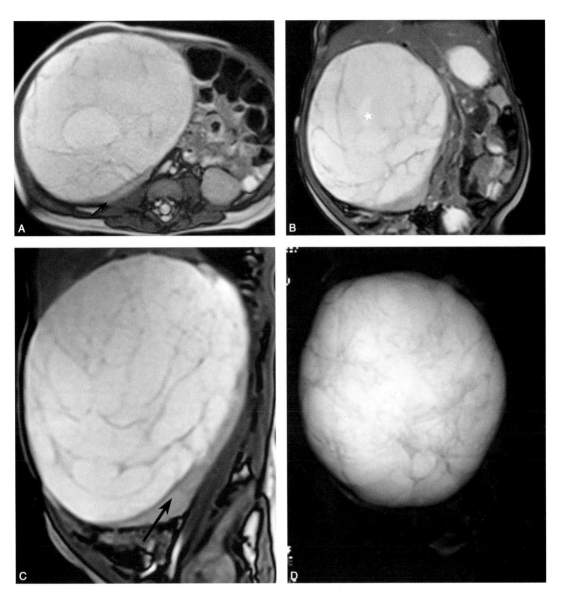

图 22-4-4 女童,4 个月,右侧多囊肾
横断位(A)、冠状位(B)、矢状位(C)True-Fisp 及 MRU(D)显示右下腹巨大多房囊性为主病变(五角星),边界清楚,囊壁菲薄;囊肿内部可见多发、细小均匀分隔,病灶内下缘可见右肾下极拉长、变形(黑箭)

黄体囊肿。黄体囊肿常常单发,大小 2.5~6cm。

（2）影像学表现:滤泡囊肿表现为薄壁,边界清楚,CT 为低密度,MR T1WI 为低信号,T2WI 为明显高信号。伴发出血时,CT 密度可较高,T1WI 和 T2WI 为高信号,信号可以均匀,也可以不均匀,脂肪抑制序列有助于和脂肪信号的鉴别。黄体囊肿壁较滤泡性囊肿厚,T1WI 低或稍高信号,T2WI 低或高信号,增强后囊壁呈明显强化,反映了黄体细胞层丰富的血供。黄体囊肿伴发出血时与子宫内膜异位症很难鉴别。随访过程中如果发现病灶消退,则可证实为黄体囊肿。黄体囊肿可以伴发少量积液,积聚在子宫直肠陷凹;少数情况下可以引起卵巢的大量出血,表现为急腹症,出现血性腹水,在 T1WI 上表现为高信号。这时需要与异位妊娠破裂鉴别,后者有停经病史,血 HCG 水平升高有助于鉴别。

（二）卵巢非肿瘤性囊性病变

1. 多囊卵巢综合征　是一种雄激素过多为特征的生殖功能障碍,约占绝经前女性的 20%,是女性最常见的内分泌病变,也是导致女性不孕的常见的原因。

（1）临床表现:继发性闭经、多毛、及肥胖症;高雄激素血症、持续无排卵。

（2）影像学表现:MRI 表现为双侧卵巢轻度增大,周边皮质内可见多发小的卵泡,可见内部间质增大,后者在 T2WI 为低信号。尽管卵巢间质增大没有特异性,但是为一个重要的征象,有助于鉴别多囊卵巢综合征与其他卵巢多囊性病变。与正常卵巢相比,多囊卵巢综合征没有优势卵泡,多发的卵泡基本等大,直径小于 1cm。

2. 卵巢内膜异位囊肿　是子宫内膜异位症最常见的形式和位置,儿童少见,月经来潮后发病。常多发、双侧发病。内膜异位囊肿中包含不同时期的出血,呈不同的影像学表现。CT 上囊肿密度高于尿液,新鲜出血时密度可较高。MRT1WI 呈高信号,脂肪抑制序列仍呈

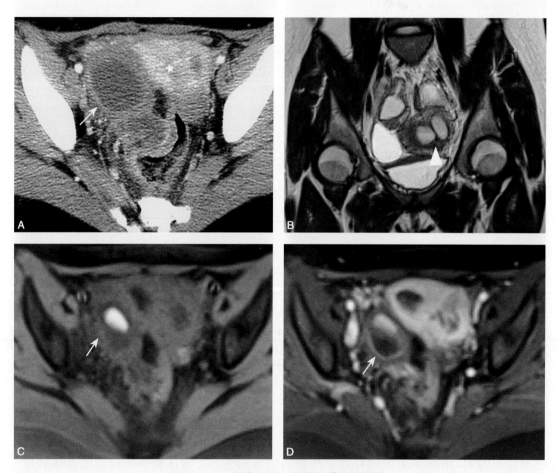

图 22-4-5　女性,13 岁,卵巢内膜异位囊肿

横断位增强 CT(A)显示右卵巢囊性占位,囊壁较厚,中度强化,境界不清(箭);冠状位 T2WI(B)示右卵巢高信号囊肿,子宫上方可见双侧扩张积血的输卵管。另见子宫两个宫腔以低信号隔膜分开,系纵隔子宫畸形(箭头);横断位 T1WI 脂肪抑制平扫(C)及增强(D)显示右卵巢囊肿前方高信号,后方低信号,囊壁较厚,增强后囊壁呈轻中度强化,强化程度弱于子宫(箭)

明显高信号,表现更明显,可与畸胎瘤鉴别。T2WI 上呈低信号、高信号、或高信号背景伴地图样低信号。内膜异位囊肿偶尔会破裂及扭转引起急腹症。囊肿可单房或多房,典型表现为大囊周围单个或数个形态不规则的子囊,囊壁略厚,边缘可模糊不清;增强后可见囊壁轻度、中度或明显强化(图 22-4-5)。

(三) 囊性肿瘤

1. 成熟性囊性畸胎瘤 是儿童及青少年最常见的卵巢肿瘤,也是最常见的卵巢生殖细胞肿瘤。约占所有卵巢肿瘤的 50%[20],占卵巢生殖细胞肿瘤的 95%。约 10% 左右双侧卵巢同时发生。

(1) 组织病理学:多数为单发,少数为多发;可以包括两个或三个胚层结构,以外胚层为主,最特征的是在囊的内部可见局灶实质性结节(Rokitansky 结节)[21]。畸胎瘤内包含头发、骨、牙齿、肌肉,甚至软骨;囊壁内衬鳞状上皮、呼吸道或消化道上皮。约 56% 伴钙化。

(2) 临床表现:主要表现为腹痛及腹部肿块,由于破裂或扭转可表现为急腹症。并发症包括扭转(3% ~ 16%)、破裂(1% ~ 4%)、感染(1%)、恶性变(1% ~ 2%)。

(3) 影像学表现:成熟性畸胎瘤的 CT 和 MRI 表现具有特征性。约 93% 的畸胎瘤伴有脂肪。CT 表现为附件区含脂肪的囊性肿块,囊壁以及 Rokitansky 结节可伴有钙化,是畸胎瘤比较特征性的表现[21](图 22-4-6 ~ 图 22-4-8)。MRI 肿块内部可见脂肪,在 T1WI 为高信号,与皮下脂肪信号一致,抑脂后信号下降;少数病灶只在囊壁或 Rokitansky 结节内含少量脂肪,如不与脂肪抑制序列图仔细对照则容易误诊(图 22-4-9,图 22-4-10)。有些成熟性畸胎瘤可没有明显的脂肪信号,这时化学位移成像有助于鉴别,在反相位上可出现信号下降。畸胎瘤内部成分可以分层,脂质成分可漂浮在上,或与毛发团混杂呈棕榈状或结节状。畸胎瘤破裂时,在液性腹水表面可见漂浮的脂类物质。

2. 囊腺瘤 包括浆液性及黏液性囊腺瘤,是卵巢良性上皮性肿瘤。儿童少见。影像学表现与成人表现类似。浆液性囊腺瘤常为单囊,薄壁,充满清亮的液体,CT 密度类似尿液;MR T1WI 呈低信号、T2WI 呈高信号(图 22-4-11)。黏液性囊腺瘤常为多囊,各囊内信号常不一,发现时往往较浆液性囊腺瘤大(图 22-4-12,图 22-4-13)。囊壁增厚、分隔增厚或厚薄

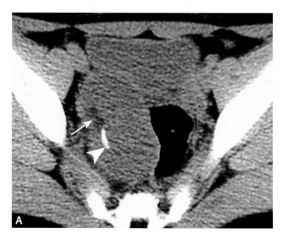
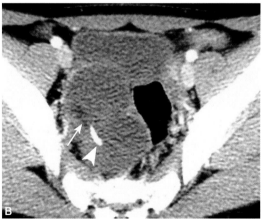

图 22-4-6 患儿 7 岁,腹痛,B 超发现右卵巢占位,右卵巢成熟畸胎瘤
横断位 CT 平扫(A)和增强(B)显示右侧卵巢区较大囊性占位,囊壁厚度略不均匀,轻度强化,囊壁内侧见片状脂肪(箭)及钙化(箭头),位于 Rokitansky 结节上

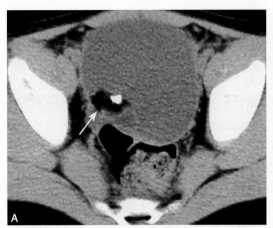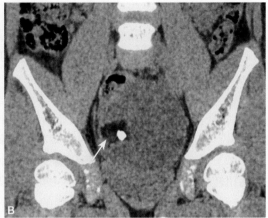

图 22-4-7　患儿,5 岁,发现下腹部肿块,右卵巢成熟性畸胎瘤

横断位 CT 平扫(A)和冠状位重建(B)显示右卵巢巨大囊性占位,囊壁菲薄,囊内壁见一含脂肪和钙化的 Rokitansky 结节(箭)

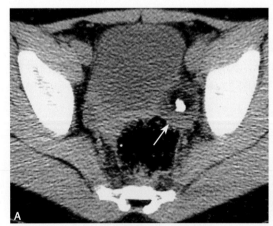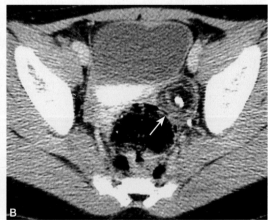

图 22-4-8　患儿,8 岁,无症状偶然发现,左侧卵巢成熟畸胎瘤

横断位 CT 平扫(A)和增强(B)显示左侧卵巢区卵圆形占位,含脂肪和弧形软组织,内见结节状钙化,周围软组织成分轻度强化(箭)

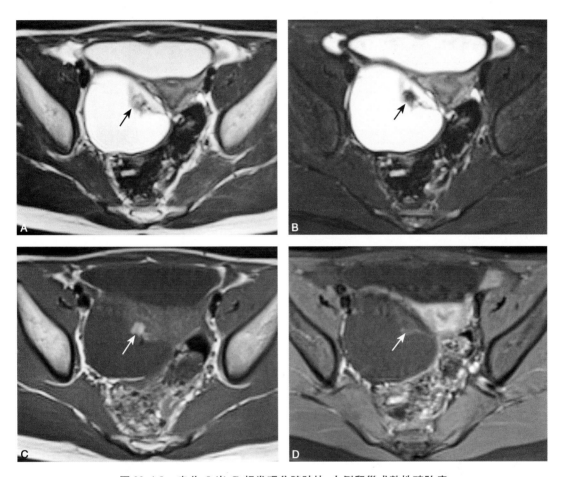

图 22-4-9 患儿,9 岁,B 超发现盆腔肿块,右侧卵巢成熟性畸胎瘤
横断位 T2WI(A)和脂肪抑制(B)、横断位 T1WI(C)和脂肪抑制增强 T1WI(D)显示右卵巢巨大囊性肿块,呈 T1WI 低信号、T2WI 水样高信号;囊内见小片状 T1WI 高信号、T2WI 低信号,脂肪抑制后信号下降(箭);增强后病灶仅囊壁可见强化

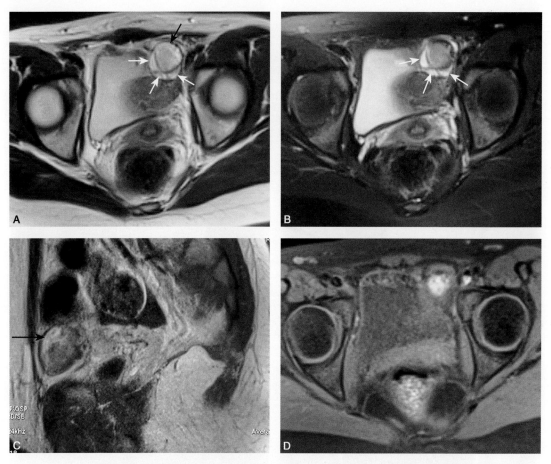

图 22-4-10　患儿,10 岁, B 超发现卵巢肿块,左卵巢不典型成熟性畸胎瘤
横断位 T2WI(A)及脂肪抑制(B)显示左卵巢较小高信号囊性占位,周围多发小卵泡(白箭);矢状位 T1WI(C)可见病灶前部少量脂肪信号(黑箭);横断位 T1WI 脂肪抑制(D)信号下降,但其余区域呈高信号

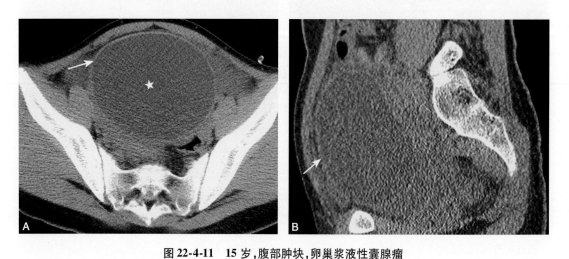

图 22-4-11　15 岁,腹部肿块,卵巢浆液性囊腺瘤
横断位 CT 平扫(A)和矢状位 CT 重建(B)显示盆腔巨大囊性占位(五角星),薄壁(箭),边界清楚,内含低密度囊液,与尿液相似

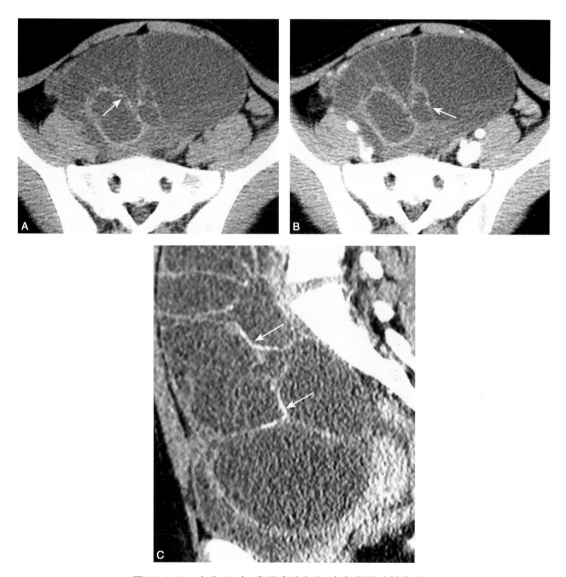

图 22-4-12　患儿 13 岁，发现腹腔占位，右卵巢黏液性囊腺瘤
横断位 CT 平扫（A）、增强（B）和矢状位增强重建（C）显示盆腔巨
大多房囊性占位，薄壁，内见多发厚薄不均匀分隔，部分分隔伴发
钙化（箭），增强后分隔及囊壁轻度强化，未见明显壁结节

751

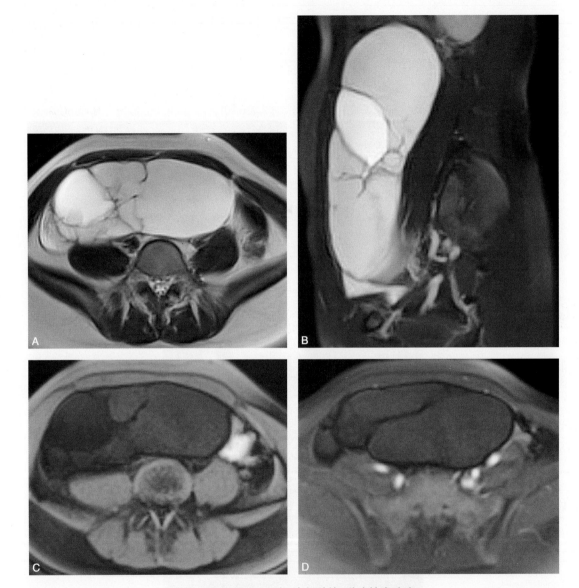

图 22-4-13　患儿 13 岁,腹部肿块,黏液性囊腺瘤

横断位 T2WI(A)和矢状位 T2WI 脂肪抑制(B)显示盆腔巨大多房囊性占位,薄壁,分房大小不同,囊液信号不同,囊内分隔薄,形态不规则;横断位 T1WI 脂肪抑制(C)和增强(D)显示囊液呈低和略高信号,囊壁及分隔强化不明显

不均,一般无囊壁结节;伴有壁结节或实性肿块需怀疑卵巢交界性肿瘤及癌的可能。

二、盆腔非卵巢来源囊性病变

1. 输卵管积水、积脓或积血　由于输卵管伞部炎症或粘连导致伞端堵塞,液体、脓液及血液积聚在输卵管内。盆腔炎症及子宫内膜异位症是最常见的原因,常双侧发病。输卵管积水 CT 和 MRI 表现为薄壁的、管状、蚓状结构,其内液体呈低密度,在 T1WI 为低信号,T2WI 为高信号。输卵管脓肿表现为双侧厚壁的蚓状或管状结构,脓液密度略高于尿液,

T2WI可信号不均,周围脂肪可见炎症性水肿。卵巢如果与扩张的输卵管不能分开时,提示输卵管-卵巢脓肿的形成。输卵管积血,常见于子宫内膜异位症,也可见于输卵管异位妊娠、盆腔炎性病变、附件扭转、恶性病变及外伤。出血在CT上为高密度,T1WI及脂肪抑制上为高信号。明显扩张的输卵管常粘连折叠,类似卵巢多房囊性肿瘤,可以推移子宫及邻近结构。如果病变包裹卵巢,则诊断相对困难。

2. 骶尾部畸胎瘤 骶尾部成熟性畸胎瘤约占到骶尾部生殖性肿瘤的60%,其中50%~70%在出生不久发现。产前B超即可诊断。其影像学表现与卵巢成熟性畸胎瘤表现类似,如发现双侧卵巢正常或畸胎瘤位于盆腔腹膜腔外,则可明确诊断(图22-4-14)。

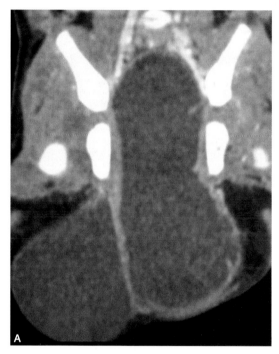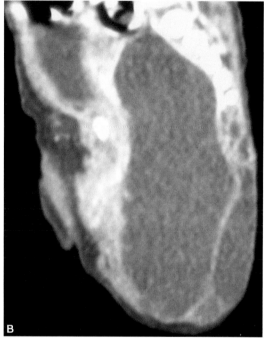

图22-4-14 患儿2岁,生后发现骶尾部肿块,骶尾部成熟性畸胎瘤
横断位CT增强冠状位(A)和矢状位重建(B)显示骶尾部巨大多囊性占位,未见明显脂肪和钙化,肿块向会阴部及盆腔外生长,这与卵巢畸胎瘤表现不同

3. 淋巴管瘤 是一种良性肿瘤,是由于淋巴管畸形所致。儿童常见,尤其在颈部及腋下。腹盆腔淋巴管瘤相对少见。CT和MRI表现为单囊或多囊边界清楚的囊性肿块,囊液可以是清亮液体或乳糜液,呈均匀低密度,T1WI低信号,T2WI为水样高信号;伴出血时,囊液密度增高;囊壁和分隔菲薄,在CT上有时可见钙化,增强囊壁无明显强化,伴发感染时囊壁可以增厚并明显强化(图22-4-15~图22-4-18)。囊性肿块具有沿腔隙生长的特点,病灶小的时候占位效应不明显,病灶较大可以有明显的占位效应。

4. 肠重复畸形 回肠及回盲部是胃肠道重复畸形最好发的部位,约占到消化道重复畸形的50%~70%[22]。肠重复畸形的病因有多种学说,每种学说均难全面解释各个部位的畸形,对胃肠重复畸形的解释比较流行的是原肠腔化障碍学说。在胚胎发育第五周后,原肠腔内的上皮细胞迅速增生导致管腔闭塞,后上皮细胞空泡化,使肠腔再通(即腔化期),如此时

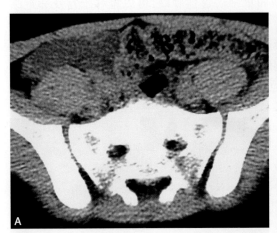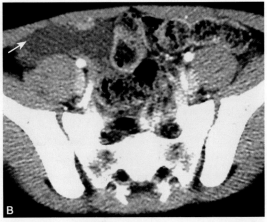

图 22-4-15　患儿 7 岁,腹痛,腹盆部淋巴管瘤

横断位 CT 平扫(A)和增强(B)显示右下腹盆部薄壁囊性病灶,向周围间隙生长,增强未见强化,囊壁菲薄几乎无法显示(箭)

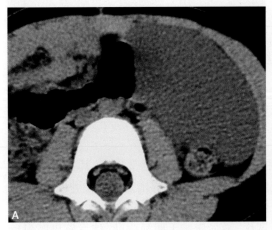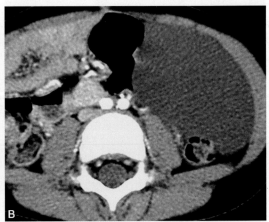

图 22-4-16　患儿 4 岁,腹部包块,淋巴管瘤

横断位 CT 平扫(A)和增强(B)显示左下腹巨大薄壁单房囊性病灶,沿间隙生长,增强后囊壁轻度强化,囊壁菲薄

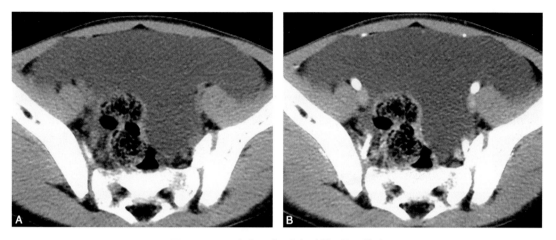

图 22-4-17 患儿 4 岁,腹部肿块,淋巴管瘤
横断位 CT 平扫(A)和增强(B)显示下腹部巨大薄壁单房囊性病灶,向周围间隙生长,部分肠管略受压、移位,囊液密度低、均匀,增强后见囊壁菲薄,部分轻度强化,部分不可见

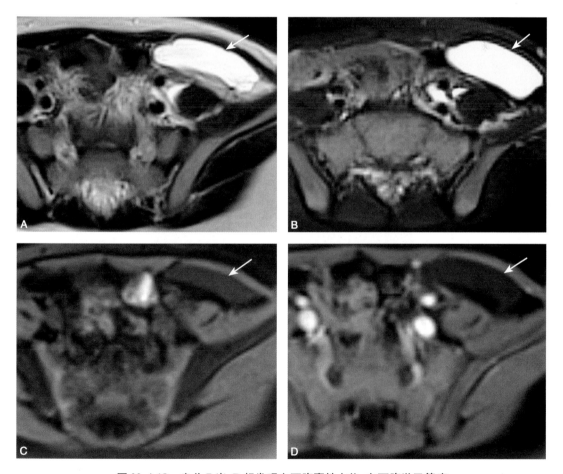

图 22-4-18 患儿 7 岁,B 超发现左下腹囊性占位,左下腹淋巴管瘤
横断位 T2WI(A)及脂肪抑脂(B)、横断位 T1WI 脂肪抑制平扫(C)和增强(D)显示左下腹薄壁低张力囊性病灶,呈 T2WI 高、T1WI 低信号,向周围间隙生长,占位效应不明显,增强后囊壁强化不明显(箭)

发育出现障碍,肠管间出现与肠腔并行的间隔,则形成肠重复畸形。其他学说包括憩室样外袋、脊索原肠分离障碍等。

　　病理上分为肠内囊肿型、肠外囊肿型、管型及胸内型四种。肠外型最多见,占 70% ~ 80%。囊壁具有分化完全的消化管各层结构,少数与消化道相通。CT 平扫表现为低密度,伴出血时可以呈高密度,与肠道相通时可见气体,并可继发感染(图 22-4-19 ~ 图 22-4-21)。横断面薄层 CT 扫描加多平面重建有利于显示重复畸形与肠道的关系,显示肠道扩张、肠壁水肿和缺血性坏死、肠系膜血管病变等。与淋巴管瘤、肠系膜囊肿等囊性病变比,肠重复畸形壁较厚,增强后囊壁强化较明显。

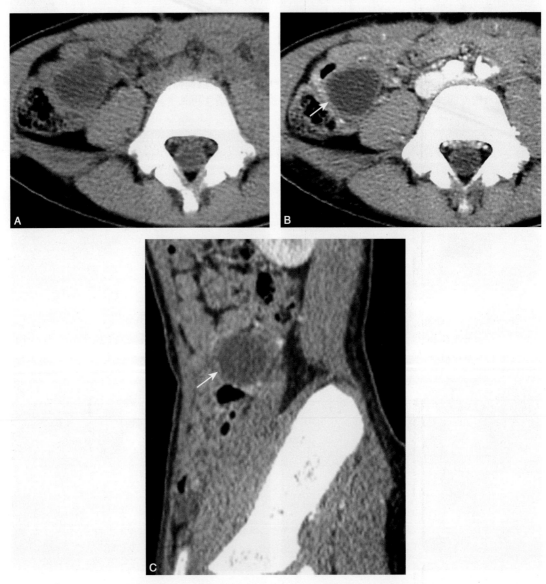

图 22-4-19　患儿,6 岁,偶然发现腹部囊性占位,肠重复畸形
横断位 CT 平扫(A)、增强(B)和矢状位重建(C)显示右下腹囊性病灶与肠管紧密相连,囊壁稍厚,张力稍高,增强后囊壁强化程度类似于肠壁(箭)

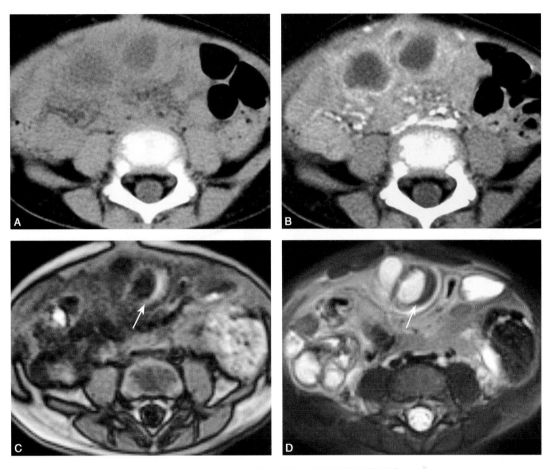

图 22-4-20 患儿,3 岁,腹痛,肠重复畸形伴感染

横断位 CT 平扫(A)和增强(B)显示右下腹见两个囊性病灶,囊壁厚,与周围组织结构分界不清,增强后囊壁可见明显强化;横断位 T1WI(C)见内侧病灶中央为低信号,周围见高信号环(箭);T2WI 脂肪抑制(D)见中央为高信号,周围为低信号环(箭),考虑为出血所致

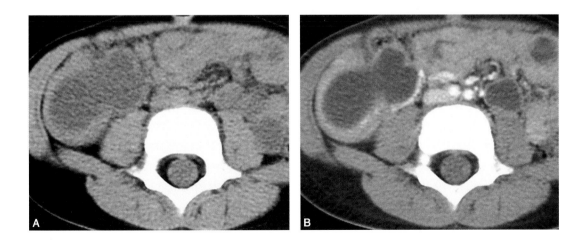

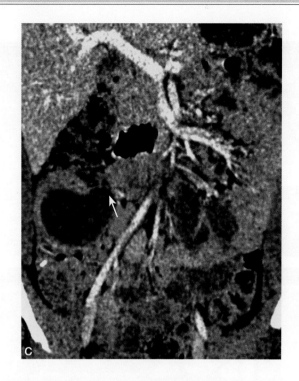

图 22-4-21　患儿,3 岁,腹痛,肠重复畸形伴感染
横断位 CT 平扫(A)、增强(B)和冠状位重建(C)显示右下腹囊性病灶,囊壁厚,与周围组织结构分界不清,增强后囊壁可见明显强化,病灶左侧似与肠管相通(箭)

5. 其他

(1) 血肿:往往由创伤、手术、凝血障碍等原因引起。可以位于腹腔内,也可以位于腹膜外。急性期血肿 CT 为高密度,CT 值 50～80HU;2～3 周后,血肿开始液化,表现为低密度,与单纯性囊肿类似;慢性期血肿壁可见钙化。在急性期及亚急性期,MR T1WI 表现为高信号,在边缘可见 T1WI 和 T2WI 低信号的环,增强后无强化。另外,不像肿瘤性病变,血肿随时间的延长,而逐渐缩小。

(2) 盆腔脓肿:常由阑尾炎、憩室炎、炎性肠病或输卵管炎症等原因引起,可以位于腹膜内,也可以位于腹膜外。脓肿壁多较厚,少数为薄壁,急性期液体为脓液,CT 密度略高,MR DWI 呈高信号,少数脓肿内部可见气体影;慢性期液体可逐渐变单纯积液;脓肿与周围肠管境界不清,脓肿周围脂肪有炎症性浸润,表现为边界模糊,脂肪密度或信号增高。

(3) 膀胱憩室:膀胱黏膜经过肌层薄弱部位疝出,形成憩室;膀胱憩室通过窄颈与膀胱相通。最常见的部位是尿道口及后外侧。可以是原发性,也可以继发于膀胱出口梗阻或者先天性。大的膀胱憩室表现为薄壁的囊性病变,多平面影像可见其通过窄颈与膀胱相连。

第五节　儿童盆腔实性肿块的影像诊断

儿童妇科肿瘤相对少见,恶性病变更少[23]。其中良性肿瘤较恶性肿瘤多。据报道,英国的儿童(0～14 岁)妇科肿瘤发病率约为 127/百万,恶性生殖细胞肿瘤的发病率约为 2/百万。Ind 等[24]报道 19 岁以下女性青少年盆腔肿瘤的发病率约为 0.52/10 万。儿童最常见的妇科肿瘤为卵巢的生殖细胞肿瘤及子宫或阴道的横纹肌肉瘤。Stiller 等报道在 1991—2000 年 10 年间,0～14 岁儿童发生了 126 例卵巢肿瘤及 37 例非卵巢生殖系统肿瘤。在卵巢肿瘤中,89% 是生殖细胞肿瘤,5% 为卵巢癌,5% 为淋巴瘤,约 1% 为神经母细胞瘤,以及 1%

为间皮瘤;在 37 例非卵巢肿瘤中,51% 为横纹肌肉瘤,32% 为生殖细胞肿瘤,14% 为癌,1% 为其他肉瘤[23]。Heo 等[20] 报道儿童及青少年卵巢肿瘤中,恶性占 10% ~ 20% ,占所有儿童恶性肿瘤的 1% ~ 2% 。其中生殖细胞肿瘤约占卵巢肿瘤的 60% ~ 80% 。另一项 1037 例卵巢恶性肿瘤的研究显示,9 岁以下与 10 ~ 19 儿童的年发病率约 0.102/百万和 1.72/百万[25]。

一、卵巢生殖细胞肿瘤

由于对儿童年龄的界定不同,不同学者报道的发病率也有很大出入。据 Brookfield 等[25] 报道,生殖细胞肿瘤约占儿童肿瘤的 80% ,但很少发生在 5 岁以下,其中恶性约占 1/4[26]。发病高峰年龄约 12 岁。卵巢畸胎瘤中,患儿年龄越小,未成熟性畸胎瘤的可能性越大。

(一) 组织病理学

生殖细胞肿瘤被认为起源于原始生殖细胞,在发育过程中,原始生殖细胞向后腹膜的尿生殖嵴移行,因此在移行中的任何部位、移行至异常部位或腺体中均可以发生。性腺外的生殖细胞瘤常发生在中线,像前纵隔、腹膜后、骶尾部以及颅内。肿瘤含两个或三个胚层即为畸胎瘤。常见的为成熟性畸胎瘤,包含头发、皮肤、牙齿等。不成熟畸胎瘤具有潜在恶性,主要因为常包含原始神经上皮组织。卵巢无性细胞瘤与男性中的精原细胞瘤对应。卵黄囊瘤常伴甲胎蛋白(AFP)升高。美国两大儿童肿瘤团体(Pediatric Oncology Group 和 Children's Cancer Study Group)的研究显示:在 131 例儿童恶性卵巢生殖细胞肿瘤中,畸胎瘤伴卵黄囊瘤 39 例,卵黄囊瘤 25 例,无性细胞瘤 23 例,畸胎瘤伴其他恶性成分 21 例,混合型肿瘤(无畸胎瘤成分)10 例,绒毛膜癌和性腺母细胞瘤各 2 例[27]。在另外一项研究中,66 瘤患者中 3 例为双侧卵巢发病[28]。盆腔恶性生殖细胞瘤可向膀胱、直肠、子宫或盆腔腹膜扩散,也可以转移至淋巴结,或经血液系统转移至肝或肺。

(二) 临床表现

卵巢生殖细胞肿瘤常表现为腹痛,腹腔或盆腔肿块[29]。伴发腹膜转移或腹水时,可引起腹围增大。其他症状包括食欲减退、泌尿系症状、体重减轻、月经改变及性早熟。肿块扭转或破裂时可以引起急腹症。可以引起早熟[29]。Heo 等[20] 认为表现为腹部明显肿块且出现性早熟的儿童常提示恶性肿瘤。许多卵巢肿瘤,尤其恶性肿瘤,常伴发血清肿瘤标志物的升高。能引起 AFP 升高的肿瘤包括:卵黄囊瘤,未成熟性畸胎瘤,胚胎性癌以及 Sertoli-Leydig 细胞肿瘤(比率低);能引起 β-HCG 升高的肿瘤包括:绒毛膜癌、胚胎性癌、无性细胞瘤(少见);LDH 升高见于无性细胞瘤。

(三) 影像学表现

CT 或 MRI 可用来评价肿瘤起源,显示肿瘤的大小、范围、特征、局部侵犯和远处转移情况。MRI 具有无辐射、软组织分辨力高的特点,但是在儿童中需要镇静。尽管 CT 或 MRI 对于鉴别肿瘤的良恶性存在一定的局限性,但是恶性肿瘤常以实性肿块为主,密度或信号不均质,与良性肿瘤相比往往病灶体积较大。

1. 未成熟畸胎瘤

(1) 组织病理学:常单发,病灶巨大,以实性为主,包含不同比例的神经上皮组织。大体病理上表现为巨大肿块,有包膜,实质性成分较多,由神经上皮组织组成。镜下包含不同比例的来源于三个胚层的原始未成熟胚胎组织和成熟组织。病理级别由不成熟的神经上皮的数量及比例来决定。

（2）临床表现：最常累及 10～20 岁患儿，年龄中位数约 17 岁。在 20 岁以下患者中，约占卵巢恶性肿瘤的 10%～20%。最常见的临床表现为腹盆部肿块，33%～65% 的患儿 AFP 水平升高。

（3）影像学表现：成熟性畸胎瘤绝大多数囊性，呈水样密度或信号，内部可见脂肪、毛发、钙化或牙齿；极少数成熟性畸胎瘤为实性。未成熟性畸胎瘤往往含较多实性成分，内部可见坏死，周围可见不规则增厚的壁或间隔，增强后实性成分明显强化。MRI 可很好显示病灶细节，液体呈 T1WI 低信号和 T2WI 高信号；脂肪成分在 T1WI 为高信号，抑脂后信号明显下降；钙化或牙齿在所有的序列中均为低信号；实性成分常为恶性组织，在 T1WI 表现为等或低信号，T2WI 为中等或高信号，增强后明显强化，其强化程度变化较大，可以从轻度到明显强化（图 22-5-1）。CT 图上，液体成分为低密度，脂肪为极低密度，CT 值常小于−10HU，钙化和牙齿为极高密度，软组织成分呈中等密度，增强后可见明显强化，还可见明显强化的不规则壁和间隔（图 22-5-2）。肿块中央由于缺血可以坏死和出血。

（4）鉴别诊断：未成熟性畸胎瘤表现为巨大的不均质肿块，呈完全实性或混合囊实性；实质肿块内可见分散的钙化和小片状脂肪。偶尔肿瘤内部可伴发出血，也可发生转移。发现

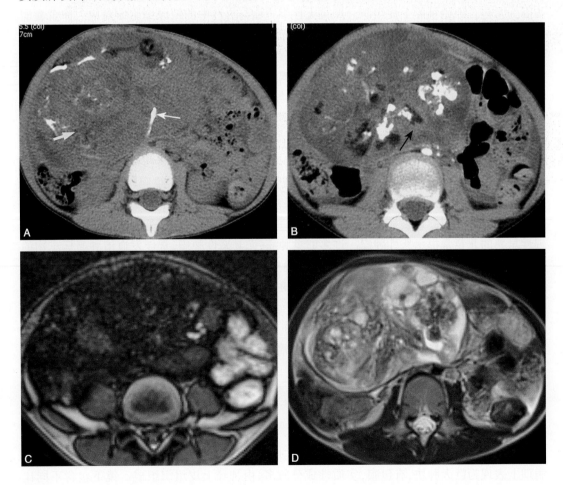

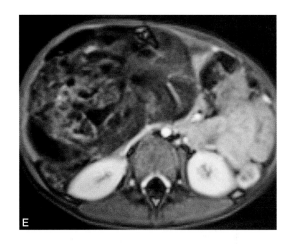

图 22-5-1　患儿,7 岁,腹部肿块,未成熟性畸胎瘤

横断位 CT 平扫(A)和增强(B)扫描显示右下腹盆部巨大肿块,平扫以软组织成分为主,内伴少量散在分布条片状脂肪及钙化(箭),增强后实性成分呈轻度至明显强化(黑箭);横断位 T1WI(C)显示巨大肿块以低信号为主,内部见散在点、片状高信号;横断位 T2WI(D)呈混杂低、等和高信号;横断位 T1WI 脂肪抑制增强(E)显示实性成分以轻度强化为主,见条状及片状明显强化

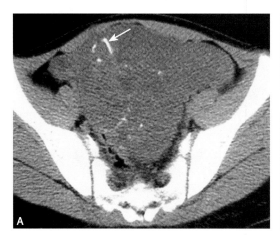

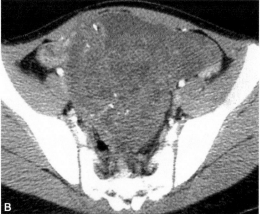

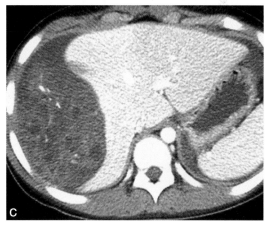

图 22-5-2　患儿,10 岁, 腹部肿块,未成熟性畸胎瘤,伴肝包膜下转移

横断位 CT 平扫(A)和增强(B)显示盆腔巨大肿块,以软组织成分为主,内见散在条点状钙化(箭)及少量片状液性成分,增强后呈中等程度强化;上腹部横断位增强扫描(C)见肝包膜下巨大实性占位,密度及强化方式、程度与盆腔肿块类似,内部亦可见散在钙化和类似于液性成分的脂肪

囊性病变内部实质肿块,有助于未成熟畸胎瘤与成熟性畸胎瘤的鉴别。未成熟畸胎瘤还需要与伴有成熟性畸胎瘤成分的混合型生殖细胞肿瘤鉴别。

2. 无性细胞瘤

(1) 组织病理学:起源于类似原始生殖细胞的未分化生殖细胞,与男性睾丸的精原细胞瘤对应。肿瘤大体上常有完整的薄膜,分叶状,实性,白色。镜下肿瘤由单一的多角形细胞组成,可见丰富的胞质和内部扁平的核。肿瘤内可见纤维或纤维血管分隔。

(2) 临床表现:是儿童及青少年比较常见的恶性生殖细胞肿瘤。10% ~ 15% 可双侧发病,LDH 常升高,有助于诊断及术后随访。少部分肿瘤 β-HCG 可以升高。与其他生殖细胞肿瘤不同,本病对放化疗敏感,这与精原细胞瘤类似。

(3) 影像学表现:CT 或 MRI 表现为巨大肿块,呈分叶状,边界清楚,密度或信号相对均匀(图 22-5-3)。Ueno 等[21]指出肿瘤在 T2WI 上可见条索状的低信号,病理上为纤维血管间

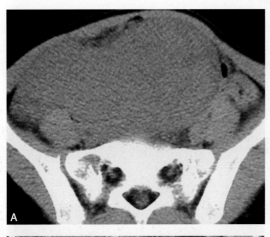
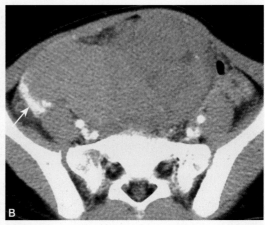
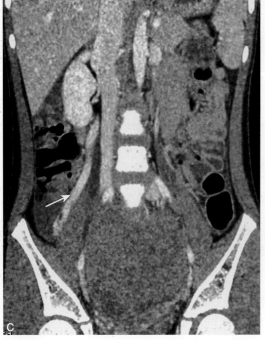

图 22-5-3　患儿,6 岁,盆腔肿块,卵巢无性细胞瘤
横断位 CT 平扫(A)和增强扫描(B)显示右下腹巨大分叶状软组织肿块,密度基本均匀,增强后可见肿块中度强化,病灶右侧可见"卵巢蒂"征(箭),表现为明显强化的血管条索;增强冠状位重建(C)显示右侧扩张的卵巢静脉(箭),有助于卵巢与非卵巢肿瘤的鉴别

隔,增强后可见明显强化,为相对特征性的 MRI 表现。肿瘤内钙化及囊性变少见,但可有坏死或出血。淋巴结转移常导致腹膜后淋巴结肿大,这与精原细胞瘤也类似。

3. 卵黄囊瘤　也叫内胚窦瘤,是第二位常见的卵巢恶性生殖细胞肿瘤,约占到所有卵巢恶性肿瘤的 1%,相对少见。好发于 20~30 岁,平均年龄约 19 岁。卵黄囊瘤生长比较快,预后差。大约 50% 的患者就诊时病灶局限于卵巢,约 40% 有广泛的转移。血源性播散及腹膜转移常见。肿瘤能产生 AFP。

影像学表现为巨大不均质肿块,常因内部出血及坏死而呈囊实性。MRI 表现为实质性成分明显强化,肿瘤内部见血管流空及出血,后者呈 T1WI 高信号,常伴腹水。Choi 等[30]认为卵黄囊瘤在 CT 增强后可以出现"亮点征",病理上为明显扩张的血管(图 22-5-4,图 22-5-5)。Yomaoka 等[31]的研究显示 MRI 上发现的流空血管及增强后的丰富血管影对应于 CT 上扩张的血管。对于伴 AFP 升高的巨大实质性腹盆腔肿块,要想到卵黄囊瘤的可能。

4. 胚胎性癌　为恶性程度很高的生殖细胞肿瘤。少见,占恶性生殖细胞肿瘤的 3%。中位发病年龄 14 岁。60% 患者有 β-HCG 升高,导致性早熟和月经不规则。也可以产生 AFP。胚胎性癌常合并其他恶性生殖细胞肿瘤,单纯的胚胎性癌少见。CT 及 MRI 表现缺乏特异性,表现为巨大肿块,实性为主,内部见广泛的出血及坏死。囊性区域含黏液性物质,与其他生殖细胞肿瘤很难鉴别。

5. 混合型生殖细胞肿瘤　混合型生殖细胞肿瘤由多种生殖细胞混合组成,若伴脂肪及

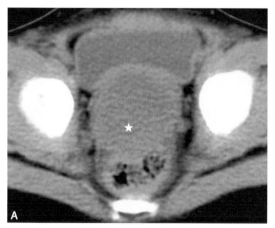

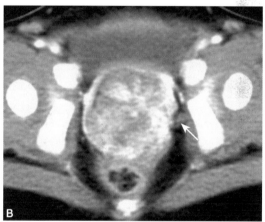

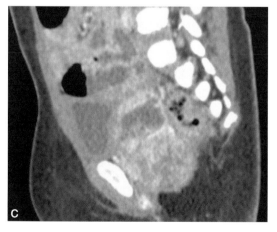

图 22-5-4　患儿,11 岁,盆腔肿块,卵巢卵黄囊瘤
横断位 CT 平扫(A)和增强(B)扫描显示直肠与膀胱间肿块(五角星),平扫以等低密度为主,密度相对均匀;增强后呈不均匀明显强化内部强化明显。增强矢状位重建(C)见明显强化的肿块内含无强化坏死区。左侧闭孔内肌处见肿大淋巴结(箭)

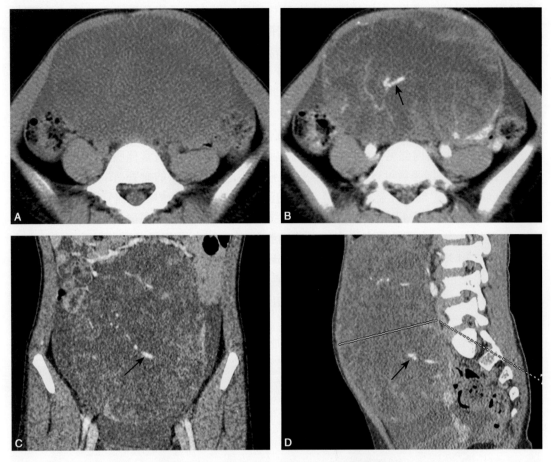

图 22-5-5 患儿,13 岁,盆腔肿块,卵巢卵黄囊瘤

横断位 CT 平扫(A)、增强扫描(B)冠状位和矢状位重建(C 和 D)显示腹腔巨大占位,平扫以等低密度为主,增强后病灶呈不均匀强化,周围明显,内见多条强化扩张的血管,截面呈点状("亮点征")(黑箭)。腹腔伴少量腹水

钙化,与未成熟性畸胎瘤很难鉴别(图 22-5-6)。

二、性索-间质肿瘤

性索-间质肿瘤包括来源于性索和间质细胞成分的肿瘤,性索成分主要有颗粒细胞和 Sertoli 细胞;间质成分主要有卵泡膜细胞、纤维(母)细胞、Leydig 细胞瘤。肿瘤经常呈混合状态,包含二种或多种细胞成分。儿童常见的性索-间质肿瘤主要为颗粒-卵泡膜细胞肿瘤和 Sertoli-Leydig 细胞肿瘤,大约占青少年恶性卵巢肿瘤的 10%。Schneider 等[32]在一组 72 例性索-间质肿瘤中,48 例为幼年型颗粒细胞瘤,14 例为 Sertoli-Leydig 细胞肿瘤,5 例为硬化性间质瘤,2 例为环小管性索瘤,2 例为卵泡膜细胞瘤,1 例为分泌类固醇甾体细胞瘤。

1. 颗粒细胞瘤 是儿童最常见的性索间质肿瘤,按照临床及病理学特点分为成年型和幼年型。

(1)组织病理学:幼年型只占颗粒细胞瘤的 5%[20]。颗粒细胞主要包绕原始卵泡周围,同时又被卵泡膜细胞包裹。虽然幼年型颗粒细胞瘤大体病理表现与成年型类似,但是在镜

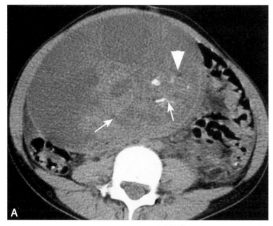
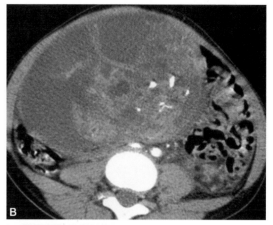
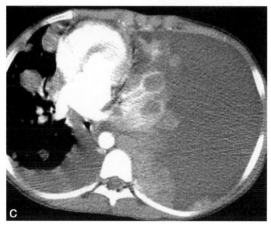

图 22-5-6　患儿,11 岁,腹部肿块,卵巢混合性生殖细胞肿瘤

横断位 CT 平扫(A)和增强(B)显示腹腔巨大占位,平扫以等、低混杂密度,内伴钙化(箭)及少量脂肪(箭头),增强后病灶实性部分不均匀强化;横断位下胸部层面(C)见心影右移,胸膜上及肺内广泛转移,双侧胸腔积液,左侧大量

下幼年型颗粒细胞瘤的细胞更大,核浓染,并且没有核沟,这与成年型颗粒细胞瘤不同。

（2）临床表现:幼年型颗粒细胞瘤主要发生在青春期和 30 岁以下的女性,约占 20 岁以下卵巢性索间质肿瘤的 70%。平均年龄约 13 岁。儿童患者主要表现为同性性早熟,与肿瘤分泌雌激素有关,内分泌症状的发生率为 61%。偶尔肿瘤可分泌雄激素引起男性化。还可伴发 Ollier 病和 Maffucci 综合征[33]。具有潜在的恶性生物学行为。

（3）影像学表现:CT 多表现为巨大实质性或大部分实质性肿块(图 22-5-7),也可呈多囊性肿块,伴有厚的不规则的分隔和实质性成分。约 5% 的患者可双侧发病。典型征象是可见多发出血的囊肿,患者多因肿瘤出血或破裂就诊。钙化少见。T1WI 表现为高信号,与囊肿内出血有关,T2WI 表现为特征性的"海绵样",表现为中等信号的实性成分间散在数不清的小囊。因肿瘤常分泌雌激素,导致子宫增大、内膜增厚及内膜出血。转移少见,但可像上皮性肿瘤一样播散至腹膜(图 22-5-8);与上皮性肿瘤不同,颗粒细胞瘤囊壁没有壁结节。

2. Sertoli-Leydig 细胞肿瘤　是儿童第二常见的性索间质肿瘤,中位发病年龄 14 岁。组

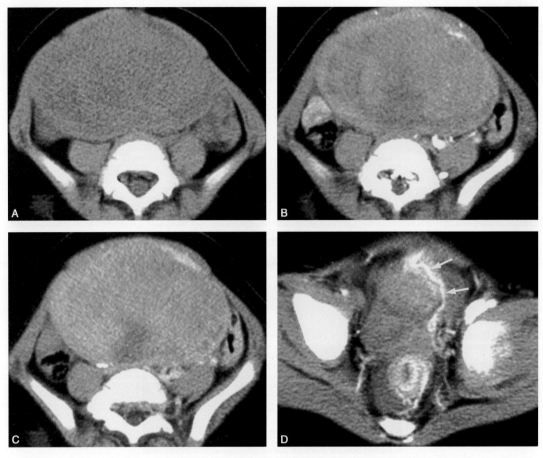

图 22-5-7　患儿,17 个月,腹部肿块,卵巢幼年型颗粒细胞瘤

横断位 CT 平扫(A)显示腹盆腔巨大占位,平扫以等密度为主,增强动脉期(B)显示病灶略不均匀强化,静脉期(C)见肿块强化更明显。下部层面(D)可见明显强化的卵巢蒂征及左侧卵巢动脉(箭),有助于确定卵巢及非卵巢病变

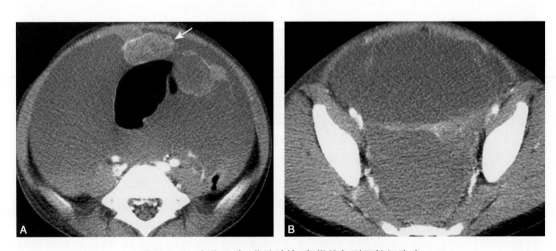

图 22-5-8　患儿,8 岁,盆腔肿块,卵巢幼年型颗粒细胞瘤

横断位增强(A,B)显示盆腔肿块,囊性为主,显示大量腹水及大网膜转移灶(箭),与上皮性恶性肿瘤转移较难鉴别

织病理上,Sertoli-Leydig 细胞类肿瘤包括纯 Sertoli 细胞瘤、纯 Leydig 细胞瘤及其混合类型 Sertoli-Leydig 细胞瘤,以 Sertoli-Leydig 细胞瘤占绝大多数。肿瘤可为良性、交界性或恶性。约半数的肿瘤可分泌雄激素,导致男性化;也可不分泌任何激素,极少数可分泌雌激素,产生相应的临床表现。Sertoli-Leydig 细胞瘤的影像学表现见第九章第四节。

3. 纤维-卵泡膜细胞瘤　该类肿瘤包括纤维瘤、卵泡膜细胞瘤及纤维卵泡膜细胞瘤,是良性的性索间质性肿瘤,主要由卵泡膜细胞及成纤维细胞组成,约占到女性性索间质肿瘤的一半,多见于中老年妇女,儿童少见。CT 平扫肿瘤呈实性,密度较均匀;因含丰富的胶原纤维,肿瘤在 MR T2WI 上表现为明显低信号;肿瘤可见片状或团状略低密度区或团状略高信号区,病理上为水肿或富含脂质的卵泡膜细胞团。增强后肿瘤呈轻度、中度或明显强化,边界多清楚。肿瘤很少见钙化(图 22-5-9)。肿块常常小于 10cm,平均约 6cm。肿块较大时可以误诊为恶性肿瘤。卵巢纤维瘤可以引起胸腹水,称为 Meigs 综合征。

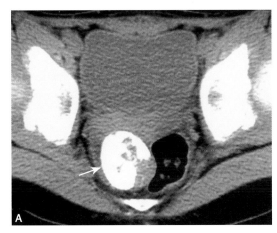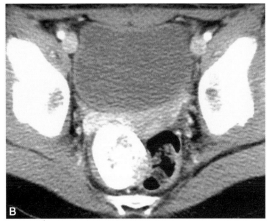

图 22-5-9　患儿,11 岁,间断性腹痛半年,右卵巢卵泡膜细胞瘤
横断位 CT 平扫(A)和增强扫描(B)显示右侧附件区实性肿块,平扫内见粗大钙化(箭),增强后病灶实性部可见强化

儿童其他性索间质肿瘤,如硬化性纤维瘤、环小管性索瘤、类固醇细胞瘤等肿瘤非常少见。

三、卵巢上皮性肿瘤

卵巢癌多发生于中老年妇女,常表现为囊实性或实性肿块,实质成分较良性或交界性上皮性肿瘤多,强化明显。儿童发病率低,影像学表现与成人类似(图 22-5-10)。详见第七章。

四、卵巢转移性肿瘤

Burkitt 淋巴瘤和白血病等恶性肿瘤可转移至卵巢。淋巴瘤和白血病累及卵巢只占卵巢肿瘤的 2%。CT 和 MRI 可表现为单侧或双侧卵巢肿块,以实性为主,增强后强化均匀(图 22-5-11,图 22-5-12)。在病变周围或实性部分可见小卵泡,可能是比较特征的特点[34,35]。

五、非卵巢源性肿瘤

1. 横纹肌肉瘤　起源于原始间充质,是儿童颅外第三常见的肿瘤。在女性患儿发病率

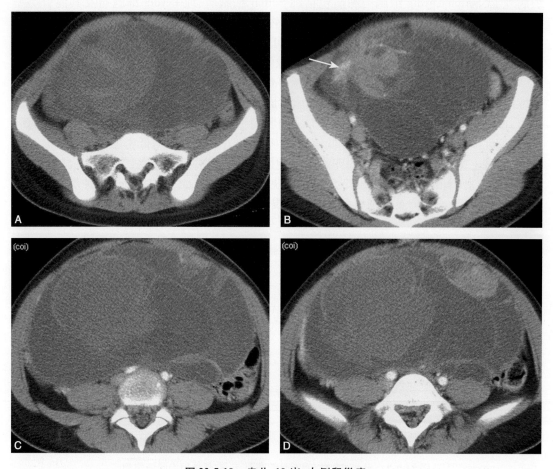

图 22-5-10　患儿,10 岁,右侧卵巢癌

横断位 CT 平扫(A)和增强扫描(B~D)显示盆腔巨大肿块,呈多发囊性,病灶内见明显强化的团块状软组织及分隔,病灶右侧可见片状明显强化区(箭),为卵巢血管蒂

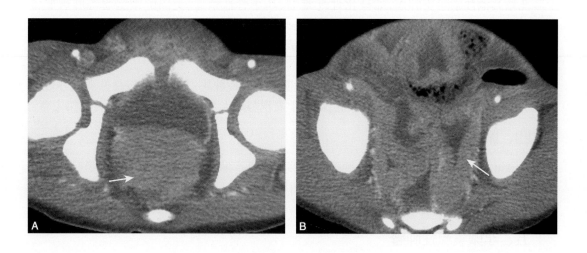

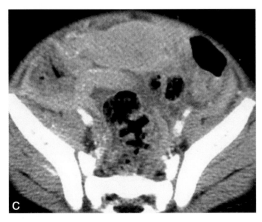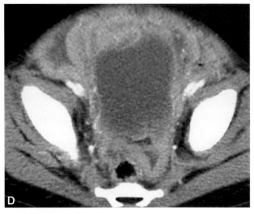

图 22-5-11 患儿,3 岁,B 超提示占位,Burkitt 淋巴瘤,盆腔广泛侵犯

横断位 CT 增强(A ~ D)显示盆腔内可见广泛增厚的肠壁及骶前软组织肿块(箭),密度均匀,呈中等程度均匀强化;伴盆腔积液

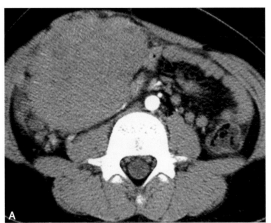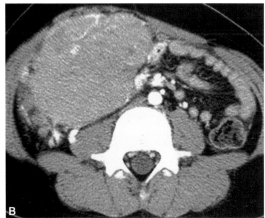

图 22-5-12 患儿,11 岁,腹腔淋巴瘤

横断位 CT 平扫(A)和增强扫描(B)显示右下腹巨大实性肿块,平扫密度均匀,增强后呈中等程度均匀强化

约 4/百万,高发年龄为 1 ~ 4 岁[23]。约 30% 的横纹肌肉瘤位于生殖系统,是生殖系统非卵巢来源最常见的肿瘤[36]。常单独发生,也可伴其他综合征,如 Li Fraumeni,Gorlin,Wiedemann-Beckwith syndrome 以及神经纤维瘤病-Ⅰ型。

(1) 组织病理学:包括胚胎型、葡萄状、腺泡状、未分化及多形性横纹肌肉瘤。胎儿生殖道横纹肌肉瘤中,55% 为葡萄状,35% 为胚胎型[24]。葡萄状预后最好,对化疗敏感。阴道及子宫的横纹肌肉瘤常发生在 10 岁以下儿童,宫颈及外阴的横纹肌肉瘤常发生在青少年[24]。肺及骨是最常见的转移部位,10% ~ 20% 的患者可出现转移。

(2) 临床表现:常表现为腹盆腔肿块;发生于阴道的横纹肌肉瘤,可以引起阴道出血或不适,排尿困难或阴道突出肿块。

(3) 影像学表现:CT 表现为软组织肿块,表现缺乏特异性(图 22-5-13)。MRI 优于CT[36],表现为 T1WI 中等信号,T2WI 中等或高信号,增强后常明显强化(图 22-5-13 ~ 图 22-5-15)。如肿瘤与血管周围的脂肪间隙存在可以排除肿瘤对血管的侵犯。CT 可以用来明确有无肺转移;MR 和核素扫描可评估有无骨转移。

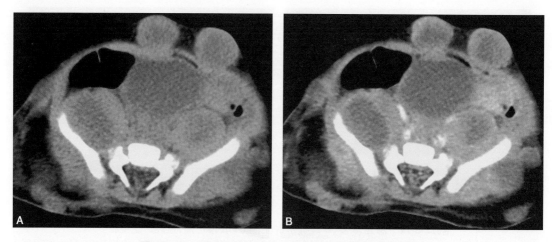

图 22-5-13 患儿,4 岁,全身多发肿块,多发横纹肌肉瘤

横断位 CT 平扫(A)和增强扫描(B)显示盆腔内及腹壁可见多发结节及肿块,内部低密度,未见明显强化,周围见厚薄不一的轻度强化环,病理证实为横纹肌肉瘤

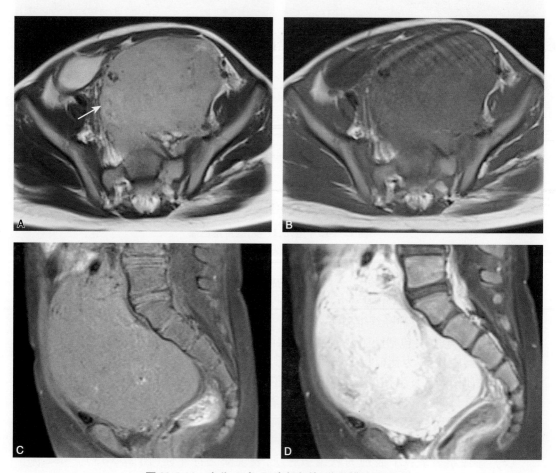

图 22-5-14 患儿,3 岁,下腹部包块,盆腔横纹肌肉瘤

横断位 T2WI(A)、横断位 T1WI(B)及矢状位 T1WI 脂肪抑制(C)显示盆腔巨大均质肿块(箭),T1WI 呈等信号,T2WI 呈稍高信号;矢状位 T1WI 脂肪抑制增强(D)见肿块明显强化,略不均匀

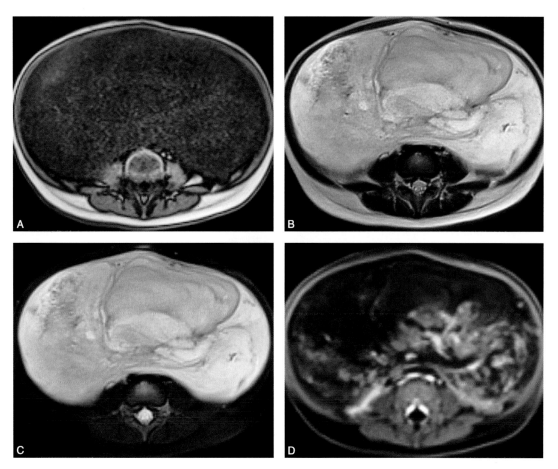

图 22-5-15 患儿,15 个月,发现腹部肿块半月,盆腔横纹肌肉瘤
横断位 T1WI(A)、横断位 T2WI(B)和脂肪抑制(C)显示腹部及盆腔巨大肿块,T1WI 呈低信号,T2WI 以混杂高信号为主,为黏液变性,内见低信号纤维分隔;脂肪抑制序列信号未见下降;横断位 T1WI 脂肪抑制增强(D)显示肿块呈明显不均匀强化

2. 其他肿瘤 其他需要鉴别的肿瘤包括:盆腔神经母细胞瘤,骶尾部生殖细胞肿瘤(卵黄囊瘤等),神经纤维瘤病,其他软组织肿瘤及骶尾骨骨源性肿瘤。

盆腔神经母细胞瘤最常见于腹膜后(约占总的 75%),包括肾上腺区及交感神经链;其次是后纵隔(20%);盆腔及颈部神经母细胞瘤约占到 5%。神经母细胞瘤钙化常见,且容易发生骨及淋巴结转移(图 14-5-16)。

骶尾部生殖细胞肿瘤中最常见的是畸胎瘤,约占到 60%;多数在生后或产前超声即可发现。影像学表现与身体其他部位生殖细胞肿瘤类似,肿瘤边界不清,容易向周围侵犯。骶尾部卵黄囊瘤主要位于骶尾部,以实性肿块为主,容易向盆腔外生长(图 22-5-17,图 22-5-18),影像学与其他生殖细胞肿瘤不易鉴别,如伴有甲胎蛋白升高,应高度怀疑该肿瘤。

神经纤维瘤病可分为 NF-1 型及 NF-2 型,早在 1987 年美国国立卫生研究院(NIH)就制订了诊断标准。神经纤维瘤病发生部位及影像学较有特征,常伴发其他部位肿块或结节(图 22-5-19);结合临床及影像学表现,不难作出诊断。

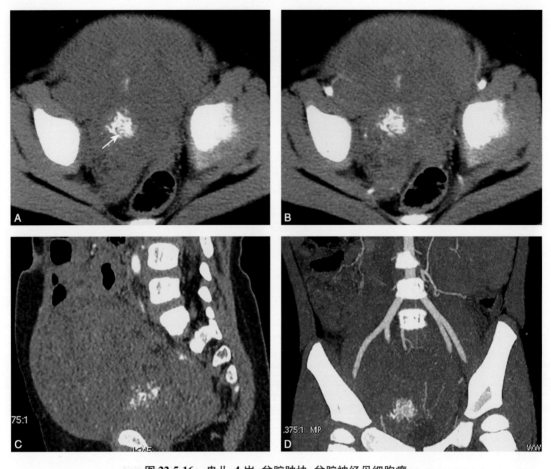

图 22-5-16　患儿,4 岁,盆腔肿块,盆腔神经母细胞瘤

横断位 CT 平扫(A)、增强扫描(B)、增强扫描矢状位(C)及冠状位(D)重建图像显示盆腔巨大肿块,平扫均匀等密度为主,内有片状钙化(箭);增强后病灶中度强化

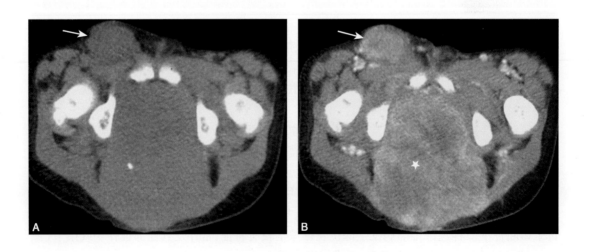

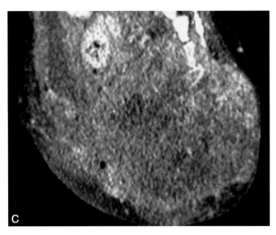

图 22-5-17　患儿,4 岁,骶尾部肿块 3 个月,骶尾部卵黄囊瘤
横断位 CT 平扫(A)、增强扫描(B)和矢状位重建(C)显示骶尾部巨大肿
块向盆腔外生长(五角星),平扫呈等密度,内伴粗颗粒样钙化,增强后
病灶明显不均匀强化。右腹股沟见巨大转移淋巴结(箭)

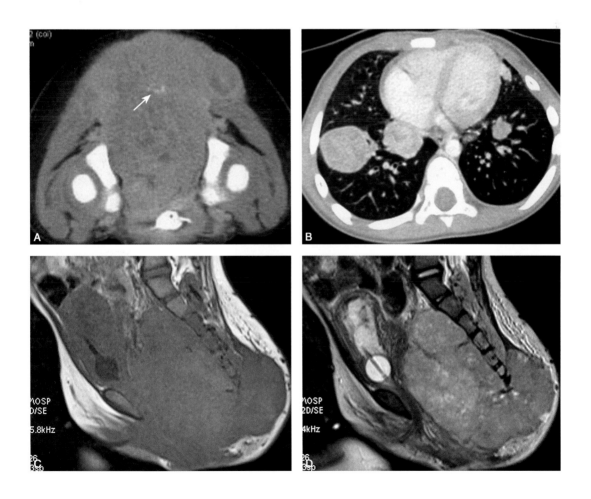

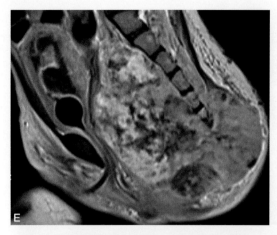

图 22-5-18　患儿,2 岁,骶尾部卵黄囊瘤,伴肺转移

横断位 CT 平扫(A)见骶尾部巨大肿块,向盆腔外生长,侵润至前腹部皮下,平扫呈等密度,内伴粗大钙化(箭);胸部横断位 CT 平扫(B)显示两肺多发肿块和结节转移。矢状位 T1WI(C)呈等信号,T2WI(D)呈混杂等和高信号;T1WI 增强扫描(E)显示肿块呈明显不均匀强化。肿块包绕骶椎,椎体形态和信号未见异常

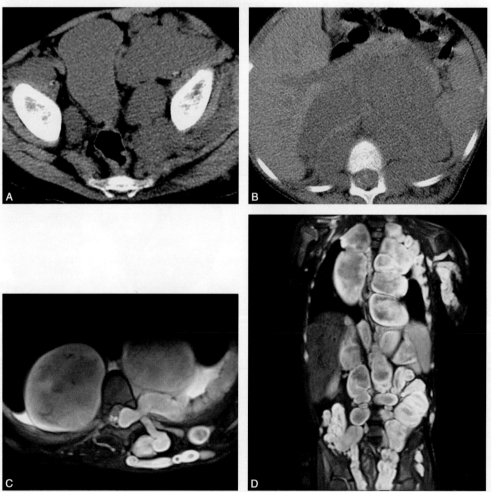

图 22-5-19　患儿,4 岁,神经纤维瘤病 I 型

横断位 CT 平扫(A,B)显示盆腔内及椎旁多发大小不等、形态多变的肿块,密度均匀;横断位(C)及冠状位(D)T2WI 脂肪抑制显示胸腹部脊柱旁及盆腔内多发串珠状排列肿块,肿块中央呈等信号,周围呈高信号,病理证实为神经纤维瘤病

（乔中伟　胡培安）

参 考 文 献

1. Laterza RM, De Gennaro M, Tubaro A, et al. Female pelvic congenital malformations. Part I: embryology, anatomy and surgical treatment. Eur J ObstetGynecol Reprod Biol, 2011, 159(1): 26-34.

2. Allen JW, Cardall S, Kittijarukhajorn M, et al. Incidence of ovarian maldescent in women with mullerian duct anomalies: evaluation by MRI. AJR Am J Roentgenol, 2012, 198(4): 381-385.

3. Bardo DM, Black M, Schenk K, et al. Locationof the ovaries in girls from newborn to 18 years of age: reconsidering ovarian shielding. Pediatr Radiol, 2009, 39(3): 253-259.

4. Saksouk FA, Johnson SC. Recognition of the ovaries and ovarian origin of pelvic masses with CT. RadioGraphics, 2004, 24(suppl1): S133-146.

5. Marcal L, Nothaft MA, Coelho F, et al. Mullerian duct anomalies: MR imaging. Abdom Imaging, 2011, 36(6): 756-764.

6. Langer JE, Oliver ER, Lev-Toaff AS, et al. Imaging of the female pelvis through the life cycle. RadioGraphics, 2012, 32(6): 1575-1597.

7. Abu Raya B, Bamberger E, Kerem NC, et al. Beyond "safe sex"—can we fight adolescent pelvic inflammatory disease? Eur J Pediatr, 2013, 172(5): 581-590.

8. Ghiatas AA. The spectrum of pelvic inflammatory disease. Eur Radiol, 2004, 14(Suppl3): E184-192.

9. Workowski KA, Berman S, Center for Disease Controland Prevention (CDC). sexually transmitted diseases treatment guidelines, 2010. MMWRRecomm Rep, 2010, 59(RR-12): 1-110.

10. Pages-Bouic E, Millet I, Curros-Doyon F, et al. Acute pelvic pain in females in septic and aseptic contexts. Diagn Interv Imaging, 2015, 96(10): 985-995.

11. Sam JW, Jacobs JE, Birnbaum BA. Spectrum of CT findings in acute pyogenic pelvic inflammatory disease. RadioGraphics, 2002, 22(6): 1327-1334.

12. Lee MH, Moon MH, Sung CK, et al. CT findings of acute pelvic inflammatory disease. Abdom Imaging, 2014, 39(6): 1350-1355.

13. 季敏, 乔中伟, 帕米尔, 等. 急诊疑似阑尾炎 VCT 平扫与术后病理诊断对照准确性研究及影像学特征. 中国循证儿科杂志, 2010, 05(6): 436-441.

14. Practice Committee of American Society for Reproductive Medicine. Current evaluation of amenorrhea. Fertil Steril, 2008, 90(5 Suppl): S219-S225.

15. Klein DA, Poth MA. Amenorrhea: an approach to diagnosis and management. Am Fam Physician, 2013, 87(11): 781-788.

16. Bryant AE, Laufer MR. Fetal ovarian cysts: incidence, diagnosis and management. J Reprod Med, 2004, 49(5): 329-337.

17. Vogtländer MF, Rijntjes-Jacobs EG, van den Hoonaard TL, et al. Neonatal ovarian cysts. Acta Paediatr, 2003, 92(4): 498-501.

18. Nussbaum AR, Sanders RC, Hartman DS, et al. Neonatalovarian cysts: sonographic-pathologic correlation. Radiology, 1988, 168(3): 817-821.

19. Lee HJ, Woo SK, Kim JS, et al. "Daughter cyst" sign: a sonographic finding of ovarian cyst in neonates, infants, and young children. AJR Am J Roentgenol, 2000, 174(4): 1013-1015.

20. Heo SH, Kim JW, Shin SS, et al. Review of ovarian tumors in children and adolescents: radiologic-pathologic correlation. RadioGraphics, 2014, 34(7): 2039-2055.

21. Ueno T, Tanaka YO, Nagata M, et al. Spectrum ofgerm cell tumors: from head to toe. RadioGraphics, 2004, 24(2): 387-404.

22. 谢婵来,龚英,李国平,等. 小儿消化道重复畸形的 MSCT 表现. 放射学实践,2013,28(4):463-466.

23. Stiller C. Epidemiology of childhood tumors. In:CarachiR,Grosfeld J,Azmy A (eds) The surgery of childhood-tumors. Springer-Verlag,Berlin,2008:3-15.

24. Ind T,Shepherd J. Pelvic tumours in adolescence. BestPract Res Clin Obstet Gynaecol,2003,17(1):149-168.

25. Brookfield KF,Cheung MC,Koniaris LG,et al. A population-based analysis of 1037 malignant ovarian tumors in the pediatric population. J Surg Res,2009,156(1):45-49.

26. Rescorla F. Malignant germ cell tumors. In:Carachi R,Grosfeld J,Azmy A (eds) The surgery of childhood tumors. Springer-Verlag,Berlin,2008:261-271.

27. Billmire D,Vinocur C,Rescorla F,et al. Outcome andstaging evaluation in malignant germ cell tumors of theovary in children and adolescents:an intergroup study. J Pediatr Surg,2004,39(3):424-429.

28. De Backer A,Madern GC,Oosterhuis JW,et al. Ovarian germ cell tumors in children:a clinical study of 66 patients. Pediatr Blood Cancer,2006,46(4):459-464.

29. Panteli C,Curry J,Kiely E,et al. Ovarian germ cell tumours:a 17-year study in a single unit. Eur J Pediatr Surg,2009,19(2):96-100.

30. Choi HJ,Moon MH,Kim SH,et al. Yolk sac tumor of theovary:CT findings. Abdom Imaging,2008,33(6):736-739.

31. Yamaoka T,Togashi K,Koyama T,et al. Yolk sac tumor ofthe ovary:radiologic-pathologic correlation in four cases. J Comput Assist Tomogr,2004,24(4):605-609.

32. Schneider DT,Jänig U,Calaminus G,et al. Ovarian sexcord-stromal tumors—a clinicopathological study of 72cases from the Kiel Pediatric Tumor Registry. VirchowsArch,2003,443(4):549-560.

33. Young RH,Dickersin GR,Scully RE. Juvenile granulosa cell tumor of the ovary:a clinicopathologicalanalysis of 125 cases. Am J Surg Pathol,1984,8(8):575-596.

34. Crawshaw J,Sohaib SA,Wotherspoon A,et al. Primary non-Hodgkin's lymphoma of the ovaries:imaging findings. Br J Radiol,2007,80(956):e155-e158.

35. Jung SE,Chun KA,Park SH,et al. MR findingsin ovarian granulocytic sarcoma. Br J Radiol,1999,72(855):301-303.

36. Van Rijn RR,Wilde JC,Bras J,et al. Imaging findings in noncraniofacial childhood rhabdomyosarcoma. Pediatr Radiol,2008,38(6):617-634.

第二十三章
妇产科介入影像学

第一节　盆腔血管解剖

　　在血管介入手术中,介入医师对血管解剖结构的熟悉程度是至关重要的,盆腔血管解剖是开展妇产科介入治疗的基础。本节主要介绍与妇产科介入治疗相关的盆腔动静脉正常解剖[1,2]。

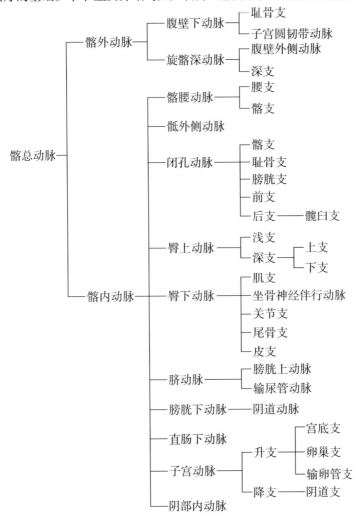

一、动脉(artery)

1. 腹主动脉(aorta)　腹主动脉于腰3~4水平分为双侧髂总动脉。部分人可见于腰2水平分叉(图23-1-1)。

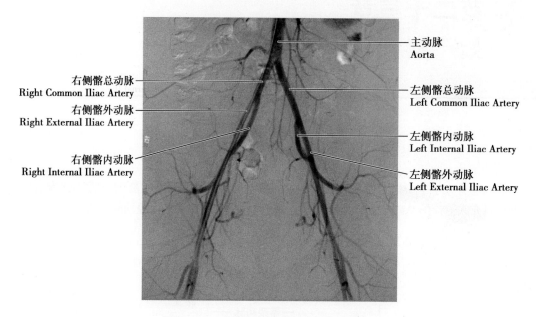

图 23-1-1　腹主动脉及双侧髂总动脉造影

2. 髂总动脉(common ilia cartery)　双侧髂总动脉夹角约64°,左侧平均长度约5.09cm,右侧为4.52cm。在骶髂关节水平分为髂内及髂外动脉(图23-1-2)。

3. 髂外动脉(external iliac artery)　双侧髂外动脉沿着腰大肌内侧向下延续成为股动脉,有少见病例子宫动脉起源自髂外动脉。

4. 髂内动脉(internal iliac artery)　髂内动脉是妇产科疾病动脉插管治疗中最常用的血管之一。髂内动脉自髂总动脉紧贴骶髂关节向下向内侧走行,是盆腔内诸器官的主要供血动脉。髂内动脉平坐骨大孔上缘水平分为前干及后干,后干向上走行延续为臀上动脉,前干发出脏支供应盆腔内脏器的血供,包括子宫动脉、膀胱上及下动脉、直肠下动脉、阴道动脉。壁支延续为臀下动脉进入臀部,包括闭孔动脉、阴部内动脉、臀下动脉(图23-1-3)。

5. 子宫动脉(uterineartery)　子宫动脉起源自髂内动脉,沿盆腔壁向下向内走行,在宫颈平面附近分为上行支及下行支。上行支是子宫动脉主干的延续,走行曲折向上,沿子宫侧缘至子宫底部,沿途发出8~10支弓形动脉,分布于子宫表面。弓形动脉位于子宫壁的外、中1/3,弓形动脉向周围发出很多辐射状的小分支,弓形动脉间有很多自由吻合,子宫壁内迂曲的终末支称为螺旋动脉。最终上行支在宫角处分为宫底支、输卵管支以及卵巢支。下行支沿宫颈阴道上部侧缘向下走行,至阴道移行为终支[3](图23-1-4)。

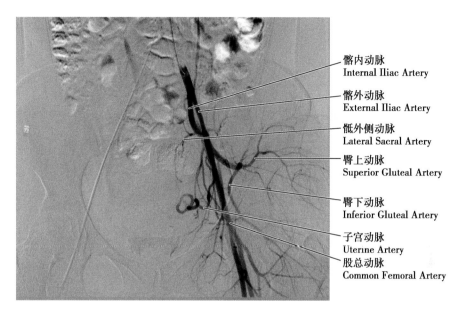

髂内动脉
Internal Iliac Artery

髂外动脉
External Iliac Artery

骶外侧动脉
Lateral Sacral Artery

臀上动脉
Superior Gluteal Artery

臀下动脉
Inferior Gluteal Artery

子宫动脉
Uterine Artery

股总动脉
Common Femoral Artery

图 23-1-2　左侧髂总动脉造影

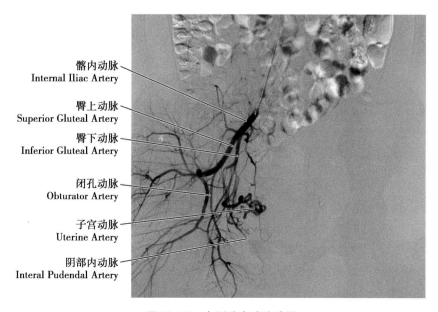

髂内动脉
Internal Iliac Artery

臀上动脉
Superior Gluteal Artery

臀下动脉
Inferior Gluteal Artery

闭孔动脉
Obturator Artery

子宫动脉
Uterine Artery

阴部内动脉
Interal Pudendal Artery

图 23-1-3　右侧髂内动脉造影

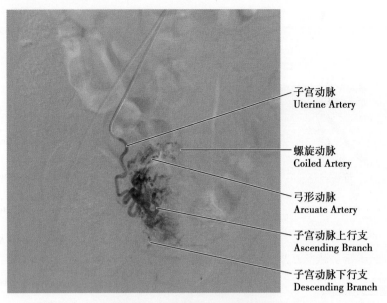

图 23-1-4　右侧子宫动脉造影

（1）子宫动脉的分支

a. 卵巢支:子宫动脉卵巢支位于阔韧带内,最终与卵巢动脉末梢吻合。

b. 输卵管支:子宫动脉输卵管支在输卵管系膜内沿输卵管走行,达输卵管壶腹部远端。

c. 宫底支:子宫动脉宫底支主要分布于子宫底部。

d. 膀胱支:膀胱支多数起源于子宫动脉主干的中下段,在子宫动脉分出上行支和下行支之前向膀胱区供血,误栓该支可能会导致膀胱坏死。

e. 输尿管支:子宫动脉输尿管支多数在子宫动脉下段发出,形态较纤细,误栓该分支可能会导致输尿管局部节段水肿、坏死。

f. 双侧子宫动脉间的交通支:双侧子宫动脉间,在子宫体中部有大量的交通支,平时处于关闭状态,当子宫动脉无法供血时,交通支会逐渐开放,向对侧供血。

g. 其他细小分支:子宫动脉会发出无名分支,向周围组织供血,变异较大。

（2）子宫动脉的起源变化很大,有四种基本的类型得到证实(图 23-1-5):

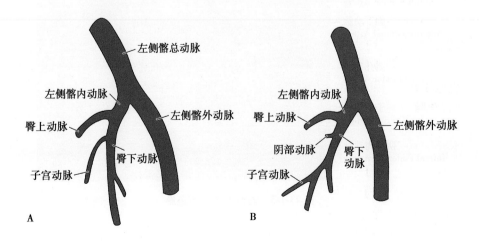

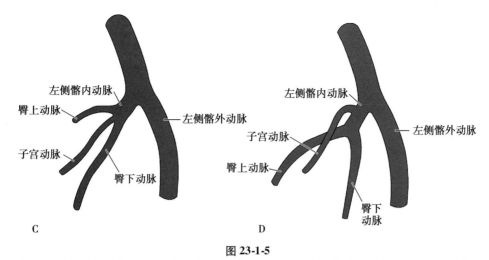

图 23-1-5

A：Ⅰ型：子宫动脉作为臀下动脉或前干第一支发出，是子宫动脉最常见的起源部位。
B：Ⅱ型：子宫动脉起源于臀下动脉的第2或第3分支。C：Ⅲ型：子宫动脉与臀下动脉与臀上动脉呈三叉型起始。D：Ⅳ型：子宫动脉起源于臀下动脉和臀上动脉起源的根部

Ⅰ型：子宫动脉作为臀下动脉的第一分支起源，此型占45%；

Ⅱ型：子宫动脉作为臀下动脉的第二或第三分支起源，此型占6%；

Ⅲ型：呈三分叉型，子宫动脉与臀上、臀下动脉同一水平起源，此型占43%；

Ⅳ型：子宫动脉起源于前干和后干分叉的近端，此型占6%。

子宫动脉起始处有较多变异，在介入手术中，需要仔细观察 DSA 造影图像，根据不同情况改变球管投照角度，才能清楚的显示起始处。

6. 卵巢动脉（ovarian artery）　由腹主动脉前壁分出，左侧可来自左肾动脉，越过输尿管前方，发出小分支供应输尿管，在骨盆入口边缘越过髂总和髂外动脉，进入骨盆漏斗韧带内，经过卵巢系膜进入卵巢，末梢于子宫动脉卵巢支汇合。卵巢动脉的解剖学知识对于施行子宫肌瘤介入手术的成功率是很重要的。卵巢动脉与子宫动脉交通的重要意义在于子宫动脉栓塞后，有可能导致卵巢衰竭和过早绝经。根据生理学观点，子宫动脉和卵巢动脉之间的吻合有三种模式。Ⅰa型，卵巢动脉通过与子宫动脉壁内的吻合而成为子宫平滑肌瘤的重要的血供来源，在这种情况下，该动脉内的血流是流向子宫的，找不到逆流向卵巢的证据，此型占约13.2%；Ⅰb型，卵巢动脉以Ⅰa型相似的方式供应子宫平滑肌瘤，该动脉内的血压是流向子宫的，但在子宫动脉栓塞前的选择性血管造影时可发现卵巢动脉内的血液逆流现象，此型占8.6%；Ⅱ型，卵巢动脉直接供应平滑肌瘤，并与子宫壁内动脉可能存在一些吻合，卵巢动脉独立供应子宫平滑肌瘤而与子宫动脉不相关，此型占3.9%；Ⅲ型，在选择性子宫动脉造影时，输卵管动脉内的血流是流向卵巢的，可见到对比剂流向卵巢的，此型占6.6%[4]。

二、静脉（vein）

1. 子宫静脉丛　子宫的诸多小静脉起自于内膜中，注入肌层中较大的静脉，最终经过子宫静脉离开子宫，在子宫体下部分形成子宫静脉丛，发出小分支后汇合成两条子宫静脉主干，伴随子宫动脉上行，注入髂内静脉。

2. 卵巢静脉　在子宫的阔韧带内有一个静脉丛，该静脉丛与子宫静脉丛相交通，在每一

侧可生成两根卵巢静脉,与卵巢动脉伴行,右侧开口于下腔静脉,左侧开口于左侧肾静脉。这些静脉有静脉瓣,当瓣膜功能受损,可引起盆底静脉曲张[5](图23-1-6)。

三、盆腔主要脏器的血供特点

1. 子宫的血供 主要来源于子宫动脉,通常由髂内动脉单独发出,约在宫颈峡部处进入子宫,不同个体变异较大。子宫动脉分支进入子宫肌层内,最终再分支垂直进入子宫内。

2. 卵巢的血供 由子宫动脉的分支和卵巢动脉相互吻合共同营养,先从卵巢门进入卵巢,随之,在其周围形成动脉丛,再发出细小分支进入卵巢皮质内,并形成毛细血管网。

3. 输卵管的血供 由卵巢动脉输卵管支、子宫动脉输卵管支以及子宫动脉宫底支的输卵管峡支共同供应。

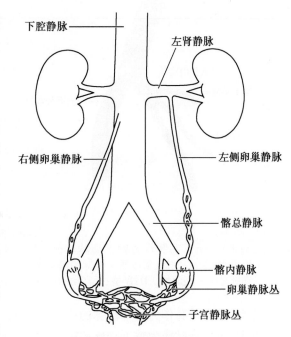

图23-1-6 盆腔静脉示意图

4. 阴道血供 主要来自沿阴道外侧沟行走的子宫动脉下行支和髂内动脉阴道支,在阴道外侧3点和9点处形成血管吻合弓。

5. 输尿管的血供 上1/3输尿管由肾动脉分支供应,中1/3由腹主动脉、髂总动脉、精索内动脉或子宫动脉的输尿管支供应,下1/3由膀胱下动脉供应。这些分支到达输尿管后,分布在筋膜层并上下交通,形成动脉网,然后再散布到其他各层。

6. 膀胱的血供 主要来自膀胱上动脉和膀胱下动脉。膀胱上动脉由脐动脉发出,膀胱下动脉由阴部内动脉或阴道动脉发出。

第二节 妇产科介入器械及手术操作

一、常用介入器械

妇产科血管介入采用Seldinger法经皮穿刺血管插管技术,行选择性或超选择性血管插管,其所用器械主要包括血管鞘组和不同型号的导管及导丝[6]。非血管介入主要包括经阴道手术器械及输卵管再通导管、微导管、导丝等。

(一)血管鞘组
包括穿刺针、短导丝、血管扩张器、血管鞘等(图23-2-1)。

1. 穿刺针(transfixionpin) 目前常用的穿刺针包括无针芯和有针芯两种。无针芯穿刺针(图23-2-2),穿入血管后即可见回血,适用于动脉及静脉穿刺。还有一种带针芯穿刺针(图23-2-3),由金属针芯和套针组成。针芯为尖头,尾部带储血槽,套针为软管针,穿刺时见储血槽内血液进入,可判断进入血管,拔出针芯后置入短导丝。

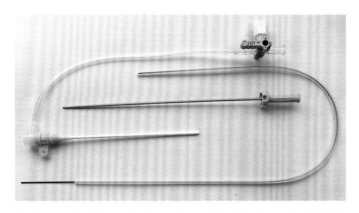

图 23-2-1 股动脉穿刺套件:包括穿刺针、短导丝、血管扩张器及血管鞘

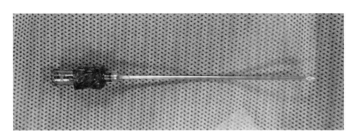

图 23-2-2 无芯穿刺针

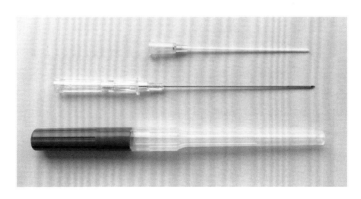

图 23-2-3 带芯穿刺针

2. 短导丝 短导丝多数由不锈钢或钛合金制成,长度为 20~30cm,表面涂有聚四氟乙烯或其他亲水复合物,可使导丝表面光滑。短导丝主要作用是在穿刺针进入血管后,引导扩张器的插入和通过。

3. 血管扩张器(vasculardilator) 用以扩张穿刺部位的穿刺孔及皮下组织,减轻血管损伤及导管鞘的磨损。穿刺成功后置入短导丝,再取出穿刺针,顺导丝置入血管扩张器。

4. 血管鞘（vagina vasorum）　用于引导导管顺利进入血管,保护血管壁、减少损伤,同时也方便于导管的更换。

（二）导丝

导丝（guide wire）可用于选择血管,并引导导管进入血管。导丝通常由特殊不锈钢或钛合金制成（图23-2-4）。妇产科血管介入所使用的导丝多数直径为0.035in或0.038in,可配合其所使用的5F眼镜蛇（Cobra）导管和子宫动脉导管（Robert Uterine artery catheter）,导丝头端经过特殊处理、塑形,非常柔软,可减少血管损伤,主干稍硬,可用于支撑导管。

根据导丝的硬度和表面顺滑程度可将导丝分为超硬导丝、超滑导丝等不同种类。超硬导丝硬度更高,支撑作用更明显;超滑导丝表面涂有亲水物质,与水或者血液接触后表面会变得十分光滑,可易于进入迂曲的血管,用于选择性或超选择性插管。根据导丝直径粗细,还可分成微导丝,微导丝的直径更纤细,头端可适度塑形,可以进入血管细小的分支,是超选择性插管的必备导丝（图23-2-5）。

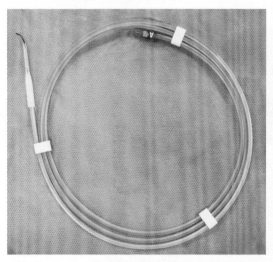

图23-2-4　超滑导丝　　　　　　　　图23-2-5　微导丝

导丝的主要作用:①对导管插入血管起引导和支撑作用。②引导导管进入较为迂曲的血管。

（三）导管

导管（catheter）是选择性或超选择性血管造影的主要器械,其头端可根据靶血管的不同塑形而成不同角度。妇产科介入手术中常用的导管有眼镜蛇导管、猪尾巴导管（pigtailcatheter）和子宫动脉导管（图23-2-6）。导管的长度以厘米表示,常用80~125cm等,导管的直径用French（F）表示,F数值等于导管周径毫米数,F数的π分之1就是导管的直径。导管的内径要与导丝的外径相匹配使用才合适。通常将3F以下的导管称为微导管,与0.018in的微导丝配合,适用于血管细小分支的超选择性插管手术。

子宫动脉导管（Robert uterine artery catheter,RUC）是妇产科血管介入最常用的导管,该导管特别容易进入对侧及同侧的髂内动脉。子宫动脉导管是一种双弯导管,除了头端弯曲成L状,向内侧约20cm处有一个180度的弯度,中间还有透视下显影标志,方便导管在髂动

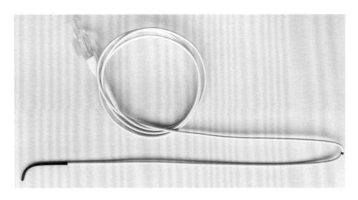

图 23-2-6 子宫动脉导管(Robert uterine artery catheter)

脉分叉处成袢。导管的前端 2cm 非常柔软,可以减少插管过程中对血管内膜的损伤,同时不透 X 线方便在透视下观察,但是需要注意这里由于两种材质交接,较容易打折,在临床应用中应谨慎使用。RUC 导管在头端由 5F 渐变细为 4F,方便插管。尾端多可与注射器相连,便于注射对比剂、治疗药剂及栓塞颗粒[7]。

(四) 输卵管介入套件

1. 同轴导管系统是输卵管介入中较为常用的导管导丝套件,包括两种同轴导管及两种导丝。导管直径分别为 5.5F 和 3F(图 23-2-7,图 23-2-8),直径为 0.085cm(0.035in)用于宫腔插管的 J 形导丝(图 23-2-9),直径为 0.038cm(0.015in)的超滑导丝(图 23-2-10),用于探查输卵管内部。

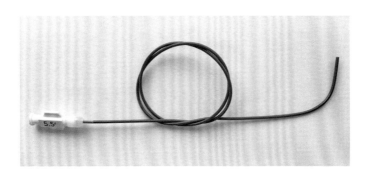

图 23-2-7 5F 宫腔导管

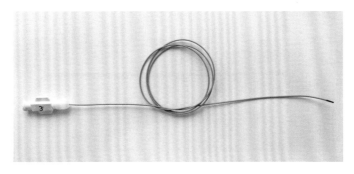

图 23-2-8 3F 输卵管导管

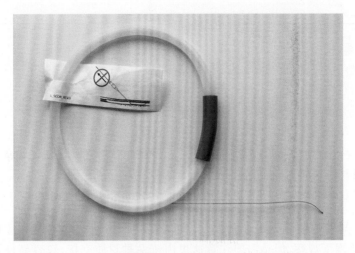

图 23-2-9　J 型导丝

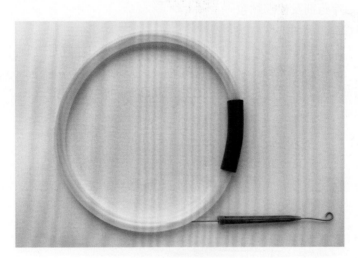

图 23-2-10　超滑输卵管导丝

2. 简化的子宫输卵管导管也是一些机构常用的输卵管介入器械（图 23-2-11），其为 L 型导管,头端较软,以减少手术过程中对内膜的损伤,可搭配 3F 微导管及 0.018in 导丝共同使用[8]。

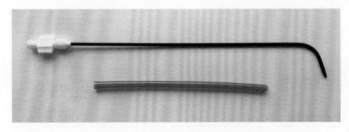

图 23-2-11　子宫输卵管导管

二、对比剂及栓塞剂

（一）对比剂

对比剂（contrastmedium）是介入手术中的必备药品之一，主要由肾脏代谢。现在主要使用的是非离子型对比剂，有碘帕醇、碘海醇等。离子型对比剂由于发生对比剂过敏反应的概率较高，现已很少使用。

对比剂的不良反应可根据严重程度分为四级。①轻度反应：面色潮红、恶心、轻度呕吐及荨麻疹。②中度反应：反复呕吐、大量荨麻疹、轻度呼吸困难和血压下降等。③重度反应：惊厥、休克、昏迷和重度呼吸困难等。④死亡。

对比剂重度过敏反应的一些对症治疗：①过敏反应：包括荨麻疹、支气管痉挛、呼吸困难、休克等，可给予面罩吸氧，静脉注射地塞米松 10mg，或皮下或静脉注射肾上腺素 0.5～1mg，或 5mg 加入生理盐水 500ml 中静脉滴注。喉头水肿、支气管痉挛和肺水肿可给予氨茶碱 250mg 与葡萄糖注射液静脉注射，或异丙嗪 25mg 肌内注射。②神经系统障碍：惊厥抽搐等，可予地西泮 0.3～0.5mg 静脉注射。

（二）栓塞剂

妇产科介入治疗多数是将某种物质注入血管以阻断脏器血流供应而达到治疗目的，注入的物质叫做栓塞剂。栓塞剂可根据其特性分为以下 4 类：①海绵状栓塞剂，包括明胶海绵、泡沫聚乙烯醇；②液态栓塞剂：无水乙醇、鱼肝油酸钠、医用胶、热碘油、平阳霉素碘油乳剂等；③微小栓塞剂：包括各种微球、微粒、微囊和粉剂等；④大型栓塞剂，包括 GDC、钢圈、球囊等。在妇产科疾病的介入治疗中，常用的栓塞剂有明胶海绵、聚乙烯醇颗粒（PVA）和海藻酸钠微球（KMG）等。

1. 明胶海绵　明胶海绵在国内外应用非常普遍，其为高分子物质，吸收时间为 14～90 天，是一种中期栓塞剂。明胶海绵对人体几乎无抗原性，安全性高，可根据栓塞需要制成条状或颗粒状进行栓塞。临床有明胶海绵片（图 23-2-12），各种大小的明胶海绵颗粒（图 23-2-13）制品等规格选择。

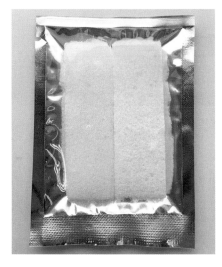

图 23-2-12　明胶海绵片

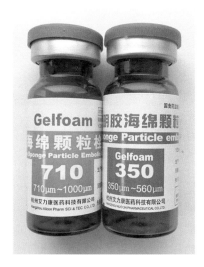

图 23-2-13　明胶海绵颗粒

2. 聚乙烯醇　聚乙烯醇(PVA)由聚乙烯醇与甲醛经交链、干燥、粉碎、过筛而制成,为非水溶性,遇水性液体可膨胀,体积将增加20%,生物相容性好,在体内不被吸收。聚乙烯醇颗粒在体内不被吸收,属于永久性栓塞剂。临床中使用的最多的是各种大小的聚乙烯醇颗粒。临床使用中需要注意的是,聚乙烯醇颗粒摩擦系数较大,容易堵塞针筒及导管,尤其是微导管。

3. 海藻酸钠微球　海藻酸钠微球(KMG)是从天然植物海藻酸中提取的多聚糖钠盐,水和力强,可溶于水形成黏稠胶体,在钙离子作用下可产生大分子链间固化。海藻酸钠微球在体内可在3~6月内降解,经肾脏代谢排出,属于中长效的栓塞剂。

4. 三丙烯微球　三丙烯明胶微球(tris-acrylgelatinmicrospheres)是将球状的交联丙烯珠链置入明胶之中制成(图23-2-14,图23-2-15)。三丙烯微球比非球状栓塞颗粒有更好的弥散性,更容易通过导管,以及更均匀的进入组织中。但是三丙烯微球膨胀率较低,在临床治疗中使用量较大。

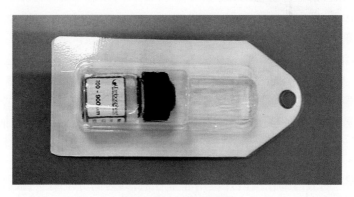

图 23-2-14　栓塞微球

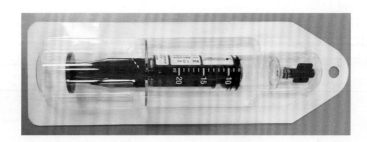

图 23-2-15　栓塞微球预灌装

5. 弹簧圈　弹簧圈(coil)属于临床使用率比较高的机械性栓塞器械,可以永久栓塞靶血管(图23-2-16,图23-2-17)。弹簧圈的作用机制是弹簧圈的阻塞以及其附着的涤纶织物在血管内引起无菌性炎症,形成血栓后进一步阻塞血管。主要用于较大动脉的永久性栓塞,但是只能栓塞至主干部分,其后可能会出现侧支循环,对肿瘤的栓塞效果欠佳,应该与颗粒型栓塞物相结合使用。微弹簧圈也可以进行输卵管积水的栓塞,目的是减少输卵管积水对胚胎着床的负面影响,提高试管的成功率。

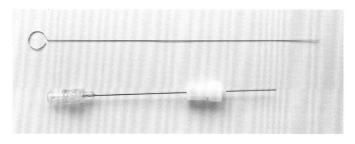

图 23-2-16　弹簧圈推送装置

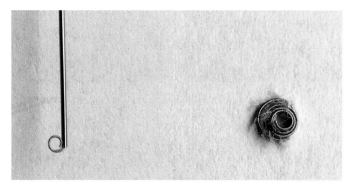

图 23-2-17　弹簧圈

三、基本手术操作

（一）置管技术

1. Seldinger 穿刺法　Seldinger 穿刺法为 1953 年 Seldinger 设计的经皮血管穿刺技术。1974 年,Driscoll 对其进行了改良,以不带针芯的穿刺针穿刺股动脉,当穿刺针穿透血管前壁会有血液从针尾喷出,即停止进针,不再穿透血管后壁,直接置入导丝和血管鞘,最后用肝素水冲入鞘组完成血管入路。

2. 髂内动脉插管术　髂内动脉插管术是妇产科介入治疗的基本操作。一般选择性插管的导管、导丝均可用本技术,这里用妇产科介入最常用的 RUC 导管进行说明。

当完成股动脉穿刺后,将导丝进入 RUC 导管,然后一起送入动脉鞘,进入右侧髂总后,将弯头越过腹主动脉分叉处,此时推入导丝,将导丝送入左侧髂总动脉,旋转导丝,使导丝弯头向外,继续进入髂外动脉,随后导管跟进进入对侧股动脉,使 RUC 导管在腹主动脉分叉处完成成袢。之后将 RUC 导管头退至髂总动脉,弯头转向内侧,进入髂内动脉,完成髂内动脉选择性插管(图 23-2-18)。

3. 子宫动脉插管　子宫动脉插管是目前妇产科介入治疗中最常用的超选择性插管技术,可以避开膀胱动脉等分支,更有效的对靶器官进行栓塞,避免了误栓其他髂内动脉分支产生的并发症,大部分的妇产科疾病的介入治疗都是建立在子宫动脉插管技术之上进行的。

在完成髂内动脉插管后,注入少量对比剂,确定子宫动脉开口以及走行方式,慢慢推进 RUC 导管,将导管头端置于子宫动脉开口处,左手固定住导管位置,右手操作超滑导丝,将导丝插入子宫动脉内,随后右手固定导丝,左手推进 RUC 导管,将导管插入子宫动脉[9](图 23-2-19)。

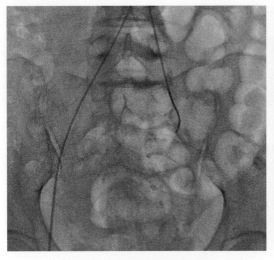
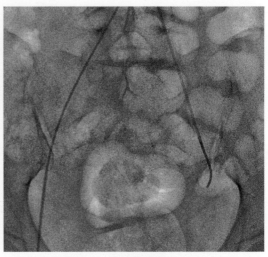

图 23-2-18　左侧髂内动脉插管　　　　　图 23-2-19　左侧子宫动脉插管

（二）治疗技术

1. 经导管动脉药物灌注术　经导管动脉灌注术（transcatheterarterialinfusion）是指通过介入放射学方法,应用导管系统建立由体表达到靶动脉的通道,再通过导管注入药物达到局部治疗的一种方法。在妇产科介入中,主要灌注的是化疗药物。与静脉给药相比,可使肿瘤局部化疗药物浓度更高,可以提高疗效,减少全身不良反应。主要适用于各种妇科恶性肿瘤的术前化疗和妇科恶性肿瘤复发病灶的姑息治疗等。

2. 经导管动脉栓塞术　经导管动脉栓塞术（transcatheterarterialembolization）是指将导管插入靶动脉,并注入栓塞剂,以达到治疗目的的介入治疗技术。其作用机制为栓塞剂的注入导致靶血管阻塞,使病灶缺血缺氧导致坏死,最终被人体吸收[10]。主要适用范围:妇产科良性疾病,如子宫肌瘤和子宫腺肌病、产后出血、异位妊娠及其他原因导致的出血;妇科恶性肿瘤,如宫颈癌、子宫内膜癌、卵巢癌、滋养细胞肿瘤等;经静脉途径栓塞可治疗盆腔淤血综合征等。

第三节　组织活检术

放射介入组织活检术是在超声、CT 或 MR 引导下,将穿刺针置入病灶部位,取出部分组织用以进行病理诊断的一种医学诊断手段。MR 引导下的组织穿刺活检术由于设备限制,现在尚未广泛应用于临床。CT 能清晰的显示病灶,引导穿刺针进入病灶取出部分组织,密度分辨率高。

在妇产科疾病方面,超声对女性生殖器官的显示较为清晰,对比度好,同时具有实时显像功能,而且相对于 CT 无辐射,价格低,因此临床工作中,盆腔肿物的穿刺活检术主要在超声引导下进行。下面介绍超声引导下盆腔肿物穿刺活检术。

适应证:直径大于 5cm 的卵巢囊肿（需排除恶性可能）;慢性炎性包裹性积液;严重的输卵管积水;盆腔脓肿;性质不明的盆腔包块。

禁忌证:体温>37.5℃;盆腔炎急性期;白细胞<4.0×10^9/L,血小板<80×10^9/L;有手术指征的盆腔包块;高度怀疑恶性可能;全身情况较差。

手术器械:穿刺专用高频探头(经腹部或经阴道),组织活检针。

术前准备:术前常规血检查,排除禁忌证。患者术前30分钟可予镇静药物。

手术过程:

1. 经腹壁穿刺　患者取平卧或仰卧位,常规消毒铺巾,根据肿块部位选择合适的穿刺点。将穿刺针插入穿刺探头导向器的针槽,进行穿刺,根据超声实时图像调整进路,刺入病灶后,进行抽液或者实质性肿块的取样,送病理。

2. 经阴道穿刺

患者取膀胱截石位,常规消毒外阴、阴道,铺巾。阴道探头消毒后套上胶套,安装穿刺架,放入阴道内,在穹窿部附近显示肿块,进行穿刺,根据超声实时图像调整进路,刺入病灶后,进行抽液或者实质性肿块的取样,送病理。

注意事项:

1. 诊断正确、穿刺途径的选择是成功的关键。

2. 将探头适当对腹壁或阴道穹窿施加压力,推开肠管。

3. 穿刺成功与穿刺针的质量和口径大小以及术者的熟练度有关。

(张国福　金文韬)

第四节　输卵管不孕症的介入治疗

一、输卵管介入再通术

1. 临床要点　输卵管阻塞占女性不孕症的30%～50%[11]。输卵管炎症、输卵管结核、子宫内膜异位症以及急慢性盆腔炎等均可导致输卵管阻塞。临床上诊断输卵管通畅与否可采用多种影像学检查方法,包括B超下输卵管通液、子宫输卵管造影(hysterosalpingography)及选择性输卵管造影(selectivesalpingography)。其中子宫输卵管造影检查较为常用,可显示输卵管的形态、走向及位置等,并可初步判断输卵管阻塞的部位及程度。

正常情况下,经宫颈口注入对比剂后,可见宫腔呈倒置三角形,双侧输卵管从双侧宫角发出,走行自然,形态柔软,管壁光滑,黏膜皱襞完整,可见对比剂从输卵管伞端弥散入盆腔,复查摄片可见盆腔内对比剂弥散均匀,输卵管内无对比剂残留(图23-4-1)。

输卵管阻塞表现为输卵管不显影或部分显影。按照阻塞程度可分为完全性阻塞和部分性阻塞,其中完全性阻塞又可依据阻塞部位分为:间质部阻塞、峡部阻塞、壶腹部阻塞、伞端阻塞,表现为输卵管显影至相对应部位,盆腔内无对比剂弥散。部分性阻塞即输卵管通而不畅,或通而极不畅,这种情况下输卵管无确切的阻塞位置,而是由于输卵管蠕动功能受损,对比剂通过输卵管迟缓,造影表现为输卵管全程显影,有部分对比剂弥散入盆腔,复查片见对比剂残留于输卵管腔内。若较多对比剂残留于输卵管内,较少弥散入盆腔,则输卵管通而极不畅;若较少残留于输卵管内,较多弥散入盆腔,则输卵管通而不畅。常规子宫输卵管造影有一定局限性,由于输卵管痉挛、管腔内黏液栓塞等可造成误诊及漏诊。文献报道,造影诊断输卵管疾病的敏感度50%～78%,特异度55%～99%[12]。

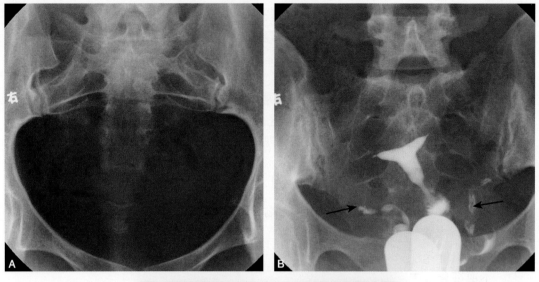

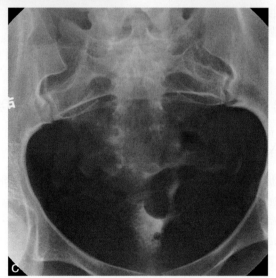

图23-4-1 正常子宫输卵管碘水造影

造影前盆腔摄片(A):盆腔内未见异常密度影。子宫输卵管充盈相摄片(B),宫腔呈倒置三角形,宫壁光滑,无充盈缺损,两侧宫角清晰可见,双侧输卵管全程显影,形态柔软,可见部分对比剂从输卵管伞端弥散入盆腔。20分钟后弥散相复查摄片(C),盆腔内对比剂弥散均匀,无聚集,宫腔及双侧输卵管内未见对比剂残留,另有部分对比剂聚集于阴道顶端。造影结果评价:宫腔正常,双侧输卵管通畅

目前针对输卵管不孕症的临床治疗方法很多,较为普遍应用的有宫腔镜手术、腹腔镜手术,以及宫腹腔联合镜手术。宫腔镜手术除疏通输卵管外,尚能对宫腔情况予以评估,发现宫腔粘连、息肉等可即时予以治疗。腹腔镜手术对输卵管壶腹部以及伞端阻塞的情况有重要治疗价值。仍有部分医院在使用输卵管通气和输卵管通液手术,但是输卵管通气、通液手术缺乏必要的影像学资料,无法客观准确评价输卵管通畅度,同时,若输卵管伞端已经闭塞并伴有输卵管积液,盲目通气或通液治疗会加重输卵管积液病情。

2. 介入方法简介 输卵管阻塞介入再通治疗,作为非血管介入手术范畴,已经应用于治疗输卵管不孕症多年,该手术包括选择性输卵管造影、输卵管再通术(fallopiantuberecanalization)以及输卵管腔内药物灌注术。

选择性输卵管造影是在透视下,用6F的J形输卵管导管直接对准输卵管开口,分别对两侧输卵管造影,再根据盆腔内对比剂弥散情况及输卵管内对比剂残留多少来判断输卵管通畅程度,利用推注液体的压力,可冲刷输卵管腔内的黏液栓塞和细胞分泌物,从而可鉴别由于输卵管痉挛和黏液栓塞等造成的假阳性阻塞。

若选择性输卵管造影仍然显示输卵管阻塞,可继续行输卵管再通术。该手术则是通过导丝和导管配合下,用0.018英寸的超滑泥鳅导丝对输卵管进行机械性疏通,同时可对狭窄部位进行扩张。

输卵管腔内药物灌注术则是对再通后的输卵管灌注抗炎、防粘连的药物,如地塞米松、庆大霉素、糜蛋白酶等,达到巩固疗效的目的。由于是局部灌注,药物浓度高,理论上比热敷、灌肠和宫腔灌注疗效好。

3. 术前准备 手术器械准备:妇科造影手术器械,带透视功能的X线机,输卵管导管由外套管和内导管组成,外套管长12cm,管径9F或10F,用于插入宫颈管;内导管长20cm,直径7F,距离头端2~3cm处弯曲成120°~150°,尖呈锥形,便于直接插入输卵管开口。导丝选用血管介入用的超滑软头泥鳅导丝,直径0.018英寸。对比剂选用碘水20ml。腔内灌注药物:庆大霉素16万U,地塞米松5mg,糜蛋白酶5mg,生理盐水20ml。

患者准备:术前应有1年以内的子宫输卵管造影检查报告,排除宫腔粘连及输卵管远端阻塞,造影检查后无宫腔手术史;手术时间选择月经结束后3~7天内,避开排卵期;手术当月月经结束后禁忌同房;术前一周之内妇科常规检查排除妇科炎症;白带常规检查排除滴虫、真菌、衣原体或支原体感染。

4. 术中操作 患者仰卧于检查床上,取膀胱截石位,术前拍摄盆腔平片,了解盆腔内有无异常密度影或既往对比剂残留。常规消毒外阴、阴道两遍,铺无菌洞巾,窥阴器暴露宫颈,再次消毒阴道及宫颈,用宫颈钳夹住宫颈前唇将子宫拉直,用探针探明宫颈走向后,将外套管和内导管一起沿宫颈方向插入宫颈峡部,固定宫颈钳和外套管位置,将内导管缓慢插入宫腔,透视下将导管头端旋转至宫角,当导管不能旋转移动时,用力固定住,使导管的锥形尖端对准输卵管开口,缓慢注入0.5~1ml对比剂,若输卵管全程显影,并见对比剂弥散入盆腔,则行输卵管腔内药物灌注术,同法对另一侧输卵管选择性造影。

若输卵管未显影或部分显影,则行输卵管再通术。将内导管尖端固定于输卵管开口处,引入0.018英寸软头泥鳅导丝,反复调整方向将导丝插入输卵管内,使导丝通过输卵管阻塞部位,若导丝前端遇到阻力,可轻柔抽插导丝数次,一般可疏通阻塞部位,切不可用力抽插导丝,以免子宫或输卵管穿孔。当导丝前端到达输卵管壶腹部后,退出导丝,固定住导管位置,经内导管注入0.5~1ml对比剂,若输卵管再通成功,再向输卵管腔内灌注药物,若注入对比剂后发现输卵管堵塞于壶腹部或伞端,即暂停手术操作,以免加重输卵管积水病情。同样方法处理另一侧输卵管(图23-4-2,图23-4-3)。

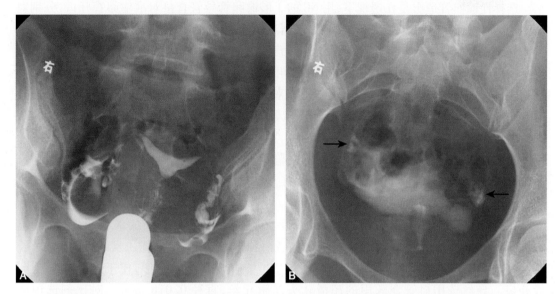

图 23-4-2　介入治疗前行子宫输卵管造影（A），可见宫腔呈倒置三角形，宫底略凹陷，双侧输卵管全程显影，盆腔内见对比剂弥散。20 分钟后复查摄片（B），双侧输卵管内见较多对比剂残留（箭头）

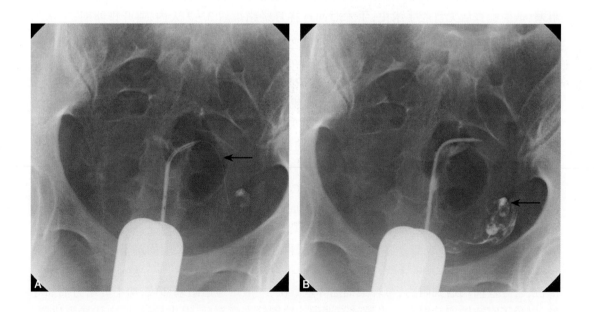

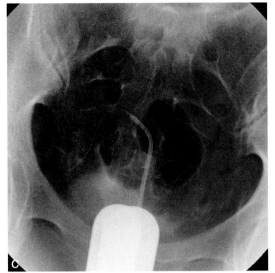

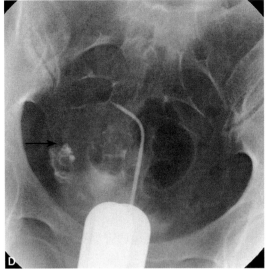

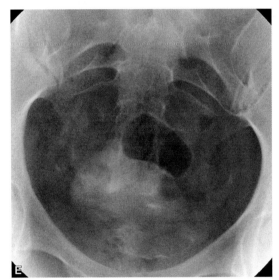

图 23-4-3　同一病例

左侧输卵管导丝再通（A）；左侧输卵管选择性造影（B）；右侧输卵管导丝再通（C）；右侧输卵管选择性造影（D）。腔内灌注药物后摄片（E），盆腔内对比剂弥散均匀，双侧输卵管内未见对比剂残留，双侧输卵管通畅

5. 适应证

（1）输卵管完全性或部分性阻塞均可行选择性输卵管造影；

（2）部分性阻塞可行输卵管再通；

（3）完全性阻塞位于间质部、峡部及壶腹部近端，可行输卵管再通；

（4）再通成功后可行输卵管腔内药物灌注治疗。

6. 禁忌证

（1）壶腹部远端、伞端完全性阻塞；输卵管积水；

（2）宫腔粘连、结核性输卵管炎，急性、亚急性盆腔炎期间；

（3）结扎输卵管吻合术后再阻塞者；

（4）全身发热 37.5℃以上；

（5）阴道出血期间；

（6）可疑妊娠期间；

（7）碘过敏患者。

7. 并发症及处理

（1）对比剂过敏：轻度过敏反应休息 1~2 小时症状可自行缓解，也可静脉推注地塞米松 10mg。中、重度过敏反应应就地紧急抢救，并及时联系相关科室及急诊医师到场。

（2）输卵管穿孔：发生率 1%~3%[13]，多为浆膜下穿孔，造影表现为输卵管局限性增粗及假憩室形成。造成输卵管穿孔的主要原因有：①患者原本存在输卵管憩室，导丝容易进入憩室造成穿孔；②操作技术不熟练，反复用导丝疏通同一部位；③输卵管畸形或者输卵管与周围粘连。一旦发现输卵管穿孔，应立即停止进一步的手术操作。

（3）子宫肌壁淋巴显影及静脉逆流：造影表现为宫腔及输卵管周围云雾状或斑点状影像。主要原因有：①导管末端顶在子宫顶部或宫角部；②推注对比剂压力过高；③手术时间过早，手术日期在月经结束后 3~5 天，部分子宫内膜尚未修复。

合理选择手术时期，术中操作轻柔仔细对预防对比剂逆流非常重要。

（4）术后轻度疼痛和少量阴道流血：一般与子宫内膜损伤和再通后输卵管扩张有关，术后 3~5 天症状可消失。

（5）术后感染：长时间的宫腔手术操作，会增加术后感染的机会，表现为下腹痛伴异常阴道排液等盆腔炎症状，可口服抗生素 3~5 天预防感染。

8. 临床疗效评价

（1）输卵管再通成功：透视可见导丝能过阻塞段到达输卵管壶腹部远端；选择性输卵管造影可见输卵管全程显影，对比剂从输卵管伞端弥散入盆腔；输卵管腔内灌注药物后，盆腔内对比剂弥散均匀，输卵管内无对比剂残留或仅少量对比剂残留。国内外报道总体输卵管再通率为 80%~90%，手术效果与输卵管腔内病变的部位有关，间质部和峡部阻塞再通率明显比壶腹部阻塞再通率高[14]。输卵管间质部与峡部段走行相对规则、细长，插入导丝顺利，而壶腹部和伞端由于管腔膨大，缺乏对导丝的支撑力量，并且该部位为输卵管远离操作部位，导管导丝的推动扩张作用受限，相应会影响该部位输卵管再通的效果。

（2）出现以下一条可认为输卵管再通失败：①导丝不能通过阻塞部位；②虽然导丝通过阻塞部位，但选择性输卵管造影见壶腹部远端或伞端阻塞；③输卵管腔内灌注药物后，盆腔内对比剂弥散较少，大部分对比剂残留聚集于输卵管伞端。

（3）输卵管再通术后，平均宫内妊娠率为 20%~40%，输卵管妊娠率为 1%~6%。沈阳 242 医院[15]报告该院行输卵管阻塞介入治疗共 2100 例，成功再通 1950 例，再通率为 97%，正常妊娠率为 38%，异位妊娠率为 0.5%。广东省妇幼保健院[16]报告了 306 例输卵管阻塞介入治疗患者，再通率为 84.7%，术后随访一年宫内妊娠率为 34.6%，宫外妊娠率为 1.6%。复旦大学附属妇产科医院[17]报告了 459 例患者再通率 63.9%，术后随访一年半，宫内妊娠率为 43.9%，异位妊娠率为 2.1%。新加坡国立医学院[18]报告了 100 例经输卵管阻塞介入治疗的患者，其再通率为 86.8%，平均随访

12.2 个月,宫内妊娠率为 36.8%,仅 1 例发生异位妊娠。各家报道情况不同,可能与手术适应证的把握和手术操作方法不一致有关,相同之处是介入再通后前半年妊娠率明显高于半年以后妊娠率[19]。输卵管妊娠的主要原因是慢性炎症刺激引起输卵管阻塞部位功能障碍,受精卵不易通过造成。

(4) 输卵管再阻塞:输卵管再通术后一年内,再阻塞的概率为 20% ~ 30%[20],主要原因是导丝的机械性分离造成输卵管黏膜损伤,引起局部炎症反应,产生大量炎症细胞和纤维素细胞,造成输卵管再次阻塞(图 23-4-4,图 23-4-5,图 23-4-6)。

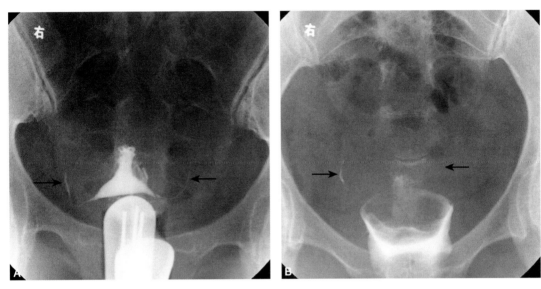

图 23-4-4 A,B 介入治疗前行子宫输卵管造影,可见双侧输卵管显影至峡部远端(箭),盆腔内未见对比剂弥散,诊断为峡部远端阻塞

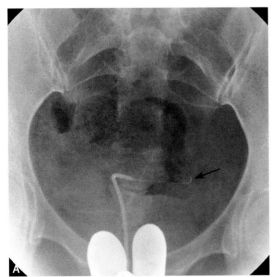
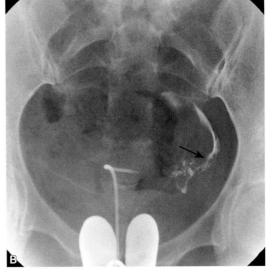

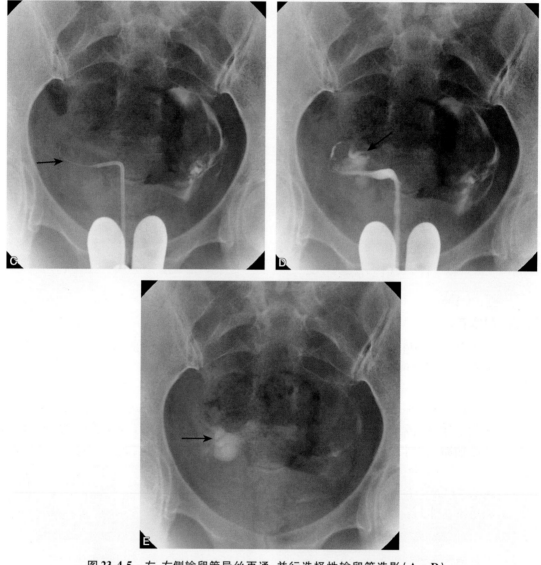

图 23-4-5　左、右侧输卵管导丝再通,并行选择性输卵管造影(A～D)。左侧再通成功,右侧再通失败;右侧输卵管再通后显示伞端包裹性阻塞。腔内灌注药物后摄片(E),左侧输卵管内未见对比剂残留,右侧输卵管伞端较多对比剂残留聚集

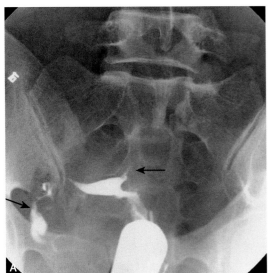
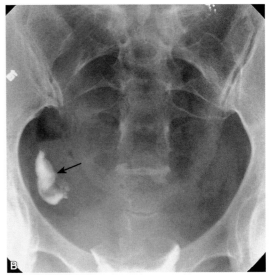

图 23-4-6　A,B 介入治疗后一年半未孕,复查子宫输卵管造影,左侧输卵管峡部再次阻塞(箭),右侧输卵管伞端包裹性阻塞伴积液(箭)

二、输卵管介入栓塞术

1. 临床要点　输卵管积水所致不孕约占输卵管疾病的 10%～30%,输卵管壶腹部远端和伞端阻塞者,不可行输卵管介入再通术,大多需要通过体外受精-胚胎移植(invitrofertiliza-tionandembryotransfer,IVF-ET)技术辅助受孕或行腹腔镜下输卵管伞端整形术。若阻塞部位伴有严重的输卵管积水,积水逆流宫腔以及其内的毒性物质均可导致试管婴儿胚胎种植率降低,并增加早期流产风险,最终导致试管婴儿失败[21]。为提高 IVF-ET 成功率,需要在移植前对输卵管积水进行处理。目前针对试管婴儿前处理输卵管积水的方法较多,较普遍应用的有 B 超引导下抽吸输卵管积水,腹腔镜下结扎切除输卵管或者对输卵管伞端造口等。但 B 超抽吸输卵管积水后较容易复发,而腹腔镜手术创伤较大,术中可能对子宫动脉的卵巢支有所损伤,进而影响卵巢功能。Sezik[22]等研究了因异位妊娠而切除输卵管的患者,发现输卵管切除术侧的卵巢血流降低和窦卵泡数减少。

输卵管栓塞(fallopiantubeembolization)的临床应用始于 2001 年,Kerin[23]等通过宫腔镜将 Essure 微栓装置释放于输卵管近端,以达到绝育目的。2005 年,Rosenfield[24]等通过宫腔镜用微弹簧圈栓塞输卵管后行试管婴儿手术,并成功生产。目前,通过介入栓塞的方法处理输卵管积水已在国内逐步推广。

2. 介入方法简介　输卵管介入栓塞所用微弹簧圈是 COOK 公司生产的常规用于血管畸形栓塞的弹簧圈,微弹簧圈直径 0.018 英寸,展开长度 2～5cm,由铂金丝绕成,并包绕毛刷状纤维,通过介入方法将微弹簧圈放置于输卵管间质部及峡部,弹簧圈释放后呈螺旋状,配合其毛刷状纤维,可以使其嵌顿在间质部和峡部的输卵管内壁上,阻止弹簧圈移位。同时输卵管局部产生无菌性炎症,这样就完全阻断输卵管管腔,防止输卵管远端积水逆流干扰胚胎着床,该手术同时还可应用于输卵管绝育。

3. 术前准备

（1）手术器械准备：妇科造影手术器械，带透视功能的 X 线机。输卵管导管由外套管和内导管组成，外套管长 12cm，管径 9F 或 10F；内导管长 20cm，直径 7F，尖呈锥形，便于直接插入输卵管开口，距离头端 2～3cm 出弯曲成 120°～150°。插入输卵管的导管选用 3F 导管，长 65cm，有两种类型，一种由聚乙烯制成，不透 X 线；另一种由尼龙制成，尖端带长度 1cm 的金属标记。导丝选用血管介入用的超滑泥鳅导丝，直径 0.018 英寸。对比剂选用碘水 20ml。根据输卵管峡部长度选择不同型号的微弹簧圈，直径 0.018 英寸，展开长度 2～5cm。

（2）患者准备：术前应有 1 年以内的子宫输卵管造影检查报告，或近期 B 超检查报告，造影检查后无宫腔手术史；手术时间选择月经结束后 3～7 天内，避开排卵期；手术当月月经结束后禁忌同房；术前一周之内妇科常规检查排除妇科炎症；白带常规检查排除滴虫、真菌、衣原体或支原体感染。

4. 术中操作　患者仰卧于检查床上，取膀胱截石位，常规消毒外阴及阴道两次，铺无菌铺巾，窥阴器暴露宫颈，再次消毒阴道及宫颈，用宫颈钳夹住宫颈前唇将子宫拉成中位，先行常规子宫输卵管造影，观察宫腔形态、输卵管开口位置及有无积水；用探针探明宫颈管走向后，将外套管和内导管一起沿宫颈方向插入宫颈峡部，固定宫颈钳和外套管位置，缓慢将内导管插入宫腔，透视下将内导管头端旋转至宫角，当内导管不能旋转移动时，将内导管头端固定于输卵管开口处，将 0.018 英寸软头导丝和 3F 导管一起插入内导管，反复调整导丝方向插入输卵管，并使导丝到达输卵管壶腹部，固定导丝及内导管，顺导丝将 3F 导管插入输卵管峡部远端，拔出导丝，根据 3F 导管插入输卵管的长度选择合适长度的微弹簧圈，通过导丝及导管将其释放到输卵管的间质部和峡部。退出导管，再次行子宫输卵管造影，观察弹簧圈位置和输卵管栓塞情况。一个月后再次复查子宫输卵管造影，了解弹簧圈有无移位，以及输卵管栓堵情况，若栓塞手术失效，可再次行输卵管栓塞手术。手术有效，可择期行试管婴儿（图 23-4-7，图 23-4-8）。

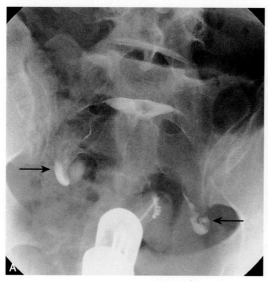
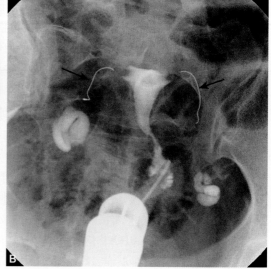

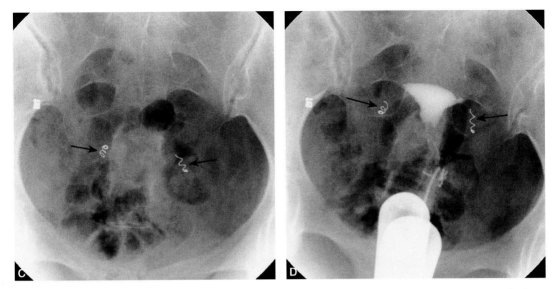

图 23-4-7 栓塞前行子宫输卵管造影（A），见双侧输卵管伞端包裹、积水（箭）。栓塞术后即刻造影（B），见弹簧圈释放于输卵管峡部（箭）。栓塞后一个月复查（C、D），未见弹簧圈移位（箭），无对比剂通过，栓塞有效

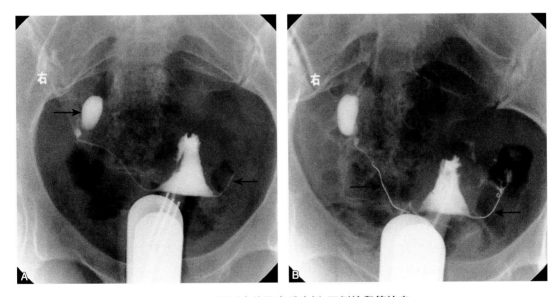

图 23-4-8 左侧宫外孕术后病例，双侧输卵管栓塞
栓塞前子宫输卵管造影（A），见右侧输卵管积水（箭），左侧输卵管显影至峡部远端（箭）。成功栓塞双侧输卵管后即刻造影（B），见弹簧圈位于双侧输卵管峡部（箭），位置适中

5. 适应证

（1）试管婴儿术前对输卵管积水预处理，提高移植成功率；

（2）输卵管破坏、憩室形成，输卵管结扎或切除术后残端较长，栓塞输卵管预防宫外孕；

（3）盆腔粘连严重，估计腹腔镜手术有难度者，可行栓塞治疗；

（4）输卵管绝育。

6. 禁忌证

（1）宫腔粘连,急性、亚急性盆腔炎期间;

（2）全身发热 37.5℃以上;

（3）阴道出血期间;

（4）碘过敏患者;

（5）可疑妊娠期间。

7. 并发症及处理

（1）对比剂过敏:轻度过敏反应休息 1~2 小时症状可自行缓解,也可静脉推注地塞米松 10mg。中、重度过敏反应应就地紧急抢救,并及时联系相关科室及急诊医师到场。

（2）输卵管穿孔:输卵管穿孔多为浆膜下穿孔,造影表现为输卵管局限性增粗及假憩室形成,一旦发现输卵管穿孔,可根据穿孔部位相应处理,若穿孔处位于输卵管峡部近端,应缓慢退回导丝及微导管,再尝试将微导管插至穿孔处远端输卵管内,再释放微弹簧圈;若穿孔部位位于输卵管壶腹部,可将导丝及微导管退回输卵管峡部,并在峡部放置微弹簧圈。

（3）子宫肌壁淋巴显影及静脉逆流:造影表现为宫腔及输卵管周围云雾状或斑点状影像。主要原因有:①导管末端顶在子宫顶部或宫角部;②推注对比剂压力过高;③手术时间过早,手术日期在月经结束后 3~5 天,部分子宫内膜尚未修复。合理选择手术时期,术中操作轻柔仔细对预防对比剂逆流非常重要。

（4）术后轻度疼痛和少量阴道流血:一般与子宫内膜损伤和再通后输卵管扩张有关,术后 3~5 天症状可消失。

（5）术后感染:长时间的宫腔手术操作,会增加术后感染的机会,表现为下腹痛伴异常阴道排液等盆腔炎症状,可口服抗生素 3~5 天预防感染。

（6）与输卵管栓塞相关的并发症:主要是微弹簧圈移位,微弹簧圈可移位至输卵管伞端、盆腔、宫腔或者排除体外;发现微弹簧圈移位须再次栓塞。

8. 临床疗效评价

（1）栓塞手术效果评价:根据术后子宫输卵管造影复查情况,可将输卵管栓塞效果分为:①栓塞有效:微弹簧圈位于输卵管峡部或间质部,无对比剂通过;②栓塞无效:微弹簧圈在输卵管内,但对比剂可显示其远段输卵管,或微弹簧圈已移位。

（2）盛京医院[25]报告,输卵管栓塞术后行试管婴儿与输卵管结扎或者切除术后行试管婴儿,其临床妊娠率无明显统计学差异,同时介入栓塞组的获卵数略高于腹腔镜治疗组。国际和平妇幼保健院[26]报道有输卵管栓塞后发生宫外孕的情况,回顾查阅输卵管栓塞手术史及影像资料,发现宫外孕多发生在输卵管间质部或宫角,或在宫角与微弹簧圈之间,主要是由于微弹簧圈放置不当或移位造成。所以术中应尽量将微弹簧圈放置于输卵管间质部,以降低宫外孕风险,术后一旦微弹簧圈位置异常,需再次栓塞输卵管。另外输卵管切除术后,若保留输卵管残端较长,一并栓塞输卵管残端,也能降低宫外孕风险。浙江大学医学院[27]

报道 15 例输卵管残端大于 1cm 的患者行介入栓塞术,术后试管婴儿成功率 60%,无一例宫外孕发生。

（张国福　王添平）

第五节　子宫肌瘤和子宫腺肌病的介入诊疗

一、临床要点

子宫肌瘤是育龄妇女常见良性疾病、好发于生育年龄妇女,确切发病因素尚不明确,可能与女性雌孕激素分泌有关。肌瘤分为三种类型,即黏膜下肌瘤、肌壁间肌瘤及浆膜下肌瘤。患者常见临床症状为月经量过多、贫血和白带增多,妇科检查子宫增大、盆腔内肿块及压迫症状等,较小的肌瘤可无症状。肌瘤经盆腔 B 超、MRI 等检查可明确诊断,能清楚地显示肌瘤的位置、大小、类型等。子宫肌瘤的治疗需要根据患者症状、肌瘤大小、类型及有无生育要求等选择合适的方法。部分患者通过药物治疗能使肌瘤缩小,缓解临床症状。药物治疗的缺点是不宜长期应用,且停药后易复发。手术治疗亦是肌瘤的有效治疗方法,主要包括全子宫切除术、次全子宫切除术及肌瘤切除术。但手术治疗患者创伤较大,切除子宫对部分患者心理有一定的影响。尤其对于多发子宫肌瘤,逐个剥除干净有困难且复发率高,对于不接受子宫切除的患者在治疗上有时会束手无策。介入治疗是介于药物和手术之间的一种方法,目前应用最广泛的即子宫动脉栓塞术,既没有药物的副作用,又能保留子宫,且能取得良好的效果。

子宫腺肌病(adenomyosis)亦是妇科较常见的一种良性病变,包括弥漫性和局灶性病变,是由于基底层子宫内膜侵入肌层生长所致。常见病因包括多次妊娠及分娩、人工流产、慢性子宫内膜炎等造成子宫内膜基底层损伤,以及高水平的雌孕激素刺激也可能是促进内膜向肌层生长的原因之一。该病多发生于 40~50 岁经产妇[28],临床表现为经量过多、痛经等。诊断主要根据临床症状、体征以及 B 超或磁共振。目前,该病的治疗以手术和药物治疗为主。手术包括单纯病灶切除,部分性子宫切除和全子宫切除,但无论哪种手术方式都对生育有较大影响,尤其是全子宫切除对有生育要求的妇女来说是无法接受的。药物治疗主要包括口服避孕药、GnRHa、孕激素以及放置曼月乐环。但药物治疗较容易复发,对病情较重的患者往往效果不佳,也会不可避免的带来一些副作用,如导致患者内分泌失调,提早出现更年期综合征或骨质疏松等症状。

二、介入方法简介

作为一种新兴的微创技术,子宫动脉栓塞术现已广泛用于治疗许多妇产科疾病,为妇产科疾病的微创和保守治疗开创了一个新领域。子宫动脉栓塞术是指在医学影像设备监视下,经血管进入导管导丝,对子宫动脉进行栓塞,以治疗妇科相关疾病的一种方法。目前普遍采用的是 Seldinger 技术。在局部麻醉后行股动脉穿刺,然后置入导管鞘,经导管鞘置入 4F 或 5F 的 Cobra 导管或 RUC 导管,在 DSA 下通过导丝的引导,超选择性插管至双侧子宫动脉,造影确定导管进入子宫动脉后,注入药物及栓塞剂,栓塞完毕后于髂内动脉再次造影,确认子宫动脉完全栓塞。

根据不同疾病选择注入不同的药物及栓塞剂。肌瘤的血供较正常子宫肌层丰富,当肌瘤的血管床被栓塞后,肌瘤组织缺血缺氧,导致肌瘤平滑肌细胞变性坏死,致瘤体萎缩。在栓塞肌瘤时同时正常子宫血供也会被栓塞,但正常子宫肌层的缺血状态会因侧支循环的形成而恢复,因此不会引起正常子宫肌层的缺血坏死。

子宫动脉栓塞可阻断子宫肌瘤的血液供给,可对所有瘤体有效,使其发生缺血改变而逐渐萎缩,甚至完全消失。单个较大肌瘤往往伴随月经量的明显增加,子宫动脉栓塞不仅可以使瘤体本身坏死、缩小甚至消失,同时可以明显改善出血等症状。部分黏膜下小肌瘤可自行于宫腔脱落排出。对于有卵巢动脉供血的瘤体,可进行卵巢动脉栓塞,以达到更好的治疗效果(图 23-5-1)。

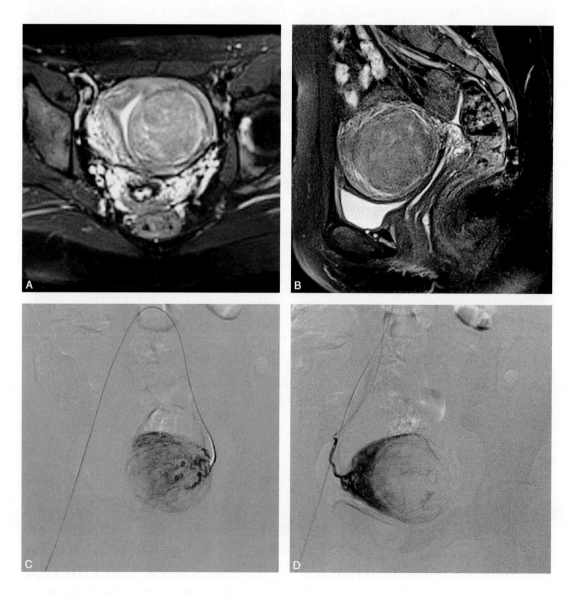

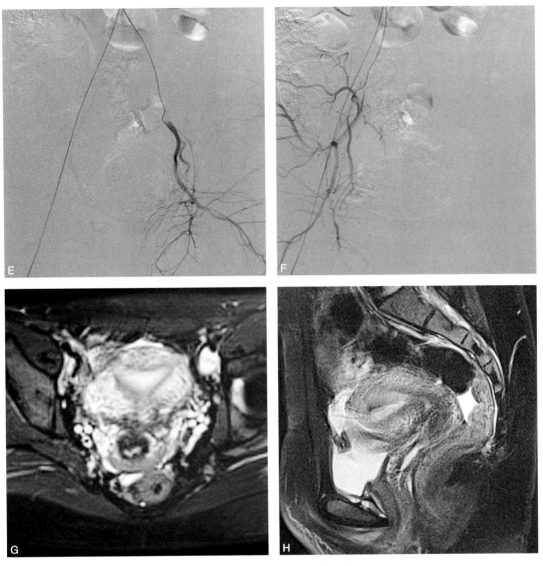

图 23-5-1　患者 39 岁,子宫肌瘤

介入术前 MRI,横断位和矢状位 T2WI 脂肪抑制(A,B)示子宫左侧肌壁内一枚巨大肌瘤;C～F 为此患者介入手术子宫动脉减影图像。C,D 为子宫动脉栓塞前,双侧子宫动脉减影可见圆形的肌瘤,血供丰富;E,F 为子宫动脉栓塞后,减影未见明显子宫动脉主干显示,表示子宫动脉血流已基本阻断。术后半年 MRI,横断位和矢状位 T2WI 脂肪抑制(G,H)示子宫内未见到病灶,肌瘤已完全坏死吸收

多数子宫腺肌病患者采用非手术治疗往往效果欠佳,手术局部挖除病灶易复发,子宫动脉栓塞治疗子宫腺肌病的主要机制是通过阻断子宫血流,促使异位的内膜发生缺血坏死,子宫体积缩小,不仅能有效缓解痛经,减少月经量,还可避免子宫切除。对于子宫腺肌病合并子宫肌瘤的患者,子宫动脉栓塞术能对两种疾病均达到较好的治疗效果,显示了其独特优势。

三、操作技术要点

1. 术前准备　18G 穿刺针、J 形导丝、超滑导丝、对比剂、利多卡因、肝素钠、Cobra 导管、

RUC 导管等。栓塞剂的选择、肌瘤血供及栓塞程度的控制决定了术后治疗效果及并发症的情况,合适的栓塞剂及栓塞程度能够有效地避免并发症的发生。栓塞后不完全坏死的病灶可能会继续增长,从而造成疾病复发。子宫小动脉直径为 $300 \sim 1000\mu m$,支配子宫内膜基底层的微小动脉直径为 $30 \sim 300\mu m$。目前应用较多的栓塞剂是聚乙烯醇颗粒、明胶微球(gelatin microspheres)和可吸收明胶海绵等。聚乙烯醇颗粒是永久性栓塞剂,其栓塞机制是先黏附在血管壁,减慢血流,导致血栓形成和炎性异物反应,最终导致血管闭塞,肌瘤间质水肿、变性及缺血坏死。栓塞微球亦是永久性栓塞剂,是一种聚乙烯酸和明胶的混合材料,其表面光滑,呈球形,与形态不规则的聚乙烯醇颗粒相比不易凝集成团,生物相容性好。可吸收明胶海绵为中期栓塞剂,在 $1 \sim 2$ 周可吸收,由明胶海绵引起血管内膜炎性反应而起到栓塞效果,常配合聚乙烯醇可以或微球,用于子宫肌瘤或子宫腺肌病的栓塞。栓塞剂直径的选择目前尚无比较权威的共识,多以 $500 \sim 700\mu m$ 和 $700 \sim 900\mu m$ 为主,一般以栓塞小动脉为主,而不是栓塞微小动脉,此直径范围的栓塞剂一般不进入子宫细小的螺旋动脉,从而保证正常子宫肌层血供的流畅。Pirard[29] 曾报道过小直径的栓塞剂引起子宫内的细小血管网被栓塞,进而引起子宫内膜坏死。

2. 术中操作　常规消毒、铺巾,采用 Seldinger 法穿刺右侧股动脉,穿刺成功后,置入 $5 \sim 6F$ 导管鞘,将 Cobra 导管或者 RUC 导管头端插至左侧髂总动脉分叉处,连接高压注射器,注入非离子型对比剂 $15 \sim 20ml$,注射速率 $5 \sim 10ml/s$,观察髂内动脉及髂外动脉分叉位置及子宫动脉起始、走行,再引入超滑导丝超选择性插入左侧子宫动脉,再次造影,观察肌瘤或腺肌病病灶的血供情况,然后进行栓塞。一般栓塞至血流明显减慢,或者注入对比剂出现血管铸型即可。左侧子宫动脉栓塞结束后,利用成袢技术或者使用 RUC 导管,将导管插入右侧髂内动脉,通过调整导管头方向使导管进入右侧子宫动脉进行栓塞。造影及栓塞过程同左侧。利用成袢技术时需防止导管打折,不要过度牵拉导管。治疗完成后拔出导管及导管鞘,局部压迫止血 $10 \sim 15$ 分钟,加压包扎。嘱患者穿刺侧下肢制动 $6 \sim 8$ 小时,平卧 24 小时。

四、适应证

1. 子宫肌瘤

(1) 子宫肌瘤引起的月经量明显增多、经期延长;

(2) 药物治疗无效、复发或者手术肌瘤剥除后复发;

(3) 多发子宫肌瘤患者剥除手术困难,要求保留子宫及生育能力者;

(4) 合并严重其他疾病不能耐受手术者;

(5) 无症状但要求治疗者;

(6) 手术切除有困难的巨大子宫肌瘤术前的栓塞治疗。

2. 子宫腺肌病

(1) 明确诊断的子宫腺肌病患者,临床症状明显,如痛经、经量过多、贫血等;

(2) 经保守治疗效果不佳或复发;

(3) 要求保留子宫及生育能力,不愿行子宫切除术的患者;

(4) 合并严重其他疾病不能耐受手术者;

(5) 有盆腔手术史或盆腔粘连,手术困难者。

五、禁忌证

（1）妊娠；

（2）凝血功能障碍；

（3）碘过敏；

（4）急性感染期；

（5）带蒂的浆膜下肌瘤；

（6）肌瘤恶变或其内有较大的变性、坏死、钙化；

（7）年轻有生育要求的患者原则上不优先考虑子宫动脉栓塞术，或者慎重选择。

目前子宫动脉栓塞术治疗子宫肌瘤及子宫腺肌病正在越来越广泛应用，不少患者也因此生活质量得到明显改善。对医生来说，正确掌握适应证和禁忌证并严格按照诊疗规范来操作，才能获得更理想的疗效。

六、并发症及其处理

子宫动脉栓塞治疗子宫肌瘤或腺肌病并发症较少。疼痛为最主要的并发症，主要因子宫急性缺血造成，在最初数小时疼痛最为剧烈，持续时间不等，多数人在 72 小时内逐渐缓解，疼痛与心理素质、疼痛阈值等个体差异有关；目前可于术前预先静脉留置自控镇痛泵来缓解疼痛，取得良好的镇痛效果。

1. 栓塞后综合征　多表现为恶心呕吐、发热等，一般术后 1 周内可缓解；采取对症治疗，术前肌注止吐药，术后予胃复安静滴缓解恶心和呕吐；发热一般为低热，多数不超过 38.5℃，与病灶缺血坏死造成的吸收热及炎性反应有关，一般不需处理或给予解热镇痛药即可。

2. 与穿刺相关的并发症　穿刺部位血肿，穿刺点假性动脉瘤等；尽量熟练掌握穿刺技术，争取一次穿刺成功，术后注意穿刺点的压迫，多数可避免。

3. 非靶向栓塞　由于栓塞剂进入供应其他器官的分支所致，如卵巢、输卵管、会阴动脉误栓可引起卵巢功能减退或衰竭，输尿管收缩障碍以及会阴部皮肤坏死等。Laurent[28]等的研究认为，栓塞颗粒直径越小，越容易引起正常组织的非靶向栓塞，故选择合适的栓塞剂非常重要。术中仔细辨认血管，注射栓塞剂在严密监视下进行，注射压力不要过大，应缓慢小心注射。

七、临床疗效评价

1. 子宫肌瘤　临床症状的改善：子宫肌瘤的主要症状为月经异常、贫血、压迫症状以及因压迫导致的尿频、尿潴留、便秘等症状。子宫动脉栓塞治疗后，95% 以上患者症状显著改善，表现为经期缩短，月经量减少，血红蛋白回升等。

肿瘤体积的缩小：子宫动脉栓塞的主要目标之一是使瘤体缩小甚至消失，进而消除与此相关的各种症状。目前多使用 MRI 评价手术疗效。MRI 组织分辨率高，能从多平面观察瘤体情况，是子宫动脉栓塞后疗效评价最直观准确的方法。栓塞前先进行常规 MRI 扫描，栓塞后 1 个月、3 个月、6 个月、1 年分别行 MR 扫描，对比观察术后疗效。栓塞后 MRI 表现为：瘤体变小，边界清晰，与正常子宫肌层组织之间可见环形坏死区。栓塞后时间不同肌瘤的信号表现可不同，T1WI 多呈低信号，T2WI 可呈高信号、低信号或高低混杂信号，增强扫描可以看到坏死的区域无强化。而正常子宫组织则在术后 3~6 月恢复至术前强化水平,说明子宫动脉栓塞术对正常子宫组织的血供影响较小,不会造成坏死。

Voogt[30]等的研究认为子宫动脉栓塞术能够有效改善子宫肌瘤的临床症状,对月经异常、疼痛、压迫症状的改善率分别达到 83%~93%、77%~79% 和 79%~92%。部分子宫肌瘤有卵巢动脉参与供血,可考虑行子宫动脉栓塞术及卵巢动脉栓塞术。国外文献显示,子宫动脉栓塞术及卵巢动脉栓塞术的联合应用可对此类患者取得较好的治疗效果,并且没有导致患者闭经率的提高,也没有使患者出现更年期症状的增加[31,32]。

2. 子宫腺肌病 根据月经量的变化、术后疼痛程度的缓解情况及子宫体积的恢复情况来判断疗效。于栓塞后 3 个月、6 个月、1 年分别行 MRI 扫描,可见肌层内片状坏死区域,与周围正常组织分界清晰,坏死组织吸收后子宫体积缩小。测量子宫径线进行对比,多数患者子宫体积明显缩小。

子宫动脉栓塞术能显著子宫腺肌病患者的提高生活质量,改善临床症状及显著缩小子宫体积。Gary 等[33]研究了一组 13 例子宫腺肌病患者行子宫动脉栓塞术的疗效,从生活质量的改善及临床症状的减轻进行评定,平均随访时间为 8.2 个月,从轻到重用 1~10 分表示,日常生活能力术前平均 7 分,术后平均 2 分;精神状况术前平均 8 分,术后平均 1 分,痛经术前平均 8 分,术后平均 2 分,均有统计学意义。Gary 等同时研究了一组 9 例患者的子宫体积的缩小程度,平均随访时间 5.9 个月,显示 9 例患者子宫平均体积从 455.4cm³ 缩小至 230.6cm³,平均体积缩小 42%;子宫结合带厚度从 31mm 缩小至 20mm,平均缩小 33%,均有统计学意义。陈春林等[34]报道了子宫动脉栓塞术治疗单纯子宫腺肌病与合并子宫肌瘤的子宫腺肌病的 5 年随访疗效,显示子宫动脉栓塞术对单纯子宫腺肌病的痛经疗效较好,其中合并子宫肌瘤的子宫腺肌病疗效优于单纯子宫腺肌病(图 23-5-2)。

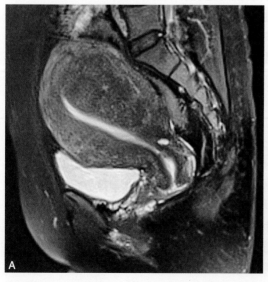
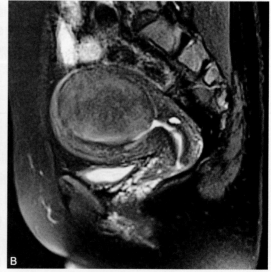

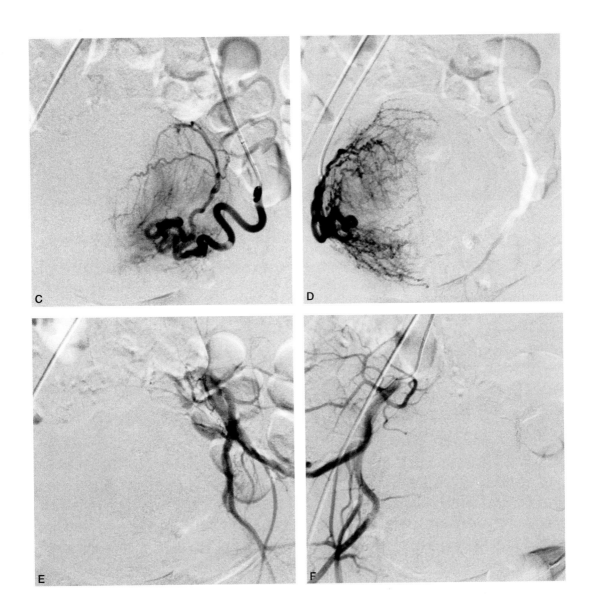

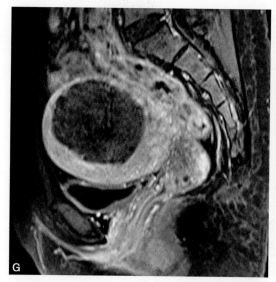
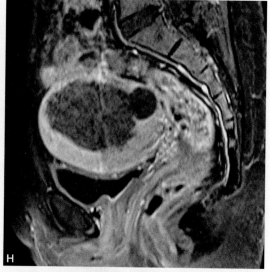

图 23-5-2　患者 49 岁，子宫腺肌病

介入术前 MRI，矢状位 T2WI 脂肪抑制（A，B）示子宫肌层弥漫性增厚，后壁显著，部分区域边界清楚，诊断为子宫腺肌病。C~F 为此患者介入手术子宫动脉减影图像。C，D 为子宫动脉栓塞前，双侧子宫动脉减影可见子宫体积增大，血供丰富；E，F 为子宫动脉栓塞后，减影可见子宫动脉血流已基本阻断。术后 3 个月 MRI 随访，矢状位增强扫描（G，H），显示子宫后壁椭圆形无强化的缺血区域，边界清晰，为趋于坏死区域，提示子宫动脉栓塞起到良好阻断病灶血供的效果

第六节　妊娠相关疾病的介入诊疗

一、临床要点

　　近年来，随着剖宫产比率的不断上升，剖宫产切口瘢痕妊娠（cesarean scar pregnancy，CSP）的发生率也呈现显著上升的趋势。切口妊娠是异位妊娠的一种，其临床表现缺乏特异性，以腹部不适和阴道出血最常见，随着妊娠时间延长可发生子宫破裂、大出血等危及生命的不良后果，因此及时发现和治疗至关重要。切口妊娠最常用的诊断方法是超声，MRI 以其优良的软组织分辨率、无电离辐射和多平面成像等特点，能够成为超声检查可疑患者的有效补充检查手段。如未能早期明确诊断而进行盲目药物流产、清宫术等则极易造成子宫穿孔、大出血、休克等危及生命的情况。一旦出现上述情况往往需要切除子宫来挽救患者生命。

　　目前保守治疗切口妊娠的药物有甲氨蝶呤（MTX）、5-Fu、米非司酮等。其中 MTX 为主的方法包括 MTX 肌内注射给药、MTX 病灶部位给药、MTX 用药后清宫术、子宫动脉内灌注MTX 并栓塞后清宫术等。后者由于出血量少、安全有效，且能最大限度保留子宫及生育功能，已被越来越多的临床医生采纳。

　　胎儿娩出后 24 小时内出血量超过 500ml 称为产后出血，主要出现在第二、三产程，是产科常见并发症和产妇死亡主要原因之一。产后大出血与产后子宫收缩无力、胎盘残留、胎盘植入、凝血机制异常等密切相关。出血血管主要为子宫动脉和与之吻合的髂内动脉分支、一

旦发生,预后凶险,保守治疗无效、危及产妇生命时,通常以切除子宫为最终止血手段。随着介入放射学技术在临床的普及,盆腔动脉造影和栓塞术在产科大出血急救中显示了明显优势,具有微创、止血效果确切,能保留子宫和生育功能的优点。

二、介入方法简介

采用子宫动脉栓塞术栓塞子宫动脉来对产后出血患者进行止血;对切口妊娠患者在清宫术前行子宫动脉栓塞术,并同时灌注化疗,可以起到防止胚胎继续生长及预防清宫时大出血的作用。子宫动脉栓塞术方法同前描述(图 23-6-1,图 23-6-2)。

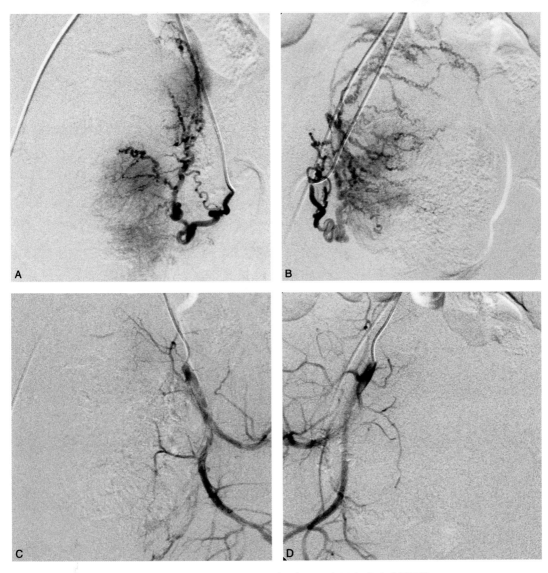

图 23-6-1　剖宫产切口妊娠患者,介入手术子宫动脉减影图像

A、B 为子宫动脉栓塞前,双侧子宫动脉减影图像,可见双侧子宫动脉形态迂曲,子宫体积稍大,血供较丰富。C、D 为灌注化疗药物(MTX)后再予以子宫动脉栓塞后,减影见子宫动脉血流已阻断

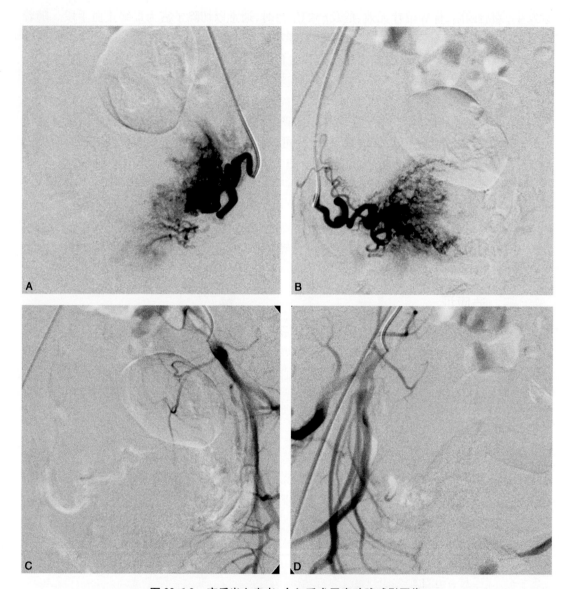

图 23-6-2 产后出血患者,介入手术子宫动脉减影图像

A,B 为子宫动脉栓塞前,双侧子宫动脉减影图像,可见子宫体积显著增大,为产后子宫尚未复旧,子宫血供极其丰富,可见对比剂溢出,提示出血。C,D 为子宫动脉栓塞后,见子宫动脉血流阻断,取得较好止血效果

三、操作技术要点

1. 术前准备 18G 穿刺针、J 形导丝、超滑导丝、对比剂、利多卡因、Cobra 导管。对产后出血患者,介入手术治疗的同时应保持输血、补液,要随时进行生命体征监护,宫腔内可用纱布填塞。切口妊娠如未发生大出血,患者多无生命体征异常,术前准备可按照常规准备即可。栓塞剂多选用可吸收明胶海绵。可用直径 500~700μm 和 700~900μm 的颗粒。

2. 术中操作 常规消毒、铺巾,采用 Seldinger 法穿刺右侧股动脉,穿刺成功后,置入 5~

6F 导管鞘,将 Cobra 导管头端插至左侧髂总动脉分叉处,连接高压注射器,注入非离子型对比剂 15~20ml,注射速率 5~10ml/s,观察髂内动脉及髂外动脉分叉位置及子宫动脉起始、走行,进入超滑导丝反复调整导丝头端使其超选择性插入左侧子宫动脉,进而引导导管进入左侧子宫动脉,再次造影,产后出血患者应观察子宫动脉出血情况,典型的出血在动脉期可见出血动脉增粗和对比剂的外溢与聚集,可有血管湖形成,如有胎盘植入或胎盘残留,可显示子宫体内紊乱的滋养血管。

无论是否观察到明确出血征象,只要临床有出血情况,均需进行栓塞处理。栓塞前于子宫动脉内注入抗生素预防感染,然后注入明胶海绵颗粒及海绵条进行栓塞,栓塞至血流明显减慢或者血管铸型即可停止。同法进行右侧子宫动脉的栓塞。栓塞后即可再次造影,观察动脉栓塞情况及出血情况。治疗完成后拔出导管及导管鞘,局部压迫止血 10~15 分钟,加压包扎。嘱患者穿刺侧下肢制动 6~8 小时,平卧 24 小时。对于切口妊娠患者,操作方法同产后出血患者基本相同,但在栓塞前于子宫动脉内除了注入抗生素外,还应注入 MTX 50~200mg 不等。

四、适应证

1. 切口妊娠 B 超提示孕囊位于前次剖宫产切口位置,直接清宫有可能导致大出血或子宫破裂的患者;明确诊断为切口妊娠且出现较多出血的患者。

2. 产后出血 经保守治疗无效的各种难治性产后出血,一次出血达 500ml 以上,经积极的保守治疗仍有出血倾向者。

五、禁忌证

1. 切口妊娠
（1）凝血功能障碍;
（2）碘过敏;
（3）急性感染期;
（4）心、肝、肾等重要器官严重功能障碍者。

2. 产后出血
（1）合并有其他脏器出血的 DIC 患者;
（2）生命体征极度不稳定的患者。

六、并发症及其处理

子宫动脉栓塞术治疗产后出血及切口妊娠的并发症较少,较为常见的有盆腔和腰骶部酸痛,肛门坠胀感,轻度发热,体温升高一般不超过 38℃,一般不需要特殊处理;部分患者可予消炎镇痛类药物。由于产后出血患者出血量大,发生感染机会增加,因此术后应积极预防感染。

七、临床疗效评价

子宫动脉栓塞术治疗的妊娠相关疾病主要包括切口妊娠和产后出血。切口妊娠症状主要为有停经史,尿 HCG 阳性,血 β-HCG 升高,阴道不规则流血等,往往为 B 超检查发现。切口妊娠多位于子宫峡部,峡部比较薄弱,肌纤维收缩力差,易发生子宫破裂及无法控制的大出血,进而需切除子宫。

Nawroth 等[35]最早报道用子宫动脉栓塞术联合药物保守治疗切口妊娠取得成功。在栓塞前于子宫动脉内灌注相应剂量 MTX 进行化疗,可控制病灶继续生长或缩小病灶,对术后 HCG 恢复时间能显著缩短,并减少相关并发症,对病情有显著帮助。目前的研究显示子宫动脉栓塞联合化疗药物治疗疗效差异较大。Shen 等[36]报道 25 例患者在栓塞 72 小时后行清宫术,其住院时间平均为 10.1 天,血 HCG 恢复正常平均需要 32 天,局部病灶消失所用时间平均为 32.7 天。Wu 等[37]报道 16 例使用明胶海绵行子宫动脉栓塞术联合子宫动脉内灌注 MTX,并在栓塞后 48~72 小时行刮宫术,13 例患者的 HCG 水平在栓塞后 2 周内恢复正常。

栓塞剂一般选择明胶海绵。明胶海绵止血迅速,注入机体短时间内可被吸收,对机体正常功能影响轻微。对产后出血患者,胎儿娩出后产后出血经各种治疗无效时,需考虑行子宫动脉栓塞术进行止血。子宫动脉栓塞术栓塞子宫动脉后能显著减少子宫出血量,因产后子宫体积较大,血供丰富,子宫动脉分支较多,术中应尽量栓塞彻底,尽量不遗漏分支血供。

对于妊娠期胎盘前置状态及胎盘植入者,生产时易发生大出血,危及产妇生命,一般需即刻进行保守处理,如应用缩宫素等促进宫缩,填塞宫腔纱条。但是这些方法的效果有限,若出血过多,止血困难,则须切除子宫。子宫动脉栓塞术栓塞出血的动脉,从而有效的控制出血。栓塞剂一般选择可吸收明胶海绵,后者栓塞末梢动脉,不栓塞毛细血管前动脉及毛细血管床,且一般 1~2 周内即可吸收,恢复血供,因此不会造成器官坏死,且不影响器官功能。

李岚等[38]对 40 例胎盘植入患者进行了子宫动脉栓塞术的研究,结果表明宫动脉栓塞术治疗胎盘植入的术前准备时间与手术时间短,出血控制迅速且并发症少,能够保留患者子宫,提高其生活质量。Kirby 等[39]研究表明子宫动脉栓塞术对控制其他治疗无反应的因胎盘植入等引起的产后出血成功率超过 95%。子宫动脉栓塞术止血效果确切,止血迅速,损伤小,手术时间短,当明胶海绵颗粒注入双侧子宫动脉时,可完全栓塞子宫动脉分支和主干,立即有效遏制子宫出血,从而使患者成功保留子宫,成为替代子宫切除术的一种有效方法。部分患者在栓塞治疗后,植入或残留的胎盘因缺血坏死可经阴道自然娩出,因此,子宫动脉栓塞术治疗此类出血性疾病非常有效,对于此类患者应及早行介入治疗。

第七节　妇科恶性肿瘤的介入诊疗

一、临床要点

1. 宫颈癌　是女性生殖系统最常见的恶性肿瘤,人乳头瘤病毒感染是其发病的主要因素。早期宫颈癌常无临床症状,随着疾病进展,可出现阴道接触性出血,阴道排液等症状,晚期根据癌灶累及的范围,可出现不同的继发症状,如尿频尿急、便秘等,甚至出现恶病质等全身衰竭症状。确诊主要依靠宫颈活检及宫颈脱落细胞学检查。影像检查主要有 B 超及 MRI 检查。MRI 检查可明确肿块大小,与周围组织关系及盆腔转移情况,并进行较为准确的分期,从而指导治疗方案。目前宫颈癌治疗的主要方法为手术、放疗及化疗,或联合治疗。化疗的途径可采用静脉或动脉灌注化疗。

2. 妊娠滋养细胞肿瘤　胎盘滋养细胞的疾病主要包括侵蚀性葡萄胎、绒毛膜癌和胎盘部位滋养细胞肿瘤。胎盘滋养细胞的疾病多继发于葡萄胎，少部分继发于流产或足月妊娠及异位妊娠。无转移的滋养细胞肿瘤常见症状为阴道流血、子宫不均匀性增大、腹痛及 β-HCG 增高。转移性滋养细胞肿瘤多为绒毛膜癌，常转移至肺、阴道等，除了常见的原发症状外，还伴有转移部位的继发症状，如咳嗽、咯血、阴道流血等。根据典型的病史及 β-HCG 检查即可确诊。影像学检查主要依靠 B 超及 MRI 检查，可明确原发灶位置，大小，与周围组织关系，并能观察其血流情况。CT 能明确有无肺转移。侵蚀性葡萄胎及绒毛膜癌的治疗原则为化疗为主、手术和放疗为辅的综合治疗。胎盘部位滋养细胞肿瘤以手术为主，化疗为辅[40]。

二、介入方法简介

我国在 20 世纪 80 年代末逐渐开展了中晚期和复发性妇科恶性肿瘤的介入治疗。介入治疗在妇科肿瘤的应用尤其是中晚期宫颈癌的新辅助化疗迅速普及开展，治疗方案不断更新合理完善。妇科肿瘤的血供多来源于髂内动脉，还可来自卵巢动脉、肠系膜下动脉等。经动脉灌注化疗可选择性地使用抗癌药物直接注入子宫、宫颈、卵巢、阴道等肿瘤的营养血管，在肿瘤组织内形成高浓度从而提高疗效；术中仅少部分药物反流回静脉，因此毒副作用及全身症状明显减轻；加上栓塞治疗可切断肿瘤血供，使肿瘤缺血坏死，起到止血和提高疗效的作用。

宫颈癌的血供主要来源于子宫动脉，转移方式主要为直接转移及淋巴结转移，病灶多位于盆腔，这为子宫动脉化疗栓塞提供了解剖学基础。子宫动脉灌注化疗栓塞目前越来越多应用于宫颈癌的新辅助化疗中。相比静脉内化疗，直接经动脉灌注化疗可以提高肿瘤局部药物浓度，且全身反应小。化疗后进行子宫动脉栓塞，能减小肿块体积，减轻肿瘤粘连和浸润，减少阴道流血，并可减少术中出血量，提高手术的安全性，使更多患者获得更好的手术效果(图 23-7-1)。

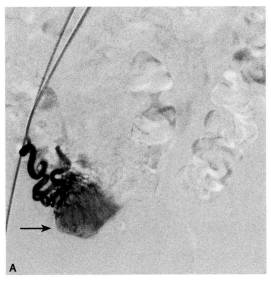
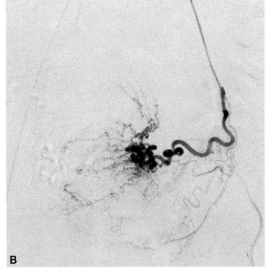

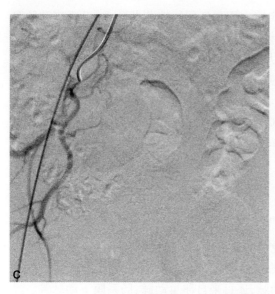
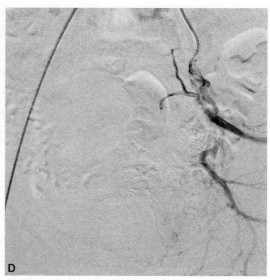

图 23-7-1 宫颈癌患者,介入手术子宫动脉减影图像

A,B 为子宫动脉栓塞前双侧子宫动脉减影图像,可见肿块(箭头)主要由右侧子宫动脉供血,血供较丰富。C,D 为灌注化疗药物后再予以子宫动脉栓塞后,减影见子宫动脉血流已阻断

胎盘滋养细胞疾病由于血供及其丰富,手术治疗中往往出血较多。子宫动脉栓塞术可直接阻断子宫血流,使胚胎缺血缺氧,进一步机化坏死,因此能减少刮宫时出血及避免切除子宫,降低手术难度和风险(图 23-7-2)。

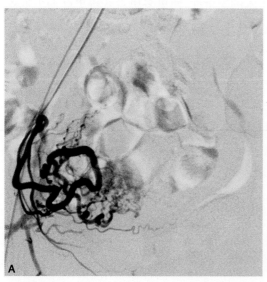
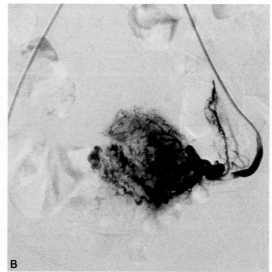

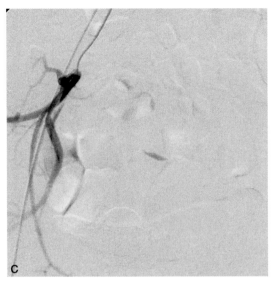
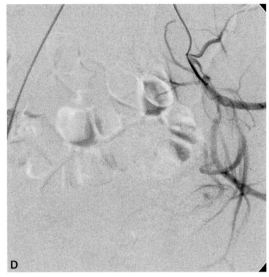

图 23-7-2 滋养细胞疾病患者,介入手术子宫动脉减影图像

A,B 为子宫动脉栓塞前双侧子宫动脉减影图像,可见子宫动脉迂曲增粗,子宫血供极其丰富,以左侧为著。C,D 为灌注化疗药物(MTX)后再予以子宫动脉栓塞后,见子宫动脉血流阻断,取得较好效果

介入技术的优点为创伤小,见效快,一般 24 小时后可下床活动,1~2 周即可使肿瘤发生变化,对肿瘤导致的出血可起到立竿见影的效果。患者可重复多次介入治疗,对患者影响较小,并可与手术和放疗等联合使用。

三、操作技术要点

1. 术前准备 18G 穿刺针、J 形导丝、超滑导丝、对比剂、利多卡因、Cobra 导管、化疗药物根据疾病类型而定:宫颈癌常用的有顺铂、卡铂、表柔比星、表柔比星、博来霉素等;滋养细胞疾病常用的为甲氨蝶呤(MTX)。栓塞剂多选用可吸收明胶海绵。多用直径 500~700μm 和 700~900μm 的颗粒。

2. 术中操作 常规消毒、铺巾,采用股动脉入路,局麻下用 Seldinger 法穿刺右侧股动脉,置入 5~6F 导管鞘,将 Cobra 导管头端插至左侧髂总动脉分叉处,连接高压注射器,注入非离子型对比剂 15~20ml,注射速率 5~10ml/s,观察髂内动脉及髂外动脉分叉位置及子宫动脉起始、走行,可直接尝试将导管头进入子宫动脉,如直接进入有困难,可用超滑导丝导引导管进入左侧子宫动脉,再次造影,可显示肿瘤血供,表现为对比剂明显染色区。确定导管进入肿瘤血供主干后注射化疗药物,药物注射速度宜缓慢。因宫颈癌患者灌注药物较多,部分患者对药物耐受交叉会感到短暂的不适,尤其是阿霉素类药物,易引起心慌,面部潮红等症状,需密切观察患者反应,反应较重的患者可暂停药物注射数分钟后继续推注。

化疗药物在推注前进行充分稀释也可减轻患者不适感。若肿瘤血供主干不明显,亦可于髂内动脉直接推注化疗药物。化疗药物推注完毕后可用明胶海绵颗粒及明胶海绵条进行栓塞,栓塞至对比剂出现反流即可停止,起到提高疗效及止血作用。同法进行右侧子宫动脉的栓塞。栓塞后即可再次造影,观察动脉栓塞情况及出血情况。治疗完成后拔出导管及导管鞘,局部压迫止血 10~15 分钟,加压包扎。嘱患者穿刺侧下肢制动 6~8 小时,平卧 24 小时。如滋养细胞肿瘤患者术前造影显示有显著的动静脉瘘,可先放置弹簧圈先阻断动静脉瘘,再进行明胶海绵栓塞。

四、适应证

1. 宫颈癌

(1) 术前新辅助化疗;

(2) 病灶侵犯子宫周围组织而不能直接手术切除的患者,可减少术中出血,对部分失去手术机会的患者,能缩小病灶,消除小的转移灶,从而获得手术机会;

(3) 宫颈癌术后复发患者的辅助化疗。

2. 胎盘滋养细胞病 侵蚀性葡萄胎、绒毛膜癌的化疗栓塞或由其引起的动静脉瘘患者的栓堵治疗。

五、禁忌证

无绝对禁忌证,相对禁忌证有穿刺部位感染;碘过敏者;严重的凝血功能障碍者;急慢性妇科炎症未控制者;心肺、肝、肾等重要器官功能异常者。

六、并发症及其处理

主要为子宫动脉栓塞并发症及化疗相关并发症。栓塞并发症主要有盆腔、腰骶部酸痛,肛门坠胀感,轻度发热等,一般不需要特殊处理。部分患者可予消炎镇痛类药物。栓塞前要造影确定导管位于靶血管内,避免栓塞剂注射压力过大,可有效减少异位栓塞的发生。灌注化疗全身副作用较轻,可有轻到中度的消化道反应及骨髓抑制,术前应用盐酸昂丹司琼片(欧贝)或盐酸昂丹司琼注射液(枢复宁)等,术后可予胃复安,可有效减轻消化道症状。对滋养细胞疾病,由于病灶血供极其丰富,部分患者会形成动静脉瘘,因此栓塞前的血管造影应仔细观察,对动静脉瘘显著的患者栓塞需慎重,以免造成严重并发症。

七、临床疗效评价

目前宫颈癌的介入治疗主要用于术前的新辅助化疗和晚期宫颈癌放疗的联合治疗及复发性宫颈癌的治疗。术前新辅助化疗能缩小肿瘤病灶,增加局部治疗效果,增加肿瘤手术切除的可能,并能够预防和治疗早期转移灶,减少手术中因瘤体挤压、翻动等因素造成的肿瘤细胞的脱落和游走,降低术后复发和转移的风险[41,42]。对于晚期复发性宫颈癌,尤其是根治性放疗之后的患者,介入治疗能够有效的缓解症状,延长患者生存期。肿块无法切除时可先行姑息治疗切除部分病灶,再进行介入治疗,局部化疗可显著增加局部药物浓度,缩小或清除部分病灶,使不能手术的患者获得手术机会,还可姑息病情,延长患者生命,提高患者生存质量。张国福等[43]术前采用子宫动脉化疗栓塞治疗ⅠB~ⅡB期宫颈癌,近期有效率82.7%。也有学者认为[44]髂内动脉灌注化疗时药物在盆腔淋巴结所达到的浓度要比子宫动脉灌注化疗时高,对控制盆腔淋巴结内的微转移灶更为有利。

目前,宫颈癌介入动脉化疗的方案、疗程、化疗间隔期等尚未统一。如何将其更好地与手术或放疗配合,提高宫颈癌的治疗效果,减少并发症值得进一步研究。

滋养细胞疾病对化疗敏感,绝大多数患者在早期可经化疗治愈;少数患者晚期出现耐药,病灶吸收缓慢,并且由于血供丰富,极易出现大出血,甚至出现休克症状;还有部分患者肿瘤内会形成动静脉瘘(图23-7-3),对于此类患者,既往只能切除子宫,而子宫动脉化疗栓塞术可取得良好效果。北京协和医院报道1999—2009年间的52例滋养细胞并发动静脉瘘和34例转移病灶大出血,应用子宫动脉栓塞化疗后缓解率94.2%[45]。复旦大学附属妇产科医院报道了6例滋养细胞肿瘤患者,应用子宫动脉栓塞术后均立即止血[46]。由于病灶血供极其丰富,栓塞前的血管造影应仔细观察,如发现有显著动静脉瘘,进行栓塞需慎重,以免造成严重并发症,可先行弹簧圈栓

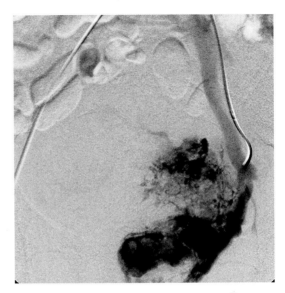

图23-7-3　滋养细胞疾病患者,左侧子宫动脉减影可见显著动静脉瘘,适当栓塞后减影仍可见部分血供存在

塞动静脉瘘,再进行明胶海绵栓塞。对于有远处转移的患者,除了对原发灶治疗外,不能忽视对转移灶的治疗。选择性子宫动脉栓塞术治疗滋养细胞肿瘤造成的大出血是安全有效的方法,尤其是对有生育要求的妇女,既可保留子宫,同时也有利于后续的化疗[47]。

(张国福　王士甲)

第八节　盆腔淤血综合征的介入治疗

一、临床要点

盆腔淤血综合征(pelvic congestion syndrome)是由于盆腔静脉曲张、淤血而导致的以慢性盆腔疼痛为主要症状的临床综合征,多见于30~50岁的经产妇,尤其是多产妇。19世纪30年代Gooch首先描述了卵巢静脉曲张症状。但直到1949年,卵巢静脉曲张、盆腔静脉淤血与慢性盆腔疼痛之间的关联性才得以明确,命名为盆腔静脉淤血综合征。1993年Edward首次采用双侧卵巢静脉栓塞治疗盆腔静脉淤血综合征,其后介入治疗盆腔淤血综合征在临床上得以应用,其临床效果被逐步认可[48]。

造成盆腔静脉淤血的因素是多方面的,主要与以下因素有关:盆腔静脉回流不畅或受阻,静脉瓣膜功能不良。女性盆腔静脉多,静脉壁薄、弹性差,容易扩张导致淤血;中小静脉没有瓣膜,接近一半的妇女至少一侧卵巢静脉瓣膜功能不良;加上盆腔各脏器如膀胱、子宫、卵巢、直肠之间的静脉丛相互交通,互相影响,易于发生盆腔淤血综合征。卵巢静脉回流受阻主要为压迫所致,常见于胡桃夹综合征和May-Thurner综合征。其次,内分泌因素及精神因素也有一定的影响。雌激素可以松弛血管平滑肌,使静脉扩张充血,在一定程度上引起盆

腔淤血综合征。长期抑郁,失眠及情绪不稳会加重盆腔淤血综合征的程度,部分患者接受盆腔手术如输卵管结扎时,输卵管系膜周围血管受损,影响子宫、卵巢静脉丛回流,同样会造成盆腔淤血综合征。

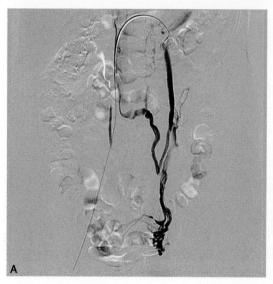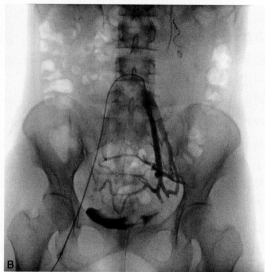

图 23-8-1　盆腔淤血综合征患者

女,51 岁,盆腔痛病史 10 余年。图 A:DSA 下左侧卵巢静脉插管逆行造影,可见左侧卵巢静脉增多、迂曲;图 B:左侧卵巢静脉弹簧圈栓塞后左侧髂内静脉造影,未见对比剂回流至左侧卵巢静脉

盆腔淤血综合征的临床特点是非特异性的,主要是盆腔慢性疼痛,下腰背部疼痛以及性交痛;疼痛有时可向会阴、下肢放射,长期站立或劳累后加重,一些患者月经前也可加重。患者可伴有月经量多和白带增多。疼痛一般持续 6 个月以上。妇科检查阳性体征少而且非特异性,常见子宫后位,增大变软,宫颈举痛,肥大淤血,卵巢压痛点,部分可见外阴、会阴或下肢静脉曲张。

影像学检查常采用 B 型超声技术、腹部多普勒超声,经阴道多普勒超声,CT 及 MR,创伤性检查包括盆腔静脉造影及逆行卵巢静脉造影。超声检查无创、简单易行,可作为首选筛查方法。影像上 B 超检查显示输卵管下方或子宫体两侧多条宽窄、长度不一、走行各异的长椭圆形液性暗区,多普勒技术显示上述的液性暗区为血流信号。CT、MR 及静脉造影检查前要明确卵巢静脉的正常走行。正常情况下,左右卵巢静脉丛的多条静脉逐步各汇合成一条卵巢静脉,左侧卵巢静脉向头侧走行,进入左肾静脉;右侧卵巢静脉也向头侧走行,在右肾静脉水平下方进入下腔静脉。CT 和 MR 直接显示曲张的盆腔静脉丛,同时也能显示盆腔脏器周围扩张的静脉丛,卵巢静脉的直径>7mm 时,提示有盆腔淤血综合征的可能。在盆腔静脉造影和逆行卵巢静脉造影中,目前常采用的是逆行卵巢静脉造影,既是盆腔淤血综合征的诊断方法,又为下一步的的栓塞治疗提供影像学依据。造影诊断盆腔淤血综合征的标准:子宫静脉丛扩张;卵巢周围静脉扩张;盆腔两侧静脉交通支明显丰富;外阴阴道静脉充盈曲张;卵巢静脉增粗扩张,直径超过 10mm。

一般来说,对于大多数盆腔淤血综合征患者,因为症状涉及像妇科、普外、神经以及骨科和心理等多个学科,通常很难作出确切诊断。近期由于对于盆腔淤血综合征加深了认识,依据特殊的临床症状以及相关的影像资料,在排除其他病因之后,可以诊断盆腔淤血综合征。

盆腔淤血综合征的治疗有一般治疗,药物治疗,手术治疗及经导管栓塞治疗。一般治疗主要是注意休息和调节体位,避免久站久坐,适当的锻炼可以改善盆腔血液循环。心理调节治疗也是很重要的一个方面。常用的药物治疗主要包括对症治疗及对因治疗。自主神经调节药、镇静药及止痛药等对于减轻慢性疼痛,改善睡眠有一定的效果。对因治疗采用抑制卵巢功能类药物如黄体酮等,临床上有一定的效果,一半以上的患者症状部分缓解。目前采用的手术包括阔韧带筋膜修补术、卵巢静脉结扎或切除、全子宫及附件切除等,临床上有效果,但是损伤大,术后要辅以激素治疗,因此适应证受到限制。

经导管栓塞治疗由于创伤小、安全有效,且不影响生育功能,已越来越多为临床医生采纳[49]。

二、介入方法简介

卵巢静脉栓塞术通过栓塞曲张的卵巢静脉及盆腔静脉来治疗由盆腔静脉淤血扩张导致的盆腔慢性疼痛。手术在影像设备监视下,由股静脉或颈静脉入路,经血管进入导管导丝,对曲张的卵巢静脉丛进行栓塞。目前普遍采用的是 Seldinger 技术,在局部麻醉后行股静脉或颈静脉穿刺,然后置入导管鞘,经导管鞘置入4F 或5F的 Cobra 导管或 Simmons 导管、单弯导管,在 DSA 下通过同轴导丝的引导,超选择性插管至双侧卵巢静脉丛,造影确定导管进入卵巢静脉丛后,注入栓塞剂,栓塞完毕后于再次造影,确认曲张的卵巢静脉完全栓塞。

三、基本操作(技术要点)[50,51]

1. 术前准备　18G 穿刺针、J 形导丝、超滑导丝、对比剂、利多卡因、Cobra 导管、单弯导管、Simmons 导管。栓塞剂不锈钢圈,明胶海绵,鱼肝油酸钠,聚桂醇。

2. 术中操作　常规消毒、铺巾,采用 Seldinger 法穿刺右侧股静脉或颈静脉,穿刺成功后,置入5~6F 导管鞘,将5FCobra 导管或单弯导管选择进入左侧肾静脉,注入对比剂,显示左侧卵巢静脉开口,选择导管进入左侧卵巢静脉,引入导丝,沿导丝将导管插至盆腔卵巢静脉丛,注入对比剂造影,显示卵巢静脉走行,测量卵巢静脉直径,根据卵巢静脉的直径大小选择钢圈,行卵巢静脉栓塞,再于卵巢静脉主干用相应大小的钢圈行栓塞。若使用硬化剂栓塞时,可选择手推对比剂造影,估计栓塞所需硬化剂的剂量,注入相应剂量的明胶海绵与5%鱼肝油酸钠的混合液,5~10分钟后,估计血栓形成,可在卵巢静脉主干用钢圈进行栓塞。右侧卵巢静脉一般选用 Simmons 导管进行置管,通过 Simmons 导管同轴引入微导管进入右侧卵巢静脉丛,进行卵巢静脉造影,继而与左侧卵巢静脉一样,选用相应大小的钢圈进行栓塞,如果也是使用硬化剂进行栓塞的情况下,操作顺序同左侧卵巢静脉,注入明胶海绵与5%鱼肝油酸钠的混合液,然后用钢圈栓塞右侧卵巢静脉主干。

为追求治疗效果彻底,部分患者可追加髂内静脉栓塞,这种情况下,使用较大直径的球囊导管以便阻断血流,和卵巢静脉一样,髂内静脉栓塞也使用明胶海绵与5%鱼肝油酸钠的混合液,在注入硬化剂的同时,球囊导管扩张减少反流的静脉血稀释硬化剂,球囊导管一般扩张10分钟,使血栓形成。

栓塞完成后,进行造影证实靶血管完全栓塞后再拔管,局部加压包扎。

3. 术后护理　术后穿刺点压迫包扎2个小时,对症治疗,疼痛给予镇痛镇静治疗,口服或静脉给予抗生素,其余无特殊处理。

四、适应证

症状性盆腔静脉曲张的患者在其他方法治疗效果不明显,且拒绝手术治疗者均可实施卵巢静脉栓塞治疗

五、禁忌证

(1) 凝血功能障碍;

(2) 碘过敏;

(3) 急性感染期;

(4) 心、肝、肾等重要器官严重功能障碍者。

六、并发症及其处理

卵巢静脉栓塞并发症比较少见[50,51],其中较为常见的主要有:①术中盆腔疼痛。术中给予镇静药物及止痛药物,术后短时间内缓解,一般不需要特殊处理。②与穿刺及操作相关的并发症如血肿、气胸(颈静脉入路)、静脉痉挛或穿孔。③异位栓塞。硬化剂通过卵巢静脉与肠系膜下静脉、脾静脉、闭孔静脉、输尿管静脉及椎旁静脉的交通支,造成非靶向血管的栓塞。钢圈移位,造成肺栓塞。术中仔细观察造影图像,了解血管的交通支走行,应用硬化剂栓塞时,应用球囊导管,选择适当直径的钢圈进行靶血管的栓塞。④对生育能力的影响,尚不明确。

七、临床疗效评价

对于盆腔淤血综合征的疗效评判,目前常用的方法是问卷法和视觉模拟评分法(visual analogue scale),用以评价栓塞治疗后盆腔疼痛症状减轻的程度。自从 Edward[52] 1993 年首次报道采用双侧卵巢静脉栓塞治疗盆腔淤血综合征以后,有许多关于介入治疗治疗盆腔淤血综合征疗效的临床报道。

kwon 报告单纯栓塞卵巢静脉治疗 67 例盆腔淤血综合征患者,随访时间为 6 年,82% 的患者症状得到改善[53]。Venbrux[54]报道 56 例盆腔淤血综合征患者,技术成功率 100% ,视觉模拟评分法评分记录临床症状得到很大程度的改善。Kim[55] 使用问卷及视觉模拟评分法评估 127 例患者卵巢静脉栓塞后的反应,随访时间在 27 ~ 63 个月,结果显示 83% 的患者症状改善。Chung[56] 等报道在 4 年的时间内单独药物治疗无效的 118 例盆腔淤血综合征患者,随机分为栓塞治疗组、子宫切除组、单侧或双侧卵巢切除组,采用视觉模拟评分法评估疼痛,应激评分问卷评价在过去 12 个月内的生活质量,盆腔静脉造影评价治疗后的影像改变,结果显示:栓塞治疗在减少盆腔疼痛的方面比其他方法治疗更有效,尤其是承受压力能力低的患者。尽管很多报道显示栓塞治疗损伤小,效果确切,但目前的最大问题仍然是缺乏临床评价标准,并且没有高水平的随机对照试验证据确切地证实这一观点。

(尚鸣异)

参 考 文 献

1. 单鸿. 临床血管解剖学. 北京:世界图书出版社,2013.

2. 顾晓松. 系统解剖学. 北京：科学出版社，2008.

3. 孔秋英，谢红宁. 妇产科影像诊断学与介入治疗学，2001.

4. 丰有吉. 妇产科学. 北京：人民卫生出版社，2005.

5. Uflacker R. Atlasof Vascular Anatomy：an Angiographic Approach. 2nd ed. Lippincott Williams & Wilkins，Philadelphia，2007.

6. 郭启勇. 介入放射学. 北京：人民卫生出版社，2010.

7. Stanley B. Abrams Angiography-Interventional Radiology. Lippincott Williams & Wilkins，2005.

8. 康林英，孙玲珠，田晓梅. 自制同轴导管引导下选择性输卵管造影及再通术的临床应用. 介入放射学杂志，2001，10（4）：222-224.

9. 韩志刚，张国福. 选择性子宫动脉栓塞术在症状子宫肌瘤中的应用. 介入放射学杂志，2010，19（12）：951-953.

10. Goodwin S C，McLucas B，Lee M，Uteri near teryem bolization for the treatment of uterine leiomyomat amid term results. JV ascInterv Radiol，1999，10（9）：1159-1165.

11. Sharma R，Biedenham KR，Fedor JM，etal. Life style factor sand reproductive health：taking control of you rfertility. Repord Biol Endocrinol，2013，11：66-81.

12. 郑兴邦，沈浣. 子宫输卵管造影对输卵管性不孕的诊断价值. 实用妇产科杂志，2010，26（8）：581-583.

13. TanakaY，TajimaH，SakurabaS，etal. Source Renaissance of surgical recanalization for proximal fallopian tubal occlusion：fall oposcopic tuosplasty asapromising the rapeutic optionintual in fertility. J Minim Invasive Gynecal，2011，18（5）：651-659.

14. 王欣，段华. 输卵管性不孕的介入治疗及效果评价. 实用妇产科杂志，2011，27（8）：572-575.

15. 王毅堂，徐惟，吴珂. 输卵管阻塞介入治疗2100例临床分析. 沈阳医学院学报，2009，11（3）：151-153.

16. 冯长征，郭庆禄，叶志球，等. 选择性输卵管造影和输卵管阻塞介入再通治疗. 南昌大学学报：医学版，2009，49（12）：58-59.

17. 韩志刚，张国福，田晓梅，等. 选择性输卵管造影及再通术在不孕症中的应用价值. 介入放射学杂志，2010，19（12）：964-967.

18. Anil G，Tay KH，Loh SF，etal. Fluoroscopy-guided，transcervical，selective salpingography and fallopian tube recanalisation. J Obstet Gynaecol，2011，31（8）：746-750.

19. 赵玉峰，孙玉琴，韩晓静，等. 输卵管介入再通术后受孕时机的研究. 介入放射学杂志，2012，21（2）：158-160.

20. 谭一清，王亚瑟，戴洪修，等. 不同干预方法对输卵管通而不畅者186例的疗效分析. 介入放射学杂志，2011，20（10）：818-821.

21. Camus E，Poncelet C，Goffinet F，et al. Pregnancy rates after invitro fertilization in cases of tubal infertility with and without hydrosalpinx：ameta-analysis of published comparative studies. Hum Reprod，1999，14（5）：1243-1249.

22. Sezik M，Ozkaya O，Demir F，et al. Total salpingectomy during abdominal hysterectomy：effects on ovarian reserve and ovarian stromal blood flow. J Obstet Gynaecol Res，2007，33（6）：863-869.

23. Kerin JF，Carignan CS，Cher D. The safety and effectiveness of a new hysteroscopic method for permanent birth control：results of the first Essure pbc clinical study. Aust N Z J Obstet Gynaecol. 2001，41（4）：364-370.

24. Rosenfield RB，Stones RE，Coates A. Proximal occlusion of hydrosalpinx by hysteroscopic placement of microinsert before invitro fertilization-embryo transfer. Fertil Steril，2005，83（5）：1547-1550.

25. 赵冬妮，杨大磊，李一宁，等. 介入性输卵管栓塞术对体外受精-胚胎移植结局的影响. 中国实用妇科与产科杂志，2011，27（7）：549-550.

26. 钱朝霞，陈克敏，宋富珍，等. 栓塞治疗输卵管积水对体外授精-胚胎移植结局的影响. 介入放射学杂志，

2014,23(4):311-313.

27. 潘芝梅,李强.输卵管残端栓塞术预防输卵管妊娠的临床应用.临床放射学杂志,2011,30(12):1806-1809.

28. Laurent A,Pelage JP,Wassef M,et al. Fertility after bilateral uterine artery embolization in a sheep model. Fertil Steril,2008,89(5):1381-1383.

29. Pirard C,Squifflet J,Gilles A,et al. Uterine necrosis and sepsis after vascular embolization and surgical ligation in a patient with postpartum hemorrhage. FertilSteril,2002,78(2):412-413.

30. Voogt MJ,Arntz MJ,Lohle PN,et al. Uterine fibroid embolisation for symptomatic uterine fibroids:a survey of clinical practice in Europe. Cardiovasc Intervent Radiol,2011,34(4):765-773.

31. Hu NN,Kaw D,Mccullough MF,et al. Menopause and menopausal symptoms after ovarian artery embolization:a comparison with uterine artery embolization controls. J Vasc Interv Radiol,2011,22(5):710-715.

32. Scheurig-Muenkler C,Poellinger A,Wagner M,et al. Ovarian artery embolization in patients with collateral supply to symptomatic uterine leiomyomata. Cardiovasc Intervent Radiol,2011,34(6):1199-1207.

33. Siskin GP,Tublin ME,Stainken BF,et al. Uterine artery embolization for the treatment of adenomyosis:clinical response and evaluation with MR imaging. Am J Roentgenol,2001,177(2):297-302.

34. 陈春林,祝江红,刘萍,等.子宫动脉栓塞治疗子宫腺肌病中长期疗效观察.中国实用妇科与产科杂志,2013,29(6):434-437.

35. Nawroth F,Foth D,Wilhelm L. Conservative treatment of ectopic pregnancy in a cesarean section scar with methotrexate:a case report. EurJ Obstet Gynecol Biol,2001,99(1):135-137.

36. Shen L,Tan A,Zhu H. Bilateral uterine artery chemoembolization with methotrexate for cesarean scar pregnancy. Am J Obstet Gynecol,2012,207(5):386 e1-6.

37. Wu X,Zhang X,Zhu J. Caesarean scar pregnancy:comparative efficacy and safety of treatment by uterine artery chemoembolization and systemic methotrexate injection. Eur J Obstet Gynecol Reprod Biol,2012,161(1):75-79.

38. 李岚,杨鹰.双侧子宫动脉栓塞术治疗晚期妊娠胎盘植入患者临床分析.第三军医大学学报,2014,36(10):1098-1101.

39. Kirby JM,Kachura JR,Rajan DK,et al. Arterial embolization for primary postpartum hemorrhage. J VascInterv Radiol,2009,20(8):1036-1045.

40. 丰有吉,沈铿.妇产科学.第2版.北京:人民卫生出版社,2010.

41. Pachmann K,Camara O,Kavallaris A,etal. Monitoring there sponse of circulating epithelial tumor cell stoadjuvant chemotherapy in breast cancer allows detection of patient satrisk of early relapse. J Clin Oncol,2008,26(8):1208-1215.

42. Bear HD. Measurin gcirculating tumor cell sasasurrogate end point for adjuvant therapy of breast cancer:what do they mean and what should we do about them. J Clin Oncol,2008,26(8):1195-1197.

43. 张国福,田晓梅,韩志刚,等.介入化疗栓塞在宫颈癌术前的临床应用.介入放射学杂志,2009,18(2):97-99.

44. Kawase S, OkudaT, IkedaM, etal. Intra arterial cisplatin/nedaplatinandintravenous 5-fluor our acil with concurren tradiation therapy fo rpatients with high-risk uterine cervical cancer. Gynecol Oncol,2006,102(3):493-499.

45. 张晓波,金征宇,向阳,等.超选择动脉栓塞术在妊娠滋养细胞肿瘤治疗中的价值.介入放射学杂志,2010,19(6):451-453.

46. 乐晓妮,孙莉,陆佳琦,等.动脉栓塞治疗妊娠滋养细胞肿瘤6例临床分析.现代妇产科进展,2015,24(11):840-843.

47. Touhami O, Gregoire J, Noel P, et al. Uterine arteriovenous malformations following gestational trophoblastic ne-oplasia: a systematic review. Eur J Obstet Gynecol Reprod Biol, 2014, 181:54-59.

48. Durham JD, Machan L. Pelvic congestion syndrome. Semin Intervent Radiol, 2013, 30(4):372-380

49. Ignacio EA, Dua R, Sarin S, et al. Pelvic congestion syndrome: diagnosis and treatment. Semin Intervent Radiol, 2008, 25(4):361-368.

50. Lopez AJ, Holdstock J, Harrison C, et al. Transjugular pelvic vein embolization in the management of lower limb varicosities: experience gained in 1000 patients. Abstracts from Global Embolization Symposium and Technolo-gies.

51. Lopez AJ. Female pelvic vein embolization: indications, techniques, and outcomes. Cardiovasc Intervent Radiol, 2015, 38(4):806-820.

52. Edwards RD, Robertson IR, MacLean AB, et al. Case report: pelvic pain syndrome-successful treatment of a case by ovarian vein embolization. Clin Radiol, 1993, 47(6):429-431.

53. Kwon SH, Oh JH, Ko KR, et al. Transcatheter ovarian vein embolization using coils for the treatment of pelvic congestion syndrome. Cardiovasc Interv Radiol, 2003, 30(4):655-661.

54. Venbrux AC, Chang AH, Kim HS, et al. Pelvic congestion syndrome (pelvic venous incompetence): impact of ovarian and internal iliac vein embolotherapy on menstrual cycle and chronic pelvic pain. J Vasc Interv Radiol, 2002, 13(2 Pt 1):171-178.

55. Kim HS, Malhotra AD, Rowe PC, et al. Embolotherapy for pelvic congestion syndrome: long-term results. J Vas-cInterv Radiol 2006, 17(2 Pt 1):289-297

56. Chung MH, Huh CY. Comparison of treatments for pelvic congestion syndrome. Tohoku J Exp Med, 2003, 201 (3):131-138.